急性冠状动脉综合征

——《Braunwald 心脏病学》姊妹卷

Acute Coronary Syndromes

A Companion to Braunwald's Heart Disease

第2版

注 意

医学在不断进步。虽然有关安全问题的注意事项必须遵守，但是由于新的研究和临床经验对我们知识的不断扩展，在治疗和用药方面做出某些改变也许是必须的或适宜的。建议读者核对所处方每种药品其生产厂家的最新产品信息，确认药物的推荐剂量、服用方法、时间及相关禁忌证。根据自己的经验和患者的病情，决定每一位患者的服药剂量和最佳治疗方法，是经治医师的责任。不论是出版商还是著者，对于因本出版物引起的任何个人或财产的损伤和（或）损失，均不承担任何责任。

出版者

急性冠状动脉综合征

——《Braunwald 心脏病学》姊妹卷

Acute Coronary Syndromes

A Companion to Braunwald's Heart Disease

第2版

主　编　Pierre Théroux
主　译　颜红兵　袁晋青
审　阅　高润霖

北京大学医学出版社
Peking University Medical Press

图书在版编目（CIP）数据

急性冠状动脉综合征——《Braunwald心脏病学》姊妹卷／（加）瑟鲁（Théroux, P.）主编；颜红兵等译. —2版. —北京：北京大学医学出版社，2011.3

书名原文：Acute Coronary Syndromes-A Companion to Braunwald's Heart Disease

ISBN 978-7-81116-769-6

Ⅰ.①急… Ⅱ.①瑟… ②颜… Ⅲ.①冠状血管－综合征－诊疗 Ⅳ.①R543.3

中国版本图书馆CIP数据核字（2011）第022023号

北京市版权局著作权合同登记号：图字：01-2011-0814

Acute Coronary Syndromes, 2nd Edition
Pierre Théroux
ISBN-13: 978-1-4160-4927-2
ISBN-10: 1-4160-4927-4

Authorized Simplified Chinese translation from English language edition published by the Proprietor.
ISBN-13: 978-981-272-909-5
ISBN-10: 981-272-909-7

Elsevier （Singapore） Pte Ltd.
3 Killiney Road, #08-01 Winsland House I, Singapore 239519
Tel: (65) 6349-0200, Fax: (65) 6733-1817
First Published 2011
2011 年初版

急性冠状动脉综合征——《Braunwald 心脏病学》姊妹卷

主　　译：颜红兵　袁晋青
出版发行：北京大学医学出版社（电话：010-82802230）
地　　址：（100191）北京市海淀区学院路 38 号 北京大学医学部院内
网　　址：http://www.pumpress.com.cn
E - mail：booksale@bjmu.edu.cn
印　　刷：北京圣彩虹制版印刷技术有限公司
经　　销：新华书店
责任编辑：王　霞　马联华　畅晓燕　**责任校对**：金彤文　**责任印制**：张京生
开　　本：889mm×1194mm　1/16　**印张**：27.5　**字数**：1080 千字
版　　次：2011 年 3 月第 1 版　　2012 年 9 月第 2 次印刷
书　　号：ISBN 978-7-81116-769-6
定　　价：299.00 元

译者名单

主　　译　颜红兵　袁晋青

审　　阅　高润霖

译　　者（按姓名汉语拼音排序）

陈　艺（首都医科大学附属北京安贞医院）
伏　蕊（中国医学科学院阜外心血管病医院）
高　展（中国医学科学院阜外心血管病医院）
郭远林（中国医学科学院阜外心血管病医院）
李世英（首都医科大学附属北京安贞医院）
李文铮（首都医科大学附属北京安贞医院）
李晓枫（中国医学科学院阜外心血管病医院）
刘　臣（首都医科大学附属北京安贞医院）
刘亚欣（中国医学科学院阜外心血管病医院）
吕　媛（首都医科大学附属北京安贞医院）
彭红玉（首都医科大学附属北京安贞医院）
宋　雷（中国医学科学院阜外心血管病医院）
宋　莉（首都医科大学附属北京安贞医院）
王韶屏（首都医科大学附属北京安贞医院）
吴　铮（首都医科大学附属北京安贞医院）
颜红兵（中国医学科学院阜外心血管病医院）
袁晋青（中国医学科学院阜外心血管病医院）
曾　敏（首都医科大学附属北京安贞医院）
张　茵（中国医学科学院阜外心血管病医院）
张佳慧（中国医学科学院阜外心血管病医院）
赵　勇（中国石油中心医院）
赵汉军（中国医学科学院阜外心血管病医院）
郑　斌（首都医科大学附属北京安贞医院）
郑　昕（中国医学科学院阜外心血管病医院）
周　鹏（首都医科大学附属北京安贞医院）

学术秘书　刘　臣　周　鹏

著者名单

Joseph S. Alpert, MD
Professor of Medicine
Head, Department of Medicine
University of Arizona Health Science Center
Tucson, Arizona

Jeffrey L. Anderson, MD, FACC, FAHA
Intermountain Healthcare Hospitals
Salt Lake City, Utah

Elliott M. Antman, MD
Brigham and Women's Hospital, Cardiovascular Division
TIMI Study Group
Boston, Massachusetts

Nipun Arora, MD
University of Missouri-Columbia
Columbia, Missouri

Jean-Pierre Bassand, MD
Cardiology Department
University Hospital Besançon
Besançon, France

Shannon M. Bates, MD, CM
Department of Medicine
McMaster University
Henderson Research Centre
Hamilton, Ontario, Canada

Richard C. Becker, MD
Divisions of Cardiology and Hematology
Duke University Medical Center
Cardiovascular Thrombosis Center
Duke Clinical Research Institute
Durham, North Carolina

Jacob Fog Bentzon, MD, PhD
Atherosclerosis Research Unit
Department of Cardiology
Aarhus University Hospital, Skejby, Brendstrupgaardsvej
Aarhus, Denmark

Deepak L. Bhatt, MD
Associate Director
Cleveland Clinic Cardiovascular Coordinating Center
Department of Cardiovascular Medicine
Cleveland Clinic
Cleveland, Ohio

Olivier Blanc-Brude, PhD
Cardiovascular Research Center Inserm-Lariboisière
Hôpital Lariboisière
Paris, France

Eugene Braunwald, MD
Brigham and Women's Hospital, Cardiovascular Division
TIMI Study Group
Department of Medicine
Harvard Medical School
Boston, Massachusetts

Ralph G. Brindis, MD, MPH
Oakland Medical Center
Oakland, California

Kenneth A. Brown, MD
Professor of Medicine and Cardiology
Professor of Radiology
University of Vermont College of Medicine
Burlington, Vermont

Christopher P. Cannon, MD
Brigham and Women's Hospital
TIMI Study Group
Boston, Massachusetts

Bernard R. Chaitman, MD, FACC
Department of Medicine
Division of Cardiology
Saint Louis University School of Medicine
St. Louis, Missouri

Wai-Hong Chen, MBBS
Division of Cardiology, Department of Medicine
The University of Hong Kong
Queen Mary Hospital
Hong Kong, China

Clara Kayei Chow, MBBS, FRACP, PhD
Director, Population Health Research Institute
Hamilton General Hospital
Hamilton, Ontario, Canada

Kuang-Yuh Chyu, MD, PhD
Division of Cardiology and Atherosclerosis Research Center
Cedars-Sinai Heart Institute
Los Angeles, California

Patrick Commerford, MBChB, FCP(SA)
Professor of Cardiology
Department of Medicine
University of Cape Town
Cape Town, South Africa

Simon de Denus, BPharm, MSc
Assistant Professor, Faculty of Pharmacy
Université de Montréal, Department of Pharmacy
Montreal Heart Institute
Montreal, Quebec, Canada

Pim J. de Feyter, MD, PhD, FACC
Erasmus MC
Rotterdam, The Netherlands

Michel de Lorgeril, MD
Faculty of Medicine
Domaine de la Merci
University of Grenoble
La Tronche, France

Leonardo De Luca, MD, PhD
Department of Cardiovascular Sciences
Laboratory of Interventional Cardiology
European Hospital
Rome, Italy

Ariel Diaz, MD, MSc
Department of Medicine
Université de Montreal
Montreal Heart Institute
Montreal, Quebec, Canada

Anique Ducharme, MD, MSc
Department of Medicine
Université de Montreal
Montreal Heart Institute
Montreal, Quebec, Canada

Erling Falk, MD, PhD
Atherosclerosis Research Unit
Department of Cardiology
Aarhus University Hospital, Skejby, Brendstrupgaardsvej
Aarhus, Denmark

Richard Gallo, MD, FRCPC, FACC
Interventional Cardiologist
Montreal Heart Institute;
Associate Professor of Medicine
University of Montreal
Montreal, Quebec, Canada

Anselm K. Gitt, MD
Institut fuer Herzinfarktforschung Ludwigshafen an der Universitaet Heidelberg
Heidelberg, Germany

Christopher B. Granger, MD
Duke Clinical Research Institute and the Division of Cardiology
Department of Medicine
Duke University Medical Center
Durham, North Carolina

Paul Gurbel, MD
Sinai Center for Thrombosis Research
Sinai Hospital of Baltimore
Baltimore, Maryland

Christian W. Hamm, MD, FACC
Medical Director
Kerckhoff Heart Center
Bad Nauheim, Germany

David Hasdai, MD
Intensive Cardiac Care Unit
Rabin Medical Center
Petah Tikva, Israel

Allan S. Jaffe, MD
Professor of Medicine
Mayo Clinic
Rochester, Minnesota

E. Marc Jolicoeur, MD, MSc
Assistant Profesor of Medicine
Université de Montréal
Montreal, Quebec, Canada

Martin Juneau, MD
Co-president, Cardiologist and Manager of Prevention
Montreal Heart Institute
Montreal, Quebec, Canada

Jason N. Katz, MD
Duke Clinical Research Institute and the Division of Cardiology
Department of Medicine
Duke University Medical Center
Durham, North Carolina

Catherine Labbé, MSc
Université de Montréal
Montreal Heart Institute
Montreal, Quebec, Canada

Jennifer Lash, MD
Department of Medicine
Division of Cardiology
Saint Louis University School of Medicine
St. Louis, Missouri

Peter Libby, MD
Brigham and Women's Hospital
Cardiovascular Division
Boston, Massachusetts

Jens Lohrmann, MD
Division of Cardiology
Universitäts of Freiburg
Freiburg, Germany

Telly A. Meadows, MD
Department of Cardiovascular Medicine
Cleveland Clinic
Cleveland, Ohio

Jessica L. Mega, MD, MPH
Brigham and Women's Hospital, Cardiovascular Division
TIMI Study Group
Boston, Massachusetts

Shamir R. Mehta, MD, MSc, FRCPC
Director, Interventional Cardiology and Acute Coronary Syndrome Research Program
Population Health Research Institutes
Hamilton Health Sciences
McMaster Clinic
Hamilton, Ontario, Canada

L. Kristin Newby, MD, MHS
Duke Clinical Research Institute and the Division of Cardiology
Department of Medicine
Duke University Medical Center
Durham, North Carolina

Koen Nieman, MD
Erasmus MC
Rotterdam, The Netherlands

Anil Nigam, MD
Chief, Clinical Care Service
Montreal Heart Institute
Montreal, Quebec, Canada

Lionel H. Opie, MD, DPhil, DSc, FRCP
Professor of Medicine Emeritus
Director, Hatter Institute for Cardiology Research
Department of Medicine
University of Cape Town
Cape Town, South Africa

Michael S. Phillips, PhD
Associate Professor, Faculty of Medicine
Université de Montréal
Montreal Heart Institute
Montreal, Quebec, Canada

Nicolo Piazza, MD, FRCPC
Visiting Research Fellow, Thoraxcenter
Rotterdam, The Netherlands

Jonathan P. Piccini, MD
Duke Clinical Research Institute and the Division of Cardiology
Department of Medicine
Duke University Medical Center
Durham, North Carolina

Sunil V. Rao, MD
The Duke Clinical Research Institute
Durham, North Carolina

John D. Rioux, PhD
Associate Professor, Faculty of Medicine
Université de Montréal
Montreal Heart Institute
Montreal, Quebec, Canada

Marc S. Sabatine, MD, MPH
Brigham and Women's Hospital, Cardiovascular Division
TIMI Study Group
Boston, Massachusetts

Patricia Salen, BSc
University of Grenoble
La Tronche, France

Jon-David R. Schwalm, MD, FRCPC
Department of Medicine
Division of Cardiology
McMaster University
Hamilton, Ontario, Canada

Prediman K. Shah, MD
Director, Division of Cardiology
Cedars-Sinai Medical Center
Los Angeles, California

Daniel I. Simon, MD
University Hospitals Harrington-McLaughlin Heart & Vascular Institute
University Hospitals Case Medical Center
Case Cardiovascular Center
Case Western Reserve University School of Medicine
Cleveland, Ohio

P. Gabriel Steg, MD
Département de Cardiologie
Hôpital Bichat-Claude Bernard
Paris, France

Jean-Claude Tardif, MD
Professor, Faculty of Medicine
Université de Montréal
Montreal Heart Institute
Montreal, Quebec, Canada

Michael W. Tempelhof, MD
Northwestern University Medical Center
Chicago, Illinois

Koon K. Teo, MBBCh, PhD, FRCPI, FRCPC
Professor, Department of Medicine (Cardiology)
Associate Member, Dept of Clinical Epidemiology & Biostatistics
Hamilton General Hospital
Hamilton, Ontario, Canada

Udho Thadani, MD, MRCP, FRCPC, FACC, FAHA
Professor Emeritus (Active) of Medicine
Cardiovascular Section
University of Oklahoma Health Sciences Center;
Staff Cardiologists
VA Medical Center
Oklahoma City, Oklahoma

Pierre Théroux, MD
Professor of Medicine
University of Montreal;
Head, Coronary Care Unit
Montreal Heart Institute
Montreal, Quebec, Canada

Peter L. Thompson, MD, FRACP, FACC, FACP
Cardiologist
Sir Charles Gairdner Hospital;
Clinical Professor of Medicine and Population Health
University of Western Australia
Nedlands, Australia

Kristian Thygesen, MD, DSc
Department of Medicine and Cardiology
Aarhus University Hospital, Tage-Hansens
Aarhus, Denmark

Fabrizio Tomai, MD, FACC, FESC
Department of Cardiovascular Sciences
Laboratory of Interventional Cardiology
European Hospital
Rome, Italy

Lars Wallentin, MD, PhD
Professor of Cardiology
Director Uppsala Clinical Research Centre
Uppsala Clinical Research Centre and Department Cardiology
University Hospital
Uppsala, Sweden

Jeffrey I. Weitz, MD
Department of Medicine
McMaster University
Henderson Research Centre
Hamilton, Ontario, Canada

Harvey D. White, DSc
Director, Coronary Care and Cardiovascular Research
Green Lane Hospital
Auckland, New Zealand

Salim Yusuf, DPhil, FRCPC, FRSC
Professor of Medicine
Director, Population Health Research Institute
Vice President Research and Chief Scientific Officer
Hamilton Health Sciences
McMaster University
Heart and Stroke Foundation Endowed Chair in Cardiovascular Research
Hamilton General Hospital
Hamilton, Ontario, Canada

中文版序

急性冠状动脉综合征（ACS）是指急性心肌缺血引起的一组临床病症，包括ST段抬高心肌梗死（STEMI）、非ST段抬高心肌梗死（NSTEMI）和不稳定型心绞痛（UA）。习惯上，ACS指UA/NSTEMI，其病因和临床表现相似，但是严重程度不同。NSTEMI与UA的主要区别在于缺血是否严重到产生足够数量的心肌损害，并且能够检测到心肌损害的标志物，即肌钙蛋白I（TnI）、肌钙蛋白T（TnT）或肌酸激酶同工酶（CK-MB）的升高。

ACS是一组严重危及生命的常见疾患。《中国心血管病报告2008—2009》显示，我国每年至少有50万人新发心肌梗死，现有心肌梗死患者至少200万人。2004年，美国国家卫生统计中心显示，将ACS作为第一或第二诊断的住院患者达1 565 000例次，其中UA为669 000例次，心肌梗死为896 000例次。在过去的25年中，UA/NSTEMI的相对发生率增加，ACS已经成为临床医师在门诊和急诊经常遇到的心血管疾患，其预后与STEMI基本相同。现有的国外大型注册研究，如REACH、GRACE、CRUSADE、AHA GWGT和ACC ACTION研究，以及我国的CPACS-1研究都表明，临床实践中对ACS的治疗与循证医学证据及指南之间存在不小差距。因此，提高UA/NSTEMI诊断水平、改善治疗效果仍然是心血管病医师面临的挑战。

在过去的10年中，有关ACS的研究取得了许多重要进展。由加拿大蒙特利尔大学Pierre Théroux教授主编的《急性冠状动脉综合征》（第2版）反映并涵盖了该领域流行病学、临床、病理生理学和治疗学的重要进展，从而为心血管病医师诊断与处理ACS提供了一本十分难得的参考书。

为了方便更多的中国读者阅读，由颜红兵教授和袁晋青教授主译，23位年轻医师参译的这部《急性冠状动脉综合征》（第2版）适时出版。在本书出版之际，谨对主译和所有译者的辛勤劳动表示感谢，并衷心期望该书中文版的出版能够推动我国在急性冠状动脉综合征的诊断和治疗以及相关基础与临床研究方面的进展。

高润霖

于中国医学科学院阜外心血管病医院

2011年2月10日

中文版前言

两个多月前，我们就在考虑能够为将在2011年3月举行的第9届中国介入心脏病学大会（CIT-2011）做点什么，但是一直没有找到答案。十分巧合，大约一周后，北京大学医学出版社约请我们翻译刚刚出版的、由加拿大蒙特利尔大学Pierre Théroux教授主编的《急性冠状动脉综合征》（第2版）一书。

我们翻译这部《急性冠状动脉综合征》（第2版）的初衷有以下几点。

首先，在《急性冠状动脉综合征》第1版出版以来的7年间，有关急性冠状动脉综合征（ACS）在流行病学、临床、病理生理学和治疗学等方面的研究取得了许多重要进展。而本书正反映了这些进展。

其次，本书作为心脏病学“圣经”《Braunwald心脏病学》的姊妹卷，由全世界该领域的70位著名专家共同编写而成，呈现给读者的是科学与临床知识的精华，为迅速评估和处理ACS所必需。

再次，全书分为5篇35章，编排新颖，印刷精致。其特点包括：①全彩印刷，可以帮助读者更加详细和清楚地了解医疗器械和手术操作过程；②新章节“人群篇”通过对INTERHEART研究、REACH注册登记、欧洲心脏调查和北美地区ACS概况的探讨，从全球角度概括了当今ACS的治疗策略；③“疾病篇”涵盖了ACS的发病机制、分子机制、免疫系统的作用及包括心肌细胞死亡和再生、药物遗传学等在内的全新章节，通过此篇可以更加全面地理解ACS；④将最新的检测和治疗手段整合到临床实践中，包括了急性缺血性心脏病的生物标志物，无创检查在风险预测分层中的作用，靶病变与患者的风险程度，对抗血小板治疗的无反应性，ACS的出血问题和顽固性缺血发作的患者等内容；⑤介绍了急诊室和冠心病监护病房的ACS的特殊考虑；⑥涵盖了如何有效处理特殊人群和慢性病患者的临床挑战。

最后，谨将此书奉献给出席CIT-2011的各位同仁。

应当指出，这部译著是25位译者在承担了繁重的临床、科研和学习任务之余，用不到两个月的时间翻译完成的，疏漏之处在所难免，甚或存在文字青涩乃至错误的地方，恳请各位读者包容指正。

颜红兵　袁晋青
于中国医学科学院阜外心血管病医院
2011年2月10日

序

早在20世纪初，冠心病已被视为一种严重的疾病，但是其两种主要表现形式，即心绞痛和急性心肌梗死之间的差别并不清楚。到20世纪20年代，慢性稳定型心绞痛和急性心肌梗死的不同临床和病理表现及其鉴别已经明确。30年代，一种有时可以导致急性心肌梗死的长时间胸痛的特殊情况被首次描述。到20世纪40年代，一种介于心绞痛和急性心肌梗死之间的综合征（所谓“中间综合征”）已被视为相当普遍的疾病。在20世纪70年代早期，“不稳定型心绞痛（unstable angina pectoris, UA）”这一术语开始得以应用于患者，目前可包括新发严重心绞痛、恶化性心绞痛和那些具有静息心绞痛但是没有心肌坏死证据的患者。

由于UA的定义更加明确，更多的关注放在区分急性心肌梗死患者是否有心电图ST段抬高。很明显，UA患者往往没有ST段抬高，即发生非ST段抬高心肌梗死（non-ST segment elevation myocardial infarction，NSTEMI）。

到20世纪90年代，随着更敏感的心肌坏死生化标志物的出现，UA与NSTEMI的鉴别又变得模糊不清。的确，相当一部分的UA实际上是NSTEMI。到20世纪末，从UA和NSTEMI的病理生理学和临床角度来看，应当一同考虑二者，现在常将二者称为非ST段抬高急性冠状动脉综合征。

有关急性冠状动脉综合征的研究已经取得了许多突破性的进展，Pierre Théroux编写的这部令人印象深刻的《急性冠状动脉综合征》（第2版）涵盖了这些重要的进展。该书详述了该领域流行病学、临床、病理生理学和治疗学的进展。急性冠状动脉综合征的常见性和严重性奠定了其在心脏病学中的重要地位。的确，几乎所有的成人心脏科医师，无论其从事有创还是无创治疗；无论其在办公室工作还是在临床工作；无论其研究高血压专业、心力衰竭专业、预防医学专业，还是康复医学专业，只要他们遇到急性冠状动脉综合征患者，就必然会涉及对患者的诊断与处理。

负责处理这些患者的心脏科医师将会感谢Théroux医师——这位在该领域富有经验的临床专家和研究者，以及与他一同成就这部重要新著的睿智的作者们。我们为本书作为Braunwald主编的《Braunwald心脏病学》的姊妹卷而感到骄傲。

Eugene Braunwald
Robert O. Bonow
Peter Libby
Douglas L. Mann
Douglas P. Zipes

前言

本书第1版于2003年出版。其间，临床观察发现急性冠状动脉综合征（acute coronary syndrome，ACS）是心肌梗死和猝死的前驱症状后，ACS已经进入到临床定义明确的10年。ACS将冠状动脉粥样硬化的不稳定急性危及生命的表现与本病的隐匿/稳定性表现加以区别。连接这两种情况的桥梁就是不稳定斑块，提示这种斑块的诊断性线索是进行性心绞痛、ST-T变化和心脏肌钙蛋白升高，所有这些均提示进行性缺血。有机会识别这些危险患者并防止心肌梗死和心源性猝死，为进行大量有关动态动脉粥样硬化的流行病学和病理生理学的基础与临床研究提供了平台。ACS为评估旨在防止疾病进展和从临床试验中获益并且加以诠释的干预树立了一个典范。有样本量和事件发生率。胸痛和ACS患者的确常见于急诊科和冠心病监护病房，之后有发生急性缺血事件和再发事件的高风险。因此，本书的第一版主要是教材式的，重点是发生率、病理生理学、诊断方法和药物治疗以及介入手术。第一版还涵盖了亚组患者、二级预防和有关处理的指南建议。

7年之后，这一学科已经进入到一个全新的时代。正如Braunwald医师在最新一版《Braunwald心脏病学》一书的引言中所述："新知识的指数增长曲线从来就不是陡峭的，编写新版《Braunwald心脏病学》正是为了满足这种挑战"。该书的姊妹卷《急性冠状动脉综合征》（第2版）具有同样的目标。新加入的资料包括新近大规模前瞻性注册登记的观察，应用新型抗栓和抗血小板药物获得的数据，以及世界范围扩大应用有创治疗，包括转运网络的建立、新近指南建议和移动冠心病监护病房。其他的趋势包括新药物的数量增加、国际合作评估介入治疗的安全性和有效性，以及在线获得信息、教育资料和临床试验结果，这些都促进了制订医疗质量的统一标准。在某种程度上，基础学科的进展也同时会将表面上的混沌状态重新归因于更为本质的机制和自然法则。因此，本书始终贯穿了遗传学、药理学、血液学、免疫学和技术学方面的进展。

《急性冠状动脉综合征》一书的读者对象是医师、进修生及对心脏病学和动脉粥样硬化感兴趣的科学工作者。这一版的编写方式和内容与前一版不同。它强化了临床相关内容，并且补充了知识的更新和引人思考的材料。新增章节反映了目前和未来的新方向。

第2版包括5篇，反映了不同的视角。第1篇是动脉粥样硬化和ACS的人群篇。展现了新近来自全球，包括欧洲和美国大规模前瞻性注册的流行病学和临床资料。更为重要的是，本篇阐述了世界各地预示发生首次心肌梗死的危险因素，新近观察到的危险因素、疾病表现、治疗和预后的变化，以及仍然存在的治疗上的差距。第2篇是疾病篇。本篇以两个更新后的经典主题开篇，然后是更为精简的病理生理学阐述，最后以药物遗传学这一新的医学领域结尾。第3篇是患者篇，阐述了ACS现有的诊断工具。本篇从临床识别开始，继而讨论生物标志物，这一问题与心肌梗死的统一定义和高敏肌钙蛋白定量的出现密切相关。接着讨论特殊的诊断技术：超声心动图检查、计算机体层摄影术（CT）、核素和磁共振成像以及更多试图识别冠状动脉病变的实验技术。然后罗列各种不同的风险分层方法，为医师提供帮助。第4篇则全部是治疗方面的内容，从阐述抗血小板及抗凝治疗、抗缺血治疗和展望新药物等基础药物治疗开始。然后介绍了重要的特殊问题，包括斑块钝化、药物抵抗、出血、经皮冠状动脉介入治疗（PCI）的抗栓治疗和不适合血管重建治疗的顽固性心绞痛。还讨论了二级预防中采用饮食和运动的生活方式干预。最后一部分是组织结构篇。随着知识的迅速积累，临床转换能力往往滞后多年，导致治疗上的重大差距。相反，新的资料在大规模应用之前需要得到有力的证明。本篇第1章对冠心病监护病房、目前的需要，以及如何最好地利用现有资源做了精辟的阐述。最后几章强调了美国心脏病学会（American College of Cardiology, ACC）/美国心脏协会（American Heart Association, AHA）和欧洲心脏病学会（European Society of Cardiology, ESC）最新指南建议的要点，分别由这两个指南工作组组长编写。这两个组织认识到需要积极和及时地为医学界提供最佳的循证治疗依据，优化快速临床转化。因此，此工作组根据新出现的资料，定期评估是否需要进行修订，以这种方式打破了通常的惯性。期待临床界也有相似的反应。

通过阅读本书的最新版本，丰富您的临床实践知识，使您的患者受益，是我的期望所在。

Pierre Théroux 医学博士

目 录

第 1 篇

人群篇

第 1 章

过去、现状与未来

Pierre Théroux

过去：急性冠状动脉综合征的发现

约在 250 年前，梗死前综合征的临床描述就已在心绞痛的描述之后出现。当时，Heberden[1] 写道：

该病是一种以强烈和特殊的症状为特征的胸部疾患，具有相当高的风险……会造成一种窒息感和焦虑感，基于这点，或许称其为心绞痛也未尝不可。那些心绞痛患者会在行走时突然停住，餐后即刻行走就需更加小心，表现为胸部疼痛和极不愉快的感觉，似乎距离其生命旅程的终点已不遥远。如果症状加重或持续，他（她）们静立时，这些不适感全部消失。持续数月之后，静立时这些症状并非即刻消失；症状继续发展后，将不仅发生于行走时，还见于平卧时。

心绞痛的不稳定性随后即为人所认识，到目前为止仍以急性冠状动脉综合征（acute conronary syndromes, ACS）最为常见。1910 年 William Osler 先生正式提出心肌梗死前常有的症状[2]，从而开始了长达 50 年的回顾性和前瞻性观察临床表现、自然史和讨论定义及可能原因的研究阶段。Wood[3] 于 1948 年首次尝试阻止本病进展到死亡和心肌梗死。他报道的 25 例患急性冠状动脉缺血而没有应用抗凝药的患者中，12 例发生心肌梗死或死亡，而 33 例给予口服抗凝药的患者中只有 3 例发生心肌梗死或死亡。结果提示，急性冠状动脉缺血状态是因冠状动脉循环不能完全满足心肌静息时的需要而造成，但不至于进展为心肌梗死。

火红的年代

现代冠心病治疗成型于 20 世纪 60 年代至 90 年代中期。它始于体外心脏复苏、广泛接受心脏监护病房和心电监测，随后发展到冠状动脉造影术和外科冠状动脉搭桥（CAGB）术、再灌注、抗缺血和抗栓治疗，然后是经皮介入治疗（percutaneous coronary intervention, PCI）和支架术。

与此同时，临床试验已经上升到我们目前所知的相当高的水平，并且成为指导治疗的标准，为循证治疗奠定了基础。早期试验将新出现的药物治疗和外科冠状动脉搭桥术进行对比。评价的药物包括 β- 受体阻滞剂、钙拮抗剂、硝酸酯类和抗栓治疗药物，首选阿司匹林，其次是肝素，最后是两者联合应用。研究的重点是病理生理学，认识到不稳定症状是由于导致原发血流减少的冠状动脉阻塞的严重程度迅速进展所致。由于本病极早期进行的冠状动脉造影发现血栓性阻塞是最常见的表现，因此冠状动脉痉挛很快被排除于这种动态阻塞主要原因之外。

随后的重大进步是美国国家心脏病组织管理冠心病这一主要“健康杀手”，包括管理人群、独立团体、制药企业，以及地方、国家和国际水平的研究与教育。

指南与建议

1994 年第一个不稳定型心绞痛（unstable angina, UA）诊断和治疗的官方指南[4] 得以发表。在卫生保健政策和研究署及国家心、肺和血液研究所的支持下，美国卫生和人类服务部制订了第 10 个临床实用指南。该工作组由 Braunwald 医师领衔。制订和编写这些实用指南，是为了教育与临床医疗保健所有相关的人员。

那时，UA 是一种定义明确的综合征，与大量的致残和死亡有关，并且定义为涵盖整个病程和临床表现的 ACS，从 UA 到非 ST 段抬高心肌梗死（non-ST elevation mycardial infarction, NSTEMI）、ST 段抬高心肌梗死 (STEMI) 和猝死。然后根据临床病史、临床表现特点和心电图变化进行风险分层成为患者处理的转折点。稍后又出现了生物标志物心脏肌钙蛋白 I 和 T[5]。不久，人们认识到这些标志物检测心肌坏死的高度敏感性和特异性，以及它们对风险分层和识别最可能从强化抗栓治疗和介入手术中获益的患者的价值。肌钙蛋白的另一重要价值是对罪犯病变的评估，肌钙蛋白水平升高诊断为破裂的活化斑块表面的血栓导致血栓物质远端栓塞，引起微小面积心肌细胞坏死。在欧洲心脏病学会（European Society of Cardiology, ESC）和美国心脏病学会（ACC）/ 美国心脏协会（AHA）2000 年颁布的丙份独立的 UA/NSTEMI 第 1 版正式指南中，检测肌钙蛋白水平被列为 Ia 级优先的措施。肌钙蛋白水平无抬高和心电图正常提示低危，无需紧急评估，在门诊评估即可。

临床试验与注册登记

通常通过 2 期观察来验证新的治疗方法，可证实其理论、概念、操作或药物可能有助于提高医疗质量和（或）显示在人类应用新的 PCI 或某种新药物的有效性。3 期观察更加严格，并且寻求这种干预真正有效的不偏倚和客观的证据。需要预先较好地确定入选标准和目标，因为这些为将来申请获准和应用提供了基本框架。判断试验结果是阳性还是阴性常根据对主要终点、次要终点、非预先确定的分析，亚组研究通常还对主要问题提出新的假说，能够引出新的研究。实用指南中的强力建议依据 3 期试验的结果而制订。缺乏 3 期试验结果时，通常是依据较低级别的证据做出力度较弱的建议。

与其他疾病一样，有关心血管疾病的统计学和流行病学资料有多种来源。注册登记资料提供了有关所选人群更广泛的并且更接近实际的特征。临床试验中，人群更加专一，有特殊的入选和排除标准。过去 20 年，全世界已经广泛采用注册登记资料。这些资料为本病在不同环境和不同生活方式的流行病学、危险因素和社会人口统计资料的变化提供了有价值的信息。在这些注册登记资料之外，补充随访数据可以评估自然史和治疗效果，补充系列横断面样本可以帮助评估本病的变化模式和各种 PCI 的有效性。注册登记现在已经演变为监测并提高医疗质量和资源利用的一种方法。这些注册登记的缺点是由于获得绩效反馈使其自动修正所观察到的不足，注册登记资料很快过时。

本书第 1 篇重点阐述 4 项与 ACS 有关的现代注册研究：其中 2 项来自学术机构，评估了本病的危险因素和自然史；另 2 项来自学术团体，评估了医疗质量。最后，将讨论第 5 项混合注册研究对实践标准的积极影响。

INTERHEART 研究（见第 2 章）是对近 30 000 例患者的病例对照研究。病例均为首次心肌梗死患者，来自 52 个国家的 262 个医疗中心。对照组来自周围社区，进行了年龄和性别匹配。9 项单个危险因素与心肌梗死 95% 以上的风险有关。观察研究真正横跨所有地区、种族、性别和年龄。在揭示 ACS 的同时，以精神紧张、吸烟、肥胖（根据腹型肥胖和腰 - 髋比例）、非禁食脂蛋白 apoB–apoA$_1$ 比例和简单评估饮食方式作为影响因素。

REACH 注册研究（见第 3 章）从 44 个国家入选近 70 000 例患者。目标是评估不同地区、不同人种与各种血管床的动脉血栓性疾病（冠心病、心血管疾病和周围动脉疾病）的危险因素，以及这些因素对预后和治疗方式的影响。该注册研究显示建议的降低风险的措施与目前的实践之间存在相当大的差距。至于 INTERHEART 研究，传统的心血管危险因素为本病的大多数风险。需要强调，肥胖趋势目前常见于工业化国家（尤其是北美地区）并且威胁着发展中国家，是全球范围内的一个主要病因。注册登记中短期缺血时间相对较高，多支血管病变的患者更多。所有临床医师均观察到一种有趣的现象，即与无症状的患者相比，有症状患者的病情一般较重。

欧洲心脏调查（Euro Heart Survey）项目由 ESC 发起（见第 4 章），旨在评估欧洲各国对心血管疾病处理和治疗的差异，尤其是诊断性操作和治疗。首次调查始于 2000 年，涉及 10 000 例患者，主要是调查诊断和次级诊断、观察方法和住院期间与出院时应用的治疗。第 2 次调查始于 2004 年，入选了 6385 例患者，调查结果相似，但是更多应用冠状动脉造影术、PCI 和支架，主要是 ST 段抬高 ACS 的患者。还观察到结果的改善，这与较好依从指南建议有关。基于这些观察和根据同一时期不同国家和不同中心对指南的依从性不同，欧洲心脏调查项目由定期搜集资料变为在将来 ACS 注册登记中连续搜集资料。

欧洲心脏调查在美国的合作伙伴包括“心肌梗死全国注册（National Registry of Myocardial Infarction, NRMI）”、“对 UA 患者进行风险分层能够避免因早期实施 ACC 和 AHA 指南带来的不良结果吗？（Can Rapid Risk Stratification of Unstable Angina Patients Suppress Adverse Outcomes with Early Implementation of the ACC and AHA Guidelines，CRUSADE）”和“跟随指南（Get With The Guidelines，GWTG）”项目。除了提供搜集大量有关 ACS 患者信息的全国数据库之外，这些注册登记可以作为基准比较各个医院遵循指南建议治疗的实施情况。为了进一步提高医疗质量，NRMI 和 CRUSADE 注册登记组于 2007 年联合建立了“全国心血管资料注册（National Cardiovascular Data Registry, NCDR）/ACS 治疗与干预结果网络（Acute Coronary Treatment and Intervention Outcomes Network, ACTION）”（见第 5 章）。ACTION 注册是在美国进行的规模最大、内容最全面的全国 ACS 数据库和治疗提高行动，旨在确保各个医院按照国家标准来评估其实践。ACTION 注册登记有 60 000 多份病历和 350 家医院参与，其主要目标是评估和报告美国 STEMI 和 NSTEMI 的治疗方式和结果。2009 年，ACTION 还与 AHA 的 GWTG 项目结合，形成 ACTION-GWTG 注册登记。

GRACE 注册登记始于 1999 年，入选患者截至 2007 年 12 月，得到 Sanofi Aventis 公司无条件资金的支助。来自欧洲、北美洲和南美洲，以及大洋洲的澳大利亚和新西兰在内的 30 个国家 247 家医院的 100 000 例患者入选。每个中心每个月前 10 ～ 20 例有 ACS 症状及其他冠心病证据的患者入选。资料搜集包括入院和出院诊断、临床特征和所应用的治疗，特别注意再灌注治疗、住院事件，包括出血事件和 6 个月随访资料[6]。参与医师会收到所有参与医院合患者结果的季度报告，允许地区与地区、中心与中心之间存在差异。GRACE 的一些贡献暂时体现在 ACS 次级诊断分类率和预后[7]，所用药物的类型，抗凝和抗血小板治疗的并发症，既往使用阿司匹林，他汀类，心房颤动和充血性心力衰竭对结果的影响，支架术和糖蛋白 Ⅱ b/ Ⅲ a 对存活的影响，6 个月结果和再次入院，死亡和心肌梗死的预测因素一级 GRACE 评分。

现状：一种定义明确的综合征

诊　断

ACS 的诊断首先基于识别典型或提示性的症状，查体时除非有并发症极少有症状，例如充血性心力衰竭、二尖瓣反流或其他。各种表现的病理生理学相同。首先获得 12 导联心电图，症状演变时，如果需要，可以重复检查，以排除 STEMI，后者需要考虑即刻再灌注治疗。有胸痛或其他症状时却没有 ST-T 变化，仍然不能够从心电图上排除隐匿性 ACS。然后需要采用其他的诊断方法，从背部导联 V_7、V_8 和 V_9 记录开始，必要时，可以使用其他成像方法发现缺血，并考虑其他诊断。在急诊科容易进行二维超声心动图检查并且对发现节段性运动障碍高度敏感，然而，它不能够鉴别陈旧性梗死与急性缺血（见第 14 章）。其他有用的方法包括核素灌注扫描、CT 扫描或磁共振检查（见第 15 章）。STEMI 的鉴别诊断包括主动脉夹层、肺栓塞、心包炎，尤其是气胸、食管疾患或其他原因。

一般而言，高危患者需要即刻进行冠状动造影。中低危不太紧急的患者需要进行系列 ECG 和心脏肌钙蛋白检查，必要时进行超声心动图和（或）核素灌注成像检查。对于有胸痛但是没有高危 ACS 明确证据的患者并且其症状也可以归咎于主动脉或肺动脉急性危及生命情况时，64 排 CT 血管显像扫描是最恰当的诊断性检查[8]。采用这种方法，进行从主动脉弓往下到整个心脏但不包括整个胸部的单次扫描，可以减少放射线辐射，在 75% 以上的患者可以避免进行进一步诊断性检查。

胸痛的时限对于医师帮助很大。虽然一般认为 ST 段回落是再灌注治疗成功与否最具有实践意义的标志，但是无论是否进行再灌注治疗，胸痛持续存在可能提示开通罪犯病变无效或在细胞水平发生了无复流。此时需要考虑紧急行血管造影。胸痛持续 20 分钟以上通常与心脏肌钙蛋白升高有关。第 3 代心脏肌钙蛋白分析可以早在胸痛发作后 3 ~ 6 小时发现升高，并且提高了发现极小微坏死的敏感性。目前常规临床实践中引入新的敏感的肌钙蛋白分析方法可望进一步提高诊断的敏感性[9]。

这些检测方法肯定会提高心肌细胞坏死的检测率，并且需要有新的治疗和诊断流程防止漏诊心肌梗死。第 21 章讨论的新的心肌梗死统一定义已经朝着这个方向迈出了一步。超速定量分析的最终目标应当是更精确的风险分层。

发病率与表现

2005 年，北美地区有 100 万人的死亡与心血管疾病有关，但是在前 10 年该死亡率下降，列第 3 位[10]。与该死亡率下降相平行，Worcester 心脏病发作研究显示 1975–2005 年期间，心肌梗死住院死亡率降低了 1/3，而住院存活率增加[11]。然而，在此期间 ACS 的临床表现和危险因素特征有所改变。

NSTEMI 和 STEMI 的演变特征

虽然 NSTEMI 和 STEMI 是两种相似的疾病表现，但是随着时间的推移，其发生、诊断方法、治疗和预后却不相同。因此，过去 20 年 STEMI 的发病率降低，而 NSTEMI 发病率却无变化甚至升高。Worcester 研究[11]显示，1975–1997 年期间，STEMI 的年发生率从 0.71% 降低到 0.10%；而 NSTEMI 发病率却从 0.02% 增加到 0.13%。在美国医院进行的 NMRI 注册研究报道，1990-1997 年期间诊断为 ACS 的 1 950 561 例患者中，NSTEMI 发病率从 14.2% 增加到 59.1%，STEMI 发病率降低[12]。实践中，目前 NSTEMI 占 ACS 诊断的 66%，而不久前为 33%。

发生这种变化有多种原因，尚未完全认识。在一线应用肌钙蛋白这种新的诊断工具增加了敏感性和特异性，减少了假阳性结果，并帮助选择高危患者住院。这些标志物在 STEMI 不太关键，因为 12 导联心电图 ST 段抬高有望在肌酸激酶同工酶 MB 和心脏肌钙蛋白水平升高前促进施行冠状动脉造影和血管成形术。

STEMI 和 NSTEMI 相对发病率变化的其他原因包括：良好控制危险因素和应用能降低斑块易损性的他汀药物、广泛应用能够降低斑块血栓负荷的阿司匹林和早期药物治疗预防更严重的缺血事件。一个最重要的解释是危险因素的特征发生了变化，导致本病的基础发生了变化。

与此同时，有研究显示溶栓治疗对 STEMI 有益，但是对 NSTEMI 有害。已经改进了医疗系统设施，对 STEMI 及时施行直接 PCI，进一步降低死亡率，以及充血性心力衰竭和心源性休克等主要并发症。目前，这种模式越来越多地应用于所有 ACS。Worcester 研究显示，1994 年至 2006 年期间全部心肌梗死住院死亡率从 10.4% 降低到 6.3%，STEMI 住院死亡率从 11.5% 降低到 8.0%，NSTEMI 住院死亡率从 7.1% 降低到 5.2%，比值比分别为 23%、24% 和 22%（全部 $P < 0.0001$）[13]。国际 GRACE 注册登记显示，1999 年至 2006 年期间 STEMI 风险校正住院死亡从 18% 降低到 0.7%，者应当归功于更多遵循实用指南和更恰当应用再灌注治疗、抗栓和抗血小板治疗、他汀类、β- 受体阻滞剂和血管紧张素转换酶抑制的应用[6, 7]。NMRI 注册登记进一步强调了遵循指南的重要性：指南遵循度每提高 10%，STEMI 住院死亡率就降低 11%（见图 1-1）[12]。

值得注意的是，NRMI 注册登记显示，STEMI 更多见于年轻患者，而 NSTEMI 更多见于老年患者[13]。与此相应，在 16 年观察期间，平均年龄从 64.1 岁增加到 66.4 岁，女性比例从 32% 提高到 37%。有既往心绞痛、既往心肌梗死和冠心病家族史的患者减少，但是有高血压、脂质紊乱、吸烟、心力衰竭和血管重建、卒中和糖尿病史的患者增加。其中后 3 项更多见于 NSTEMI。同样风险特征的变化也见于入选临床试验的患者。相似的结果还见于法国一项旨在评估应用心肌梗死新的统一定义有效性的注册研究[14]。连续入选 2151 例患者。STEMI 患者较 NSTEMI 患者更多接受血管重建治疗（PCI 74% vs 57%；$P < 0.05$），出院时更多接受积极的二级预防治疗，后者并没有得到本病严重性的支持。STEMI 患者 1 年再入院率为 38%，NSTEMI 为 41%，两个组分别有 16% 的患者接受血管重建治疗。住院死亡率相当（4.6% 和 4.%），STEMI 的 1 年死亡率为 9.0%，NSTEMI 为 11.6%。与住院死亡率独立相关的因素包括未经治疗的脂质紊乱、高龄、糖尿病和低血压，1 年死亡率最强的预测因素是心力衰竭和年龄。预测因素在 STEMI 和 NSTEMI 一样。

很清楚，ACS 新的危险因素特征提出了新的挑战。这些特征在 STEMI 和 NSTEMI 非常相似，但是在 NSTEMI 有更多的危险因素，导致更多的合并性疾病。

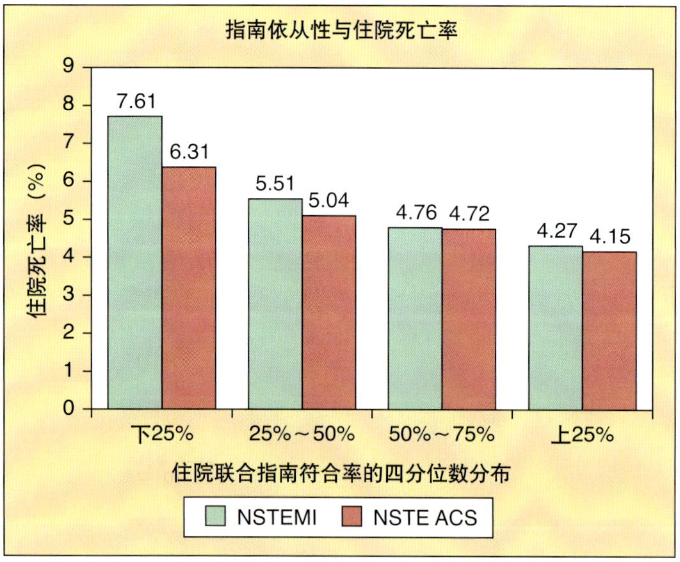

图1-1 汇总350家医院经调整的住院死亡率数据（根据指南依从性四分位分组）。绿色的代表NSTEMI的数据，红色的代表所有NSTE-ACS患者中NSTEMI发生率随四分位增加的情况。所有的结果均经以下因素调整：年龄、性别、种族、体重指数、患者保险状态、入院心电图（ST段压低、短暂ST段抬高）、入院心肌标志物状态、心衰征象、起始的心率和收缩压、高血压病史、糖尿病病史、高脂血症病史、肾功能不全、既往心肌梗死病史、既往PCI史、既往CABG史、既往充血性心衰史、既往卒中史、目前/最近吸烟史和冠心病家族史。可以得出结论认为随指南依从性四分位分层的增加（每增加25%），死亡率大约降低11%。
From Peterson ED, Roe MTR, Mulgund J, et al: Association between hospital performance and outcomes among patients with acute coronary syndromes. JAMA 2006:295:1912-1920.

未　来

知识转换为临床实践具有优先的地位。的确，由于各个层面的教育努力和及时更新指南，不久前实用指南与真正实践之间存在的较大差距已经缩小。ESC、ACC 和其他组织实施监测不同地区、不同医院和不同医疗实践之间实践与遵循指南之间的情况，提供最终干预的基础（见第 4 章和第 5 章）。

ACS 对临床提出的紧迫需要是制订诊断与风险分层和个体化治疗的良好方案。由于目前认识到高危 ACS 是动脉粥样硬化血栓形成的一种急性表现，需要住院和积极治疗，因此要求明确阐述若干月和若干月后本病的不良预后影响。而且，风险分层计划的重点仍然是心肌缺血的标志物：12 导联心电图和心脏肌钙蛋白以及二维超声心动图、核素成像和评估缺血的诱发试验。应用新的标志物、新的技术和新的治疗来深入和全面处理患者的时机已经到来。本篇旨在展现对血液成分（包括液相、循环细胞和基因以及蛋白质）中新出现的标志物的认识，没有涵盖与各种生物标志物相关的新的成像技术，包括纳米技术。

血生物标志物

有许许多多的机会可以认识 ACS 的机制，但是需要认识在具体患者中最常见并且能够成为治疗目标的机制。一组标志物可以监测内皮功能紊乱和破坏、血小板功能和凝血瀑布激活、炎症和免疫以及自动免疫反应以及细胞坏死等等。如果有简单易行的技术，则应当可以对临床试验和注册登记研究中获得的冷冻血清、血浆和遗传物质进行质谱分析。

本篇的这一部分仅讨论几个新的有希望的血液标志物：B 型脑钠素（BNP 和 NT-proBNP）、C 反应蛋白（CRP）、髓过氧化物酶和脂蛋白相关磷脂酶 A_2，这些应当能够帮助识别有风险的患者。

BNP 和 NT-proBNP　心室牵张时释放这些心脏神经激素。pro-BNP 的前体酶解为 N 末端 pro-BNP，然后为 BNP。这些标志物首先在心力衰竭的诊断与评估中显示有益。随后，众多前瞻性研究和对大规模数据库的分析显示，与传统的预测因素不同，这些标志物对稳定和不稳定冠心病患者死亡率的预测，具有重要的预后价值。作为评估拟诊 ACS 患者整体风险的补充手段，评估 BNP 或 NT-proBNP 在 ESC 指南中为 Ⅰ B 类建议（见第 33 章），在 ACC/AHA 指南中为 Ⅱ B 类建议（见第 34 章）。GUSTO 研究显示，大组 ACS 患者的 1 年死亡率在 NT-proBNP 四分百分位范围由低到高依次为 1.8%、3.9%、7.7% 和 19.2%（$P < 0.001$），该预测价值与左心室功能紊乱的临床和实验室表现无关[16]。

BNP 和 NT-proBNP 这种预测死亡率的独特优点在许多研究中得到证实。这种脑钠素还可以甄别 2% ～ 4% 心电图和心脏肌钙蛋白水平正常但拟诊 ACS 的患者可能发生缺血事件。因此，入院时在两个独立的注册登记中检测了 NT-proBNP，一个是德国的 1131 例 ACS 注册研究，另一个是阿根廷的 1483 例胸痛患者的注册研究。后者是一组可疑人群，而前者是经过证实的人群。在 1178 例肌钙蛋白 T 阴性的患者中，ROC 曲线分析显示区分高危患者的最佳截断值为 474 pg/ml。这两个注册研究中更高的值与死亡高风险有关，校正的风险比分别为 9.56（95% 置信区间 2.42 ~ 37.7，P = 0.001）和 5.02（95% 置信区间 2.04 ~ 12.33，P＜0.001）[17]。

炎症标志物和 C 反应蛋白 迄今在 ACS 研究过的众多炎性标志物中没有一个能够作为治疗目标（见第 25 章）。虽然 CRP 是一个非特异的标志物，但是有助于预测不良结果。同时还提示，这种标志物应当与疾病过程有关，但是相关资料仍然存在争议。CRP 的半衰期是 19 个小时，因此其血液水平主要是由其产生率确定的。炎性和感染性疾病时其水平很高。STEMI 时其水平也高，胸痛发作后 6 ~ 12 小时时升高，48 小时内达到高峰。有前驱 UA 的 NSTEMI 患者入院时可以见到其水平升高，提示疾病过程的进展性 [18]。急性期的水平升高一般与 CK-MB 峰值升高、补体蛋白质和射血分数低值有关 [19]。

在 40% ~ 50% 的患者发现早期升高或急性期过后持续升高数天，这种升高对于 12 个月心脏事件包括死亡、心肌梗死或再发性心肌缺血和 3 年死亡高发生率具有提示意义 [20]。CAPTURE 试验显示，肌钙蛋白水平可以预测 72 小时早期死亡或再发心肌梗死，而 CRP 水平则不能预测。相反，CRP 水平 >10mg/L，可以预测 6 个月晚期事件（18.9% vs 9.5%），与肌钙蛋白水平无关 [21]。

PROVE-IT TIMI 22 研究将 3745 例 1 个月之内发生 ACS 的患者随机分为大剂量阿托伐他汀组或中等剂量普伐他汀组 [22]。LDL 胆固醇低于 70 mg/dl（1.8 mmol/L）的患者较没有达到该值的患者 2 年随访期间再发心肌梗死或冠心病死亡率降低 [2.7 vs 4.0 事件 /(100 人 · 年)，P = 0.008]，CRP 水平低于 2mg/L（2.8 vs 3.9 事件 /(100 人 · 年)，P = 0.006）的患者也是如此。再发事件最低率 [1.9/(100 人 · 年)] 见于 LDL 胆固醇低于 70 mg/dl 和 CRP 水平低于 1 mg/L 的患者。这些在 ACS 后患者的结果具有说服力，因为这些结果与前瞻性 JUPITER 试验新近得到的结果非常相似，后者是在 LDL 胆固醇低于 130mg/dl（3.4mmol/L）但是 CRP 水平＞ 2.0 mg/L 人群一级预防中评估瑞舒伐他汀与安慰剂 [23]。

其他的标志物也可以预测预后，尤其是白介素 -6 可以促进肝脏形成 CRP。由于不同的炎症路径存在大量的标志物，多路标志物有时能够提供额外信息。一个标志物可以提供补充价值，不同标志物的价值因患者不同而异。图 1-2 举例解释了多种标志物的价值 [24]。

髓过氧化物酶 髓过氧化物酶是大量出现于中性粒细胞中的一种溶酶体蛋白质。它从过氧化氢中产生次氯酸来破坏细菌。髓过氧化物酶缺失提示免疫缺失。抗髓过氧化物酶抗体见于各种不同类型的脉管炎。一项对连续 604 例因胸痛到急诊科就诊患者的研究显示，即使是在没有肌钙蛋白 T 值阴性定义心肌坏死证据的患者，最初血浆髓过氧化物酶水平可以预测心肌梗死风险、是否需要进行血管重建治疗或就诊后 30 天内和 6 个月死亡（P＜0.001）[25]。结果提示，单次检测最初血浆髓过氧化物酶应当能够独立预测 6 个月内与心肌坏死无关的主要不良事件风险。法国 - 加拿大的一项研究显示，髓过氧化物酶的等位基因 A 少见于冠心病患者，与伴 GG 基因型相比，记录冠心病伴 AA 基因型的比值比是 0.138（95% 置信区间 0.040 ~ 0.474），伴 AG 基因型者为 0.639（95% 置信区间 0.436 ~ 0.937）[26]。髓过氧化物酶是一个有趣的标志物，需要进一步进行验证性研究。

脂蛋白相关磷脂酶 A_2 由于对脂蛋白相关磷脂酶 A_2 在罪犯病变的价值的观察和目前有大规模临床试验正在评估的口服活性抑制剂，使得重新燃起对脂蛋白相关磷脂酶 A_2 的研究兴趣。脂蛋白相关磷脂酶 A_2 由活化的炎性细胞产生（例如单核细胞衍生的巨噬细胞、T 细胞和肥大细胞），循环血液中与低密度脂蛋白的脂蛋白 B 结合，并以这种形式释放到动脉壁病变段的单核细胞和巨噬细胞。随后，LDL 氧化导致可以被脂蛋白相关磷脂酶 A_2 水解的截断磷脂形成。这一过程产生两个生物活性脂质介质，即溶血卵磷脂和氧化非酯化脂肪酸，它们促进炎性细胞返回活性

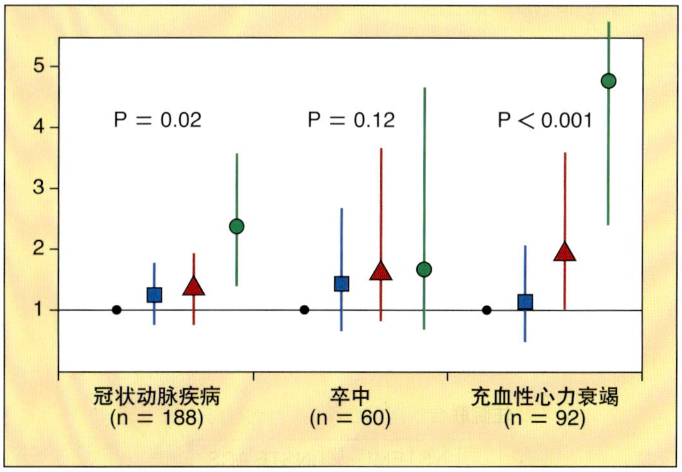

图1-2 Health、Aging和Body研究入选的2225例70～79岁无CVD的老年患者的结果。四分位数最高的一组患者中，通过炎症因子个数（IL-6、CRP和TNF-α）平均随访3.6年的结果表明的发生冠心病、卒中和充血性心力衰竭的相对风险（经以下因素调整：年龄、性别、种族、吸烟史、糖尿病史、高血压病史、慢性阻塞性肺疾病史、体重指数、HDL、甘油三酯、肌酐和白蛋白水平）。符号代表相对风险，竖线代表95%置信区间。黑色代表无标志物升高的参照组；蓝色代表1个标志物升高组；红色代表2个标志物升高组；绿色代表3个标志物升高组。在说明炎症在该疾病中的重要作用的同时，数据也阐明涉及机制的复杂性和需要多种途径评估。

From Cesari M, Penninx BW, Newman AB, Kritchevsky SB, et al:Inflammatory markers and onset of cardiovascular events: Results from the Health ABC study. Circulation 2003;108:2317-2322.

病变和炎性介质局部聚集，进一步增加脂蛋白相关磷脂酶 A_2 的表达（见图 1-3）[27]。这些介质对巨噬细胞具有细胞毒性，促进其凋亡和斑块的坏死核形成。在 25 例冠心病猝死患者组织病理学和免疫定位显示，早期斑块没有或少有脂蛋白相关磷脂酶 A_2 染色，但是在坏死核和周围巨噬细胞和巨噬细胞高密度区域的凋亡细胞内的薄纤维帽粥样斑块和破裂斑块过度表达 [28]。

有关一级和二级预防的流行病学研究已经报道脂蛋白相关磷脂酶 A_2 循环量和活性水平与心血管疾病的风险之间的肯定联系（见图 1-4）[29]。“脂蛋白相关磷脂酶 A_2 研究合作项目”目前正在对所有相关研究的 15 000 例参与者的资料进行大规模系统的荟萃分析，结果将很快发表 [30]。

相反，PROVE-IT 研究在 ACS 患者入院时检测脂蛋白相关磷脂酶 A_2 活性，结果对 24 个月发生死亡、再次心肌梗死、血管重建或卒中并无预后意义。然而，在同一人群 30 天后检测发现，脂蛋白相关磷脂酶 A_2 活性是与心脏危险因素、LDL 和 CRP 水平无关的这些事件的一个强力预测因素 [31]。入院水平没有预测价值可以用血液 LDL 胆固醇水平在急性期降低和脂蛋白相关磷脂酶 A_2 转运能力降低来解释。总之，这些观察提示，与心脏标志物不同，在急性期检测脂蛋白相关磷脂酶 A_2 没有意义，但是在后期检测，对斑块内的炎症和再发缺血事件高风险具有预测价值。

因此，在有进行性冠状动脉粥样硬化的糖尿病和高胆固醇血症的猪抑制脂蛋白相关磷脂酶 A_2，可以抑制血浆和病变的脂蛋白相关磷脂酶 A_2 活性和溶血卵磷脂浓度，减少斑块中的坏死核，同时促进与巨噬细胞和 T 淋巴细胞功能相关的抗炎基因的表达 [32]。在应用血管内超声成像的双盲安慰剂对照人的研究中也有类似发现，提示 darapladib 这种口服活性抑制剂的受益 [33]。330 例血管造影证实有冠心病的患者使用该药物或安慰剂 1 年。随访 12 个月，两个组的 LDL 胆固醇水平没有差异，但是应用 darapladib 组的脂蛋白相关磷脂酶 A_2 活性明显降低 59%。对主要终点采用血管内超声震动学和 CRP 血浆水平评估斑块可变形性没有影响。然而，脂蛋白相关磷脂酶 A_2 抑制 50% 坏死核容积（$-0.514\ mm^3$ vs $+4.518\ mm^3$ 与安慰剂对照），导致有意义的 $5.032\ mm^3$（$P = 0.01$）。这些斑块内成分的变化没有带来整个粥样斑块治疗上的明显差别。

遗传研究

我们对基因组和蛋白质组的理解已经取得了很大的进步，但是还需要进行进一步的研究，来从临床上广泛转换我们的知识。将来最有希望的是透彻理解基因组学、蛋白质组学、转录组学和代谢组学以及整合这些学科所提供的临床信息。

基因组学包含了人类 DNA 编码的所有遗传信息，包括基因和组入染色体的非编码序列，后者可以释放转录的遗传编码。这些由信使 RNA 运载到核糖体，然后合成为新的蛋白质。在一个细胞或一群细胞产生的整套全部 RNA 分子或转录成为转录组学，它反映了在外界环境影

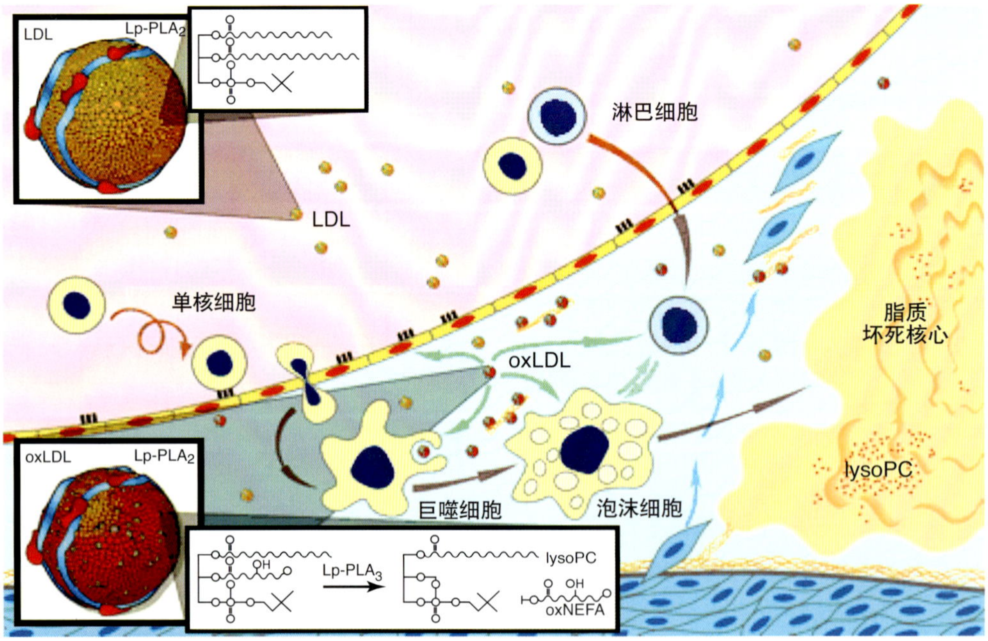

图1-3　图示提出的血管壁中Lp-PLA₂在致动脉粥样硬化过程中的作用机制。Lp-PLA₂首先结合于它的第一载体LDL上的apo-B，由它转运至易于病变节段的血管壁。随后LDL氧化导致sn-2部位磷脂截断，这易于Lp-PLA₂酶解作用。这导致生成两种有生物活性的脂质中介，lysoPC和氧化的NEFA（oxNEFA），推测它们在炎症细胞在易损病变部位定位和介导炎症介质增生中有重要作用。表达Lp-OLA₂的炎症细胞的浸入增加了它的聚集。由Lp-PLA₂产生的有生物活性的脂质介质对巨噬细胞也有细胞毒性作用，使进展中的动脉粥样硬化病变斑块脂质核易于形成坏死核。

From Zalewski A, Macphee C: Role of lipoprotein-associated phospholipase A2 in atherosclerosis: Biology, epidemiology, and possible therapeutic target. Arterioscler Thromb Vasc Biol 2005;25:923-931.

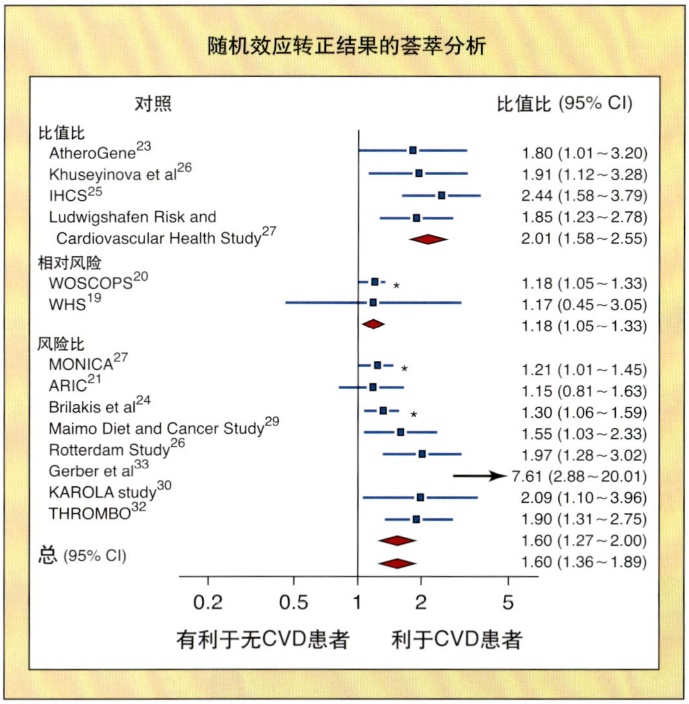

图1-4 随机将影响校正的结果的荟萃分析。这14个研究报导了一个模型，它校正了潜在的混淆因素。图所示为每个研究的结果。总体数据的OR是1.60，以红色菱形表示，其宽度代表了95%CI。*代表研究中以1个标准差（SD）作为分界；其他的研究中以极值为分界。ARIC，社区中冠状动脉粥样硬化危险因素；CVD，心血管疾病；IHCS，山间心脏合作研究；MONICA，监测心血管疾病趋势和决定因素的研究；THROMBO，致血栓因子和复发冠状动脉事件；WBC，白细胞计数；WHS，女性健康研究；WOSCOPS，西苏格兰冠心病预防研究。

From Garza CA, Montori VM, McConnell JP, et al: Association between lipoprotein-associated phospholipase A2 and cardiovascular disease: A systematic review. Mayo Clin Proc 2007;82:159-165.

响下，任何时间这个基因的积极表达。蛋白组学是在限定条件下在任何时间基因、细胞、组织或器官表达的整套蛋白质。由于与不同组织和器官的持续交换，前述表达在循环血液中尤其丰富，并且能够成为有关健康和疾病无穷无尽的信息来源。代谢组学代表了特殊细胞过程留下的独特化学指纹，代表了基因表达的所有终末产物和代谢产物的集合。

细胞标志物

循环血细胞包括红细胞、白细胞和血小板。简单的血液计数是血液常规工作的一部分，对各种病理状态已经有提示意义。输血、器官移植和细胞治疗需要对细胞分型。新的观察方法和技术在不断发展。不远的将来最有希望的是使细胞膜脂伐（见图 1-5）[32] 和循环微颗粒（见图 1-6）特征化。

脂伐是鞘糖脂和富含胆固醇的微小区域，发现于含信使分子例如异源三聚体的 G 蛋白和许许多多的受体类型（尤其是 G 蛋白匹配受体）的细胞膜，又称为 7- 跨膜域受体 [33]。G 蛋白匹配受体构成了一个大的种类不同的蛋白质家庭，它感受细胞外的分子和活化细胞内的信号传导通路，最终产生细胞反应。在哺乳动物的基因组学中，它们属于最大和种类最多的蛋白质家庭。脂伐对配体刺激和其活化或二聚化状态敏感，允许其在伐内和伐外群集与分隔。因此，已经显示嘌呤 G 蛋白匹配的 P2Y12 受体（P2Y12）作为细胞表面微小区域内功能性低聚物复合体的优先伙伴和氯吡格雷桥接 P2Y12 受体的活性代谢产物，导致低聚物分解为脂伐外分段的二聚物受体，然后丧失结合其内源性配体的能力 [34]。

微粒的直径为 50 ～ 100nm，主要是由血小板、白细胞、内皮细胞和平滑肌细胞等活化或凋亡的细胞所释放（见图 1-6）。它们含有少部分质膜，包绕着少量胞液。微粒可通过血液采集，通过细胞膜上的抗原识别其起源并激活相应生物学活性，微粒是细胞功能不全和血栓、炎症状态的预测因子。而且通过同类型和不同类型的细胞间相互作用，这些微粒散布于全身，并携带疾病进展的潜在情况。因此，单核细胞衍生的微粒可以转运组织因子并且触发血管内血栓形成，并且血小板衍生的微粒通过接触能够促进凝血因子装配的磷脂酰丝氨酸膜表面而导致血栓形成。

再次确定风险与治疗

来自瑞典 Malmö 的一项流行病学队列研究 [35] 具有学术意义，该研究在 1991–1994 年期间入选 5067 例患者（平均年龄 58 岁，60% 为女性），入选时没有心血管疾病，随访到 2006 年（见表 1-1）。其目标是发现能够预测传统预测因素以外的标志物，帮助预测首次心血管事件。后向消除模型显示，首次心血管事件最强有力的预测标志物有 CRP、胱蛋白酶抑制剂 C 和 NT–pro-BNP，首次冠状动脉事件的预测因素为胱蛋白酶抑制剂 C 和 NT–pro-BNP。目前一个重要的挑战是细化风险分层和治疗到危险因素的表现，主要是代谢性因素。虽然经典的标志物重点放在细胞坏死的标志物进行早期风险分层和治疗选择，但是新的风险分层方法还包括患者特征和合并性疾病，主要是糖尿病、代谢综合征和慢性肾脏疾病，并将风险预测延伸到随访期间。

糖尿病

目前，多达 20% ～ 30% 因 ACS 入院的患者患有糖尿病，后者是 STEMI 和 NSTEMI 的一个重要危险因素和预后不良的重要预测因素。联合分析 GUSTO- Ⅰ、GUSTO- Ⅲ和 GUSTO- Ⅴ试验的结果显示，合并糖尿病的 STEMI 患者与没有合并糖尿病的患者比较，住院死亡率（9.5% vs 5.5%；$P< 0.001$）和 30 天死亡率（10.4% vs 6.0%；$P< 0.001$）的风险更高 [36]。OASIS（Organization to Assess Strategies for Ischemic Syndromes）注册登记入选 UA/NSTEMI 患者，糖尿病是 2 年死亡率的一个独立预测因素（18% vs 无糖尿病患者的 10%，相对风险 1.57，95%

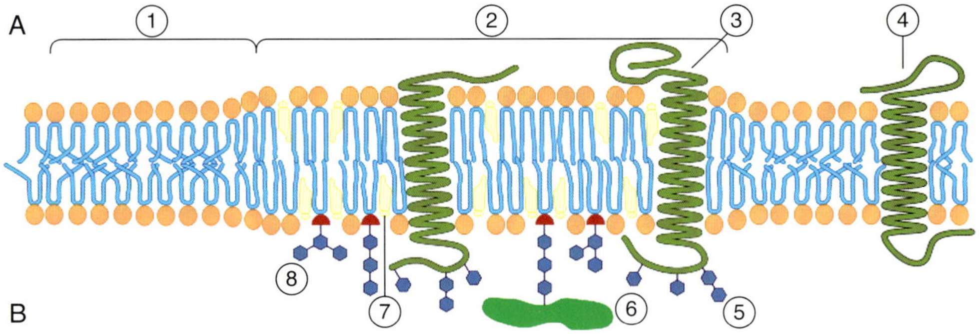

图1-5　图示质膜中脂质的筏状结构。鞘脂和胆固醇的动态簇集形成了细胞膜特殊的脂质筏结构，漂浮于液体双分子层中。它们依靠脂质筏结构亚型和组合组成了不同的信号平台通道。质膜在细胞内移动和信号转导时，它们作为蛋白质依附的平台。脂质筏能够融合，利于蛋白质组分的相互作用。A，细胞内或胞液；B，细胞外或囊泡或高尔基体腔。1. 非脂质筏；2. 脂质筏；3. 与跨膜蛋白交联的脂质筏；4. 非脂质膜蛋白；5. 糖基化修饰蛋白（通过糖蛋白类和糖脂类）；6. GPI结合蛋白；7. 胆固醇；8. 糖脂。
From Fijałkowski AJ: Lipid raft organisation scheme, 2006. Available at: http://en.wikipedia.org/wiki/File:Lipid_raft_organisation_scheme.svg

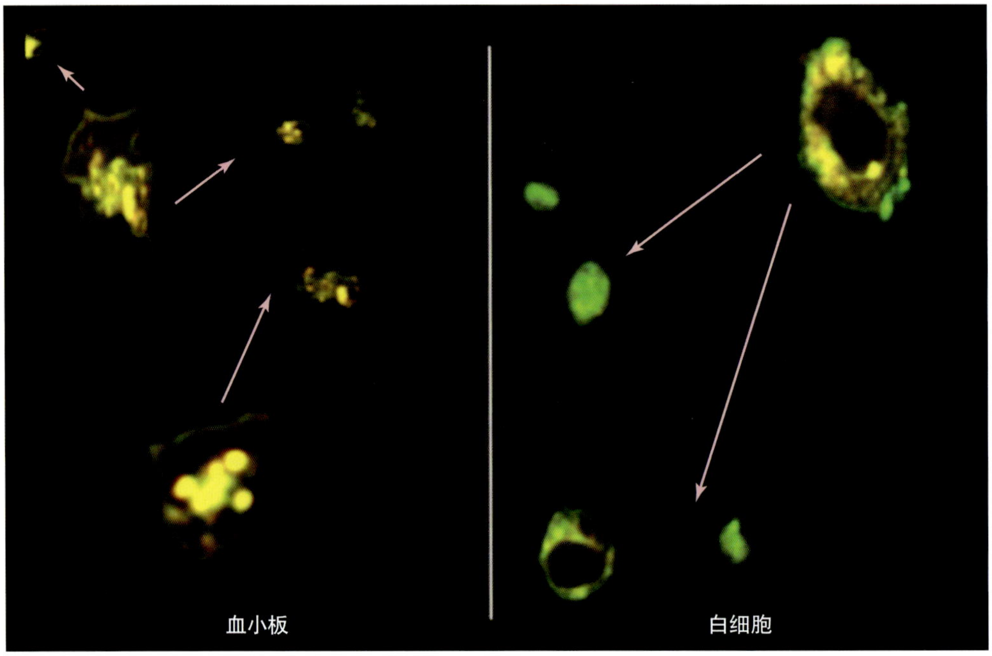

图1-6　箭头所指分别为荧光显微镜识别的处于血小板（左）和白细胞（右）环境中的微粒。这些微粒是细胞激活或凋亡过程中所产生的。它们可扩散至全身各处，可潜在的和远处的其他细胞通过同质或异质的交互作用发生物质交换。因而，这些微粒是促血栓栓塞性的或促炎症反应的。

置信区间 1.38 ～ 1.81，P< 0.001）[37]。一项回顾性分析一个前瞻性队列在 11 家英国医院连续 2499 例因 ACS 入院的患者，平均随访 2 年，糖尿病患者的全因死亡率曾加 45%。然而，这一队列中糖尿病患者的预后有些不同。没有心血管疾病史患者的死亡率在有和没有糖尿病的患者相当（分别为 18.8% 和 19.7%），有心血管疾病史患者中有糖尿病者的死亡率较高（46.7% 和 33.2%，P < 0.001）并且肌钙蛋白水平较高（P＜0.001）[38]。

很显然，合并糖尿病的 ACS 患者可以从药物联合 PCI 的更积极治疗策略中获益。荟萃分析 6 项涉及 658 例 UA-NSTEMI 患者应用糖蛋白Ⅱ b/ Ⅲ a 抑制剂的随机试验显示，应用糖蛋白Ⅱ b/ Ⅲ a 抑制剂 30 天死亡率明显降低（从 6.2% 降低到 4.6%，比值比 0.74，95% 置信区间 0.59 ～ 0.92，P = 0.007）。该分析显示，血小板糖蛋白Ⅱ b/ Ⅲ a 抑制剂与糖尿病状态具有统计学意义（P = 0.036）[39]。TRITON 试验在 13 608 例适合随机接受 PCI 的 STEMI、UA 或 NSTEMI 的患者比较了普拉格雷与氯吡格雷，其中 3146 例是糖尿病患者 [40]。没有糖尿病的 10 462 例患者的心血管死亡或非致死性心肌梗死发生率为 9.9%，在有糖尿病但没有使用胰岛素治疗的 2370 例患者为 13.4%，在胰岛素治疗的 776 例糖尿病患者为 18.3%（趋向 P < 0.0001）。在这些患者应用普拉格雷较应用氯吡格雷获益更大（12.2% vs 17.0%，风险比 0.70，95% 置信区间 0.58 ～ 0.85，P < 0.001），在这些患者较 10，462 例无糖尿病的患者获益更多（9.2% vs 10.6%，风险比 0.86，95% 置信区间 0.76 ～ 0.98； P = 0.02）。校正普拉格雷与

表1-1 新型和传统生物标志物对第一次心血管事件的预测价值

生物标志物	风险比（HR）	P
第一次心血管事件		
CRP	1.19	0.002
Cystatin C	1.13	0.006
MR–pro-ADM	1.12	0.04
MR–pro-ANP	1.12	0.04
NT–pro-BNP	1.22	<0.001
第一次冠状动脉事件		
Cystatin C	1.15	0.006
MR–pro-ADM	1.21	0.002
NT–pro-BNP	1.28	<0.001

数据引自基于生物标志物的前瞻性定群分析，表明其对第一次心血管事件[N=4483（364例事件）]和第一次冠脉事件[N=4600（216例事件）]的预测价值。这些结果经过以下因素校正：年龄、性别、抗高血压药物治疗、收缩压、舒张压、体重指数、糖尿病、LDL及HDL水平和目前吸烟状态。

MR-pro-ADM，肾上脉髓质前体中段肽；MR-pro-ANP，心房钠尿肽中段肽。

Data from Melander O, Newton-Cheh C, Almgren P, et al: Novel and conventional biomarkers for prediction of incident cardiovascular events in the community.JAMA 2009;302:49-57.

氯吡格雷对比的风险比在糖尿病非胰岛素治疗的患者为0.74，在糖尿病胰岛素治疗的患者为0.63（两个亚组的P = 0.009）。应用普拉格雷获得的这种保护作用是由于没有严重出血风险，说明在血栓状态时合理应用，抗血小板和抗凝治疗的受益常常远远大于出血风险。

虽然还没有随机研究在合并糖尿病的NSTEMI患者正式比较早期有创与保守治疗策略，但是大规模随机研究的亚组分析提示早期有创策略非常有益的结果。FRISC-Ⅱ研究将2457例UA-NSTEMI患者随机分为有创或保守策略，结果有创组6个月死亡或心肌梗死明显减少22%。有糖尿病和没有糖尿病患者的相对风险减少相同，但是由于糖尿病患者组的事件率高，因此绝对获益更大（6.2% vs 2.3%）。1年时，接受早期有创治疗的糖尿病患者死亡风险降低38%（7.7% vs 12.5%，无显著意义）[41]。在入院48小时内应用有创策略的TACTICS试验显示，与2220例早期保守策略的患者比较，6个月因ACS死亡、心肌梗死或再次住院的相对风险明显减少22%，所有患者接受阿司匹林、氯吡格雷和糖蛋白Ⅱb/Ⅲa受体抑制剂替罗非班治疗。糖尿病患者（6458例）较非糖尿病患者从早期有创策略中获益更大，6个月绝对事件（7.6% vs 1.8%）和相对事件（27% vs 13%）减少[42]。糖尿病患者（299例）的1年死亡或心肌梗死减少更重要，相对风险减少39%，绝对风险减少9.3%，而非糖尿病患者分别为28%和3.1%。

代谢综合征

代谢综合征的危险因素和病理生理学与2型糖尿病有许多相同之处。无需多言，最重要的诱发因素是过多摄入热量，与代谢因素不匹配。这些转换为中心性肥胖、HDL胆固醇降低、阻滞胰岛素敏感性降低和代偿性高胰岛素血症，结果发生高血压、餐后高甘油三酯血症、HDL胆固醇降低、亚临床炎症状态和易发生血栓状态[43]。

致炎症状态表现为来自多余脂肪组织的炎性细胞因子释放导致CRP升高。在中年人的前瞻性研究显示，血清CRP水平增高可以预测发生代谢综合征。

致血栓状态状态包括内皮功能紊乱、高凝状态、低纤溶状态和血小板活化。其特征是1型纤维蛋白溶酶原激活剂和纤维蛋白原增高，也是一种急性期反应物，说明炎症与血栓形成之间存在着一种相互作用。

表1-2根据国际糖尿病联盟、NHLBI、世界心脏联盟、国际动脉粥样硬化学会和AHA的新近建议[44]，提出了代谢综合征的新定义。多数人同意腹型肥胖不再是一项必要条件，但是是5项建议标准之一。在这个定义中，诊断代谢性综合征需要有5个危险因素中的3个。由于美国糖尿病协会已经发现某些定义模糊，并且质疑该综合征的正确性和治疗该综合征与治疗具体病例之间的差异[45]，因此代谢性综合征的定义尚未达成共识。

在ACS患者该综合征的报道发生率为29% ～ 46%，在45岁以下的人群发生率更高。一项包括183例平均年龄40.8±3.5岁的男性对照研究显示，发生ACS的患者中有51.5%有代谢综合征，而200例对照者中仅有26.0%（比值比1.93，95%置信区间1.13 ～ 3.28），该研究的预测值优于Framingham积分（比值比0.98，95%置信区间0.92 ～ 1.05）[46]。发生ACS之后，代谢综合征还对预后带来不良影响。因此，一项对ACS后3个月连续480例患者监测进行心血管评估和处理的研究显示，尽管两个组均达到最佳LDL胆固醇和血压控制，但是仍有5.3%合并代谢综合征的患者死于16个月之内，而没有代谢综合征的患者为1.4%（P<0.01）[47]。MIRACL（Myocardial Ischemia Reduction with Aggressive Cholesterol Lowering）试验[48]显示，主要终点事件死亡、非致死性心肌梗死、心跳骤停或再发不稳定性心肌缺血16周后在1161例合并代谢综合征的患者为19%，而在1877例未合并者为14%（风险比1.49，95%置信区间1.24 ～ 1.79，P<0.0001）。该研究中，能够最佳预测事件的标准是糖尿病和HDL低值。与安慰剂组比较，每天给予80mg阿托伐他汀患者的相对风险降低在有或没有代谢综合征的患者相同。

慢性肾脏疾病

推断有20%以上的ACS患者至少有中度肾功能不全（肌酐清除率60ml/min），并且几乎40%的患者有某种程度的肾功能损害（肌酐清除率90ml/min）[49]。由于慢性肾脏疾病与住院期间和长期结果不良有关，因此它是ACS的一个重要危险因素。对4项大规模临床STEMI和UA-NSTEMI试验的荟萃分析，采用Cockroft和Gault方法将肌酐清除率<70ml/min作为诊断慢性肾脏疾病的标准，结果与没有慢性肾脏疾病的患者比较，有慢性肾脏疾病患者总死亡率的30天和180天风险比在NSTEMI分

表1-2 代谢综合征的新定义

测量	分类切割点
腰围增加*	根据人群和国家具体定义
甘油三酯升高（用药物治疗甘油三酯升高是可替代的指标†）	≥150mg/dl（1.7mmol/L）
HDL-C降低（用药物治疗HDL-C降低是可替代的指标†）	男性<40mg/dl（1.0mmol/L） 女性<50mg/dl（1.3mmol/L）
血压升高（用降压药物治疗有高血压病史的患者是可替代的指标）	收缩压≥130mmHg和（或）舒张压≥85mmHg
快速血糖升高‡（用药物治疗血糖升高是可替代的指标）	≥100mg/dl

* 在没有更多数据的情况下，推荐非欧洲人应用国际糖尿病联合会切点，欧洲人应用国际糖尿病联合会或AHA/NHLBI切点。
† 应用最多的降甘油三酯和升高HDL-C的药物是贝特类和烟酸类药物。可认为应用其中一种药物的患者甘油三酯升高和HDL-C降低。高剂量或ω-3脂肪酸认为有高甘油三酯。
‡ 根据提议的标准，大多数2型糖尿病患者有代谢综合征。
From lberti KG, Eckel RH, Grundy SM, et al: Harmonizing the metabolic syndrome. A joint interim statement of the International Diabetes Federation Task Force on Epidemiology and Prevention; National Heart, Lung, and Blood Institute; American Heart Association; World Heart Federation; International Atherosclerosis Society; and International Association for the Study of Obesity. Circulation 2009;120:1640-1645.

别为 0.88（95% 置信区间 0.83 ~ 0.95）和 0.81（95% 置信区间 0.70 ~ 0.92），STEMI 与 NSTEMI 之间没有差别。NSTEMI 的 180 天终点死亡或心肌梗死的风险比为 0.93（95% 置信区间 0.90 ~ 0.96）[52]。“CRUSADE 质量改善行动”注册的 45 343 例 UA-NSTEMI 患者中，6560 例有中、重度慢性肾脏疾病的患者年龄大，糖尿病多见，更可能有充血性心力衰竭表现，较少接受药物治疗、心脏 PCI 和出院咨询。这些患者的死亡率风险增加 50%，输血可能性增加 70%（见表 1-3）[53]。不太严重的慢性肾脏疾病也与心血管风险有关，并且社区研究发现肾功能与心血管不良结果之间逆向关系。这种联系一直见于估测肾小球滤过率 60 ml/(min·1.73 m^2)[54] 时。

心肾综合征的机制众多，包括与本病相关的合并性疾病，例如糖尿病、高血压、左心室功能不全和左心室肥厚。除外其他危险因素之外，慢性肾脏疾病本身对预后就能独立产生不良影响。原因有贫血、输血、心肌微坏死和高浓度的纤维蛋白原、高半胱氨酸、脂蛋白 a、氧化 LDL 和炎性介质。有些与心血管不良结果的标志物有肌钙蛋白、非对称二甲基精氨酸、1 型纤溶酶原激活物抑制物、高半胱氨酸、脑钠素、CRP、血清淀粉酶 A 蛋白、血红蛋白和缺血修饰白蛋白[54]。

慢性肾脏疾病患者严重预后不良的一个重要因素是治疗不足。的确，随着肾功能下降，不他可能进行有益的治疗。在入选“急性冠状动脉事件海湾注册”这个前瞻性注册研究的连续 6518 例 ACS 患者中，2828 例（43%）有轻度慢性肾功能不全（估测肾小球滤过率 60 ~ 89 ml/min），1304 例（20%）有中度 / 慢性肾功能不全（估测肾小球滤过率 30 ~ 59 ml/min），345 例（5%）有严重慢性肾功能不全（估测肾小球滤过率 30 ml/min）。慢性肾功能不全患者年龄较大，高血压、糖尿病和血脂紊乱较多。这些患者入院时静息心率较高，往往表现不典型或延迟。与估测肾小球滤过率正常组比较，慢性肾功能不全组较少接受抗血小板药物、β- 受体阻滞剂、血管紧张素转换酶抑制剂和他汀类药物，并且较少接受冠状动脉造影。所有慢性肾功能不全组的住院心力衰竭、心源性休克和严重出血明显增高。多变量分析显示，轻、中和重度慢性肾功能不全与校正后的死亡比值比高相关：分别为 2.1（95% 置信区间 1.2 ~ 3.7）、6.7（95% 置信区间 3.9 ~ 11.5）和 12.0（95% 置信区间 6.6 ~ 21.7）[55]。

这种治疗不足的可能原因包括，尽管避免使用高负荷的对比剂、失血和围术期低血压，但是仍然对肾功能进一步恶化的担心和（或）低清除率导致的与治疗相关的毒性作用。而且，由于排除标准或认为病情太重，因此只有极少数进展性肾脏疾病患者入选了 ACS 试验。

值得指出，入选 BRAVO（Blockade of the Glycoprotein Ⅱ b/ Ⅲ a Receptor to Avoid Vascular Occlusion）试验的 4634 例 UA 或 STMEI 的患者中，与药物治疗比较，随访期间导管检查加上或不加上 PCI，与肾小球滤过率百分比变化预测因素的校正分析中的长期肾小球滤过率的明显差异无关

表1-3 伴随慢性肾脏疾病的NSTEMI-ACS患者发生院内心脏事件

结果	CKD（%）(N=6560)	无CKD（%）(N=38 783)	未校正OR（95%CI）	校正OR（95%CI）
死亡	9.0	3.6	2.62（2.32～2.97）	1.54（1.35～1.75）
再梗	3.7	2.7	1.34（1.17～1.53）	1.25（1.10～1.43）
死亡或再梗	11.6	5.8	2.08（1.86～2.32）	1.45（1.30～1.61）
心原性休克	4.5	2.3	1.93（1.68～2.23）	1.37（1.16～1.61）
充血性心力衰竭	16.5	8.1	2.16（1.97～2.36）	1.18（1.09～1.29）
输血	26.7	12.9	2.16（2.02～2.31）	1.76（1.65～1.88）

数据来源于“CRUSADE质量改善行动”注册的45 343例UA/NSTEMI患者，对中、重度慢性肾脏疾病患者院内心脏事件发生率进行了比较。
From Han JH, Chandra A, Mulgund J, et al: Chronic kidney disease in patients with non-ST-segment elevation acute coronary syndromes. Am J Med 2006;119:248-254.

(P=0.09)。随着肾小球滤过率降低，死亡与肾小球滤过率降低50%或终末期肾脏疾病的比例增高。校正分析显示，肾小球滤过率-90每降低10ml/（min·1.73m^2）与死亡风险比增加15%有关（风险比1.15，P=0.01）。这些资料提示，在慢性肾脏疾病患者，死亡的风险权衡肾小球滤过率降低的风险或ACS之后发生终末期肾脏疾病，并且插管检查加上或不加上PCI与长期肾功能的明显差异无关。因此，出现慢性肾脏疾病不应影响有益有创介入，唯有肌酐清除率30 ml/min的患者除外[56]。

同样，在高危ACS施行血管重建治疗的益处可能远远大于手术相关的风险。入选2003年至2006年期间规模很大的全国性“瑞典CCU注册”的23 262例NSTEMI ACS患者（年龄≤80岁），与药物治疗比较，评价估测肾小球滤过率对入院后14天采用有创方法治疗患者的预后[57]。应用校正倾向性评分和出院用药的Cox回归模型发现，与没有采用有创策略的患者相比，接受有创策略的患者中几乎没有肾功能降低的患者，整个1年死亡率降低36%（风险比0.64，95%置信区间0.56～0.73，P<0.001）。然而，5个肾功能阶段与早期血管重建治疗相关的低死亡率并非完全一致（见图1-7）。应用有创治疗观察到的较低死亡率因肾功能降低而增高，在肾功能衰竭[估测肾小球滤过率15ml/（min·1.73 m^2）]的患者或在接受透析的患者之间，死亡率没有差别（风险比1.61，95%置信区间0.84～3.09，P<0.15）。

慢性肾脏疾病的其他混杂因素有解释肌钙蛋白升高（见第21章）和对药物的选择与剂量调整，尤其是抗凝药物，因为这些患者也有出血高风险。分析CRUSADE注册登记的30 136例患者显示，与药物剂量过大和所用药物数量有关的严重出血为6.6%～22.2%，在那些用药剂量过大的患者，死亡率较高，住院时间较长[58]。

一般，在有或没有慢性肾脏疾病患者，负荷剂量相同。但是，由于剂量过大往往是导致出血的一个原因，因此应当仔细选择维持剂量。虽然肝素在肾功能衰竭时清除可能稍有延迟，但是由于直接监测其治疗作用，因此这个问题可以忽略不计。需要仔细调整低分子肝素剂量防止出血，在肾功能严重衰竭（肌酐清除率＜30 ml/min）的患者，一般是禁忌或需要调整剂量。在肌酐清除率＞30 ml/min的患者，需要调整比伐卢定剂量。对于肌酐清除率减低的患者，滴注剂量减慢到1mg/(kg·h)。磺达肝癸钠也是经肾脏排泄。然而，OASIS-5试验显示，尽管使用每天1次而不是2次的1mg/kg减低计量的依诺肝素，与严重肾功能不全患者应用依诺肝素比较，每日1次2.5mg的剂量更安全[59]。小分子糖蛋白Ⅱb/Ⅲa抑制剂也需要调整剂量：肌酐清除率＜30ml/min的患者，使用半量替罗非班；肌酐清除率＜50ml/min的患者，使用半量依替巴肽。注意替罗非班通过透析经血液循环清除，而依替巴肽几乎完全经肾脏排泄。

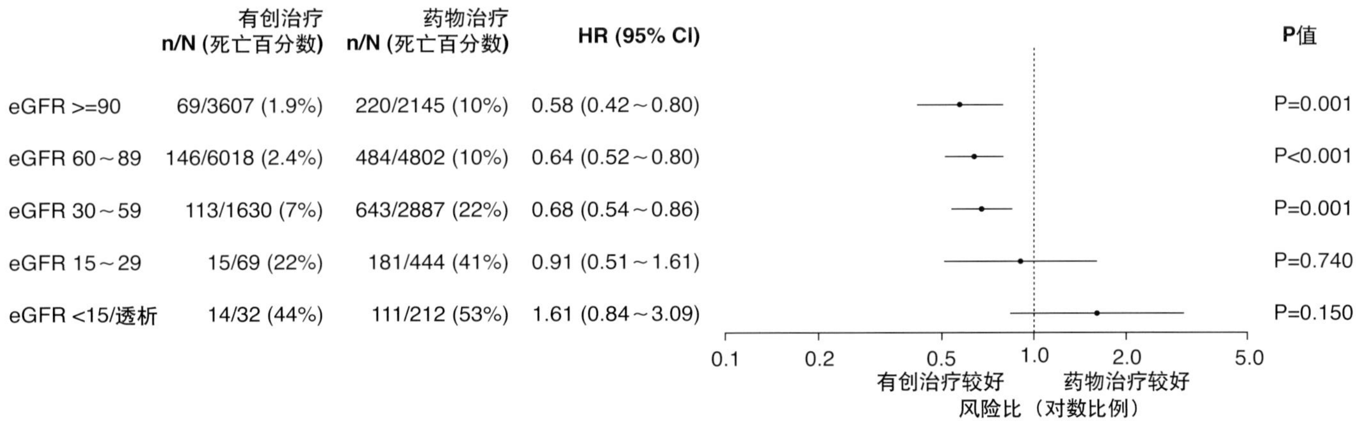

图1-7 NSTEMI患者入院14天内接受血管重建治疗对比药物治疗的预后受肾功能的影响。肾小球滤过率采用修改后的Diet in Renal Disease Study公式根据计算肌酐、年龄、性别和种族进行评估。采用National Kidney Foundation Kidney Disease定义的肾功能状态，eGFR≥90ml/（min·1.73m^2）（正常）；eGFR，60～90ml/（min·1.73m^2）（轻度）；eGFR，30～59ml/（min·1.73m^2）（中度）；eGFR，15～29ml/（min·1.73m^2）（重度）；eGFR＜15ml/（min·1.73m^2）（肾衰）或接受透析。调整倾向性评分和出院时药物后的多元Cox回归分析结果表明，接受早期血管重建治疗的患者1年时生存率有改善（HR，0.64；95%CI0.56～0.73，P<0.001）正常到中度肾功能不全的患者组间死亡率的差异程度是相似的，随着肾功能的降低，死亡率的差异逐渐变小；肾功能正常组和轻度受损组间死亡率的差异大小是相似的。这在严重肾功能衰竭[eGFR<15ml/（min·1.73m^2）]的患者中最明显，或是在接受透析（有创治疗有伤害倾向）的患者中。血管重建和肾功能组间有相互作用（P<0.001），但是，性别和血管重建之间无相互作用。

Data reproduced with permission from Szummer K, Lundman P, Jacobson SH, et al. Influence of renal function on the effects of early revascularization in non-ST-elevation myocardial infarction: Data from the Swedish web-system for enhancement and development of evidence-based care in heart disease evaluated according to recommended therapies (SWEDEHEART). Circulation 2009;120;851-858.

（颜红兵）

参考文献

1. Heberden W: Some account of a disorder of the breast. Med Trans R Coll Physicians Lond 1772; 2:59-67.
2. Osler W: The Lumleian lectures on angina pectoris. Lancet 1910; 1:697-701.
3. Wood P: Therapeutic applications of anticoagulants. Trans Med Soc London 1948; 13:80-85.
4. Braunwald E, Mark DB, Jones RH, et al: Unstable Angina: Diagnosis and Management. Clinical Practice Guideline, No. 10 (AHCPR Publ. No. 94-0602) . Rockville, Md, U.S. Department of Health and Human Services, Agency for Health Care Policy and Research and the National Heart, Lung, and Blood Institute, U.S. Public Health Service, 1994.
5. Hamm CW, Ravkilde J, Gerhardt W, et al: The prognostic value of serum troponin T in unstable angina. N Engl J Med 1992; 327:146-150.
6. Center for Outcomes Research, University of Massachusetts Medical School : Global Registry of Acute Coronary Events (GRACE) Registry, 2010. Available at http://www.outcomes-umassmed.org/grace
7. Fox KAA, Steg PG, Eagle KA, et al: Decline in rates of death and heart failure in acute coronary syndromes, 1999-2006. JAMA 2007; 297:1892-1900.
8. Halpern EJ: Triple-rule-out CT angiography for evaluation of acute chest pain and possible acute coronary syndrome. Radiology. 2009; 252:332-345.
9. Reichlin T, Hochholzer W, Bassetti S, Steuer S, et al: Early diagnosis of myocardial infarction with sensitive cardiac troponin assays. N Engl J Med. 2009; 361:858-867.
10. Heron M, Hoyert DL, Murphy SL, et al: Deaths: Final Data for 2006. National Vital Statistics Reports, U.S Department of Health and Human Services, Centers for Disease Control and Prevention, vol 57, no. 14. Available at http://www.cdc.gov/nchs/data/nvsr/nvsr57/nvsr57_14.pdf#28
11. Bata IR, Gregor RD, Eastwood BJ, Wolf HK: Trends in the incidence of acute myocardial infarction between 1984 and 1993—the Halifax County MONICA Project. Can J Cardiol 2000; 16:589-595.
12. Floyd KC, Yarzebski J, Spencer FA, et al: A 30-year perspective (1975-2005) into the changing landscape of patients hospitalized with initial acute myocardial infarction. Worcester Heart Attack Study. Circulation 2009; 2:88-95.
13. Furman MI, Dauerman HL, Goldberg RH, et al: Twenty-two-year (1975 to 1997) trends in the incidence, in-hospital and long-term case-fatality rates from initial Q wave and non-Q wave myocardial infarction: A multi-hospital, community-wide perspective. J Am Coll Cardiol 2001; 37:1571-1580.
14. Rogers WJ, Frederick PD, Stoehr E, et al: Trends in presenting characteristics and hospital mortality among patients with ST elevation and non-ST elevation myocardial infarction in the National Registry of Myocardial Infarction from 1990 to 2006. Am Heart J 2008; 156:1026-1034.
15. Peterson ED, Roe MT, Mulgund J, et al: Association between between hospital process performance and outcomes among patients with acute coronary syndromes. JAMA 2006; 295:1912-1920.
16. Montalescot G, Dallongeville J, Van Belle E, et al: STEMI and NSTEMI: Are they so different? 1 year outcomes in acute myocardial infarctionas defined by the ESC/ACC definition (the OPERA registry) . Eur Heart J 2007; 28:1409-1417.
17. James SK, Lindahl B, Siegbahn A, et al: N-terminal pro-brain natriuretic peptide and other risk markers for the separate prediction of mortality and subsequent myocardial infarction in patients with unstable coronary artery disease: A Global Utilization of Strategies To Open occluded arteries (GUSTO) -IV substudy. Circulation 2003; 108:275-281.
18. Weber M, Bazzino O, Navarro Estrada JL, et al: N-terminal B-type natriuretic peptide assessment provides incremental prognostic information in patients with acute coronary syndromes and normal troponin T values upon admission. J Am Coll Cardiol 2008; 51:1188-1195.
19. Ørn S, Manhenke C, Ueland T, et al: C-reactive protein, infarct size, microvascular obstruction, and left-ventricular remodelling following acute myocardial infarction. European Heart J 2009; 30:1180-1186.
20. Biasucci LM, Liuzzo G, Grillo RL, et al: Elevated levels of C-reactive protein at discharge in patients with unstable angina predict recurrent instability. Circulation 1999; 99:855-860.
21. Heeschen C, Hamm CW, Bruemmer J, et al: Predictive value of C-reactive protein and troponin T in patients with unstable angina: A comparative analysis. CAPTURE Investigators. Chimeric c7E3 AntiPlatelet Therapy in Unstable angina REfractory to standard treatment trial. J Am Coll Cardiol 2000; 35:1535-1542.
22. Ridker PM, Cannon CP, Morrow D, et al: C-reactive protein levels and outcomes after statin therapy. N Engl J Med. 2005; 352:20-28.
23. Ridker PM, Danielson E, Fonseca FA, et al: Rosuvastatin to prevent vascular events in men and women with elevated C-reactive protein. N Engl J Med. 2008; 359:2195-2207.
24. Nikpoor B, Turecki G, Fournier C, et al: A functional myeloperoxidase polymorphic variant is associated with coronary artery disease in French-Canadians. Am Heart J 2001; 142:336-339.
25. Zalewski A, Macphee C: Role of lipoprotein-associated phospholipase A2 in atherosclerosis: Biology, epidemiology, and possible therapeutic target. Arterioscler Thromb Vasc Biol 2005; 25:923-931.
26. Kolodgie FD, Burke AP, Skorija KS, et al: Lipoprotein-associated phospholipase A2 protein expression in the natural progression of human coronary atherosclerosis. Arterioscler Thromb Vasc Biol 2006; 26:25-23
27. Garza CA, Montori VM, McConnell JP, et al: Association between lipoprotein-associated phospholipase A2 and cardiovascular disease: A systematic review. Mayo Clin Proc 2007; 82:159-165.
28. Ballantyne C, Cushman M, Psaty BLp-PLA2 Studies Collaboration, et al: Collaborative meta-analysis of individual participant data from observational studies of Lp-PLA2 and cardiovascular diseases. Eur J Cardiovasc Prev Rehabil 2007; 14:3-11.
29. O'Donoghue M, Morrow DA, Sabatine MS, et al: Lipoprotein-associated phospholipase A2 and its association with cardiovascular outcomes in patients with acute coronary syndromes in the PROVE IT-TIMI 22 (PRavastatin or atorVastatin Evaluation and Infection Therapy-Thrombolysis In Myocardial Infarction) trial. Circulation 2006; 113:1745-1752.
30. Wilensky RL, Shi Y, Mohler 3rd ER, et al: Inhibition of lipoprotein-associated phospholipase A2 reduces complex coronary atherosclerotic plaque development. Nat Med 2008; 10:1059-1066.
31. Serruys PW, García-García HM, Buszman P, et al: Effects of the direct lipoprotein-associated phospholipase A (2) inhibitor darapladib on human coronary atherosclerotic plaque. Circulation 2008; 118:1172-1182.
32. Fijałkowski AJ: Lipid raft organisation scheme, 2006. Available at http://commons.wikimedia.org/wiki/File:Lipid_raft_organisation_scheme.svg
33. Simons K, Ikonen E: Functional rafts in cell membranes. Nature 1997; 387:569-567
34. Savi P, Zachayus JL, Delesque-Touchard N, et al: The active metabolite of Clopidogrel disrupts P2Y12 receptor oligomers and partitions them out of lipid rafts. Proc Natl Acad Sci U S A 2006; 103:11069-11074.
35. Melander O, Newton-Cheh C, Almgren P, et al: Novel and conventional biomarkers for prediction of incident cardiovascular events in the community. JAMA 2009; 302:49-57.
36. Gurm HS, Tang WHW, Lee D, et al: Improving outcome of diabetics with ST-elevation myocardial infarction: Insights from the GUSTO trials. J Am Coll Cardiol 2002; 39:292A.
37. Malmberg K, Yusuf S, Gerstein HC, et al: Impact of diabetes on long-term prognosis in patients with unstable angina and non-Q-wave myocardial infarction: Results of the OASIS (organization to Assess Strategies for Ischemic Syndromes) Registry. Circulation 2000; 102:1014-1019.
38. Richard M, Cubbon RM, Abbas A, et al: Diabetes mellitus and mortality after acute coronary syndrome as a first or recurrent cardiovascular event. PLoS ONE 2008; 3:e3483.
39. Roffi M, Chew DP, Mukherjee D, et al: Platelet glycoprotein IIb/IIIa inhibitors reduce mortality in diabetic patients with non-ST-segment elevation acute coronary syndromes. Circulation 2001; 104:2767-2771.
40. Wiviott SD, Braunwald E, McCabe CH, et al: Prasugrel versus clopidogrel in patients with acute coronary syndromes. N Engl J Med 2007; 357:2001-2015.
41. Wallentin L, Lagerqvist B, Husted S, et al: Outcome at 1 year after an invasive compared with a non-invasive strategy in unstable coronary-artery disease: The FRISC II invasive randomised trial. FRISC II Investigators. Fast Revascularisation during Instability in Coronary artery disease. Lancet 2000; 356:9-16.
42. Cannon CP, Weintraub WS, Demopoulos LA, et al: Comparison of early invasive and conservative strategies in patients with unstable coronary syndromes treated with the glycoprotein iib/iiia inhibitor tirofiban. New Engl J Med 2001; 344:1879-1887.

43. Aguilar D, Fisher MR, O'Connor CM, et al: Metabolic syndrome, C-reactive protein, and prognosis in patients with established coronary artery disease. Am Heart J 2006; 152:298-304.
44. lberti KG, Eckel RH, Grundy SM, et al: Harmonizing the metabolic syndrome. A joint interim statement of the International Diabetes Federation Task Force on Epidemiology and Prevention; National Heart, Lung, and Blood Institute; American Heart Association; World Heart Federation; International Atherosclerosis Society; and International Association for the Study of Obesity. Circulation 2009; 120:1640-1645.
45. American Diabetes Association : Cardiovascular risk/metabolic syndrome. Available at http://professional.diabetes.org/Disease_Backgrounder.aspx?TYP= 6&MID=253
46. Kalantzi K, Korantzopoulos P, Tzimas P, et al: The relative value of metabolic syndrome and cardiovascular risk score estimates in premature acute coronary syndromes. Am Heart J 2008; 155:534-540.
47. Boulon C, Lafitte M, Richeboeuf V, et al: Prevalence of metabolic syndrome after acute coronary syndrome and its prognostic significance. Am J Cardiol 2006; 98:1429-1434.
48. Schwartz GG, Olsson AG, Szarek M, Sasiela WJ: Relation of characteristics of metabolic syndrome to short-term prognosis and effects of intensive statin therapy after acute coronary syndrome: An analysis of the Myocardial Ischemia Reduction with Aggressive Cholesterol Lowering (MIRACL) trial. Diabetes Care 2005; 28:2508-2513.
49. Reddan DN, Szczech LA, Tuttle RH, et al: Chronic kidney disease, mortality, and treatment strategies among patients with clinically significant coronary artery disease. J Am Soc Nephrol 2003; 14:2373-2380.
50. Al Suwaidi J, Reddan DN, Williams K, et al: Prognostic implications of abnormalities in renal function in patients with acute coronary syndromes. Circulation 2002; 106:974-980.
51. Chandra A, Mulgund J, et al: Chronic kidney disease in patients with non-ST-segment elevation acute coronary syndromes. Am J Med 2006; 119:248-254.
52. Ronco C, Haapio M, House AA, et al: Cardiorenal syndrome. J Am Coll Cardiol 2008; 52:1527-1539.
53. Jula K, Inrig JK, Patel UD, et al: Mortality, kidney disease and cardiac procedures following acute coronary syndrome. Nephrol Dial Transplant 2008; 23:934-940.
54. Alexander KP, Chen AY, Roe MTCRUSADE Investigators, et al: Excess dosing of antiplatelet and antithrombin agents in the treatment of non-ST-segment elevation acute coronary syndromes. JAMA 2005; 294:3108-3116.
55. El-Menyar A, Zubaid M, Sulaiman K, et al: In-hospital major clinical outcomes in patients with chronic renal insufficiency presenting with acute coronary syndrome: Data from a registry of 8176 patients. Mayo Clin Proc. 2010; 85:332-340.
56. Inrig JK, Patel UD, Briley LP, et al: Mortality, kidney disease and cardiac procedures following acute coronary syndrome. Nephrol Dial Transplant. 2008; 3:934-940.
57. Szummer K, Lundman P, Jacobson SH, et al: Influence of renal function on the effects of early revascularization in non-ST-elevation myocardial infarction: Data from the Swedish web-system for enhancement and development of evidence-based care in heart disease evaluated according to recommended therapies (SWEDEHEART) . Circulation 2009; 120:851-858.
58. Han JH, Chandra A, Mulgund J, et al: Chronic kidney disease in patients with non-ST-segment elevation acute coronary syndromes. Am J Med 2006; 119:248-254.
59. Fox KA, Bassand JP, Mehta SR, et al: OASIS 5 Investigators: Influence of renal function on the efficacy and safety of fondaparinux relative to enoxaparin in non ST-segment elevation acute coronary syndromes. Ann Intern Med 2007; 147:304-310.

第 2 章

预测非致死性心肌梗死的危险因素：INTERHEART 研究

Clara K. Chow、Koon K. Teo 和 Salim Yusuf

心血管疾病包括冠心病、卒中和外周动脉疾病，是全球范围内的主要疾病和死亡原因 [1]。最近几十年，尽管在很多西方国家，年龄校正的心血管疾病死亡率已经开始降低，但是在中低收入国家中，心血管疾病的患病率快速增长 [2]，约占这些国家所有疾患的 80%。心血管疾病发病率在发展中国家中的快速增长有如下原因：首先，急性传染性疾病死亡率的下降延长了人均寿命，这使得中老年在人群中的比例增加，这一人群无疑是容易发生动脉血栓事件的。其次，城市化引起的生活方式和社会经济改变可能加重心血管疾病的危险因素 [3]。最后，一些人群或个体（如生活方式或基因的原因）对某些特别的环境因素非常易感，例如，南亚人比欧洲人的后代更易患糖尿病，这可能和内在遗传易感性或南亚人喜欢食用精制碳水化合物的饮食习惯有关。

当前，预防冠心病和心血管疾病的方案依据主要来源于对西方和欧洲人群的调查研究。这些方案是否能在全球范围内适用并不清楚。一些研究表明，冠心病的危险因素在不同人群中不同，但是这些结论并不可靠，因为在这些研究中发生事件的数量不多，并采用了不同的方法学 [4]。另外，即使某个危险因素与冠心病的关系（例如比值比）在不同人群中相似，但是由于该危险因素在不同人群中的流行状况不同，所得的人群归因危险度也不一样。因此，采用标准的方法学，纳入多个代表不同地区和种族的国家在内的大规模研究，来明确危险因素与冠心病的关系，势在必行。

方法学

研究人群

INTERHEART 研究是一个大规模、标准化的病例对照研究。总共入选了来自各大洲 52 个国家，共 28 000 例首次发生心肌梗死的患者和对照人群。入选人群来自于 262 个医学中心，分布于亚洲、欧洲、中东、非洲、北美洲、南美洲和大洋洲的澳大利亚。参加研究的国家的选择主要是根据有代表性的主要地区和研究可行性的平衡。

入选的患者为胸痛症状发作 24 小时之内，在冠心病中心或大医疗机构诊断为首次心肌梗死的患者。心肌梗死的诊断依据为典型的胸痛症状和心电图的改变。排除心源性休克或有慢性疾病史的患者。对照人群为来自医院或附近社区的年龄和性别配对的志愿者。既往有慢性疾病史、心脏病或劳累性胸痛病史的个人排除在外。

资料搜集

由专门的调查员在医院进行问卷调查，收集人口学、社会经济状况（教育和收入）、生活方式（吸烟、休息时间、运动和饮食习惯）、心理因素（抑郁、人格特质、紧张和重大生活事件）心血管疾病的个人和家族史以及相关危险因素（高血压和糖尿病）。身高、体重、腰围、臀围和心率按标准方案进行测量。尽管检查时的血压值都被详细记录，但是因为心肌梗死和入院治疗的药物都会引起血压降低，因此，只有既往有高血压病史的患者纳入分析。

每例患者入院 2 小时内采集非空腹血样（20ml）并离心。血浆分成 6 等份，立即冻存于 − 20℃ 或 − 70℃中。2/3 的病例在症状发生 24 小时内完成了血样采集和保存。

1.1% 的患者没有记录有关吸烟的资料。另外 0.6% 的高血压资料，0.7% 的糖尿病资料，11% 的心理因素资料，1.1% 的运动资料，2.1% 的饮食资料以及 3.5% 的腰臀围测量没有记录。在 27 098 例患者和对照者中采集了 21 508（79%）例血样。

定　义

当前吸烟者指在之前 12 个月内吸任何一种烟草者，包括戒烟 1 年内的吸烟者。既往吸烟者指戒烟超过 1 年。腰臀比的三分位数根据临界值 0.90 和 0.95（男性）与 0.83 和 0.90（女性）计算求得。apoB 与 $apoA_1$ 比例的十分位数和五分位数的临界值由所有对照者（男性和女性）中计算求得。每周≥ 4 小时的中等程度运动（包括步行、骑自行车或从事园艺活动）或剧烈运动（包括慢跑、踢足球、剧烈游泳）的参与者被认为是运动者。每周≥ 3 次饮酒的定义为饮酒者。

统计方法和分析

INTERHEART 研究的样本量由每个参与研究的国家或地区所需要的样本量来决定，相似的小国家合在一起进行样本量计算。研究采用非条件逻辑回归分析模型分析，主要结论还采用其他方法进行检验。所有统计学分析采用双侧检验，人群归因危险度和 99%（或 95%）置信区间采用 IRAP 软件（国立癌症研究院，2002 年）求得[5]。对于变异性评估，采用 Engel 等[6]的方法来进行相关对数单位转换后的置信区间计算。

结　果

共有 12 461 例患者和 14 637 例对照纳入了本试验。其中 9459 例患者（76%）和 10 851 例对照（74%）为男性。患者的中位数年龄，男性比女性小 9 岁。STEMI 发病患者越年轻的国家中，男性比例越高。≤ 40 岁，首次发作心肌梗死患者比例最高的男性来自中东（12.6%）、美洲（10.9%）和南亚（9.7%），比例最低的女性来自中国和中国香港（1.2%），南美（1.0%）以及欧洲的中东部（0.9%）[7]。

单个和联合的危险因素与心肌梗死的关系

共有 8 项危险因素（血脂异常、吸烟、高血压、糖尿病、腹部肥胖、心理因素、蔬菜水果摄入不足和运动不足）与 STEMI 密切相关（$P<0.001$），饮酒和 STEMI 也有一定的相关性（$P=0.03$）。多因素回归分析表明，当前吸烟和 $apoB/apoA_1$ 比例增高（最高的与最低的五分位数相比）是两个相关性最大的危险因素，糖尿病史、高血压和心理因素紧随其后（见表 2-1）。

危险因素越多发生心肌梗死的危险性越高（见图 2-1）。因此，患有吸烟、高血压和糖尿病（三者可通过电话非常容易确定）的人群与没有这三种危险因素的人群相比，STEMI 的比值比可增加为 13.01（99% 置信区间为 10.69 ～ 15.83），其发生 STEMI 的人群归因危险度为 53%。再增加 $apoB/apoA_1$（最高与最低相比），比值比增加至 42.3（33.2 ～ 54.0）。四个危险因素（$apoB/apoA_1$ 为五分位数的前四者和最低者相比）的人群归因危险度为 75.8%（99% 置信区间 72.7 ～ 78.6）

考虑到患者（对照）自己报告的高血压和糖尿病可能会低估血压和血糖水平与 STEMI 的相关性，因此这四个危险因素的人群归因危险度可能约为 80% ～ 90%。

增加腹部肥胖这一危险因素（三分位数的前二者和最低者相比）将进一步增加人群归因危险度至 80.2%（77.5% ～ 82.7%）。关于保护性作用，蔬菜和水果以及运动的联合作用所得比值比为 0.60（99% 置信区间 0.51 ～ 0.71），如果加入"不吸烟"可进一步使比值比降至 0.21（0.17 ～ 0.25）。这说明，通过改变这些生活方式能有效的降低 STEMI 的危险性超过 75%。

性　别

比较男性和女性人群，STEMI 与当前吸烟、血脂升高、腹部肥胖、社会心理因素和蔬菜水果摄入的相关性的比值比相似。然而，就高血压和糖尿病，以及保护性的运动和饮酒而言，女性的相关性比男性更显著。

男性和女性相比，只有既往吸烟和心肌梗死的相关性更显著。在所有因素均校正后，男性 STEMI 的人群归因危险度是 42.7%，女性为 14.8%。血脂异常的人群归因危险度最高，男性为 49.5%，女性 47.1%，社会心理因素男性为 28.8%，女性 45.2%，腹部肥胖男性为 19.7%，女性 18.7%。女性高血压的人群归因危险度（29.0%）比男性（14.9%）有显著增高，入选女性的年龄高于男性约 10 岁，高龄人群中高血压的高发病率可能是其中的原因之一。总的来说，所有 9 个危险因素的人群归因危险度男性为 90%，女性为 94%（见表 2-1）。

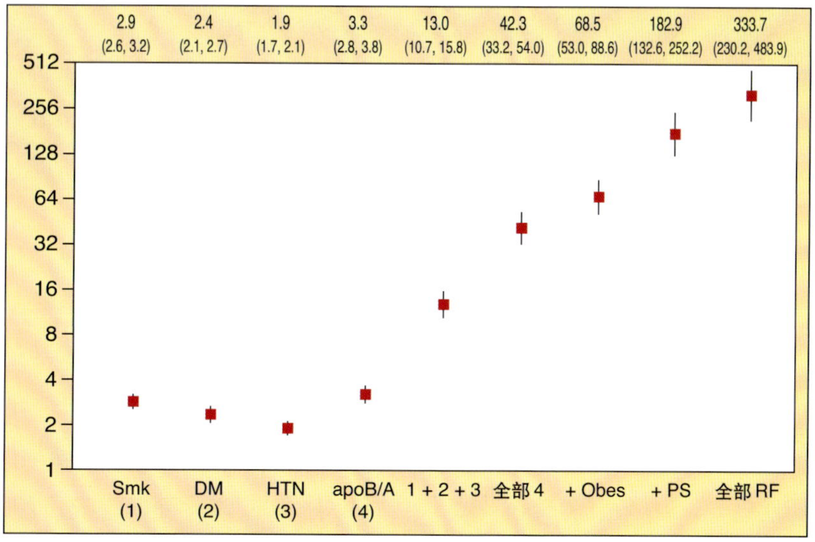

图2-1　发生AMI的危险性和多个危险因素（RF）相关。DM，糖尿病；HTN，高血压；Obes，肥胖；PS，社会心理因素。
From Yusuf S, Hawken S, Ounpuu S, et al: Effect of potentially modifiable risk factors associated with myocardial infarction in 52 countries [the INTERHEART study]: Case-control study. Lancet 2004;364:937-952.

2

表2-1 总体人群中和危险因素相关的急性心肌梗死危险性

危险因素	流行率（%）		校正了年龄、性别和吸烟后的OR（99%CI）(OR1)	PAR（99%CI）	校正了所有其他危险因素后的OR（99%CI）(OR2)	PAR2（99%CI）
	对照	患者				
当前吸烟*	26.76	45.17	2.95（2.72～3.20）	—	2.87（2.58～3.19）	—
当前+既往吸烟*	48.12	65.19	2.27（2.11～2.44）	36.4（33.9～39.0）	2.04（1.86～2.25）	35.7（32.5～39.1）
糖尿病	7.52	18.45	3.08（2.77～3.42）	12.3（11.2～13.5）	2.37（2.07～2.71）	9.9（8.5～11.5）
高血压	21.91	39.02	2.48（2.30～2.68）	23.4（21.7～25.1）	1.91（1.74～2.10）	17.9（15.7～20.4）
腹部肥胖（2vs1）†	33.40	30.21	1.36（1.24～1.48）	—	1.12（1.0～1.25）	—
腹部肥胖（3vs1）†	33.32	46.31	2.22（2.03～2.42）	33.7（30.2～37.4）	1.62（1.45～1.80）	20.1（15.3～26.0）
所有社会心理因素‡	—	—	2.51（2.15～2.93）	28.8（22.6～35.8）	2.67（2.21～3.22）	32.5（25.1～40.8）
每日蔬菜水果摄入*	42.36	35.79	0.70（0.64～0.77）	12.9（10.0～16.6）	0.70（0.62～0.79）	13.7（9.9～18.6）
运动*	19.28	14.27	0.72（0.65～0.79）	25.5（20.1～31.8）	0.86（0.76～0.97）	12.2（5.5～25.1）
饮酒*	24.45	24.01	0.79（0.73～0.86）	13.9（9.3～20.2）	0.91（0.82～1.02）	6.7（2.0～20.2）
$apoB/apoA_1$（2vs1）§	19.99	14.26	1.47（1.28～1.68）	—	1.42（1.22～1.65）	—
$apoB/apoA_1$（3vs1）§	20.02	18.05	2.00（1.74～2.29）	—	1.84（1.58～2.13）	—
apoB-to-$apoA_1$（4vs1）§	19.99	24.22	2.72（2.38～3.10）	—	2.41（2.09～2.79）	—
$apoB/apoA_1$（5vs1）§	20.00	33.49	3.87（3.39～4.42）	54.1（49.6～58.6）	3.25（2.81～3.76）	49.2（43.8～54.5）
联合所有危险因素¶	—	—	129.20*（90.24～184.99）	90.4（88.1～92.4）*	129.20*（90.24～184.99）	90.4（88.1～92.4）*

* 吸烟、腹部肥胖和$apoB/apoA_1$的PAR分别由比较所有吸烟者和从不吸烟者、三分位数的前二者和最低者、五分位数的前四者和最低者计算求得。四个保护性因素（饮食、运动和饮酒）的PAR来自于没有相关因素的人群。

† 三分位数的前二者比最低者。

‡ 抑郁、工作或生活中可察觉的应激、人格特质和重大生活事件等。

§ 第二、第三、第四或第五个五分位数者与最低的五分位数者。

¶ 研究的模型是饱和的，因此是否校正所有危险因素所得的OR值是相等的。OR值129.20是由联合所有危险因素，包括当前和既往吸烟与从不吸烟者相比、腹部肥胖三分位数的前二者比最低者、$apoB/apoA_1$五分位数的前四者和最低者相比求得的。如果模型只包括当前吸烟与从不吸烟者相比、腹部肥胖三分位数的最高者与最低者相比、$apoB/apoA_1$五分位数的最高和最低者相比，那么联合所有危险因素的OR值增加至333.7（99%CI 230.2~483.9）。

From Yusuf S, Hawken S, Ounpuu S, et al: Effect of potentially modifi able risk factors associated with myocardial infarction in 52 countries (the INTERHEART study): Case-control study. Lancet 2004;364:937-952.

大约2/3心肌梗死的女性患者≥60岁，男性占40%。所有参加研究的地区都体现了这一年龄区别。对照的男性和女性之间也存在危险因素构成的显著差异。女性和男性相比，血脂异常者比例更少（24.2% vs 36.2%），当前吸烟（9.2% vs 33.0%）和既往吸烟者比例（11.6% vs 24.7%）更低，高危饮食者（17.9% vs 23.3%）更少，运动（16.5% vs 20.3%）和饮酒者（11.2% vs 29.1%）比例也更少。其他危险因素，如糖尿病（7.9 vs 7.4%）、腹部肥胖（33.3%

vs 33.3%）和社会心理因素（86.4% vs 88.8%），在男女性别间的比例无明显差异。但是，女性比男性高血压的比例更高（28.3% vs 19.7%）。男性与女性相比，小于 60 岁时发生 STEMI 的预测可能性高 27.6%（60.6% vs 33.0%），校正了不同地区后，这一差异下降至 23.2%，校正了不同地区和所有 9 个危险因素后，差异降至 4.7%。因此，超过 80% 的低龄心肌梗死患者是与 9 个危险因素在男女性别之间的构成差异相关的。年轻男性伴有更多更严重的危险因素是其在低龄发生心肌梗死的原因 [1]。

年 龄

与高龄者相比，相对年轻的人群（男性≤ 55 岁，女性≤ 65）中吸烟、血脂异常、高血压和糖尿病和 STEMI 危险性关系更明显。总的来说，就人群归因危险度而言，血脂异常是低龄和高龄个体中最重要的危险因素，所有 9 个危险因素在低龄人群（无论是男性还是女性）中的人群归因危险度比高龄者更大（P ＜ 0.0001）。

地 区

在所有地区，9 个危险因素 STEMI 的人群归因危险度在 75% ～ 100% 之间，每个危险因素的相对重要性很大程度上和它的发生率相关。血脂增高、吸烟和社会心理因素在世界范围的各个地区都是最重要的危险因素。在西欧、北美、大洋洲的澳大利亚和新西兰（代表高收入国家），以及东南亚（大部分是中等收入国家），腹部肥胖比吸烟的人群归因危险度更高。在非洲地区也有类似的结果发现，但是大部分研究资料是来自于南非，它也是一个中等收入的国家。肥胖在其他地区没有这么重要，因为肥胖在这些地区的发病率没有这么高。例如在中国，肥胖的人群归因危险度仅 5.5%，而吸烟的人群归因危险度达到 35.8%。根据种族来源的亚组分析显示，所有 9 个危险因素在各个种族都显示有很高的人群归因危险度（欧洲人为 86%，中国人 90%。南亚人 92%，非洲黑人 92%，阿拉伯人 93%，拉丁美洲人 90%）。

社会心理因素的测量和分析

INTERHEART 研究采用一个标准而又简单的问卷，分类调查在过去 12 个月中的人群社会心理状态。应激通过两个单项问题，评估其在工作和家庭中的应激状态。还评估了一般的人格特质。人格特质主要是指个体认为自己控制生活环境的的能力。抑郁症状的评定是通过让人们回答在过去的 12 个月中，是否有持续超过 2 周的悲伤、忧郁或沮丧，如果是的话，再通过 7 个“是或否”的问题进行分级评定。

STEMI 患者有更高的社会心理应激发生（P< 0.0001）。在校正了年龄、性别、地区和吸烟后，STEMI 患者伴有持续的工作应激经历的病例是对照组的 2 倍。其人群归因危险度为 9%（99% 置信区间 1 ～ 18）。校正了教育和收入、高血压、糖尿病、运动、腰臀比、饮食习惯、饮酒或血脂水平并不显著改变应激的检验结果。

“认为自己有较好的能力控制生活和周围环境”，这一人格特质有显著的保护性作用，比值比为 0.72（99% 置信区间 0.65 ～ 0.79）（五分位数的前四者和最低者相比）。校正了年龄、性别、地区和包括吸烟在内的所有危险因素后，比值比为 0.75（99% 置信区间 0.65 ～ 0.86）。“认为自己控制生活和周围环境能力较低”的人格特质，其人群归因危险度为 16%。

关于抑郁的检测，更多的 STEMI 患者有持续超过 2 周的悲伤、忧郁或沮丧 [比值比 1.55（1.42 ～ 1.69）]。这一差异在校正了其他危险因素后仍然存在。与悲伤和沮丧相关的人群归因危险度是 9%。

所有社会心理因素的人群归因危险度在校正了年龄、性别、地区和吸烟后为 29%（22% ～ 35%）。进一步校正所有危险因素（教育和收入、高血压、糖尿病、运动、腰臀比、饮食习惯、饮酒和血脂增高）后人群归因危险度为 33%（25% ～ 41%）。这些结果在不同地区和种族，在男女性中均一致。

危险因素

吸 烟

将近 80% 的女性对照者在过去的 12 个月中从未吸烟，小于 10% 的女性对照者是当前吸烟者。年轻女性（≤ 65 岁）似乎比老年女性（＞ 65 岁）在任何时间吸烟的比例更高（21.9% vs 19.2%），并且更多的是当前吸烟者（11.1% vs 6.5%）。在北美洲、西欧和非洲，年轻女性当前吸烟的流行率非常高（＞ 20%），而在亚洲和中东，其比例很低（＜ 5%），澳大利亚、新西兰、中东欧和拉丁美洲的流行率介于中间，约 10% ～ 20%。老年女性中，当前吸烟的流行率在大多数地区都非常低。男性对照中约有 1/3 是当前吸烟者，这和女性对照有明显的不同。年轻男性（≤ 55 岁）和老年男性（＞ 65 岁）吸烟（当前或既往）的流行率相似（57.3% vs 58.9%）。在中国和中国香港、中东欧和非洲，年轻男性对照的当前吸烟比例最高，均＞ 50%。北美洲、澳大利亚和新西兰的比例最低，＜ 25%[8]。

与从不吸烟者相比，当前吸烟者是非致死性心肌梗死非常大的一个危险因素（比值比 2.95，95% 置信区间 2.77 ～ 3.14，P<0.0001），并且每日吸烟量每增加 1 支，比值比可增加 5.6%（见图 2-2）。3 年内戒烟的既往吸烟者，比值比下降至 1.87（95% 置信区间 1.55 ～ 2.24）。戒烟后的残余风险可持续 20 年或更长的时间（比值比 1.22，95% 置信区间 1.09 ～ 1.37）。南亚当地居民所吸的手卷烟，其相关比值比与一般的香烟相似（比值比 2.89，95% 置信区间 2.11 ～ 3.96）。嚼烟的比值比为 2.23（95% 置信区间 1.41 ～ 3.52），吸烟者同时嚼烟风险最高（比值比 4.09，95% 置信区间 2.98 ～ 5.61）。二手烟的风险与接触

时间紧密相关：每周接触时间 1 ~ 7 小时者，比值比 1.24（95% 置信区间 1.17 ~ 1.32），每周接触时间 > 21 小时者，比值比为 1.62（95% 置信区间 1.45 ~ 1.81）。年轻男性当前吸烟者的人群归因危险度最高（58.3%，95% 置信区间 55.0 ~ 61.6），老年男性最低（6.2%，95% 置信区间 4.1 ~ 9.2）。每周 >1 小时的二手烟接触者，其人群归因危险度为 15.4%（12.1 ~ 19.3）。

肥 胖

INTERHEART 研究比较了腰臀比、腰围和体重指数（3 个反映肥胖的主要指标）在预测 STEMI 中的作用[9]。

肥胖（体重指数 > 30 kg/m^2）和超重（> 25 kg/m^2）的比例在不同地区的差异非常大。然而，如果采用腰臀比来定义肥胖，不同地区的肥胖比例差异不大。腰臀比比体重指数在患者和对照中的差别更明显。

体重指数与心肌梗死表现为中度逐级相关（比值比 1.44，95% 置信区间 1.32 ~ 1.57），校正了腰臀比后，比值比下降至 1.12（95% 置信区间 1.03 ~ 1.22），校正了其他危险因素后，其相关性没有显著性差异（比值比 0.98，95% 置信区间 0.88 ~ 1.09）。对于腰臀比，在校正了年龄、性别、地区和吸烟后，每个相连的五分位数间其比值比均有显著差异，从第二个五分位数的 1.15（95% 置信区间 1.05 ~ 1.26）到第五个五分位数的 2.53（95% 置信区间 2.31 ~ 2.74）。在校正了体重指数后，腰围（比值比 1.77，95% 置信区间 1.59 ~ 1.97）和臀围（比值比 0.73，95% 置信区间 0.66 ~ 0.80）均有显著差异（$P < 0.0001$，最高五分位数和最低相比）。腰臀比、腰围和臀围在校正了其他危险因素后的比值比分别为 1.75、1.33 和 0.76（最高五分位数和最低相比）。体重指数、腰围和臀围的受试者工作特征曲线下面积分别为 0.559、0.571 和 0.554，均小于腰臀比 0.601。

三种指标相比，体重指数与心肌梗死风险的相关性在各个种族中均最低，在南亚人、阿拉伯人和非洲混血儿中没有显著的相关性。

相反，腰臀比在各个种族人群中均显示出与心肌梗死显著的相关性，而且在 8 个种族人群中，有 6 个种族人群的腰臀比与心肌梗死相关性最明确。在除外中国和非洲黑人之外的所有种族人群中，腰围的相关性介于腰臀比和体重指数之间。而在中国和非洲黑人中，腰围是三者中最强的预测因素。因此，腹部肥胖与体重指数相比，在各个种族人群中，均是更好的预测因素。

腰臀比和心肌梗死在所有受试人群中具有高度逐级相关性。采用腰臀比替代体重指数来定义肥胖可以增加肥胖对 STEMI 作用的评估。

血脂、脂蛋白、载脂蛋白

INTERHEART 研究分析发现，$apoB/apoA_1$ 的人群归因危险度最高（54%），高于总胆固醇 / 高密度脂蛋白胆固醇（32%）。所有危险因素和所测量的血脂标志物每增加 1 个标准差，$apoB/apoA_1$ 的比值比最高（比值比 1.59，95% 置信区间 1.53 ~ 1.64）。每增加 1 个标准差，$apoA_1$ 的比值比（比值比 0.67，95% 置信区间 0.65 ~ 0.70）比高密度脂蛋白胆固醇（比值比 0.85，95% 置信区间 0.83 ~ 0.88，$P < 0.001$）更好；apoB 和非高密度脂蛋白胆固醇的比值比值分别为 1.32（1.28 ~ 1.36）和 1.21（1.17 ~ 1.24）。回归稀释偏倚校正后可增加这些比例的人群归因危险度 10% ~ 15%。非空腹 $apoB/apoA_1$ 是在所测定的脂蛋白指标中，STEMI 最强有力的危险因素。它适用于在不同的地区和种族人群，不同的性别和年龄中，累及超过半数的患者。

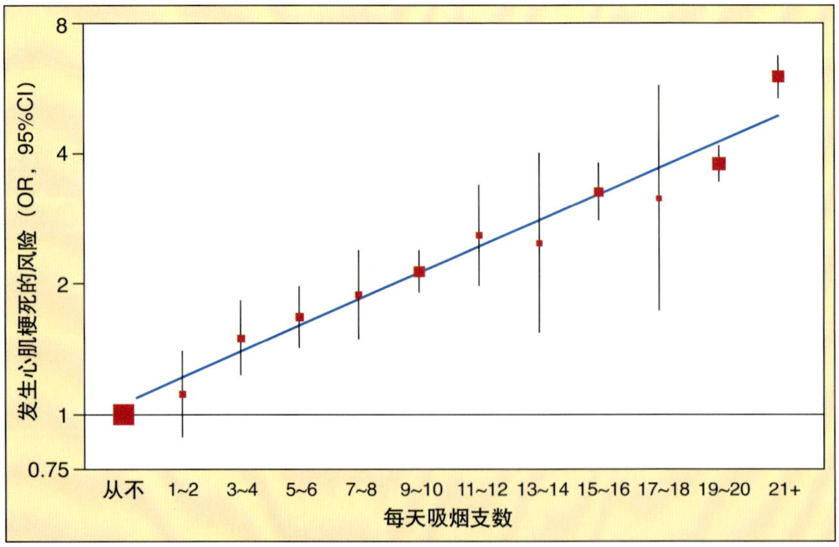

图2-2　与从不吸烟者相比，吸烟数量的增加与AMI风险的关系。
From Teo KK, Ounpuu S, Hawken S, et al: Tobacco use and risk of myocardial infarction in 52 countries in the INTERHEART study: A case-control study. Lancet 2006;368:647-658.

饮食习惯

饮食习惯通过一个包含有 19 项的定性食物食用频率问卷调查表来进行评估。即使不同的地区在某些特殊食物的摄入上存在差异，它也是一个能被多个国家采用的一般性问卷调查。饮食模式主要分成 3 种：东方饮食模式、西方饮食模式和谨慎饮食（指饮食中有较多的蔬菜和水果）。食物种类分成预测心血管疾病的（例如肉、高盐和油炸的食物）和保护性的（例如水果、绿叶蔬菜、其他生的或烧熟的蔬菜）两种，并用于饮食风险积分。

谨慎饮食和 STEMI 的危险性反向相关。与第一个五分位数相比，校正后的第二个五分位数的比值比为 0.78（95% 置信区间 0.69 ~ 0.88），第三个五分位数比值比为 0.66（95% 置信区间 0.59 ~ 0.75），第四个五分位数比值比 0.70（95% 置信区间 0.61 ~ 0.80，趋势 $P < 0.001$）。西方饮食模式 STEMI 危险性呈正相关。和第一个五分位数相比，校正后的第二个五分位数的比值比为 0.87（95% 置信区间 0.78 ~ 0.98），第三个五分位数比值比为 1.12（95% 置信区间 1.00 ~ 1.25），第四个五分位数比值比 1.35（95% 置信区间 1.21 ~ 1.51，趋势 $P < 0.001$）。然而，东方饮食习惯和 STEMI 并没有显示出相关性。与第一个五分位数相比，每增加一个五分位数，饮食危险积分（由肉类、高盐食物、油炸食物、水果、绿叶蔬菜、烧熟的蔬菜和其他生蔬菜求得）的比值比随之增高。第二个五分位数的比值比为 1.29（95% 置信区间 1.17 ~ 1.42），第三个五分位数比值比为 1.67（95% 置信区间 1.51 ~ 1.83），第四个五分位数比值比 1.92（95% 置信区间 1.74 ~ 2.11，趋势 $P < 0.001$）。饮食危险积分最高的三个五分位数的人群归因危险度是最低的五分位数的 30%。通过这一简单的饮食危险积分表明，不健康的饮食增加 STEMI 的危险性，并占人群归因危险度的 30%。

地区分析

南　亚

南亚人群 STEMI 发生年龄约 53±11.4 岁，比其他地区（58±12.2）低（$P \leqslant 0.001$）。其原因可能是该地区人群保护性因素少（运动、每日摄入蔬菜和水果和每周饮酒，10.7% vs 26.9%），而有害因素多（$apoB/apoA_1$ 和糖尿病史）。危险因素相同的比值比表明了该地区更高的人群归因危险度。按年龄分层，小于 60 岁的南亚人有更多的危险因素。校正了所有 9 个危险因素，预测小于 40 岁发生 STEMI 的可能性，南亚人和其他地区人群没有差异。更高的危险因素水平从很大程度上解释了为什么南亚人更易发生低龄 STEMI[10]。

拉丁美洲

在这一地区，持续存在的社会心理应激、高血压、当前吸烟、增高的腰臀比和 $apoB/apoA_1$ 与 STEMI 密切相关。每日蔬菜水果的摄入和运动又一定程度上减少了 STEMI 的发生。腹部肥胖、血脂异常和吸烟相关的人群归因危险度分别为 48.5%、40.8% 和 38.4%。三者累计占人群归因危险度得 88%[11]。

非　洲

非洲地区的人群分成 3 个种族亚群（黑人、有色人种、欧洲和其他非洲人），与整个 INTERHEART 研究结果相比较。心血管疾病的危险因素和 STEMI 的关系与整个研究结果相似。五大危险因素（吸烟、糖尿病、高血压、腹部肥胖和高 $apoB/apoA_1$）的人群归因危险度达 89.2%。非洲黑人的受教育程度和收入水平越高，其发生 STEMI 的危险越大，这和在其他人群中的发现不一样。与整个 INTERHEART 研究人群相比，高血压病史的心肌梗死危险性更高。在非洲人群中，所有已知的心血管疾病危险因素的人群归因危险度约为 90%，这与整个研究人群的结果一致。在不同种族人群中发现的，不同社会经济阶层，危险因素模式在发生 STEMI 危险性的不同，表明了该地区人群处于流行病学转换的不同阶段[12]。

小　结

INTERHEART 研究的主要发现总结如下（见框 2-1）。9 个简单的危险因素占了超过 95% 的人群归因危险度，并且这一结果在不同的地区、种族人群、性别和年龄群中都表现了相当的一致性。所观察到的明确的剂量依赖性关系表明，改善饮食，增加运动和戒烟有着非常重要的作用。因此生活方式的改变应该成为今后预防工作的基础。

其他重要的新发现包括：

框2-1　关键发现

主要发现

1. 9个简单的危险因素占了超过总PAR值的90%。
2. 研究的结论在不同的地区、种族人群、性别和年龄中有一致性。
3. 血脂异常（$apoB / apoA_1$）和吸烟占STEMI总危险性的2/3。
4. 改善生活方式（饮食、增加运动和戒烟）的作用巨大。

其他发现

1. 应激和抑郁症状的简单测量结果和STEMI有显著的相关性。
2. 包括香烟、手卷烟、嚼烟和二手烟在内的所有形式的烟草暴露和心肌梗死有着显著的并呈剂量依赖性的关系。
3. 与BMI相比，腹部肥胖，尤其是WHR，是STEMI更好预测因子。
4. 与其他单个指标或是TC/HDL相比，非空腹$apoB / apoA_1$是更好的STEMI预测因子。
5. 饮食模式和饮食危险积分的简单的评估结果与STEMI有显著的并呈剂量依赖性的关系。
6. 年轻女性危险因素少，心肌梗死发生低。

1. 应激（包括工作和生活应激、经济应激、重大生活事件相关应激）和抑郁的简单评估结果和 STEMI 的危险性密切相关。
2. 包括香烟、手卷烟、嚼烟和二手烟在内的所有形式的烟草暴露和心肌梗死有着显著的并呈剂量依赖性的关系。
3. 与体重指数相比，腹部肥胖，尤其是腰臀比，是 STEMI 更好的预测因素。
4. 与其他单个指标或是 TC/HDL 相比，非空腹 apoB / $apoA_1$ 是更好的 STEMI 预测因素。
5. 饮食模式和饮食危险积分的简单的评估结果与 STEMI 有显著的并呈剂量依赖性的关系。
6. 年轻女性危险因素少，心肌梗死发生率低。
7. 结论具有普遍适用性。

展　望

INTERHEART 研究的主要发现在于它发现了 STEMI 是通过已知的危险因素引起。这提示在今后的研究中，应该重点去解释为什么这些危险因素在一些个体和人群中发生，寻找“原因中的原因”，去发现防止或减少这些危险因素发生的方法。社会、环境和生物学原因都有可能引起这些危险因素在个体和人群中的发展。深入理想社会因素是如何影响危险因素的发展的，例如城市化、食物和烟草政策、工作方式从劳动型向“久坐”型的转变等，这有助于我们找到预防危险因素发展的新方法（一级预防），进而降低冠心病的发病率。同样的，环境因素中的城市化进程，开车与坐公交车或走路等问题的解决，也能带来增加运动、减少肥胖的不同方法。

针对冠心病遗传标志物的研究是令人失望的。但是，既然本研究发现的 9 项危险因素和冠心病有如此密切的关系，研究遗传标志物和各个危险因素之间的关系，而不是与冠心病直接的相互关系，可能是今后研究的一个策略。遗传标志物很有可能是通过影响主要的危险因素而发挥作用的。今后的研究可以更多的关注能影响危险因素的，基因和环境的相互作用。近年来，已有不少新的危险因素得到公认，如炎性标志物、同型半胱氨酸等。既然这 9 个简单的危险因素占了 STEMI 人群归因危险度的 95%，因此所发现的新的危险因素即使可以独立预测 STEMI，它们的作用也可能仅仅是一个混淆因素或者是这些危险因素的下游产物。所以，新的危险因素的研究不大可能发现新的治疗靶标，它能从根本上改变动脉粥样硬化和血栓形成的进程。

（王韶屏　颜红兵）

参考文献

1. Anand SS, Islam S, Rosengren A, et al: INTERHEART Investigators: Risk factors for myocardial infarction in women and men: Insights from the INTERHEART Study. Eur Heart J 2008;29:932-940.
2. Mathers CD, Salomon JA, Ezzati M, et al: Global Burden of Disease and Risk Factors. New York, Oxford University Press, 2006.
3. Yusuf S Reddy S, Ounpuu S, Anand S: Global burden of cardiovascular diseases. Part I: General considerations, the epidemiologic transition, risk factors, and impact of urbanization. Circulation 2001;104:2746-2753.
4. Yusuf S, Reddy S, Ounpuu S, et al: Global burden of cardiovascular diseases. Part II: Variations in cardiovascular disease by specific ethnic groups and geographic regions and prevention strategies. Circulation 2001;104:2855-2864.
5. Walldius G, Jungner I, Holme I, et al: High apolipoprotein B, low apolipoprotein A-I, and improvement in the prediction of fatal myocardial infarction (AMORIS study): A prospective study. Lancet 2001;3588:2026-2033.
6. Engel LS, Chow WH, Vaughan TL, et al: Population attributable risks of esophageal and gastric cancers. J Natl Cancer Inst 2003;95:1404-1413.
7. Yusuf S, Hawken S, Ounpuu S, et al: Effect of potentially modifiable risk factors associated with myocardial infarction in 52 countries (the INTERHEART study): Case-control study. Lancet 2004;364:937-952.
8. Teo KK, Ounpuu S, Hawken S, et al: Tobacco use and risk of myocardial infarction in 52 countries in the INTERHEART study: A case-control study. Lancet 2006;368:647-658.
9. Yusuf S, Hawken S, Ounpuu S, et al: Obesity and the risk of myocardial infarction in 27,000 participants from 52 countries: A case-control study. Lancet 2005;366:1640-1649.
10. Joshi P, Islam S, Pais P, et al: Risk factors for early myocardial infarction in South Asians compared with individuals in other countries. JAMA 2007;297:286-294.
11. Lanas F, Avezum A, Bautista LE, et al: Risk factors for acute myocardial infarction in Latin America: The INTERHEART Latin American study. Circulation 2007;115:1067-1074.
12. Steyn K, Sliwa K, Hawken S, et al: Risk factors associated with myocardial infarction in Africa: The INTERHEART Africa study. Circulation 2005;112:3554-3561.

第3章

REACH 注册研究结果

Telly A. Meadows、Deepak L. Bhatt 和 P. Gabriel Steg

动脉硬化血栓形成的疾病包括卒中、短暂性脑缺血发作、重症肢体缺血、心绞痛和各种类型的 ACS（见图 3-1）。改善生活方式和强化治疗干预危险因素可以有效预防此类缺血事件[1-3]。以往危险因素与动脉硬化血栓形成疾病关系的研究有一些局限性，如受限于单一地区或种族、某种疾病亚型（例会如冠心病、心血管疾病和外周动脉疾病）或仅限于参加某项临床试验的患者等。REACH（REduction of Atherothrombosis for Continued Health）注册研究有多个研究目标，包括动脉硬化血栓形成疾病传统与新型危险因素的调查和不同危险因素个体治疗方式的比较。此外，该研究在全球范围内对动脉硬化血栓形成疾病进行评价，试图找出动脉硬化血栓形成性疾病的高危地区或种族。最重要的是力求反映当代真实世界的情况[4]。

此项国际性前瞻观察研究的期间为 2003 年 12 月至 2004 年 6 月，涉及 44 个国家 67 888 例年龄≥ 45 岁的门诊患者，有 5473 名医师参与[4]。入选人群包括有≥ 3 个

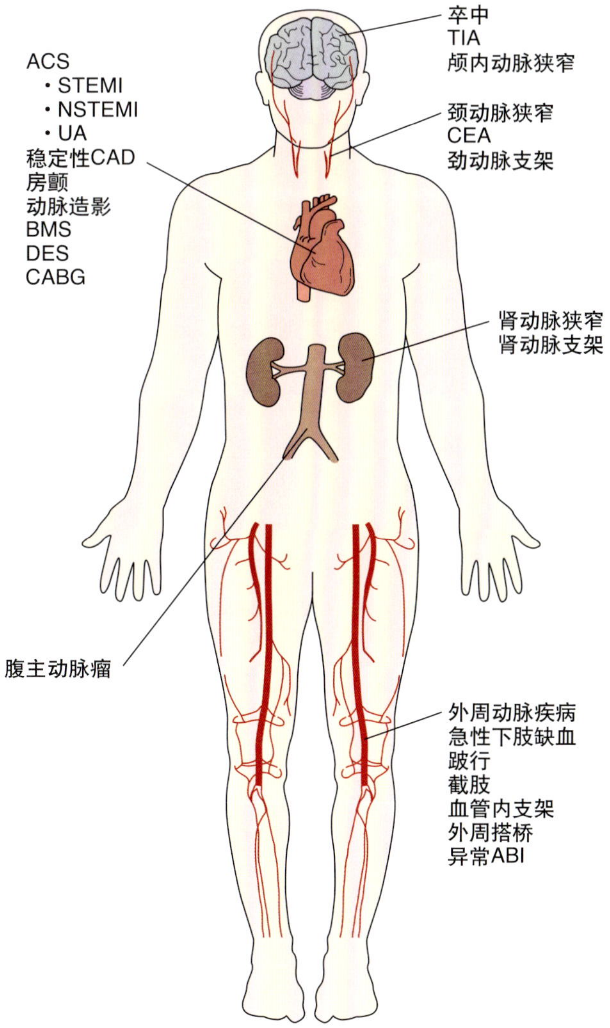

图3-1 动脉硬化血栓形成疾病的临床表现。CEA， 颈动脉内膜剥脱术；NSTEMI，急性非ST段抬高心肌梗死；STEMI，急性ST段抬高心肌梗死。
From Meadows TA, Bhatt DL. Clinical aspects of platelet inhibitors and thrombus formation. Circ Res 2007;100:1261-1275.

动脉硬化血栓形成危险因素的个体和确诊有冠心病、心血管疾病或周围动脉疾病的患者。确诊动脉硬化血栓形成疾病的患者中 15.9% 临床患有多血管疾病（见图 3-2）。

危险因素包括糖尿病、高血压、高脂血症、吸烟、老龄、无症状的颈动脉狭窄≥ 70%、糖尿病肾病和踝臂指数 <0.9。入选时的基线资料登记包括人口统计学信息、就业情况、危险因素和药物治疗情况。第 1 年和第 2 年进行临床随访，记录临床事件、住院资料、就业和治疗情况。

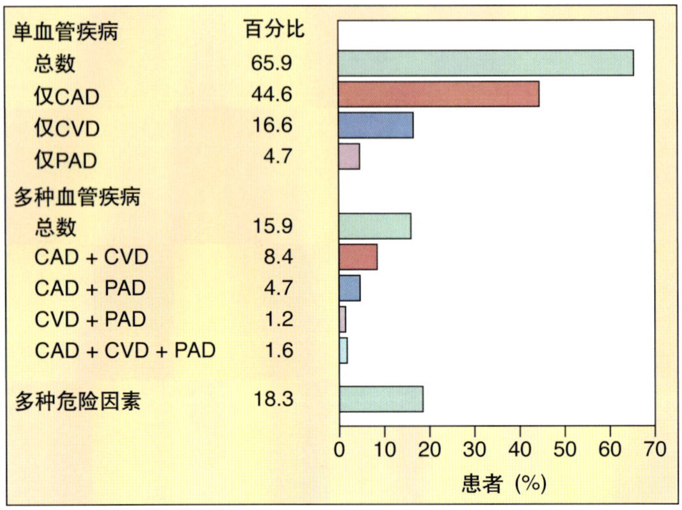

图3-2　REACH注册研究中多血管疾病的发病率。
From Bhatt DL, Steg PG, Ohman EM, et al: International prevalence, recognition, and treatment of cardiovascular risk factors in outpatients with atherothrombosis. JAMA 2006;295:180-189. Copyright © 2006, American Medical Association. All rights reserved.

基线人口统计学资料和传统危险因素干预

冠心病、心血管疾病和周围动脉疾病传统危险因素的流行病学情况全球范围内存在一致性，表现为高血压、糖尿病和高脂血症的高发病率 [5-8]。高血压是其中最常见的危险因素，在该研究人群中高达 81.8%，其次为高脂血症 72.4% 和糖尿病 44.3%。该注册研究还显示，肥胖也是全球主要卫生保健问题，体重指数评价的发病率为 29.9%、腰围评价的发病率为 46.5%。虽然地域之间的肥胖发病率差异不大，但是北美地区的发病率最高（36.5%）。这一发现提示全世界尤其是那些发展中国家应该引以为戒，患者和医师的生活方式教育对于抑制其流行病学趋势的增长显得尤为重要。

REACH 注册研究也提示，患有动脉硬化血栓性疾病或有动脉硬化血栓性疾病风险患者的临床实践与指南建议的治疗之间存在差距（见图 3-3）。这种差距是世界性的，与疾病亚型或医师专业无关。未经治疗的高血压、未经诊断的高脂血症和空腹血糖异常（没有意识到患有糖尿病）的比例分别为 50%、4.9% 和 36.5%[5]。同样，不同地域人群的基线胆固醇水平增高也很常见，其中澳大利亚情况较轻（24.4%）而东欧最重（64.4%）。该研究中总的他汀类药物使用率为 69.4%，但不同疾病亚型之间使用率明显不同，从 56.4%（脑血管病）至 76.2%（冠心病）不等。总的抗血小板治疗率为 78.6%，但仅有动脉硬化血栓性疾病危险因素者的抗血小板治疗率为 53.9%。药物治疗不充分是全球性的问题，地域不同和医师专业的差异也对其有一定影响。他汀类治疗处方率日本最低（44.6%）、中东最高（82.4%）。医师中，心血管专科医师开具他汀类和抗血小板处方最多。

明确患有动脉硬化血栓性疾病的患者在指南建议的治疗和真实世界所接受的治疗之间存在差距，但在有血管重建史的亚组这种差距有所减小。REACH 注册研究中共 18 467 例患者有短暂脑缺血发作或缺血性卒中史，其抗血小板治疗率（比值比 1.6，95% 置信区间 1.3 ～ 1.5，P ＜ 0.0001）和他汀类使用率（比值比 1.8，95% 置信区间 1.6 ～ 2.0，P ＜ 0.0001）均高于颈动脉内膜剥脱术患者 [9]。同样，40 450 例冠心病患者中是否有冠状动脉重建史对二级预防治疗存在影响 [10]。有 CABG 术或 PCI 史的患者抗血小板和降脂治疗率明显高于没有冠状动脉重建史的患者。虽然血管重建史的确提高了该亚组接受指南建议的二级预防的依从性，但总的应用率仍然不足。

由于入选推迟原因，日本人群的基线资料没有同其他亚洲人群一起分析，其结果在之后单独发表 [11]。日本人群的特点同全球人群比较有许多相似之处，也有一些显著差别。REACH 研究中的日本人群脑血管病发病率高于全球人群（39.2% vs 27.8%），采用国家胆固醇教育计划标准的肥胖发病率明显低于北美地区（10.6% vs 36.5%）。不过，采用日本肥胖指南标准（男性腰围≥ 85cm，女性腰围≥ 90 cm）的肥胖发病率高达 42.1%[11]。

日本医师二级预防的应用和种类均不同于其他地区，抗血小板治疗（任意一种）的比例低于世界平均水平（21.3% vs 53.9%）[11]，确诊动脉硬化血栓性疾病患者的阿司匹林使用率低于其他地域人群（54.7% vs 67.4%），而其他抗血小板药物使用率高于其他地域（31.1% vs 24.7%）。除了阿司匹林使用情况的不同，降脂药物（包括他汀类）使用率也低于世界其他地区（50.8% vs 75.2%）。

REACH 注册研究中，美国周围动脉疾病患者在传统心血管危险因素和治疗方面存在种族差异 [12]。美国黑人周围动脉疾病患者的高血压、糖尿病、肥胖和单纯周围动脉疾病患病率高于白人。美国黑人周围动脉疾病患者较非西班牙裔白人周围动脉疾病患者更易患某些动脉粥样硬化危险因素，尤其是未控制的高血压（血压≥ 140/90 mmHg，54.9% vs 38.1%，P <0.0001）和高脂血症（胆固醇＞ 200 mg/dl，41.7% vs 24.9%，P ＜ 0.0001）。但这两组人群 1 年期随访时的心血管事件结果相似，可能是由于长期未控制的高血压和胆固醇水平转化为了不良临床事件。

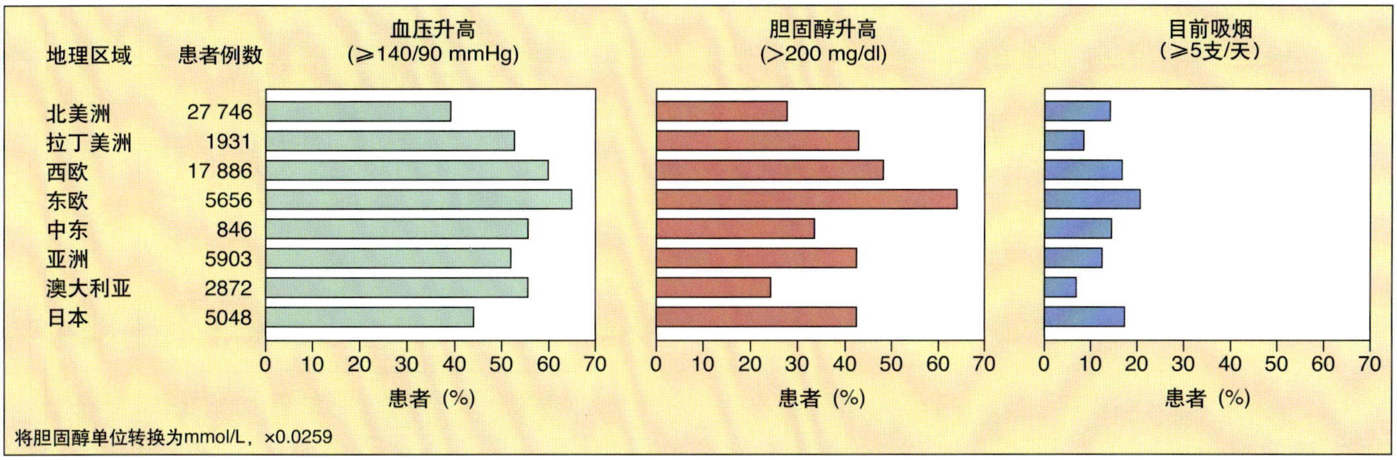

图3-3　REACH注册研究中全球心血管危险因素治疗不充分情况。

临床结果

REACH 研究的结果对稳定性动脉硬化性疾病的分歧做出了诠释。入选者 1 年期随访率为 95.2% [13]，总的 1 年心血管死亡、心肌梗死或卒中率为 4.24%（见图 3-4）。虽然当前全球都对确诊患有动脉硬化血栓形成疾病患者进行药物治疗（仍不充分），但是 1 年主要事件（心血管死亡和卒中）和因事件或血管重建而住院的几率仍高达 1/7 。其中，周围动脉疾病患者 1 年心血管死亡率最高（2.51%），冠心病患者 1 年非致命性心肌梗死率最高（1.44%），而心血管疾病患者 1 年非致命性卒中比例最高（3.70%）。冠心病患者 1 年内冠状动脉血管重建率为 5%，超过 10% 的周围动脉疾病 患者 1 年内接受下肢血管重建或截肢手术。动脉硬化血栓性疾病的社会经济学影响也很大。入选时正在工作的患者，1 年随访时有 50% 因缺血事件而终止了工作。

该研究还显示，动脉硬化的严重程度对缺血事件的风险有影响。动脉硬化可累及不同血管床，该研究对不同组别的动脉硬化累及范围进行了统计。例如，入选时同时有心肌梗死和卒中史的患者在冠心病组和心血管疾病组都做统计。对已定义人群（动脉硬化局限于单一动脉血管床或多个动脉血管床）进行交叉风险分析（定义为与入选时未受累及的动脉血管床的缺血事件发生风险）（见表 3-1）。结果显示，患有冠心病、周围动脉疾病或心血管疾病 人群的 1 年心血管死亡、心肌梗死或卒中几率为 4.69%，而那些仅有多种危险因素人群的 1 年事件率还不足其一半（2.15%）[13]。心血管死亡、心肌梗死或卒中发病率随着动脉硬化的程度而明显增加，仅有危险因素时为 2.2%、三个血管床均有动脉硬化疾病时则高达 9.2%（见图 3-5）。

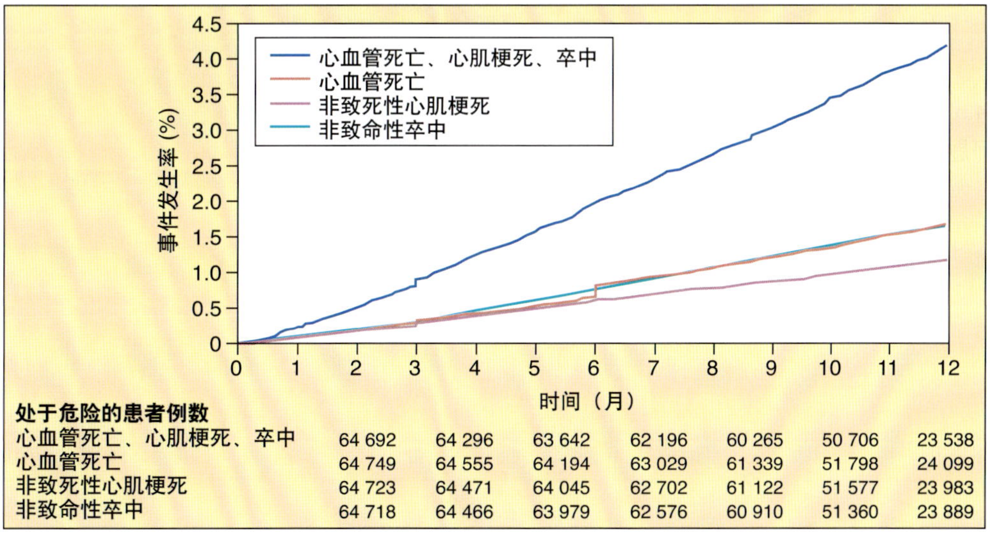

处于危险的患者例数

心血管死亡、心肌梗死、卒中	64 692	64 296	63 642	62 196	60 265	50 706	23 538
心血管死亡	64 749	64 555	64 194	63 029	61 339	51 798	24 099
非致死性心肌梗死	64 723	64 471	64 045	62 702	61 122	51 577	23 983
非致命性卒中	64 718	64 466	63 979	62 576	60 910	51 360	23 889

图3-4　REACH注册研究的1年心血管事件。

患有动脉硬化血栓性疾病的患者中，单个血管床受累者的心血管事件发病率仅为多个血管床受累者的一半。由于动脉硬化血栓性疾病患者（尤其是多个血管系统受累时）的缺血事件最多，因此强化药物治疗并达标对其最为必要。

尽管不同地域间心血管事件结果相近，但也存在一些差异（见表 3-2）。日本人群的心血管死亡和心肌梗死发病率最低，而澳大利亚人群的非致命性卒中率最低。日本人群的总体事件率低于亚洲其他地区。东欧人群的 1 年期复合事件率（心血管死亡、心肌梗死或卒中）最高（7.62%），而澳大利亚人群人群的 1 年期复合事件率最低（3.13%）。此外，任何地区的 1 年复合事件发生率均高于预期值的 3%。

注册研究本身的特点决定了 REACH 注册研究也存在局限性 [5, 13, 14]。首先，该研究的外延意义有限，尤其是它是一项非人群注册研究。尽管要求医师注意招募对象的连续性，但其偏倚仍不可避免。其次，与随机对照研究不同，注册研究部通过工作记录方式跟踪不同参与单位的依从性。该研究也没有提供药物治疗的依从性和禁忌证资料，这限制了其对治疗是否产生了影响的评价。经济条件的影响也未纳入总体结果分析。再次，虽然该研究有广泛的地区和种族代表性，但一些重要地区没有纳入或入选数量不足，例如中国和非洲人群。最后，参加注册研究的医师和患者可能对指南建议的治疗或干预措施有更好的依从性。这可能导致低估了基线的动脉硬化危险因素和 1 年期的事件发生率。尽管随访率无论在数量和国际性范围方面均较高，1 年时仍有 5% 的失访率，理论上可能对事件发生率的估测产生一定影响 [13]。

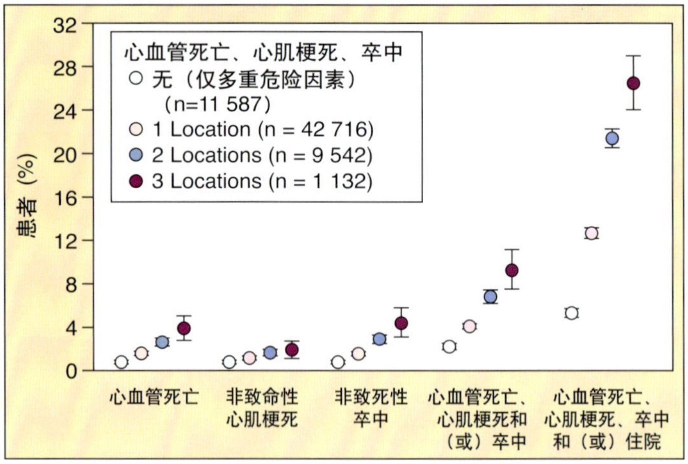

图3-5 REACH注册研究心血管事件发生率与动脉硬化程度的关系。

From Steg PG, Bhatt DL, Wilson PW, et al: One-year cardiovascular event rates in outpatients with atherothrombosis. JAMA 2007;297:1197-1206.

总之，REACH 注册研究显示，指南建议的针对危险因素的治疗和干预同临床实践之间存在相当大的差距。从全球范围来看，传统心血管危险因素作为主要的动脉硬化血栓性疾病危险因素将持续存在。但是，不断增长的肥胖流行趋势席卷了当今世界的发达国家（尤其是北美地区），

表3-1 1年期心血管事件发病率与血管床受累的关系(%)*

事件	单一血管床	仅CAD	仅CVD	仅PAD	多个血管床受累	CAD + CVD	CAD + PAD	PAD + CVD	CAD + PAD + CVD
心血管死亡	1.58	1.58	1.62	1.37	2.78	2.40	3.23	2.15	3.93
非致命MI	1.12	1.37	0.51	1.00	1.60	1.72	1.49	1.08	1.83
非致命卒中	1.54	0.86	3.60	0.81	3.07	3.54	1.24	4.93	4.39
心血管死亡、MI或卒中	4.07	3.64	5.54	3.06	7.05	7.35	5.54	7.76	9.21

*经年龄和性别校正。
Adapted from Steg PG, Bhatt DL, Wilson PW, et al. One-year cardiovascular event rates in outpatients with atherothrombosis. JAMA 2007;297:1197-1206.

表3-2 不同地区1年心血管事件发生率(%)*

事件	地区								
	全球	北美洲	拉丁美洲	西欧	东欧	中东	亚洲	澳大利亚	日本
心血管死亡	1.65	1.50	2.23	1.75	2.90	2.71	2.04	1.41	0.74
非致命MI	1.14	1.29	0.96	1.07	1.25	2.66	0.82	0.91	0.80
非致命卒中	1.66	1.18	2.74	1.53	3.78	2.21	2.60	0.94	1.80
心血管死亡、MI或卒中	4.24	3.70	5.76	4.14	7.62	6.99	5.27	3.13	3.22

*经年龄和性别校正。
Adapted from Steg PG, Bhatt DL, Wilson PW, et al. One-year cardiovascular event rates in outpatients with atherothrombosis. JAMA 2007;297:1197-1206.

已在全球范围上升为动脉硬化血栓性疾病的主要致病因素。尽管如此，相当一部分人群并没有使其血压、血糖、胆固醇或体重控制到目标值水平。门诊诊为稳定性动脉硬化血栓性疾病的患者中，短期缺血事件发生率较高（尤其是那些多血管疾病患者）。动脉硬化是一种系统性的疾病可累及全身所有血管。因此，患有单一血管疾病的患者存在较高的源于其他可能累及血管区域的缺血事件的致死或致残风险。医师和患者应该更加全面地了解动脉硬化血栓性疾病的治疗进展。多学科的专家应该相互合作来提高患者的意识、教育和对基于循证医学治疗方案的信任，提高这一敏感人群对有效预防冠心病、心血管疾病和周围动脉疾病不良后果的希望。

（赵汉军）

参考文献

1. Smith SC Jr, Allen J, Blair SN, et al: AHA/ACC guidelines for secondary prevention for patients with coronary and other atherosclerotic vascular disease: 2006 update endorsed by the National Heart, Lung, and Blood Institute. J Am Coll Cardiol 2006;47:2130-2139.
2. Baigent C, Keech A, Kearney PM, et al: Efficacy and safety of cholesterol-lowering treatment: Prospective meta-analysis of data from 90,056 participants in 14 randomised trials of statins. Lancet 2005;366:1267-1278.
3. Meadows TA, Bhatt DL: Clinical aspects of platelet inhibitors and thrombus formation. Circ Res 2007;100:1261-1275.
4. Ohman EM, Bhatt DL, Steg PG, et al: The REduction of Atherothrombosis for Continued Health (REACH) Registry: An international, prospective, observational investigation in subjects at risk for atherothrombotic events-study design. Am Heart J 2006;151:786e1-786e10.
5. Bhatt DL, Steg PG, Ohman EM, et al: International prevalence, recognition, and treatment of cardiovascular risk factors in outpatients with atherothrombosis. JAMA 2006;295:180-189.
6. Morrell JM, Kassianos GC, REACH Registry Investigators: Baseline data from the UK arm of the REACH Registry. Br J Cardiol 2007;14:153-159.
7. Cheng TJ, Hsieh YK, Ryu SJ, et al: Underrecognition and undertreatment of atherothrombotic diseases: REACH Registry Taiwan baseline data. J Formos Med Assoc 2007;106:548-557.
8. Bhatt DL, Steg PG: REACHing for new heights in disease management. Br J Cardiol 2007;14:190.
9. Touze E, Mas JL, Rother J, et al: Impact of carotid endarterectomy on medical secondary prevention after a stroke or a transient ischemic attack: Results from the Reduction of Atherothrombosis for Continued Health (REACH) registry. Stroke 2006;37:2880-2885.
10. Steinberg BA, Steg PG, Bhatt DL, et al: Comparisons of guideline-recommended therapies in patients with documented coronary artery disease having percutaneous coronary intervention versus coronary artery bypass grafting versus medical therapy only (from the REACH International Registry). Am J Cardiol 2007;99:1212-1215.
11. Yamazaki T, Goto S, Shigematsu H, et al: Prevalence, awareness and treatment of cardiovascular risk factors in patients at high risk of atherothrombosis in Japan. Circ J 2007;71:995-1003.
12. Meadows TA, Bhatt DL, Hirsch AT, et al; Reach Registry Investigators: Abstract 3430: Ethnic differences in the prevalence and treatment of cardiovascular risk factors in outpatients with peripheral arterial disease: Insights from the REACH Registry. Circulation 2007;116:II-775.
13. Steg PG, Bhatt DL, Wilson PW, et al: One-year cardiovascular event rates in outpatients with atherothrombosis. JAMA 2007;297:1197-1206.
14. McDermott MM: The international pandemic of chronic cardiovascular disease. JAMA 2007;297:1253-1255.

第4章

欧洲心脏调查急性冠状动脉综合征项目的历史与启示

David Hasdai、Anselm K. Gitt 和 Jean-Pierre Bassand

ESC 在 2000 年启动了”欧洲心脏调查项目”，旨在评估欧洲不同国家心血管疾病诊治的区别。心血管疾病的发病率和接受医疗服务在欧洲也有很大差别。报告指出，在特定年龄组中，东欧国家心血管疾病的死亡风险是西欧如法国、意大利或西班牙的 5 倍（见图 4-1）[1]。心血管疾病患病率的巨大差异与多个因素有关，东欧国家居民相对西欧有更多的危险因素如吸烟、高血压、肥胖和糖尿病。危险因素和心血管疾病发病率高的共同原因可能是东欧较差的经济条件。因此心血管疾病发病率最高的国家也是提供最少医疗服务的国家。ESC 主持的几项报告记录了在这几年里心血管疾病患病率和变化的差别[2, 3]。这些报告一致指出，随着欧洲人口老龄化，越来越多的人在第一次患心血管疾病后存活下来，尤其是冠心病患者。同时遭受心血管疾病和需要治疗的患者数目在这些年里也在持续上升。如果将出院主要诊断为心血管疾病，缺血性心脏病或脑血管病作为衡量欧洲心血管疾病负担的指标，那么该指标从 20 世纪 90 年代早期就开始逐步并稳定地增长。标准化的心血管疾病死亡率在欧洲男性和女性中在下降，但在独联体国家有上升的趋势（见图 4-1）（独联体国家由早期苏维埃共和国组成。）

自 1990 年起，欧洲人群心血管疾病导致的患者出院数每 1000 人由 20.8 人上升至 26.3 人，上升了 26%。这种增长在东欧国家更加显著，欧盟国家就没那么突出。期间，缺血性心肌病住院人数上升 29%，脑血管疾病上升 41%。

“欧洲心脏调查项目”计划收集了整个欧洲的数据，涉及心脏病各个领域，例如 ACS、心力衰竭、PCI、血管重建、心房颤动、心瓣膜病和先天性心脏病等。该研究的参与属志愿性质，参加的中心和研究者没有财务补助。该项目的理想结果是能全面反映欧洲的情况，但在有些国家只有最好的医院参与，因此得到的结果可能好于现实情况。纵观这些研究，统计部门逐步现代化并获得进步，从使用纸质病例报告表向电子病例报告表过渡，后者是在线数据收集系统，每家医院可以访问自己的数据并在不同医院之间进行比较。

该章节的数据来自连续的三项调查，分别在 2000 年、2004 年和 2007 年启动。前两项调查已经完成，最后一个仍在继续并变为永久性注册研究。

欧洲心脏调查项目：急性冠状动脉综合征Ⅰ和Ⅱ

2000 年，欧洲和地中海地区的 47 个国家加入了 ESC。为了了解成员国 ACS 患者特点、治疗和预后，更是为了评估对现行临床指南的依从性，ESC 发起了欧洲心脏调查项目—ACS，这是一项在 25 个 ESC 成员国进行的前瞻性调查。入选期计划从 2000 年 9 月 4 日至同年 12 月 31 日，但由于有些国家的数据收集从 2001 年初才开始，结束时间延长到了次年的 5 月 15 日。

该研究期间，14 271 例患者接受筛查，10 484 例患者最终诊断为 ACS。其中 ST 段抬高型 ACS 占 42.3%，非 ST 段抬高型 ACS 占 51.2%，另外 6.5% 的 ACS 心电图未被识别。总之，32.8% 的患者最终诊断为 Q 波型 STEMI，25.3% 非 Q 波型 STEMI，41.9% 为 UA[4]。

65 个地区 103 家医院参与了该研究，65% 是大学医院，77% 的医院有导管室，57% 的医院有心外科手术室。大多数 ST 段抬高型 ACS 患者首先入住冠心病监护病房或普通心脏病房，少数患者入住内科病房。伴有其他心电图改变的 ACS 患者更有可能入住内科病房。所有患者的住院天数的中位数（25% 分位和 75% 分位）分别为 8 天（5 天和 12 天），ST 段抬高 ACS 为 8 天（5 天和 12 天）天，非 ST 段抬高 ACS 为 7 天（4 天和 12 天），心电图变化未识别的 ACS 为 8 天（5 天和 13 天）。如果以最终诊断进行分析，不稳定性心绞痛患者的住院时间为 7 天（4 天和 12 天），非 Q 波型 STEMI 为 7 天（5 天和 11 天），Q 波型心肌梗死为 8 天（5 天和 13 天）。

该研究接近一半患者在住院早期接受了冠状动脉造影。大多数 ST 段抬高 ACS 患者接受了 PCI。

ST 段抬高型 ACS 患者中，55.8% 接受了再灌注治疗，其中 20.7% 为直接 PCI，35.1% 为溶栓治疗。接受再灌注治疗的 ST 段抬高 ACS 患者中，症状发作至到达急诊室的时间中位数（25% 分位和 75% 分位）为 176 分钟（90 分钟和 465 分钟），到达急诊室至接受再灌注治疗为 59 分钟（30 分钟和 109 分钟）—溶栓为 40 分钟（25 分钟和 70 分钟），PCI 为 93 分钟（60 分钟和 170 分钟）。在接受直接 PCI 的患者中，45.4% 的患者接受了血小板 - 糖蛋白Ⅱb/Ⅲa 抑制剂，70.7% 置入了冠状动脉支架。

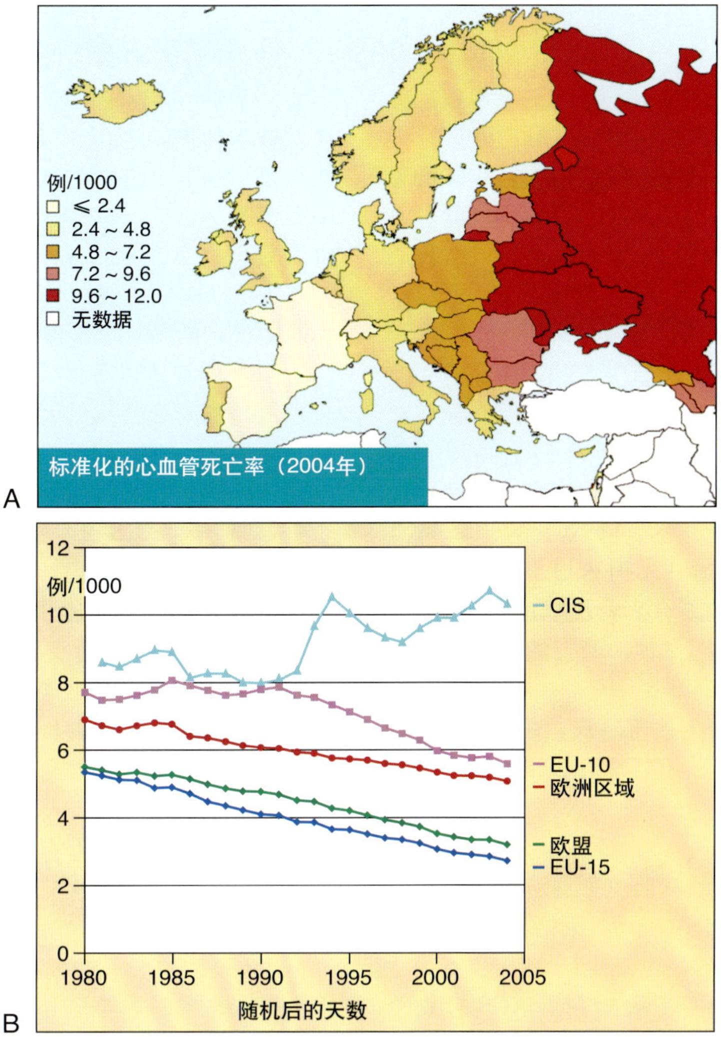

图4-1 A，2004年男性校正的心血管死亡率。B，1980−2005年欧洲男性心血管病死亡变化。CIS，独联体的12个成员国（前苏联15个国家中的12个——亚美尼亚、阿塞拜疆、白俄罗斯、格鲁吉亚、哈萨克斯坦、吉尔吉斯斯坦、摩尔多瓦、俄罗斯联邦、塔吉克斯坦、土库曼斯坦、乌克兰、乌兹别克斯坦）；欧洲联盟（EU）25个成员国（奥地利、比利时、塞浦路斯、捷克共和国、丹麦、爱沙尼亚、芬兰、法国、德国、希腊、匈牙利、爱尔兰、意大利、拉脱维亚、立陶宛、卢森堡、马耳他、荷兰、波兰、葡萄牙、斯洛伐克、斯洛文尼亚、西班牙、瑞典、英国）；EU-10，2004年5月1日后加入欧盟的10个成员国（塞浦路斯、捷克共和国、爱沙尼亚、匈牙利、拉脱维亚、立陶宛、马耳他、波兰、斯洛伐克、斯洛文尼亚）；EU-15，2004年5月1日后加入欧盟的15个成员国（奥地利、比利时、丹麦、芬兰、法国、德国、希腊、爱尔兰、意大利、卢森堡、荷兰、葡萄牙、西班牙、瑞典、英国）；欧洲区：世界卫生组织欧洲地区52个成员国。

住院期间相当比例的ACS患者（7% ~ 17%）没接受阿司匹林治疗，尤其是在最早心电图改变未识别的患者（ACS的不同表现形式所致）。普通肝素在ST段抬高ACS患者中得到广泛应用，而低分子肝素在其他亚组中得到广泛应用。血小板-糖蛋白Ⅱb/Ⅲa抑制剂在此研究中未得到广泛使用（不同组ACS中8.9% ~ 19.6%），ST段抬高ACS组中应用较为广泛。β-受体阻滞剂在所有亚组中应用广泛，但静脉使用却很低（不同亚组中5.9% ~ 13.5%）。

相当比例的患者在出院后没有接受阿司匹林（不同组ACS中11.5% ~ 16.9%），部分原因是广泛使用了抗凝药物或抗血小板、噻氯匹定和氯吡格雷。虽然β-受体阻滞剂广泛使用（不同组ACS中67.4% ~ 76.9%），但是阻断血管紧张素轴的药物应用较少（不同组ACS中55.7% ~ 64.1%）。超过50%患者在出院时接受他汀降脂治疗，而大多数患者在住院期间就开始了治疗。

ST段抬高ACS患者在出院至30天随访期间更可能接受PCI，而非ST段抬高ACS患者更可能接受冠状动脉搭桥术。

获得所有患者住院期间的存活状态，整个队列研究的平均住院死亡率是4.9%。ST段抬高型ACS是7.0%，非ST段抬高型ACS是2.4%，心电图变化未被识别的达11.8%。30天死亡率分别为8.4%、3.5%和13.3%，30天存活分别为90.7%、88.8%和88.6%，30天整体死亡率为6.3%。

为了评估新指南的应用与实施，2004年在欧洲和地中海地区的 32 个国家 190 家医疗中心进行了“第 2 次 ACS 的欧洲心脏调查”[5]。190 家中心中，91 家是大学附属医院，123 个拥有导管室，61 家有心脏外科手术室。住院患者中，53% 入住大学附属医院，46% 入住三级医疗中心。73% 的患者在拥有导管室的医院接受治疗，37% 的患者在拥有心血管外科手术室的医院治疗。在参加“欧洲心脏调查项目 ACS-Ⅱ”的医院中，34 家也参与过“欧洲心脏调查项目 ACS-Ⅰ”。

“欧洲心脏调查项目 ACS-Ⅱ”队列研究入选 6385 例最终诊断为 ACS 的患者。初步诊断为 ST 段抬高型 ACS 患者从“欧洲心脏调查项目 ACS-Ⅰ”的 42% 上升至“欧洲心脏调查项目 ACS-Ⅱ”的 47%，非 ST 段抬高型 ACS 患者占 48%，心电图未被识别患者占 5%。

通过比较两次欧洲心脏调查项目 ACS 的患者特点发现，年龄（65.2 岁 vs 64.7 岁）、男性比例（67.5% vs 70.1%）、合并危险因素的患者比例在很大程度上相似。比较 34 家均参与两项调查的中心发现，两者的患者特点也相似。

第二项调查中更多的患者入住冠心病监护病房（70% vs 62.4%），而入住心内科病房（19.1% vs 22%）和内科病房（7% vs 13.8%）者减少。入住其他病房的由 1.8% 上升至 3.9%。

冠状动脉造影、PCI 和冠状动脉支架在“欧洲心脏调查项目 ACS-Ⅱ”中更为普遍，包括 ST 段抬高型 ACS 患者的直接 PCI。34 家医院中冠状动脉造影、PCI 和支架置入比例的增幅高于整体增幅（ST 段抬高型 ACS 分别为 60.5% vs 82.3%、45.9% vs 69.9% 和 34.1% vs 63.6%，非 ST 段抬高型 ACS 分别为 54.3% vs 72.1%、27.3% vs 46.7% 和 19.6% vs 43.6%）。另外，“欧洲心脏调查项目 ACS-Ⅱ”中更多比例患者在住院期间和出院后接受了循证医学治疗，并且与初始心电图诊断无关（见图 4-2）。

两项研究的延迟时间也相似，症状发作至到达急诊室时间由 210 分钟（105 ~ 625 分钟）减至 170 分钟（90 ~ 420 分钟）。这主要是由于症状发作至呼叫急救车的时间由 120 分钟（50 ~ 450 分钟）缩短至 105 分钟（40 ~ 306 分钟），和呼叫急救车时间至到达急诊室时间由 50 分钟（26 ~ 91 分钟）缩短至 42 分钟（15 ~ 80 分钟）。还观察到报告部门的延迟时间缩短：平均由“欧洲心脏调查项目 ACS-I”的 8 天缩短至“欧洲心脏调查项目 ACS-II”的 7 天。在 34 家均参与两项调查的中心也观察到这一变化，由 8 天缩短至 6 天。

ST 段抬高型 ACS 患者中，接受直接再灌注治疗的由 56% 上升至 63.9%（51.8% 为直接 PCI，7% 为易化 PCI，41.2% 为联合或不联合补救 PCI 的溶栓治疗）（见图 4-3）。总共 1084 例 ST 段抬高型 ACS 患者没有接受直接再灌注治疗。主要原因是到达延迟（30.1%）、诊断不明（11.2%）、抬高的 ST 段早期回落（11.6%）和存在禁忌证（6.5%）。其他原因包括高龄、过早死亡、患者拒绝和没有导管室。

“欧洲心脏调查项目 ACS-II”院内和出院 30 天粗死亡率（见图 4-4）较“欧洲心脏调查项目 ACS-I”低。两项调查均参加的 34 家医疗中心的院内和出院 30 天死亡率减少更加明显（分别为 5.6% ~ 4.4%，6.8% ~ 5.6%）。多因素调整分析后 34 家医院的院内死亡率比值比（“欧洲心脏调查项目 ACS-Ⅱ”vs“欧洲心脏调查项目 ACS-I”）为 0.58（95% 置信区间 0.40 ~ 0.83），30 天死亡率比值比为 0.66（95% 置信区间 0.48 ~ 0.92）。

两项调查均参加的 34 家医疗中心，循证医学治疗与干预的增加与死亡率的大幅下降相关。虽然两项研究的患者特点相似，但是“欧洲心脏调查项目 ACS-I””院内和出院 30 天死亡的相对风险降低 42% 和 34%。所以“欧洲心脏调查项目 ACS-Ⅱ”中预后的改善可能部分归因于指南应用率的提高。

两项欧洲心脏调查项目 ACS 研究的数据表明，这段时间 ACS 的治疗得到改善，参与调查这一事实导致医疗实践质量的提高。比较均参加两项调查的 34 家医疗中的治疗，可以获得一些有价值的证据：有关患者治疗的充分信息和参与调查，可以提高治疗水平和改善治疗结果。

走近永久注册研究：欧洲心脏调查项目急性冠状动脉综合征Ⅲ

ESC 汇集了最广泛地理意义上 50 个欧洲国家的 45 000 例心脏科医师、科学家和其他心血管病治疗专家。如前所述，这些国家的人口结构、社会经济发展和健康医疗系统存在巨大差异。前两项调查显示，对 ACS 和准备行心脏手术患者的数据收集对于改善患者医疗和心脏医疗资源有效利用是必须的。另外，收集欧洲心脏调查项目的数据，目前使用由与欧洲委员会合作的 ESC 开发、所有欧盟成员国政府通过的“欧洲心脏病审核与登记数据标准”，以保证定义和数据的完整[6]。

2000 年和 2004 年收集的欧洲关于 ACS 表现、治疗和预后的数据显示，临床应用指南有很大的地域差异性和中心差异性。另外，欧洲心脏调查项目的 2000 年和 2004 年 ACS 研究体现了即刻和长期治疗的改进，这与院内和出院 30 天死亡率的显著下降有关。鉴于这些受鼓舞的发现，欧洲心脏调查项目计划从早期的周期性调查研究转变为了对 ACS 连续数据收集注册研究。这种注册研究是为了建立质量保证项目（见图 4-5）并开展下列工作：

1. 记录欧洲 ACS 的当前表现。
2. 确定当前不同类型 ACS 诊治 ESC 指南的遵守情况：急诊再灌注治疗（STEMI）、有创或保守治疗（NSTEMI）和辅助药物治疗（所有 ACS）。
3. 评估 ACS 患者即刻、院内和一年预后。
4. 评估不同国家和不同类型医疗资源的使用和对预后的影响。

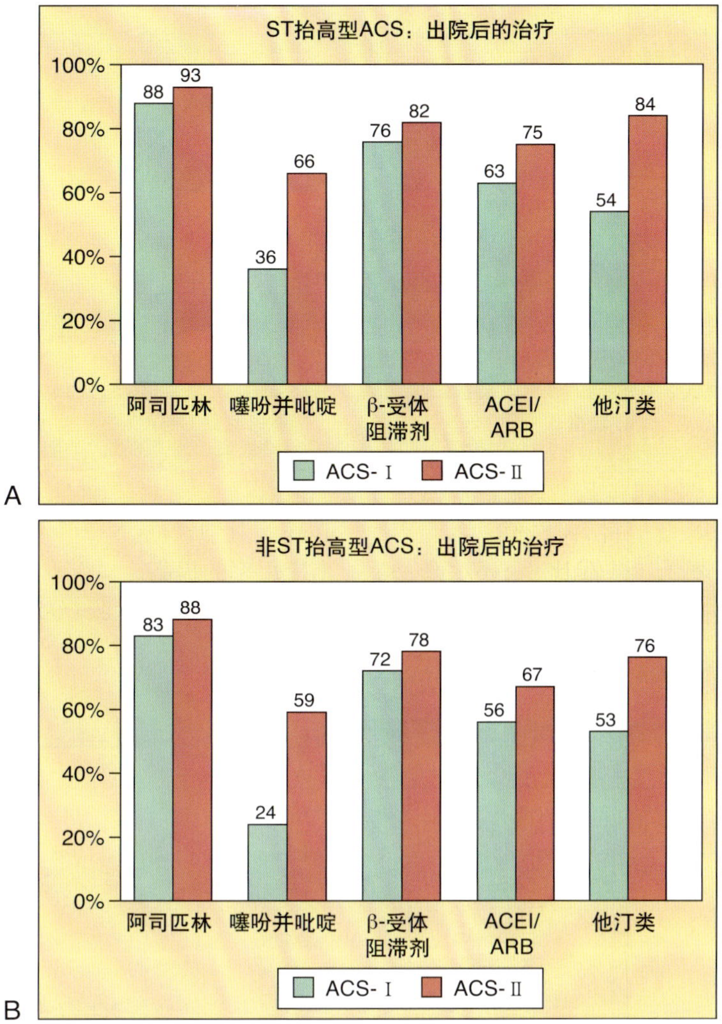

图4-2　34家中心ST段抬高型心肌梗死（MI）患者（A）和非ST段抬高型MI患者（B）的比较。ACE，血管紧张素转换酶；ARB，血管紧张素受体抑制剂。

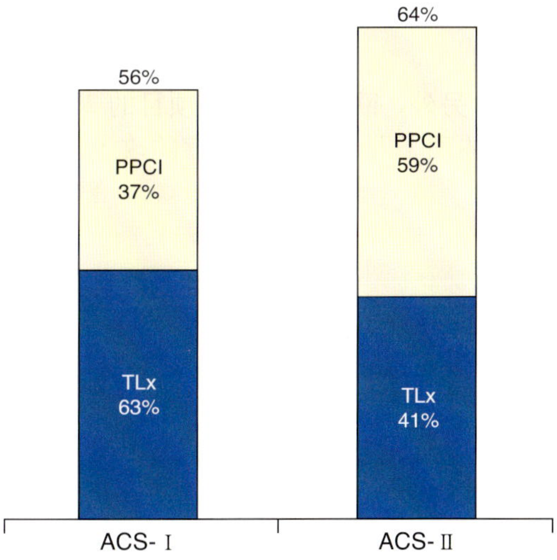

图4-3　ACS-Ⅰ和ACS-Ⅱ关于直接再灌注治疗的比较。PPCI，直接PCI；TLx，溶栓治疗。

5. 疾病相关预后的现存治疗算法价值的前瞻性评价。
6. 2007年至2008年ACS临床实践与2000年（“欧洲心脏调查项目ACS-Ⅰ”）和2004年（“欧洲心脏调查项目ACS-Ⅱ”）临床实践的比较。

ACS患者数据收集使用在线因特网数据入口。数字化病例报告表由本部在欧洲心脏大厦的欧洲心脏调查项目团队根据“欧洲心脏病审核与登记数据标准”制订[6]。现行的ACS注册研究中，本部在欧洲心脏大厦的欧洲心脏调查项目团队提供的报告表包括每家参与医院入组患者的特征、治疗和临床转归。参与医院的数据会与该国和整个欧洲的数据相比较（见图4-5）。任何一家医院不会将数据泄露给其他医院或医疗研究机构。这种基准系统能向医院提供内部质量保证的工具，让ESC的ACS诊断与治疗指南得到更好地施行。国际GRACE注册研究支持了这种现行的数据登记质量保证的概念[7]。此注册研究中ACS患者诊治的改善导致出院6个月内新发心力衰竭、卒中和心肌梗死的显著降低，这在参加注册研究的医院均能体现。

医疗质量的保证是一个连续的过程，包含多个方面。

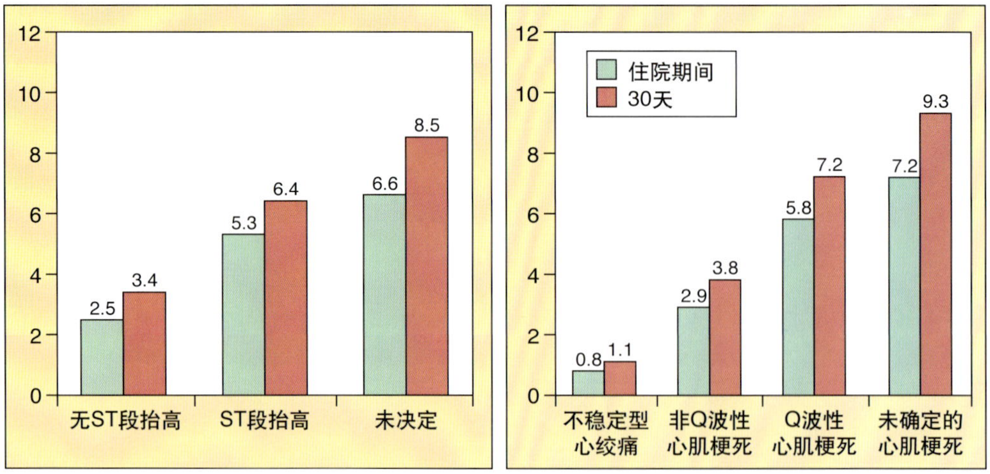

图4-4 EHS-ACS Ⅱ研究中初步ECG表现和最终诊断分类的院内和出院30天粗死亡率（出院30天死亡率丢失了283名患者，占4.4%）。

欧洲心脏调查 EUROPEAN SOCIETY OF CARDIOLOGY	ACS 注册基准报告(2006–2007) 药物治疗史 包括：ESC成员国 排除：— 对比：测试中心VS 本国 VS 其余欧洲国家		日期：2007年11月23日 第2页	
	总体	中心 XY	本国	欧洲
患者例数	3689	366 (9.9%)	780 (21.1%)	2543 (68.9%)
冠心病史				
既往心肌梗死史	23.4% (862/3676)	22.5% (82/365)	21.9% (171/780)	24.1% (609/2531)
既往心绞痛史	34% (1247/3664)	29.6% (108/365)	33.3% (260/780)	34.9% (879/2519)
既往PCI史	13.0% (478/3683)	16.1% (59/366)	18.8% (147/780)	10.7% (272/2537)
CABG	5.3% (197/3685)	5.7% (21/366)	4.5% (35/780)	5.6% (141/2539)
既往充血性心力衰竭史	10.7% (392/3667)	10.1% (37/366)	5.1% (40/779)	12.5% (315/2522)
既往卒中史	6.6% (244/3682)	10.7% (39/366)	5.4% (42/780)	6.4% (163/2536)
既往外周血管疾病史	9.3% (343/3677)	12.6% (46/366)	6.3% (49/779)	9.8% (248/2532)
慢性肾衰竭病史	5.9% (216/3674)	8.2% (30/365)	5.9% (46/780)	5.5% (140/2529)
慢性肺部疾病	8.3% (304/3680)	10.1% (37/365)	8.3% (65/780)	8.0% (202/2535)
危险因素				
冠心病家族史	27.0% (918/3400)	22.8% (81/355)	10.6% (79/745)	33.0% (758/2300)
目前吸烟	31.7% (1154/3637)	29.8% (109/366)	29.1% (225/772)	32.8% (820/2499)
目前/既往吸烟	58.5% (2129/3637)	64.2% (235/366)	57.4% (443/772)	58.1% (1451/2499)
糖尿病	25.9% (944/3639)	28.1% (103/366)	29.5% (229/777)	24.5% (612/2496)
仅饮食控制	14.9% (141/944)	21.4% (22/103)	10.5% (24/229)	15.5% (95/612)
胰岛素	24.9% (235/944)	30.1% (31/103)	32.8% (75/229)	21.1% (129/612)
口服药物	59.6% (563/944)	48.5% (50/103)	58.5% (134/229)	61.9% (379/612)
新诊断	4.8% (45/944)	4.9% (5/103)	2.2% (5/229)	5.7% (35/612)
高血压病史	63.7% (2317/3639)	59.3% (217/365)	61.4% (478/779)	65.0% (1622/2494)
高脂血症病史	50.0% (1658/3314)	56.2% (204/363)	50.1% (388/774)	49.0% (1066/2177)
Percentages and numbers or Medians and quariles or Mean and standard deviation are given	©ESC，欧洲心脏调查项目 IHF、Ludwigshafen及Germany提供分析数据		Dr. M. Hochadel L:\E8AAC8-3\PROG8\E8AC83_TRANSFORM.BAB L:\ESAC8-3\FDF\ESC_AC83_EXAMPLE_BENCH.PDF	

图4-5 EHS计划的ACS注册研究基准报告。数据来自参与的中心，该国家其他参与中心以及欧洲其他参与中心。

欧洲心脏调查项目的ACS注册研究计划继续提供了整个欧洲临床实践的看法。希望这能鼓励参与的医院进一步改善医疗质量，让指南建议的诊断和治疗变得更有效率，从而减少欧洲未来心血管疾病的负担（见图4-6）。

结　论

ESC的欧洲心脏调查项目计划于世纪之交由前主席Maarten Simoons启动。目的是了解心血管疾病在最大地理意义上欧洲整体情况，突出发病率、诊治和资源获得和预后的差异。一段时间后欧洲心脏调查项目扩展了其涉及的心脏病学领域，涵盖了ACS、PCI、心力衰竭、心房颤动、血管重建治疗、先天性心脏病、瓣膜病及其他方面。这些疾病是欧洲人群和医疗卫生系统的主要负担。欧洲心脏调查项目数据提高了政治家和决策者进一步对心血管疾病研究、诊治和预防研究的意识。在这方面，ESC已成功警示欧洲委员会关于心血管疾病的问题，这种伙伴关系已经确立了心血管疾病预防和诊治的欧洲宪章（进一步信息参考www.heartcharter.eu）。另一主要成就是提高了欧洲心脏病医师关于心血管疾病诊治和依从临床实践指南的意识。这清楚地表明，经过历届成功的研究，指南的临床依从性得到进步。参与调查鼓励临床医师对患者更好的诊

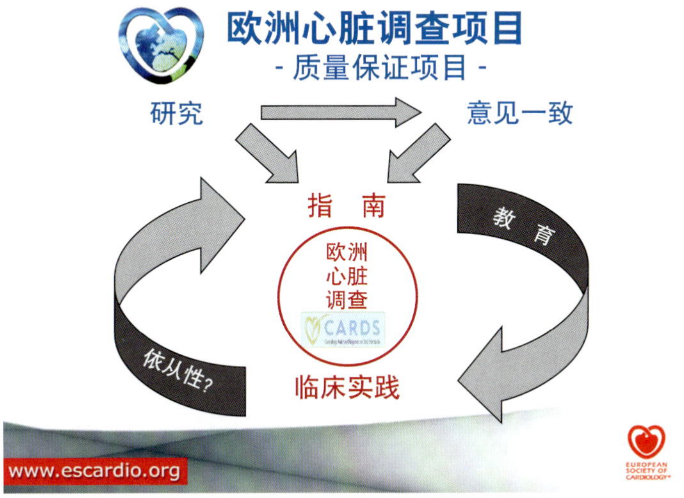

图4-6 EHS计划从指南依从性的提高进而提供欧洲心脏医疗的质量保证。
From European Society of Cardiology (ESC). Euro Heart Survey (EHS). Available at www.escardio.org.

治。从两项 ACS 调查均参与的中心得到的数据显示遵循指南让患者的预后更好。从此意义上讲，欧洲心脏调查项目从医疗到医疗保健方面均达到了既定目标。

（李文铮 颜红兵）

参考文献

1. Sans S, Kesteloot H, Kromhout D: The burden of cardiovascular diseases mortality in Europe. Task Force of the European Society of Cardiology on Cardiovascular Mortality and Morbidity Statistics in Europe. Eur Heart J 1997;18:1231-1248.
2. Scholte op Reimer WJM, Gitt AK, Boersma E, Simoons ML (eds): Cardiovascular Diseases in Europe. Euro Heart Survey and National Registries of Cardiovascular Diseases and Patient Management—2004. Sophia Antipolis, France, European Society of Cardiology, 2004.
3. Scholte op Reimer WJM, Gitt AK, et al (eds): Cardiovascular Diseases in Europe. Euro Heart Survey—2006. Sophia Antipolis, France, European Society of Cardiology, 2006.
4. Hasdai D, Behar S, Wallentin L, et al: A prospective survey of the characteristics, treatments and outcomes of patients with acute coronary syndromes in Europe and the Mediterranean basin: The Euro Heart Survey of Acute Coronary Syndromes (Euro Heart Survey ACS). Eur Heart J 2002;23:1190-1201.
5. Mandelzweig L, Battler A, Boyko V, et al: The second Euro Heart Survey on acute coronary syndromes: Characteristics, treatment, and outcome of patients with ACS in Europe and the Mediterranean Basin in 2004. Eur Heart J 2006;27:2285-2293.
6. Flynn MR, Barrett C, Cosio FG, et al: The Cardiology Audit and Registration Data Standards (CARDS), European data standards for clinical cardiology practice. Eur Heart J 2005;26:308-313.
7. Fox KA, Steg PG, Eagle KA, et al: Decline in rates of death and heart failure in acute coronary syndromes, 1999-2006. JAMA 2007;297:1892-1900.

第 5 章

北美地区急性冠状动脉综合征概况

Nipun Arora、Ralph G. Brindis 和 Christopher P. Cannon

大量 ACS 患者并没有得到可以挽救生命并能预防再发心脏事件的治疗。美国 NRMI（National Registry of Myocardil Infarction）注册研究对过去 10 年的趋势分析显示，急性心肌梗死（AMI）的住院死亡风险已下降 23%[1-3]。这一变化的出现是由于积极的危险因素控制以及药物和 PCI 的进步[4, 5]。然而，尽管已证实这些治疗措施可以明显获益，但在临床实践中不完全遵循指南建议进行治疗的情况仍值得关注。因此，当前正努力致力于监测 ACS 患者的治疗质量和遵循循证学指南进行治疗的情况以改善临床结果。本章阐述当前北美地区 ACS 的流行病学现状和治疗上存在的不足，通过完善大规模的国家注册研究来主动改善 ACS 患者的医疗安全和临床结果。

根据 AHA 的统计数据，美国每年有 1 400 000 例患者因 ACS 住院治疗[1, 6]。在 1990−2006 年间的所有 AMI 患者中，NSTEMI 患者的比例呈指数性增长，由 14.2% 增长到 59.1%（见图 5-1）[3]。对此的可能解释包括 20 世纪 90 年代中晚期以来应用血清肌钙蛋白作为一项敏感生化标志物诊断 AMI、药物治疗和 PCI 的普及，这些措施都可以早期诊断 AMI，并能防止一些患者由 NSTEMI 转变为 AMI。而在 ACS 患者的人口统计上也存在变化。临床医师现在越来越多地面对逐渐趋于高龄化同时合并多种疾病（包括心力衰竭、卒中、糖尿病、高血压和曾经接受过冠状动脉血管重建）的高危患者[7-9]。过去十年，AMI 患者的平均年龄由 65.3 岁增长到 68.0 岁，女性患者的比例由 35.3% 增长到 39.3%。

ACS 的各种并发症的发病率和死亡率一直保持稳定。诊断为 ACS 后的 5 年间，再发心肌梗死患者的发病率可达 32%，心力衰竭为 29%，卒中为 17%，心源性猝死为 1% ~ 15%[1, 10]。非裔美国人口发生并发症的风险最高。女性和老年患者也更易出现这些并发症[3]。

临床随机试验中所报道的 NSTEMI 的院内死亡率一般约为 2%，STEMI 为 3% ~ 5%[11-14]。但是临床注册研究所报道的院内死亡率却较高，NSTEMI 约为 5% ~ 7%，STEMI 约为 7% ~ 9%[15-17]。这种差异可能与临床随机试验中的患者可获得更好的医疗护理同时排除了高危患者有关。相反，NSTEMI 的长期死亡率却较 STEMI 高。这与 NSTEMI 具有更高危的患者特征有关，包括常合并多支病变、心肌更易受损、较高的再发心肌缺血和再发心肌梗死风险[18]。

急性冠状动脉综合征治疗的不足

新近研究证实，ACS 的循证学治疗建议与临床实践之间存在很大差异。在对不同临床注册研究的分析中发现一种令人困惑的趋势，即对极高危 ACS 患者反而建议给予较保守的处理[19-24]。NRMI 注册研究（>1 900 000 例患者）采用循证学治疗模式，结果显示，STEMI 和 NSTEMI 的早期死亡风险分别减少 24% 和 23%[3]。同样，一项最近在美国 350 家医院进行的非 ST 段抬高 ACS 治疗的注册研究发现，遵循 ACC/AHA 指南进行治疗可将院内绝对死亡率由 6.3% 减少到 4.1%[5]。然而，尽管存在这些获益，仍有高达 25% 的患者失去了按照指南建议接受治疗的机会[5, 25]。

为确保 ACS 患者从这些循证学治疗中获益，ACC/AHA 已出版了循证学治疗指南，目的是提供一项适用于大多数情况下大多数患者诊断和治疗的共识—或者说治疗标准[26-28]。这些指南也提供了一种评价医疗机构心血管医疗质量的方法或施行方案。这些施行方案被用于确定医院的治疗模式、公共报道、支付医疗费用和维护准则[30-32]。

北美地区急性冠状动脉综合征注册研究实际情况

尽管大多数心血管病的临床实践指南基于临床随机试验所获得的信息，但是指南编写者往往受限于缺乏充分的关于特定时期内真实世界实践模式的信息。最近，为搜集 ACS 患者治疗情况的信息在美国和全球范围内进行了几项注册研究（见表 5-1）。这些注册研究的作用是通过提供关于真实世界 ACS 患者（通常是较高危并且可能会被临床随机试验排除的患者）的信息对临床随机试验加以补充[33]。

美国一些全国范围内的大规模注册研究包括 NRMI 研究、CRUSADE 研究（Can Rapid Risk Stratification of Unstable Angina Patients Suppress Adverse Outcomes with Early Implementation of the ACC and AHA Guidelines）和 GWTG 研究（Get With The Guidelines）。除了作为一个大规模国家级数据库搜集 ACS 患者的信息外，这些注册研究的结果还可作为重要的衡量工具，可以比较不同医院遵循指南进行治疗的情况[34]。

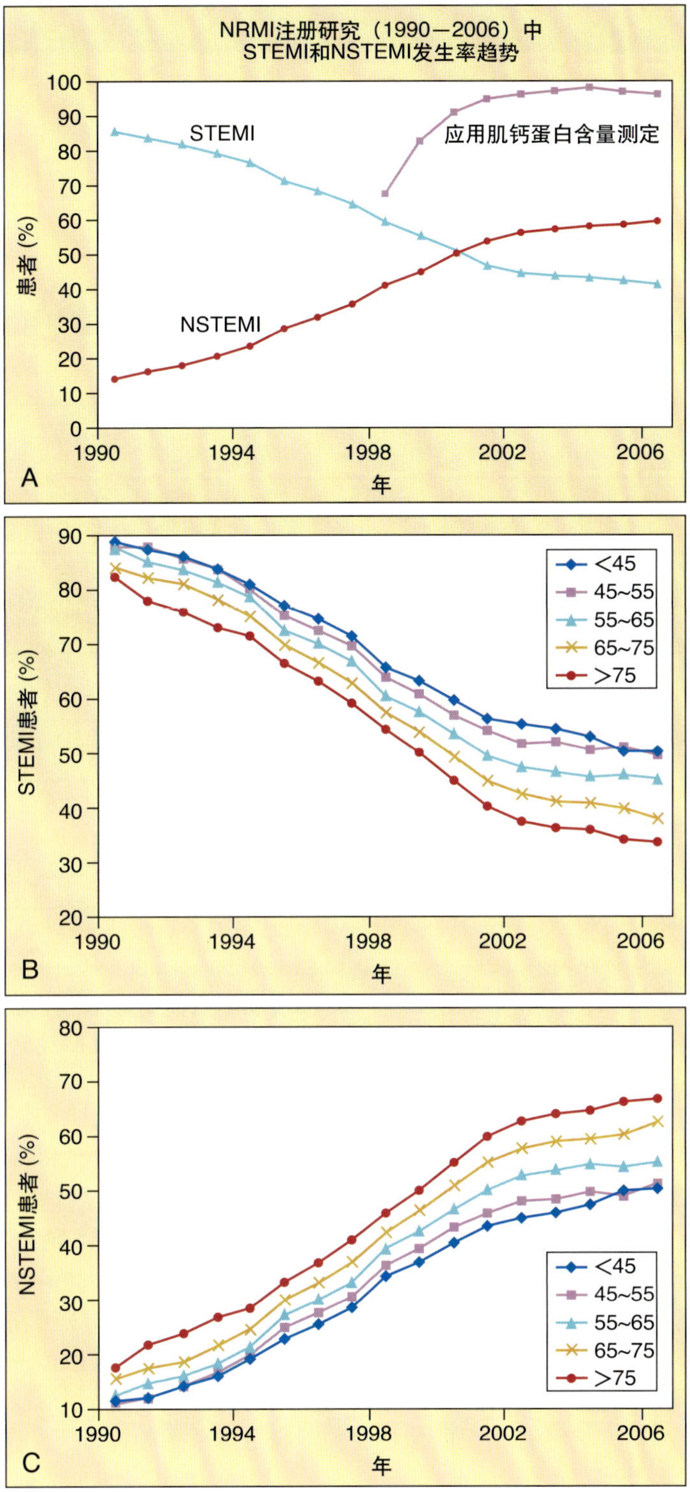

图5-1 NRMI注册研究中STEMI和NSTEMI趋势（1990−2006）。A，NRMI-1到NRMI-5中STEMI、NSTEMI的比例和应用肌钙蛋白测定诊断AMI的比例；B和C，按年龄分组后STEMI和NSTEMI的比例（年；P值均为0.0001）。

几项地区性的注册研究在促进依据指南治疗ACS方面也起了重要作用，包括加利福尼亚大学洛杉矶医学中心进行的CHAMP研究（Cardiac Hospitalization Atherosclerosis Management Program）和美国心脏病学会发起的试点项目GAP研究（Guidelines Applied in Practice）[35]。这些研究的结果显示，仅仅出版循证学指南并不能保证指南能得到广泛传播、接受或应用于患者的治疗。高危患者错过了许多治疗的机会，而且治疗上的差异也持续存在。

为进一步改善ACS患者的治疗质量，在联合了之前两项全国范围内的ACS注册研究后（NRMI研究和CRUSADE研究），2007年推出了NCDR（National Cardiovascular Data Registry）- ACTION（Acute Coronary Treatment and Intervention Outcomes Network）项目。ACTION研究是最初在美国发起的最大规模、最广泛的国家级ACS数据库和治疗改善行动，能使各家医院依据国家级标准衡量ACS患者的处理方案[36]。350家医院超过150 000例患者参与了ACTION研究，主要目的是评估和报道美国STEMI和NSTEMI患者的治疗模式和结果。ACTION研究最近与2009年AHA发起的GWTG注册研究合并为ACTION-GWTG项目。

CHAMP 研究

CHAMP研究（Cardiac Hospitalization Atherosclerosis Management Program）是首个以改善AMI患者临床结果为目的的注册研究[37]。该研究由加利福尼亚大学洛杉矶医学中心设计和实施。CHAMP主要关注确诊为冠心病的患者出院前阿司匹林治疗的应用、如何逐渐增加他汀类药物的剂量使LDL-C水平降至100mg/dl以下、β-受体阻滞剂和血管紧张素转换酶抑制剂的治疗以及饮食控制和锻炼指导，包括ACS患者、缺血性心力衰竭患者和接受过心脏手术[例如血管成形术和（或）支架置入以及冠状动脉搭桥]的患者[38]。这项治疗计划是基于如果住院期间启动治疗那么患者出院时和长期随访期间继续进行治疗的比例将更高的假设。这项计划的实施包括重点治疗指南的应用、标准的入院医嘱、当地具有革新思想的人士所进行的教育讲座以及治疗率的随访与报道。

CHAMP研究首次发现，在实施治疗计划后救生药物的应用有了明显增长。CHAMP研究前后，阿司匹林在出院患者中的应用比例由78%上升至92%（$P< 0.01$），β-受体阻滞剂的应用由12%上升至62%（$P< 0.01$），血管紧张素转换酶抑制剂的应用由4%上升至56%（$P<0.01$），他汀的应用由6%上升至86%（$P < 0.01$）（见表5-2）。药物应用的改善直接导致临床结果的改善，CHAMP研究前后相比较，再发心肌梗死和1年死亡率明显降低（分别为7.8% vs 3.1%和7.0% vs 3.3%，两组P值均< 0.05）[37]。CHAMP研究首次证实一套系统的医疗质量改善计划不仅能增加指南建议治疗的应用率，而且还可以减少再发事件的风险。

GWTG 研究

CHAMP注册研究的成功促使AHA发起了一项在全国范围内的医院进行的改善治疗质量的研究—GWTG研究[39]。该研究的关键是确保了AMI患者出院前治疗的依

表5-1 北美地区急性冠脉综合征注册研究

注册研究	涉及的中心	时间	设计	注册类型	结果
CHAMP	单中心，UCLA	1994—1995	住院期间起始药物治疗和生活方式调整	ACS 和缺血性心衰，治疗组302例，对照组256例	出院后逐渐增加阿司匹林、β-受体阻滞剂、ACEI和他汀类剂量；1年死亡率（7.0% vs 3.3%）和AMI（7.8% vs 3.1%）减少
GWTG	全国范围内，多中心，AHA 发起	2000—2001（试点项目） 2000—2009（全国范围）	应用基于互联网的数据管理工具改善治疗和依从性，使用易懂的时间概念	AMI；1738试点全国-CAD＞250 000	CAD二级预防要求的药物治疗依从性和戒烟情况均改善
GAP	密歇根州10家卫生系统	1998—2000	通过提供标准的治疗规范提高对指南的依从性	AMI；约400例享受医疗保险患者	GAP治疗模式的应用减少1年死亡率
NRMI	全国范围内1600家医院	1990—2006	患者自愿报告ACS症状及治疗措施	AMI；超过2 500 000例患者入选	过去16年间AMI的早期死亡率减少23%
CRUSADE	全国范围内400家医疗中心	2001—2006	追踪ACS患者早期及出院后遵循ACC/AHA指南进行治疗的情况	超过200 000例ACS患者（大多数为NSTEMI患者）	遵循指南进行治疗的患者每增加10%死亡率可降低10%
NCDR-ACTION	全国范围内，将CRUSADE与NRMI合并为一项注册研究	2007—2009	全国范围内综合评估NSTEMI和STEMI的治疗	ACS；患者入选仍在进行中	
ACTION 注册的-GWTG	全国范围内，将ACTION与注册的GWTG合并	2009至今	评价ACS患者治疗和结果的质量的全国性注册研究	ACS; 患者入选仍在进行中	

5

表5-2 CHAMP注册研究：治疗效果（%）

治疗	CHAMP研究前		CHAMP研究后	
	出院时	出院后1年	出院时	出院后1年
阿司匹林	78	68	92	94
β-受体阻滞剂	12	18	61	57
硝酸酯类	62	42	34	18
钙离子拮抗剂	68	58	12	6
ACEI	4	16	56	48
他汀类	6	10	86	91

从性。此研究的治疗基于 ACC/AHA 发表的心血管疾病二级预防指南，目的是帮助医务人员持续按照指南对患者进行治疗。GWTG 研究的参与医院有 600 多家，拥有一个 250 000 例以上冠心病住院患者信息的数据库。该数据库利用互联网进行数据管理，可便于分析冠心病患者住院期间的治疗信息和院内遵循指南进行治疗的情况[40]。除了前瞻性搜集数据和分析治疗情况，这套基于互联网的患者管理工具还配有提醒屏幕，可迅速提供相关指南的参考信息并对被忽略的治疗或干预措施加以提示。

在 GWTG 研究实施的第一年，有适应证患者出院时阿司匹林、β- 受体阻滞剂和血管紧张素转换酶抑制剂的应用率保持在 82% ～ 90%，降脂药物的应用由 54% 升至 78%，戒烟指导率由 48% 升至 81%（见图 5-2）[40]。之后，该研究在全国范围内展开并证实能长期实施且持续有效的改善治疗，因为急性事件发生后可迅速获得指导，而患者也最有可能听取医务人员提供的建议。

GWTG 研究利用网络工具进行数据管理使得二级预防结果不断改善，包括戒烟、阿司匹林和他汀类的应用、LDL-C 的监测、血压控制和心脏康复[41]。AHA 的 10 年（到 2010 年）目标是通过改善急性事件和二级预防的治疗将冠心病、卒中和危险度减少 25%。当前的 GWTG 研究正致力于疾病的预防，据估计，疾病预防所起的作用可占 25% 预期目标的 8% ～ 16%[40]。

GAP 项目

GAP 治疗改善计划进一步证实，持续的治疗改善可应用于各种医疗机构、患者和救护中心[42]。这项计划最初包括密歇根州的 10 个医疗机构，目的是通过将 ACC/AHA 实践指南引入医疗机构来改善遵循指南对 AMI 患者进行治疗的情况。参与的医院均采用一套专门的治疗方案，包括标准的 AMI 医嘱、临床路径袖珍指南或便携卡、患者信息表、患者出院情况表、粘贴表和医院诊疗流程图[43]。

GAP 计划持续时间较短（1 年），但在此期间，阿司匹林（从 82% 升至 94%，P <0.001）和 β- 受体阻滞剂

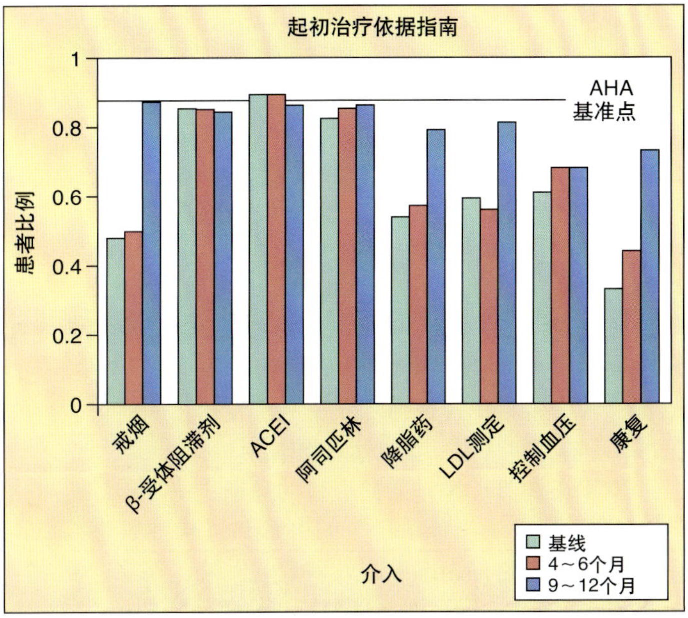

图5-2 GWTG研究。

(从 84% 升至 93%，P＜0.001）住院期间的应用率、出院时的戒烟指导率（从 51% 升至 86%，P<0.001）均明显增加（见图 5-3)。GAP 研究显示，在采用标准诊疗方案包括标准的入院医嘱和出院指导的患者中，遵循指南进行治疗后结果的改善和对指南依从性的提高更为显著[35, 44]。来自 GAP 研究的最新结果也显示 AMI 患者接受标准的出院指导增加后 1 年死亡率降低[45]。

NRMI 注册研究

NRMI 研究在美国是时间最早、规模最大的有关 AMI 的注册研究之一[7, 46]。NRMI 研究的主要目的是探讨 AMI 患者相对于对照组的诊疗质量信息反馈给临床医师的方式。1600 家医院自愿参与该研究，超过 2 000 000 例患者接受随访。NRMI 研究分为 5 个亚组研究，随着 AMI 诊疗情况的变化随时进行数据搜集、调研，包括 NRMI 1（1990–1994 年）、NRMI 2（1994–1998 年）、NRMI 3（1998–2000 年）、NRMI 4（2000–2004 年） 和 NRMI 5（2004–2006 年）。

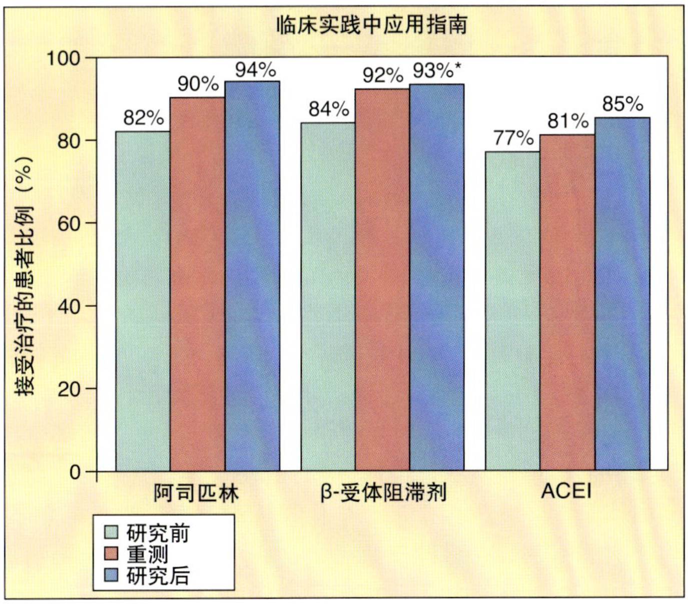

图5-3 GAP研究。

NRMI 注册研究的趋势显示，过去几年，美国所有 AMI 的治疗质量在持续改善[46]。1990–2006 年，AMI 院内死亡风险每年减少 23% 可能是由于 STEMI 急性期治疗的改善（见图 5-4）[7]。STEMI 和 NSTEMI 患者急性期依据指南建议进行治疗的比例明显增加，但是大多数治疗的应用率仍低于 90%（见图 5-5A）[47]。心导管术和 PCI 在 STEMI 和 NSTEMI 患者中的应用增加，而冠状动脉搭桥术的应用两组患者均有下降。直接 PCI 的死亡率由 7.8% 下降为 4.4%（见图 5-5B）。

然而，尽管整体上治疗质量得到改善，但仍有一部分有适应证的患者没有接受救命的治疗，并且主要未充分治疗亚组患者在治疗上的差异并无变化[46]。女性、黑人和 ≥ 75 岁的患者相对于其他患者接受血管重建或出院降脂治疗的可能性明显减少[47]。NRMI 研究也显示尽管全国范围内都在主动监测并设法减少进门 - 球囊扩张时间，但是符合指南建议时间者不到一半[48, 49]。

CRUSADE 研究

作为一项美国国家非 ST 段抬高 ACS 注册研究，CRUSADE 研究主要是随访住院患者急性期和出院时应用循证学治疗的情况和与这些治疗相关的结果[50]。自 2001 年 7–2006 年 12 月，CRUSADE 研究共随访了美国 400 多家大型急救中心的超过 200 000 例 NSTEMI 患者和后期的 8800 余例 STEMI 患者[36]。

该研究连续入选缺血症状在 24 小时内出现并持续 10 分钟同时合并诸多高危因素的患者，例如心电图存在缺血性 ST 段变化（ST 段压低 0.5mm；短暂 ST 段抬高 0.5 ～ 1.0mm，不超过 10 分钟）和（或）入院 24 小时内心肌标志物 [肌钙蛋白 I 或 T 和（或）肌酸激酶同工酶（CK-MB）] 高于正常上限。这项大规模注册研究提供了评估危险分层工具的应用、建议药物、临床结果和质量改善干预措施的难得机会[6, 19, 36]。同时也向参与的医师和医院提供在此期间治疗方案以及与其他医疗机构治疗方案相比较的反馈信息[5]。这样利用数据资料可以在参与的医院中促进非 ST 段抬高 ACS 急性期和出院时指南所建议的治疗的推广，同时改善了患者的临床结果，因此非常重要。CRUSADE 研究强调了许多重要的教训，包括因疏忽所犯的错误（例如没有应用被证实可以获益的治疗）和原则性错误（例如在非 ST 段抬高 ACS 患者中应用不恰当或不正确的治疗策略、剂量和操作）[51]。

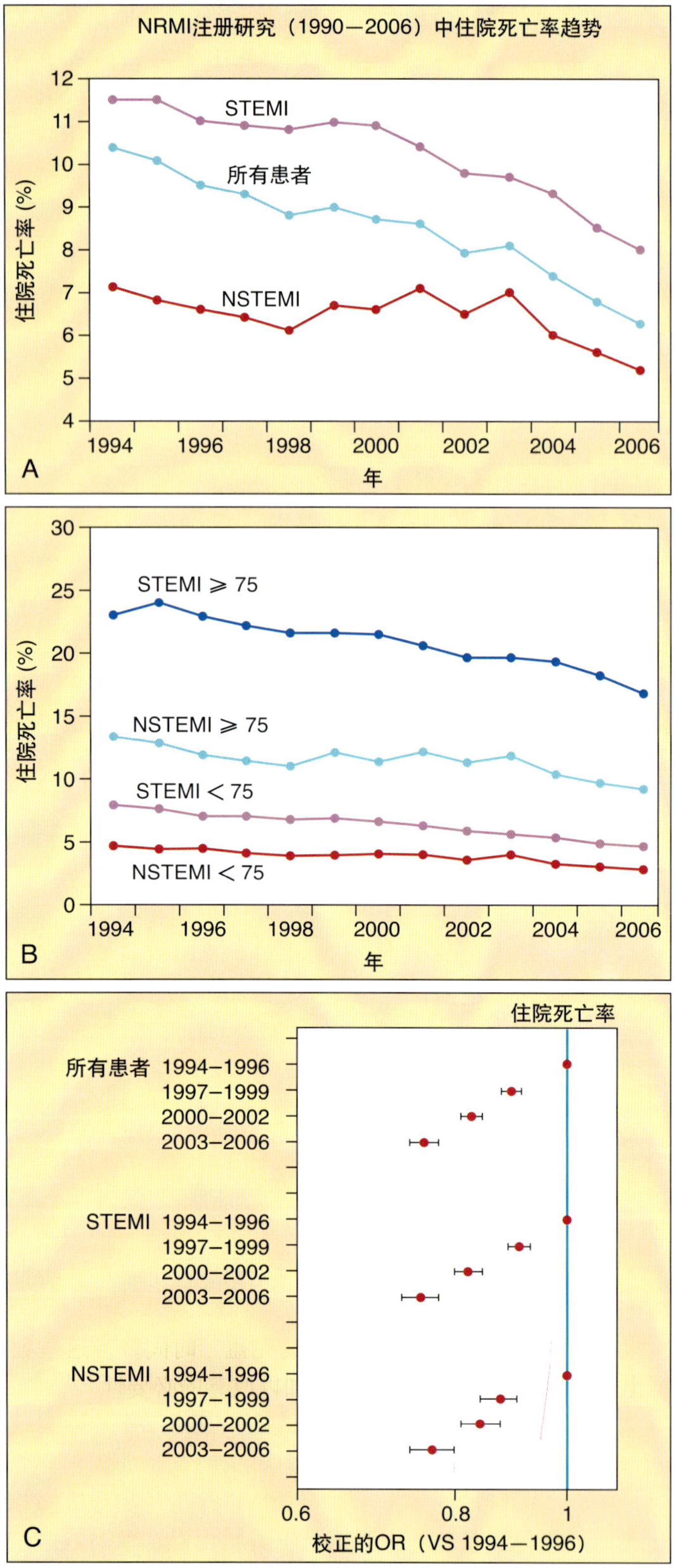

图5-4 NRMI注册研究住院死亡趋势（1990—2006）。A，所有AMI患者的住院死亡率和依照STEMI、NSTEMI分组后的住院死亡率。B，75岁以下和75岁及以上患者的住院死亡率。C，调整基线（1994—1996）差异后各时期住院死亡率（OR；95% CI）。

NCDR-ACTION 研究

CRUSADE 研究在改善患者治疗和调研方面的成功引起了联合委员会、私人捐助、医保部门和美国心脏病学会等专业团体的关注。因此，NCDR 的研究人员决定联合几项治疗改善研究，包括 CRUSADE 研究和 NRMI 研究，共同发起一项新的以改善 ACS 患者安全和结果为目的的研究，并逐步发展成为 NCDR-ACTION 注册研究。自 2007 年 1 月开始，该研究已经将数据搜集与这两项主导性的国家级 ACS 注册研究中的治疗情况合并，成立了一个包括 STEMI 和 NSTEMI 患者的更大、更全面的心血管患者数据库。

患者入选标准包括 24 小时内出现急性缺血症状尤其具有能初步诊断 STEMI 或 NSTEMI 的典型表现。患者用其他临床症状入院后出现缺血症状第一次发作，同时伴有持续的 ST 段抬高和（或）心肌标志物阳性。

NCDR-ACTION 注册研究目的是通过一项能够为参与“CRUSADE 质量改善项目”的医师和机构提供直接反馈的注册登记，通过入选美国大多数的医院，建立一套全国性的临床路径，提高对 STEMI 和 NSTEMI 的治疗模式、临床结果、药物安全和 ACS 患者整体治疗质量的认识。

北美地区急性冠状动脉综合征注册研究中的启示

建议药物治疗不充分

由于没有充分理解其中原因，与低危患者相比，急性心肌梗死中的特定高危患者一般没有完全依据循证学指南进行治疗。这些高危因素包括老年、糖尿病、女性、非裔美国人、肾功能不全和心力衰竭 [52, 53]。由于遵循指南治疗可以改善结果，而高危患者死亡率又较高，因此这些患者应更加严格遵循指南进行治疗。然而临床实践却恰恰相反。

NRMI-4 注册研究显示，有指征应用糖蛋白Ⅱb/Ⅲa 受体抑制剂的 NSTEMI 患者中，仅 25% 接受了这项治疗 [10]。CRUSADE 研究中的数据分析结果显示，75 岁以上的 AMI 患者出院时接受阿司匹林、β- 受体阻滞剂和他汀类药物治疗的比例明显较低，进行血脂水平检测的可能性也较小 [54, 55]。糖蛋白Ⅱb/Ⅲa 受体抑制剂在老年患者中也未得到普便应用 [56]。非裔美国人与白种人相比、女性与男性相比也存在类似的差异 [21, 52, 53]。尽管女性 AMI 患者发生死亡、再发心肌梗死和心力衰竭的几率较高，但与男性相比，依据 ACC/AHA 指南建议进行治疗的比例却较少。女性接受血管成形术、PCI、冠状动脉搭桥和糖蛋白Ⅱb/Ⅲa 受体抑制剂治疗的可能性也较小 [57, 58]。

慢性肾脏疾病患者通常合并多种疾病，例如糖尿病、高血压、冠心病和心力衰竭。这些患者的 ACS 相关死亡率较高，但是大多数随机试验并未对此进行研究。CRUSADE 研究显示，慢性肾脏疾病患者除了存在诸多高危因素之外，较少接受抗血小板和抗凝治疗，接受心导管和再次血管重建的可能性也更小。甚至一些简单和无创的干预措施如戒烟指导、饮食调整和如何选择心功能康复设施都没有得到充分应用 [59]。

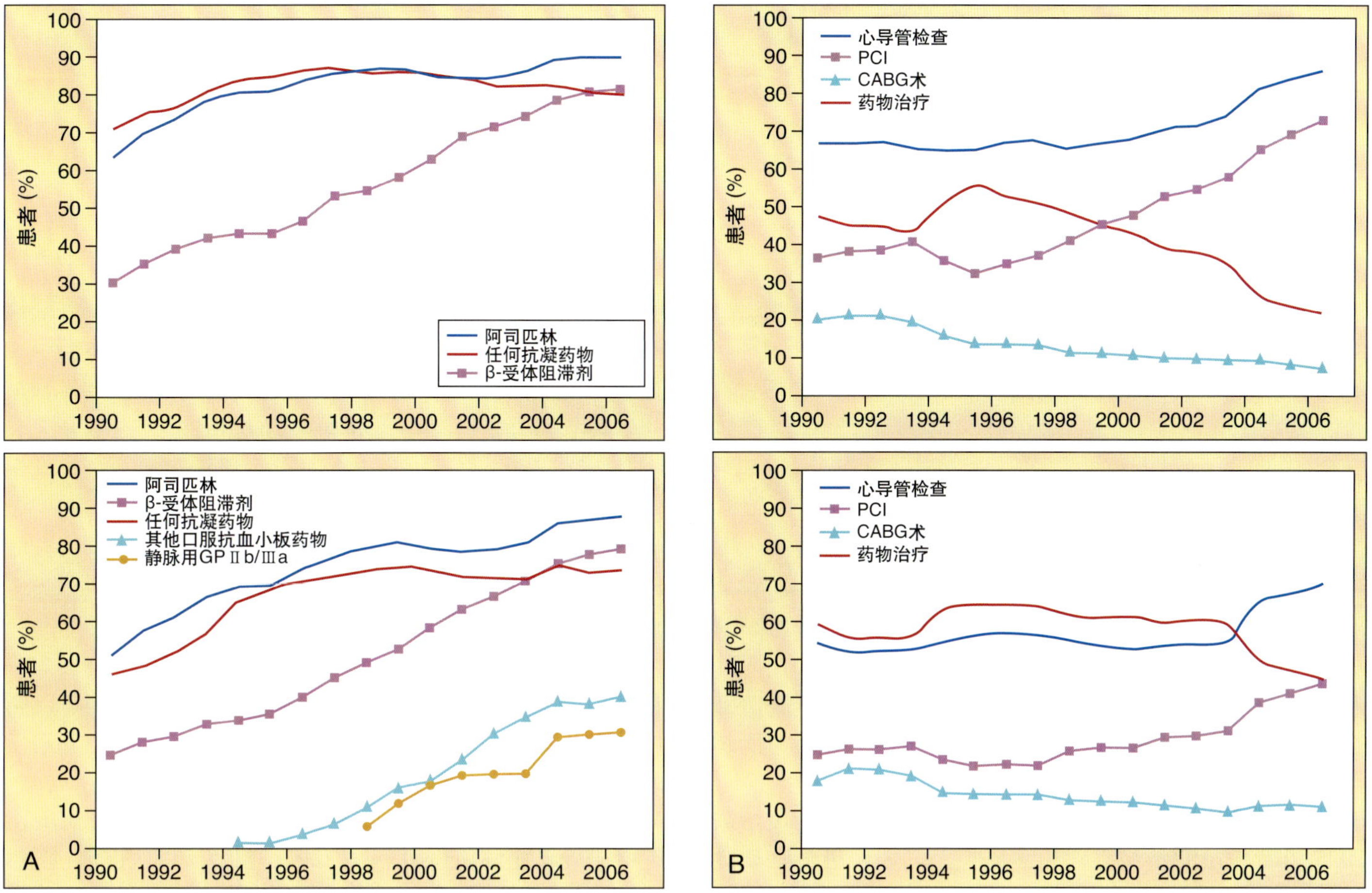

图5-5 NRMI研究中患者入院24小时内的治疗情况趋势。A，STEMI患者（上图）和NSTEMI患者（下图）的药物治疗（在1994年和1998年之后分别记录了其他口服抗血小板药物和GPIIb/IIIa的应用）。B，AMI患者手术干预治疗趋势（上图为STEMI，下图为NSTEMI）（1990—2006）。

糖尿病、心力衰竭和肌钙蛋白水平的轻度升高是预后不良的强烈预测因素，但是具备这些危险因素的患者遵循指南治疗的比例却较低[60, 61]。同样，尽管与STEMI患者相比，NSTEMI患者长期死亡率较高，本应接受同等甚至更好的二级预防治疗，但是事实上这部分患者接受阿司匹林、β-受体阻滞剂、血管紧张素转换酶抑制剂、降脂药物、戒烟指导和心功能康复的比例却较少[6, 62]。

CRUSADE研究也显示缺乏医疗保险和接受非心脏病专家的指导同样是导致未充分遵循指南进行治疗和不良结果的重要因素[63]。

STEMI患者治疗的延迟

STEMI患者症状发生后，接受溶栓和PCI的时间越短，死亡率越低。ACC/AHA建议溶栓治疗时间应在30分钟以内，而PCI时间应在90分钟以内[27]。然而，当前的治疗时间远不符合指南要求[64]。NRMI-3和NRMI-4的研究结果显示，1999−2002年间，仅46%的STEMI患者在症状发生后30分钟内接受了溶栓治疗，而症状发生后90分钟内接受直接PCI的STEMI患者仅35%[48]。

CRUSADE研究（2111例患者，2006年1月至12月）和ACTION研究（2013例患者，2007年1月至3月）最近报道了一项关于STEMI的分析结果，两项研究中无再灌注禁忌的STEMI患者接受直接PCI的比例分别为80.3%（2111例）和75.4%（2013例）。直接PCI的平均“进门-球囊充盈”时间显著减少，而过去“进门－球囊充盈”时间≥90分钟的患者较多。然而，即使新近的一项分析中也发现仅有2/3的非转运直接PCI患者的“进门－球囊充盈”时间≤90分钟。这些结果表明像D2B联盟这样的国家级机构正在影响着“进门-球囊充盈”时间。但这些数据也强调了继续进行治疗评估并加以改善的必要性[65]。

急性冠状动脉综合征治疗的安全性问题

由于出血可增加住院花费并与死亡率增加直接相关，因此ACS患者的出血并发症得到越来越多的关注[66-69]。CRUSADE研究强调了ACS患者超剂量应用普通肝素、低分子肝素和糖蛋白Ⅱb/Ⅲa受体抑制剂的问题（见图5-6）。结果显示，42%的非ST段抬高ACS患者超范围应用了一种或多种药物起始剂量[55]。普通肝素、低分子肝素和糖蛋白Ⅱb/Ⅲa受体拮抗剂超剂量应用率分别为32.8%、13.8%和26.8%。药物剂量过大导致严重出血明显增多，超剂量应用普通肝素、低分子肝素和糖蛋白Ⅱb/Ⅲa受体拮抗剂造成的严重出血发生率分别为13.6%、12.5%

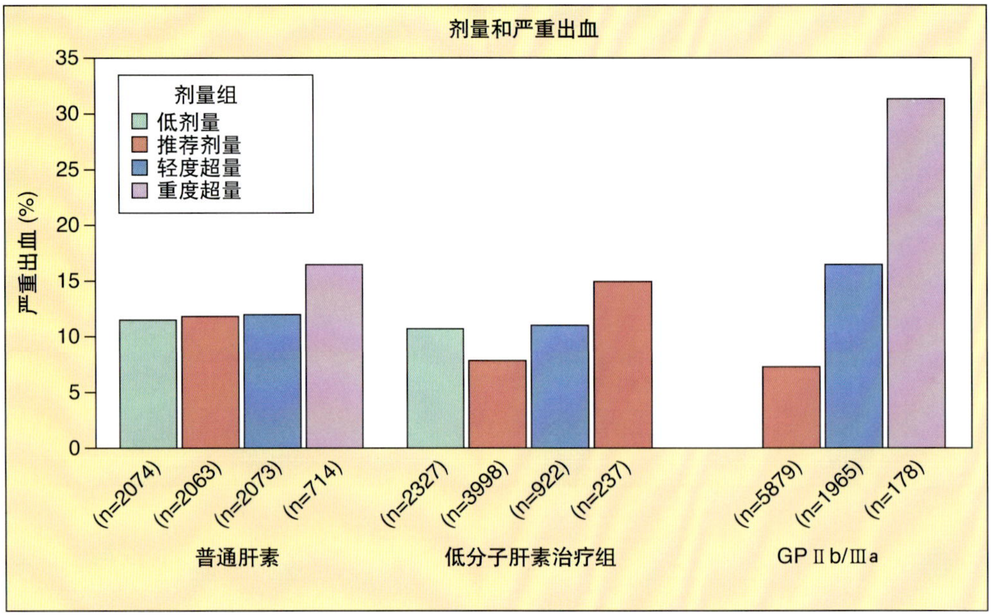

图5-6 抗栓药物剂量和严重出血（CRUSADE研究）。

和 17.5%。研究结果也显示，担心出血风险不愿接受医师处方抗血栓药物的患者（例如老年患者）反而最有可能超剂量应用抗血小板药物。

CRUSADE 研究最近的一项结果评估了非 ST 段抬高 ACS 患者输血的预测因素和结果[66, 70]。未经历冠状动脉搭桥的非 ST 段抬高 ACS 患者输血的发生率为 10.3%，肾功能不全、高龄和女性是输血的强烈预测因素。校正后的输血相关死亡风险增加了接近 2/3（比值比 1.67，95% 置信区间 1.48 ～ 1.88）。因此，CRUSADE 研究的分析结果强调了正确应用建议的抗栓药物剂量与应用这些药物同等重要的观点。

遵循指南与提高存活

来自 CRUSADE 研究的数据显示，真实世界中非 ST 段抬高 ACS 患者的院内死亡率为 4.9%，远高于随机试验中所观察到的数据（1.5% ～ 1.9%）[5]。此外，ACS 的循证学治疗未得到充分应用，而对指南的依从性增加可以明显减少死亡率。对指南依从性最好的医院院内死亡率最低（4.2%），依从性最差的医院死亡率最高（6.3%）。因此，对指南的依从性每增加 10% 死亡率即降低 10%（比值比 0.90，95% 置信区间 0.84 ～ 0.97，图 5-7）。同样，来自 NRMI-4 研究住院患者数据库的分析显示，2000 年～ 2002 年间未校正的 STEMI 院内死亡率为 14.3%，NSTEMI 为 12.5%，比预期高得多[6]。这与循证学指南未得到充分应用有关。有 12% ～ 15% 的患者症状发作后 24 小时内未接受阿司匹林治疗，近 20% 的患者没有接受 β- 受体阻滞剂的治疗，许多患者没有进行基本的心导管手术，主要见于非 ST 段抬高 ACS 患者。

医院治疗方案与急性冠状动脉综合征临床结果

医院正承受越来越大的压力去改善医疗质量。政府机构、专业组织和保险部门已经对如何实施标准化治疗制订

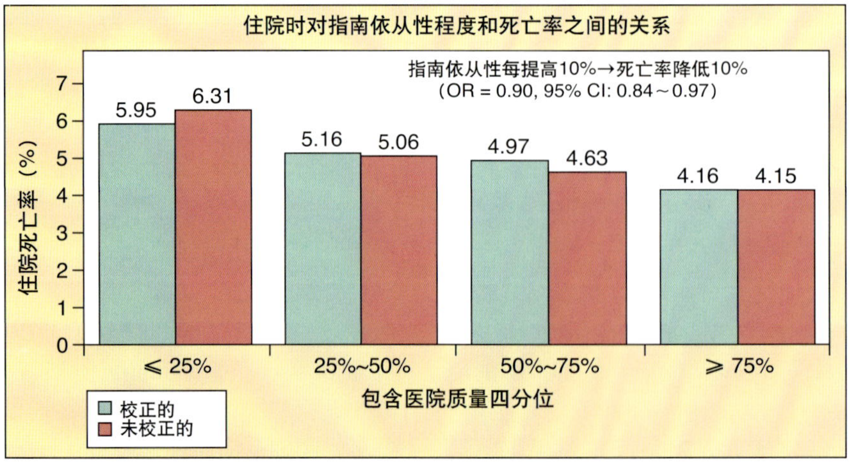

图5-7 CRUSADE研究中院内治疗情况与结果。

了客观方案[30-32]。之前，很少有数据显示院内治疗方案与结果的关系。CRUSADE 的研究人员报道了美国院内治疗方案的对比结果，证实了患者死亡率的减少与医院遵循指南进行治疗的水平提高相关[5]。总体上，仅 74% 的有适应证患者依据 9 个 ACC/AHA 指南所建议的治疗方案进行治疗。各家医院依据指南进行治疗的比例存在很大差异，低至 40%，高达 85%（见图 5-8）。整体上的指南符合率与院内死亡率明显相关，所观察到的死亡率从最低四分位数符合率的 6.3% 减少到最高四分位数符合率的 4.1%。CRUSADE 研究也显示非教学或赢利性医院的指南符合率低于教学或非赢利性医院[51]。但是，当有心脏病专家提供治疗方案时 AMI 患者的临床结果也会改善。这可能与在心脏病专家指导下可更好的应用指南所建议的药物进行治疗并且再灌注治疗应用率较高有关，这就导致了临床结果中出现大部分差异。

随着 CRUSADE 治疗改善计划的发起，整体上遵循指南进行治疗的情况在持续改善，遵循指南对 ACS 进行短期和长期治疗的比例也在不断增加。从医院的临床医师到国家的医保部门，CRUSADE 的治疗改善行动激起了各个层面人群的极大兴趣和热情[19]。

ACTION–GTWG 注册

美国心脏病学会基金会的 NCDR 注册研究与 AHA 基金的 GWTG 注册研究最近联合，旨在通过采用统一的国家级 ACS 注册研究标准评估和改善心血管病患者的治疗以减少心脏病发作[71]。这项合作是将两大主导性国家级冠心病注册研究（NCDR-ACTION 注册研究与 AHA 的 GWTG– 冠心病注册研究）联合起来，建立一个迄今由医疗专业人员发起的最大规模、最广泛的心血管患者数据库。这个称为 ACTION–GTWG 注册的新注册研究将建立国家级标准以了解和改善冠心病患者所接受治疗的质量、安全和结果。这可以充分的将两项研究整合为单一注册研究，最终为全国范围内向 ACS 患者提供治疗的成百甚至成千家医院提供更多的行业标准和治疗改善措施。

小　结

过去 20 多年，ACS 的治疗取得了显著进步，从而改善了患者的临床结果。然而，仍然存在许多不足需要更加广泛应用循证学治疗来弥补，特别是在极高危患者中。遵循 ACC/AHA 指南建议进行治疗，与降低 ACS 患者死亡率显著相关。真实世界中的注册研究在有效传播和应用循证学指南并提供治疗改进措施方面起到了关键作用。

（赵　勇　颜红兵）

参考文献

1. Rosamond W, Flegal K, Furie K, et al: Heart disease and stroke statistics—2008 update: A report from the American Heart Association Statistics Committee and Stroke Statistics Subcommittee. Circulation 2008; 117:e25-e146.
2. Fox KA, Steg PG, Eagle KA, et al: Decline in rates of death and heart failure in acute coronary syndromes, 1999-2006. JAMA 2007;297:1892-1900.
3. Rogers WJ, Frederick PD, Stoehr E, et al: Trends in presenting characteristics and hospital mortality among patients with ST elevation and non-ST elevation myocardial infarction in the National Registry of Myocardial Infarction from 1990 to 2006. Am Heart J 2008; 156:1026-1034.
4. Ford ES, Ajani UA, Croft JB, et al: Explaining the decrease in U.S. deaths from coronary disease, 1980-2000. N Engl J Med 2007; 356:2388-2398.
5. Peterson ED, Roe MT, Mulgund J, et al: Association between hospital process performance and outcomes among patients with acute coronary syndromes. JAMA 2006; 295:1912-1920.
6. Roe MT, Parsons LS, Pollack CV Jr, et al: Quality of care by classification of myocardial infarction: treatment patterns for ST-segment elevation vs non–ST-segment elevation myocardial infarction. Arch Intern Med 2005; 165:1630-1636.
7. Rogers WJ, Canto JG, Lambrew CT, et al: Temporal trends in the treatment of over 1.5 million patients with myocardial infarction in the US from 1990 through 1999: The National Registry of Myocardial Infarction 1, 2 and 3. J Am Coll Cardiol 2000; 36:2056-2063.
8. Alexander KP, Newby LK, Armstrong PW, et al: Acute coronary care in the elderly, part II: ST-segment elevation myocardial infarction: A scientific statement for health care professionals from the American Heart Association Council on Clinical Cardiology: in collaboration with the Society of Geriatric Cardiology. Circulation 2007; 115:2570-2589.

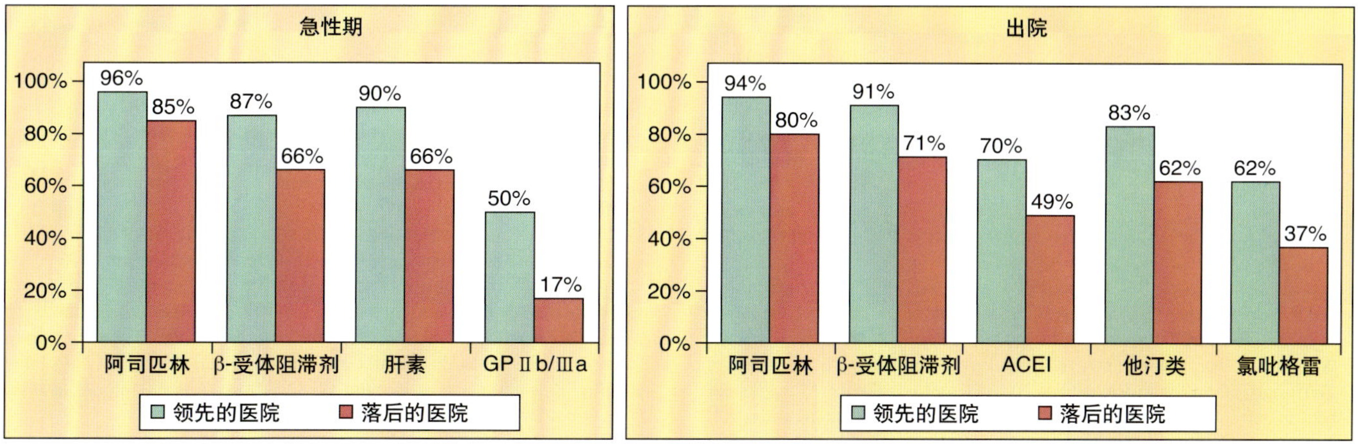

图5-8　发达与落后医疗中心卫生保健的差异。

9. Alexander KP, Newby LK, Cannon CP, et al: Acute coronary care in the elderly, part I: Non–ST-segment elevation acute coronary syndromes: A scientific statement for health care professionals from the American Heart Association Council on Clinical Cardiology: in collaboration with the Society of Geriatric Cardiology. Circulation 2007; 115:2549-2569.
10. Jaber WA, Holmes DR Jr: Outcome and quality of care of patients who have acute myocardial infarction. Med Clin North Am 2007; 91:751-768.
11. Wallentin L, Lagerqvist B, Husted S, et al: Outcome at 1 year after an invasive compared with a non-invasive strategy in unstable coronary-artery disease: the FRISC II invasive randomised trial. FRISC II Investigators. Fast Revascularisation during Instability in Coronary artery disease. Lancet 2000; 356:9-16.
12. Cannon CP, Weintraub WS, Demopoulos LA, et al: Comparison of early invasive and conservative strategies in patients with unstable coronary syndromes treated with the glycoprotein IIb/IIIa inhibitor tirofiban. N Engl J Med 2001; 344:1879-1887.
13. Stone GW, Grines CL, Cox DA, et al: Comparison of angioplasty with stenting, with or without abciximab, in acute myocardial infarction. N Engl J Med 2002; 346:957-966.
14. Cannon CP, Gibson CM, Lambrew CT, et al: Relationship of symptom-onset-to-balloon time and door-to-balloon time with mortality in patients undergoing angioplasty for acute myocardial infarction. JAMA 2000; 283:2941-2947.
15. Steg PG, Goldberg RJ, Gore JM, et al: Baseline characteristics, management practices, and in-hospital outcomes of patients hospitalized with acute coronary syndromes in the Global Registry of Acute Coronary Events (GRACE). Am J Cardiol 2002; 90:358-363.
16. Bahit MC, Cannon CP, Antman EM, et al: Direct comparison of characteristics, treatment, and outcomes of patients enrolled versus patients not enrolled in a clinical trial at centers participating in the TIMI 9 Trial and TIMI 9 Registry. Am Heart J 2003; 145:109-117.
17. Roe MT, Ohman EM, Pollack CV Jr, et al: Changing the model of care for patients with acute coronary syndromes. Am Heart J 2003; 146:605-612.
18. Haim M, Behar S, Boyko V, et al: The prognosis of a first Q-wave versus non-Q-wave myocardial infarction in the reperfusion era. Am J Med 2000; 108:381-386.
19. Glickman SW, Boulding W, Staelin R, et al: A framework for quality improvement: An analysis of factors responsible for improvement at hospitals participating in the Can Rapid Risk Stratification of Unstable Angina Patients Suppress Adverse Outcomes with Early Implementation of the ACC/AHA Guidelines (CRUSADE) quality improvement initiative. Am Heart J 2007; 154:1206-1220.
20. Sharis PJ, Cannon CP, Rogers WJ, et al: Predictors of mortality, coronary angiography, and revascularization in unstable angina pectoris and acute non-ST elevation myocardial infarction (the TIMI III Registry). Am J Cardiol 2002; 90:1154-1156.
21. Bhatt DL, Roe MT, Peterson ED, et al: Utilization of early invasive management strategies for high-risk patients with non-ST-segment elevation acute coronary syndromes: Results from the CRUSADE Quality Improvement Initiative. JAMA 2004; 292:2096-2104.
22. Fonarow GC, French WJ, Parsons LS, et al: Use of lipid-lowering medications at discharge in patients with acute myocardial infarction: Data from the National Registry of Myocardial Infarction 3. Circulation 2001; 103:38-44.
23. Hemingway H, Crook AM, Feder G, et al: Underuse of coronary revascularization procedures in patients considered appropriate candidates for revascularization. N Engl J Med 2001; 344:645-654.
24. Mehta RH, Ruane TJ, McCargar PA, et al: The treatment of elderly diabetic patients with acute myocardial infarction: Insight from Michigan's Cooperative Cardiovascular Project. Arch Intern Med 2000; 160:1301-1306.
25. McGlynn EA, Asch SM, Adams J, et al: The quality of health care delivered to adults in the United States. N Engl J Med 2003; 348:2635-2645.
26. Anderson JL, Adams CD, Antman EM, et al: ACC/AHA 2007 guidelines for the management of patients with unstable angina/non ST-elevation myocardial infarction: A report of the American College of Cardiology/American Heart Association Task Force on Practice Guidelines (Writing Committee to Revise the 2002 Guidelines for the Management of Patients With Unstable Angina/Non ST-Elevation Myocardial Infarction): Developed in collaboration with the American College of Emergency Physicians, the Society for Cardiovascular Angiography and Interventions, and the Society of Thoracic Surgeons: Endorsed by the American Association of Cardiovascular and Pulmonary Rehabilitation and the Society for Academic Emergency Medicine. Circulation 2007; 116:e148-e304.
27. Antman EM, Hand M, Armstrong PW, et al: 2007 Focused Update of the ACC/AHA 2004 Guidelines for the Management of Patients With ST-Elevation Myocardial Infarction: A report of the American College of Cardiology/American Heart Association Task Force on Practice Guidelines: developed in collaboration With the Canadian Cardiovascular Society endorsed by the American Academy of Family Physicians: 2007 Writing Group to Review New Evidence and Update the ACC/AHA 2004 Guidelines for the Management of Patients With ST-Elevation Myocardial Infarction, Writing on Behalf of the 2004 Writing Committee. Circulation 2008; 117:296-329.
28. Smith SC Jr, Feldman TE, Hirshfeld JW Jr, et al: ACC/AHA/SCAI 2005 Guideline Update for Percutaneous Coronary Intervention—summary article: A report of the American College of Cardiology/American Heart Association Task Force on Practice Guidelines (ACC/AHA/SCAI Writing Committee to Update the 2001 Guidelines for Percutaneous Coronary Intervention). Circulation 2006; 113:156-175.
29. Marshall MN, Shekelle PG, Leatherman S, Brook RH: The public release of performance data: What do we expect to gain? A review of the evidence. JAMA 2000; 283:1866-1874.
30. Lee TH, Meyer GS, Brennan TA: A middle ground on public accountability. N Engl J Med 2004; 350:2409-2412.
31. Epstein AM, Lee TH, Hamel MB: Paying physicians for high-quality care. N Engl J Med 2004; 350:406-410.
32. Glickman SW, Ou FS, DeLong ER, et al: Pay for performance, quality of care, and outcomes in acute myocardial infarction. JAMA 2007; 297:2373-2380.
33. Brown ML, Gersh BJ, Holmes DR, et al: From randomized trials to registry studies: Translating data into clinical information. Nat Clin Pract Cardiovasc Med 2008; 5:613-620.
34. Staman KL, Roe MT, Fraulo ES, et al: Quality Improvement Tools Designed to Improve Adherence to the ACC/AHA Guidelines for the Care of Patients with Non-ST-Segment Acute Coronary Syndromes: The CRUSADE Quality Improvement Initiative. Crit Pathw Cardiol 2003; 2:34-40.
35. Mehta RH, Montoye CK, Gallogly M, et al: Improving quality of care for acute myocardial infarction: The Guidelines Applied in Practice (GAP) Initiative. JAMA 2002; 287:1269-1276.
36. Blomkalns AL, Roe MT, Peterson ED, et al: Guideline implementation research: Exploring the gap between evidence and practice in the CRUSADE Quality Improvement Initiative. Acad Emerg Med 2007; 14:949-954.
37. Fonarow GC, Gawlinski A, Moughrabi S, Tillisch JH. Improved treatment of coronary heart disease by implementation of a Cardiac Hospitalization Atherosclerosis Management Program (CHAMP). Am J Cardiol 2001; 87:819-822.
38. Fonarow GC, Gawlinski A: Rationale and design of the Cardiac Hospitalization Atherosclerosis Management Program at the University of California Los Angeles. Am J Cardiol 2000; 85:10A-17A.
39. LaBresh KA, Ellrodt AG, Gliklich R, et al: Get with the guidelines for cardiovascular secondary prevention: Pilot results. Arch Intern Med 2004; 164:203-209.
40. Smaha LA: The American Heart Association Get With The Guidelines program. Am Heart J 2004; 148:S46-S48.
41. Mazzini MJ, Stevens GR, Whalen D, et al: Effect of an American Heart Association Get With the Guidelines program-based clinical pathway on referral and enrollment into cardiac rehabilitation after acute myocardial infarction. Am J Cardiol 2008; 101:1084-1087.
42. McCarthy M: US heart-guidelines strategy makes promising start. Lancet 2001; 358:1618.
43. Eagle KA, Mehta RH, Riba AL, et al: Taking the ACC/AHA guidelines for care of Acute Myocardial Infarction to the bedside: the GAP projects in southeastern Michigan. Am Heart J 2004; 148:S49-S51.
44. Eagle KA, Montoye CK, Riba AL, et al: Guideline-based standardized care is associated with substantially lower mortality in medicare patients with acute myocardial infarction: The American College of Cardiology's Guidelines Applied in Practice (GAP) Projects in Michigan. J Am Coll Cardiol 2005; 46:1242-1248.
45. Rogers AM, Ramanath VS, Grzybowski M, et al: The association between guideline-based treatment instructions at the point of discharge

and lower 1-year mortality in Medicare patients after acute myocardial infarction: The American College of Cardiology's Guidelines Applied in Practice (GAP) initiative in Michigan. Am Heart J 2007; 154:461-469.

46. Gibson CM: NRMI and current treatment patterns for ST-elevation myocardial infarction. Am Heart J 2004; 148:S29-S33.
47. Peterson ED, Shah BR, Parsons L, et al: Trends in quality of care for patients with acute myocardial infarction in the National Registry of Myocardial Infarction from 1990 to 2006. Am Heart J 2008; 156:1045-1055.
48. McNamara RL, Herrin J, Bradley EH, et al: Hospital improvement in time to reperfusion in patients with acute myocardial infarction, 1999 to 2002. J Am Coll Cardiol 2006; 47:45-51.
49. McNamara RL, Wang Y, Herrin J, et al: Effect of door-to-balloon time on mortality in patients with ST-segment elevation myocardial infarction. J Am Coll Cardiol 2006; 47:2180-2186.
50. Hoekstra JW, Pollack CV, Jr, Roe MT, et al: Improving the care of patients with non-ST-elevation acute coronary syndromes in the emergency department: The CRUSADE initiative. Acad Emerg Med 2002; 9:1146-1155.
51. Tricoci P, Peterson ED, Roe MT: Patterns of guideline adherence and care delivery for patients with unstable angina and non-ST-segment elevation myocardial infarction (from the CRUSADE Quality Improvement Initiative). Am J Cardiol 2006; 98:30Q-35Q.
52. Blomkalns AL, Chen AY, Hochman JS, et al: Gender disparities in the diagnosis and treatment of non–ST-segment elevation acute coronary syndromes: Large-scale observations from the CRUSADE (Can Rapid Risk Stratification of Unstable Angina Patients Suppress Adverse Outcomes With Early Implementation of the American College of Cardiology/American Heart Association Guidelines) National Quality Improvement Initiative. J Am Coll Cardiol 2005; 45:832-837.
53. Sonel AF, Good CB, Mulgund J, et al: Racial variations in treatment and outcomes of black and white patients with high-risk non–ST-elevation acute coronary syndromes: Insights from CRUSADE (Can Rapid Risk Stratification of Unstable Angina Patients Suppress Adverse Outcomes With Early Implementation of the ACC/AHA Guidelines?) Circulation 2005; 111:1225-1232.
54. Alexander KP, Roe MT, Chen AY, et al: Evolution in cardiovascular care for elderly patients with non–ST-segment elevation acute coronary syndromes: Results from the CRUSADE National Quality Improvement Initiative. J Am Coll Cardiol 2005; 46:1479-1487.
55. Alexander KP, Chen AY, Roe MT, et al: Excess dosing of antiplatelet and antithrombin agents in the treatment of non–ST-segment elevation acute coronary syndromes. JAMA 2005; 294:3108-3116.
56. Hoekstra JW, Roe MT, Peterson ED, et al: Early glycoprotein IIb/IIIa inhibitor use for non–ST-segment elevation acute coronary syndrome: Patient selection and associated treatment patterns. Acad Emerg Med 2005; 12:431-438.
57. Jani SM, Montoye C, Mehta R, et al: Sex differences in the application of evidence-based therapies for the treatment of acute myocardial infarction: The American College of Cardiology's Guidelines Applied in Practice projects in Michigan. Arch Intern Med 2006; 166:1164-1170.
58. Schulman KA, Berlin JA, Harless W, et al: The effect of race and sex on physicians' recommendations for cardiac catheterization. N Engl J Med 1999; 340:618-626.
59. Han JH, Chandra A, Mulgund J, et al: Chronic kidney disease in patients with non–ST-segment elevation acute coronary syndromes. Am J Med 2006; 119:248-254.
60. Roe MT, Peterson ED, Li Y, et al: Relationship between risk stratification by cardiac troponin level and adherence to guidelines for non–ST-segment elevation acute coronary syndromes. Arch Intern Med 2005; 165:1870-1876.
61. Vikman S, Niemela K, Ilva T, et al: Underuse of evidence-based treatment modalities in diabetic patients with non-ST elevation acute coronary syndrome. A prospective nationwide study on acute coronary syndrome (FINACS). Diabetes Res Clin Pract 2003; 61:39-48.
62. Armstrong PW, Fu Y, Chang WC, et al: Acute coronary syndromes in the GUSTO-IIb trial: Prognostic insights and impact of recurrent ischemia. The GUSTO-IIb Investigators. Circulation 1998;98:1860-1868.
63. Calvin JE, Roe MT, Chen AY, et al: Insurance coverage and care of patients with non–ST-segment elevation acute coronary syndromes. Ann Intern Med 2006; 145:739-748.
64. Shavelle DM, Rasouli ML, Frederick P, et al: Outcome in patients transferred for percutaneous coronary intervention (a national registry of myocardial infarction 2/3/4 analysis). Am J Cardiol 2005; 96:1227-1232.
65. Cannon CP, Roe MT, Brindis RG, et al: Temporal improvements in door-to-balloon times for primary percutaneous coronary intervention: Results from the CRUSADE and ACTION Registries. Presented at the Transcatheter Cardiovascular Therapeutics Annual Scientific Symposium, Washington, DC, October 2007.
66. Rao SV, Jollis JG, Harrington RA, et al: Relationship of blood transfusion and clinical outcomes in patients with acute coronary syndromes. JAMA 2004; 292:1555-1562.
67. Rao SV, O'Grady K, Pieper KS, et al: Impact of bleeding severity on clinical outcomes among patients with acute coronary syndromes. Am J Cardiol 2005; 96:1200-1206.
68. Rao SV, O'Grady K, Pieper KS, et al: A comparison of the clinical impact of bleeding measured by two different classifications among patients with acute coronary syndromes. J Am Coll Cardiol 2006; 47:809-816.
69. Moscucci M, Fox KA, Cannon CP, et al: Predictors of major bleeding in acute coronary syndromes: The Global Registry of Acute Coronary Events (GRACE). Eur Heart J 2003;24:1815-1823.
70. Yang X, Alexander KP, Chen AY, et al: The implications of blood transfusions for patients with non–ST-segment elevation acute coronary syndromes: Results from the CRUSADE National Quality Improvement Initiative. J Am Coll Cardiol 2005; 46:1490-1495.
71. ACTION Registry—GWTG: Available at http://www.ncdr.com/webncdr/ACTION.

第2篇

疾病篇

第6章

稳定型心绞痛和急性冠状动脉综合征的发病机制

Jacob Fog Bentzon 和 Erling Falk

动脉粥样硬化样血管病变在埃及和文艺复兴时期的木乃伊上曾有过描述[1, 2]，在18世纪前动脉粥样硬化造成致死和致残症状很罕见，直至20世纪初仍不常见[3]。从那时起，症状性动脉粥样硬化的发生率在欧美国家迅速增高直到20世纪中期[4]。此后仍以类似的速度迅猛增长。目前这种状况也见于其他国家，使动脉粥样硬化已成为今天全球首位的致死和致残病因[5]。

对该病病理解剖学的探索经历了250年。1786年，Edward Jenner提出动脉粥样硬化是心绞痛的原因，之前几年Heberden对心绞痛已有描述。19世纪中期，Virchow等详尽地描述过动脉粥样硬化的组织学[6]。当时心绞痛被认为是一种致死性疾病，但是直到Weigert和Osler分别在1880年和1910年才揭示最常见的动脉粥样硬化与死亡之间的联系（即冠状动脉血栓形成导致心肌梗死）[7]。Constantinides、Chapman和Friedman发现大多数病例冠状动脉血栓形成的机制时又过去了50年[8-10]，发现多数血栓形成由动脉粥样硬化斑块破裂诱发，高度致栓性的斑块成分暴露在流动的血液中。也有未破裂斑块血栓形成的情况，只是有小的表面不规则，后来用斑块溃疡来描述这种现象[11]。迄今知道不仅心肌梗死，还包括不稳定心绞痛和大多数冠心病猝死的原因，都是破裂或溃疡斑块基础上血栓形成的结果。这就是ACS有着共同的发病机制的原因。

本章将回顾动脉粥样硬化的发病机制、早期发生和不同速度的进展、动脉粥样硬化斑块的不均一性和这种不均一性带来的各种临床表现。

动脉粥样硬化的分类和进展

动脉粥样硬化是一种累及大中动脉，表现为内膜慢性、炎症性和纤维增生性疾病，特点是致动脉粥样硬化脂蛋白的聚集与修饰、单核细胞和T细胞聚集，随后大量纤维组织积聚[12]。主要病因是血液中含脂蛋白的载脂蛋白B增加。其他的危险因素例如男性、高血压、糖尿病和遗传易感性也有部分的促发作用。

分　类

动脉粥样硬化在生命早期即开始发展，但是进展的速度不能预测而且在不同的个体中显著不同。然而即使在对疾病敏感的个体，一般发展到阻塞性或血栓形成倾向的斑块也要几十年。AHA动脉粥样硬化血管病变委员会在一系列重要论文中回顾了从儿童到成人时期动脉病变组织学分析推断出动脉粥样硬化的发病机制[13-15]。AHA也提出一种广泛应用的动脉粥样硬化病变类型的分类方法，2000年又进行了更新[16]。Virmani等提出了另一种分类方法，这种方法侧重于动脉粥样硬化形态与临床表现的联系[17]。

图6-1显示了AHA分类方法的一个简图和一系列病变进展的情况。动脉粥样硬化是一个表现多种多样的疾病，一个晚期病变的患者能在冠状动脉树的不同部位典型表现出这些不同的病变（见图6-2）。然而，在非常短的冠状动脉节段内，几种病变类型可通过密集的连续切片识别出来。目前冠状动脉粥样硬化分类中的类型是基于纵向形态变化很大的三维结构很薄（几个微米）的横切面，所以出现一些变异的类型[18]。

正常动脉内膜

动脉管壁包括3层：内膜、中膜和外膜。内膜是从管腔包括内皮延伸到内弹力膜之间的区域。一般不超过几个细胞层的厚度，但是在正常动脉树个别可再生的区域，内膜可以增厚，包括富含黏多糖的内皮细胞下层和含平滑肌和弹力纤维的肌弹性组织层[13]。推测这些内膜增厚可能是对低的和（或）不断变化着的管壁切应力的生理性适应

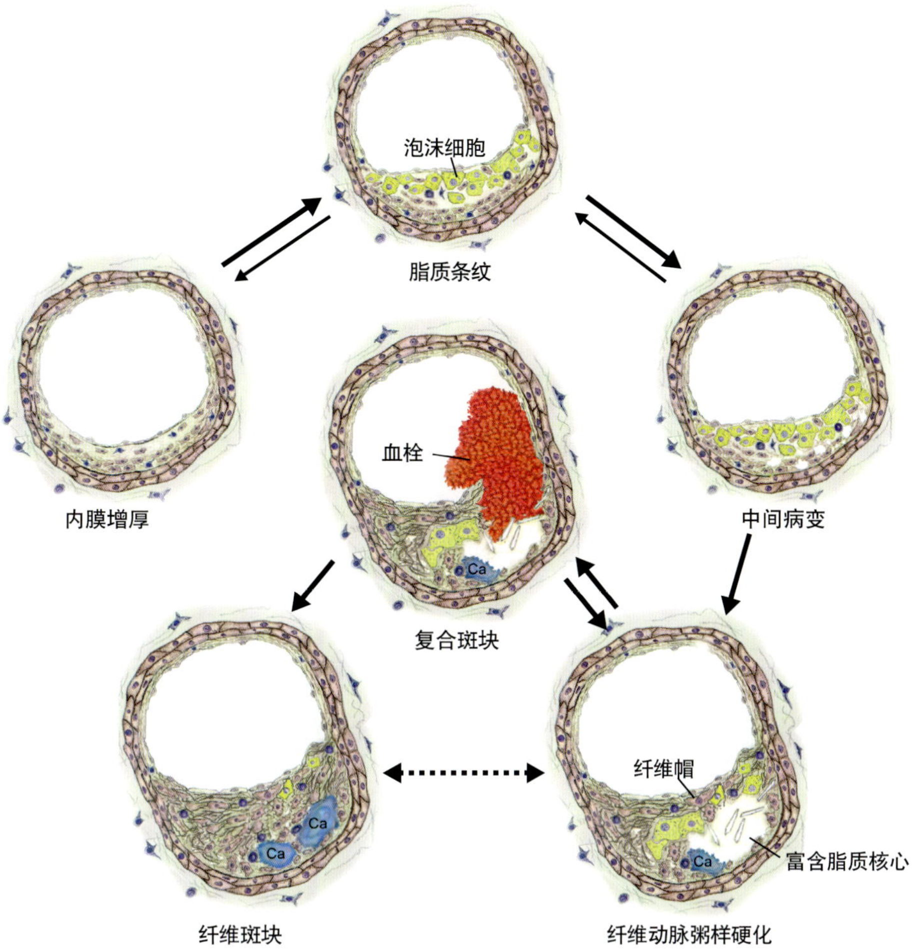

图6-1 AHA血管病变委员会的关于动脉粥样硬化发病机制的简图。术语不完全和AHA推荐的一致[15]，因为一些晚期病变（如纤维粥样斑块，纤维性斑块）在生命进程中同时发生，它们之间的相互关系很难从尸检的研究中解释清楚。Ca，钙化。

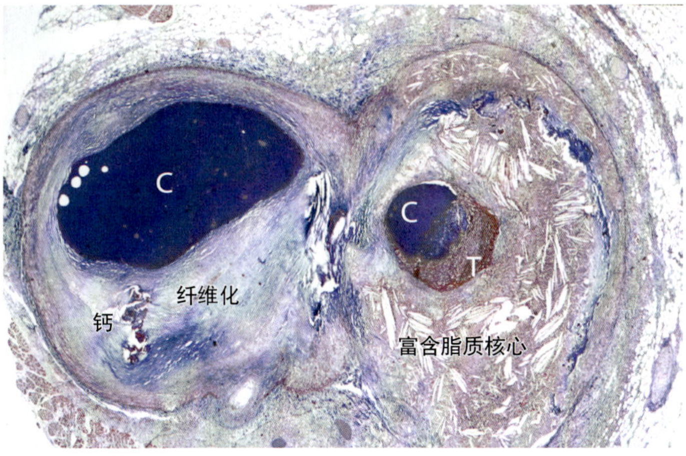

图6-2 严重的动脉粥样硬化，是各种病变类型的混合体。冠状动脉分叉病变的横断研究可见回旋支内的纤维性斑块（左）和一个钝缘支内的混合斑块（右）伴有非阻塞性血栓形成（三色弹力蛋白染色）。C，官腔内的对比剂；Ca，钙化；T，血栓形成。

性改变。它们主要位于血管分支处或弯曲处[19, 20]。在没有动脉粥样硬化的人和动物中，这些部位的分类依据是内皮细胞形态和更新速度的变化，黏附分子的表达和循环中单核细胞衍生的树突状细胞的聚集[21, 22]。

内膜增厚在动脉粥样硬化中最早受累，易发展成动脉粥样硬化，进展的速度比其他动脉的部位要高。随着年龄增长，临近内膜会逐渐受累，因此大多数心外膜冠状动脉受累的患者在晚年会死于ACS[23]。

动脉粥样硬化的进展

泡沫细胞病变

动脉粥样硬化关键性的始发机制是富含脂蛋白的脂蛋白B的聚集，主要是低密度脂蛋白，甚至动脉内膜细胞外的蛋白聚糖[24, 25]。聚集的细胞外的脂滴和富含蛋白多糖的内皮增厚，低密度脂蛋白融合是儿童和年轻人动脉粥样硬化最早的显微镜下表现[26, 27]。

内皮细胞下蓄积的脂蛋白通过酶和氧化反应例如聚集、融合和氧化进行修饰，产生了一系列具有生物活性的脂质。修饰的脂蛋白反过来作为致炎物质，通过诱导内皮表达黏附分子、趋化因子和生长因子，刺激单核细胞源的巨嗜细胞聚集、分化和复制。内膜中，巨噬细胞通过清道夫受体大量吞噬着经过修饰的低密度脂蛋白颗粒[30]，其胞浆里充斥着胆固醇酯微粒，成为泡沫细胞表型。T淋巴细胞和树突状细胞也在这个阶段开始显现，免疫反应也是动脉粥样硬化过程的主要的调节因子[31]。

泡沫细胞在管腔和富含粘多糖的内膜聚集，数层泡沫细胞形成后，用肉眼就可在动脉内膜表面看到黄色的脂纹。泡沫细胞病变没有什么危害，如果去除导致它们形成的局部病理性的刺激是完全可逆的。例如，50%6 个月以下的婴儿动脉内都可以见到这种病变，但数量会随着时间逐渐消退[32]。青春期时，它们又会出现在动脉树上动脉粥样硬化形成趋势的区域[32]，但只有部分会进展成晚期的动脉粥样硬化病变。

过渡期病变

在一些泡沫细胞病变中，源自血液循环的脂蛋白的聚集仍在继续甚至更强，泡沫细胞层以下的肌弹性组织层出现独立的细胞外脂质池[14]。脂质池形成的地方可见内膜平滑肌细胞的减少或丢失，但正常内膜结构没有严重破坏[14, 33]。目前研究显示脂质池的形成和凋亡的泡沫细胞的吞噬清除作用减弱有关。

带有基底部细胞外脂质池的泡沫细胞病变成为过渡期病变，有时指的是病理性内膜增厚[17]。因为在组织学上还存在争议，正好处于无危害但广泛分布的脂纹与临床相关的较局限的病变之间[14]。过渡期病变在 20 ～ 30 岁时的冠状动脉易致动脉粥样硬化的病变中比较常见[14, 34]。

纤维粥样斑块

可逆的前期病变（泡沫细胞和过渡期病变）进展成不可逆的晚期（纤维）粥样斑块的关键步骤是独立的脂质池转变为一个或更多的融合的脂质核（或者称为坏死核、脂核或动脉粥样硬化核）。这个过程不可逆地破坏正常内膜结构，伴有细胞外基质降解，局部平滑肌细胞的坏死并遗留下一个缺少基质、无细胞的脂质粥样物质（胆固醇酯、游离胆固醇、磷脂和甘油三脂）和细胞碎片。

泡沫细胞凋亡和对凋亡细胞不完全的吞噬作用导致富含脂质的核的形成和增大[35]。细胞坏死，包括凋亡和其他形式的坏死，发生在核的周边部[36]。在动脉粥样硬化物质里可见巨噬细胞特异性抗原和细胞凋亡微粒[37, 38]。脂蛋白也可能没有经过泡沫细胞直接从血液中蓄积到核内，这实际上可能是主要的脂质的来源[39]。在更晚期的斑块中，新生血管导致的斑块内出血可能是脂质，尤其是游离胆固醇的重要来源[40]。从外膜延伸至斑块的基底和肩部的新生血管形成也是纤维粥样斑块期的一个常见特点。

把脂质核和血液分开的片状组织称为纤维帽。这个结构对于动脉粥样硬化产生的临床后果起着很重要的作用，下面将详述。纤维帽起始阶段包括富含蛋白多糖层的正常内膜（包括独立的内膜层平滑肌细胞和浸润的泡沫细胞）和下面的基质间有脂质核相隔。起初的内膜组织逐渐被替代扩大成富含胶原的纤维组织，最终进展成为多数斑块中主要成分[41]。AHA 分类法一改把纤维化病变称为纤维粥样斑块，仅把含有正常内膜纤维组织的称为粥样斑块；而其他分类方法把这两种病变类型成为纤维粥样斑块。

动脉粥样硬化斑块的纤维基质由合成型的平滑肌细胞产生，与正常动脉中膜收缩型平滑肌细胞比较，其超微结构上有中等大小的细胞器（粗糙型内质网和 Golgi 小体）进行蛋白合成，增殖、迁移和基质合成能力较强[42]。正常内膜内只有少数的平滑肌细胞存在，但它们在纤维粥样斑块期大量增生[15]。一个新假说认为循环中骨髓源性的祖细胞可以聚集到斑块处[43, 44]，但近来小鼠模型中的实验研究显示只有局部细胞的迁移和增生，推测局部收缩型平滑肌细胞是促进因子[45, 47]。实际上，内膜中和中膜中的收缩型平滑肌细胞能够转化成能产生基质的合成型细胞，这种表型的转化在动脉粥样硬化纤维成分的形成很重要[42]。近年来，已经已逐渐阐明控制平滑肌细胞表型的分子开关机制[48]，但是还不完全清楚细胞外控制此过程的机制。

纤维粥样斑块第 3 种特征性组分是钙化。显微镜下在细胞内一些平滑肌细胞细胞器中和细胞外脂核中可发现钙颗粒。这可能是一种调节过程，提示斑块中表型转换的成骨平滑肌细胞或其他细胞促进骨的形成[50, 51]，钙化可成为斑块的主要组分。

纤维斑块

纤维粥样斑块是动脉粥样硬化的标志和有此命名的原因。Athére 在希腊语中是糊或粥的意思，指富含脂质的核，scleros 是硬的意思，意即纤维或钙化性的外包组织。然而，活检时发现的许多晚期斑块不是纤维粥样斑块而是纤维斑块，包括相对均一的纤维组织含有钙化，但无脂质核。它们的形成机制还不完全清楚。一些病理学家认为脂质核的发展是纤维化的前提[16]，连续切片经常显示脂核出现在临近纤维斑块的上游或下游。如果不是这种情况，一个已经形成的脂核会因为局部动脉粥样硬化过程的静止或斑块破裂核被排出后愈合（见后）而消失。在猴的回顾研究显示降脂能将纤维粥样斑块转化为纤维斑块[49]。另一方面，近来一些研究显示一些纤维斑块可能有单独的起源，在没有先前的脂质核和脂纹情况下形成[34]。

混合斑块

血栓形成时，不管有没有管腔阻塞，病变被称为混合斑块，再细分为伴或不伴有斑块破裂。破裂时（斑块裂隙），血栓的形成和纤维粥样斑块的纤维帽破坏及高度致栓性的脂质核有关（见图 6-3）。若寻找后没有斑块的破裂，就采用斑块溃疡这个术语。过渡期病变，纤维粥样斑块和纤维斑块均可伴有斑块溃疡。斑块破坏有时用同义的术语斑块破裂，有时用破裂和溃疡作为统称。一些病理学家承认存在第 3 种，较为少见的混合斑块叫钙化结节[17]。

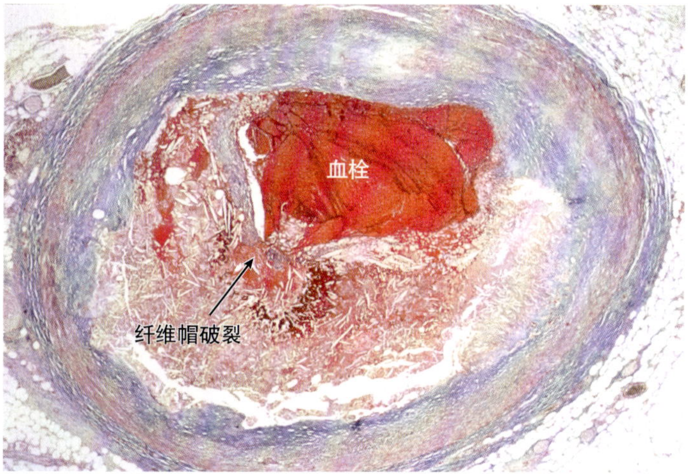

图6-3 斑块破裂，所示为破裂斑块伴有血栓形成的横断面。很薄的纤维帽上有结构上缺陷，使高度致栓性的核物质暴露在血液中（胶原蛋白三色染色）。

斑块所致稳定型心绞痛

随着时间发展，斑块增长至大到管腔缩小到一定程度时，导致发生稳定型心绞痛[14]。许多人类晚期的斑块从来没有出现过症状。部分原因是狭窄没有限制血流除非狭窄严重，部分原因是动脉粥样硬化发展过程中伴有动脉扩张[52]。

狭窄严重程度的决定因素

动脉粥样硬化性动脉的血流阻塞程度决定于斑块大小、血管收缩（痉挛）和血管壁的重塑。动脉粥样硬化病变形成过程中，局部血管节段可能扩张而保留了管腔（扩张性重塑，也称正性重塑或外向重塑）[53]，或收缩 / 减少（收缩性重塑，负性重塑或内向重塑；见图 6-4）[54] 扩张性重塑比收缩性重塑更常见[55, 56]。

冠状动脉的尸检研究和血管内超声检查显示，动脉重塑的程度和方向至少与斑块大小在决定狭窄程度方面一样重要[54, 55, 57, 58]。因此，通过冠状动脉造影或其他技术显示的管腔影像对诊断动脉粥样硬化斑块的存在或测量药物干预后斑块大小的变化方面用处不大[59]。动脉粥样硬化中动脉重塑的机制尚未完全清楚。扩张性重塑部分可能归咎于在离心性斑块形成部位非病变性血管壁为维持正常剪切力的稳态维持反应。然而，越来越多的证据显示，它主要是一种病理生理过程，斑块巨噬细胞分泌的蛋白水解酶导致下面的中膜变薄。这可以从以下事实中得到证明，即人和小鼠中斑块生长导致矛盾性管腔面积扩大[59, 60]，局部扩张发生在小鼠动脉粥样硬化斑块以下[60]。内膜活检研究显示，扩张性重塑仅在动脉粥样硬化斑块占约内弹力层面积的 40%[53]，但这可能是由于测量斑块大小的误差带来的假象。一项血管内超声研究显示，血管壁重塑的能力和斑块负荷无关[63]。还没有详细地研究过收缩性重塑的机制，但是可能和斑块破裂后的愈合过程有关（见下文所述）。

在动脉重塑基础上，局部血管收缩可能对血流阻塞有较大的影响，在稳定性心绞痛中，运动诱发的血管痉挛很常见[64]。这项动力学变化应与动脉结构性重塑有所区分。

狭窄的发生

狭窄动脉静息血流只有在管腔面积下降约 80%（或直径下降 50%）时才受到影响，但是对血流储备的影响不大。这种程度的狭窄是由纤维粥样斑块或纤维斑块造成。斑块可能大量钙化，局部血管节段常表现为负性重塑[65]，但斑块形态、动脉重塑与狭窄形成的关系不确定。

稳定心绞痛中一小部分罪犯斑块参与血栓形成[66]。

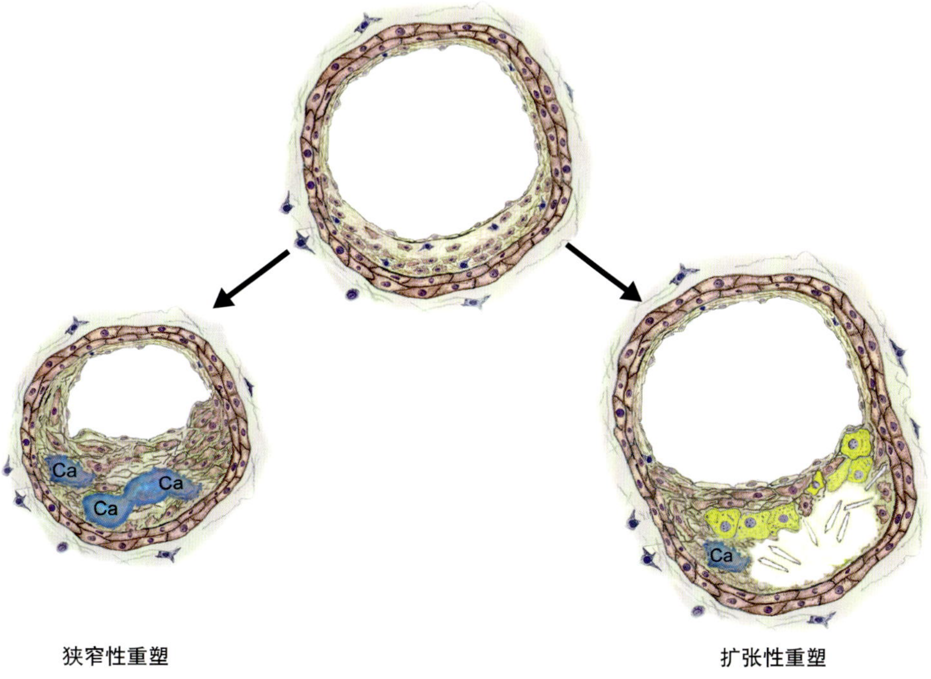

图6-4 动脉重塑对狭窄形成的影响。左，斑块增长伴收缩性重塑管腔减少。中，动脉参考直径。右，斑块增长伴扩张性重塑，导致管腔保留甚至增大。Ca，钙化。

尸检发现原来阻塞性的血栓有多个管腔通道，提示再通动脉供血区域有疤痕形成[67]。而且，一种特殊的不均一的致密的Ⅰ型（老的）和松散的Ⅲ型胶原，被认为可能是愈合后的破裂斑块的表现。这已经在许多（尤其是那种慢性重度狭窄的）冠状动脉斑块中得到体现[68]。常见情况是斑块中有许多破裂后愈合的痕迹，破裂后愈合处的数量和狭窄的程度相关[69]。

综合发现显示，亚临床的斑块破裂血栓形成在慢性狭窄形成过程中很重要。反之，斑块破裂大部分都不致命，并且多数无临床表现[70]。这些病例中，平滑肌细胞通过分泌富含氨基葡聚糖核和Ⅲ型胶原的细胞外基质使破裂斑块愈合，机化残余血栓[68]。这恢复了斑块表面的完整性，但也可能导致斑块快速进展[68, 69]。愈合的平滑肌细胞瘢痕样收缩牵拉纤维蛋白原纤维导致伴行的收缩重塑[62, 71]。

狭窄形成过程中斑块愈合的重要作用与临床观察一致。序列血管造影显示许多冠状动脉狭窄呈局部而不是线性方式发展，局部慢性高度狭窄在几年前还只是轻度狭窄[72]。

斑块导致急性冠状动脉综合征

UA 和 STEMI 多数是在动脉粥样硬化斑块伴或不伴血管痉挛的基础上出现冠状动脉腔内血栓形成[73]。在 STEMI，血栓通常呈持续性阻塞。而在 UA 和 NSTEMI，血栓经常呈非阻塞性和动态变化。急性或机化血栓经常发现于冠状动脉猝死的患者；死于严重冠心病和心肌瘢痕（陈旧性心肌梗死）的患者常见不到血栓形成[17, 73]。ACS 的少见原因包括栓塞、动脉夹层、血管炎、可卡因滥用和创伤。

冠状动脉血栓最常见的原因是斑块破裂。斑块破裂时，纤维帽出现结构上缺损，使高致栓性的脂质核暴露于血流中（见图 6-3）[74]。确切地讲，尽管仔细寻找仍未发现斑块破裂，就应当使用斑块溃疡这个名词。表 6-1 汇总了尸检研究的结果，这些研究观察致死性冠状动脉血栓和其下面的斑块以检出斑块破裂。世界范围的调查显示，斑块破裂是冠状动脉血栓形成最主要的原因，约占所有病例的 75%。斑块破裂导致血栓形成在女性中出现的频率（60%）不如男性那么高（78%），在一小部分人群中很少见，例如绝经前女性心脏猝死的发生率不足 1%[75]。少数研究报道，糖尿病、吸烟和高血脂与 ACS 中血栓形成的机制相关，但是除了性别和绝经期，均未显现出一致的相关性[76]。

血栓形成

斑块破裂或溃疡引发血栓形成的反应幅度非常不同。常见情况是仅有一个很小的附壁血栓掩盖了致栓性斑块物质，只是偶尔进展成威胁生命的腔内血栓。可能决定因素是经典的 Virchow 三联征：①暴露的斑块物质的致栓性；②局部血流受阻；③全身血栓形成倾向。随着斑块破裂，浓缩在组织因子中表达凋亡微粒的斑块胶原和高致栓性脂核接触血液中的致栓因子[38, 77]。溃疡斑块伴发血栓形成的机制还存在争议。无论什么原因的内皮细胞丢失，致栓性刺激均相对较弱。这种情况下，血流受阻和全身性致栓因子例如血小板高聚集性、高凝、循环中组织因子和（或）纤维蛋白溶解作用减弱（易损血液）更为重要[78]。

因为破裂本身无症状，因此不好估计从斑块破裂到出现症状的间隔时间。也极其不易预测随后的血栓形成过程。斑块物质有时混在血栓中[11, 79]，提示斑块破裂后很快发生血栓形成。其他情况下血栓反应呈动态变化，血栓形成和纤溶经常与血管痉挛有联系，常常同时发生血流间歇性中断，而后数天内形成分层血栓（见图 6-5 和图 6-6）[76]。血流流过易损病变时，斑块物质微粒和血栓被冲刷掉，导致远端栓塞[80]。PCI 中可以发生医源性栓塞。即使梗死相关血管血运重建，任何来源的远端血栓栓塞均可以导致微循环阻塞影响心肌灌注[80]。

斑块易损性

为预测哪些斑块有触发血栓的风险和如何预防，应更多关注识别所谓的易损斑块（或叫血栓倾向的高风险斑块）。这些斑块短期内形成血栓的风险很高[74]。道理很简单，如果易损斑块能在血栓形成前识别出来，动脉粥样硬化将成为一种危险性不那么高的疾病。

因为继发的血栓形成的机制可分为两种情况，即斑块破裂和溃疡以及易损斑块。后者指的是破裂倾向或溃疡倾向的斑块。

破裂倾向的斑块

斑块破裂倾向于发生在纤维帽的边缘或肩部，这个部位最薄因此最薄弱[81]。少数情况下，暂时的一个机械力增加作用在纤维帽上也会导致斑块破裂。已知的诱因包括体力活动、剧烈情绪激动、性活动、大量抽烟、冷空气刺激、急性感染或简单的日常活动[82, 83]。有时，整个人群同时暴露在同样强度的诱因中，例如 1994 年 1 月 17 日的洛杉矶 Northridge 地震 ACS 的发生率几乎是正常人群的 2 倍，但随后几周内又变得比平时要低[84]。这表明诱因可以决定易损人群中冠状动脉事件确切的发生时间，但是大多数病例的事件在几周内迟早也要发生。而且，晚期动脉粥样硬化的患者运动诱发 ACS 说明在决定斑块破裂时间方面，斑块的形态比诱因起着更为重要的作用。

框 6-1 列出了破裂斑块的特点。推测破裂倾向的斑块，除非是血栓，都有着相同的特点。斑块破裂的风险主要决定于纤维帽的厚度和脂质核的大小，不依赖于斑块的大小，也不依赖于狭窄的严重程度（见图 6-7）。

薄纤维帽　只有非常薄的纤维帽才有破裂的风险。冠状动脉中，尸检中破裂斑块纤维帽平均厚度是 23μm（一个泡沫细胞的直径），95% 的破裂纤维帽不超过 65μm 厚[85]。基于这些观察，Virmani 等提出用薄纤维帽纤维粥样斑块这

表6-1 冠状动脉血栓的尸检研究回顾*

研究（年）	死因	性别	血栓形成，例数	破裂，例数（占总例数百分比）
Chapman（1965）[10]	–	–	19	19（100）
Constantinides（1966）[8]	–	–	17	17（100）
Friedman et al（1966）[9]	AMI+SCD	–	40	39（98）
Bouch & Montgomery（1970）[106]	AMI	女性 男性	32 56	26（81） 45（80）
Sinapius（1972）[107]	AMI	–	91	68（75）
Horie et al（1978）[108]	AMI	–	76	69（91）
Falk et al（1983）[79]	AMI	女性 男性	12 37	8（67） 32（86）
Tracy et al（1985）[109]	SCD	–	32	26（81）
El Fawal et al（1987）[110]	SCD	–	61	39（64）
Yutani et al（1987）[111]	AMI	男性	83	52（63）
Richardson et al（1989）[112]	–	–	85	71（84）
van der Wal et al（1994）[11]	AMI	–	20	12（60）
Shi et al（1999）[113]	AMI	–	61	56（92）
Arbustini et al（1999）[101]	AMI	女性 男性	107 184	67（63） 150（82）
Kojima et al（2000）[114]	AMI	女性 男性	26 74	18（69） 63（85）
Farb et al（1996）[115]	SCD	女性 男性	16 34	5（31） 23（68）
Davies（1997）[116]	SCD	女性 男性 –	27 134 41	16（59） 113（84） 14（34）
Burke et al（1999）[117]	SCD	男性	70	44（63）
Burke et al（1998）[75]	SCD	女性，＜50岁 女性，≥50岁	16 10	1（6） 7（70）
全部	AMI+SCD	两者 男性 女性	1461 672 246	1100（75） 522（78） 148（60）

* 血小板破裂是致命性急性冠状动脉综合征的主要成因。在全世界范围内，1461例致命性冠状动脉血栓中有1100例（75%）是血小板破裂的沉淀物。MI，急性心肌梗死；SCD，冠状动脉原因猝死；—，未见报道。

个专有名词描述纤维帽厚度不足65μm的冠状动脉纤维粥样斑块[17]。这组斑块是有破裂倾向的斑块。重要的是，它们能通过新型高分辨率血管内成像装置可以检测这些斑块[86]。

纤维帽临界的厚度因动脉位置不同而不同。在主动脉和颈动脉，斑块破裂主要发生在轻度增厚的纤维帽。颈动脉破裂斑块的纤维帽平均厚度为80μm，主动脉是130μm[87, 88]。这种差异可能反应了血管壁张力的不同，冠状动脉最低，颈动脉居中，主动脉最高。

纤维帽变薄主要通过两个共存而相关的机制。一个是纤维帽平滑肌细胞逐渐丢失。破裂的纤维帽基本上没有多少平滑肌细胞和胶原[89, 90]，在破裂的部位通常见不到平滑肌细胞[11, 90]，因为平滑肌细胞是合成纤维帽细胞外纤维的唯一细胞，它们的丢失不可避免会导致纤维帽变薄。斑块平滑肌细胞坏死主要为凋亡，晚期斑块凋亡发展的速度很快[91]。与正常的血管壁不同，凋亡细胞没有被局部平滑肌细胞增生所代替[92]。这种增生可能由细胞老化而引发[93]。局部平滑肌细胞端粒缩短，表达多种细胞老化的标志物，它们在体内的增殖指数很低[91, 93]。小鼠中，缺乏正常的内膜平滑肌细胞，纤维帽形成通过血管壁细胞的迁移[45, 47]，可能是来自中膜的平滑肌细胞[46]。但是还不清楚人类动脉粥样硬化平滑肌细胞老化纤维帽是否为局部更新，或是来自邻近增生能力的组织。

同时，浸润的巨噬细胞降解富含胶原的纤维帽基质。尸检时可见破裂的纤维帽经常大量浸润着巨噬泡沫细胞[11, 79]，

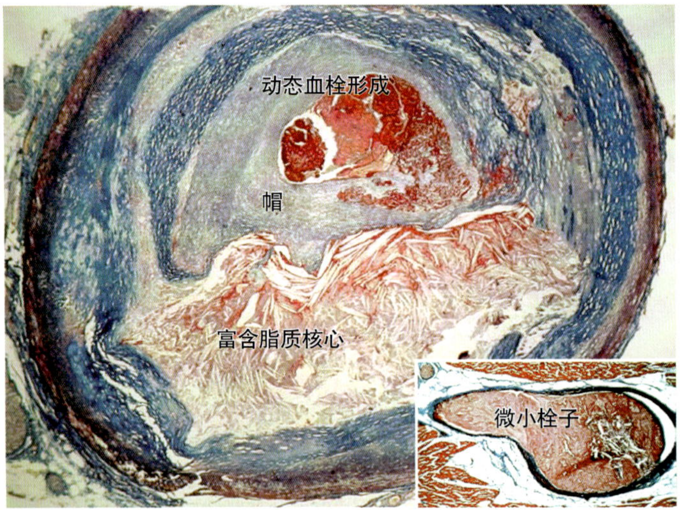

图6-5　动态的血栓形成。急性冠状动脉综合征时，血栓形成过程是血栓和纤溶交替的动态过程，形成一个血栓的层状结构。经常伴有血管收缩和血栓栓塞，即使动脉通畅也会影响心肌灌注。图中可见心肌中下游的微血栓。

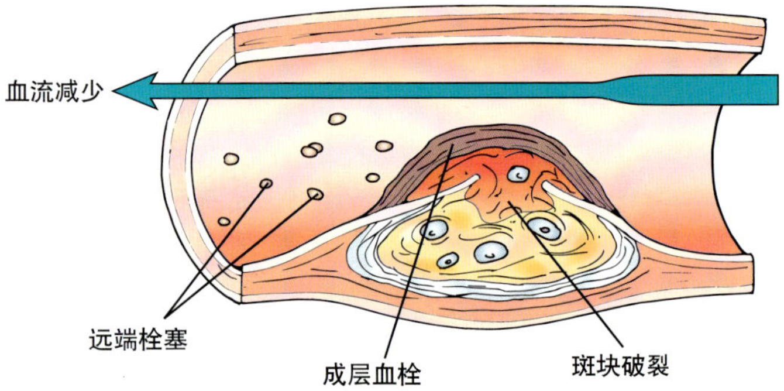

图6-6　不稳定心绞痛的易损病变。所示为斑块破裂基础上动态的血栓形成。分层的血栓显示出一个逐步的过程。显微镜下远端的栓子通过血流植入心肌。

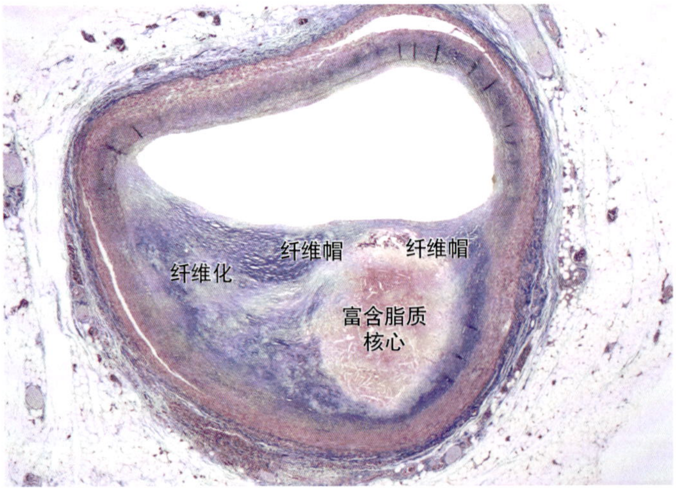

图6-7　破裂倾向的斑块。大脂质核被一个薄纤维帽覆盖。要说明的矛盾的点是，破裂倾向的斑块特点被认为是斑块炎症，但斑块大部分是细胞的坏死和纤维化成分，没有或仅有一点炎症表现。破裂斑块特点是斑块炎症，结缔组织纤维降解和纤维帽内SMC的丢失。

框 6-1　破裂斑块的特点*

血栓
脆弱的纤维帽
　薄（<65μm）
　巨噬细胞浸润（炎症）
　少量SMC（凋亡）
大脂质核
　核内出血
其他特点
　扩张性重塑
　新生血管形成
　外膜炎症

*可以推断，除了血栓形成外，破裂倾向的斑块有同样的特点。

它们分泌蛋白水解酶，例如胶原蛋白酶、凝胶酶和间质溶解素[12]。金属基质蛋白酶以酶原的形式分解出来，需要细胞外激活，此后能降解几乎所有的细胞外基质成分。apo-E 缺陷的小鼠动脉粥样硬化模型中，巨噬细胞过度表达一系列金属基质蛋白酶 -9 的突变形式导致斑块破裂就是一个证据[94]。

还不清楚纤维帽变薄这一关键步骤是通过几十年进化的结果还是动态变化的结果。然而，纤维粥样斑块在 30 岁时已很常见[34]，ACS 很少见，可能表明破裂倾向斑块的发展通常是一个缓慢的过程。

脂质核　脂质核的存在是斑块破裂的必要条件。如果斑块内没有脂质核，也就没有上面的斑块破裂。然而，大脂质核比小脂质核破裂的风险更大[17, 95]。可以理解脂核大小对于斑块稳定性的影响，因为脂核增大可从下方腐蚀纤维帽，脂核中有支撑作用的胶原的缺乏使得上面的纤维帽承受更大的应力。大脂质核也能促进斑块破裂后血栓形成，增加临床事件的风险，因为脂质核内含有大量的致栓性的凋亡微粒和组织因子[38]。

斑块大小　原来普遍认为斑块大小并不重要，但是自从认识狭窄程度对 ACS 的发生没什么预测价值外，这种观念也或多或少有所改变，因为重塑的机制已经比较明确。一个尸检研究发现，大脂质核比小脂质核更容易破裂[96]，进一步证实了 Yamagishi 等前瞻性血管内超声研究的发现[97]。然而，斑块大小不是预测斑块易损性的独立因素，因为破裂斑块的大小和脂质核的相对大小呈正相关，与纤维化的面积呈负相关[96]。

狭窄严重程度　尸检研究中曾认为在中重度狭窄的节段才形成致命性血栓，这可能是由于过去的尸检研究仅观察个别横切面，没有考虑到重塑的影响。回顾性的造影研究显示，75% 的梗死相关动脉形成血栓斑块，在之前的数周或数月造影中是看不见或仅造成相对轻微的管腔狭窄[76]。非阻塞性斑块破裂的总体风险要高可从以下三个方面来解释[81]。首先，非阻塞性斑块比阻塞性斑块更普遍。其次，扩张性重塑与斑块易损性的其他特点有关，例如大脂质核和薄纤维帽[61, 62]。第三，已经严重狭窄基础上血栓性阻塞可以因侧支循环充分建立而临床上没有症状。

其他特点 还有一些斑块的特点在破裂斑块中比完整斑块中更常见，包括新生血管形成增多和外膜炎症[98, 99]。而且ACS的罪犯病变比稳定性心绞痛的斑块一般钙化要轻，斑块钙化的类型也不同[65]。这些特点不独立与斑块破裂相关。然而，如果它们与斑块破裂有关，最有可能是纤维帽炎症和厚度以及脂质核大小改变的结果。其特殊重要性是可以通过无创影像学检测出这些变化。

溃疡倾向斑块

还不清楚没有斑块破裂却导致血栓形成的过程。斑块溃疡是一个排他性诊断，未必存在一个单独的发病机制。尽管血栓下方溃疡（内皮细胞丢失）一般比较常见，但还不是致栓的机制。

局灶性或多灶性的斑块易感性

在ACS的患者，经常出现多发性斑块破裂导致多处管腔内血栓形成[79, 100, 101]。一般认为，随后12个月内非易损病变发生血栓形成导致新的冠心病事件风险[102]，这说明患者可能同时在冠状动脉多个部位存在易损斑块，在相当短的时间内几个斑块发生破裂。

易损斑块的数量和分布对于选择有效的局部或全身治疗手段非常关键。近期两项研究显示，含有破裂倾向斑块的冠状动脉中有薄纤维帽纤维粥样斑块。Cheruvu等[18]分析了至少有一个斑块（平均1.35个）破裂的的14个心脏，发现在其他部位至少1.21个薄纤维帽纤维粥样斑块。薄纤维帽纤维粥样斑块最多见于冠状动脉近端，这也是大多数冠状动脉血栓形成的部位[103]。Mauriello等在STEMI患者中几乎都能检出两个薄纤维帽纤维粥样斑块（除易损斑块以外）[104]。然而，应用的冠状动脉切片法不可能显示所有的薄纤维帽纤维粥样斑块，因此这两项研究中薄纤维帽纤维粥样斑块的真实数量可能更高。

小 结

冠状动脉粥样硬化的临床表现见于中年和老年人，但是动脉粥样硬化是一种终身性疾病。青春期后，大部分人都可见到脂纹，过渡期病变多见于20～30岁，纤维粥样斑块最常见于30岁以上的患者[14, 15, 34]。为何斑块在一生中最早形成并且最早造成症状还不清楚，但是斑块最终导致ACS之前有一个几十年的发展过程。因此，有足够的时间来预防，但是斑块在发展过程中何时干预最有效尚无定论。大多数对动脉粥样硬化分子机制的理解认为其与动脉粥样硬化斑块的发展有关。而导致纤维帽变薄和斑块破裂的知识还远不完善，溃疡斑块血栓形成的机制还一无所知。虽然如此，目前一级预防的主要集中于已出现晚期动脉粥样硬化高危的中年人群。然而，通过在生命早期加强一级预防减慢动脉粥样硬化的发展速度，对晚期临床事件的发生产生显著影响是有可能的。目前研究表明，小幅度但持续终身降低LDL水平，比大幅度降低已有动脉粥样硬化临床表现的老年患者LDL水平更有效[105]。

动脉粥样硬化开始出现症状时，它已成为累及冠状动脉心内膜外部分的弥漫性疾病。ACS时，可能需要有创治疗（如PCI）在罪犯血管获得迅速、完全和持久的血运重建，通过对易损但无症状的病变进行局部治疗来预防新的事件的可能性，还有待于探究。处理一个单独靶病变的策略应包括所有易损斑块的处理，其总的风险决定长期预后。因此，预防和治疗动脉粥样硬化的关键还是要通过一系列的措施，包括高危患者个人生活方式改善和全身性药物治疗降低终生的危险因素。

（郑　昕）

参考文献

1. Fornaciari G: Renaissance mummies in Italy. Med Secoli 1999; 11:85-105.
2. Sandison AT: Degenerative vascular disease in the Egyptian mummy. Med Hist 1962; 6:77-81.
3. Michaels L: Aetiology of coronary artery disease: an historical approach. Br Heart J 1966; 28:258-264.
4. Stallones RA: The rise and fall of ischemic heart disease. Sci Am 1980; 243:53-59.
5. Yusuf S, Reddy S, Ounpuu S, Anand S: Global burden of cardiovascular diseases: Part I: General considerations, the epidemiologic transition, risk factors, and impact of urbanization. Circulation 2001; 104:2746-2753.
6. Virchow RLK: Sechszehnte Vorlesung. Die Cellularpathologie. Berlin, A. Hirschwald, 1858, pp 308-329.
7. Weisse AB: The elusive clot: The controversy over coronary thrombosis in myocardial infarction. J Hist Med Allied Sci 2006; 61:66-78.
8. Constantinides P: Plaque fissures in human coronary thrombosis. J Atheroscler Res 1966; 6:1-17.
9. Friedman M, Van den Bovenkamp GJ: The pathogenesis of a coronary thrombus. Am J Pathol 1966; 48:19-44.
10. Chapman I: Morphogenesis of occluding coronary artery thrombosis. Arch Pathol 1965; 80:256-261.
11. van der Wal AC, Becker AE, van der Loos CM, Das PK: Site of intimal rupture or erosion of thrombosed coronary atherosclerotic plaques is characterized by an inflammatory process irrespective of the dominant plaque morphology. Circulation 1994; 89:36-44.
12. Hansson GK: Inflammation, atherosclerosis, and coronary artery disease. N Engl J Med 2005; 352:1685-1695.
13. Stary HC, Blankenhorn DH, Chandler AB, et al: A definition of the intima of human arteries and of its atherosclerosis-prone regions. A report from the Committee on Vascular Lesions of the Council on Arteriosclerosis, American Heart Association. Circulation 1992; 85:391-405.
14. Stary HC, Chandler AB, Glagov S, et al: A definition of initial, fatty streak, and intermediate lesions of atherosclerosis. A report from the Committee on Vascular Lesions of the Council on Arteriosclerosis, American Heart Association. Circulation 1994; 89:2462-2478.
15. Stary HC, Chandler AB, Dinsmore RE, et al: A definition of advanced types of atherosclerotic lesions and a histological classification of atherosclerosis. A report from the Committee on Vascular Lesions of the Council on Arteriosclerosis, American Heart Association. Arterioscler Thromb Vasc Biol 1995; 15:1512-1531.
16. Stary HC: Natural history and histological classification of atherosclerotic lesions: An update. Arterioscler Thromb Vasc Biol 2000; 20:1177-1178.
17. Virmani R, Kolodgie FD, Burke AP, et al: Lessons from sudden coronary death: A comprehensive morphological classification scheme for atherosclerotic lesions. Arterioscler Thromb Vasc Biol 2000;

20:1262-1275.
18. Cheruvu PK, Finn AV, Gardner C, et al: Frequency and distribution of thin-cap fibroatheroma and ruptured plaques in human coronary arteries: A pathologic study. J Am Coll Cardiol 2007; 50:940-949.
19. VanderLaan PA, Reardon CA, Getz GS: Site specificity of atherosclerosis: Site-selective responses to atherosclerotic modulators. Arterioscler Thromb Vasc Biol 2004; 24:12-22.
20. Glagov S, Zarins CK, Masawa N, et al: Mechanical functional role of non-atherosclerotic intimal thickening. Front Med Biol Eng 1993; 5:37-43.
21. Millonig G, Niederegger H, Rabl W, et al: Network of vascular-associated dendritic cells in intima of healthy young individuals. Arterioscler Thromb Vasc Biol 2001; 21:503-508.
22. Jongstra-Bilen J, Haidari M, Zhu SN, et al: Low-grade chronic inflammation in regions of the normal mouse arterial intima predisposed to atherosclerosis. J Exp Med 2006; 203:2073-2083.
23. Roberts WC: Coronary atherosclerosis: Is the process focal or diffuse among patients with symptomatic or fatal myocardial ischemia? Am J Cardiol 1998; 82:41T-44T.
24. Skalen K, Gustafsson M, Rydberg EK, et al: Subendothelial retention of atherogenic lipoproteins in early atherosclerosis. Nature 2002; 417:750-754.
25. Tabas I, Williams KJ, Boren J: Subendothelial lipoprotein retention as the initiating process in atherosclerosis: Update and therapeutic implications. Circulation 2007; 116:1832-1844.
26. Tirziu D, Dobrian A, Tasca C, et al: Intimal thickenings of human aorta contain modified reassembled lipoproteins. Atherosclerosis 1995; 112:101-114.
27. Nakashima Y, Fujii H, Sumiyoshi S, et al: Early human atherosclerosis: Accumulation of lipid and proteoglycans in intimal thickenings followed by macrophage infiltration. Arterioscler Thromb Vasc Biol 2007; 27:1159-1165.
28. Leitinger N: Oxidized phospholipids as modulators of inflammation in atherosclerosis. Curr Opin Lipidol 2003; 14:421-430.
29. Stocker R, Keaney JF Jr: Role of oxidative modifications in atherosclerosis. Physiol Rev 2004; 84:1381-1478.
30. Peiser L, Mukhopadhyay S, Gordon S: Scavenger receptors in innate immunity. Curr Opin Immunol 2002; 14:123-128.
31. Hansson GK, Libby P: The immune response in atherosclerosis: A double-edged sword. Nat Rev Immunol 2006; 6:508-519.
32. Stary HC: Lipid and macrophage accumulations in arteries of children and the development of atherosclerosis. Am J Clin Nutr 2000; 72(Suppl 5):1297S-1306S.
33. Kolodgie FD, Burke AP, Nakazawa G, Virmani R: Is pathologic intimal thickening the key to understanding early plaque progression in human atherosclerotic disease? Arterioscler Thromb Vasc Biol 2007; 27:986-989.
34. Dalager S, Paaske WP, Kristensen IB, et al: Artery-related differences in atherosclerosis expression: Implications for atherogenesis and dynamics in intima-media thickness. Stroke 2007; 38:2698-2705.
35. Tabas I: Consequences and therapeutic implications of macrophage apoptosis in atherosclerosis: The importance of lesion stage and phagocytic efficiency. Arterioscler Thromb Vasc Biol 2005; 25:2255-2264.
36. Crisby M, Kallin B, Thyberg J, et al: Cell death in human atherosclerotic plaques involves both oncosis and apoptosis. Atherosclerosis 1997; 130:17-27.
37. Ball RY, Stowers EC, Burton JH, et al: Evidence that the death of macrophage foam cells contributes to the lipid core of atheroma. Atherosclerosis 1995; 114:45-54.
38. Tedgui A, Mallat Z: Apoptosis as a determinant of atherothrombosis. Thromb Haemost 2001; 86:420-426.
39. Guyton JR: Phospholipid hydrolytic enzymes in a 'cesspool' of arterial intimal lipoproteins: A mechanism for atherogenic lipid accumulation. Arterioscler Thromb Vasc Biol 2001; 21:884-886.
40. Kolodgie FD, Gold HK, Burke AP, et al: Intraplaque hemorrhage and progression of coronary atheroma. N Engl J Med 2003; 349:2316-2325.
41. Kragel AH, Reddy SG, Wittes JT, Roberts WC: Morphometric analysis of the composition of atherosclerotic plaques in the four major epicardial coronary arteries in acute myocardial infarction and in sudden coronary death. Circulation 1989; 80:1747-1756.
42. Owens GK, Kumar MS, Wamhoff BR: Molecular regulation of vascular smooth muscle cell differentiation in development and disease. Physiol Rev 2004; 84:767-801.
43. Sata M, Saiura A, Kunisato A, et al: Hematopoietic stem cells differentiate into vascular cells that participate in the pathogenesis of atherosclerosis. Nat Med 2002; 8:403-409.
44. Caplice NM, Bunch TJ, Stalboerger PG, et al: Smooth muscle cells in human coronary atherosclerosis can originate from cells administered at marrow transplantation. Proc Natl Acad Sci U S A 2003; 100:4754-4759.
45. Bentzon JF, Weile C, Sondergaard CS, et al: Smooth muscle cells in atherosclerosis originate from the local vessel wall and not circulating progenitor cells in apoE knockout mice. Arterioscler Thromb Vasc Biol 2006; 26:2696-2702.
46. Feil S, Hofmann F, Feil R: SM22 alpha modulates vascular smooth muscle cell phenotype during atherogenesis. Circ Res 2004; 94:863-865.
47. Bentzon JF, Sondergaard CS, Kassem M, Falk E: Smooth muscle cells healing atherosclerotic plaque disruptions are of local, not blood, origin in apolipoprotein E knockout mice. Circulation 2007; 116:2053-2061.
48. McDonald OG, Owens GK: Programming smooth muscle plasticity with chromatin dynamics. Circ Res 2007; 100:1428-1441.
49. Stary HC: The development of calcium deposits in atherosclerotic lesions and their persistence after lipid regression. Am J Cardiol 2001; 88:16E-19E.
50. Tintut Y, Alfonso Z, Saini T, et al: Multilineage potential of cells from the artery wall. Circulation 2003; 108:2505-2510.
51. Johnson RC, Leopold JA, Loscalzo J: Vascular calcification: Pathobiological mechanisms and clinical implications. Circ Res 2006; 99:1044-1059.
52. Pasterkamp G, Galis ZS, de Kleijn DP: Expansive arterial remodeling: Location, location, location. Arterioscler Thromb Vasc Biol 2004; 24:650-657.
53. Glagov S, Weisenberg E, Zarins CK, et al: Compensatory enlargement of human atherosclerotic coronary arteries. N Engl J Med 1987; 316:1371-1375.
54. Pasterkamp G, Schoneveld AH, van Wolferen W, et al: The impact of atherosclerotic arterial remodeling on percentage of luminal stenosis varies widely within the arterial system. A postmortem study. Arterioscler Thromb Vasc Biol 1997; 17:3057-3063.
55. Varnava AM, Davies MJ. Relation between coronary artery remodelling (compensatory dilatation) and stenosis in human native coronary arteries. Heart 2001; 86:207-211.
56. Sipahi I, Tuzcu EM, Moon KW, et al: Does the extent and direction of arterial remodeling predict subsequent progression of coronary atherosclerosis? A serial intravascular ultrasound study. Heart 2008; 94:623-627.
57. Pasterkamp G, Wensing PJ, Post MJ, et al: Paradoxical arterial wall shrinkage may contribute to luminal narrowing of human atherosclerotic femoral arteries. Circulation 1995; 91:1444-1449.
58. Nishioka T, Luo H, Eigler NL, et al: Contribution of inadequate compensatory enlargement to development of human coronary artery stenosis: An in vivo intravascular ultrasound study. J Am Coll Cardiol 1996; 27:1571-1576.
59. Sipahi I, Tuzcu EM, Schoenhagen P, et al: Paradoxical increase in lumen size during progression of coronary atherosclerosis: Observations from the REVERSAL trial. Atherosclerosis 2006; 189:229-235.
60. Bentzon JF, Pasterkamp G, Falk E: Expansive remodeling is a response of the plaque-related vessel wall in aortic roots of apoE-deficient mice: An experiment of nature. Arterioscler Thromb Vasc Biol 2003; 23:257-262.
61. Varnava AM, Mills PG, Davies MJ: Relationship between coronary artery remodeling and plaque vulnerability. Circulation 2002; 105:939-943.
62. Burke AP, Kolodgie FD, Farb A, et al: Morphological predictors of arterial remodeling in coronary atherosclerosis. Circulation 2002; 105:297-303.
63. Sipahi I, Tuzcu EM, Schoenhagen P, et al: Compensatory enlargement of human coronary arteries during progression of atherosclerosis is unrelated to atheroma burden: Serial intravascular ultrasound observations from the REVERSAL trial. Eur Heart J 2006; 27:1664-1670.
64. Gage JE, Hess OM, Murakami T, et al: Vasoconstriction of stenotic coronary arteries during dynamic exercise in patients with classic angina pectoris: Reversibility by nitroglycerin. Circulation 1986; 73:865-876.
65. Ehara S, Kobayashi Y, Yoshiyama M, et al: Spotty calcification typifies the culprit plaque in patients with acute myocardial infarction: An

intravascular ultrasound study. Circulation 2004; 110:3424-3429.
66. Mann JM, Kaski JC, Pereira WI, et al: Histological patterns of atherosclerotic plaques in unstable angina patients vary according to clinical presentation. Heart 1998; 80:19-22.
67. Hangartner JR, Charleston AJ, Davies MJ, Thomas AC: Morphological characteristics of clinically significant coronary artery stenosis in stable angina. Br Heart J 1986; 56:501-508.
68. Mann J, Davies MJ: Mechanisms of progression in native coronary artery disease: Role of healed plaque disruption. Heart 1999; 82:265-268.
69. Burke AP, Kolodgie FD, Farb A, et al: Healed plaque ruptures and sudden coronary death: evidence that subclinical rupture has a role in plaque progression. Circulation 2001; 103:934-940.
70. Davies MJ, Bland JM, Hangartner JR, et al: Factors influencing the presence or absence of acute coronary artery thrombi in sudden ischaemic death. Eur Heart J 1989; 10:203-208.
71. Yee KO, Schwartz SM: Why atherosclerotic vessels narrow: The fibrin hypothesis. Thromb Haemost 1999; 82:762-771.
72. Libby P, Theroux P: Pathophysiology of coronary artery disease. Circulation 2005; 111:3481-3488.
73. Davies MJ: The pathophysiology of acute coronary syndromes. Heart 2000; 833:361-366.
74. Schaar JA, Muller JE, Falk E, et al: Terminology for high-risk and vulnerable coronary artery plaques. Report of a meeting on the vulnerable plaque, June 17 and 18, 2003, Santorini, Greece. Eur Heart J 2004; 25:1077-1082.
75. Burke AP, Farb A, Malcom GT, et al: Effect of risk factors on the mechanism of acute thrombosis and sudden coronary death in women. Circulation 1998; 97:2110-2116.
76. Falk E, Shah PK, Fuster V: Atherothrombosis and thrombosis-prone plaques. In Fuster V, Alexander RW, O'Rourke RA (eds). Hurst's The Heart, 11th ed. New York, McGraw-Hill, 2004, pp 1123-1139.
77. Fernandez-Ortiz A, Badimon JJ, Falk E, et al: Characterization of the relative thrombogenicity of atherosclerotic plaque components: Implications for consequences of plaque rupture. J Am Coll Cardiol 1994; 23:1562-1569.
78. Naghavi M, Libby P, Falk E, et al: From vulnerable plaque to vulnerable patient: A call for new definitions and risk assessment strategies: Part II. Circulation 2003; 108:1772-1778.
79. Falk E: Plaque rupture with severe pre-existing stenosis precipitating coronary thrombosis. Characteristics of coronary atherosclerotic plaques underlying fatal occlusive thrombi. Br Heart J 1983; 50:127-134.
80. Falk E, Thuesen L: Pathology of coronary microembolisation and no reflow. Heart 2003; 89:983-985.
81. Falk E, Shah PK, Fuster V: Coronary plaque disruption. Circulation 1995; 923: 657-671.
82. Wilbert-Lampen U, Leistner D, Greven S, et al: Cardiovascular events during World Cup soccer. N Engl J Med 2008; 358:475-483.
83. Servoss SJ, Januzzi JL, Muller JE. Triggers of acute coronary syndromes. Prog Cardiovasc Dis 2002; 44:369-380.
84. Kloner RA, Leor J, Poole WK, Perritt R: Population-based analysis of the effect of the Northridge Earthquake on cardiac death in Los Angeles County, California. J Am Coll Cardiol 1997; 30:1174-1180.
85. Burke AP, Farb A, Malcom GT, et al: Coronary risk factors and plaque morphology in men with coronary disease who died suddenly. N Engl J Med 1997; 336:1276-1282.
86. Kubo T, Imanishi T, Takarada S, et al: Assessment of culprit lesion morphology in acute myocardial infarction: Ability of optical coherence tomography compared with intravascular ultrasound and coronary angioscopy. J Am Coll Cardiol 2007; 50:933-939.
87. Trostdorf F, Buchkremer M, Harmjanz A, et al: Fibrous cap thickness and smooth muscle cell apoptosis in high-grade carotid artery stenosis. Eur J Vasc Endovasc Surg 2005; 29:528-535.
88. Felton CV, Crook D, Davies MJ, Oliver MF: Relation of plaque lipid composition and morphology to the stability of human aortic plaques. Arterioscler Thromb Vasc Biol 1997; 17:1337-1345.
89. Davies MJ, Richardson PD, Woolf N, et al: Risk of thrombosis in human atherosclerotic plaques: Role of extracellular lipid, macrophage, and smooth muscle cell content. Br Heart J 1993; 69:377-381.
90. Kolodgie FD, Burke AP, Farb A, et al: The thin-cap fibroatheroma: A type of vulnerable plaque: The major precursor lesion to acute coronary syndromes. Curr Opin Cardiol 2001; 16:285-292.
91. Lutgens E, de Muinck ED, Kitslaar PJ, et al: Biphasic pattern of cell turnover characterizes the progression from fatty streaks to ruptured human atherosclerotic plaques. Cardiovasc Res 1999; 41:473-479.
92. Clarke MC, Figg N, Maguire JJ, et al: Apoptosis of vascular smooth muscle cells induces features of plaque vulnerability in atherosclerosis. Nat Med 2006; 12: 1075-1080.
93. Matthews C, Gorenne I, Scott S, et al: Vascular smooth muscle cells undergo telomere-based senescence in human atherosclerosis: Effects of telomerase and oxidative stress. Circ Res 2006; 99:156-164.
94. Gough PJ, Gomez IG, Wille PT, Raines EW: Macrophage expression of active MMP-9 induces acute plaque disruption in apoE-deficient mice. J Clin Invest 2006; 116:59-69.
95. Gertz SD, Roberts WC: Hemodynamic shear force in rupture of coronary arterial atherosclerotic plaques. Am J Cardiol 1990; 66:1368-1372.
96. Bezerra HG, Higuchi ML, Gutierrez PS, et al: Atheromas that cause fatal thrombosis are usually large and frequently accompanied by vessel enlargement. Cardiovasc Pathol 2001; 10:189-196.
97. Yamagishi M, Terashima M, Awano K, et al: Morphology of vulnerable coronary plaque: Insights from follow-up of patients examined by intravascular ultrasound before an acute coronary syndrome. J Am Coll Cardiol 2000; 35:106-111.
98. Kohchi K, Takebayashi S, Hiroki T, Nobuyoshi M: Significance of adventitial inflammation of the coronary artery in patients with unstable angina: Results at autopsy. Circulation 1985; 71:709-716.
99. Virmani R, Kolodgie FD, Burke AP, et al: Atherosclerotic plaque progression and vulnerability to rupture: Angiogenesis as a source of intraplaque hemorrhage. Arterioscler Thromb Vasc Biol 2005; 25:2054-2061.
100. Goldstein JA, Demetriou D, Grines CL, et al: Multiple complex coronary plaques in patients with acute myocardial infarction. N Engl J Med 2000; 343:915-922.
101. Arbustini E, Dal BB, Morbini P, et al: Plaque erosion is a major substrate for coronary thrombosis in acute myocardial infarction. Heart 1999; 82:269-272.
102. Glaser R, Selzer F, Faxon DP, et al: Clinical progression of incidental, asymptomatic lesions discovered during culprit vessel coronary intervention. Circulation 2005; 111:143-149.
103. Wang JC, Normand SL, Mauri L, Kuntz RE: Coronary artery spatial distribution of acute myocardial infarction occlusions. Circulation 2004; 110:278-284.
104. Mauriello A, Sangiorgi G, Fratoni S, et al: Diffuse and active inflammation occurs in both vulnerable and stable plaques of the entire coronary tree: A histopathologic study of patients dying of acute myocardial infarction. J Am Coll Cardiol 2005; 45:1585-1593.
105. Cohen JC, Boerwinkle E, Mosley TH Jr, Hobbs HH: Sequence variations in PCSK9, low LDL, and protection against coronary heart disease. N Engl J Med 2006; 354:1264-1272.
106. Bouch DC, Montgomery GL: Cardiac lesions in fatal cases of recent myocardial ischaemia from a coronary care unit. Br Heart J 1970; 32:795-803.
107. Sinapius D: [Relationship between coronary-artery thrombosis and myocardial infarction.] Dtsch Med Wochenschr 1972; 97:443-448.
108. Horie T, Sekiguchi M, Hirosawa K: Coronary thrombosis in pathogenesis of acute myocardial infarction. Histopathological study of coronary arteries in 108 necropsied cases using serial section. Br Heart J 1978; 40:153-161.
109. Tracy RE, Devaney K, Kissling G: Characteristics of the plaque under a coronary thrombus. Virchows Arch A Pathol Anat Histopathol 1985; 405:411-427.
110. El Fawal MA, Berg GA, Wheatley DJ, Harland WA: Sudden coronary death in Glasgow: Nature and frequency of acute coronary lesions. Br Heart J 1987; 57: 329-335.
111. Yutani C, Ishibashi-Ueda H, Konishi M, et al: Histopathological study of acute myocardial infarction and pathoetiology of coronary thrombosis: A comparative study in four districts in Japan. Jpn Circ J 1987; 51:352-361.
112. Richardson PD, Davies MJ, Born GV: Influence of plaque configuration and stress distribution on fissuring of coronary atherosclerotic plaques. Lancet 1989; 2:941-944.
113. Shi H, Wei L, Yang T, et al: Morphometric and histological study of coronary plaques in stable angina and acute myocardial infarctions. Chin Med J (Engl) 1999; 112:1040-1043.
114. Kojima S, Nonogi H, Miyao Y, et al: Is preinfarction angina related

to the presence or absence of coronary plaque rupture? Heart 2000; 83:64-68.
115. Farb A, Burke AP, Tang AL, et al: Coronary plaque erosion without rupture into a lipid core. A frequent cause of coronary thrombosis in sudden coronary death. Circulation 1996; 93:1354-1363.
116. Davies MJ: The composition of coronary-artery plaques. N Engl J Med 1997; 336:1312-1314.
117. Burke AP, Farb A, Malcom GT, et al: Plaque rupture and sudden death related to exertion in men with coronary artery disease. JAMA 1999; 281:921-926.

第 7 章

急性冠状动脉综合征的分子机制：炎症与免疫的作用

Peter Libby

组织学观察揭示了很多急性冠状动脉综合征（ACS）的病理生理过程。能够引起致命性血栓的动脉粥样斑块的病理解剖学检查，则更多揭示出 ACS 极端形式的发生机制。尽管以前的研究存在争议，但是血栓在 ACS 形成中的作用却越来越得到广泛的认同。

四个独特的微观解剖学机制可能参与了 ACS 的形成过程 [1, 2]。而其中斑块破裂学说是最普遍也可能是最容易理解的一个机制，斑块破裂能引起 2/3 ~ 3/4 患者发生 STEMI（见图 7-1A）。斑块的表面侵蚀而不是斑块的纤维帽破裂，可能成为大约 20% 严重急性冠状动脉血栓的发病基础（见图 7-1B）。而围绕钙结节的侵蚀只会引起少量急性冠状动脉血栓。斑块迅速增加的另外一个机制是斑块内出血，斑块内出血可能也在一些 ACS 的发生过程中发挥作用。

除了这些结构性的微观解剖学物质参与对斑块的破坏作用之外，功能上的改变也能影响血栓形成和血凝块的稳定性。促凝和抗凝因子的平衡在任何时候都起着重要作用（见图 7-2）。同样，促纤溶和抗纤溶因子的平衡也调节着血凝块的稳定性。这些因子除了影响血栓形成外，它们在血管壁的局部调节作用也可能影响斑块破裂后的继发事件。

炎症是导致血栓形成的基础。而且，参与继发性和非继发性免疫反应的细胞和分子也参与 ACS 的多个发病过程。这些新观点有助于进一步理解 ACS 的病理生理过程，也对 ACS 的诊断和治疗起到了积极地作用。本章将重点介绍 ACS 病理生理过程的最新研究进展，并强调这些新概念在临床实践中的推广和应用。

斑块破裂机制

斑块破裂

人的许多冠状动脉粥样斑块中包含了一个富含脂质的中心核。除了细胞外的脂质碎片外，脂质核中含有泡沫样的巨噬细胞，而很多这种泡沫样的巨噬细胞表面镶嵌了强效的促凝血物质和组织因子 [3-5]。胶原纤维帽覆盖在脂质核心上，将一个含有大量的凝血级联蛋白和血栓形成物质的脂核与血液分隔开。

斑块破裂时，薄而易碎的纤维帽发生破裂。脂质核心中的组织因子与血液相互接触，促使凝血瀑布的发生。斑块破裂后暴露的胶原导致血小板的黏附和激活。纤维帽的强度很大程度上取决于细胞外基质间隙胶原的完整性。胶原纤维增加纤维帽的生物力学强度。一般，间质胶原相对稳定，即使发生变性，其进程也非常缓慢。而且，迄今很多人仍然认为，脂质斑块是机体胆固醇代谢中，过多胆固醇在动脉壁上沉积，但是没有任何生物活性可言。但是现

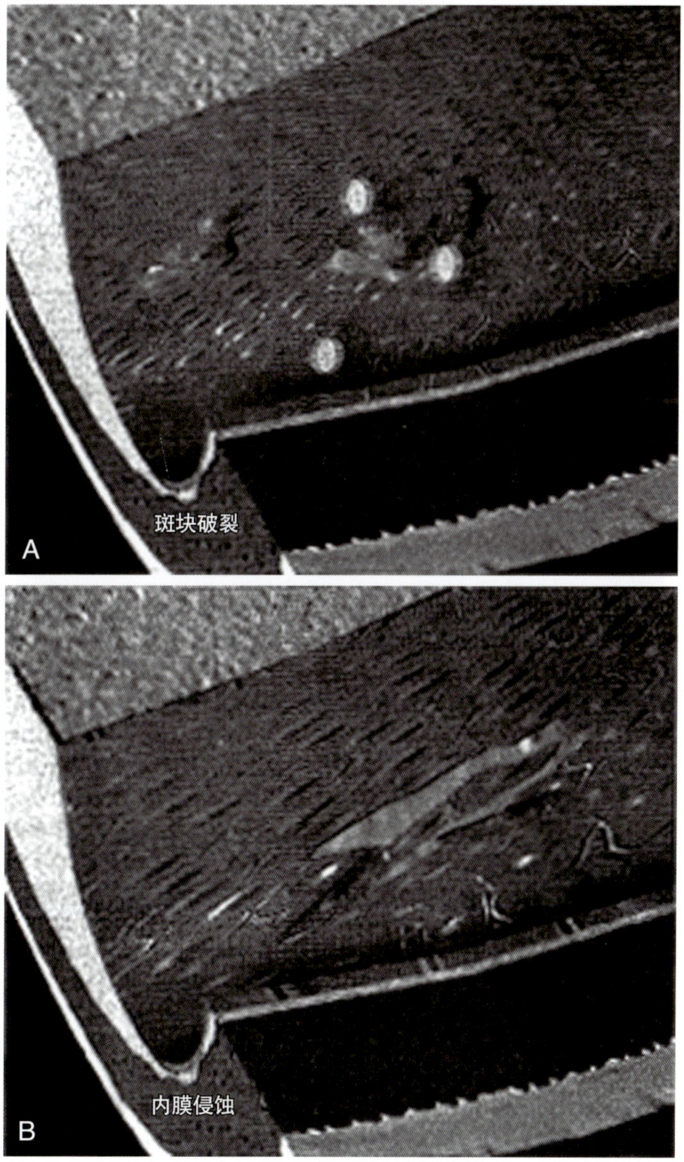

图7-1 冠状动脉切片显示斑块纤维帽破裂后的产生的游离内膜片（A）和斑块表面侵蚀后内皮细胞剥脱（B）。

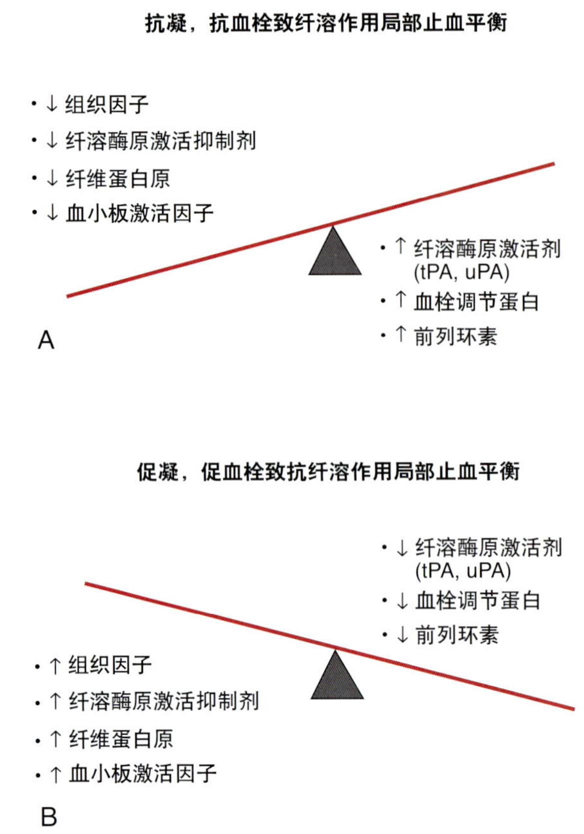

图7-2　A，在正常内皮细胞中，抗凝，促纤溶和抗血栓分子（右）作用强于促凝血和抗纤溶因子（左）。B，在激活的或者功能紊乱的内皮细胞中，促凝血和血栓因子，以及抗纤溶因子占优势，将平衡倾向于血凝块形成和稳定的一边。t-PA，组织性纤维蛋白溶酶原激活剂；uPA，尿激酶纤维蛋白溶酶原激活剂。

在，应当将脂质斑块视为一个充满活性细胞的斑块，其中活性细胞的功能和信息交换可以影响动脉粥样病变的临床事件。已经广泛认可炎症反应与动脉粥样硬化病理发生及其并发症的关系。

早在 19 世纪 90 年代时，有人提出假说，斑块的胶原骨架取决于胶原合成和降解的动态平衡过程 [6]。动脉平滑肌细胞合成了斑块中绝大多数的胶原，其基因的表达取决于炎症环境。干扰素 -γ 是斑块产生的一种细胞因子，几乎可以阻止培养的平滑肌细胞表达前胶原基因 [7]。动脉粥样硬化斑块含有干扰素 -γ。T 淋巴细胞活化时，能生产大量的干扰素 -γ。

在动脉粥样斑块中发现的其他细胞也能在一定环境下生成干扰素 -γ。例如，将平滑肌细胞和巨噬细胞暴露于斑块中的多种细胞因子（如 IL-12 和 IL-18），这两种细胞均能分泌干扰素 -γ[8]。通过这些观察可以假设，T 淋巴细胞在动脉粥样斑块中可以局部抑制胶原的合成。T 淋巴细胞位于动脉粥样硬化斑块，尤其是斑块的肩部，这里常常是斑块撕裂而发生破裂的地方 [9]。事实上，通过计算机分析斑块的生物机械力发现，最大的管周作用力存在于斑块的肩部。Rekhter 等 [11] 费劲心思研究了在斑块不同位置的细胞类型分布，同时用原位杂交技术评估这些细胞上基质胶原基因的表达。还发现同一区域内 T 细胞的大量出现与基质胶原基因表达降低有着显著的相关性。van der Wal 实验室 [12] 列举了引起致命血栓的人冠状动脉斑块确切破裂部位的细胞类型，并且在斑块破裂的区域内发现大量的 T 细胞的存在。

总之，这些结果都表明炎症斑块的 T 细胞分泌的干扰素 -γ 能阻碍平滑肌细胞合成新胶原。基质胶原合成的抑制作用可能干扰平滑肌细胞修复和维持纤维帽完整性的能力。采用基因工程方法得到的致坏血病小鼠，即维生素 C（抗坏血酸）缺失小鼠，表现为斑块中胶原结构的损坏 [13]。因为维生素 C 可以增强胶原链之间的交叉连结，这一发现支持了胶原蛋白生成在维持斑块纤维帽结构中的决定性作用 [14]。

完整的胶原纤维能防止少数被称之为基质胶原酶的降解。人类可生成 3 种基质胶原酶，均属于一个广泛的蛋白质酶类家族，其作用依赖于锌原子，因此也被称为基质金属蛋白酶 [15]。早在 1991 年，Henney 等检测了人类动脉粥样斑块中编码的基质金属蛋白酶 - 基质降解酶，或者是基质金属蛋白酶 -3 的 mRNA 的表达情况 [16]。重要的是，人类粥样斑块也过量表达基质胶原酶 [17, 18]。采用生物力学和病理研究手段发现基质胶原酶（基质金属蛋白酶 -1、-8 和 -13）与巨噬细胞和平滑肌细胞来源的泡沫细胞一起，聚集于人类动脉粥样斑块中易于破裂的位置 [19, 20]。通过实验观察动脉粥样硬化兔的粥样斑块发现，巨噬细胞是基质胶原酶的重要来源 [21, 22]。基质金属蛋白酶 -8 比基质金属蛋白酶 -1 和基质金属蛋白酶 -13 能更有效地降解 I 型胶原，而 I 型胶原是斑块中的主要胶原成分。因此，基质金属蛋白酶 -8 是粥样斑块中最重要的一种降解胶原的蛋白质酶。在其他研究中，Sukhova[23] 和 Liu[24] 等发现，非金属结合酶包括组织蛋白酶 S、K 和 L 在动脉粥样斑块中也有过量表达。虽然非金属结合酶主要在弹性组织解离中发挥作用，但是组织蛋白酶 S 也表现出基质胶原酶的活性。

基质胶原酶的 mRNA 和蛋白的过量表达并不需要转换成酶活性的增加。蛋白水解酶级联在生物控制的许多水平上发挥着重要的调节作用。基质金属蛋白酶首先被合成为无活性的前体，只有激活后才能获得酶活性（见图 7-3）。然而，广泛分布的内源性抑制剂能够限制任何活化形式的基质金属蛋白酶。基质金属蛋白酶组织抑制剂家族有 4 个成员存在，当血管病变时同时包含 4 种成员 [15]。人类动脉可以表达基质金属蛋白酶组织抑制剂 -2，它也可以抑制胶原酶 [25]。基质金属蛋白酶组织抑制剂 -2 的同源体对组织因子的抑制作用很弱却能和其他基质金属蛋白酶组织抑制剂一样强效地阻断胶原酶的活性。即使活化的基质胶原酶分子存在于粥样斑块中，它们也不能有效降解胶原除非它们的活性远远地大于这些内源性的抑制剂。但是，还没有一种免疫试剂能用来将基质胶原酶的这些非活性酶原区别于它们的活性部分。

然而，粥样斑块中仅存的有免疫活性的基质胶原酶并

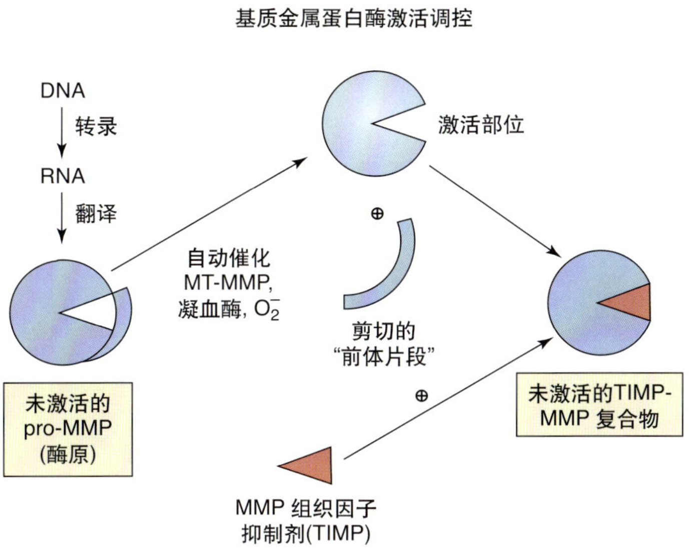

图7-3 细胞外基质金属蛋白酶（MMP）活性的多水平调控。MMP，首先被合称为非活性的酶原前体，需要通过一系列变化才能发挥酶活性。初生蛋白酶中前体部分的切割能通过自身催化或者异质催化进行，在MMP中，包括MT-MMP，凝血酶，或者MMP-2中的活性氧簇。分子中前体部分的分裂或展开使得酶的活性部位能够接触底物并发生降解。无处不在的金属酶组织抑制剂（TIMP1-4）能够结合活性蛋白水解酶，阻断活化部位并使酶失活。因此，MMP活性的控制取决于基因转录，翻译，翻译后酶原活性的调控，以及蛋白水解酶和他们内源性抑制剂TIMP之间的平衡。

Adapted from Libby P, Lee RT: Matrix matters. Circulation 2000; 102:1874-1876.

不意味其能有效参与胶原原位溶解反应。为了证明这一观点，有研究者采用能特异性识别被基质胶原酶剪切的胶原的抗体，用它来原位评估胶原的降解。该研究发现胶原的断裂发生于人的动脉粥样斑块严重病变区，并且与该区域的基质金属蛋白酶 -1 和基质金属蛋白酶 -13 共存并发生原位胶原溶解[19]。这些都提示由基质金属蛋白酶引起的基质胶原的断裂可作用于薄和弱的纤维帽，因此，参与粥样斑块破裂的形成过程。

ACS 的治疗手段在某种程度上可以通过干扰胶原断裂和增加胶原合成的作用来稳定斑块。对饮食或内源性高脂血症的兔研究发现，通过饮食或者药物方式降低胆固醇水平能够减少基质胶原酶的表达且促进斑块处胶原的沉积[22, 26, 27]。

近来在小鼠模型上的研究表明，蛋白水解酶能降解细胞外基质，从而影响斑块胶原的成分和血栓形成的易感性[28]。基质胶原基因突变的小鼠能抵抗基质金属蛋白酶胶原酶的能力决定了动脉粥样硬化易发性，并表现为斑块内膜中胶原的蓄积[29]。基质金属蛋白酶 -13 基因缺失小鼠也类似地表现出在动脉粥样斑块处胶原含量的增加[30]。骨髓细胞基质金属蛋白酶 -14 基因缺失的小鼠也表现为病变处胶原的沉积[31]。基质金属蛋白酶 -14 通过蛋白水解过程将酶原形式转化成活性的基质胶原酶基质金属蛋白酶 -13，而不是通过和胶原的直接作用。

除了基质胶原酶外，其他蛋白水解酶也可促进实验性动脉粥样小鼠中血栓的形成。转染能引起明胶酶基质金属蛋白酶 -9 活性表达增高病毒的动脉粥样硬化易患小鼠也表现为斑块破裂[32]。apo E 和 Niemann-Pick C 蛋白突变的小鼠被证实有动脉粥样硬化斑块血栓形成的并发症[33]。蛋白酶组织蛋白酶 K 也可能影响血栓形成的表型。

近来一些证据也将关注的重点聚焦到继发性免疫反应，炎症和血栓形成三者之间的相互联系上。通过基因手段增强 T 细胞活性的小鼠表现出斑块的高度炎症反应，胶原完整性的下降和血栓形成[34, 35]。这些小鼠体内一种重要的负责胶原交叉联系的赖氨酰氧化酶水平下降，基质金属蛋白酶 -13 和组织蛋白酶 S 的表达增加。

由于动脉壁中平滑肌细胞在胶原合成中起主要作用，斑块中胶原的水平可能取决于平滑肌细胞的数量。平滑肌细胞中胶原基因表达的调节随着介质环境的变化而不同。例如，来自于斑块处的血小板和其他细胞生成的血小板生长因子、TGF-β、蛋白质调节子能增强人平滑肌细胞中间质胶原基因的表达[7]。因此，目前认为平滑肌细胞能增强斑块的稳定性。组织病理学观察发现平滑肌细胞数量和斑块破裂呈负相关。那些破裂的斑块几乎没有平滑肌细胞[1]。因此，有人认为平滑肌细胞是“维护斑块纤维帽完整性的卫兵”[6]。目前认为斑块处的平滑肌细胞会发生死亡。细胞死亡可引起动脉粥样硬化斑块的平滑肌细胞脱离，最后使得斑块变得更加易于破裂。

动脉粥样斑块处的平滑肌细胞能够通过多种机制发生死亡（包括凋亡）或称为程序性细胞死亡[36]。粥样斑块处的平滑肌细胞接触促炎症因子介质后可以通过凋亡发生死亡。值得注意，促炎因子可以促进平滑肌细胞发生凋亡。细胞表面的细胞死亡信号——Fas/Fas 配体也能在斑块内发生作用，这更进一步说明炎症反应与人类粥样斑块纤维帽稳定性受损之间的相互联系。

表面侵蚀

动脉粥样硬化斑块生理破裂的另外一种形式也可导致大量冠状动脉血栓[2]。与纤维帽中的裂缝相比，大约有 1/4 ~ 1/3 的严重冠状动脉血栓是纤维帽的表面侵蚀造成。与纤维帽断裂相比，表面侵蚀在年轻患者、妇女和高甘油三酯血症或糖尿病患者更常发生。对表面侵蚀的分子途径了解甚少，远远没有对于纤维帽易碎性的调控那么受到关注。有研究者并不赞成炎症参与斑块表面侵蚀的学说。Virmani 等[2] 强调人冠状动脉中表面侵蚀的部位存在着轻微非炎症特征。Amsterdam 等证实，在由斑块表面侵蚀和纤维帽的破裂引起的斑块破裂部位中，共同存在 T 细胞和巨噬细胞[12]。

尽管斑块浅表侵蚀的机制尚不明确，但是与斑块破裂的机制却有很多共同点。在浅表侵蚀中，内皮细胞可因为与内皮下基底膜连接变松而发生脱离。Ⅳ型胶原是基底膜中内膜下主要的胶原类型，它也可能发生蛋白降解。与动脉粥样斑块中纤维帽中的纤维胶原相比，Ⅳ型胶原不形成纤维。Ⅳ型胶原也受基质金属蛋白酶催化代谢。然而，这种非纤维类型的胶原是被一种明胶酶基质金属蛋白酶-2降解，而不是其他的基质胶原酶。与其他基质金属蛋白酶一样，基质金属蛋白酶-2也需要从酶原前体激活后才能切割其底物—Ⅳ型胶原。细胞表面结合的蛋白水解酶被称之为膜型基质金属蛋白酶，或基质金属蛋白酶-14，参与激活基质金属蛋白酶-2。促炎症因子和氧化低密度脂蛋白能增强MT-1-基质金属蛋白酶/基质金属蛋白酶-14在内皮细胞上的表达，从而激活基质金属蛋白酶-2[37]。此外，从血管壁的固有细胞以及浸润的炎症细胞中释放的活性氧簇能直接激活基质金属蛋白酶[38]。因此，炎症调控蛋白酶可以引起内皮细胞下基底膜降解，促使内皮剥脱。这一结果也为浅表侵蚀导致冠状动脉血栓提供了一种机制。

另外，内皮细胞可能因为死亡而发生脱离。与在平滑肌细胞中的情况相同，内皮细胞能发生凋亡而死亡。内皮细胞遭遇到一些炎症介质时能抑制凋亡的发生，部分是因为这些炎症因子诱导了涉及核转录因子NF-κB的抗凋亡途径。然而，其他促炎症刺激可能使内皮细胞更容易发生程序性细胞死亡。例如，髓过氧化物酶的产物次氯酸能激发内皮细胞发生凋亡[39]。人类动脉粥样斑块里的巨噬细胞包括髓过氧化物酶，并且有很多证据表明，动脉粥样硬化斑块自身也能生成次氯酸。因此，由炎症介质调控的内皮细胞死亡的增加，可能促进了浅表侵蚀的发生。

钙结节引起的侵蚀

矿物质沉积、钙化结节的形成是冠状动脉血栓形成的另外一条途径。仅仅只有4%～7%的致命性冠状动脉血栓形成是通过这种机制发生。动脉粥样斑块钙化受到生化过程的紧密调控[40, 41]。像骨桥蛋白和骨形态生成蛋白可能调控着粥样斑块中含钙物质的聚集[42]。就像斑块中的胶原水平受着合成和降解之间的平衡调节一样，钙物质的含量也取决于一种类似地平衡。骨形态生成蛋白可能增强动脉粥样硬化斑块中骨化形成。另一方面，巨噬细胞能打破钙沉积。事实上，人类动脉粥样硬化斑块中的巨噬细胞能表达一些影响破骨细胞中骨质吸收的酶类，包括组织蛋白酶S和K。应用基因突变小鼠整体的实验发现，巨噬细胞数量和功能对粥样斑块中钙化组织的分解代谢起着重要的影响。正是由于缺乏巨噬细胞集落刺激因子的小鼠无法生成成熟的巨噬细胞，斑块中的钙水平可以明显上升[43]。这些观察结果表明，粥样斑块中钙化的程度部分取决于病变部位里面炎症信号[40]。

最近的资料提示钙物质的微小沉积尽管低于在体显像的阈值水平，但是也能增大血管壁压力并且促进斑块破裂[44, 45]。这些发现具有重要的临床意义。通过不同的显像模式检测到的冠状动脉中较低水平的钙含量仍然会因为这极少量的钙化对斑块产生危害。虽然钙化直径只有10μm，但是也能对斑块的生物机械特性产生有害影响。这些极少量的钙化结节可能就是存留在粥样斑块中的凋亡细胞。

斑块出血

斑块内出血后病变范围迅速扩大也参与ACS的发生。很多早期的病理研究认为，斑块内出血是冠状动脉血栓形成的主要途径。然而，后来的一系列病理切片研究证明，斑块纤维帽的破裂是原发性病变，粥样斑块内部血液的蓄积则是继发产生的。

斑块中微血管的数量可以在很多方面影响斑块的生物学特性。与肿瘤生长依赖于新生血管的形成一样，粥样斑块的增长也部分取决于新生血管的生成。应用血管生成抑制剂的实验小鼠表现为动脉粥样硬化形成减弱[46]。动脉粥样硬化病变处有大量的血管生长因子表达。例如，斑块中的酸性纤维生长因子与微血管的形成相关并共存于炎症细胞中[47]。血管内皮生长因子、碱性成纤维细胞生长因子和其他血管生成蛋白可以促进斑块内的新生血管形成。

虽然斑块内出血本身可能很少会引发ACS，然而这种现象可能也是斑块发展的重要结果。斑块中易碎的新生血管破裂引发的原位血栓的形成可能导致局部血栓的生成。凝血酶可以有效地刺激平滑肌细胞迁移、增殖和胶原合成[48]。结果斑块内出血可能促进纤维性动脉粥样斑块的发生发展。此外，斑块中血管外含铁血黄素中的铁离子可能促进斑块的氧化过程。值得关注，Fenton反应生成的活性氧簇需要金属阳离子的转换，例如铁离子。在血管生成治疗心肌缺血中，需要注意斑块中存在微血管和斑块内出血在动脉粥样病变的扩增和生长中的作用。在动脉粥样硬化斑块区域给予血管生长因子可能增强斑块中新生血管生成而更易发生斑块内出血，导致斑块形成不良后果。如果血管生成剂对粥样斑块具有类似作用，那么缺血心肌细胞中营养物质的增加可能导致斑块生长和不稳定。

血栓形成的调节

迄今为止的多数研究都在斑块破裂的机制研究上。例如导致血液与致栓物质接触的过程。然而，斑块破裂的结果取决于血液中控制血栓形成的蛋白水平（见图7-2）。动脉粥样硬化事件可能与纤维蛋白原的水平相关。纤维蛋白原是凝血酶的底物和血管内血栓的主成分。系统炎症反应导致肝脏产生纤维蛋白（急性期应答），这与斑块破裂后血栓的维持和扩布密切相关（见图7-4）。另外，纤维蛋白溶解抑制剂的含量，例如纤溶酶原激活物抑制剂1，能影响内源性纤维蛋白溶解途径，从而影响血栓的稳定性。糖尿病患者体内纤溶酶原激活物抑制剂1含量的升高可能是其容易生成血栓的一个原因[49]。

凝血并不仅仅依赖于循环血液中的凝血因子，也取决于在动脉粥样硬化病变局部中的凝血因子含量。例如，破裂的斑块核中组织因子的量可以决定斑块破裂形成血栓的程度。炎症介质例如CD40配体可以增加斑块中组织因子

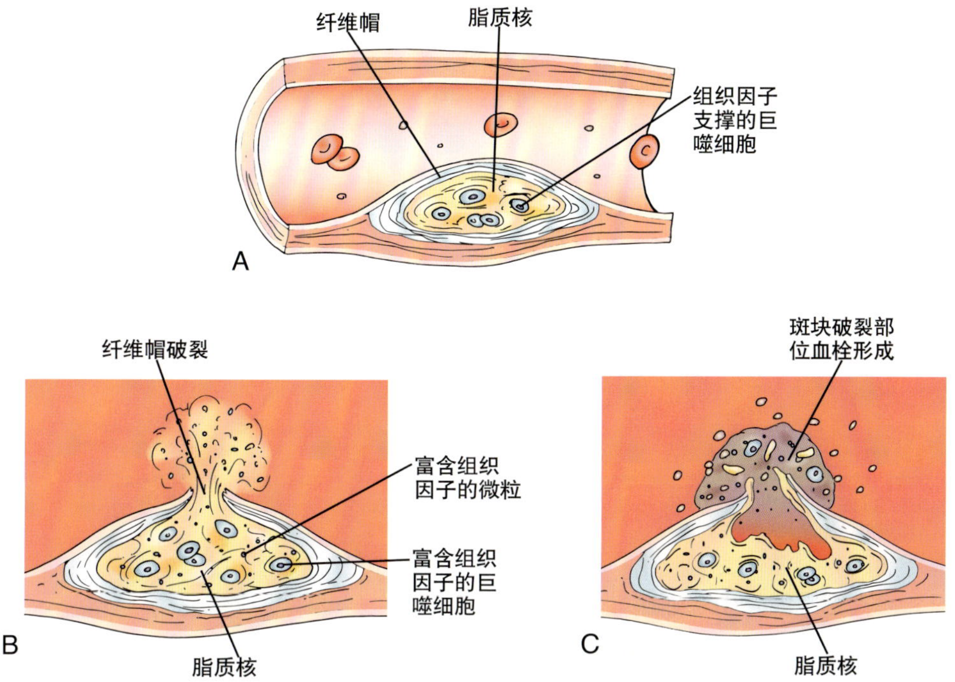

图7-4　动脉粥样斑块破裂和血栓生成的过程。A，“易损”或高危的动脉粥样斑含有一个薄纤维帽覆盖在一个大的脂质核上，脂质核里含有富含组织因子的巨噬细胞。B，当纤维帽破裂后，富含组织因子的巨噬细胞和微粒与血液中凝血蛋白接触。C，这些事件触发了破裂斑块中血栓的形成，从而导致部分或者瞬间的冠状动脉阻塞（临床证实为不稳定型心绞痛）或者是持续完全堵塞冠状动脉（导致急性心肌梗死）。

的表达 [50]。炎症介质也调控着斑块中抗纤维蛋白溶解的平衡 [49]。因此，炎症能调控影响血栓形成的液相和固态因子。减少动脉粥样硬化中血栓形成并发症的治疗—特别是降脂和他汀类药物——可能通过减少血栓生成事件的发生和增加内源性纤维蛋白溶解而发挥作用。例如，大白兔饮食中脂质的降低可以减少组织因子的表达 [51]。他汀类能在一定环境中减少血管细胞纤溶酶原激活物抑制剂 1 的生成。组织因子的减少和脂质水平的下降伴随着组织因子诱导物 CD40 配体及其受体 CD40 的减少 [51]。在实验性粥样斑块中，他汀降低脂质水平的同时也能减少原位纤溶酶原激活物抑制剂 1 的蛋白表达 [52]。越来越多的证据支持血栓形成和炎症反应之间的联系 [48]。活化的血小板中含有 CD40 配体并能将其以可溶的形式释放，另外还有其他的炎症介质，包括最近才认识的髓细胞样相关蛋白 -8/14。ACS 的患者体内髓细胞样相关蛋白 -8/14 和其他的炎症标志分子水平都有显著升高（见图 7-5）[53]。重要的是 ACS 患者的血小板中含有编码髓细胞样相关蛋白 -8 的 mRNA 表达也升高。血小板缺少细胞核因此不能转录新的 RNA。因此，髓细胞样相关蛋白 -8 的转录水平反映的是患者在 ACS 发作前数天的内环境状态。这就更加支持了患者炎症反应增高是 ACS 事件的近期危险因素。血浆中髓细胞样相关蛋白 -8/14 含量也能预测 ACS 幸存者更高的再发率 [54]。

小　结

现代研究使得能够通过分子途径来理解 ACS 的发病基础。大量证据表明很多途径都能通过炎症过程作为一个统一理论在 ACS 的生理病理过程中发挥作用。促炎症介质对于调节促炎细胞因子的作用发挥重要作用，它也是非继发性免疫反应的主要效应器。但是，越来越多的证据表明，T 淋巴细胞可以调节细胞因子影响动脉粥样硬化的生成。活化的 T 细胞集中到斑块破裂的区域并在原位降低胶原的合成。T 细胞产生高含量的 CD40 配体和对调节斑块稳定性和血栓形成有特别作用的促炎症介质干扰素 -γ。这些观察的结果表明，继发性免疫反应在 ACS 的发病机制中扮演了重要的角色。在动脉粥样硬化的生成过程中刺激免疫应答的候选抗原包括氧化修饰的脂质蛋白和在应激组织表达的热休克蛋白 60/65[9, 55, 56]。抗磷脂抗体的靶点和 β_2- 糖蛋白 I 可能也在动脉粥样硬化生成过程的自身免疫中发挥作用 [57]。

这些 ACS 中新颖的分子信号概念增加了对于其基本病理生理过程的了解。临床实践中，将炎症反应与冠状动脉事件联系到一起的观点，为冠状动脉危险的分层和预测开辟了一条新的途径。大量一致的证据表明，有低水平炎症反应的人群未来发生 ACS 事件的危险增高。急性期的 C 反应蛋白和其他血管细胞激活的标志物，包括髓细胞样相关蛋白 8/14、白介素 -6 和可溶性细胞间黏附分子 1 的研究表明，炎症反应与未来发生动脉粥样硬化并发症的危险性在多个水平均有关系（见图 7-6）[58]。

除了为疾病的预后提供新的检测工具之外，粥样斑块血栓形成中新发现的分子也具有临床治疗应用的价值。炎症和斑块稳定性之间关系的建立，促使旨在寻找有效减少

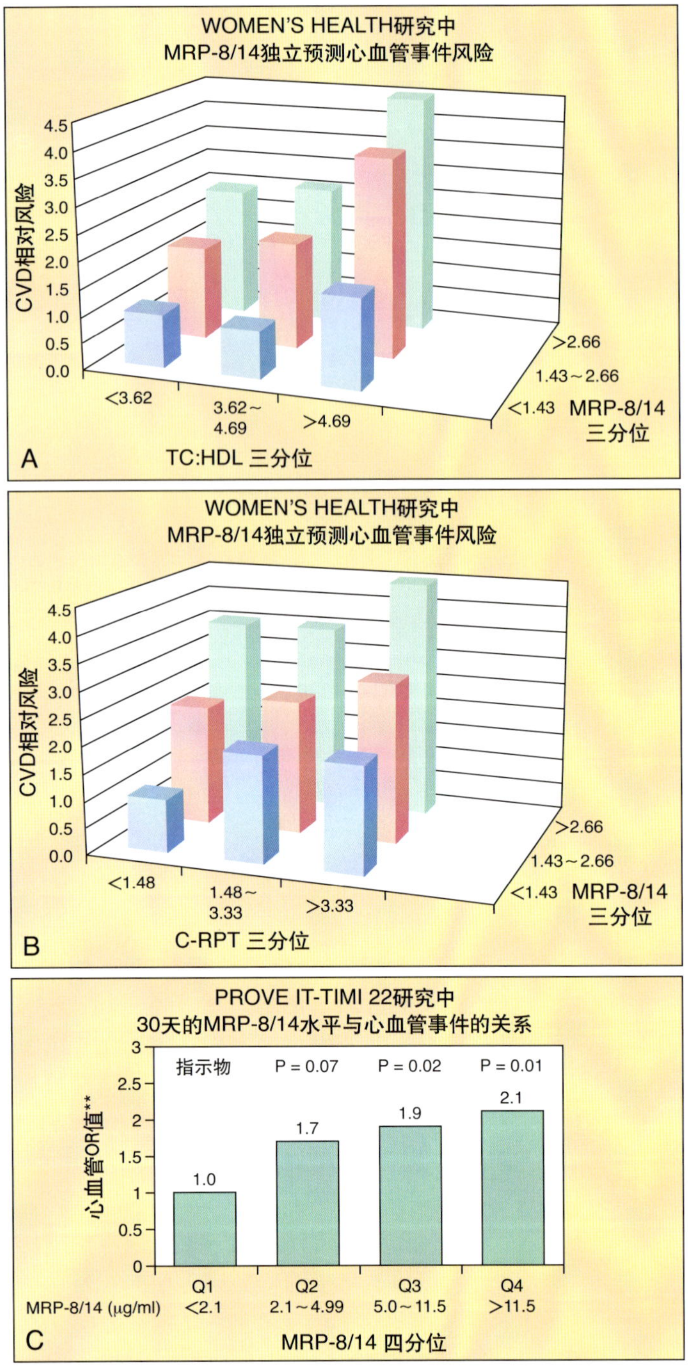

图7-5 A及B，基线MRP-8/14和炎症标志分子高密度脂蛋白(HDL) 或者C反应蛋白含量与急性冠脉综合征患者心血管危险事件的相对危险性。联合MRP-8/14含量（μg/ml）的判断可以提高单纯HDL或者CRP（mg/L）含量检测对危险预测的准确率。C，根据MRP-8/14 和高敏感度CRP （hsCRP）值所得的校正的心血管（CV）死亡或者心肌梗死（MI）的相对危险比。在校正了症状、糖尿病史、高血压史、陈旧心梗、心衰、阿司匹林的使用情况、低密度脂蛋白（LDL）含量和随机治疗分配后，MRP-8/14和hsCRP水平升高的患者CV或者MI的发生危险比那些血浆中MRP-8/14和hsCRP含量低的患者高2.1倍（95%置信区间，1.2～3.8）。低MRP-8/14，低hsCRP组包括128名患者；低MRP-8/14，高hsCRP组，108名患者；高MRP-8/14，低hsCRP组，97名患者；高MRP-8/14，高hsCRP组，140名患者。CVD，心血管疾病。

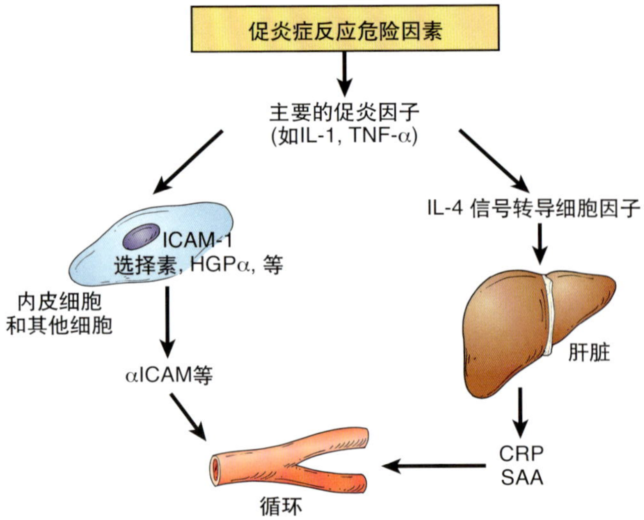

图7-6 血液中炎症标志物生成的途径。促炎危险因素导致原发的促炎症细胞因子例如可溶性白介素-1（interleukin-1，IL-1）或肿瘤坏死因子-α（tumor necrosis factor-alpha，TNF-α）的产生。这些原发的细胞因子能够刺激信号因子IL-6从各种细胞类型中产生，包括血管平滑肌细胞。IL-6能改变肝脏蛋白合成的过程，使其从生成原发管家蛋白（如白蛋白）的过程转变成倾向于生成急性期反应物质，如C反应蛋白（CRP）、血清淀粉样蛋白-A（SAA）和纤维蛋白原（没有显示）的过程。这些可溶性的急性期反应物质进入血流后，能通过静脉采血检测到。图的左侧描述了内皮细胞和其他细胞在原发促炎症因子的作用下，选择素或细胞黏附分子-1等黏附分子的表达增强。黏附分子能从内皮细胞的表面脱落，然后进入血流，从而能通过静脉采血而检测到。因此，外周血就像是反映促炎症危险因子的一面镜子。From Libby P, Ridker PM: Novel inflammatory markers of coronary risk: Theory versus practice. Circulation 1999;100:1148-1150.

血栓并发症治疗策略的实验研究广泛开展。事实上，他汀类药物正是基于改变机体炎症状态，从而降低急性冠状动脉事件和全因死亡的[59]。通过明确粥样斑块破裂和血栓形成的分子机制，也有助于寻找治疗新靶标。ACS 基础生物学新发现，可能为新的治疗措施铺平了道路，从而进一步降低动脉粥样硬化事件的社会医疗负担。

（王韶屏）

参考文献

1. Davies MJ: Stability and instability: The two faces of coronary atherosclerosis. The Paul Dudley White Lecture, 1995. Circulation 1996; 94:2013-2020.
2. Virmani R, Burke AP, Farb A, et al: Pathology of the vulnerable plaque. J Am Coll Cardiol 2006; 47:C13-C18.
3. Nemerson Y: My life with tissue factor. J Thromb Haemost 2007; 5:221-223.
4. Butenas S, Undas A, Gissel MT, et al: Factor XIa and tissue factor activity in patients with coronary artery disease. Thromb Haemost 2008; 99:142-149.
5. Furie B, Furie BC: Mechanisms of thrombus formation. N Engl J Med 2008; 359: 938-949.
6. Libby P: The molecular bases of the acute coronary syndromes. Circulation 1995; 91:2844-2850.

7. Amento EP, Ehsani N, Palmer H, et al: Cytokines and growth factors positively and negatively regulate interstitial collagen gene expression in human vascular smooth muscle cells. Arterioscler Thromb Vasc Biol 1991; 11:1223-1230.
8. Gerdes N, Sukhova GK, Libby P, et al: Expression of interleukin (IL)-18 and functional IL-18 receptor on human vascular endothelial cells, smooth muscle cells, and macrophages: Implications for atherogenesis. J Exp Med 2002; 195:245-257.
9. Hansson GK, Libby P: The immune response in atherosclerosis: A double-edged sword. Nat Rev Immunol 2006; 6:508-519.
10. Loree HM, Kamm RD, Stringfellow RG, et al: Effects of fibrous cap thickness on peak circumferential stress in model atherosclerotic vessels. Circ Res 1992; 71:850-858.
11. Rekhter M, Zhang K, Narayanan A, et al: Type I collagen gene expression in human atherosclerosis. Localization to specific plaque regions. Am J Pathol 1993; 143:1634-1648.
12. van der Wal AC, Becker AE, van der Loos CM, et al: Site of intimal rupture or erosion of thrombosed coronary atherosclerotic plaques is characterized by an inflammatory process irrespective of the dominant plaque morphology. Circulation 1994; 89:36-44.
13. Nakata Y, Maeda N: Vulnerable atherosclerotic plaque morphology in apolipoprotein E-deficient mice unable to make ascorbic acid. Circulation 2002; 105:1485-1490.
14. Libby P, Aikawa M: Vitamin C, collagen, and cracks in the plaque. Circulation 2002; 105:1396-1398.
15. Dollery CM, Libby P: Atherosclerosis and proteinase activation. Cardiovasc Res 2006; 69:625-635.
16. Henney AM, Wakeley PR, Davies MJ, et al: Localization of stromelysin gene expression in atherosclerotic plaques by in situ hybridization. Proc Natl Acad Sci U S A 1991; 88:8154-8158.
17. Galis Z, Sukhova G, Lark M, et al: Increased expression of matrix metalloproteinases and matrix degrading activity in vulnerable regions of human atherosclerotic plaques. J Clin Invest 1994; 94:2493-2503.
18. Nikkari ST, O'Brien KD, Ferguson M, et al: Interstitial collagenase (MMP-1) expression in human carotid atherosclerosis. Circulation 1995; 92:1393-1398.
19. Sukhova GK, Schonbeck U, Rabkin E, et al: Evidence for increased collagenolysis by interstitial collagenases-1 and -3 in vulnerable human atheromatous plaques. Circulation 1999; 99:2503-2509.
20. Herman MP, Sukhova GK, Libby P, et al: Expression of neutrophil collagenase (matrix metalloproteinase-8) in human atheroma: A novel collagenolytic pathway suggested by transcriptional profiling. Circulation 2001; 104:1899-1904.
21. Galis Z, Sukhova G, Kranzhöfer R, et al: Macrophage foam cells from experimental atheroma constitutively produce matrix-degrading proteinases. Proc Natl Acad Sci U S A 1995; 92:402-406.
22. Aikawa M, Rabkin E, Okada Y, et al: Lipid lowering by diet reduces matrix metalloproteinase activity and increases collagen content of rabbit theroma: A potential mechanism of lesion stabilization. Circulation 1998; 97:2433-2444.
23. Sukhova GK, Shi GP, Simon DI, et al: Expression of the elastolytic cathepsins S and K in human atheroma and regulation of their production in smooth muscle cells. J Clin Invest 1998; 102:576-583.
24. Liu J, Sukhova GK, Sun JS, et al: Lysosomal cysteine proteases in atherosclerosis. Arterioscler Thromb Vasc Biol 2004; 24:1359-1366.
25. Herman MP, Sukhova GK, Kisiel W, et al: Tissue factor pathway inhibitor-2 is a novel inhibitor of matrix metalloproteinases with implications for atherosclerosis. J Clin Invest 2001; 107:1117-1126.
26. Aikawa M, Rabkin E, Sugiyama S, et al: An HMG-CoA reductase inhibitor, cerivastatin, suppresses growth of macrophages expressing matrix metalloproteinases and tissue factor in vivo and in vitro. Circulation 2001; 103:276-283.
27. Fukumoto Y, Libby P, Rabkin E, et al: Statins alter smooth muscle cell accumulation and collagen content in established atheroma of watanabe heritable hyperlipidemic rabbits. Circulation 2001; 103:993-999.
28. Libby P: The molecular mechanisms of the thrombotic complications of atherosclerosis. J Int Med 2008; 263:517-527.
29. Fukumoto Y, Deguchi JO, Libby P, et al: Genetically determined resistance to collagenase action augments interstitial collagen accumulation in atherosclerotic plaques. Circulation 2004; 110:1953-1959.
30. Deguchi JO, Aikawa E, Libby P, et al: Matrix metalloproteinase-13/collagenase-3 deletion promotes collagen accumulation and organization in mouse atherosclerotic plaques. Circulation 2005; 112:2708-2715.
31. Schneider F, Sukhova GK, Aikawa M, et al: Matrix-metalloproteinase-14 deficiency in bone-marrow-derived cells promotes collagen accumulation in mouse atherosclerotic plaques. Circulation 2008; 117:931-939.
32. Gough PJ, Gomez IG, Wille PT, et al: Macrophage expression of active MMP-9 induces acute plaque disruption in apoE-deficient mice. J Clin Invest 2006; 116: 59-69.
33. Welch CL, Sun Y, Arey BJ, et al: Spontaneous atherothrombosis and medial degradation in Apoe−/−, Npc1−/− mice. Circulation 2007; 116:2444-2452.
34. Robertson AK, Rudling M, Zhou X, et al: Disruption of TGF-beta signaling in T cells accelerates atherosclerosis. J Clin Invest 2003; 112:1342-1350.
35. Hansson GK, Robertson AK: TGF-beta in atherosclerosis. Arterioscler Thromb Vasc Biol 2004; 24:e137-e138.
36. Geng YJ, Libby P: Progression of atheroma: A struggle between death and procreation. Arterioscler Thromb Vasc Biol 2002; 22:1370-1380.
37. Rajavashisth TB, Liao JK, Galis ZS, et al: Inflammatory cytokines and oxidized low density lipoproteins increase endothelial cell expression of membrane type 1-matrix metalloproteinase. J Biol Chem 1999; 274:11924-11929.
38. Rajagopalan S, Meng XP, Ramasamy S, et al: Reactive oxygen species produced by macrophage-derived foam cells regulate the activity of vascular matrix metalloproteinases in vitro. Implications for atherosclerotic plaque stability. J Clin Invest 1996; 98:2572-2579.
39. Sugiyama S, Kugiyama K, Aikawa M, et al: Hypochlorous acid, a macrophage product, induces endothelial apoptosis and tissue factor expression: Involvement of myeloperoxidase-mediated oxidant in plaque erosion and thrombogenesis. Arterioscler Thromb Vasc Biol 2004; 24:1309-1314.
40. Aikawa E, Nahrendorf M, Figueiredo JL, et al: Osteogenesis associates with inflammation in early-stage atherosclerosis evaluated by molecular imaging in vivo. Circulation 2007; 116:2841-2850.
41. El-Abbadi M, Giachelli CM: Mechanisms of vascular calcification. Adv Chronic Kidney Dis 2007; 14:54-66.
42. Scatena M, Liaw L, Giachelli CM: Osteopontin: a multifunctional molecule regulating chronic inflammation and vascular disease. Arterioscler Thromb Vasc Biol 2007; 27:2302-2309.
43. Rajavashisth T, Qiao JH, Tripathi S, et al: Heterozygous osteopetrotic (op) mutation reduces atherosclerosis in LDL receptor-deficient mice. J Clin Invest 1998; 101: 2702-2710.
44. Vengrenyuk Y, Carlier S, Xanthos S, et al: A hypothesis for vulnerable plaque rupture due to stress-induced debonding around cellular microcalcifications in thin fibrous caps. Proc Natl Acad Sci U S A 2006; 103:14678-14683.
45. Vengrenyuk Y, Cardoso L, Weinbaum S: Micro-CT based analysis of a new paradigm for vulnerable plaque rupture: Cellular microcalcifications in fibrous caps. Mol Cell Biomech 2008; 5:37-47.
46. Moulton KS: Angiogenesis in atherosclerosis: Gathering evidence beyond speculation. Curr Opin Lipidol 2006; 17:548-555.
47. Brogi E, Winkles J, Underwood R, et al: Distinct patterns of expression of fibroblast growth factors and their receptors in human atheroma and non-atherosclerotic arteries: Association of acidic FGF with plaque microvessels and macrophages. J Clin Invest 1993; 92:2408-2418.
48. Croce K, Libby P: Intertwining of thrombosis and inflammation in atherosclerosis. Curr Opin Hematol, 2007; 14:55-61.
49. Vaughan DE: PAI-1 and atherothrombosis. J Thromb Haemost 2005; 3:1879-1883.
50. Mach F, Schoenbeck U, Bonnefoy J-Y, et al: Activation of monocyte/macrophage functions related to acute atheroma complication by ligation of CD40. Induction of collagenase, stromelysin, and tissue factor. Circulation 1997; 96:396-399.
51. Aikawa M, Voglic SJ, Sugiyama S, et al: Dietary lipid lowering reduces tissue factor expression in rabbit atheroma. Circulation 1999; 100:1215-1222.
52. Aikawa M, Libby P: Lipid lowering reduces proteolytic and prothrombotic potential in rabbit atheroma. Ann N Y Acad Sci 2000; 902:140-152.
53. Healy AM, Pickard MD, Pradhan AD, et al: Platelet expression profiling and clinical validation of myeloid-related protein-14 as a novel determinant of cardiovascular events. Circulation 2006; 113:2278-2284.
54. Morrow DA, Wang Y, Croce K, et al: Myeloid-related protein 8/14 and the risk of cardiovascular death or myocardial infarction after an acute

coronary syndrome in the Pravastatin or Atorvastatin Evaluation and Infection Therapy: Thrombolysis in Myocardial Infarction (PROVE IT-TIMI 22) trial. Am Heart J 2008; 155:49-55.
55. Hansson GK, Libby P, Schonbeck U, et al: Innate and adaptive immunity in the pathogenesis of atherosclerosis. Circ Res 2002; 91:281-291.
56. Kalayoglu MV, Libby P, Byrne GI: Chlamydia pneumoniae as an emerging risk factor in cardiovascular disease. JAMA 2002; 288:2724-2731.
57. Harats D, George J: Beta2-glycoprotein I and atherosclerosis. Curr Opin Lipidol 2001; 12:543-546.
58. Libby P, Ridker PM, Hansson GK: Inflammation in atherosclerosis: from pathophysiology to practice. J Am Coll Cardiol 2009; 54:2129-2138.
59. Ridker PM, Danielson E, Fonseca FAH, et al: Rosuvastatin to prevent vascular events in men and women with elevated C-reactive protein. N Engl J Med 2008; 359:2195-2207.

第 8 章

免疫系统与急性冠状动脉综合征

Kuang-Yuh Chyu 和 Prediman K. Shah

免疫系统在动脉粥样化形成中的作用

动脉粥样硬化是动脉壁的一种复杂的慢性炎症性疾病。病理生理机制包括内皮功能失调、致动脉粥样化的脂蛋白渗入内皮下层并随后滞留和氧化、激活免疫炎性基因程序并导致免疫炎性细胞的募集、滞留和激活。斑块内免疫系统的成分包括激活的固有和适应性免疫细胞、免疫调整细胞因子、补体和免疫球蛋白 [1, 2]。

经典的免疫系统包括固有免疫和适应性免疫 [3]。固有免疫首先对损伤和外侵微生物产生反应，它不需要前期接触抗原，也缺乏免疫记忆。它被迅速激活并且相对具有非特异性。固有免疫反应的一个很重要的部分就是通过少量的生殖细胞系编码的受体即 Toll 样受体来识别许多感染和非感染病原体共同的常见分子模式（病原相关分子模式）。这些病原相关分子模式包括革兰阴性菌的脂多糖、未甲基化的 CpG DNA 基序并缺乏免疫记忆。固有免疫反应包括效应细胞如巨噬细胞、自然杀伤细胞、肥大细胞和 B 细胞的特异性亚型 B-1 细胞产生的自然抗体 [4-6]。与固有免疫相反，适应性免疫需要特异性抗原暴露和高度特异性表位识别，它反应较慢，涉及的效应机制包括 T 细胞、B 细胞、抗体、抗体依赖细胞介导的细胞毒性、细胞因子和趋化因子。尽管每一种免疫反应都有其独特的特点，但是这种区分具有某种程度的人为性，因为越来越多的实验证据显示固有免疫和适应性免疫有复杂的联系，应被视做一个连续体 [7]。

免疫反应

实验模型显示固有免疫和适应性免疫反应都能促进或抑制动脉粥样硬化，人体动脉粥样硬化也有相似提示 [8-11]。

促动脉粥样化免疫反应

对动脉粥样硬化形成的多数了解是来自于动物实验的观察。研究显示 $CD4^+$ 的 T 细胞在动脉粥样硬化中扮演十分重要的角色。活化的 $CD4^+$ T 细胞和主要组织相容性复合物 Ⅱ 抗原在动脉粥样硬化斑块内大量存在提示着它们在动脉粥样化形成中的潜在作用。将经丙二醛低密度脂蛋白免疫过的供体中的初始 $CD4^+$ T 细胞或 $CD4^+$ T 细胞转移至高胆固醇血症免疫缺陷小鼠可导致动脉粥样硬化增加，这进一步说明了 $CD4^+$ T 细胞介导的适应性免疫可促动脉粥样化形成 [12,13]。相反，$CD8^+$ T 细胞在动脉粥样化形成中的作用目前尚不清楚。自然杀伤 T 细胞，即带有自然杀伤细胞标志物的一种 T 细胞亚群，也参与了动脉粥样化形成。自然杀伤 T 细胞识别由 I 类分子 CD1d 呈递的脂质抗原。CD1d 分子缺陷减少动脉粥样化形成，然而动物实验表明，α 半乳糖神经酰胺可以通过 CD1d 激活自然杀伤 T 细胞从而加重动脉粥样硬化 [14-16]。转移自然杀伤 T 细胞丰富的脾细胞至免疫缺陷的有动脉粥样硬化倾向的 RAG1（−/−）/LDL（−/−）小鼠相较于转移了自然杀伤 T 细胞缺陷的脾细胞的小鼠受体动脉粥样化形成增加 [17]。

Toll 样受体是一组完成固有促炎免疫反应的模式识别受体 [3]。小鼠和人的动脉粥样硬化斑块内的巨噬细胞和内皮细胞均表达 Toll 样受体 R_4 和 Toll 样受体 R_2[18, 19]。基因敲除 Toll 样受体 R_4 或它的下游信号衔接分子（骨髓分化因子 88）减少小鼠的动脉粥样硬化、斑块炎症及循环中的炎症蛋白 [20, 21]。提示 Toll 样受体 R_4 和骨髓分化因子 88 介导的固有免疫信号通路在促粥样化形成中的作用。

固有免疫中的另一个重要组成部分自然杀伤细胞也出现在动脉粥样硬化斑块中 [22]。自然杀伤细胞功能缺陷可显著地降低实验动物中动脉粥样硬化斑块的大小，从而提示固有免疫的促动脉粥样硬化效应 [23]。

抗动脉粥样化免疫反应

大量的实验证据支持免疫反应的某些方面有抗动脉粥样化效应。脾切除可致载脂蛋白 E（−/−）的小鼠的动脉粥样硬化斑块增加。将供体 B 细胞转移至脾切除的受体可以减轻这些增加的动脉粥样硬化斑块。这建立了脾 B 细胞在动脉粥样化形成中的抗动脉粥样化作用 [24]。研究显示，LDL 受体（−/−）小鼠的 B 细胞缺陷与抗氧化 LDL 抗体水平下降以及伴随的主动脉动脉粥样硬化斑块损伤区增加相关，证实了 B 细胞这样的作用 [25]。持续表达 CD25 的一组 $CD4^+$ T 细胞亚型称为调节 T 细胞。这些内源性调节 T 细胞大多产生于正常的胸腺而非在外周抗原暴露后的初始 T 细胞 [26]。其主要功能就是通过阻止 T 细胞被抗原反应性激活从而维持免疫自身耐受活性 [27]。动物实验中调节 T 细胞缺陷会增加动脉粥样硬化，相反，促进体内调节 T 细胞功能可减轻动脉粥样硬化 [28, 29]。已经观察到 ACS

患者调节 T 细胞细胞的数量和抑制反应性 T 细胞增殖的能力均相应地明显受阻。

LDL 氧化过程中磷酰胆碱头基暴露激活体液固有 B1 细胞可减少实验动物模型的动脉粥样硬化[30-32]，进一步显示了免疫系统抗动脉粥样硬化的一面。一系列实验研究已表明使用多种 LDL 相关抗原（例如 MDA 修饰过的 LDL、铜氧化的 LDL 和载脂蛋白相关的肽表位）进行免疫均可减少兔和小鼠的动脉粥样硬化[8]。

显而易见，单个免疫成分可能导致动脉粥样化或抗动脉粥样化（见框 8-1 和图 8-1）。动脉粥样化形成的整个过程可能是这些单个成分与其他致动脉粥样化的危险因素，例如高脂血症、高血压、糖尿病、年龄和吸烟，复杂地相互作用以及平衡的结果。尽管有关单个免疫成分在动脉粥样化形成中作用的信息不断增加，但是其在 ACS 中具体的病理生理作用尚未完全确定。

免疫系统在急性冠状动脉综合征中激活的证据

ACS 的标志就是不稳定粥样硬化斑块的破裂导致斑块之上的血栓形成从而产生冠状动脉腔严重阻塞（见图 8-2）[33]。具有破裂倾向的脆弱斑块包含一个大脂核、薄纤维帽、增加的基质降解金属蛋白酶、增加的新生血管和在胶原耗竭的薄纤维帽以及动脉外膜斑块肩区的炎性细胞浸润[34]。过多基质降解金属蛋白酶介导的胶原降解和（或）平滑肌细胞合成胶原耗竭可导致纤维帽胶原耗竭，后者是斑块破裂的前提之一。尽管斑块破裂的确切触发因素不清楚，但是大量的研究表明不稳定斑块中存在活化的免疫成分。与稳定斑块比较，不稳定斑块中存在着更大量的 T 细胞，主要是 $CD4^+$T 细胞和相关细胞因子如干扰素 -γ 和肿瘤坏死因子 α[35]。这些炎性斑块中包含更大量的产生 T 细胞募集细胞因子（CCL19 和 CCL21）的活化的树突细胞和与这些树突细胞共存的活化的 T 细胞。

这些观察提示，炎症斑块中存在一个允许活化的树突细胞向 T 细胞进行抗原呈递、继而 T 细胞激活并分泌炎性细胞因子的淋巴微环境。这些反应能抑制平滑肌细胞功能和生存力以及炎性细胞（巨噬细胞）的激活，导致斑块的不稳定性。与稳定性心绞痛患者或健康对照组比较，ACS 患者有更高比例的特异性 $CD4^+$ T 细胞子集，它们能诱导血管平滑肌细胞的细胞接触依赖性凋亡进而导致斑块不稳定性[36]。

UA 患者中循环 $CD4^+$ T 细胞功能谱改变并趋向于生成干扰素 γ[37]。这一趋向导致从不稳定心绞痛患者分离的循环单核细胞 STAT-1 复合体的核位移和干扰素 -γ 可诱导基因 CD64 和 IP-10 的升高，提示单核细胞被干扰素 -γ

框8-1 不同免疫成分在动脉粥样化形成中的作用

促动脉粥样化形成的免疫成分

CD4 T细胞
NK T细胞
NK细胞
Toll-样受体 4
Myd-88

减少动脉粥样化形成的免疫成分

脾
B细胞
补体3
$CD4^+/CD25^+$ T细胞（调节T细胞）

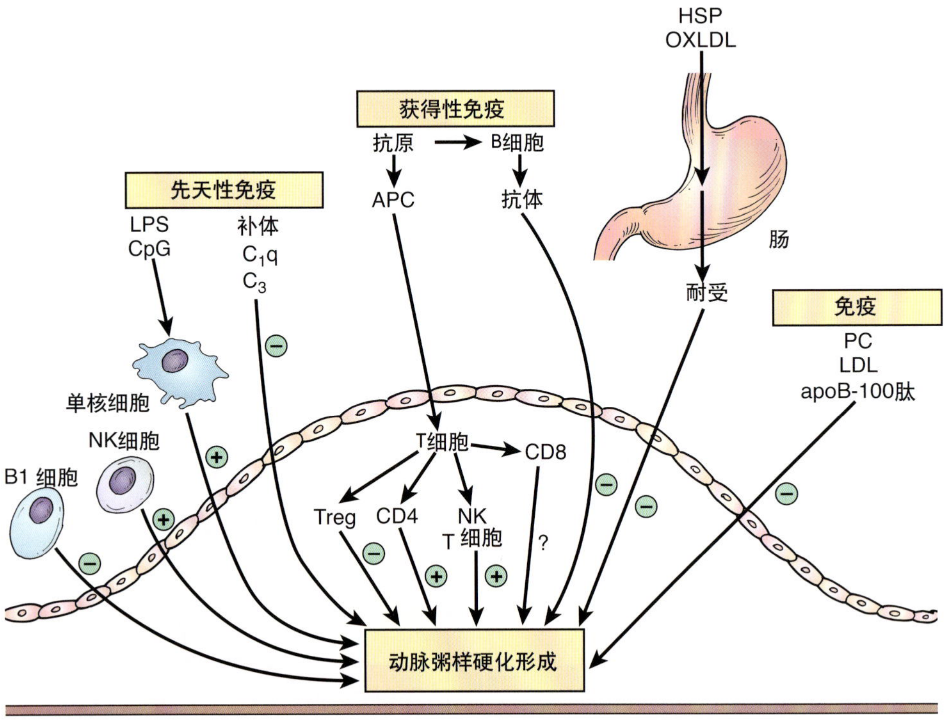

图8-1 调节动脉粥样化形成的多种免疫成分及策略。⊕，增加；⊖，减少。

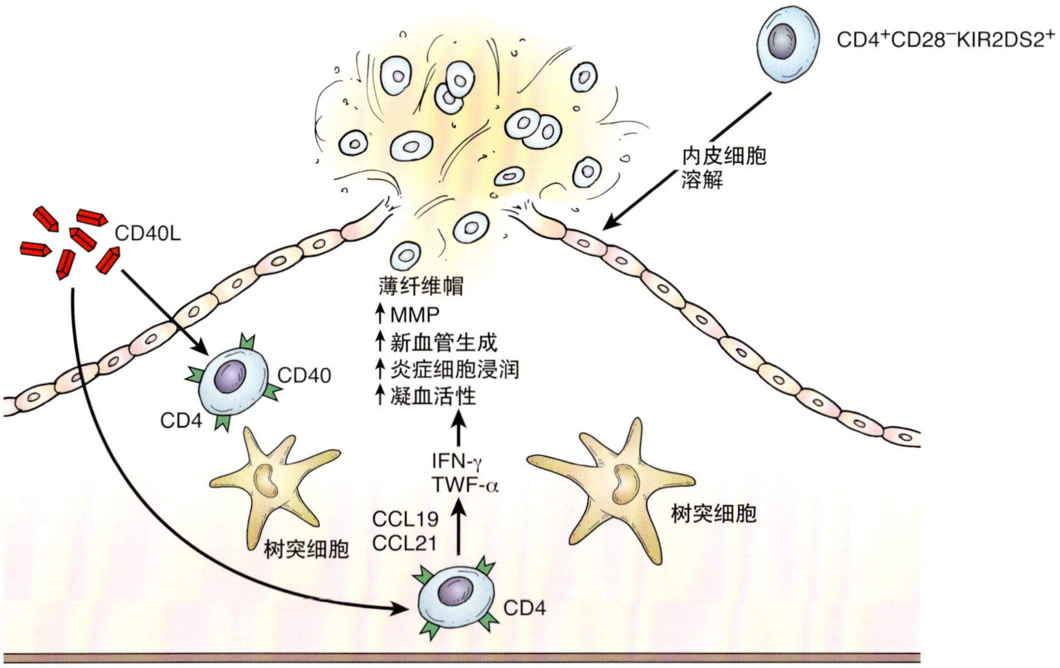

图8-2 活化的免疫成分以及它们在急性冠脉综合征中的作用

激活[38]。这些功能改变的 CD4+ T 细胞缺乏共同刺激分子 CD28，却新获得免疫受体包括杀伤细胞免疫球蛋白样受体 KIR2DS2、NKG2D 和 CX3CR1。ACS 患者的这些 CD4+/CD28−、KIR2DS2+ T 细胞能裂解内皮细胞而无需抗原识别[39, 40]。数量上讲，UA 患者比稳定型心绞痛患者有更多的 CD4+/CD28− 外周 T 细胞数量。这些 T 细胞呈克隆扩张且来自不同患者的克隆间共用 T 细胞受体序列，提示受到一个共同抗原的刺激。这样一个单克隆 T 细胞群存在于致死性心肌梗死患者的犯罪斑块中而不是非犯罪斑块中提示单克隆 T 细胞参与了斑块破裂[41]。

CD40 配体是另一类表达在活化的 CD4 T 细胞和血小板上的蛋白。它介导辅助性 T 细胞的许多重要效应功能[3]并且驱动血小板 - 内皮细胞相互作用导致的炎症反应。ACS 患者的可溶性 CD40L 在循环中的水平上升[42, 43]而且 ACS 患者的可溶性 CD40L 水平越高预示预后越差[44, 45]。此外，研究显示许多他汀类药物可降低可溶性 CD40L 水平[46-48]并相应降低未来负性心血管事件的发生，进一步支持可溶性 CD40L 在 ACS 中的作用。

免疫调节在动脉粥样硬化治疗中的潜在作用

相当多的证据提示了免疫系统在实验性动脉粥样硬化形成以及甚至可能在临床动脉粥样化血栓形成中的调节作用。这些数据显示免疫调节治疗可能在动脉粥样化血栓形成的处理方面有潜在的治疗作用。使用他汀类药物已经成功地降低了动脉粥样硬化性心血管事件。这些临床获益的基本机制是源于它们的降脂作用。然而，过去的几十年来，实验证据显示他汀类可能也有免疫调节作用。他汀类可减少干扰素 -γ 诱导的 MHC- Ⅱ 的表达及随后的人内皮细胞和单核 - 巨噬细胞对 T 细胞的激活。这样的 MHC- Ⅱ表达抑制仅特异性地针对 MHC- Ⅱ的可诱导形式而不针对专职抗原呈递细胞如 B 细胞和树突细胞表达的基础 MHC- Ⅱ[49, 50]。他汀类治疗显示可降低细胞吞噬活性及 CD40、CD83、CD86 和人类白细胞抗原 -DR 在未受刺激和 LPS- 刺激单核细胞来源的树突细胞的表达及它们刺激 T 细胞增殖的能力[51]。他汀类治疗 ACS 患者可降低 CD4+/CD28− T 淋巴细胞的数量[52]（见前述 CD4+/CD28− 裸 T 细胞的重要性）。另一项研究显示，瑞舒伐他汀治疗降低了循环中干扰素 -γ、白介素 6 和肿瘤坏死因子 -α 的水平及 ACS 患者 T 细胞内干扰素 -γ 的产生[53, 54]。尽管他汀类的这些免疫调节特性可以部分解释观察到的器官移植患者和自身免疫性疾病患者临床获益，但是尚不清楚它们在常规防止动脉粥样化血栓形成中不依赖于降脂效应的作用[55, 56]。

其他许多免疫调节治疗正在处于临床前期试验，但是大多数针对减少动脉粥样硬化而非特异性针对 ACS。一个有趣的策略就是应用主动或被动免疫来减少动脉粥样化形成。在主动免疫策略中，LDL（初始或氧化形式）、动脉粥样硬化斑块匀浆物和脂蛋白 B-100 相关肽基于此目的均已用作许多实验动物模型的免疫原[57]。虽然这些研究观察到动脉粥样硬化形成减少，但是仍不清楚确切潜在机制。应用免疫球蛋白 G 制剂的被动免疫在降低动脉粥样硬化实验中仍有效。这种效果是通过诸如 Fc 受体阻断、中和自身抗体或失活 T 或 B 细胞活性等机制介导[58, 59]。

诱导耐受性是另一种实验中积极应用减少动脉粥样硬化的免疫调节策略。耐受性可以通过 T 细胞的克隆消除或诱导 CD4+/CD25+ T 细胞来实现。热休克蛋白、β2- 糖蛋白 I 和氧化 LDL 都是动脉粥样化形成中的可能自身抗原。对高胆固醇血症小鼠经口应用这些抗原可减少动脉粥样化形成和降低斑块炎症。然而，这些一种或多种策略的成功应

 用有待于更多的临床前期和临床观察。

小　结

迄今为止，积累的实验证据清楚地显示免疫系统与高脂血症、高血压、糖尿病、年龄和吸烟一起，在动脉粥样化形成中起到十分重要的作用，并且在ACS中被激活。尽管大多数证据来自于临床前期研究，但是它仍然为对动脉粥样硬化和ACS潜在机制的深入理解提供了重要价值。期望目前正在研究中的一种或多种免疫调节策略（见框8-2）将最终在临床动脉粥样化血栓形成的处理上具有适用性。

框8-2　减少动脉粥样硬化的免疫调节策略*

使用这些免疫原的主动免疫
天然LDL
氧化LDL（ox-LDL）
apo-B-100相关肽
肺炎球菌

使用这些抗体制剂的被动免疫
人IgG制剂
抗心磷脂、天然LDL、ox-LDL的单克隆小鼠IgG2b
抗apo-B-100肽重组人IgG1

耐受性的诱导
HSP65
Ox-LDL
β_2-糖蛋白

*目前尚在研究中。

（曾　敏）

参考文献

1. Ross R: Atherosclerosis—an inflammatory disease. N Engl J Med 1999; 340:115-126.
2. Hansson GK: Immune mechanisms in atherosclerosis. Arterioscler Thromb Vasc Biol 2001; 21:1876-1890.
3. Abbas AK, Lichtman AH: Cellular and Molecular Immunology, 5th ed. Philadelphia, WB Saunders, 2003.
4. Duan B, Morel L: Role of B-1a cells in autoimmunity. Autoimmun Rev 2006; 5:403-408.
5. Wortis HH, Berland R: Cutting edge commentary: Origins of B-1 cells. J Immunol 2001; 166:2163-2166.
6. Berland R, Wortis HH: Origins and functions of B-1 cells with notes on the role of CD5. Annu Rev Immunol 2003; 20:253-300.
7. Borghesi L, Milcarek C: Innate versus adaptive immunity: A paradigm past its prime? Cancer Res 2007; 67:3989-3993.
8. Shah PK, Chyu KY, Fredrikson GN, Nilsson J: Immunomodulation of atherosclerosis with a vaccine. Nat Clin Pract Cardiovasc Med 2005; 2:639-646.
9. Hansson GK, Berne GP: Atherosclerosis and the immune system. Acta Paediatr Suppl 2004; 93:63-69.
10. Hansson GK, Libby P: The immune response in atherosclerosis: A double-edged sword. Nat Rev Immunol 2006; 6:508-519.
11. Nilsson J, Hansson GK, Shah PK: Immunomodulation of atherosclerosis: Implications for vaccine development. Arterioscler Thromb Vasc Biol 2005; 25:18-28.
12. Zhou X, Nicoletti A, Elhage R, Hansson GK: Transfer of CD4(+) T cells aggravates atherosclerosis in immunodeficient apolipoprotein E knockout mice. Circulation 2000; 102:2919-2922.
13. Zhou X, Robertson AK, Hjerpe C, Hansson GK: Adoptive transfer of CD4+ T cells reactive to modified low-density lipoprotein aggravates atherosclerosis. Arterioscler Thromb Vasc Biol 2006; 26:864-870.
14. Tupin E, Nicoletti A, Elhage R, et al: CD1d-dependent activation of NKT cells aggravates atherosclerosis. J Exp Med 2004; 199:417-422.
15. Major AS, Wilson MT, McCaleb JL, et al: Quantitative and qualitative differences in proatherogenic NKT cells in apolipoprotein E-deficient mice. Arterioscler Thromb Vasc Biol 2004; 24:2351-2357.
16. Nakai Y, Iwabuchi K, Fujii S, et al: Natural killer T cells accelerate atherogenesis in mice. Blood 2004; 104:2051-2059.
17. Vanderlaan PA, Reardon CA, Sagiv Y, et al: Characterization of the natural killer T-cell response in an adoptive transfer model of atherosclerosis. Am J Pathol 2007; 170:1100-1107.
18. Xu XH, Shah PK, Faure E, et al: Toll-like receptor-4 is expressed by macrophages in murine and human lipid-rich atherosclerotic plaques and upregulated by oxidized LDL. Circulation 2001; 104:3103-3108.
19. Edfeldt K, Swedenborg J, Hansson GK, Yan ZQ: Expression of toll-like receptors in human atherosclerotic lesions: A possible pathway for plaque activation. Circulation 2002; 105:1158-1161.
20. Michelsen KS, Wong MH, Shah PK, et al: Lack of toll-like receptor 4 or myeloid differentiation factor 88 reduces atherosclerosis and alters plaque phenotype in mice deficient in apolipoprotein E. Proc Natl Acad Sci U S A 2004; 101:10679-10684.
21. Bjorkbacka H, Kunjathoor VV, Moore KJ, et al: Reduced atherosclerosis in MyD88-null mice links elevated serum cholesterol levels to activation of innate immunity signaling pathways. Nat Med 2004; 10:416-421.
22. Curtiss LK, Kubo N, Schiller NK, Boisvert WA: Participation of innate and acquired immunity in atherosclerosis. Immunol Res 2000; 21:167-176.
23. Whitman SC, Rateri DL, Szilvassy SJ, et al: Depletion of natural killer cell function decreases atherosclerosis in low-density lipoprotein receptor null mice. Arterioscler Thromb Vasc Biol 2004; 24:1049-1054.
24. Caligiuri G, Nicoletti A, Poirier B, Hansson GK: Protective immunity against atherosclerosis carried by B cells of hypercholesterolemic mice. J Clin Invest 2002; 109:745-753.
25. Major AS, Fazio S, Linton MF: B-lymphocyte deficiency increases atherosclerosis in LDL receptor-null mice. Arterioscler Thromb Vasc Biol 2002; 22:1892-1898.
26. Sakaguchi S: Naturally arising Foxp3-expressing CD25+CD4+ regulatory T cells in immunological tolerance to self and non-self. Nat Immunol 2005; 6:345-352.
27. Mor A, Luboshits G, Planer D, et al: Altered status of CD4(+) CD25(+) regulatory T cells in patients with acute coronary syndromes. Eur Heart J 2006; 27:2530-2537.
28. Ait-Oufella H, Salomon BL, Potteaux S, et al: Natural regulatory T cells control the development of atherosclerosis in mice. Nat Med 2006; 12:178-180.
29. Mallat Z, it-Oufella H, Tedgui A: Regulatory T-cell immunity in atherosclerosis. Trends Cardiovasc Med 2007; 17:113-118.
30. Binder CJ, Horkko S, Dewan A, et al: Pneumococcal vaccination decreases atherosclerotic lesion formation: Molecular mimicry between Streptococcus pneumoniae and oxidized LDL. Nat Med 2003; 9:736-743.
31. Faria-neto JR, Chyu KY, Li XJ, et al: Passive immunization with monoclonal IgM antibodies against phosphorylcholine reduces accelerated vein graft atherosclerosis in apolipoprotein E-null mice. Atherosclerosis 2006; 189:83-90.
32. Caligiuri G, Khallou-Laschet J, Vandaele M, et al: Phosphorylcholine-targeting immunization reduces atherosclerosis. J Am Coll Cardiol 2007; 50:540-546.
33. Shah PK: Molecular mechanisms of plaque instability. Curr Opin Lipidol 2007; 18:492-499.
34. Shah PK: Mechanisms of plaque vulnerability and rupture. J Am Coll Cardiol 2003; 41:15S-22S.
35. Erbel C, Sato K, Meyer FB, et al: Functional profile of activated dendritic cells in unstable atherosclerotic plaque. Basic Res Cardiol 2007; 102:123-132.
36. Pryshchep S, Sato K, Goronzy JJ, Weyand CM: T cell recognition and killing of vascular smooth muscle cells in acute coronary syndrome. Circ Res 2006; 98:1168-1176.
37. Liuzzo G, Kopecky SL, Frye RL, et al: Perturbation of the T-cell repertoire in patients with unstable angina. Circulation 1999; 100:2135-2139.
38. Liuzzo G, Vallejo AN, Kopecky SL, et al: Molecular fingerprint of

interferon-gamma signaling in unstable angina. Circulation 2001; 103:1509-1514.
39. Nakajima T, Goek O, Zhang X, et al: De novo expression of killer immunoglobulin-like receptors and signaling proteins regulates the cytotoxic function of CD4 T cells in acute coronary syndromes. Circ Res 2003; 93:106-113.
40. Nakajima T, Schulte S, Warrington KJ, et al: T-cell-mediated lysis of endothelial cells in acute coronary syndromes. Circulation 2002; 105:570-575.
41. Liuzzo G, Goronzy JJ, Yang H, et al: Monoclonal T-cell proliferation and plaque instability in acute coronary syndromes. Circulation 2000; 101:2883-2888.
42. Aukrust P, Muller F, Ueland T, et al: Enhanced levels of soluble and membrane-bound CD40 ligand in patients with unstable angina. Possible reflection of T lymphocyte and platelet involvement in the pathogenesis of acute coronary syndromes. Circulation 1999; 100:614-620.
43. Brueckmann M, Bertsch T, Lang S, et al: Time course of systemic markers of inflammation in patients presenting with acute coronary syndromes. Clin Chem Lab Med 2004; 42:1132-1139.
44. Heeschen C, Dimmeler S, Hamm CW, et al: Soluble CD40 ligand in acute coronary syndromes. N Engl J Med 2003; 348:1104-1111.
45. Kinlay S, Schwartz GG, Olsson AG, et al: Effect of atorvastatin on risk of recurrent cardiovascular events after an acute coronary syndrome associated with high soluble CD40 ligand in the Myocardial Ischemia Reduction with Aggressive Cholesterol Lowering (MIRACL) Study. Circulation 2004; 110:386-391.
46. Schonbeck U, Gerdes N, Varo N, et al: Oxidized low-density lipoprotein augments and 3-hydroxy-3-methylglutaryl coenzyme A reductase inhibitors limit CD40 and CD40L expression in human vascular cells. Circulation 2002; 106:2888-2893.
47. Sanguigni V, Pignatelli P, Lenti L, et al: Short-term treatment with atorvastatin reduces platelet CD40 ligand and thrombin generation in hypercholesterolemic patients. Circulation 2005; 111:412-419.
48. Hognestad A, Aukrust P, Wergeland R, et al: Effects of conventional and aggressive statin treatment on markers of endothelial function and inflammation. Clin Cardiol 2004; 27:199-203.
49. Kwak B, Mulhaupt F, Myit S, Mach F: Statins as a newly recognized type of immunomodulator. Nat Med 2000; 6:1399-1402.
50. Mach F: Statins as immunomodulatory agents. Circulation 2004; 109: II15-II17.
51. Yilmaz A, Reiss C, Weng A, et al: Differential effects of statins on relevant functions of human monocyte-derived dendritic cells. J Leukoc Biol 2006; 79:529-538.
52. Brugaletta S, Biasucci LM, Pinnelli M, et al: Novel anti-inflammatory effect of statins: Reduction of CD4+CD28 null T lymphocyte frequency in patients with unstable angina. Heart 2006; 92:249-250.
53. Link A, Ayadhi T, Bohm M, Nickenig G: Rapid immunomodulation by rosuvastatin in patients with acute coronary syndrome. Eur Heart J 2006; 27:2945-2955.
54. Shimada K, Park JK, Daida H: T helper 1/T helper 2 balance and HMG-CoA reductase inhibitors in acute coronary syndrome: Statins as immunomodulatory agents? Eur Heart J 2006; 27:2916-2918.
55. Kobashigawa JA, Katznelson S, Laks H, et al: Effect of pravastatin on outcomes after cardiac transplantation. N Engl J Med 1995; 333:621-627.
56. Gurevich VS, Shovman O, Slutzky L, et al: Statins and autoimmune diseases. Autoimmun Rev 2005; 4:123-129.
57. Chyu KY, Nilsson J, Shah PK: Active and passive immunization for atherosclerosis. Curr Opin Mol Ther 2007; 9:176-182.
58. Nicoletti A, Kaveri S, Caligiuri G, et al: Immunoglobulin treatment reduces atherosclerosis in apo E knockout mice. J Clin Invest 1998; 102:910-918.
59. Sapir T, Shoenfeld Y: Facing the enigma of immunomodulatory effects of intravenous immunoglobulin. Clin Rev Allergy Immunol 2005; 29:185-199.
60. Maron R, Sukhova G, Faria AM, et al: Mucosal administration of heat shock protein-65 decreases atherosclerosis and inflammation in aortic arch of low-density lipoprotein receptor-deficient mice. Circulation 2002; 106:1708-1715.
61. Harats D, Yacov N, Gilburd B, et al: Oral tolerance with heat shock protein 65 attenuates mycobacterium tuberculosis-induced and high-fat-diet-driven atherosclerotic lesions. J Am Coll Cardiol 2002; 40:1333-1338.
62. George J, Yacov N, Breitbart E, et al: Suppression of early atherosclerosis in LDL-receptor deficient mice by oral tolerance with beta 2-glycoprotein I. Cardiovasc Res 2004; 62:603-609.
63. van Puijvelde GH, Hauer AD, de Vos P, et al: Induction of oral tolerance to oxidized low-density lipoprotein ameliorates atherosclerosis. Circulation 2006; 114:1968-1976.

第 9 章

心肌细胞死亡与再生

Olivier Blanc-Brude

成熟的哺乳动物的心脏是一个四腔的泵血器官，由经纤维组织连接的可收缩的心肌细胞和基质细胞组成。胚胎时期心肌细胞急剧增殖导致心脏变大，出生后心肌细胞的延展和更新不易察觉。通常认为成熟的心脏是由再生潜力很小的休眠细胞组成的 [平均每个心脏含（1 ~ 2）$\times 10^{10}$ 个细胞][1]。人类一生的平均心率为 70 次 / 分。非心肌细胞占心脏细胞总数的 75%，但是其体积仅占总细胞体积的 25%。毛细血管可以给每个心肌细胞提供氧气和营养物质，毛细血管与心肌细胞的比例为 1 ∶ 1。由于心肌细胞更新缓慢且再生潜力差，病理生理性压力可使心肌细胞的死亡失控或加速，使得细胞快速损耗、失去功能并导致心脏衰竭。

尽管心肌细胞的数量随年龄增加而减少，但是在正常成人心脏中已经发现了增殖的心肌细胞[2, 3]。其准确的生物学特征尚不明确。已有证据表明心肌细胞可能不是终末分化细胞，依据现代细胞生物学观点，心肌细胞在整个成人期中都在增殖、死亡和不断分化[4]。

细胞死亡类型

坏死和凋亡

心肌梗死导致心肌细胞缺血，氧耗和养供失衡，最终导致心肌细胞死亡。坏死、胀亡和凋亡是细胞的几种死亡机制。严格来说，坏死是指细胞死亡终末期变化，而胀亡是指细胞肿胀并且核溶解。这种死亡方式并不受基因调控，而是由于持续的生化和机械刺激破坏了细胞基本结构，主要是细胞膜铁离子泵衰竭，导致细胞肿胀、破裂、炎症反应和组织修复[5]。细胞死亡后，在未被吞噬细胞吞噬前可释放出有毒物质导致渗出性炎症反应[6]。另一方面，凋亡被定义为细胞收缩、皱缩和核碎裂。这种死亡方式按遗传学程序进行，并且通过细胞外和细胞内生化信号途径进行调节。清除凋亡细胞时并不引起炎症反应或周围存活细胞损伤。究竟心肌梗死后大部分心肌细胞死亡是通过凋亡方式还是坏死方式引起了人们的强烈兴趣。认为前者是一种重要机制；而后者则是导致心肌梗死进展并且影响随后心脏重构和心功能的一个重要因素。

自　噬

自噬是细胞内退化的线粒体、其他细胞器和巨蛋白在严格的基因调控下进行的一种死亡机制，包括自噬和巨自噬。自噬开始的标志为双层膜自噬体形成，其内含有能够降解细胞内容物的溶解酶。这些细胞成分与泛素蛋白结合后被自噬体降解[7]。整个过程由某些能够控制自噬体装配和功能的特定基因控制，例如 ATG 基因家族和 beclin-1[8]。调节并控制自噬可以确保细胞器的正常功能和再循环利用[9]，同时促进心肌细胞存活[10]。过度表达 beclin-1 可以上调自噬从而减轻心脏缺血 / 再灌注损伤[11]。另一方面，下调自噬可以使细胞内蛋白过度泛素化，或蛋白溶酶体激活不足。最终导致自噬体缺失或细胞内泛素化蛋白累积，或基础细胞器过度破坏；以上情况会导致细胞不可逆损伤或死亡。心肌缺血和再灌注可导致心肌细胞自噬[12]。慢性缺血性心脏病时，自噬体亦存在于凋亡和坏死细胞中[13]，并认为是导致程式化心肌死亡的启动因素[8]。

心脏再生

成人心脏中有 0.0014% 的心肌细胞处于有丝分裂状态，心力衰竭重构的心脏中有 0.015% 心肌细胞处于有丝分裂状态，而在近期梗死活跃增生区处于有丝分裂的心肌细胞可高达 0.08%[2, 3, 15]。在转基因鼠中，可以通过绿色荧光蛋白表达来观察心肌细胞更新情况。在冠状动脉血管阻塞后前 3 个月内，梗死区有 18.5% 的细胞进行有丝分裂，而远端有 7.5% 的细胞进行有丝分裂[14]。因此，缺血再灌注与某些自发的细胞再生有关。尚不了解这些增殖细胞的特性，但是包括炎症细胞、心肌细胞和基质细胞。

低氧可以激活心肌细胞内对于氧耗敏感的低氧介导转录因子，促进抗凋亡基因表达[15]。心脏中低氧介导的转录因子 -1α 和低氧介导的转录因子 -2α 共存，这是心肌细胞增殖的标志[16]。缺失了低氧介导的转录因子 -1α 的杂合转基因鼠对于缺血预适应没有反应。因此，低氧介导的转录因子 -1α 是细胞在缺血时存活的重要因素，但是对于保护心脏功能不是必须。

2003 年首次证实，成人心脏中心肌细胞可以起源于一种称为生态位的特殊部位的定植祖细胞[17-19]。目前认为这些细胞具有明显的增殖能力，从而促进心肌细胞更新[20-22]。相比之下，骨髓移植和其他实验性研究证实，只有少数祖细胞能够从远端组织迁移到损伤或移植心脏中[23, 24]。因此，心脏增殖主要是由定植的心肌祖细胞扩展来完成。但是无论新生的心肌细胞来源于哪或数量多少，对于自发心肌细胞更新都不足或不适合，不足以抵消随之而来的炎症反应、凋亡、组织修复和重构，最终导致收缩组织中无活性的瘢痕组织形成。

心源性死亡和临床目标

目前主要的心肌梗死治疗方法是开通动脉恢复血流，阻止心肌细胞死亡，减小梗死面积，维持心脏功能。但是这些方法通常无效或不足，因此细胞学治疗引起了人们的强烈兴趣。由于成熟成人心肌细胞固有增殖能力有限，不足以提供充分及时的再生，因此人们尝试着做出其他选择，例如增加心肌细胞存活和（或）补充损伤部位的收缩细胞。积极的再灌注治疗、药理方法阻止细胞死亡和人工导入新的细胞是细胞保护方式的发展方向。基于对抗凋亡药物时间和空间分布的进一步了解，可以减少凋亡反应，使药物治疗达到最优化。

缺血再灌注心脏中心肌细胞的死亡

缺血和心源性死亡

心肌梗死后低氧和有氧反应减少导致的能量耗竭、复氧、酸中毒、氧化应激反应和细胞因子等大量刺激促使心肌细胞快速死亡。这些事件导致的死亡在患者和动物模型中均已描述[25-29]。血流阻断后 30 ～ 45 秒，收缩和舒张功能出现障碍，随后 ECG 改变。30 ～ 40 分钟后肌膜崩解并出现坏死，随后细胞以指数递增的速度出现死亡，这个过程最开始由 Reimer 和 Jennings[29a] 描述为“心肌细胞死亡的波前现象”。若无再灌注或明显的侧支循环，将在完全阻塞或严重缺血后 6 小时出现坏死（见图 9-1）。

心肌死亡：胀亡和凋亡

胀亡是组织病理学上观察到的一种细胞死亡方式，与心肌细胞有关。胀亡可通过 3 条途径激活：①破坏细胞膜，导致与补体途径膜攻击复合物有关的选择性渗透性缺失；②磷脂酶激活失衡或活性氧分子导致过氧化反应促使细胞膜磷脂被降解；③线粒体内呼吸链破坏和氧化磷酸化减少以及三磷酸腺苷再生[1, 30]。这些变化使得细胞内 Ca^{2+} 浓度急剧上升，随之细胞外的水和离子大量涌入细胞内，导致细胞肿胀和破裂[31]。

凋亡定义为大量的泛素化改变，包括染色质浓缩、核皱缩、内源性核酶介导 DNA 断裂、胞浆内细胞器微小改变、胞膜空泡化和凋亡小体形成[32]。正常情况下，凋亡细胞不超过心肌细胞总数的 0.002%。心肌梗死时，梗死部位的凋亡细胞总数可达 0.08% ～ 0.25%，并持续数周[26, 28, 33, 34]。通过末端脱氧核糖核酸转移酶介导的 dUTP 切口末端标记技术和基于琼脂糖凝胶电泳技术的核小体片段分析（200 碱基对片段），在组织学定义的梗死区周围组织中检测出凋亡。也有人认为凋亡是心肌细胞死亡的主要方式，其峰值出现在缺血后 4 ～ 5 小时，这个阶段中仅有 1/30 的细胞出现胀亡[27]。然而，一些坏死心肌细胞仅出现 DNA 断裂而没有凋亡的其他特征性变化[35]，这说明心肌梗死时凋亡不只一个特征而是包括一系列的复合特

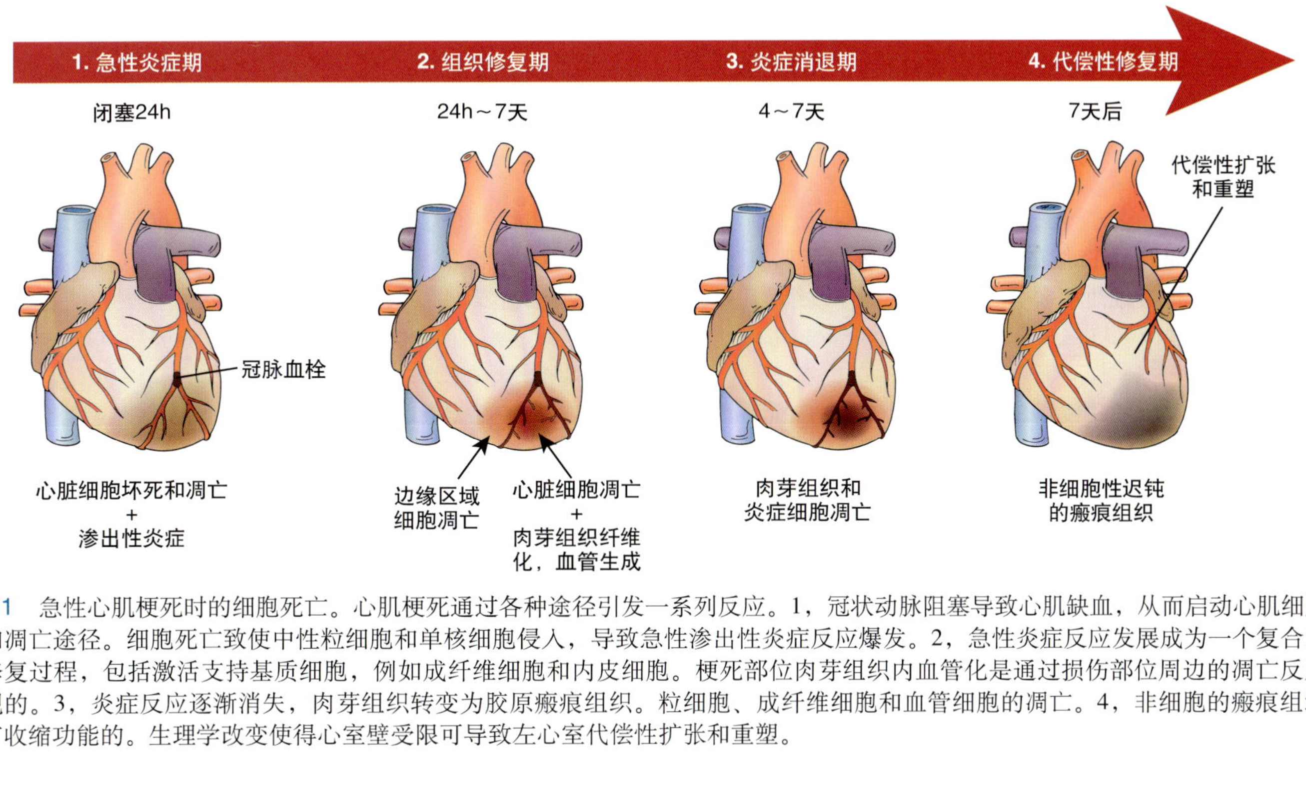

图9-1 急性心肌梗死时的细胞死亡。心肌梗死通过各种途径引发一系列反应。1，冠状动脉阻塞导致心肌缺血，从而启动心肌细胞肿胀和凋亡途径。细胞死亡致使中性粒细胞和单核细胞侵入，导致急性渗出性炎症反应爆发。2，急性炎症反应发展成为一个复合的组织修复过程，包括激活支持基质细胞，例如成纤维细胞和内皮细胞。梗死部位肉芽组织内血管化是通过损伤部位周边的凋亡反应来实现的。3，炎症反应逐渐消失，肉芽组织转变为胶原瘢痕组织。粒细胞、成纤维细胞和血管细胞的凋亡。4，非细胞的瘢痕组织是没有收缩功能的。生理学改变使得心室壁受限可导致左心室代偿性扩张和重塑。

征。一些心肌细胞通过 DNA 末端标记技术可以反映基质细胞中 DNA 修复情况[36, 37]，或者凋亡情况。至今尚不明确心肌梗死时凋亡与胀亡的关系[38-40]。

凋亡的边缘区域

炎症促进了梗死区域心肌成纤维细胞急剧增生和新生血管出现，即在梗死后 4 ~ 6 天出现富含细胞的肉芽组织。在此期间，梗死部位的心肌细胞仍然在凋亡，可以通过天冬氨酸特异性半胱氨酸蛋白酶 -3 激活、切口末端标记技术和 DNA 梯状条带技术证实。这些梗死周边组织可占到缺血区的 40%[41]。在该区域可检测到高浓度血小板反应蛋白 1 这种强效抑制血管增生并启动内皮细胞凋亡物质[42, 43]，说明血小板反应蛋白 1 和凋亡可以阻止肉芽组织进一步扩大[43]。除此之外，血小板反应蛋白 1 可以使转化生长因子 β_1 更易表达和激活[44]，转化生长因子 β_1 在成纤维化时可以对多种细胞起到抗炎和抑制有丝分裂作用。

再灌注的影响

已经介绍了许多心脏保护方法（见第 25 章），其中快速恢复血流是减少缺血性心源性死亡的主要方法。积极的冠状动脉重建是目前保护心肌的最好办法。如果可能，应尽早进行溶栓治疗和直接 PCI。冠状动脉阻塞后 3 ~ 12 小时是挽救心肌组织的最佳治疗窗[45]。总体上，心脏保护措施可以减少死亡率，但是快速冠状动脉重建治疗也带来了一些副作用。再灌注会导致渗出性炎症反应增加和存活心肌死亡[46, 47]。切口末端标记技术显示，在缺血再灌注损伤后即刻凋亡细胞占死亡心肌细胞的 4% 左右，坏死细胞占 40%[48]。缺血再灌注后 2 ~ 4 小时，凋亡细胞和坏死细胞分别约占 6% 和 12%。

膜磷脂酰丝氨酸外露是凋亡开始的最初标志。这是由于膜磷脂失去对称性，膜磷脂酰丝氨酸由脂膜内侧翻向外侧。重组的钙磷脂结合蛋白 V 可以与膜磷脂酰丝氨酸结合，已作为检测膜磷脂酰丝氨酸暴露的一种方法[49]。数据表明，在缺血再灌注区同样可见切口末端标记技术标记阳性的有完整胞膜的心肌细胞核[35]。心肌梗死后 4 ~ 14 天为亚急性期，与急性期血管重建相比，此时晚期血管重建心肌凋亡和重构都要减少，这为推迟血管重建提供了实验基础。

心源性死亡和急性期炎症

炎症细胞浸润

心肌坏死与渗出性炎症反应以及中性粒细胞和单核 - 巨噬细胞浸润组织有关[50]。缺血导致白介素 -1、干扰素 -γ、白介素 -8 和肿瘤坏死因子 -α 释放，而后两者是中性粒细胞强烈化学趋化因子。趋化因子是一种具有保持立体结构的高碱小分子蛋白家族[51]。白介素 -8 和脂多糖介导的半胱氨酸 -X- 半胱氨酸趋化因子是半胱氨酸 -X- 半胱氨酸配体亚基强烈的化学趋化因子，并且调节中性粒细胞浸润[52]。其他半胱氨酸 - 半胱氨酸配体亚基的趋化因子包括巨噬细胞趋化蛋白 -1、巨噬细胞趋化蛋白 -3 和巨噬细胞炎症蛋白 -1α 以及巨噬细胞炎症蛋白 -1β，这些因子上调并不影响梗死面积和血管再生，但是会延迟炎症细胞的聚集和组织修复，最终导致重构减少。基因敲除主要的巨噬细胞趋化蛋白 -1 受体 C-C 家族趋化因子受体 2 可以引起部分相似表现，包括炎症细胞浸润延迟和重构减少[53]。半胱氨酸 - 半胱氨酸和半胱氨酸 -X- 半胱氨酸在心肌梗死后白细胞聚集中起重要作用。还观察到急性心脏损伤时补体级联反应被激活[54,55]。补体级联反应的激活有 3 条途径：经典途径、替代途径和外源凝集素途径[56]，心肌死亡后释放补体激活物。在缺血后第一个小时过敏毒素 C5 被激活，促使中性粒细胞聚集并最终激活补体途径[57]。再灌注促进了白介素 -8 和肿瘤坏死因子 -α 的进一步激活以及渗出性炎症反应[58]。兔模型中通过可溶性补体受体 1[60] 抑制激活的蛋白 C1[59] 或过敏毒素 C3a 和 C5a，可以减少渗出性炎症反应。补体途径膜攻击复合物可导致多种细胞胀亡，包括心肌细胞和内皮细胞，最终导致局部血管损伤。尽管有以上这些实验结果，但是在 STEMI 患者中应用 C5- 中性粒细胞抗体并不能减小梗死面积和改善心功能[61]。

炎症和细胞死亡

急性渗出性炎症导致大量氧自由基产生，增加一氧化氮、前炎症因子和抗炎因子的释放，改变了缺血环境。这些成分也影响心脏功能和生存预后。

活性氧

中性粒细胞分泌的过氧化物和其他途径来源的过氧化物以及氧自由基是一类强效的生化因子，可以与脂质、蛋白质和 DNA 反应，导致细胞破坏和死亡。有毒的自由基最终被酶促反应灭活，这些酶包括过氧化物歧化酶、过氧化氢酶和谷胱甘肽过氧物酶。心肌梗死时这些酶不足以抵抗氧自由基的爆发。氧自由基可以激活 Na^+/H^+ 交换体 1，介导细胞色素 C 释放到细胞液中，激活天冬氨酸特异性半胱氨酸蛋白酶 -3 和 DNA 降解[62]。Na^+/H^+ 交换体 1 通过 p90 核糖体 S6 激酶磷酸化并激活[63]。p90 核糖体 S6 激酶阴性的转基因鼠在缺血再灌注损伤时凋亡可减少 40%。缺血再灌注和 H_2O_2 同样可以减少抗凋亡蛋白表达，并使心肌细胞更易启动 Fas 介导的凋亡途径[64]。过度表达过氧化物歧化酶 1[65] 和锰过氧化物歧化酶[66] 的转基因鼠心肌梗死面积比同窝出生鼠更小。狗缺血再灌注损伤模型中，缺血前或再灌注前数分钟联合应用重组过氧化物歧化酶和过氧化氢酶可减少梗死面积[67]，但是尚未进行临床试验。对于 STEMI 或行 CABG 术的患者，通过应用 Na^+/H^+ 交换体抑制剂 cariporide 并不能使患者获益[68]。

Toll 样受体是 12 种细胞表面受体家族，可以在病理状态下识别分子配体从而启动免疫反应。Toll 样受体可以被氧自由基、细胞外基质片段、微生物某些成分（包括脂多糖）和其他已破坏组织内的多种物质激活。Toll 样受体 -4 的表达在鼠和人心肌梗死时均明显上调 [69]。Toll 样受体 -4 缺失的转基因鼠在缺血再灌注后心肌凋亡明显下调 [70]，梗死面积也随之减小 [71]。相比而言，Toll 样受体 -2 缺失的转基因鼠在心肌梗死后也同样出现了梗死面积减小和炎症细胞浸润减少，除此之外，远期重构也有所减少 [72]。体外实验表明，用氧自由基激活 Toll 样受体 -2[73] 和用脂多糖激活 Toll 样受体 -4 后，通过衔接蛋白 MyD88[74] 和白介素 -1 受体相关激酶可减少培养的心肌细胞死亡 [75]。因此，氧自由基、Toll 样受体 -2 和 Toll 样受体 -4 对于心肌细胞可能有多种不同的作用。目前尚不清楚 Toll 样受体家族在心肌梗死细胞死亡中所扮演的角色。

一氧化氮

一氧化氮合成酶分为三类：一氧化氮合成酶 1（神经元型一氧化氮合成酶）、一氧化氮合成酶 2（诱导型一氧化氮合成酶）和一氧化氮合成酶 3（内皮型一氧化氮合成酶），可以催化 L- 精氨酸转化为 L- 瓜氨酸和一氧化氮。一氧化氮是一种拥有多种功效的复杂介质，可以促进细胞死亡或者存活，这主要取决于它的浓度和产生机制 [76]。梗死后 48 小时之内随着炎症细胞浸润一氧化氮合成酶 2 水平随之增加，并持续至 14 天。在体外，中性粒细胞、巨噬细胞因子、肿瘤坏死因子 -α、白介素 -1β 和干扰素 -γ 可以促进心肌细胞一氧化氮合成酶 2 的表达和大量一氧化氮再生 [77]。梗死心脏中选择性一氧化氮合成酶 2 可以减少炎症反应并促进心肌修复，这就证实了炎症细胞产生过量的一氧化氮对于心肌细胞和组织是有害的这一观点 [78]。一氧化氮合成酶 2 激活后产生一氧化氮，进一步下调抗凋亡蛋白表达，刺激 Bax 基因，导致心肌梗死时凋亡增加 [79]。过多的一氧化氮导致线粒体通透性转换孔开放和细胞色素 C 释放，激活了天冬氨酸特异性半胱氨酸蛋白酶途径 [80]。一氧化氮可以和氧自由基反应形成过氧化亚硝基，过氧化亚硝基可以与蛋白、脂质和核酸反应，改变细胞内环境的氧化还原作用能力并促进凋亡 [81]。除此之外，一氧化氮和过氧化亚硝基可以抑制过氧化物歧化酶激活，增加过氧化物水平，促进细胞死亡。另一方面，正常条件下经由一氧化氮合成酶 1 和一氧化氮合成酶 2 激活产生的一氧化氮可以抑制凋亡和炎症反应从而保护心肌细胞 [82]。一氧化氮同样会上调 Bcl-2 表达，阻断天冬氨酸特异性半胱氨酸蛋白酶 -3 激活 [83]。一氧化氮合成酶 3 在心肌细胞和内皮细胞均有表达，可以介导大血管舒张、炎症细胞聚集和血管再生。一氧化氮合成酶 3 缺失的老鼠在心肌梗死 [84] 后缺血再灌注时 [85, 86] 梗死面积更大。这就证实一氧化氮在心肌梗死后对于心肌存活和血管再生的直接或间接作用，在缺血和麻醉导致的预适应中的延迟心肌保护作用，一氧化氮合成酶 2 缺失的老鼠在缺血再灌注后炎症反应和梗死面积均有所增加 [87]。一氧化氮对于心源性死亡的最终影响取决于局部的氧自由基水平和其释放时间和强度。

前炎症因子

前炎症因子是由中性粒细胞和巨噬细胞分泌（肿瘤坏死因子 -α、干扰素 -γ 和白介素 -1），可以促进缺血心脏中细胞死亡。白介素 -1 和肿瘤坏死因子 -α 是心肌梗死后早期释放的炎症因子。人类心肌梗死后肿瘤坏死因子 -α 水平上调，5 ~ 7 天达到峰值，与天冬氨酸特异性半胱氨酸蛋白酶 -8 激活和心肌细胞凋亡增加有关 [88]。心源性死亡与补体级联反应、氧自由基产生和局部肿瘤坏死因子 -α 释放所导致的大量细胞因子分泌增加有关。心肌对于肿瘤坏死因子 -α 的生理水平不敏感，但是高浓度的肿瘤坏死因子 -α 可以增加心肌中促凋亡 Fas 配体和 Bim 表达 [89]，并增加 Fas 介导的凋亡 [90-92]。肿瘤坏死因子 -α 也会促进内皮细胞凋亡 [93]，对脉管系统有害。肿瘤坏死因子 -α 缺失的老鼠在心肌梗死后炎症反应减小，心肌死亡减少，远期心力衰竭减少 [94]。直接注入重组的肿瘤坏死因子 -α 受体腺病毒可抑制肿瘤坏死因子 -α 信号通路并减少心肌凋亡和心脏衰竭 [97]，证实了肿瘤坏死因子 -α 在缺血性心脏细胞死亡早期中的角色。心脏再灌注时，随着 Bcl/Bax 的减小，进一步刺激了肿瘤坏死因子 -α 的表达，增加细胞液中天冬氨酸特异性半胱氨酸蛋白酶 -8 和天冬氨酸特异性半胱氨酸蛋白酶 -3 激活，促进心肌细胞凋亡 [98]。然而，另一些研究者认为肿瘤坏死因子 -α 与心肌细胞存活有关。基因治疗研究发现，在鼠心肌梗死时过度表达可溶性肿瘤坏死因子 -α 受体阻断肿瘤坏死因子 -α 信号通路可以促进心脏破裂 [99]。肿瘤坏死因子 -α 受体 -1/ 肿瘤坏死因子 -α 受体 -2 敲除的老鼠心肌梗死后梗死面积更大，心肌细胞凋亡数量更多 [100]。肿瘤坏死因子 -α 受体 -1 信号通路也许有害，与心脏衰竭有关。然而肿瘤坏死因子 -α 受体 -1 通路也与心脏保护有关 [101]。因此肿瘤坏死因子 -α 是缺血性心源性死亡中一个具有双重生理功效的重要调节因子。心肌梗死后通过白介素 -1 受体拮抗剂抑制白介素 -1 信号通路的白介素 -1α 和白介素 -1β 起效，可以减少天冬氨酸特异性半胱氨酸蛋白酶 -9 激活，从而减少凋亡起到保护心脏的作用，但并不能减小梗死面积 [102]。携带有白介素 -1 受体拮抗剂基因的病毒载体在老鼠心脏再灌注期间可减少 40% 梗死面积和 50% 心肌凋亡，同时阻断 Bax、Bak 和天冬氨酸特异性半胱氨酸蛋白酶 -3 上调 [103]，以上均表明了在缺血再灌注时白介素 -1 在凋亡中的重要作用。

肿瘤坏死因子 -α、白介素 -1β、Toll 样受体、补体级联反应和氧自由基在心脏损伤时可激活多种细胞内核因子 κB [104]。这种转录因子可以上调梗死心脏内趋化因子和细胞合成因子水平，以及固有免疫反应和渗出性炎症反应。炎症反应时期白细胞内细胞内核因子 κB 激活促使抗炎基因表达和凋亡上调 [105]。P50 是细胞内核因子 κB 的一个重要亚基，P50 亚基的缺失可使转基因鼠在心肌梗死损伤时受到保护[106]。细胞内核因子 κB 可以上调某些特定细胞内抗凋亡蛋白和 Bcl 基因表达。在转基因鼠中突变的 IκB 蛋白表达受限可以阻止细胞内核因子 κB 核转移，增加心肌梗死后心肌细胞凋亡和梗死面积[107]，表明细胞内核因子 κB 与心肌存活密切相关。与肿瘤坏死因子 -α 一样，细胞内核因子 κB 在心脏中对于细胞保护和启动凋亡途径的作用在各个实验中结果有时相反。白介素 -1R 和肿瘤坏死因子 -α 均可在缺血再灌注损伤时诱导长穿透素 PTX3 转录进入缺血心脏中[108, 109]和血浆中。穿透素 PTX3 缺失的老鼠在缺血再灌注后通过增加补体级联反应使毛细血管密度减少，心肌细胞凋亡增加[110]。PTX3 也许是肿瘤坏死因子 -α 和白介素 -1 信号途径中与心肌保护有关的一个调节者。肿瘤坏死因子 -α 家族的其他可溶性蛋白，包括肿瘤坏死因子相关凋亡诱导配体和 CD40 配体，与心肌梗死的进一步发展有关。研究发现在心肌梗死患者，循环单核细胞内肿瘤坏死因子相关凋亡诱导配体表达增加，而肿瘤坏死因子相关凋亡诱导配体受体 -1 和 2[111] 与人类心肌细胞死亡有关，表明肿瘤坏死因子相关凋亡诱导配体系统与缺血性心源性死亡有关。心肌梗死患者循环中 CD40 配体水平增加，但是心肌梗死后肿瘤坏死因子相关凋亡诱导配体和 CD40 配体与心源性死亡的关系尚不明确。细胞因子白介素 -6 家族，例如白介素 -6、心营养素 -1 和白细胞抑制因子，在心肌梗死后通过抑制心肌细胞凋亡达到心肌保护作用[112]。举例来说，最早认为心营养素 -1 是一种促进心肌肥大的因子，但是随后发现在缺血再灌注小鼠中心营养素 -1 可以减少心肌凋亡[113]。实验性应用心营养素 -1 可以减少梗死面积，增强白细胞抑制因子表达，保护心肌细胞，促进血管再生[114]。然而，敲除心营养素 -1 或白介素 -6 基因并不能改变小鼠缺血再灌注后梗死面积，这表明改变内源性信号通路可以削减其保护作用[115, 116]。

造血因子

在缺血心脏中造血生长因子例如粒细胞集落刺激因子和单核细胞集落刺激因子表达。这些生长因子的精确作用是促进炎症细胞分化和起效，但是仍有大部分作用尚不清楚。粒细胞集落刺激因子可以与特殊的心肌细胞受体结合从而促进心肌细胞的存活[118]。在缺血再灌注小鼠和体外实验中，粒细胞集落刺激因子可诱导抗凋亡 Bcl-2 和 Bcl-xL（Bcl 蛋白 X，长型异构体）表达并抑制氧自由基诱导的凋亡，起到心肌保护作用。粒细胞集落刺激因子还可以减少内皮细胞凋亡并增加梗死心脏内的血管化[119]。研究证实，应用粒细胞集落刺激因子、干细胞和其他生长因子可以促进内源性骨髓祖细胞动员，提高功能，减少心肌梗死后左心室重构[120-123]。随着巨噬细胞的聚集和增殖，单核细胞集落刺激因子表达增加，可促进犬心脏梗死的修复。单核细胞集落刺激因子并不是直接减少心肌梗死后梗死面积，而是通过刺激血管内皮生长因子产生，使得梗死部位血管重建和减少缺血再灌注后最终的心脏重构，起到减小梗死面积的作用[124]。

心源性死亡和组织修复

抗炎症因子

心肌梗死后急性炎症与肉芽组织修复和细胞外基质胶原沉积总是相伴出现。在修复过程中，中性粒细胞凋亡，被其他浸润的炎症细胞如巨噬细胞吞噬清除，产生抗炎症因子，毛细血管增生，基质细胞沉积[125]。转化生长因子 β_1 和白介素 -10 是两种强效的抑制炎症的细胞因子，促进吞噬作用并通过激活基质细胞调节纤维化[6,126]。可以在啮齿动物梗死心脏中检测出转化生长因子 β_1[127]，尤其是梗死部位的边缘[128]。它具有双重作用，一方面可以通过下调炎症因子分泌促进炎症向纤维化过渡，另一方面可以上调细胞外基质包括胶原、纤维连接蛋白、腱糖蛋白和蛋白多糖合成[129]。在心肌梗死的早期阶段注射转化生长因子 β_1 可以减轻心肌梗死损伤[130]。在老鼠中，可溶性转化生长因子 β_1 受体 II 腺病毒过渡表达可以抑制转化生长因子 β_1 信号通路并减少炎症因子产生，明显减少纤维化和心室重构[131]。转化生长因子 β_1 的抗炎作用与梗死心肌中信号转导调节因子 Smad3 表达有关[132]。Smad-3 缺失的小鼠与对照组相比梗死面积相同，但是重构和纤维化减少[133]。因此，增强转化生长因子 β_1 可以减少炎症，通过 Smad3 抑制转化生长因子 β_1 信号通路可以减少纤维化和重构。与转化生长因子 β_1 对比，白介素 -10 缺失的小鼠在缺血再灌注后梗死面积、心功能以及心脏重构并没有明显变化。应用重组白介素 -10 治疗心肌梗死并不能减少缺血性炎症反应[134]，说明炎症反应通路并非单一，而是多条通路复合在一起。

肉芽组织和凋亡

急性炎症可导致梗死区血管再生，通过心肌纤维增生和细胞外基质胶原沉积，在 4 ～ 6 天内产生肉芽组织。心肌梗死后组织修复和血管再生由很多生长因子调控，包括血管内皮生长因子、胰岛素样生长因子、碱性成纤维细胞生长因子、血小板衍生生长因子 -AB、肝细胞生长因子和干细胞因子。这些生长因子在损伤部位分泌或释放到循环中[5]，调解梗死区内组织修复主要是通过激活基质细胞，包括成纤维细胞和内皮细胞，这点和其他组织修复过程一样。梗死后第一个小时内血管生长因子血管内皮生长因子和碱性成纤维细胞生长因子释放[135]。尽管对于缺血肢体的血管再生和持续组织修复有所了解，但是对于梗死心肌的修复机制尚不明确。有证据表明低氧诱导因子 1α 检测缺氧和早期刺激血管内皮生长因子分泌对于内皮萌发和血管再生起至关重要的作用[136]。在心肌梗死小鼠中，血管生成素 -2 水平增加，与之相反，血管生成素 -1 被抑制[137]。内皮细胞被认为主要来源于原有的血管，只有很少一部分来源于其他组织[138]，还有一种可能是一小部分内皮细胞来源于循环中的内皮祖细胞[139]。心肌修复同样也包括平滑肌细胞（肌纤维母细胞）表型形成，例如肌动蛋白和肌球蛋白引起的组织收缩[140]。这些是心肌梗死损伤部位胶原的主要来源，部分是由转化生长因子 β_1 调控。已经证实这些固定的成纤维细胞的增殖[15]，一部分也是来源于循环祖细胞[141]。当肉芽组织成熟，向瘢痕组织转化时，凋亡主要发生于间质细胞，包括内皮细胞、巨噬细胞和肌纤维母细胞[35]。部分梗死区有较厚肌层的新生血管得以长期存在，壁内细胞退化，毛细血管消失[142]。血小板衍生生长因子 -B 信号通路通过血小板衍生生长因子受体 -β 样受体在壁细胞聚集形成新生血管的过程中起重要作用[143]。血管退化与缺血部位或周围组织中促凋亡因子血小板反应蛋白 1 聚集有关[43]。一旦死亡，中性粒细胞被吞噬，剩余的巨噬细胞通过肌成纤维细胞调节胶原沉积[144]，金属基质蛋白酶和其抑制剂调节细胞外基质重构。具有支持作用的间质细胞减少，进一步导致了心肌存活减少，这是由于瘢痕组织不是细胞组成成分[145,146]。在鼠模型中 Hayakawa 等[147]在梗死后 4 天内应用抗凋亡泛天冬氨酸特异性半胱氨酸蛋白酶 - 抑制剂，将心肌凋亡导致的死亡归咎于肉芽组织细胞而不是缺血性心肌细胞。在这个模型中，抗凋亡抑制剂可以延长肌成纤维细胞存活时间，保护缺血区的毛细血管网，但是不能调节心肌细胞死亡。其他研究表明，亚急性凋亡抑制剂可以减少梗死面积。

心肌梗死时的凋亡和存活信号通路

心肌凋亡可由多种因子调节，包括蛋白酶、激酶和磷酸酶（见图 9-2）。

细胞内凋亡的调节

接收到凋亡信号后，每个细胞的反应不同，主要取决

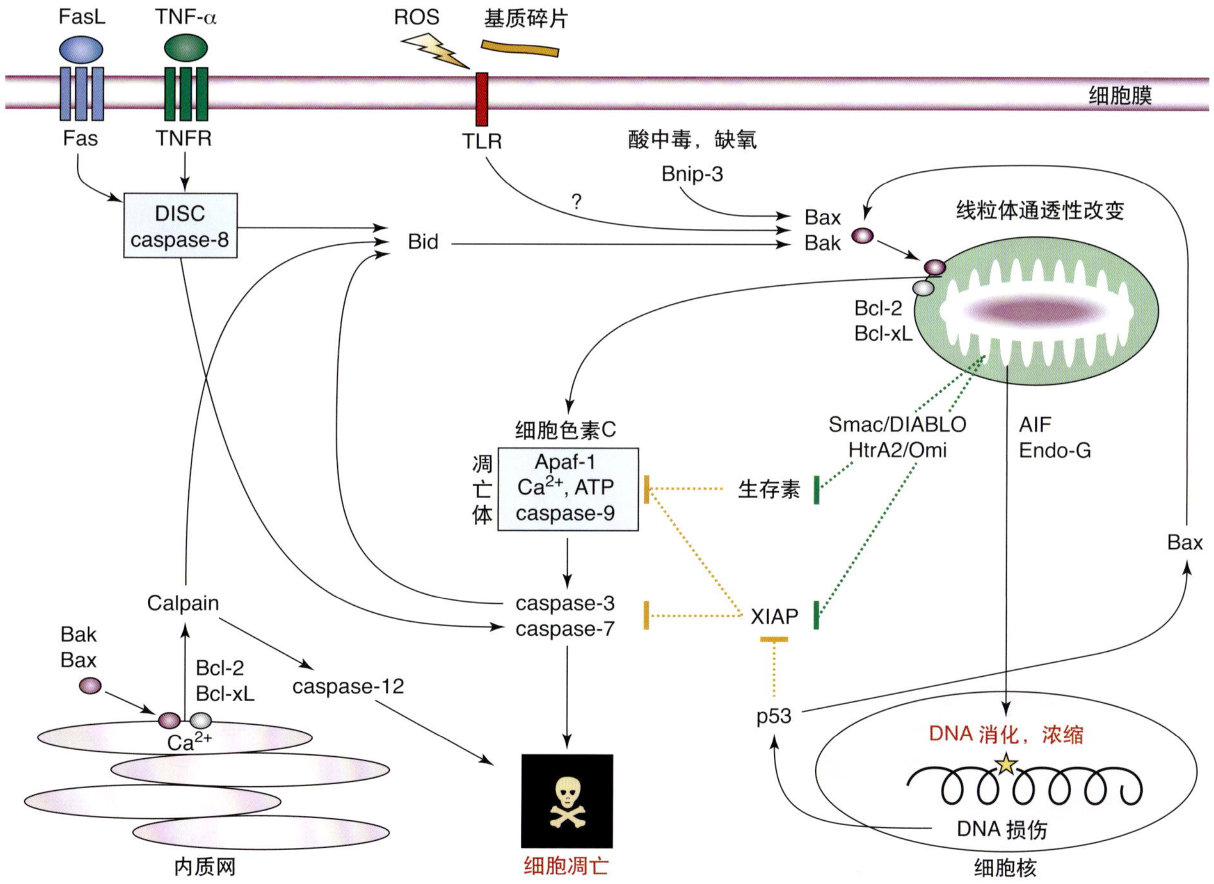

图9-2　急性心肌梗死时凋亡信号通路。这张图总结了目前公认的心肌梗死时凋亡途径。通过激活死亡受体，包括Fas以及通过激活FasL和TNF-α后激活的TNFR，使得凋亡信号释放。多种死亡受体促使细胞内复合蛋白DISC形成，促进一系列caspase-8和caspases-3和7激活，导致基础细胞组份被消化。内源性的凋亡途径是以线粒体为调节中心，由大量的信号因子参与调节。大多数的凋亡过程包括促凋亡因子Bcl的激活和转录，例如Bid、Bnip-3 Bax和Bad。这些因子与细胞保护因子Bcl-2和Bcl-xL作用相反，引起线粒体通透性转移孔开放，细胞色素C释放。细胞色素C与APAF-1、ATP、Ca^{2+}和procaspase-9结合形成凋亡小体。这些启动了caspase-9和一系列caspase受体反应。缺氧和酸中毒可以激活Bnip-3，胞浆中Ca^{2+}浓度快速升高，激活calpain，随后激活caspase-12，阻断Bid。ROS可以破坏DNA，p53和线粒体通透性转运孔可以调控Bax表达。ROS也可以激活TLR，调节基因表达，介导或抑制凋亡，这取决于细胞类型。Bax和Bak对于胞浆内网状组织的作用相似，都可以控制Ca^{2+}的释放。caspase激活可以被survivin或XIAP抑制，而smac/DIABLO和$HtrA_2$/Omi可以抑制survivin和XIAP激活。线粒体AIF和endonuclease-G（Endo-G）释放可以启动caspase依赖的DNA凝聚。

于细胞凋亡启动的类型，细胞对于凋亡信号的抵抗能力以及细胞内某些与细胞存活能力有关的蛋白家族的表达。在人类，细胞内凋亡的调节主要通过外源性和内源性两条途径[32,148]。这两条途径可被特殊的刺激激活，最终激活能够导致凋亡的天冬氨酸特异性半胱氨酸蛋白酶。内源性途径启动是通过激活天冬氨酸特异性半胱氨酸蛋白酶-9前体来实现，线粒体完整性破坏，胞浆内网状结构或细胞核受到压力均可导致内源性途径激活。外源性途径中，天冬氨酸特异性半胱氨酸蛋白酶-8前体被激活，细胞外一些细胞表面结合受体与死亡结构域相关蛋白结合从而启动了凋亡信号。所有凋亡信号在线粒体水平通过细胞内蛋白家族被整合到一起，这些细胞内蛋白家族包括Bcl、天冬氨酸特异性半胱氨酸蛋白酶和凋亡蛋白抑制剂蛋白[149]。然而，正在逐步认识与经典途径不同的非天冬氨酸特异性半胱氨酸蛋白酶依赖的新的凋亡介质。

死亡受体激活

在外源性途径中，通过特殊细胞表面受体完成凋亡信号转导，这些细胞因子包括肿瘤坏死因子-α家族蛋白和其他细胞微环境成分。目前了解最多的是肿瘤坏死因子-α/肿瘤坏死因子-α受体、肿瘤坏死因子相关凋亡诱导配体/肿瘤坏死因子相关凋亡诱导配体受体、CD40/CD40配体和Fas（CD95）/FasL系统[32,148]。配体结合后，细胞死亡受体多聚化，导致胞浆内构象改变，天冬氨酸特异性半胱氨酸蛋白酶激活和聚集区域结合在一起。这些促进了多分子死亡相关信号复合物的形成。简而言之，多聚化的受体聚集死亡结构域相关蛋白例如肿瘤坏死因子-A受体可以聚集肿瘤坏死因子-A受体激活死亡结构域蛋白，Fas可以聚集Fas激活死亡结构域蛋白。随后，死亡结构域蛋白使死亡效应结构域蛋白例如天冬氨酸特异性半胱氨酸蛋白酶-8前体移动至细胞浆中面向胞膜一面。这些空间上天冬氨酸特异性半胱氨酸蛋白酶-8前体聚集使得蛋白水解自动激活，产生天冬氨酸特异性半胱氨酸蛋白酶-8的第一个爆发，这一过程与激活死亡结构域蛋白样白介素-1β转换酶有关。天然的死亡结构域蛋白样白介素-1β转换酶制蛋白可以抑制天冬氨酸特异性半胱氨酸蛋白酶-8激活和Fas介导的凋亡[150]。死亡结构域蛋白样白介素-1β转换酶制蛋白的表达水平取决于心肌细胞对于Fas介导的凋亡的抵抗性[89]和缺血再灌注凋亡时心肌细胞内死亡结构域蛋白样白介素-1β转换酶制蛋白mRNA的抑制[151]。

线粒体

凋亡信号与线粒体之间的关系尚不明确，但是凋亡最终导致线粒体膜的通透性和代谢活性失衡[149]。线粒体通透性转换开放与否和线粒体内膜片对于生长因子缺失、低氧、缺血再灌注、氧化应激、毒素、DNA破坏和放射线的反应性有关。线粒体通透性转换可使细胞色素C通过线粒体内膜片外层释放至细胞液中，从而启动细胞凋亡程序。线粒体通透性转换开放程度在缺血再灌注中扮演了重要角色，最终决定了细胞命运。如果线粒体通透性转换开放的少，细胞尚可存活；若开放的多，细胞会由于缺乏能量而导致坏死[1]。线粒体的完整性和代谢活性与Bcl蛋白家族有关，包括Bcl-2、Bcl-xL和Mcl-1。抗凋亡Bcl蛋白嵌入在线粒体外层膜中，可以阻止线粒体蛋白的释放。其他的多域Bcl蛋白，例如Bax和Bak[152]，是促凋亡蛋白。正常情况下，Bax在细胞液中呈无活性状态，但是凋亡信号使其去磷酸化并重新锚定于线粒体膜上，形成离子和水的渗透性孔，使得线粒体去极化，线粒体通透性转换孔开放[153]。对于内源性凋亡启动，Bax和Bak缺一不可，若缺少了两者中任何一个细胞都不会启动凋亡途径[154]。Bcl蛋白家族由含有BH3蛋白的3个亚基组成，包括Bad、Bid、Bim和BCL2/腺病毒E1B 19 kDa的蛋白相互作用蛋白3（BNIP-3）。Bcl可以检测到细胞内的特殊信号并将其转化为促凋亡信息传递给Bax和Bak。有一种假说认为Bcl-2和Bcl-xL与Bax或Bak相互作用，调节线粒体通透性转换。另一种假说认为BH3-only蛋白可以阻止Bax和Bak的激活[155]。随之而来的结果就是线粒体通透性转换导致线粒体肿胀，外膜破裂，细胞色素C进入细胞液。胞浆中的细胞色素C与凋亡蛋白酶激活因子-1和天冬氨酸特异性半胱氨酸蛋白酶原-9在Ca^{2+}和dATP存在条件下形成凋亡小体[156]。凋亡小体可聚集天冬氨酸特异性半胱氨酸蛋白酶-9并使其活化，最终进入天冬氨酸特异性半胱氨酸蛋白酶途径。因此，促凋亡和抗凋亡Bcl蛋白的平衡决定了线粒体通透性转换的是否开放和细胞存亡。

人体在发生心肌梗死后一周，细胞死亡与促凋亡Bax表达明显上调有关[88]。在转基因鼠中已经证实了Bcl蛋白在缺血再灌注损伤中的作用，Bax缺失小鼠梗死面积减少50%以上[157]。在许多不同种类的细胞中，凋亡与p53转录因子信号和Bax表达有关。

最近发现了新的与Bcl蛋白激活和线粒体通透性转换孔开放有关的调节因子，包括有天冬氨酸特异性半胱氨酸蛋白酶聚集结构域（ARC）的凋亡抑制剂，可与Bax相互作用，并抑制细胞色素C释放。当心肌细胞缺氧或氧化应激时ARC下调，导致体外细胞死亡[158]。BNIP-3是酸中毒和低氧状态下产生的一种非典型的BH3-only Bcl蛋白。在缺血或酸中毒时BNIP-3被激活，与Bcl-2或Bcl-xL相互作用导致凋亡和DNA凝聚，整个过程并不依赖于天冬氨酸特异性半胱氨酸蛋白酶激活和细胞色素C释放。

线粒体通路和自噬

自噬被认为是调节凋亡的进一步措施。的确，体外转染BNIP-3可以刺激自噬体聚集和坏死，为凋亡、坏死和自噬提供一个单向联系[159]。预自噬beclin-1过度表达可减少Bax激活并在缺血再灌注时保护心肌组织[11]。Beclin-1在心脏再灌注损伤时也会表达，与心肌细胞死亡有关[12]。对于线粒体通透性转换、Bax和其他Bcl蛋白在自噬中的相互关系尚不明确，在心脏缺血时究竟是起保护作用还是有害作用尚不清楚，需要进行更多的研究。

半胱天冬酶激活

内源性和外源性途径最终导致天冬氨酸特异性半胱氨酸蛋白酶被激活。半胱天冬酶 -8 和 -9 可激活天冬氨酸特异性半胱氨酸蛋白酶抑制剂 -3 和 -7，通过消化细胞内靶蛋白（例如细胞骨架激酶）使细胞破裂，激活 Ca^{2+} 依赖的核酸内切酶，核小体间隙和染色质凝集，最终导致细胞破裂。一些含有特殊蛋白水解位点的天冬氨酸特异性半胱氨酸蛋白酶抑制剂，例如多半胱天冬酶三肽抑制剂 Z-Val-Ala-Asp（OMe）-CH2F（ZVAD-fmk），可使梗死后损伤减少 20% ～ 40%[160] 并阻断同位素示踪的钙磷脂结合蛋白 V 的摄取 [161]。也有报道认为，与缺血相比，缺血再灌注损伤时天冬氨酸特异性半胱氨酸蛋白酶抑制剂 -3 和 -8 激活更为明显 [98]。半胱天冬酶抑制剂可使缺血再灌注后减梗死面积少 20% ～ 30%，心肌细胞凋亡比率下降 70%[162,163]，提高心功能 [164]，这些都说明了天冬氨酸特异性半胱氨酸蛋白酶对凋亡的影响。

内质网

作为细胞内 Ca^{2+} 的主要储存部位内质网是凋亡的使动因素之一，这是由于内质网可将 Ca^{2+} 释放入胞浆。研究发现 Bcl-2 和 Bcl-xL 可在胞浆中面向内质网的一面被检测出 [149]。Bax 和 Bak 的表达被认为可增加内质网内 Ca^{2+} 储存，并减缓 Ca^{2+} 增加和减少凋亡 [152,165]，而 Bcl-2 则起相反作用 [166,167]。受到刺激时，内质网释放 Ca^{2+}，Ca^{2+} 依赖的蛋白酶包括 calpain 被激活，从而导致天冬氨酸特异性半胱氨酸蛋白酶 -12[168,169] 激活，细胞骨架和 Bid[170] 被切割，最终导致线粒体通透性转换开放，细胞凋亡。

内源性天冬氨酸特异性半胱氨酸蛋白酶抑制剂：抑制凋亡

天冬氨酸特异性半胱氨酸蛋白酶被激活时，细胞通过内源性天冬氨酸特异性半胱氨酸蛋白酶拮抗剂可以避免凋亡。凋亡蛋白抑制剂蛋白家族，例如 X- 链锁凋亡蛋白 / 性连锁凋亡抑制蛋白（XIAP）和细胞内凋亡蛋白抑制剂 -1（Ciap-1）和 2 可以阻止天冬氨酸特异性半胱氨酸蛋白酶反应位点和凋亡所需的蛋白水解步骤 [171]。其他的抑制剂，例如存活素可抑制凋亡小体激活 [172] 和线粒体破坏 [173]。研究发现心肌梗死小鼠中 XIAP 水平下降 [174]，在人类心肌梗死后 1 周 XIAP 表达也有所下降，与此同时，凋亡细胞死亡和天冬氨酸特异性半胱氨酸蛋白酶 -8 激活明显增加 [88]。与其他细胞相比，心肌细胞对于在细胞质内微注射细胞素色 C 具有明显的抵抗性，这可能是由于心肌细胞 APAF-1 表达水平低所致。然而，XIAP 缺失的心肌细胞在注射了细胞色素 C 后很快就死亡了 [175]。凋亡蛋白抑制剂存活素抑制凋亡并调节细胞转化为血管细胞 [176] 或是癌细胞 [177]。存活素不仅存在于正常心脏中，也存在于梗死周围心肌细胞中，并且与心肌细胞凋亡和心肌病有关 [178]。最近有些对照研究显示，存活素可导致人类心肌病，但是在应用了左心室辅助装置稳定血流动力学后其表达水平下调 [179]。体外实验表明应用小干扰 RNA 技术敲除乳鼠心肌细胞中存活素可导致多倍体化和细胞循环停止，但是强制性的腺病毒表达可抑制凋亡并促进 DNA 合成和细胞循环继续。

心肌梗死的治疗

心脏在遭受严重损伤后的自我再生可以忽略不计。为了补偿不可逆的细胞损失和维持心脏的完整性，迫切需要了解并提高心肌存活率，即更小的梗死面积和更少的心脏重构。人们发明了大量的方法用以减少心脏损伤，包括启动心脏保护基因程序、优化心肌细胞、血管细胞和祖细胞存活。

预适应

短时间的心脏缺血可提高心脏对于心肌梗死和缺血再灌注损伤的抵抗能力，这种现象被称为缺血预适应。缺血预适应是目前已知的最强的内源性心脏保护机制（见第 24 章）。了解其细胞和分子机制也许可以发明新的替代治疗方法，既可以减少缺血预适应并发症，又可以减轻缺血所带来的损伤。典型的缺血预适应是指在长时间冠状动脉血流阻断和再灌注前给予一次或多次短时间（5 ～ 30 分钟）的缺血再灌注。缺血预适应可以减少心肌细胞胀亡和凋亡，直接抑制天冬氨酸特异性半胱氨酸蛋白酶 -3[180] 和同位素示踪的钙磷脂结合蛋白 V 结合 [161]，还可以减少凋亡细胞死亡和梗死面积 [181]。

缺血预适应的心脏保护作用强大，但是仅限于某些特殊条件下和时间窗内。早期或即刻缺血预适应出现在冠状动脉阻塞后 4 小时，延迟或晚期缺血预适应可持续至 72 小时。晚期缺血预适应包括基因调节和蛋白合成；早期缺血预适应则不包括这些。过氧化基清除剂和羟氢氧化基清除剂可抑制梗死心肌的缺血预适应效应，这表明氧自由基信号通路在心肌保护和血管再生中的重要作用 [182]。缺血预适应通过激活转录因子起效，这些转录因子包括低氧诱导因子 -1α[183]、核因子 -κB、转录因子 -IID、信号转导和激活转录 3 和 SP1[136]。缺血预适应激活核因子 -κB 主要与一氧化氮合成酶上调和一氧化氮增加导致的延迟心肌作用有关，选择性抑制核因子 -κB 激活可增加缺血预适应获益 [184]。以上这些作用与一氧化氮合成酶 2[185] 或一氧化氮合成酶 3 激活是否有关尚不清楚 [186]。在小鼠心脏中发现，β- 连环蛋白也同样参与了缺血预适应，促进了 Bcl-xL[187]、Bcl-2 和存活素表达 [188,189]。缺血预适应还可减少再灌注时凋亡诱导因子激活和线粒体核转移 [190]。除此之外，缺血预适应还可以上调内皮细胞保护和血管再生生长因子的表达，例如血管内皮生长因子。因此，缺血预适应的心脏保护作用主要与内源性线粒体通透性转换孔开放阻断剂和抗凋亡抑制剂以及增加血管再生有关。

许多方法都可以起到与缺血预适应心肌保护作用相似的功效。预适应温度达到 42℃时可介导热休克转录因子 -1[180] 的表达并增加热休克蛋白 -70 和 90 表达。阿片类和挥发性麻醉剂，包括异氟醚衍生物等预适应的心脏保护作用与氧自由基 [191] 和核因子 -κB 激活有关 [192]。

缺血后适应

缺血后适应出现在梗死后缺血期之后。再灌注后数分钟内缺血后适应可减少放射性核素示踪的钙磷脂结合蛋白 V 摄取，即减少凋亡。缺血预适应还可以减少 c-Jun 氨基端激酶和有丝分裂素激活激酶的表达和激活，减少 Bax 和肿瘤坏死因子 -α 的表达，最终减少凋亡 [98]。缺血后适应通过缓解内质网压力 [194] 和增加心脏 Bcl-2 表达起效。并通过有丝分裂素激活激酶介导的肌钙网蛋白上调来调节活性 [195]。因此，梗死后有丝分裂素激活激酶的激活看起来似乎有害，但也许实际上促进了缺血后适应，起到保护心肌的作用。

细胞再生治疗

细胞治疗可以保护和修复心肌组织，细胞治疗是指心肌梗死后修复收缩细胞并替代已经死亡的心肌细胞 [121]。成肌细胞首次发现在心肌梗死亚急性期，是由于成肌细胞不能被整个清除，也不能再生或提高心功能，还会导致心律失常 [196, 197]。

人们希望找到一种有收缩力和电生理特性的细胞表型，祖细胞由于其分化能力和潜力引起了关注。祖细胞来源于脐带血和成熟组织，包括骨髓间叶细胞、脂肪组织和心肌，都有心肌分化潜能。研究显示，啮齿类动物或人类在心肌梗死后，骨髓来源和循环来源的祖细胞并不比成肌细胞更好 [198,199]。最近已报道更为可靠的结果，在动物模型梗死后 4 周，在梗死边缘部位和瘢痕区共同植入成肌细胞和造血干细胞 [200]。人们提出了一个假说：造血祖细胞通过分泌存活因子可以增加成肌细胞的存活率。另一种可能机制是减少了存活心肌细胞的凋亡和细胞肿胀反应。

祖细胞受到关注的另一个原因是可以修复梗死区的血管床。成人造血干细胞有双重成血血管细胞激活潜能。成人内皮祖细胞起源于骨髓，在造血干细胞或成血血管细胞作用下激活并进入体循环，在血管生长活跃的地方定植，这个过程被称为成人血管生成 [201-203]。内皮祖细胞可在骨髓间叶干细胞和其他组织中检测出，包括成人脂肪组织和来源于脐带血的干细胞。进行了一系列有关对将骨髓细胞植入缺血心脏的临床试验（REPAIR-AMI、BOOST、ASTAMI 和 Janssen 等试验）。但是这些试验的结果尚有争论。总的来说，并没有观察到明显的临床获益。然而，也有报道认为冠状动脉内注射骨髓来源的祖细胞可改善临床预后 [204-206]。梗死越严重的患者，获益也越大 [205]。但是其他的试验则未能复制出此种改善效果 [207, 208]。这种差异归咎于多种因素，包括细胞排列方式、隔离时间、存储条件、植入时机和路径、患者特性以及其他技术问题。有意思的是研究还发现已患心血管疾病或存在其危险因素对于起源（骨髓和脂肪组织）以及定植部位的祖细胞的存活和功能都有影响。对于祖细胞的缺血凋亡抵抗作用以及临床治疗价值仍需要更多的资料支持。

植入时机

随着现代再灌注治疗的发展，认为早期细胞再灌注可更为有效地改善心功能。细胞水平血管重建治疗时，移植的细胞对于促凋亡环境非常敏感。因此，选择移植时机很重要，应避免凋亡激活时期移植，否则祖细胞会随着死亡的中性粒细胞、内皮细胞和基质成纤维细胞一起被清除。组织重构时进行细胞治疗会导致肉芽组织增多，增加了凋亡碎片清除的负担。大多数实试表明，急性炎症期植入祖细胞几乎没有获益 [207,208]。

将祖细胞植入梗死后毛细血管很少的瘢痕组织内也可存活。在心肌梗死后 10 ～ 14 天植入成肌细胞并不能获益甚至会导致不良预后 [196,197]。心肌梗死后，缺血、炎症、肿胀、凋亡和修复相重叠，如何选择细胞植入时机尚需更多的研究支持（见图 9-3）。

祖细胞移植与内源性细胞存活

内源性心肌细胞死亡需要与移植祖细胞相鉴别。一些报道认为，心肌梗死时抗凋亡治疗可以增加祖细胞存活率并获益。抗凋亡基因 Bcl-2 的强制表达可以增加细胞对于鼠间叶干细胞导致的凋亡的抵抗能力，刺激血管内皮生长因子分泌，增加细胞治疗对于心肌的保护作用 [209]。最近研究发现，在移植前对骨髓间叶干细胞进行缺氧预处理可以刺激低氧诱导性因子 -1 的表达和抗凋亡基因，如 Bcl-2 和 Bcl-xL 表达。祖细胞缺氧预处理也可以增加促血管生长因子表达，如血管生成素 -1、红细胞生成素、血管内皮生长因子和其受体 Flk-1，增加其自身存活率 [210,211]。

内皮细胞释放旁分泌生长因子和细胞因子，例如血管内皮生长因子 [165]、胰岛素样生长因子 -1、表皮生长因子和血小板衍生生长因子，保护心脏血管和细胞，尤其是缺氧时 [212-215]。在缺血再灌注损伤模型中，应用鼠成肌细胞表达血管内皮生长因子进行细胞治疗可以促进心功能恢复并减少心肌细胞死亡 [216]。在鼠心脏梗死边缘区域移植细胞，可促进基质细胞衍生因子 -1 过度表达 [217]，干细胞在缺血区定植，增加新生血管和心肌细胞存活率，减少心脏重构 [218]。以上这些实验均说明移植祖细胞分泌的因子可以促进心肌细胞、内皮细胞和肉芽组织的存活。研究发现，在免疫缺失小鼠心肌缺血模型中，移植的人内皮细胞在 1 周后消失，但是缺血的宿主组织自身分泌的细胞保护

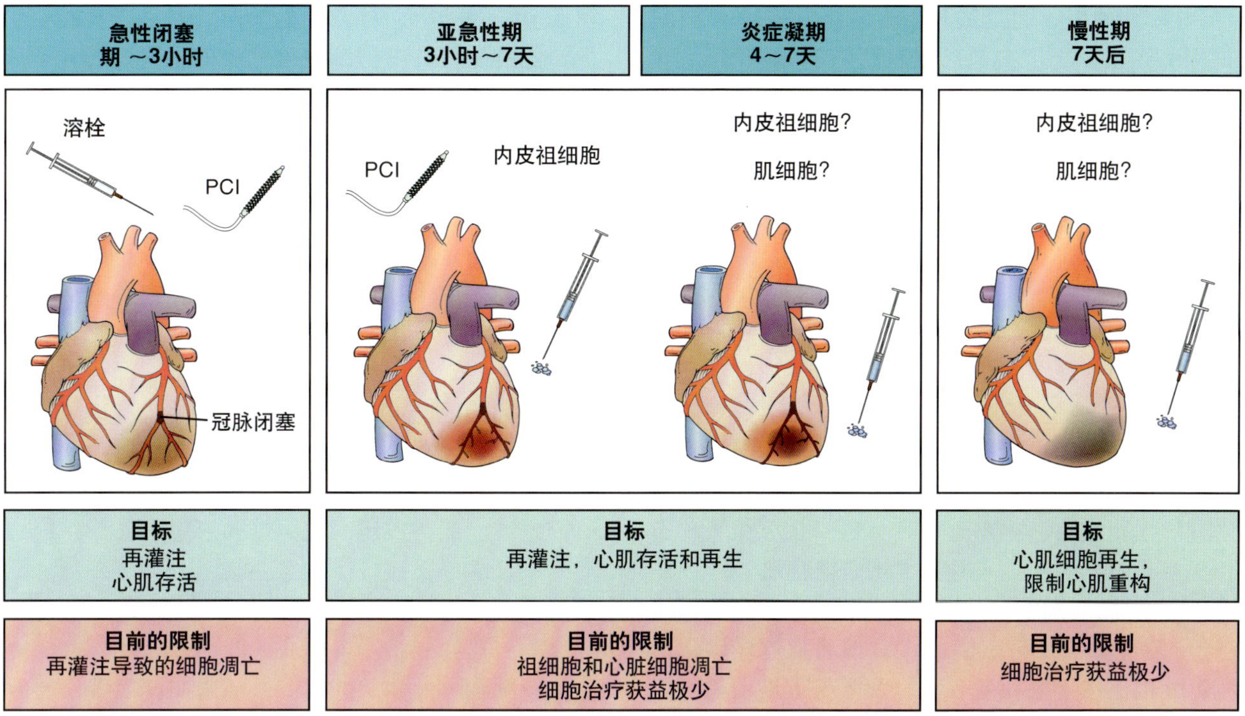

图9-3 急性心肌梗死后细胞治疗步骤。目前对于急性心肌梗死的主要治疗方法是罪犯血管再血管化治疗，包括溶栓治疗和经皮腔内血管成形术。再灌注越早，存活几率越高。血管阻塞后3小时内为急性炎症期，此时治疗获益最大。但是此时突然的再灌注会进一步导致心肌死亡。如果可以的话，对于局限性病变延迟经皮冠状动脉介入治疗（PCI）可以增加成功率，尤其是当心肌梗死进展时。对于有些治疗人们仍有争议，包括祖细胞植入。内皮祖细胞可以帮助梗死区域的再血管化并促进心肌细胞存活。成肌细胞或心脏祖细胞对于心肌再生有所帮助。然而植入时机很重要。在炎症期或组织修复期植入祖细胞会导致祖细胞死亡，没有任何获益。相反的，如果在瘢痕组织中植入祖细胞也会导致祖细胞死亡或不能增加心脏收缩性。对于急性心肌梗死时调节细胞死亡和再生人们尚需进行更多的研究。

因子和血管生长因子如血管内皮生长因子、肝细胞生长因子、胰岛素样生长因子 1 和基质细胞衍生因子 -1 仍然高表达并持续很长时间[219]，可以使心肌凋亡减少 3 倍，细胞增殖增加 10 倍。另一项研究显示，心肌梗死后移植的同种异体间叶祖细胞可以促进内源性祖细胞的存活和增殖，与心肌分化和增殖无关[220]。这就进一步说明了应用干细胞因子、粒细胞集落刺激因子和其他生长因子可以促进内源性骨髓祖细胞动员，提高心脏功能，减少心肌梗死后左心室重构[120-122]。研究表明，骨髓祖细胞移植可以抑制长期心脏重构[208]。因此，某些祖细胞在缺血后炎症反应时期和组织重构时期可以促进内源性心肌细胞存活。总之，祖细胞通过释放分泌物修复组织，抑制细胞死亡。对于细胞治疗的反应还取决于宿主组织分泌各种生长因子和细胞因子的能力。在此基础上，PCI 可以延长祖细胞的存活时间。

祖细胞微环境

祖细胞定植的微环境对于祖细胞的存活以及起效至关重要。这种微环境可能有害，例如宿主组织对于血管组织和细胞的损害或增强了促凋亡基因的激活或毒性刺激。没有任何一种缺血再灌注动物模型能够完全模拟这一复杂的病理生理变化机制，包括炎症因子失衡、自身免疫激活和补体激活。期待内皮细胞在这种环境中能够抵抗凋亡并有效刺激细胞增殖是不现实的。再生细胞，无论是祖细胞还是成熟的血管细胞，对于凋亡刺激的抵抗能力都是由氧化 LDL、肿瘤坏死因子 -α 或其他未知的组分所介导。最近研究发现，细胞移植受体的体液因子水平，例如脂肪细胞因子，可以影响血管新生细胞治疗[221]。除此之外，许多药物包括环氧化酶 -2 和 1 抑制剂、抗凝抑制剂、抗血小板抑制剂、他汀类药物和阿片类药物都可以影响梗死心脏的微环境。骨髓来源的内皮祖细胞在体外可表达环氧化酶 -1 和环氧化酶 -2。抗环氧化酶 -2 抑制剂例如塞来考昔，可以减少内皮细胞内蛋白激酶 A 磷酸化，使得磷脂酰丝氨酸外露，激活天冬氨酸特异性半胱氨酸蛋白酶 -3[222]。环氧化酶 -2 抑制剂作用于内皮细胞并抑制内皮细胞参与血管生成。此外，祖细胞黏附于激活的血小板上，并与血小板释放的基质细胞衍生因子 -1α 反应，表明血小板可以锚定循环中的内皮细胞，并将其带到缺血组织中去，通过旁分泌的方式促使内皮细胞定植[223, 224]。人们认为常规的抗血小板治疗和血小板凝集抑制剂例如糖蛋白Ⅱb/Ⅲa 和 P2Y12 抑制剂会干扰内皮细胞功能。因此，目前一些学者认为，急性冠状动脉综合征（ACS）和心肌梗死患者联合应用细胞治疗作为一线药物治疗不恰当。另一方面，他汀类药物表现出了多重抗炎作用和血管保护信号级联反应[225]。在内皮细胞中，他汀类药物激活蛋白激酶 A 磷酸化，增加 Bim 表达，增加对氧自由基和肿瘤坏死因子 - α 介导的凋亡的抵抗性[212,226]。

心肌梗死时细胞再生和凋亡的研究

本节讨论细胞死亡及其副产品。

死亡细胞的清除

对于维持组织平衡，凋亡细胞的清除速度和细胞死亡速度一样重要。乳黏素[227]和 c-Mer 激酶基因[228]在凋亡细胞吞噬中具有重要作用。灭活两者中的任何一个都可以阻止凋亡细胞被吞噬细胞识别，导致细胞碎片堆积，动脉粥样硬化斑块体积增大，组织部位破坏自身抗原聚集，自身免疫性炎症反应增加[229]。相反，凋亡细胞清除可以使抗炎因子释放增加，例如白介素 -10[126]和转化生长因子 β_1[6]，促进可溶性炎症反应。因此，对于动脉粥样硬化形成的研究可能也适用于梗死后心脏，及时有效地清除细胞死亡后的碎片可以阻止继发的炎症反应。虽然对于心肌梗死后凋亡细胞清除途径尚不清楚，但是通过调节吞噬速度可以影响梗死面积和随后的心脏重构。

细胞死亡和副产品

凋亡细胞破裂后产生的死亡细胞碎片和微粒不具有生理作用，但是携带有调节炎症和组织动态平衡的信号。凋亡内皮细胞或内皮细胞破裂后产生一种被称为微粒子的死亡细胞片段（直径 0.2 ～ 1μm），可以刺激内皮细胞增殖，抵抗凋亡，促进假毛细血管形成。凋亡副产品可以增加祖细胞血管形成潜力，在某些特定环境下参与组织修复过程。内皮细胞微粒子通过激活信使 RNA 传递生物学信号，调节血管细胞存活和分化[230]。这使得心肌梗死后细胞存活和死亡途径变得更为复杂。激活的细胞也可以产生相似的微粒子。

祖细胞治疗的副作用

尽管对于移植的祖细胞进行了严格挑选和评价，但是仍出现大量副作用。虽然尚未见到有关心脏祖细胞移植导致医源性肿瘤的报道，但是有高分化潜能的未分化细胞可以导致远期病理变化。骨髓祖细胞可以穿透动脉粥样硬化斑块，并在缺血时刺激其生长[231]。因此，在已患有疾病或轻微损伤的心脏大量移植祖细胞，会导致动脉粥样硬化斑块进展。在疾病部位人工导入细胞治疗，会导致细胞凋亡和局部细胞碎片增加。这些都会影响细胞治疗效果。

小　结

在过去的十几年中，对于缺血再灌注时心肌细胞死亡和再生研究颇多。这些研究表明，缺血和再灌注可以触发调节信号通路，导致细胞死亡，但是自发的心肌再生很少。已经发现许多与细胞死亡和再生有关的分子和细胞调节器。在大多数动物研究中，阻断心肌梗死后细胞死亡信号通路中的一条，减少的梗死面积不超过 50%。这表明梗死心脏中细胞死亡是由多条通路共同作用的结果。尽管有大量的动物研究表明抗凋亡药物或再生治疗可以减少梗死面积，但是目前在人体试验中尚未取得成功。尽管这些失败可能是由于物种不同所致，但是也有观点认为人类的缺血再灌注分子机制和细胞机制可能更为复杂。调节心肌细胞死亡时，调节细胞通路要比单一阻断一条通路效果要好。新的治疗方案是建立在对细胞死亡准确了解的基础之上。基于目前对心肌细胞死亡的了解，针对某些特定细胞群的新的给药方式也许更为有效。对于细胞治疗的进一步研究也许能最终实现心脏再生的梦想。

（吕　媛）

参考文献

1. Buja LM: Myocardial ischemia and reperfusion injury. Cardiovasc Pathol 2005; 14:170-175.
2. Anversa P, Kajstura J: Ventricular myocytes are not terminally differentiated in the adult mammalian heart. Circ Res 1998; 83:1-14.
3. Beltrami AP, Urbanek K, Kajstura J, et al: Evidence that human cardiac myocytes divide after myocardial infarction. N Engl J Med 2001; 344:1750-1757.
4. Soonpaa MH, Field LJ: Survey of studies examining mammalian cardiomyocyte DNA synthesis. Circ Res 1998; 83:15-26.
5. Frangogiannis NG: The immune system and cardiac repair. Pharmacol Res 2008; 58:88-111.
6. Fadok VA, Bratton DL, Konowal A, et al: Macrophages that have ingested apoptotic cells in vitro inhibit proinflammatory cytokine production through autocrine/paracrine mechanisms involving TGF-beta, PGE2, and PAF. J Clin Invest 1998; 101:890-898.
7. Herrmann J, Lerman LO, Lerman A: Ubiquitin and ubiquitin-like proteins in protein regulation. Circ Res 2007; 100:1276-1291.
8. Nishida K, Yamaguchi O, Otsu K: Crosstalk between autophagy and apoptosis in heart disease. Circ Res 2008; 103:343-351.
9. Terman A, Gustafsson B, Brunk UT: Autophagy, organelles and ageing. J Pathol 2007; 211:134-143.
10. Hickson-Bick DL, Jones C, Buja LM: Stimulation of mitochondrial biogenesis and autophagy by lipopolysaccharide in the neonatal rat cardiomyocyte protects against programmed cell death. J Mol Cell Cardiol 2008; 44:411-418.
11. Hamacher-Brady A, Brady NR, Gottlieb RA: Enhancing macroautophagy protects against ischemia/reperfusion injury in cardiac myocytes. J Biol Chem 2006; 281:29776-29787.
12. Matsui Y, Takagi H, Qu X, et al: Distinct roles of autophagy in the heart during ischemia and reperfusion: Roles of AMP-activated protein kinase and Beclin 1 in mediating autophagy. Circ Res 2007; 100:914-922.
13. Yan L, Vatner DE, Kim SJ, et al: Autophagy in chronically ischemic myocardium. Proc Natl Acad Sci U S A 2005; 102:13807-13812.
14. Hsieh PC, Segers VF, Davis ME, et al: Evidence from a genetic fate-mapping study that stem cells refresh adult mammalian cardiomyocytes after injury. Nat Med 2007; 13:970-974.
15. Loor G, Schumacker PT: Role of hypoxia-inducible factor in cell survival during myocardial ischemia-reperfusion. Cell Death Differ 2008; 15:686-690.
16. Bai CG, Liu XH, Liu WQ, Ma DL: Regional expression of the hypoxia-inducible factor (HIF) system and association with cardiomyocyte cell cycle re-entry after myocardial infarction in rats. Heart Vessels 2008; 23:193-200.
17. Beltrami AP, Barlucchi L, Torella D, et al: Adult cardiac stem cells are multipotent and support myocardial regeneration. Cell 2003;

114:763-776.
18. Oh H, Bradfute SB, Gallardo TD, et al: Cardiac progenitor cells from adult myocardium: Homing, differentiation, and fusion after infarction. Proc Natl Acad Sci U S A 2003; 100:12313-12318.
19. Messina E, De Angelis L, Frati G, et al: Isolation and expansion of adult cardiac stem cells from human and murine heart. Circ Res 2004; 95:911-921.
20. Leri A, Kajstura J, Anversa P: Cardiac stem cells and mechanisms of myocardial regeneration. Physiol Rev 2005; 85:1373-1416.
21. Anversa P, Kajstura J, Leri A, Bolli R: Life and death of cardiac stem cells: A paradigm shift in cardiac biology. Circulation 2006; 113:1451-1463.
22. Urbanek K, Cesselli D, Rota M, et al: Stem cell niches in the adult mouse heart. Proc Natl Acad Sci U S A 2006; 103:9226-9231.
23. Minami E, Laflamme MA, Saffitz JE, Murry CE: Extracardiac progenitor cells repopulate most major cell types in the transplanted human heart. Circulation 2005; 112:2951-2958.
24. Laflamme MA, Murry CE: Regenerating the heart. Nat Biotechnol 2005; 23:845-856.
25. Theroux P, Ross J Jr, Franklin D, et al: Regional myocardial function and dimensions early and late after myocardial infarction in the unanesthetized dog. Circ Res 1977; 40:158-165.
26. Olivetti G, Quaini F, Sala R, et al: Acute myocardial infarction in humans is associated with activation of programmed myocyte cell death in the surviving portion of the heart. J Mol Cell Cardiol 1996; 28:2005-2016.
27. Kajstura J, Cheng W, Reiss K, et al: Apoptotic and necrotic myocyte cell deaths are independent contributing variables of infarct size in rats. Lab Invest 1996; 74:86-107.
28. Saraste A, Pulkki K, Kallajoki M, et al: Apoptosis in human acute myocardial infarction. Circulation 1997; 95:320-323.
29. Bialik S, Geenen DL, Sasson IE, et al: Myocyte apoptosis during acute myocardial infarction in the mouse localizes to hypoxic regions but occurs independently of p53. J Clin Invest 1997; 100:1363-1372.
29a. Reimer KA, Jennings RB: The “wavefront phenomenon” of myocardial ischemic cell death. II. Transmural progression of necrosis within the framework of ischemic bed size (myocardium at risk) and collateral flow. Lab Invest 1979; 40:633-644.
30. Buja LM: Modulation of the myocardial response to ischemia. Lab Invest 1998; 78:1345-1373.
31. Buja LM, Eigenbrodt ML, Eigenbrodt EH: Apoptosis and necrosis. Basic types and mechanisms of cell death. Arch Pathol Lab Med 1993; 117:1208-1214.
32. Reed JC: Mechanisms of apoptosis. Am J Pathol 2000; 157:1415-1430.
33. Wencker D, Chandra M, Nguyen K, et al: A mechanistic role for cardiac myocyte apoptosis in heart failure. J Clin Invest 2003; 111:1497-1504.
34. Guerra S, Leri A, Wang X, et al: Myocyte death in the failing human heart is gender dependent. Circ Res 1999; 85:856-866.
35. Takemura G, Ohno M, Hayakawa Y, et al: Role of apoptosis in the disappearance of infiltrated and proliferated interstitial cells after myocardial infarction. Circ Res 1998; 82:1130-1138.
36. Kanoh M, Takemura G, Misao J, et al: Significance of myocytes with positive DNA in situ nick end-labeling (TUNEL) in hearts with dilated cardiomyopathy: Not apoptosis but DNA repair. Circulation 1999; 99:2757-2764.
37. Koda M, Takemura G, Kanoh M, et al: Myocytes positive for in situ markers for DNA breaks in human hearts which are hypertrophic, but neither failed nor dilated: A manifestation of cardiac hypertrophy rather than failure. J Pathol 2003; 199:229-236.
38. Kostin S, Pool L, Elsässer A, et al: Myocytes die by multiple mechanisms in failing human hearts. Circ Res 2003; 92:715-724.
39. Garg S, Hofstra L, Reutelingsperger C, Narula J: Apoptosis as a therapeutic target in acutely ischemic myocardium. Curr Opin Cardiol 2003; 18:372-377.
40. Takemura G, Fujiwara H: Morphologic aspects of apoptosis in heart diseases. J Cell Mol Med 2006; 10:56-75.
41. Monceau V, Belikova Y, Kratassiouk G, et al: Myocyte apoptosis during acute myocardial infarction in rats is related to early sarcolemmal translocation of annexin A5 in border zone. Am J Physiol Heart Circ Physiol 2006; 291:H965-H971.
42. Sezaki S, Hirohata S, Iwabu A, et al: Thrombospondin-1 is induced in rat myocardial infarction and its induction is accelerated by ischemia/reperfusion. Exp Biol Med (Maywood) 2005; 230:621-630.
43. Frangogiannis NG, Ren G, Dewald O, et al: Critical role of endogenous thrombospondin-1 in preventing expansion of healing myocardial infarcts. Circulation 2005; 111:2935-2942.
44. Blakytny R, Ludlow A, Martin GE, et al: Latent TGF-beta1 activation by platelets. J Cell Physiol 2004; 199:67-76.
45. Reimer KA, Vander Heide RS, Richard VJ: Reperfusion in acute myocardial infarction: Effect of timing and modulating factors in experimental models. Am J Cardiol 1993; 72:13G-21G.
46. Fliss H, Gattinger D: Apoptosis in ischemic and reperfused rat myocardium. Circ Res 1996; 79:949-956.
47. Gottlieb RA, Burleson KO, Kloner RA, et al: Reperfusion injury induces apoptosis in rabbit cardiomyocytes. J Clin Invest 1994; 94:1621-1628.
48. Imahashi K, Schneide MD, Steenbergen C, Murphy E: Transgenic expression of Bcl-2 modulates energy metabolism, prevents cytosolic acidification during ischemia, and reduces ischemia/reperfusion injury. Circ Res 2004; 95:734-741.
49. Ohno M, Takemura G, Ohno A, et al: “Apoptotic” myocytes in infarct area in rabbit hearts may be oncotic myocytes with DNA fragmentation: Analysis by immunogold electron microscopy combined with in situ nick end-labeling. Circulation 1998; 98:1422-1430.
50. Jordan JE, Zhao ZQ, Vinten-Johansen J: The role of neutrophils in myocardial ischemia-reperfusion injury. Cardiovasc Res 1999; 43:860-878.
51. Clark-Lewis I, Kim KS, Rajarathnam K, et al: Structure-activity relationships of chemokines. J Leukoc Biol 1995; 57:703-711.
52. Chandraseka B, Smith JB, Freeman GL: Ischemia-reperfusion of rat myocardium activates nuclear factor-kappaB and induces neutrophil infiltration via lipopolysaccharide-induced CXC chemokine. Circulation 2001; 103:2296-2302.
53. Kaikita K, Hayasaki T, Okuma T, et al: Targeted deletion of CC chemokine receptor 2 attenuates left ventricular remodeling after experimental myocardial infarction. Am J Pathol 2004; 165:439-447.
54. Dreyer WJ, Michael LH, Nguyen T, et al: Kinetics of C5a release in cardiac lymph of dogs experiencing coronary artery ischemia-reperfusion injury. Circ Res 1992; 71:1518-1524.
55. Monsinjon T, Richard V, Fontaine M: Complement and its implications in cardiac ischemia/reperfusion: Strategies to inhibit complement. Fundam Clin Pharmacol 2001; 15:293-306.
56. Fujita T: Evolution of the lectin-complement pathway and its role in innate immunity. Nat Rev Immunol 2002; 2:346-353.
57. Birdsall HH, Green DM, Trial J, et al: Complement C5a, TGF-beta 1, and MCP-1, in sequence, induce migration of monocytes into ischemic canine myocardium within the first one to five hours after reperfusion. Circulation 1997; 95:684-692.
58. Frangogiannis NG, Smith CW, Entman ML: The inflammatory response in myocardial infarction. Cardiovasc Res 2002; 53:31-47.
59. Buerke M, Schwertz H, Seitz W, et al: Novel small molecule inhibitor of C1s exerts cardioprotective effects in ischemia-reperfusion injury in rabbits. J Immunol 2001; 167:5375-5380.
60. Weisman HF, Bartow T, Leppo MK, et al: Soluble human complement receptor type 1: In vivo inhibitor of complement suppressing post-ischemic myocardial inflammation and necrosis. Science 1990; 249:146-151.
61. APEX AMI Investigators; Armstrong PW, Granger CB, Adams PX, et al: Pexelizumab for acute ST-elevation myocardial infarction in patients undergoing primary percutaneous coronary intervention: A randomized controlled trial. JAMA 2007; 297:43-51.
62. Sun HY, Wang NP, Halkos ME, et al: Involvement of Na+/H+ exchanger in hypoxia/re-oxygenation-induced neonatal rat cardiomyocyte apoptosis. Eur J Pharmacol 2004; 486:121-131.
63. Maekawa N, Abe J, Shishido T, et al: Inhibiting p90 ribosomal S6 kinase prevents (Na+)-H+ exchanger-mediated cardiac ischemia-reperfusion injury. Circulation 2006; 113:2516-2523.
64. Yaniv G, Shilkrut M, Larisch S, Binah O: Hydrogen peroxide predisposes neonatal rat ventricular myocytes to Fas-mediated apoptosis. Biochem Biophys Res Commun 2005; 336:740-746.
65. Wang P, Chen H, Qin H, et al: Overexpression of human copper, zinc-superoxide dismutase SOD1) prevents postischemic injury. Proc Natl Acad Sci U S A 1998; 95:4556-4560.
66. Chen Z, Siu B, Ho YS, et al: Overexpression of MnSOD protects against myocardial ischemia/reperfusion injury in transgenic mice. J Mol Cell Cardiol 1998; 30:2281-2289.
67. Jolly SR, Kane WJ, Bailie MB, et al: Canine myocardial reperfusion

injury. Its reduction by the combined administration of superoxide dismutase and catalase. Circ Res 1984; 54:277-278.
68. Théroux P, Chaitman BR, Danchin N, et al: Inhibition of the sodium-hydrogen exchanger with cariporide to prevent myocardial infarction in high-risk ischemic situations. Main results of the GUARDIAN trial. Guard During Ischemia Against Necrosis (GUARDIAN) Investigators. Circulation 2000; 102:3032-3038.
69. Frantz S, Kobzik L, Kim YD, et al: Toll4 (TLR4) expression in cardiac myocytes in normal and failing myocardium. J Clin Invest 1999; 104:271-280.
70. Hua F, Ha T, Ma J, et al: Protection against myocardial ischemia/reperfusion injury in TLR4-deficient mice is mediated through a phosphoinositide 3-kinase-dependent mechanism. J Immunol 2007; 178:7317-7324.
71. Oyama J, Blais C Jr, Liu X, et al: Reduced myocardial ischemia-reperfusion injury in toll-like receptor 4–deficient mice. Circulation 2004; 109:784-789.
72. Shishido T, Nozaki N, Yamaguchi S, et al: Toll-like receptor-2 modulates ventricular remodeling after myocardial infarction. Circulation 2003; 108:2905-2910.
73. Frantz S, Kelly RA, Bourcier T: Role of TLR-2 in the activation of nuclear factor kappa B by oxidative stress in cardiac myocytes. J Biol Chem 2001; 276:5197-5203.
74. Zhu X, Zhao H, Graveline AR, et al: MyD88 and NOS2 are essential for toll-like receptor 4-mediated survival effect in cardiomyocytes. Am J Physiol Heart Circ Physiol 2006; 291:H1900-H1909.
75. Chao W, Shen Y, Zhu X, et al: Lipopolysaccharide improves cardiomyocyte survival and function after serum deprivation. J Biol Chem 2005; 280:21997-22005.
76. Ziolo MT, Kohr MJ, Wang H: Nitric oxide signaling and the regulation of myocardial function. J Mol Cell Cardiol 2008; 45:625-632.
77. Ing DJ, Zang J, Dzau VJ, et al: Modulation of cytokine-induced cardiac myocyte apoptosis by nitric oxide, Bak, and Bcl-x. Circ Res 1999; 84:21-33.
78. Wildhir SM, Dudek RR, Suzuki H, Bing RJ: Involvement of inducible nitric oxide synthase in the inflammatory process of myocardial infarction. Int J Cardiol 1995; 50:253-261.
79. Suzuki H, Wildhirt SM, Dudek RR, et al: Induction of apoptosis in myocardial infarction and its possible relationship to nitric oxide synthase in macrophages. Tissue Cell 1996; 28:89-97.
80. Balakirev M, Khramtsov VV, Zimmer G: Modulation of the mitochondrial permeability transition by nitric oxide. Eur J Biochem 1997; 246:710-718.
81. Balligand JL, Cannon PJ: Nitric oxide synthases and cardiac muscle. Autocrine and paracrine influences. Arterioscler Thromb Vasc Biol 1997; 17:1846-1858.
82. Razavi HM, Hamilton JA, Feng Q: Modulation of apoptosis by nitric oxide: Implications in myocardial ischemia and heart failure. Pharmacol Ther 2005; 106:147-162.
83. Kim YM, Talanian RV, Billiar TR: Nitric oxide inhibits apoptosis by preventing increases in caspase-3-like activity via two distinct mechanisms. J Biol Chem 1997; 272:31138-31148.
84. Feng Q, Song W, Lu X, et al: Development of heart failure and congenital septal defects in mice lacking endothelial nitric oxide synthase. Circulation 2002; 106:873-879.
85. Jones SP, Girod WG, Palazzo AJ, et al: Myocardial ischemia-reperfusion injury is exacerbated in absence of endothelial cell nitric oxide synthase. Am J Physiol 1999; 276:H1567-H1573.
86. Sumeray MS, Rees DD, Yellon DM: Infarct size and nitric oxide synthase in murine myocardium. J Mol Cell Cardiol 2000; 32:35-42.
87. Zingarelli B, Hake PW, Yang Z, et al: Absence of inducible nitric oxide synthase modulates early reperfusion-induced NF-kappaB and AP-1 activation and enhances myocardial damage. FASEB J 2002; 16:327-342.
88. Lyn D, Bao S, Bennett NA, et al: Ischemia elicits a coordinated expression of pro-survival proteins in mouse myocardium. SciWorld J 2002; 2:997-1003.
89. Bhuiyan MS, Takada Y, Shioda N, et al: Cardioprotective effect of vanadyl sulfate on ischemia/reperfusion-induced injury in rat heart in vivo is mediated by activation of protein kinase B and induction of FLICE-inhibitory protein. Cardiovasc Ther 2008; 26:10-23.
90. Song W, Lu X, Feng Q : Tumor necrosis factor-alpha induces apoptosis via inducible nitric oxide synthase in neonatal mouse cardiomyocytes. Cardiovasc Res 2000; 45:595-602.
91. Engel D, Peshock R, Armstrong RC, et al: Cardiac myocyte apoptosis provokes adverse cardiac remodeling in transgenic mice with targeted TNF overexpression. Am J Physiol Heart Circ Physiol 2004; 287: H1303-H1311.
92. Nakagawa M, Takemura G, Kanamori H, et al: Mechanisms by which late coronary reperfusion mitigates postinfarction cardiac remodeling. Circ Res 2008; 103:98-106.
93. Dimmeler S, Breitschopf K, Haendeler J, Zeiher AM: Dephosphorylation targets Bcl-2 for ubiquitin-dependent degradation: A link between the apoptosome and the proteasome pathway. J Exp Med 1999; 189:1815-1822.
94. Sun M, Dawood F, Wen WH, et al: Excessive tumor necrosis factor activation after infarction contributes to susceptibility of myocardial rupture and left ventricular dysfunction. Circulation 2004; 110:3221-3228.
95. Berthonneche C, Sulpice T, Boucher F, et al: New insights into the pathologic role of TNF-alpha in early cardiac dysfunction and subsequent heart failure after infarction in rats. Am J Physiol Heart Circ Physiol 2004; 287:H340-H350.
96. Sugano M, Koyanagi M, Tsuchida K: In vivo gene transfer of soluble TNF-alpha receptor 1 alleviates myocardial infarction. FASEB J 2002; 16:1421-1422.
97. Sugano M, Tsuchida K, Hata T, Makino N: In vivo transfer of soluble TNF-alpha receptor 1 gene improves cardiac function and reduces infarct size after myocardial infarction in rats. FASEB J 2004; 18:911-913.
98. Sun HY, Wang NP, Halkos M, et al: Postconditioning attenuates cardiomyocyte apoptosis via inhibition of JNK and p38 mitogen-activated protein kinase signaling pathways. Apoptosis 2006; 11:1583-1593.
99. Monden Y, Kubota T, Tsutsumi T, et al: Soluble TNF receptors prevent apoptosis in infiltrating cells and promote ventricular rupture and remodeling after myocardial infarction. Cardiovasc Res 2007; 73:794-805.
100. Kurrelmeyer KM, Michael LH, Baumgarten G, et al: Endogenous tumor necrosis factor protects the adult cardiac myocyte against ischemic-induced apoptosis in a murine model of acute myocardial infarction. Proc Natl Acad Sci U S A 2000; 97:5456-5461.
101. Monden Y, Kubota T, Inoue T, et al: Tumor necrosis factor-alpha is toxic via receptor 1 and protective via receptor 2 in a murine model of myocardial infarction. Am J Physiol Heart Circ Physiol 2007; 293: H743-H753.
102. Abbate A, Salloum FN, Vecile E, et al: Anakinra, a recombinant human interleukin-1 receptor antagonist, inhibits apoptosis in experimental acute myocardial infarction. Circulation 2008; 117:2670-2683.
103. Suzuki K, Murtuza B, Smolenski RT, et al: Overexpression of interleukin-1 receptor antagonist provides cardioprotection against ischemia-reperfusion injury associated with reduction in apoptosis. Circulation 2001; 104:I308-I313.
104. Maekawa N, Wada H, Kanda T, et al: Improved myocardial ischemia/reperfusion injury in mice lacking tumor necrosis factor-alpha. J Am Coll Cardiol 2002; 39:1229-1235.
105. Lawrence T, Gilroy DW, Colville-Nash PR, Willoughby DA: Possible new role for NF-kappaB in the resolution of inflammation. Nat Med 2001; 7:1291-1297.
106. Frantz S, Hu K, Bayer B, et al: Absence of NF-kappaB subunit p50 improves heart failure after myocardial infarction. FASEB J 2006; 20:1918-1920.
107. Misra A, Haudek SB, Knuefermann P, et al: Nuclear factor-kappaB protects the adult cardiac myocyte against ischemia-induced apoptosis in a murine model of acute myocardial infarction. Circulation 2003; 108:3075-3078.
108. Peri G, Introna M, Corradi D, et al: PTX3, a prototypical long pentraxin, is an early indicator of acute myocardial infarction in humans. Circulation 2000; 102:636-641.
109. Mantovani A, Muzio M, Ghezzi P, et al: Regulation of inhibitory pathways of the interleukin-1 system. Ann N Y Acad Sci 1998; 840:338-351.
110. Salio M, Chimenti S, De Angelis N, et al: Cardioprotective function of the long pentraxin PTX3 in acute myocardial infarction. Circulation 2008; 117:1055-1064.
111. Nakajima H, Yanase N, Oshima K, et al: Enhanced expression of the

apoptosis-inducing ligand TRAIL in mononuclear cells after myocardial infarction. Jpn Heart J 2003; 44:833-844.
112. Woller KC, Drexler H: The role of interleukin-6 in the failing heart. Heart Fail Rev 2001; 6:95-103.
113. Liao Z, Brar BK, Cai Q, et al: Cardiotrophin-1 (CT-1) can protect the adult heart from injury when added both prior to ischaemia and at reperfusion. Cardiovasc Res 2002; 53:902-910.
114. Zou Y, Takano H, Mizukami M, et al: Leukemia inhibitory factor enhances survival of cardiomyocytes and induces regeneration of myocardium after myocardial infarction. Circulation 2003; 108:748-753.
115. Gritman K, Van Winkle DM, Lorentz CU, et al: The lack of cardiotrophin-1 alters expression of interleukin-6 and leukemia inhibitory factor mRNA but does not impair cardiac injury response. Cytokine 2006; 36:9-16.
116. Fuchs M, Hilfiker A, Kaminski K, et al: Role of interleukin-6 for LV remodeling and survival after experimental myocardial infarction. FASEB J 2003; 17:2118-2120.
117. Frangogiannis NG, Mendoza LH, Ren G, et al: MCSF expression is induced in healing myocardial infarcts and may regulate monocyte and endothelial cell phenotype. Am J Physiol Heart Circ Physiol 2003; 285: H483-H492.
118. Harada M, Qin Y, Takano H, et al: G-CSF prevents cardiac remodeling after myocardial infarction by activating the Jak-Stat pathway in cardiomyocytes. Nat Med 2005; 11:305-311.
119. Abdel-Latif A, Bolli R, Zuba-Surma EK, et al: Granulocyte colony-stimulating factor therapy for cardiac repair after acute myocardial infarction: A systematic review and meta-analysis of randomized controlled trials. Am Heart J 2008; 156:216-226.
120. Orlic D, Kajstura J, Chimenti S, et al: Mobilized bone marrow cells repair the infarcted heart, improving function and survival. Proc Natl Acad Sci U S A 2001; 98:10344-10349.
121. Wollert KC, Drexler H: Clinical applications of stem cells for the heart. Circ Res 2005; 96:151-163.
122. Vandervelde S, van Luyn MJ, Tio RA, Harmsen MC: Signaling factors in stem cell-mediated repair of infarcted myocardium. J Mol Cell Cardiol 2005; 39:363-376.
123. Lehrke S, Mazhari R, Durand DJ, et al: Aging impairs the beneficial effect of granulocyte colony-stimulating factor and stem cell factor on post-myocardial infarction remodeling. Circ Res 2006; 99:553-560.
124. Okazaki T, Ebihara S, Asada M, et al: Macrophage colony-stimulating factor improves cardiac function after ischemic injury by inducing vascular endothelial growth factor production and survival of cardiomyocytes. Am J Pathol 2007; 171:1093-1103.
125. Frangogiannis NG, Mendoza LH, Lindsey ML, et al: IL-10 is induced in the reperfused myocardium and may modulate the reaction to injury. J Immunol 2000; 165:2798-2808.
126. Chung EY, Liu J, Homma Y, et al: Interleukin-10 expression in macrophages during phagocytosis of apoptotic cells is mediated by homeodomain proteins Pbx1 and Prep-1. Immunity 2007; 27:952-964.
127. Ikeuchi M, Tsutsui H, Shiomi T, et al: Inhibition of TGF-beta signaling exacerbates early cardiac dysfunction but prevents late remodeling after infarction. Cardiovasc Res 2004; 64:526-535.
128. Dean RG, Balding LC, Candido R, et al: Connective tissue growth factor and cardiac fibrosis after myocardial infarction. J Histochem Cytochem 2005; 53:1245-1256.
129. Bujak M, Frangogiannis NG: The role of TGF-beta signaling in myocardial infarction and cardiac remodeling. Cardiovasc Res 2007; 74:184-195.
130. Lefer AM, Tsao P, Aoki N, Palladino MA Jr: Mediation of cardioprotection by transforming growth factor-beta. Science 1990; 249:61-64.
131. Okada H, Takemura G, Kosai K, et al: Postinfarction gene therapy against transforming growth factor-beta signal modulates infarct tissue dynamics and attenuates left ventricular remodeling and heart failure. Circulation 2005; 111:2430-2437.
132. Hao J, Ju H, Zhao S, et al: Elevation of expression of Smads 2, 3, and 4, decorin and TGF-beta in the chronic phase of myocardial infarct scar healing. J Mol Cell Cardiol 1999; 31:667-678.
133. Bujak M, Ren G, Kweon HJ, et al: Essential role of Smad3 in infarct healing and in the pathogenesis of cardiac remodeling. Circulation 2007; 116:2127-2138.
134. Zymek P, Nah DY, Bujak M, et al: Interleukin-10 is not a critical regulator of infarct healing and left ventricular remodeling. Cardiovasc Res 2007; 74:313-322.
135. Lee SH, Wolf PL, Escudero R, et al: Early expression of angiogenesis factors in acute myocardial ischemia and infarction. N Engl J Med 2000; 342:626-633.
136. Fukuda S, Kaga S, Sasaki H, et al: Angiogenic signal triggered by ischemic stress induces myocardial repair in rat during chronic infarction. J Mol Cell Cardiol 2004; 36:547-559.
137. Sandhu R, Teichert-Kuliszewska K, Nag S, et al: Reciprocal regulation of angiopoietin-1 and angiopoietin-2 following myocardial infarction in the rat. Cardiovasc Res 2004; 64:115-124.
138. Vela D, Buja LM: Quest for the cardiovascular holy grail: Mammalian myocardial regeneration. Cardiovasc Pathol 2008; 17:1-5.
139. Aicher A, Brenner W, Zuhayra M, et al: Assessment of the tissue distribution of transplanted human endothelial progenitor cells by radioactive labeling. Circulation 2003; 107:2134-2139.
140. Tomasek JJ, Gabbiani G, Hinz B, et al: Myofibroblasts and mechano-regulation of connective tissue remodelling. Nat Rev Mol Cell Biol 2002; 3:349-363.
141. Bucala R, Spiegel LA, Chesney J, et al: A. Circulating fibrocytes define a new leukocyte subpopulation that mediates tissue repair. Mol Med 1994; 1:71-81.
142. Cheng W, et al: Programmed myocyte cell death affects the viable myocardium after infarction in rats. Exp Cell Res 1996; 226:316-327.
143. Zymek P, Bujak M, Chatila K, et al: The role of platelet-derived growth factor signaling in healing myocardial infarcts. J Am Coll Cardiol 2006; 48:2315-2323.
144. Squires CE, Escobar GP, Payne JF, et al: Altered fibroblast function following myocardial infarction. J Mol Cell Cardiol 2005; 39:699-707.
145. Desmouliere A, Redard M, Darby I, Gabbiani G: Apoptosis mediates the decrease in cellularity during the transition between granulation tissue and scar. Am J Pathol 1995; 146:56-66.
146. Zhao ZQ, Vinten-Johansen J: Myocardial apoptosis and ischemic preconditioning. Cardiovasc Res 2002; 55:438-455.
147. Hayakawa K, Takemura G, Kanoh M, et al: Inhibition of granulation tissue cell apoptosis during the subacute stage of myocardial infarction improves cardiac remodeling and dysfunction at the chronic stage. Circulation 2003; 108:104-109.
148. Danial NN, Korsmeyer SJ: Cell death: critical control points. Cell 2004; 116:205-219.
149. Crow MT, Mani K, Nam YJ, Kitsis RN: The mitochondrial death pathway and cardiac myocyte apoptosis. Circ Res 2004; 95:957-970.
150. Peter ME: The flip side of FLIP. Biochem J 2004; 382.
151. Davidson SM, Stephanou A, Latchman DS: FLIP protects cardiomyocytes from apoptosis induced by simulated ischemia/reoxygenation, as demonstrated by short hairpin-induced (shRNA) silencing of FLIP mRNA. J Mol Cell Cardiol 2003; 35:1359-1364.
152. Scorrano L, Oakes SA, Opferman JT, et al: BAX and BAK regulation of endoplasmic reticulum Ca2+: A control point for apoptosis. Science 2003; 300:135-139.
153. Oltvai ZN, Milliman CL, Korsmeyer SJ: Bcl-2 heterodimerizes in vivo with a conserved homolog, Bax, that accelerates programmed cell death. Cell 1993; 74:609-619.
154. Wei MC, Zong WX, Cheng EH, et al: Proapoptotic BAX and BAK: A requisite gateway to mitochondrial dysfunction and death. Science 2001; 292:727-730.
155. Cheng EH, Wei MC, Weiler S, et al: BCL-2, BCL-X(L) sequester BH3 domain-only molecules preventing BAX- and BAK-mediated mitochondrial apoptosis. Mol Cell 2001; 8:705-711.
156. Riedl SJ, Salvesen GS: The apoptosome: signalling platform of cell death. Nat Rev Mol Cell Biol 2007; 8:405-413.
157. Hochhauser E, Kivity S, Offen D, et al: Bax ablation protects against myocardial ischemia-reperfusion injury in transgenic mice. Am J Physiol Heart Circ Physiol 2003; 284:H2351-H2359.
158. Donath S, Li P, Willenbockel C; German Heart Failure Network: Apoptosis repressor with caspase-recruitment domain is required for cardioprotection in response to biomechanical and ischemic stress. Circulation 2006; 113:1203-1212.
159. Vande Velde C, Cizeau J, Dubik D, et al: BNIP3 and genetic control of necrosis-like cell death through the mitochondrial permeability transition pore. Mol Cell Biol 2000; 20:5454-5468.
160. Huang JQ, Radinovic S, Rezaiefar P, Black SC: In vivo myocardial infarct size reduction by a caspase inhibitor administered after the onset of ischemia. Eur J Pharmacol 2000; 402:139-142.

161. Taki J, Higuchi T, Kawashima A, et al: Effect of postconditioning on myocardial 99mTc-annexin-V uptake: Comparison with ischemic preconditioning and caspase-inhibitor treatment. J Nucl Med 2007; 48:1301-1317.
162. Yaoita H, Ogawa K, Maehara K, Maruyama Y: Attenuation of ischemia/reperfusion injury in rats by a caspase-inhibitor. Circulation 1998; 97:276-281.
163. Holly TA, Drincic A, Byun Y, et al: Caspase-inhibition reduces myocyte cell death induced by myocardial ischemia and reperfusion in vivo. J Mol Cell Cardiol 1999; 31:1709-1715.
164. Hayakawa Y, Chandra M, Miao W, et al: Inhibition of cardiac myocyte apoptosis improves cardiac function and abolishes mortality in the peripartum cardiomyopathy of Galpha(q) transgenic mice. Circulation 2003; 108:3036-3041.
165. Zong WX, Li C, Hatzivassiliou G, et al: Bax and Bak can localize to the endoplasmic reticulum to initiate apoptosis. J Cell Biol 2003; 162:59-69.
166. Pinton P, Ferrari D, Magalhães P, et al: Reduced loading of intracellular Ca(2+) stores and downregulation of capacitative Ca(2+) influx in Bcl-2-overexpressing cells. J Cell Biol 2000; 148:857-862.

167. Foyouzi-Youssefi R, Arnaudeau S, Borner C, et al: Bcl-2 decreases the free Ca^{2+} concentration within the endoplasmic reticulum. Proc Natl Acad Sci U S A 2000; 97:5723-5728.
168. Nakagawa T, Yuan J: Cross-talk between two cysteine protease families. Activation of caspase-12 by calpain in apoptosis. J Cell Biol 2000; 150:887-894.
169. Nakagawa T, Zhu H, Morishima N, et al: Caspase-12 mediates endoplasmic-reticulum-specific apoptosis and cytotoxicity by amyloid-beta. Nature 2000; 403:98-103.
170. Chen M, Won DJ, Krajewski S, Gottlieb RA: Calpain and mitochondria in ischemia/reperfusion injury. J Biol Chem 2002; 277:29181-29186.
171. Tamm I, Wang Y, Sausville E, et al: IAP-family protein survivin inhibits caspase-activity and apoptosis induced by Fas (CD95), Bax, caspase-s, and anticancer drugs. Cancer Res 1998; 58:5315-5320.
172. O'Connor DS, Grossman D, Plescia J, et al: Regulation of apoptosis at cell division by p34cdc2 phosphorylation of survivin. Proc Natl Acad Sci U S A 2000; 97:13103-13107.
173. Blanc-Brude OP, Mesri M, Wall NR, et al: Therapeutic targeting of the survivin pathway in cancer: Initiation of mitochondrial apoptosis and suppression of tumor-associated angiogenesis. Clin Cancer Res 2003; 9:2683-2692.
174. Liu HR, Gao E, Hu A, et al: Role of Omi/HtrA2 in apoptotic cell death after myocardial ischemia and reperfusion. Circulation 2005; 111:90-96.
175. Potts MB, Vaughn AE, McDonough H, et al: Reduced Apaf-1 levels in cardiomyocytes engage strict regulation of apoptosis by endogenous XIAP. J Cell Biol 2005; 171:925-930.
176. Blanc-Brude OP, Yu J, Simosa H, et al: Inhibitor of apoptosis protein survivin regulates vascular injury. Nat Med 2002; 8:987-994.
177. Altieri DC: The case for survivin as a regulator of microtubule dynamics and cell-death decisions. Curr Opin Cell Biol 2006; 18:609-615.
178. Santini D, Abbate A, Scarpa S, et al: Surviving acute myocardial infarction: Survivin expression in viable cardiomyocytes after infarction. J Clin Pathol 2004; 57:1321-1334.
179. Levkau B, Schäfers M, Wohlschlaeger J, et al: Survivin determines cardiac function by controlling total cardiomyocyte number. Circulation 2008; 117:1583-1593.
180. Zou Y, Zhu W, Sakamoto M, et al: Heat shock transcription factor 1 protects cardiomyocytes from ischemia/reperfusion injury. Circulation 2003; 108:3024-3030.
181. Maulik N, Engelman RM, Rousou JA, et al: Ischemic preconditioning reduces apoptosis by upregulating anti-death gene Bcl-2. Circulation 1999; 100:II369-II375.
182. Maulik N: Reactive oxygen species drives myocardial angiogenesis? Antioxid Redox Signal 2006; 8:2161-2168.
183. Cai Z, Zhong H, Bosch-Marce M, et al: Complete loss of ischaemic preconditioning-induced cardioprotection in mice with partial deficiency of HIF-1 alpha. Cardiovasc Res 2008; 77:463-470.
184. Xuan YT, Tang XL, Banerjee S, et al: Nuclear factor-kappaB plays an essential role in the late phase of ischemic preconditioning in conscious rabbits. Circ Res 1999; 84:1095-1099.
185. Chen CH, Chuang JH, Liu K, Chan JY: Nitric oxide triggers delayed anesthetic preconditioning-induced cardiac protection via activation of nuclear factor-kappaB and upregulation of inducible nitric oxide synthase. Shock 2008; 30:241-249.
186. Rui T, Cepinskas G, Feng Q, Kvietys PR: Delayed preconditioning in cardiac myocytes with respect to development of a proinflammatory phenotype: Role of SOD and NOS. Cardiovasc Res 2003; 59:901-911.
187. Pacher P, Csordas G, Hajnoczky G: Mitochondrial Ca(2+) signaling and cardiac apoptosis. Biol Signals Recept 2001; 10:200-223.
188. Kaga S, Zhan L, Altaf E, Maulik N: Glycogen synthase kinase-3beta/beta-catenin promotes angiogenic and anti-apoptotic signaling through the induction of VEGF, Bcl-2 and survivin expression in rat ischemic preconditioned myocardium. J Mol Cell Cardiol 2006; 40:138-147.
189. Thirunavukkarasu M, Han Z, Zhan L, et al: Adeno-sh-beta-catenin abolishes ischemic preconditioning-mediated cardioprotection by downregulation of its target genes VEGF, Bcl-2, and survivin in ischemic rat myocardium. Antioxid Redox Signal 2008; 10:1475-1484.
190. Kim GT, Chun YS, Park JW, Kim MS: Role of apoptosis-inducing factor in myocardial cell death by ischemia-reperfusion. Biochem Biophys Res Commun 2003; 30 9:619-624.
191. Stadnicka A, Marinovic J, Ljubkovic M, et al: Volatile anesthetic-induced cardiac preconditioning. J Anesth 2007; 21:212-219.
192. Chen CH, Liu K, Chan JY: Anesthetic preconditioning confers acute cardioprotection via up-regulation of manganese superoxide dismutase and preservation of mitochondrial respiratory enzyme activity. Shock 2008; 29:300-308.
193. Kin H, Zhao ZQ, Sun HY, et al: Postconditioning attenuates myocardial ischemia-reperfusion injury by inhibiting events in the early minutes of reperfusion. Cardiovasc Res 2004; 62:74-85.
194. Liu XH, Zhang ZY, Sun S, Wu XD: Ischemic postconditioning protects myocardium from ischemia/reperfusion injury through attenuating endoplasmic reticulum stress. Shock 2008; 30:422-427.
195. Wu X, Liu X, Zhu X, Tang C: Hypoxic preconditioning induces delayed cardioprotection through p38 MAPK-mediated calreticulin upregulation. Shock 2007; 27:572-577.
196. Hagège AA, Marolleau JP, Vilquin JT, et al: Skeletal myoblast transplantation in ischemic heart failure: Long-term follow-up of the first phase I cohort of patients. Circulation 2006; 114:I108-I113.
197. Menasché P, Alfieri O, Janssens S, et al: The Myoblast Autologous Grafting in Ischemic Cardiomyopathy (MAGIC) trial: First randomized placebo-controlled study of myoblast transplantation. Circulation 2008; 117:1189-1200.
198. Assmus B, Schächinger V, Teupe C, et al: Transplantation of Progenitor Cells and Regeneration Enhancement in Acute Myocardial Infarction TOPCARE-AMI. Circulation 2002; 106:3009-3017.
199. Agbulut O, Vandervelde S, Al Attar N, et al: Comparison of human skeletal myoblasts and bone marrow-derived CD133+ progenitors for the repair of infarcted myocardium. J Am Coll Cardiol 2004; 44:458-463.
200. Bonaros N, Rauf R, Werner E, et al: Neoangiogenesis after combined transplantation of skeletal myoblasts and angiopoietic progenitors leads to increased cell engraftment and lower apoptosis rates in ischemic heart failure. Interact Cardiovasc Thorac Surg 2008; 7:249-255.
201. Shi Q, Rafii S, Wu MH, et al: Evidence for circulating bone marrow-derived endothelial cells. Blood 1998; 92:362-367.
202. Choi K, Kennedy M, Kazarov A, et al: A common precursor for hematopoietic and endothelial cells. Development 1998; 125:725-732.
203. Carmeliet P: Mechanisms of angiogenesis and arteriogenesis. Nat Med 2000; 6:389-395.
204. Schächinger V, Erbs S, Elsässer A, et al: Intracoronary bone marrow-derived progenitor cells in acute myocardial infarction. N Engl J Med 2006; 355:1210-1221.
205. Schächinger V, Erbs S, Elsässer A, et al: Improved clinical outcome after intracoronary administration of bone-marrow-derived progenitor cells in acute myocardial infarction: Final 1-year results of the REPAIR-AMI trial. Eur Heart J 2006; 27:2775-2783.
206. Meyer GP, Wollert KC, Drexler H: Stem cell therapy: A new perspective in the treatment of patients with acute myocardial infarction. Eur J Med Res 2006; 11:439-446.
207. Lunde K, Solheim S, Aakhus S, et al: Intracoronary injection of mononuclear bone marrow cells in acute myocardial infarction. N Engl J Med 2006; 355:1199-1209.
208. Janssens S, Dubois C, Bogaert J, et al: Autologous bone marrow-derived stem-cell transfer in patients with ST-segment elevation myocardial infarction: Double-blind, randomised controlled trial. Lancet 2006; 367:113-121.
209. Li W, Ma N, Ong LL, et al: Bcl-2 engineered MSCs inhibited apoptosis

and improved heart function. Stem Cells 2007; 25:2118-2127.
210. Hu X, Yu SP, Fraser JL, et al: Transplantation of hypoxia-preconditioned mesenchymal stem cells improves infarcted heart function via enhanced survival of implanted cells and angiogenesis. J Thorac Cardiovasc Surg 2008; 135:799-808.
211. Li JH, Zhang N, Wang JA: Improved anti-apoptotic and antI/ Remodeling potency of bone marrow mesenchymal stem cells by anoxic pre-conditioning in diabetic cardiomyopathy. J Endocrinol Invest 2008; 31:103-110.
212. Urbich C, Aicher A, Heeschen C, et al: Soluble factors released by endothelial progenitor cells promote migration of endothelial cells and cardiac resident progenitor cells. J Mol Cell Cardiol 2005; 39:733-742.
213. Gnecchi M, He H, Liang OD, et al: Paracrine action accounts for marked protection of ischemic heart by Akt-modified mesenchymal stem cells. Nat Med 2005; 11:367-368.
214. Uemura R, Xu M, Ahmad N, Ashraf M: Bone marrow stem cells prevent left ventricular remodeling of ischemic heart through paracrine signaling. Circ Res 2006; 98:1414-1421.
215. Takahashi M, Li TS, Suzuki R, et al: Cytokines produced by bone marrow cells can contribute to functional improvement of the infarcted heart by protecting cardiomyocytes from ischemic injury. Am J Physiol Heart Circ Physiol 2006; 291:H886-H893.
216. Suzuki K, Murtuza B, Smolenski RT, et al: Cell transplantation for the treatment of acute myocardial infarction using vascular endothelial growth factor-expressing skeletal myoblasts. Circulation 2001; 104: I207-I212.
217. Askari AT, Unzek S, Popovic ZB, et al: Effect of stromal-cell-derived factor 1 on stem-cell homing and tissue regeneration in ischaemic cardiomyopathy. Lancet 2003; 362:697-703.
218. Zhang M, Mal N, Kiedrowski M, et al: SDF-1 expression by mesenchymal stem cells results in trophic support of cardiac myocytes after myocardial infarction. FASEB J 2007; 21:3197-3207.
219. Cho HJ, Lee N, Lee JY, et al: Role of host tissues for sustained humoral effects after endothelial progenitor cell transplantation into the ischemic heart. J Exp Med 2007; 204:3257-3269.
220. Mazhari R, Hare JM: Mechanisms of action of mesenchymal stem cells in cardiac repair: potential influences on the cardiac stem cell niche. Nat Clin Pract Cardiovasc Med 2007; 4 (Suppl 1):S21-S26.
221. Eren P, Camus S, Matrone G, et al: Adiponectinemia controls pro-angiogenic cell therapy. Stem Cells 2009; 27:2712-2721.
222. Colleselli D, Bijuklic K, Mosheimer BA, Kahler CM: Inhibition of cyclooxygenase (COX)-2 affects endothelial progenitor cell proliferation. Exp Cell Res 2006; 312:2933-2941.
223. Massberg S, Konrad I, Schürzinger K, et al: Platelets secrete stromal cell–derived factor 1alpha and recruit bone marrow-derived progenitor cells to arterial thrombi in vivo. J Exp Med 2006; 203:1221-1233.
224. Rafii DC, Psaila B, Butler J, et al: Regulation of vasculogenesis by platelet-mediated recruitment of bone marrow-derived cells. Arterioscler Thromb Vasc Biol 2008; 28: 217-222.
225. Martinez-Gonzalez J, Badimon L: Influence of statin use on endothelial function: From bench to clinics. Curr Pharm Des 2007; 13:1771-1786.
226. Henrich D, Seebach C, Wilhelm K, Marzi I: High dosage of simvastatin reduces TNF-alpha-induced apoptosis of endothelial progenitor cells but fails to prevent apoptosis induced by IL-1beta in vitro. J Surg Res 2007; 142:13-19.
227. Ait-Oufella H, Kinugawa K, Zoll J, et al: Lactadherin deficiency leads to apoptotic cell accumulation and accelerated atherosclerosis in mice. Circulation 2007; 115: 2168-2177.
228. Ait-Oufella H, Pouresmail V, Simon T, et al: Defective mer receptor tyrosine kinase signaling in bone marrow cells promotes apoptotic cell accumulation and accelerates atherosclerosis. Arterioscler Thromb Vasc Biol 2008; 28:1429-1431.
229. Girkontaite I, Urbonaviciute V, Maseda D, et al: Apoptotic cells selectively suppress the Th1 cytokine interferon gamma in stimulated human peripheral blood mononuclear cells and shift the Th1/Th2 balance towards Th2. Autoimmunity 2007; 40:327-330.
230. Deregibus MC, Cantaluppi V, Calogero R, et al: Endothelial progenitor cell derived microvesicles activate an angiogenic program in endothelial cells by a horizontal transfer of mRNA. Blood 2007; 110:2440-2448.
231. Silvestre JS, Gojova A, Brun V, et al: Transplantation of bone marrow-derived mononuclear cells in ischemic apolipoprotein E-knockout mice accelerates atherosclerosis without altering plaque composition. Circulation 2003; 108:2839-2842.

第 10 章

药物遗传学

Simon de Denus、Catherine Labbé、Michael S. Phillips、Jean-Claude Tardif 和 John D. Rioux

冠心病的年死亡人数超过 1500 万，是世界范围内的首要死亡原因。随着肥胖和其他心血管病危险因素的增多，在未来的几十年，心血管疾病的发病率会更高，心血管病相关的患病率和死亡率也将随之增加，给医疗卫生系统带来沉重负担。

众多临床试验显示，包括抗血小板药（阿司匹林、氯吡格雷和Ⅱb/Ⅲa 受体拮抗剂）、纤维蛋白溶解剂（链激酶和阿替普酶）、抗凝剂（普通肝素、低分子肝素和磺达肝癸钠）、他汀、神经激素抑制剂（β- 受体阻滞剂和 ACEI）等联合用药显著降低心血管病事件的同时，也使得急性冠状动脉综合征（acute coronary syndrome，ACS）的药物治疗和冠心病的二级预防显得更加复杂。此外，针对许多患者危险因素（如血脂异常、高血压和糖尿病）的药物治疗，也使药物应用的安全性、药物的相互作用和不良反应等问题浮出水面。这些药物的有效性和安全性虽然已经在某些特殊的人群中得到了评估，但是目前的资料仍十分有限，还不能为临床医师提供患者用药方面更多的个体化信息，即患者是否会获益于某种药物，哪些患者药物剂量需要调整，哪些患者药物的不良反应风险会增高。

药物的不良反应是患病、死亡和经济负担的主要原因[1, 2]。大量研究证实，由于应用抗血小板药、抗凝剂或纤维蛋白溶解剂等可以导致 ACS 治疗过程中出血的发生，影响到患者的预后[3]。因此，药物不良反应的预测因素是研究的重点。目前尚没有一个可靠的标志物来识别 ACS 药物治疗以及二级预防中（肝素诱导的血小板减少症、ACEI 引起的血管性水肿和他汀药物引起的肌毒性等）少见但致死性的特异药物不良反应。因此，虽然心血管疾病的治疗已经有了相当大的进步，但是临床医师和药物政策制订者们还应该发展有效策略，并且充分认识到提高药物疗效的同时减少药物不良反应的重要性。

年龄、性别、种族、体重和肝肾功能是公认的药代动力学（药物剂量和血浆浓度之间的关系）和药效学（血浆浓度和药效之间的关系）的影响因素。然而，这几个因素仅仅解释了少部分个体用药反应间的差异[4]。遗传因素也可能是这种个体差异的原因之一。有研究发现 20% ~ 95% 的个体差异是基于遗传因素[5]。大量研究已经证实，在 ACS 治疗和二级预防中用到的药物，其代谢途径和靶点存在遗传变异[6-10]，这种遗传因素极大促进了药物反应的个体差异。药物基因组学旨在发现这些遗传变异，帮助判断药物的疗效、不良反应和剂量[11]。只有明确了影响心血管病药物疗效和毒性的基因，才能指导卫生专业人员在 ACS 和其他心血管病的治疗中合理用药。

然而，ACS 患者的药物基因组学资料十分有限，而且目前临床上还没有心血管疾病治疗遗传学的检测，本章的目的就是阐述基因组学与药物基因组学的复杂关系及其如何影响 ACS 的治疗和冠心病二级预防。以下列举的是本章涉及的术语。

术语表

药物不良反应 常规剂量下伴随药物治疗作用发生的与治疗目的无关的有害反应。可以突然发生，也可以随治疗时间逐渐发展。

等位基因 关联研究中，等位基因通常指遗传标记。一个等位基因可以是从父母继承下来的某个遗传标记的特定“版本”（如单核苷酸多态性 A/T 中的 A 或 T）。更广义而言，等位基因也指整个基因的特定“版本”。

关联检测和基于关联研究的方法 在表型信息已知的人群中（如已知疾病发生或不同性状的值），对一个遗传变异进行基因分型。如果观察到基因型和表型的相关性，就可以认为这个遗传变异与该疾病或性状关联。

致病基因 通过关联研究鉴别的基因组区域中可导致疾病风险的特定基因。

致病变异 通过关联研究鉴别的基因组区域中可增加疾病风险的特定 DNA 序列。

遗传标记 基因组变异位点，是关联特定 DNA 片段与疾病或表型关系的定位工具。

基因组连锁分析 利用整个基因组的遗传标记进行关联分析的连锁研究。传统方法是利用包括 300 个遗传标记的简单序列长度多态性，最近发展到近 5000 个基因多态性（单核苷酸多态）。

基因分型 鉴别一个个体的遗传组成（即等位基因）的检测方法。

单倍体型 染色体上某一区域的多个相邻单核苷酸多态位点的等位基因互相关联，倾向于以一个整体遗传给后代，这些相关联的等位基因位点被称作单倍体型。

单体型图谱 国际人类基因组单体型图谱计划构建的

遗传多态库（www.hapmap.org），包括人类DNA序列中常见的遗传多态。它描述了这些多态在DNA序列中的位置，在世界不同地区的人群中和不同种族人群间的分布。

连锁不平衡 对不同基因座上等位基因连锁状态的描述，这些等位基因在同一条染色体上出现的频率大于随机组合的预期值。这些等位基因的组合状态通常作为一个整体传递给后代。

连锁研究 旨在建立一个遗传标记和某种疾病连锁关系的遗传研究方法。连锁的基础是位于同一条染色体上相互邻近的基因和遗传标记倾向于作为一个整体传递给后代。

基因座 指一个基因或遗传标记在染色体上的特定位置。

外显率 在特定环境条件中，携带某一基因型的个体显示预期表型的比率。例如，已知基因X可引起某种疾病，携带基因X的个体中有50%确实患病，那么基因X的外显率是0.5。

药物效应动力学 研究药物对机体的作用，即药物与其靶点（受体和酶等）的相互作用、药物作用机制、药物浓度与药效之间的关系。

药物代谢动力学 研究机体对药物的作用，即药物在机体内的吸收、分布、代谢和排泄期间，药物的时程和浓度。

慢代谢型个体 对某种药物代谢速度慢的个体。根据药物代谢酶和患者基因型的不同，一个个体对于某种药物是慢代谢型，但是对另外一种药物可以是快代谢型。

重复评估 是检验或重复前一个研究，以明确遗传假说。

单核苷酸多态性（single nucleotide polymorphism，SNP） 是一个遗传变异，DNA序列上的单个碱基与这个位置上常见的碱基不一致。

标签SNP（Tag SNP） 是在基因组某个区域内有高度连锁不平衡的有代表性的SNP。可以不需对每个SNP进行基因分型就识别出遗传变异。在对基因组中上百万个SNP进行全基因组关联分析研究时，Tag SNP凸显重要。Tag SNP减少了基因分型的数量，但是最终获得的是同样数量的信息。单体型图谱计划已经罗列出了人类基因组的Tag SNP。

人类基因组结构

人类基因组DNA包括33亿个碱基对。最近完成的人类基因组测序表明，人类体细胞核基因组编码20 000 ~ 30 000个基因[12]。基因组编码包括4种核苷酸（通常用A、C、G和T表示）。越来越多的研究表明，比较任意两个个体的基因组时，可以检测到大量的差异，这就是所谓遗传多态。尽管遗传多态有多种形式（如插入、缺失和重排），最常见的是单核苷酸多态性（SNP）。人群中大概有1000万个常见SNP（频率＞5%）。根据人类基因组的重组模式，这些SNP并不都是独立遗传。一些SNP处于连锁不平衡状态，作为一个整体传递给后代。国际人类基因组单体型图谱计划的网站发布最新的连锁不平衡图，在遗传研究中可以把SNP构成的连锁不平衡图作为研究工具。通过选择有代表性的标签SNP，可以大大减少遗传研究中所需的SNP数量，降低基因分型费用。

根据所在序列的性质和位置，遗传多态（如SNP）对该基因编码蛋白在生物学通路中的作用可能有作用，也可能没有影响。例如，一些SNP可以导致编码蛋白的氨基酸结构改变，并干扰蛋白的功能；一些SNP可能调节基因和蛋白的表达水平。观察到的遗传多态可能影响正常的生理表型，例如身高和头发颜色等；而有些遗传多态会影响临床表型，认为是危险因素。有些遗传危险因子调节个体的患病风险，有些则调节个体对治疗的反应性或治疗过程中发生不良反应的易感性。后两种情况就属于药物基因组学的研究范畴。

经典遗传学中，遗传性状分为两种：单基因和多基因。对于单基因性状，观察到的表型由某单个基因的遗传变异决定。囊性纤维化、镰状细胞病和Huntington病均属于单基因病。多基因性状受到几个基因的相互作用以及环境因素的影响，通常称作复杂性状。炎性肠病、类风湿关节炎、系统性红斑狼疮和1型糖尿病均是复杂性疾病。心血管疾病是最常见的复杂性疾病。与身高、肤色和智商一样，对药物治疗的反应性也属于复杂性状，因为多个因子影响着药物代谢动力学和药效学。因此，药物基因组学鉴别药物基因的手段与复杂性疾病遗传研究类似。

遗传相关研究

近年来，科学技术的发展显著改变了遗传多态和人类疾病关联研究的步伐。第一个关键进步是人类基因组序列的最终完成，它是把染色体区域与DNA序列及基因联系起来的直接工具。第二个关键进步是成功确定了人类基因组中的DNA序列变异。尤其是全基因组SNP图谱从1998年包括4000个SNP的最初版本[13]，发展到目前包括1000万个SNP的版本（www. ncbi. nlm. nih. gov/SNP）。第三个关键进步是定义人类基因组SNP中长距离连锁不平衡，并鉴别重组热点，这些重组热点将连锁不平衡破坏，形成所谓单倍型块[14, 15]。这些科学进步大大促进了复杂性状基因的研究。

鉴别疾病的致病基因和致病遗传变异是一个重要挑战。关联研究是用来定位复杂性状致病基因的、应用最广泛且最有效的研究策略[16]。已经发现一些遗传多态与心血管病或其危险因素相关（见表10-1）[17-39]。遗传关联研究在群体水平寻找等位基因和疾病之间有显著统计学意义的关联证据。也就是说，关联研究在一个无亲属关系的患者群和一个适当的、匹配的对照人群中比较遗传标记的等位基因频率，而该人群代表了一个普通人群的等位基因分布。对于药物基因组而言，比较药物应答患者和药物无应答患者之间的等位基因频率。也可以研究某个SNP和连续变量（如血压和血脂）的关联。疾病的关联检测分为直

表10-1 与心血管表型相关的基因和危险因素

来源（年）	基因	染色体	表型
Willer等（2008）[17]	ABCA1	9q31	冠心病，血脂浓缩
WTCCC （2007）[18]	ADAMTS7	15q25	冠心病
Helgadottir等（2004）[19]	ALOX5AP	13q12	心肌梗死
Diabetes Genetics Initiative；Saxena 等（2007）[20]；Willer等（2008）[17]	APOA5	11q23	甘油三酯；冠心病，血脂浓缩
Kathiresan等（2008）[21]	APOB	2p24	血脂浓缩（LDL，HDL，甘油三酯）
Fredriksson 等（2007）[22]	APOE	19q13	CVD
Willer等（2008）[17]	APOC1-APOC4-APOC2 cluster	19q13	冠心病，血脂浓缩
Ozaki等（2009）[23]	BRAP	12q24	心肌梗死
Scott等（2007）[24]；Zeggini 等（2007）[25]	CDKAL1	6p22	2型糖尿病
McPherson 等（2007）[26]；Scott 等（2007）[24]；WTCCC （2007）[18]；Zeggini等（2007）[25]	CDKN2A/B	9p21	冠心病
Kathiresan等（2008）[21]	CELSR2，PSRC1，SORT1	1p13	血脂浓缩（LDL，HDL，甘油三酯）
Diabetes Genetics Initiative；Saxena 等（2007）[20]	CETP	6q13	血脂浓缩（HDL，甘油三酯）
Vasan等（2007）[27]	CFTR	7q31	超声心动图（左心室）；肱动脉内皮功能；平板运动试验反应
Pare等（2007）[28]	EDN1	6p24	冠心病， HDL
Vasan等（2007）[27]	FAM5C	1q31	超声心动图（左心室）；肱动脉内皮功能；平板运动试验反应
Kathiresan等（2008）[21]	GALNT2	1q42	血脂浓缩（LDL，HDL，甘油三酯）
Diabetes Genetics Initiative；Saxena等（2007）[20]	GCKR	2p23	甘油三酯
Willer等（2008）[17]	GCKR	2p23	冠心病，血脂浓缩
Vasan等（2007）[27]	KCNB2	8q13	超声心动图（左心室）；肱动脉内皮功能；平板运动试验反应
Willer等（2008）[17]	LDLR	19p13	冠心病，血脂浓缩
Diabetes Genetics Initiative；Saxena等（2007）[20]	LIPC	15q22	甘油三酯
Kathiresan等（2008）[21]；Willer等（2008）[17]	LPL	8p21	血脂浓缩（LDL，HDL，甘油三酯），冠心病
Helgadottir等（2006）[29]	LTA4H	12q23	心肌梗死
Erdmann等（2009）[30]	MRAS	3q22.3	冠心病
Samani等（2007）[31]	MIA3	1q41	冠心病
Myocardial Infarction Genetics Consortium；Kathiresan等（2009）[32]	MRPS6-SLC5A3-KCNE2	21q22	心肌梗死
Samani等（2007）[31]	MTHFD1L	6q25	冠心病
Arking等（2006）[33]	NOS1AP	1q23	QT间期
Dahlman等（2007）[34]	NPFFR2	4q13	消瘦和酯解作用增加
Vasan等（2007）[27]	OBFC1	10q24	超声心动图（左心室）；肱动脉内皮功能；平板运动试验反应
Cohen 等（2006）[35]	PCSK9	1p32	冠心病，LDL浓缩

表10-1 与心血管表型相关的基因和危险因素（续表）

来源（年）	基因	染色体	表型
Myocardial Infarction Genetics Consortium （2009）[32]	PHACTR1	6p24	心肌梗死
Samani等（2007）[31]；Sandhu等（2008）[36]	PSRC1	1p13	冠心病，LDL浓缩
Gudbjartsson等（2009）[37]	SH2B3	12q24	心肌梗死
Tregouet等（2009）[38]	SLC22A3-LPAL2-LPA	6q26-q27	心肌梗死
Li等（2007）[39]	SLC2A9	4p16	血清尿酸水平
Vasan等（2007）[27]	SLIT2	4p15	超声心动图（左心室）；肱动脉内皮功能；平板运动试验反应
Samani等（2007）[31]	SMAD3	15q22	冠心病
Kathiresan等（2008）[21]	TBL2	7q11	血脂浓缩（LDL，HDL，甘油三酯）
Sandhu等（2008）[36]	TOMM40	19q13	LDL胆固醇浓缩
MyocardialInfarction Genetics Consortium；Kathiresan等（2009）[32]	WDR12	2q33	心肌梗死
Vasan等（2007）[27]	WRN	8p12	超声心动图（左心室）；肱动脉内皮功能；平板运动试验反应

接关联（检测真正的致病突变）和间接关联（检测与致病突变连锁的遗传多态）。常见的关联研究设计是候选基因检测和无偏倚的全基因组关联检测（见图 10-1）。

有三个因素直接影响着关联研究的成功与否：研究对象的样本量、各组人群的匹配和对已发现的关联结果进行重复评估。一般来说，在患者（即病例）和无关的、匹配的对照人群中检测等位基因频率的差异。最初阶段，遗传关联研究一般限于在中等样本量的人群中检测某个基因或某几个基因的少量遗传多态。然而，这导致了大量的假阳性结果。现在，基于"复杂性状，微效基因"理论，研究设计通常涉及数以千计的样本量；荟萃分析（如把几个独立研究的数据综合起来分析）越来越受欢迎，可以检测到仅有微弱效应的基因。病例 - 对照研究的另一个重要缺陷是不恰当的匹配：病例和对照人群的差异与疾病无关，即人群分层。目前，仔细地选择样本人群和校正人群分层已纳入关联研究的试验设计中。此外，关联结果的重复评估对避免假阳性也是必需的。大多数研究设计为两阶段步骤，且每个阶段研究都有大的样本量。第 1 阶段用于检测关联，第 2 阶段用于重复评估。有关关联研究的局限性（如统计学设计、候选基因评价和疾病易感性的种族差异等）、检测方法和人群分层的校正等内容已有详细讨论[40, 41]，此处就不再赘述。

候选基因策略

候选基因策略是根据已知的生物学功能以及对疾病易感性的影响程度来选择候选基因，并且检测该基因的已知遗传多态[42]。研究中检测的 SNP 数量可达到几千个，费用比全基因组检测要低很多。例如，载脂蛋白 E 在胆固醇和甘油三酯代谢中有重要作用，它作为一个重要的心血管危险候选基因已被多个关联研究评估[43]。但是人类基因组大概有 20 000 个基因，其中只有少数被注释特定的生物学功能，而且，基因的功能注释常常不完全。最近的一个例子是尼古丁乙酰胆碱受体 α7 亚单位。尼古丁乙酰胆碱受体家族最初被认为是在神经肌肉接头处传递神经递质乙酰胆碱的信号，最近的研究表明它是炎症反应必不可少的调节因子[44]。与药代学和药效学相关的很多基因都是候选基因研究的目标（见表 10-2）[45-73]。然而，候选基因研究常常不成功，考虑到研究者从基因组中可能选择少数几个致病基因的情况，即使对疾病的病理生理机制已经了解得很全面，未发现关联的阴性研究结果也在意料之中。样本量不足也是导致关联失败的重要原因。

全基因组关联研究策略

近年来，基因分型平台技术迅速发展，可以同时检测数以万计的 SNP，关联研究方法已经以全基因组扫描的方式得到应用。这种新技术的早期应用已找到与多种心血管病和相关性状关联的新基因（见表 10-1），并且揭示了以前通过连锁分析、候选基因研究或者是生理、病理的动物模型没有发现的大量生物学通路和病理机制。这说明全基因组关联研究可以从无偏倚角度研究基因组，鉴别那些以前未被认识的病理生理机制。

全基因组关联研究可以无偏倚地检测分布在整个基因组上的常见遗传多态。尽管致病变异可能被包括在检测的遗传标记中，该方法的一个前提是检测的一个或多个遗传多态代表了致病变异。这是因为相互邻近的遗传多态通常连锁在一起传递，称作连锁不平衡，因此全基因组关联研

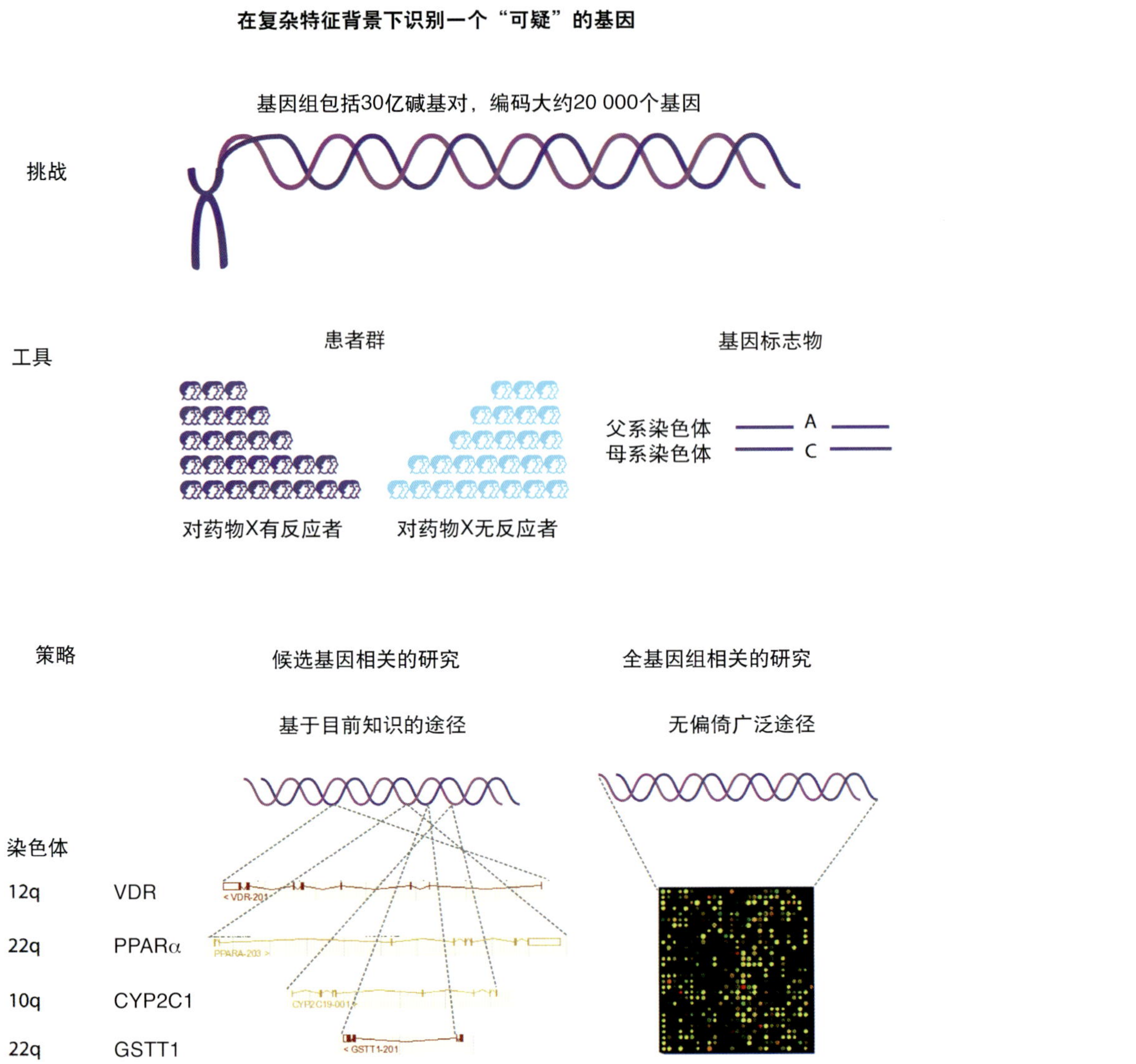

图10-1　通过临床试验鉴别易感基因。人类基因组包括4种核苷酸（A、C、G、T）、30亿个碱基对，在每个细胞中表现为染色体的形式。这些碱基中大约0.3%有差异，称作SNP。目前的挑战是鉴别哪些对照对药物治疗有反应。和复杂性疾病一样，几个基因之间的相互作用影响药物治疗反应。某一个易感基因对个体患病的风险一般较低。因而，与引起单基因病的致病基因相比，这些微效基因不易被发现和鉴别。然而，遗传学家发展了在基因组20 000个基因中寻找疾病易感基因的工具和策略。最常用的方法是比较两组人群（药物反应者和药物无反应者）遗传标记（如SNP）的等位基因频率。如果频率有显著性差异，就表明遗传标记等位基因、遗传标记所在的基因与研究的疾病关联（对药物X有反应）。目前有两种主要的研究策略：候选基因策略和全基因组关联研究策略。候选基因策略中，人们通过文献搜索、基因功能及其在疾病发病机制中的作用选择候选基因（如药物代谢基因）。这些候选基因的遗传标记被检测与疾病的关联。一般来说，每个研究中基因分型的遗传标记少于100个，而且绝大多数SNP位于基因的蛋白编码区。全基因组关联研究策略中，不需要选择任何基因，而是分布于整个基因组中的异常标记被检测。这种新策略已经发现了一些以前从未发现的易感基因。

究有时指连锁不平衡扫描[74]。尤其是国际人类基因组单体型图谱计划构建的信息详细描述了基因组中 SNP 的相关性和遗传模式[75]。全基因组关联研究以多种形式得到有效利用，一旦被检测到有意义的疾病关联信号，也相应检测其他遗传标记，使该关联信号更精确，期望能进一步定位于某一单个基因。Crohn 病是研究最多的复杂性疾病之一，多个基因组关联研究获得了满意但又令人惊奇的发现，涉及以前从未认识到的发病机制[76]。与复杂疾病关联的 DNA 多态性产生的效应较小，因此，使用全基因组关联研究方法鉴别复杂疾病新的遗传危险因素时，决定成功的重要因素是基因分型的患者和对照的数量。Crohn 病遗传研究的进展就是最令人信服的例子。4 个最早的基因组关联研究分别扫描 547、547、946 和 1748 例 Crohn 病患者，鉴别了 8 个新的危险基因座；加入以前发现的 3 个关联基因（NOD2、IBD5 和 TNFSF15），这 11 个危险基因座总和起来可增加 Crohn 病风险到 11 倍[75]。Barrett 等对上述关联研究进行大规模的荟萃分析，又发现 21 个新基因座，使得 Crohn 病易感基因座的总致病风险达到 32 倍[76a]。

最近，已经完成一些有关冠心病易感性的全基因组关联研究。位于染色体 9p21 的一个遗传区域（在肿瘤抑制基因 CDKN2A/B 附近）与冠心病发病风险的关联得到一致结果[18, 26, 31, 77, 78]。除了 9p21 区域以外，全基因组关

表10-2 可能与药物反应相关的基因

来源（年）	基因	染色体	基因表型	药物
药代动力学				
Ismail和The(2006)[45]；Kirchheiner等(2007)[46]	CYP2D6	22q13	细胞色素酶P-450 2D6	美托洛尔、卡维地洛、氟卡尼、普罗帕酮、可待因
Sconce等(2005)[47]；Limdi等(2008)[48]；Schwarz等(2008)[49]	CYP2C9	10q24	细胞色素酶P-450 2C9	华法林、厄贝沙坦、氯沙坦
Collet 等(2009)[50]；Mega等(2009)[51]；Sibbing等(2009)[52]	CYP2C19	10q24	细胞色素酶P-450 2C19	氯吡格雷
Zheng等(2003)[53]；Wilke等(2005)[54]	CYP3A5	7q22.1	细胞色素酶P-450 3A5	阿托伐他汀、辛伐他汀、洛伐他汀、他克莫司
药物转运蛋白				
Pasanen等(2006)[55]；Link等(2008)[56]	SLCO1B1	12p	OATP1B1	普伐他汀、辛伐他汀、瑞舒伐他汀
药效学/疾病修饰基因				
McNamara 等(2004)[57]；Bhatnagar等(2007)[58]	ACE	17q23	血管紧张素转化酶	RAAS抑制剂、阻滞剂
Terra等(2005)[59]；Liggett等(2006)[60]	ADBR1	10q24	β_1-肾上腺素能受体	β-受体阻滞剂
Kaye等(2003)[61]；Lanfear等(2005)[62]	ADBR2	5q31	β_2-肾上腺素能受体	β-受体阻滞剂
Kurland等(2002)[63]	AGT	1q42	血管紧张素原	RAAS抑制剂、阻滞剂
Kurland等(2002)[63]	AGTR1	3q21	血管紧张素Ⅱ受体，1型	RAAS抑制剂、阻滞剂
Mackenzie等(2005)[64]；Li等(2006)[65]	ALDH2	12q24	醛脱氢酶	硝酸甘油
Gerdes等(2000)[66]；Chiodini等(2007)[67]	APOE	19q13	载脂蛋白E	他汀类药物
Medina等(2008)[68]	HMGCR	5q13	3-羟-3-甲基辅酶A 还原酶	他汀类药物
Goodman等(2007)[69]	ITGB3（GPIIIa）	17q21	整联蛋白β_3	阿司匹林
Iakoubova等(2008)[70]；Iakoubova等(2008)[71]	KIF6	6p21	驱动蛋白样蛋白6	他汀类药物
Lynch等(2008)[72]	NPPA	1p36	心房钠尿肽前体	抗高血压药物
Moore等(2007)[73]	REN	1q32	肾素	阿利吉仑
Sconce等(2005)[47]；Schwarz等(2008)[49]	VKORC1	16p11	维生素K环氧化物还原酶	华法林

联研究发现与冠心病关联的几个基因，包括 SLC22A3-LPAL2-LPA[38] 和 MRAS[79]（见表 10-1）。由于冠心病危险因素本身也是遗传性复杂疾病，也开展了大量的基因组关联研究来鉴别其遗传危险因素。目前已成功鉴别了与糖尿病、血脂水平（高密度脂蛋白胆固醇、低密度脂蛋白胆固醇和甘油三酯）关联的遗传因子（见表 10-1）。相比而言，全基因组关联研究方法迄今仍未在心血管药物基因组中广泛应用，主要原因是样本量不够大，缺乏有效的统计效力来检测数以千计的 SNP。然而，全基因组关联研究提供的信息将有助于对冠心病分子发病机制的新理解，有助于检测新的、更特异的治疗靶点。

药代动力学和药效学

吸收、分布、代谢和排泄是药代动力学的四个经典组分。药物吸收代表药物从给药途径到达血液系统[80]。口服药物时，一些因素能够调节药物通过肠壁吸收。这些因素不仅仅与药物本身有关（药物的理化特性或其构成），而且还与胃肠道中的食物或其他药物相互作用，同时也与胃肠动力等生理因素有关[81]。研究证实，药物吸收同时受肠细胞膜表面的流入和流出转运体以及肠壁代谢影响。

药物分布是药物从循环系统进入组织间液和细胞内液，抵达药物靶点[80]。对于某些特殊药物，在组织细胞膜表面同时表达活性转运体和代谢酶，均影响药物抵达靶点的浓度。

代谢和排泄是药物转化和排出机体的过程[84]。一般来说，代谢是药物转化为非活性复合物，或更具亲水性的复合物，从而更易从肾排出。这个过程中会出现一些例外，包括原药转化成活性基团，或转化为具有毒性的代谢产物。口服某种药物后，在肠壁和肝中的代谢对抵达治疗靶点的药物浓度（药物活性）有很大影响。生物活性不仅仅与吸收有关。虽然吸收是生物活性的重要决定因素，但是生物活性还与其他因素有关，例如给药后循环中药物的比例，药物经肝代谢的多少，或在到达循环系统前从胆道系统的排泄（首过效应）。

药物代谢相关的酶分为Ⅰ期酶和Ⅱ期酶[85]。Ⅰ期转化是通过氧化、还原或水解反应起效的[84]。虽然这些反应对于药物的水溶性只起到较小效应，但是能够显著修饰药物的活性。Ⅱ期酶促进结合反应（葡糖醛酸化），此反应使药物向多极复合物转化，从而使药物易于排泄。虽然肝是重要的药物代谢器官，其他组织（如小肠）也具有明显的代谢能力，可以影响药物的药代动力学。靶组织局部的代谢能够进一步改变抵达治疗靶点的药量，可能会导致不良反应[86]。除了肾负担大多数药物的排泄外，胆道也参与相当一部分药物的排泄。

目前研究提示，遗传因素可以影响药代动力学的各个环节，从这一点也可以看出遗传变异对药物的影响有多么复杂，不仅如此，还应考虑到药代动力学和疾病修饰药物的相关基因，也参与药物反应的个体间差异。

细胞色素酶 P-450

细胞色素酶 P-450 是重要的酶超家族，负责 80% 的药物氧化代谢和常用药物近 50% 的代谢[85]。细胞色素酶 P-450 在肝、心脏、血管、肠和肾等组织均有表达[87]。这些同工酶是大量药物基因组学研究的靶点。细胞色素酶 P-450 还参与一些重要生理过程，包括醛固酮合成（细胞色素酶 P11B2 或醛固酮合成酶）和花生四烯酸代谢（细胞色素酶 P2J2），因此细胞色素酶 P-450 也是心血管疾病的候选基因。

虽然目前的临床研究提示，细胞色素酶 P-450 的遗传变异对应用通过此酶代谢的药物有帮助，但是还没有专业机构通过细胞色素酶 P-450 的相关遗传学研究建议心血管病治疗中的个体用量。然而，在不久的将来，基于基因分型的华法林应用就会成为现实。S- 华法林是华法林药理活性最强的一个对映体。细胞色素酶 P2C9 是 S- 华法林的代谢酶，而细胞色素酶 P2C9 的遗传变异和华法林的剂量需求密切相关[88-90]。目前一些前瞻性随机试验正在通过基因分型来研究和评价临床华法林不同剂量的治疗策略。

药物转运体

近期研究将目光转向了药物转运体的研究，以解释药物反应的个体差异[82]。这些转运体调节大量药物的摄入或排出[81]。由于这些转运体在各个组织均有分布，包括肠道、肝、胆道和肾等，其遗传变异可能影响药物的吸收、分布、代谢和排泄。此外，这些转运体在组织中的分布各异，转运体与局部代谢酶之间复杂的交互作用都可能影响血浆和组织药物浓度的个体间差异[83]。

已经发现两大类药物转运体超家族[82]。首先发现的是溶质载体超家族，它可以同时作为促进转运体、二级主动转运体和逆向转运体[81]。有机阴离子转运多肽 OATP1B1 编码基因溶质载体超家族 O1B1，它的基因多态性在肝摄取他汀类药物时发挥着重要作用，能够导致他汀药的有效性和安全性差异[55, 56]。另一类药物转运体是三磷酸腺苷结合盒转运家族[81, 82]。最早发现的这个家族的药物转运体是多药耐药转运体，也叫做 P- 糖蛋白，是由三磷酸腺苷结合盒 B1 基因编码的蛋白。这个转运体是能量依赖的流出转运体，广泛表达于肠道、肾、胆道、心脏和脑组织。因此，凡是修饰 P- 糖蛋白表达或影响 P- 糖蛋白活性的因素均可能影响其底物的药代动力学和药效学。这一概念已在大量体内和体外的实验中得到印证。例如，不表达 P- 糖蛋白的小鼠，P- 糖蛋白底物如地高辛和环孢素的清除率降低，血药浓度较高，同时在脑、肾和心脏等其他组织的药物浓度也较高[92]。在人类研究中发现，临床中很多重要的药物相互作用是 P- 糖蛋白表达和活性调节的结果。由于出版偏倚影响到对发表文献的评估，目前尚不确定三磷酸腺苷结合盒 B1 基因遗传变异的影响[93]。

ACS 中的药物基因组学

抗血小板药物

大量研究发现，阿司匹林、噻吩并吡啶氯吡格雷和糖蛋白 IIb/IIIa 受体阻滞剂（阿昔单抗、依替巴肽和替罗非班）等药物抗血小板的作用存在显著的异质性。这种变异对临床后果有潜在影响。伴有阿司匹林或氯吡格雷抑制血小板功能不全的患者会对这些治疗产生抵抗。虽然阿司匹林和氯吡格雷抵抗仍然存在争议，由于这些实体定义，此领域的研究仍然说明了这些药物抗血小板效果的重要变异。

目前仅有个别研究报道遗传因素影响糖蛋白Ⅱb/Ⅲa 受体拮抗剂的药理作用，这些研究也没有提供明确结果。相反，大量基因已经用来研究并解释阿司匹林应用反应中的个体差异（COX-1、GPⅠa、PGⅢa、P2Y12 和 P2Y1）。但是，最近一个荟萃分析显示，除了 GPⅢa、PIA1/A2 基因多态性和健康个体的阿司匹林抵抗有关外，其他基因的多态性均和阿司匹林抵抗无关[69]。

对于氯吡格雷，研究一致发现细胞色素酶 P2C19*2（681 G ＞ A）功能缺失性变异，或其他功能降低性基因变异，与氯吡格雷的抗血小板作用有关[51, 94-96]。细胞色素酶 P2C19 参与氯吡格雷向其活性代谢产物转化的过程。已有的很多冠心病（包括支架内血栓）的队列研究中发现细胞色素酶 P2C19 基因的变异和不良的临床预后有关。一些新的但是尚不一致的研究显示，一些药物与细胞色素酶 P2C19 抑制剂（如奥美拉唑）相互作用，能显著影响氯吡格雷的效果。今后的研究也应该致力于这种相互作用的影响是否取决于个人的基因型、给予无功能等位基因携带者较高剂量的氯吡格雷是否能改善这种相互作用等方面进行。另一种噻吩并吡啶类药物，普拉格雷，不受细胞色素酶 P2C19*2 基因多态性影响。这可能成为 ACS 患者抗血小板个体化治疗中的重要遗传标记。

抗凝剂

在 ACS 的治疗中，常用抗凝剂（肝素、低分子量肝素、比伐卢定和磺达肝癸钠）的药物遗传资料较少。然而，一些研究提出了肝素诱导的血小板减少症的遗传预测[97]。鉴于此药物不良反应的严重后果，这些遗传风险因素有助于识别患者，避免引起不良反应的药物，如比伐卢定。有必要重复这些研究结果。

在西方国家，口服抗凝剂是广泛应用的处方药物，其中华法林是应用最多的一种。因为其药物治疗指数窄，维持药效的剂量在个体间变异大，华法林治疗非常复杂，5% 的患者需要服用 10mg 甚至更大剂量[98]。传统华法林的剂量算法依赖于试错调整剂量，通常需要监控数周，以达到某个能够稳定维持靶凝血酶原时间的剂量，用国际标准化比值（international normalized ratio，INR）来反映。应用不足量华法林的患者有发生致命性血栓的风险，而过量的华法林有发生严重出血甚至死亡的风险。研究报道华法林严重出血的发生率差异很大，最高达 16%[99]。

尽管存在这些问题，这类药物仍广泛应用于预防患者血栓事件，包括深静脉血栓、心房颤动、机械心脏瓣膜、复发脑卒中或肺栓塞。临床试验同样也评估了应用口服抗凝剂或联用阿司匹林在心肌梗死二级预防中的有效性。由于华法林应用时需要复杂的管理，专业机构目前并不建议它在 STEMI 或心肌梗死二级预防的抗血小板或抗凝策略中应用[100]。但是，对于心肌梗死患者，如果伴有左室功能障碍、广泛室壁运动异常和左室血栓，还是建议使用华法林。

华法林的给药策略通常是每天 5mg，然后根据 INR 值调整剂量。此过程效率很低，因为有许多因素能够影响患者对抗凝剂的反应，包括年龄、性别、种族、体表面积、饮食、合用药物和合并症。最近，一些研究发现两个重要基因的遗传差异和华法林剂量的药物遗传学差异有很大关系[88-90]。其中一个基因是 CYP450 2C9（CYP2C9）基因，它所编码的酶负责代谢华法林药理活性最强的对映体 S- 华法林。如果一个患者缺乏这种酶的活性，那么该患者仅需较低剂量的华法林，而该患者往往有过度抗凝的可能，有出血的高风险[101]。大约 2% ～ 6% 的白种人伴有 CYP2C9 基因（通常是 CYP2C9*2 和 *3 等位基因）低代谢活性。另一个基因是维生素 K 环氧化物还原酶复合基因（VKORC1），它结合华法林，抑制诱导的维生素 K 循环（见图 10-2）[102]。抑制 VKORC1 可减少凝血因子Ⅱ、Ⅶ、Ⅸ和Ⅹ的合成，从而抑制凝血。VKORC1 的基因变异可影响其所编码蛋白的表达，进而影响华法林药效学的反应。携带 VKORC1 基因启动子区变异（VKORC1 G3673A；-1639 G → A）的患者，仅用小剂量的华法林就可达到 INR 靶值[103]。此外，还发现 CYP4F2 基因也在华法林的代谢中起作用[104]。在 3 个独立的白种人队列研究中发现，CYP4F2 变异（rs2108622；V433M）与华法林的剂量有关，携带 CC 和 TT 患者的华法林剂量差异可达每天 1mg。其他遗传学研究也在相继进行，以期发现维生素 K 循环中影响华法林代谢的其他基因。虽然很少，已经发现一些华法林抵抗基因及其变异[105]。

有研究显示在华法林用药中以上两个遗传因素产生 30% ～ 35% 的异质性，而临床因素对异质性的影响仅占 17% ～ 21%[47, 106]。在华法林的给药剂量算法中如果结合遗传和临床因素，能够预测稳定维持剂量 55% 的异质性。这个算法见于以下网页 http://www.warfarindosing.org。多个工作组共同建立一个有效的华法林剂量算法，在不久的将来会有一个更好的华法林给药策略，用较少的药物和较小的剂量改变就可达到一个稳定的药物维持浓度。在华法林给药中融入药物遗传学的参数还帮助识别高出血风险的患者，建立一个更加安全的环境，减少潜在住院率。近期一项随机的预试验就支持基于基因分型的华法林给药策略，显示其潜在的多种好处[107]。

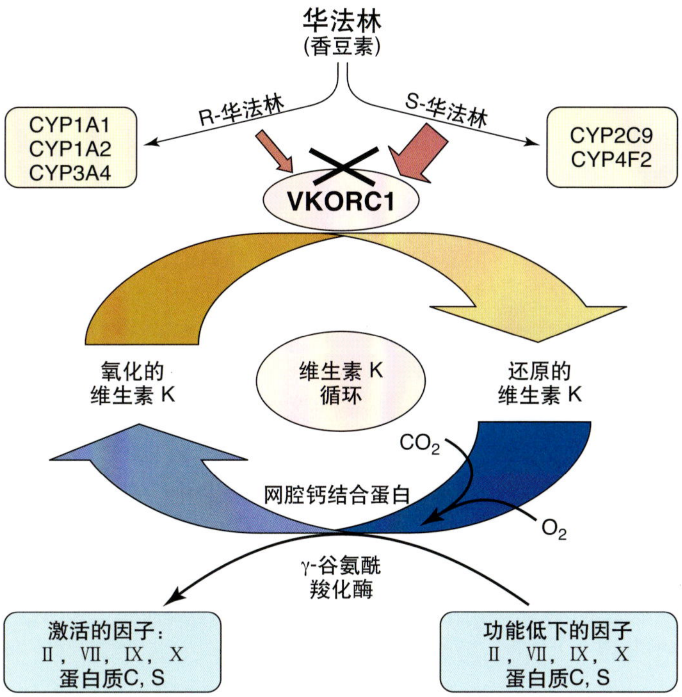

图10-2　维生素K循环示意图，说明华法林药代动力学和药效学的途径。华法林是R-和S-对映体的消旋混合物。较强大的S-对映体由CYP2C9和近期发现的CYP4F2基因代谢。这些CYP基因的变异会导致其对应的酶活性降低，循环中药物水平增高，药物从机体清除的时间延长。华法林的药理作用由维生素K环氧化物还原酶复合基因（VKORC1）介导，降低活化的凝血因子（Ⅱ、Ⅶ、Ⅸ和Ⅹ）浓度，从而抑制凝血。VKORC1基因的变异可导致华法林"受体"表达水平的差异，从而引起个体间受体数目的差异。随着药物遗传学的出现，筛查这些药代动力学和药效学中相关因素可以帮助预测患者华法林的用量，这可以大大提高该药的安全性。

纤维蛋白溶解剂

在一些国家，STEMI 的心肌再灌注治疗中仍然应用纤维蛋白溶解剂，例如阿替普酶（组织型纤溶酶原激活物 tPA 的重组形式）、替奈普酶和瑞替普酶，后两者是从 tPA 的遗传变异或非纤维蛋白特异的链激酶中得到的。并非所有患者对这些药物都有反应，接受纤维蛋白特异性血栓溶解剂的患者达到 TIMI3 级的再灌注率仅仅为 50% ～ 60%，应用链激酶的仅 35%。因此，临床识别对这些药物有反应的方法十分重要，据此可识别潜在的无反应者和有高出血风险者，特别是颅内出血患者，从而能更好将这些患者转为实施 PCI 或采取保守治疗措施。

尽管世界各地都在应用这些药物，但是相关的药物遗传学数据十分有限[108]。所以，目前还很难说遗传变异有助于发现受益于这些药物的患者或应用这些药物有高出血风险的患者。然而，凝血与纤溶过程相关因素的显著遗传性提示，遗传因素参与纤维蛋白溶解剂药理作用的个体间异质性[9-10, 109]。纤溶酶原激活剂抑制物-1（PAI-1）是内源性tPA的主要抑制物，是近来研究的热点。许多研究发现，血浆PAI-1的水平与PAI-1（SERPINE1）4G（4个鸟嘌呤）/5G基因型有关[110]。这个基因多态性是否是冠心病的遗传危险因素还有待进一步研究[111]。然而，PAI-1作为tPA的主要抑制物，PAI-1基因的这个变异或其他变异可能潜在调节纤维蛋白溶解剂的反应。由于这些药物反应的复杂性、人口因素的重要性和心肌梗死严重程度的参数不同，纤维蛋白溶解剂的药物遗传学研究需要在大样本中实施，以确定遗传预测因素的有效性和安全性。

硝酸盐

硝酸甘油等硝酸盐类药物被用来治疗缺血性心肌病已有上百年时间。虽然这些药物并不提高ACS患者的生存率，但是硝酸甘油仍然是一些患者药物治疗的重要部分，因为它能够减少缺血症状，降低血压和改善心力衰竭症状。

仅有有限的药物遗传学数据存在于药理分类中。最近的数据表明，线粒体醛脱氢酶基因（ALDH2）Glu504Lys基因多态性在硝酸甘油的生物活化中起重要作用。在一个中国汉族患者的研究中发现，呈现正常酶活性（ALDH2 Glu504纯合子）的患者和携带Lys504等位基因的患者相比，前者舌下含服硝酸甘油后更易出现缺血症状[65]。还有一个研究报道携带ALDH2 Lys504的患者静脉应用硝酸甘油扩张血管的作用显著降低[64]。

硝酸甘油可提供外源性一氧化氮（NO），因而有扩血管效应。参与内皮源性NO生物合成相关基因的多态性同样能够影响硝酸甘油的反应。大量研究集中于内皮一氧化氮合成酶的研究。已有大量研究发现2个内皮一氧化氮合成酶的基因多态性与冠心病和高血压相关。最近的荟萃分析质疑这些遗传变异对疾病成因的影响，并强调存在显著的发表偏倚[112]。

β-受体阻滞剂

由于对β-受体阻滞剂的反应存在显著异质性，在高血压和心力衰竭患者中研究β-受体阻滞剂的药物遗传学研究已经成为焦点。研究最为广泛的基因有ADRB1基因，编码β_1肾上腺素能受体；ADRB2基因，编码β_2肾上腺素能受体。

在心血管病中研究最多的肾上腺素能基因多态性可能是ADRB1 Arg389Gly基因多态性。与389Gly等位基因相比，389Arg等位基因和基础环单磷酸腺苷水平增加有关[113]。理论上来讲，389Arg等位基因相关的高反应型会使携带这种等位基因的患者从β-受体阻滞剂的应用中获益。高血压和心力衰竭患者的研究也证实，此基因的多态性显著调节应用β-受体阻滞剂后血压的降低和左室重构的改善。在已发表的最大的队列研究——β-受体阻滞剂的生存评估研究（Beta blocker Evaluation of Survival Trial，BEST）中，其亚组药物遗传学研究收录了1040位患者，评价了这个基因多态性[60]。在这个亚组研究中，布新洛尔显著降低住院率和死亡率的作用仅出现在ADRB1 389Arg纯合子携带者中[60]，而ADRB1 389Gly等位基因携带者没有明显获益。基于布新洛尔独特的交感神经抑制作用，以及整体研究中没有死亡率的获益，这些数据不能推及其他β-受体阻滞剂。事实上，在另一个较小的亚组研究（MERIT-HF研究）中，这个基因多态性对美托洛尔的作用没有影响[114]。至今，仅有一项大型试验评价了ACS患者中遗传变异对β-受体阻滞剂获益的影响。此研究结果显示，ADRB1 Arg389Gly基因多态性没有明显作用[62]；相反，ADRB2 Gly16Arg和Gln27Glu基因多态性和服用β-受体阻滞剂患者的死亡率密切相关。

研究显示编码突触前α_{2c}肾上腺素能受体[115]的ADR2C基因和编码β肾上腺素能脱敏G蛋白偶联受体激酶5的GRK5基因，能够帮助识别β-受体阻滞剂受益的患者[116]。这些发现尚需试验重复。大量研究证实CYP2D6遗传变异对β-受体阻滞剂卡维地洛和美托洛尔的药代动力学有影响。有限的数据也表明那些变异同时影响这些β-受体阻滞剂的耐受性[117]。然而，这些变异的临床提示作用仍需进一步建立。已发表的研究缺乏一致性可能是出于多种原因，包括样本量不足，以及大量研究仅针对于一个或有限的基因或单核苷酸多态性。鉴于β-受体阻滞剂药代动力学和药效学以及肾上腺素能系统的错综复杂，今后的试验需要采用更加全面的方法，并考虑到对所有变异进行研究。

肾素-血管紧张素-醛固酮系统抑制剂和拮抗剂

在多种心血管患者群中已经评估了ACE抑制剂、血管紧张素受体阻断剂和醛固酮拮抗剂在临床中的获益。由于大量研究中提示肾素-血管紧张素-醛固酮系统（renin-angiotensin-aldosterone system，RAAS）存在遗传性[6-7]，基因多态性应该可以在预测应用RAAS抑制剂的反应中发挥一定作用。一些基因多态性和RAAS中某些成分的表达及活性有关，例如ACE插入/缺失（insertion/deletion，I/D）和AGT Met235Thr多态性。一些小规模药理学研究显示，这些变异和应用ACE抑制剂、血管紧张素受体阻断剂和螺内酯的反应有关（见表10-2）。但是，这些研究的差异较大，一些更大的队列研究显示的是阴性结果[118]。

ACE插入/缺失多态性能够很好地说明RAAS基因多态性不确定的临床意义。这个基因多态性包括存在（I等位基因）或缺失（D等位基因）一个长度为287个碱基对、位于第16内含子区的碱基序列，它可以预测血浆ACE活性近50%的变异性[119]，D等位基因与高ACE活性有关。尽管这是在心血管疾病中广为研究的基因多态性，但是它的临床意义仍需进一步确定[120]。

鉴于 RAAS 的复杂性和非遗传因素对其活性的重要影响，研究中结果的不一致可能是由于多数研究仅限于一个基因（或一个基因多态性），而忽视了非遗传因素（如钠损耗）的影响。已有研究证实多个基因多态性有叠加作用，并且 RAAS 基因的相关性研究中显示了基因 - 钠损耗之间有相互作用[122]。因此，今后涉及 RAAS 调节因素的药物遗传学研究应该包括更加全面的基因分型方法和饮食因素影响。鉴于 RAAS 和其他神经激素系统（如缓激肽 - 激肽释放酶和肾上腺素能系统）之间复杂的关系，这些途径也应该在今后的药物遗传学研究中加以考虑。

他汀类药物

3- 羟 -3- 甲基辅酶 A（HMG-CoA）还原酶抑制剂（他汀）是全球处方量最大的药物之一。仅在美国，2006 年的处方量就超过 1.5 亿。目前市售的 6 类他汀类药物均安全有效。由于有成百万的患者在应用他汀治疗，他汀相关的并发症（从无反应到严重不良药物反应）越来越多，也得到更为详尽的描述[11]。

有很多试验正在评估影响降脂治疗的潜在药代动力学和药效学因素。研究已经发现一些基因和他汀的药代动力学和疗效有关，但是多数阳性试验的样本量较小，而且没有在较大队列研究中重复出来[123]。其中一个显示和他汀的药效学呈正相关的基因是脂蛋白 E 基因，它有 3 个等位基因——ε2、ε3 和 ε4[43, 124]。一些研究显示他汀降低低密度脂蛋白（LDL）胆固醇的作用至少在携带 ε4 等位基因的患者中受损，而 ε2 等位基因的携带者在药物反应者中的频率较高[125-127]，但目前研究显示高风险的脂蛋白 ε4 携带者心血管事件的发生却显著降低[66, 128]。近期，一个新的蛋白酶——前蛋白转化酶枯草溶菌素 9（PCSK9）已经确定，它介导 LDL 受体降解。此酶功能性突变与 LDL 胆固醇水平增高及他汀药效降低有关[129-130]。

在应用他汀治疗的患者中，LDL 胆固醇的反应受很多因素的影响，包括种族因素，在非裔美国人中经常观察到药物反应减弱。CYPP450 3A5（CYP3A5）基因型与洛伐他汀、辛伐他汀、阿托伐他汀的降脂反应改变有关。与 CYP3A5*3 纯合子（CYP3A5 不表达者）相比，CYP3A5*1 携带者（CYP3A5 表达者）的药物清除率较高，因而在后者中观察到他汀反应显著降低[131]。CYP3A5 表达者的基因型在非裔美国人中占主导地位，而仅有 10% 的白种人有这种基因型，所以应用他汀药物时应当考虑到这个遗传因素对个体间和种族间差异的影响。最近在 HMG-CoA 还原酶基因的第 13 号外显子上发现一个剪接多态性[68]，与他汀治疗后血浆 LDL 胆固醇反应的个体间差异有关。最初在非裔美国人中发现单核苷酸多态性（rs3846662）与他汀敏感性降低有关，同时它也决定他汀治疗后 LDL 胆固醇、脂蛋白 B 和甘油三酯反应水平的个体差异[68]。驱动蛋白家族成员 6 基因（KIF6）是冠心病的危险因素，但是这个基因能够改善他汀的反应。近期研究显示 KIF6 基因的一个伴有 Trp719Arg 改变的单核苷酸多态性，与冠心病和心肌梗死风险增高有关。在 CARE 和 WOSCOPS 的药物基因组亚组研究中发现，伴有 719Arg 等位基因的高风险患者从普伐他汀中的获益较大[70]。PROVE IT-TIMI 22 研究也显示携带上述变异的 ACS 患者能够从高剂量的阿托伐他汀中得到较大的获益[71]。因此，KIF6 Trp719Arg 基因多态性代表另一种候选标志物，可以用于选择能够从他汀治疗中获益的患者。

他汀最显著的不良反应是骨骼肌症状。这种肌毒性在临床上通常表现为孤立性肌肉疼痛，常导致患者改变其治疗。他汀类药物引起的肌肉毒性最极端的表现为横纹肌溶解症。一般，横纹肌溶解症发生率相当低[11, 132]。一项综合研究纳入了超过 250 000 份病历记录，结果显示接受单药治疗（如阿托伐他汀、普伐他汀或辛伐他汀）的患者每年每人发生横纹肌溶解症的事件为 0.000044[11, 132]。他汀诱导的肌肉症状呈剂量依赖。基于这个原因，长期以来一直设想膜转运体可能与他汀相关临床结果的差异性有关。候选的溶质转运体基因多态性 [如有机阴离子溶质转运载体家族成员 1B1 基因 (SLCO1B1，也称 OATP-C)] 与肝摄取普伐他汀的改变有关[133]。近期 SEARCH 研究组已经发现 SLCO1B1 基因的常见变异与应用辛伐他汀后所引起的肌病有强相关性[56]。进一步重复辛伐他汀治疗或其他他汀药物治疗的试验正在进行中。此外，目前也有一些针对其他参与他汀诱导肌毒性基因的国际性研究正在进行。有了这些新的他汀药物遗传学信息，相信在不久的将来，通过更好的筛选，患者能够获得更加安全和有效的降脂治疗。

总之，虽然目前心血管疾病的治疗中尚没有应用遗传学检测，但越来越多的证据表明以基因分型为基础的处方将不会太遥远，特别是华法林的给药。当然，必须对近年来基因组和药物基因组研究结果的不一致性提高认识，否则这很可能使个体化医疗的希望成为泡影。因此，在未来的研究中减少导致结果不一致的影响因素十分重要。具体说就是今后研究首先需要进行充分的权重。其次，要仔细分辨个体和药物反应的表型。第三，要考虑和评估饮食等非遗传因素的影响。第四，在病例对照研究中，需要根据详细的人口学特性和表型信息慎重选择对照，而不是根据得到的 DNA 样本来选择。随着近年来技术的进步，高通量的方法可以快速检测数以百万的单核苷酸多态性，但是今后的研究需要在大型队列中进行，所纳入人群需经过仔细的表型鉴定，同时还要收集非遗传因素和环境因素等具体信息。最终，这些临床研究将会履行个体化医疗的承诺，也就是在合适的时机，给予适当患者适当剂量的正确药物。

（宋　雷）

参考文献

1. White TJ, Arakelian A, Rho JP: Counting the costs of drug-related

adverse events. Pharmacoeconomics 1999; 15:445-458.
2. Lazarou J, Pomeranz BH, Corey PN: Incidence of adverse drug reactions in hospitalized patients: a meta-analysis of prospective studies. JAMA 1998; 279:1200-1205.
3. Manoukian SV, Feit F, Mehran R, et al: Impact of major bleeding on 30-day mortality and clinical outcomes in patients with acute coronary syndromes: An analysis from the ACUITY Trial. J Am Coll Cardiol 2007; 49:1362-1368.
4. Weinshilboum R: Inheritance and drug response. N Engl J Med 2003; 348:529-537.
5. Evans WE, McLeod HL: Pharmacogenomics—drug disposition, drug targets, and side effects. N Engl J Med 2003; 348:538-549.
6. Vinck WJ, Fagard RH, Vlietinck R, Lijnen P: Heritability of plasma renin activity and plasma concentration of angiotensinogen and angiotensin-converting enzyme. J Hum Hypertens 2002; 16:417-422.
7. Rice GI, Jones AL, Grant PJ, et al: Circulating activities of angiotensin-converting enzyme, its homolog, angiotensin-converting enzyme 2, and neprilysin in a family study. Hypertension 2006; 48:914-920.
8. Faraday N, Yanek LR, Mathias R, et al: Heritability of platelet responsiveness to aspirin in activation pathways directly and indirectly related to cyclooxygenase-1. Circulation 2007; 115:2490-2496.
9. Peetz D, Victor A, Adams P, et al: Genetic and environmental influences on the fibrinolytic system: A twin study. Thromb Haemost 2004; 92:344-351.
10. de Lange M, Snieder H, Ariens RA, et al: The genetics of haemostasis: A twin study. Lancet 2001; 357:101-105.
11. Wilke RA, Lin DW, Roden DM, et al: Identifying genetic risk factors for serious adverse drug reactions: Current progress and challenges. Nat Rev Drug Discov 2007; 6: 904-916.
12. International Human Genome Sequencing Consortium: Finishing the euchromatic sequence of the human genome. Nature 2004; 431:931-945.
13. Wang DG, Fan JB, Siao CJ, et al: Large-scale identification, mapping, and genotyping of single-nucleotide polymorphisms in the human genome. Science 1998; 280:1077-1082.
14. Daly MJ, Rioux JD, Schaffner SF, et al: High-resolution haplotype structure in the human genome. Nat Genet 2001; 29:229-232.
15. Gabriel SB, Schaffner SF, Nguyen H, et al: The structure of haplotype blocks in the human genome. Science 2002; 296:2225-2229.
16. Risch N, Merikangas K: The future of genetic studies of complex human diseases. Science 1996; 273:1516-1517.
17. Willer CJ, Sanna S, Jackson AU, et al: Newly identified loci that influence lipid concentrations and risk of coronary artery disease. Nat Genet 2008; 40:161-169.
18. Wellcome Trust Case Control Consortium: Genome-wide association study of 14,000 cases of seven common diseases and 3,000 shared controls. Nature 2007; 447:661-678.
19. Helgadottir A, Manolescu A, Thorleifsson G, et al: The gene encoding 5-lipoxygenase activating protein confers risk of myocardial infarction and stroke. Nat Genet 2004; 36:233-239.
20. Diabetes Genetics Initiative of Broad Institute of Harvard and MIT, Lund University, and Novartis Institutes of BioMedical Research, Saxena R, Voight BF, Lyssenko V, et al: Genome-wide association analysis identifies loci for type 2 diabetes and triglyceride levels. Science 2007; 316:1331-1336.
21. Kathiresan S, Melander O, Guiducci C, et al: Six new loci associated with blood low-density lipoprotein cholesterol, high-density lipoprotein cholesterol or triglycerides in humans. Nat Genet 2008; 40:189-197.
22. Fredriksson J, Anevski D, Almgren P, et al: Variation in GYS1 interacts with exercise and gender to predict cardiovascular mortality. PLoS One 2007; 2:e285.
23. Ozaki K, Sato H, Inoue K, et al: SNPs in BRAP associated with risk of myocardial infarction in Asian populations. Nat Genet 2009; 41:329-333.
24. Scott LJ, Mohlke KL, Bonnycastle LL, et al: A genome-wide association study of type 2 diabetes in Finns detects multiple susceptibility variants. Science 2007; 316:1341-1345.
25. Zeggini E, Weedon MN, Lindgren CM, et al; Wellcome Trust Case Control Consortium (WTCCC): Replication of genome-wide association signals in UK samples reveals risk loci for type 2 diabetes. Science 2007; 316:1336-1341.
26. McPherson R, Pertsemlidis A, Kavaslar N, et al: A common allele on chromosome 9 associated with coronary heart disease. Science 2007; 316:1488-1491.
27. Vasan RS, Larson MG, Aragam J, et al: Genome-wide association of echocardiographic dimensions, brachial artery endothelial function and treadmill exercise responses in the Framingham Heart Study. BMC Med Genet 2007; 8(Suppl 1):S2.
28. Pare G, Serre D, Brisson D, et al: Genetic analysis of 103 candidate genes for coronary artery disease and associated phenotypes in a founder population reveals a new association between endothelin-1 and high-density lipoprotein cholesterol. Am J Hum Genet 2007; 80:673-682.
29. Helgadottir A, Manolescu A, Helgason A, et al: A variant of the gene encoding leukotriene A4 hydrolase confers ethnicity-specific risk of myocardial infarction. Nat Genet 2006; 38:68-74.
30. Erdmann J, Grosshennig A, Braund PS, et al; Italian Atherosclerosis, Thrombosis, and Vascular Biology Working Group; Myocardial Infarction Genetics Consortium; Wellcome Trust Case Control Consortium; Cardiogenics Consortium: New susceptibility locus for coronary artery disease on chromosome 3q22.3. Nat Genet 2009; 41: 280-282.
31. Samani NJ, Erdmann J, Hall AS, et al: Genome-wide association analysis of coronary artery disease. N Engl J Med 2007; 357:443-453.
32. Myocardial Infarction Genetics Consortium; Kathiresan S, Voight BF, Purcell S, et al: Genome-wide association of early-onset myocardial infarction with single nucleotide polymorphisms and copy number variants. Nat Genet 2009; 41:334-341.
33. Arking DE, Pfeufer A, Post W, et al. A common genetic variant in the NOS1 regulator NOS1AP modulates cardiac repolarization. Nat Genet 2006; 38:644-645.
34. Dahlman I, Dicker A, Jiao H, et al: A common haplotype in the G-protein-coupled receptor gene GPR74 is associated with leanness and increased lipolysis. Am J Hum Genet 2007; 80:1115-1124.
35. Cohen JC, Boerwinkle E, Mosley TH Jr, Hobbs HH: Sequencevariations in PCSK9, low LDL, and protection against coronary heart disease. N Engl J Med 2006; 354:1264-1272.
36. Sandhu MS, Waterworth DM, Debenham SL, et al: LDL-cholesterol concentrations: a genome-wide association study. Lancet 2008; 371:483-491.
37. Gudbjartsson DF, Bjornsdottir US, Halapi E, et al: Sequence variants affecting eosinophil numbers associate with asthma and myocardial infarction. Nat Genet 2009; 41:342-347.
38. Tregouet DA, Konig IR, Erdmann J, et al: Genome-wide haplotype association study identifies the SLC22A3-LPAL2-LPA gene cluster as a risk locus for coronary artery disease. Nat Genet 2009; 41:283-285.
39. Li S, Sanna S, Maschio A, et al: The GLUT9 gene is associated with serum uric acid levels in Sardinia and Chianti cohorts. PLoS Genet 2007; 3:e194.
40. Lander ES, Schork NJ: Genetic dissection of complex traits. Science 1994; 265:2037-2048.
41. Reich DE, Goldstein DB: Detecting association in a case-control study while correcting for population stratification. Genet Epidemiol 2001; 20:4-16.
42. Tabor HK, Risch NJ, Myers RM: Candidate-gene approaches for studying complex genetic traits: Practical considerations. Nat Rev Genet 2002; 3:391-397.
43. Bennet AM, Di Angelantonio E, Ye Z, et al: Association of apolipoprotein E genotypes with lipid levels and coronary risk. JAMA 2007; 298:1300-1311.
44. Wang H, Yu M, Ochani M, et al: Nicotinic acetylcholine receptor alpha7 subunit is an essential regulator of inflammation. Nature 2003; 421:384-388.
45. Ismail R, Teh LK: The relevance of CYP2D6 genetic polymorphism on chronic metoprolol therapy in cardiovascular patients. J Clin Pharm Ther 2006; 31:99-109.
46. Kirchheiner J, Schmidt H, Tzvetkov M, et al: Pharmacokinetics of codeine and its metabolite morphine in ultra-rapid metabolizers due to CYP2D6 duplication. Pharmacogenomics J 2007; 7:257-265.
47. Sconce EA, Khan TI, Wynne HA, et al: The impact of CYP2C9 and VKORC1 genetic polymorphism and patient characteristics upon warfarin dose requirements: Proposal for a new dosing regimen. Blood 2005; 106:2329-2333.
48. Limdi NA, McGwin G, Goldstein JA, et al: Influence of CYP2C9 and VKORC1 1173C/T genotype on the risk of hemorrhagic complications in African-American and European-American patients on warfarin. Clin Pharmacol Ther 2008; 83:312-321.
49. Schwarz UI, Ritchie MD, Bradford Y, et al: Genetic determinants of

response to warfarin during initial anticoagulation. N Engl J Med 2008; 358:999-1008.
50. Collet JP, Hulot JS, Pena A, et al: Cytochrome P450 2C19 polymorphism in young patients treated with clopidogrel after myocardial infarction: A cohort study. Lancet 2009; 373:309-317.
51. Mega JL, Close SL, Wiviott SD, et al: Cytochrome P-450 polymorphisms and response to clopidogrel. N Engl J Med 2009; 360:354-362.
52. Sibbing D, Stegherr J, Latz W, et al: Cytochrome P450 2C19 loss-of-function polymorphism and stent thrombosis following percutaneous coronary intervention. Eur Heart J 2009; 30:916-922.
53. Zheng H, Webber S, Zeevi A, et al: Tacrolimus dosing in pediatric heart transplant patients is related to CYP3A5 and MDR1 gene polymorphisms. Am J Transplant 2003; 3:477-483.
54. Wilke RA, Moore JH, Burmester JK: Relative impact of CYP3A genotype and concomitant medication on the severity of atorvastatin-induced muscle damage. Pharmacogenet Genomics 2005; 15:415-421.
55. Pasanen MK, Neuvonen M, Neuvonen PJ, Niemi M: SLCO1B1 polymorphism markedly affects the pharmacokinetics of simvastatin acid. Pharmacogenet Genomics 2006; 16:873-879.
56. Link E, Parish S, Armitage J, et al: SLCO1B1 variants and statin-induced myopathy—a genomewide study. N Engl J Med 2008; 359:789-799.
57. McNamara DM, Holubkov R, Postava L, et al: Pharmacogenetic interactions between angiotensin-converting enzyme inhibitor therapy and the angiotensin-converting enzyme deletion polymorphism in patients with congestive heart failure. J Am Coll Cardiol 2004; 44:2019-2026.
58. Bhatnagar V, O'Connor DT, Schork NJ, et al: Angiotensin-converting enzyme gene polymorphism predicts the time-course of blood pressure response to angiotensin converting enzyme inhibition in the AASK trial. J Hypertens 2007; 25:2082-2092.
59. Terra SG, Hamilton KK, Pauly DF, et al: Beta1-adrenergic receptor polymorphisms and left ventricular remodeling changes in response to beta-blocker therapy. Pharmacogenet Genomics 2005; 15:227-234.
60. Liggett SB, Mialet-Perez J, Thaneemit-Chen S, et al: A polymorphism within a conserved beta-adrenergic receptor motif alters cardiac function and beta blocker response in human heart failure. Proc Natl Acad Sci U S A 2006; 103:11288-11293.
61. Kaye DM, Smirk B, Williams C, et al: Beta-adrenoceptor genotype influences the response to carvedilol in patients with congestive heart failure. Pharmacogenetics 2003; 13:379-382.
62. Lanfear DE, Jones PG, Marsh S, et al: Beta2-adrenergic receptor genotype and survival among patients receiving beta blocker therapy after an acute coronary syndrome. JAMA 2005; 294:1526-1533.
63. Kurland L, Melhus H, Karlsson J, et al: Polymorphisms in the angiotensinogen and angiotensin II type 1 receptor gene are related to change in left ventricular mass during antihypertensive treatment: results from the Swedish Irbesartan Left Ventricular Hypertrophy Investigation versus Atenolol (SILVHIA) trial. J Hypertens 2002; 20:657-663.
64. Mackenzie IS, Maki-Petaja KM, McEniery CM, et al: Aldehyde dehydrogenase 2 plays a role in the bioactivation of nitroglycerin in humans. Arterioscler Thromb Vasc Biol 2005; 25:1891-1895.
65. Li Y, Zhang D, Jin W, et al: Mitochondrial aldehyde dehydrogenase-2 (ALDH2) Glu504Lys polymorphism contributes to the variation in efficacy of sublingual nitroglycerin. J Clin Invest 2006; 116:506-511.
66. Gerdes LU, Gerdes C, Kervinen K, et al: The apolipoprotein epsilon4 allele determines prognosis and the effect on prognosis of simvastatin in survivors of myocardial infarction: A substudy of the Scandinavian simvastatin survival study. Circulation 2000; 101:1366-1371.
67. E polymorphisms influence effect of pravastatin on survival after myocardial infarction in a Mediterranean population: the GISSI-Prevenzione study. Eur Heart J 2007; 28:1977-1983.
68. Medina MW, Gao F, Ruan W, et al: Alternative splicing of 3-hydroxy-3-methylglutaryl coenzyme A reductase is associated with plasma low-density lipoprotein cholesterol response to simvastatin. Circulation 2008; 118:355-362.
69. Goodman T, Sharma P, Ferro A: The genetics of aspirin resistance. Int J Clin Pract 2007; 61:826-834.
70. Iakoubova OA, Tong CH, Rowland CM, et al: Association of the Trp719Arg polymorphism in kinesin-like protein 6 with myocardial infarction and coronary heart disease in 2 prospective trials: The CARE and WOSCOPS trials. J Am Coll Cardiol 2008; 51:435-443.
71. Iakoubova OA, Sabatine MS, Rowland CM, et al: Polymorphism in KIF6 gene and benefit from statins after acute coronary syndromes: Results from the PROVE IT-TIMI 22 study. J Am Coll Cardiol 2008; 51:449-455.
72. Lynch AI, Boerwinkle E, Davis BR, et al: Pharmacogenetic association of the NPPA T2238C genetic variant with cardiovascular disease outcomes in patients with hypertension. JAMA 2008; 299:296-307.
73. Moore N, Dicker P, O'Brien JK, et al: Renin gene polymorphisms and haplotypes, blood pressure, and responses to renin-angiotensin system inhibition. Hypertension 2007; 50:340-347.
74. Ardlie KG, Kruglyak L, Seielstad M: Patterns of linkage disequilibrium in the human genome. Nat Rev Genet 2002; 3:299-309.
75. International HapMap Consortium: A haplotype map of the human genome. Nature 2005; 437:1299-1320.
76. Xavier RJ, Rioux JD: Genome-wide association studies: A new window into immune-mediated diseases. Nat Rev Immunol 2008; 8:631-643.
76a. Barrett JC, Hansoul S, Nicolae DL, et al. Genome-wide association defines more than 30 distinct susceptibility loci for Crohn's disease. Nat Genet 2008; 40:955-962.
77. Schunkert H, Gotz A, Braund P, et al: Repeated replication and a prospective meta-analysis of the association between chromosome 9p21.3 and coronary artery disease. Circulation 2008; 117:1675-1684.
78. Shen GQ, Li L, Rao S, et al: Four SNPs on chromosome 9p21 in a South Korean population implicate a genetic locus that confers high cross-race risk for development of coronary artery disease. Arterioscler Thromb Vasc Biol 2008; 28:360-365.
79. Erdmann J, Grosshennig A, Braund PS, et al; Italian Atherosclerosis, Thrombosis, and Vascular Biology Working Group; Myocardial Infarction Genetics Consortium; Wellcome Trust Case Control Consortium; Cardiogenics Consortium: New susceptibility locus for coronary artery disease on chromosome 3q22.3. Nat Genet 2009; 41:280-282.
80. Buxton IL: Pharmacokinetics and pharmacodynamics: the dynamics of drug absorption, distribution, action, and elimination. In Brunton LL, Lazo JS, Packer DL (eds): Goodman & Gilman's The Pharmacologic Basis of Therapeutics, 11th ed. New York, McGraw-Hill, 2006, pp 1-40.
81. Ho RH, Kim RB: Transporters and drug therapy: Implications for drug disposition and disease. Clin Pharmacol Ther 2005; 78:260-277.
82. Beringer PM, Slaughter RL: Transporters and their impact on drug disposition. Ann Pharmacother 2005; 39:1097-1108.
83. Christians U, Strom T, Zhang YL, et al: Active drug transport of immunosuppressants: New insights for pharmacokinetics and pharmacodynamics. Ther Drug Monit 2006; 28:39-44.
84. Gonzalez FJ, Tukey RH: In Brunton LL, Lazo JS, Packer DL (eds): Goodman & Gilman's The Pharmacologic Basis of Therapeutics, 11th ed. New York, McGraw-Hill, 2006, pp71-92.
85. Wilkinson GR: Drug metabolism and variability among patients in drug response. N Engl J Med 2005; 352:2211-2221.
86. Joy MS, Hogan SL, Thompson BD, et al: Cytochrome P450 3A5 expression in the kidneys of patients with calcineurin inhibitor nephrotoxicity. Nephrol Dial Transplant 2007; 22:1963-1968.
87. Nebert DW, Russell DW: Clinical importance of the cytochromes P450. Lancet 2002; 360:1155-1162.
88. Furuya H, Fernandez-Salguero P, Gregory W, et al: Genetic polymorphism of CYP2C9 and its effect on warfarin maintenance dose requirement in patients undergoing anticoagulation therapy. Pharmacogenetics 1995; 5:389-392.
89. Linder MW, Looney S, Adams JE 3rd, et al: Warfarin dose adjustments based on CYP2C9 genetic polymorphisms. J Thromb Thrombolysis 2002; 14:227-232.
90. Rieder MJ, Reiner AP, Gage BF, et al: Effect of VKORC1 haplotypes on transcriptional regulation and warfarin dose. N Engl J Med 2005; 352:2285-2293.
91. Eichelbaum M, Fromm MF, Schwab M: Clinical aspects of the MDR1 (ABCB1) gene polymorphism. Ther Drug Monit 2004; 26:180-185.
92. Schinkel AH, Wagenaar E, van Deemter L, et al: Absence of the mdr1a P-Glycoprotein in mice affects tissue distribution and pharmacokinetics of dexamethasone, digoxin, and cyclosporin A. J Clin Invest 1995; 96:1698-1705.
93. Chowbay B, Li H, David M, et al: Meta-analysis of the influence of MDR1 C3435T polymorphism on digoxin pharmacokinetics and MDR1 gene expression. Br J Clin Pharmacol 2005; 60:159-171.

94. Simon T, Verstuyft C, Mary-Krause M, et al: Genetic determinants of response to clopidogrel and cardiovascular events. N Engl J Med 2009; 360:363-375.
95. Brandt JT, Close SL, Iturria SJ, et al: Common polymorphisms of CYP2C19 and CYP2C9 affect the pharmacokinetic and pharmacodynamic response to clopidogrel but not prasugrel. J Thromb Haemost 2007; 5:2429-2436.
96. Trenk D, Hochholzer W, Fromm MF, et al: Cytochrome P450 2C19 681G>A polymorphism and high on-clopidogrel platelet reactivity associated with adverse 1-year clinical outcome of elective percutaneous coronary intervention with drug-eluting or bare-metal stents. J Am Coll Cardiol 2008; 51:1925-1934.
97. Gruel Y, Pouplard C, Lasne D, et al: The homozygous FcgammaRIIIa-158V genotype is a risk factor for heparin-induced thrombocytopenia in patients with antibodies to heparin-platelet factor 4 complexes. Blood 2004; 104:2791-2793.
98. James AH, Britt RP, Raskino CL, Thompson SG: Factors affecting the maintenance dose of warfarin. J Clin Pathol 1992; 45:704-706.
99. Wysowski DK, Nourjah P, Swartz L: Bleeding complications with warfarin use: A prevalent adverse effect resulting in regulatory action. Arch Intern Med 2007; 167:1414-1419.
100. Antman EM, Hand M, Armstrong PW, et al: 2007 Focused Update of the ACC/AHA 2004 Guidelines for the Management of Patients With ST-Elevation Myocardial Infarction: A report of the American College of Cardiology/American Heart Association Task Force on Practice Guidelines: Developed in collaboration With the Canadian Cardiovascular Society, endorsed by the American Academy of Family Physicians: 2007 Writing Group to Review New Evidence and Update the ACC/AHA 2004 Guidelines for the Management of Patients With ST-Elevation Myocardial Infarction, Writing on Behalf of the 2004 Writing Committee. Circulation 2008; 117:296-329.
101. Sanderson S, Emery J, Higgins J: CYP2C9 gene variants, drug dose, and bleeding risk in warfarin-treated patients: A HuGEnet systematic review and meta-analysis. Genet Med 2005; 7:97-104.
102. Rost S, Fregin A, Ivaskevicius V, et al: Mutations in VKORC1 cause warfarin resistance and multiple coagulation factor deficiency type 2. Nature 2004; 427:537-541.
103. Aquilante CL, Langaee TY, Lopez LM, et al: Influence of coagulation factor, vitamin K epoxide reductase complex subunit 1, and cytochrome P450 2C9 gene polymorphisms on warfarin dose requirements. Clin Pharmacol Ther 2006; 79:291-302.
104. Caldwell MD, Awad T, Johnson JA, et al: CYP4F2 genetic variant alters required warfarin dose. Blood 2008; 111:4106-4112.
105. Caldwell MD, Berg RL, Zhang KQ, et al: Evaluation of genetic factors for warfarin dose prediction. Clin Med Res 2007; 5:8-16.
106. Gage BF, Eby C, Johnson JA, et al: Use of pharmacogenetic and clinical factors to predict the therapeutic dose of warfarin. Clin Pharmacol Ther 2008; 84:326-331.
107. Anderson JL, Horne BD, Stevens SM, et al: Randomized trial of genotype-guided versus standard warfarin dosing in patients initiating oral anticoagulation. Circulation 2007; 116:2563-2570.
108. Gorchakova O, Koch W, Mehilli J, et al: PlA polymorphism of the glycoprotein IIIa and efficacy of reperfusion therapy in patients with acute myocardial infarction. Thromb Haemost 2004; 91:141-145.
109. Freeman MS, Mansfield MW, Barrett JH, Grant PJ: Genetic contribution to circulating levels of hemostatic factors in healthy families with effects of known genetic polymorphisms on heritability. Arterioscler Thromb Vasc Biol 2002; 22:506-510.
110. Kathiresan S, Gabriel SB, Yang Q, et al: Comprehensive survey of common genetic variation at the plasminogen activator inhibitor-1 locus and relations to circulating plasminogen activator inhibitor-1 levels. Circulation 2005; 112:1728-1735.
111. Ye Z, Liu EH, Higgins JP, et al: Seven haemostatic gene polymorphisms in coronary disease: Meta-analysis of 66,155 cases and 91,307 controls. Lancet 2006; 367:651-658.
112. Pereira TV, Rudnicki M, Cheung BM, et al: Three endothelial nitric oxide (NOS3) gene polymorphisms in hypertensive and normotensive individuals: Meta-analysis of 53 studies reveals evidence of publication bias. J Hypertens 2007; 25:1763-1774.
113. Mialet Perez J, Rathz DA, Petrashevskaya NN, et al: Beta 1-adrenergic receptor polymorphisms confer differential function and predisposition to heart failure. Nat Med 2003; 9:1300-1305.
114. White HL, de Boer RA, Maqbool A, et al: An evaluation of the beta-1 adrenergic receptor Arg389Gly polymorphism in individuals with heart failure: A MERIT-HF sub-study. Eur J Heart Fail 2003; 5:463-468.
115. Lobmeyer MT, Gong Y, Terra SG, et al: Synergistic polymorphisms of beta1 and alpha2C-adrenergic receptors and the influence on left ventricular ejection fraction response to beta blocker therapy in heart failure. Pharmacogenet Genomics 2007; 17:277-282.
116. Liggett SB, Cresci S, Kelly RJ, et al: A GRK5 polymorphism that inhibits beta-adrenergic receptor signaling is protective in heart failure. Nat Med 2008; 14:510-517.
117. Wuttke H, Rau T, Heide R, et al: Increased frequency of cytochrome P450 2D6 poor metabolizers among patients with metoprolol-associated adverse effects. Clin Pharmacol Ther 2002; 72:429-437.
118. Arnett DK, Davis BR, Ford CE, et al: Pharmacogenetic association of the angiotensin-converting enzyme insertion/deletion polymorphism on blood pressure and cardiovascular risk in relation to antihypertensive treatment: The Genetics of Hypertension-Associated Treatment (GenHAT) study. Circulation 2005; 111:3374-3383.
119. Rigat B, Hubert C, Alhenc-Gelas F, et al: An insertion/deletion polymorphism in the angiotensin I-converting enzyme gene accounting for half the variance of serum enzyme levels. J Clin Invest 1990; 86:1343-1346.
120. Zintzaras E, Raman G, Kitsios G, Lau J: Angiotensin-converting enzyme insertion/deletion gene polymorphic variant as a marker of coronary artery disease: A meta-analysis. Arch Intern Med 2008; 168:1077-1089.
121. van der Net JB, van Etten J, Yazdanpanah M, et al: Gene-load score of the renin-angiotensin-aldosterone system is associated with coronary heart disease in familial hypercholesterolaemia. Eur Heart J 2008; 29:1370-1376.
122. Kuznetsova T, Staessen JA, Brand E, et al: Sodium excretion as a modulator of genetic associations with cardiovascular phenotypes in the European Project on Genes in Hypertension. J Hypertens 2006; 24:235-242.
123. Shitara Y, Sugiyama Y: Pharmacokinetic and pharmacodynamic alterations of 3-hydroxy-3-methylglutaryl coenzyme A (HMG-CoA) reductase inhibitors: Drug-drug interactions and interindividual differences in transporter and metabolic enzyme functions. Pharmacol Ther 2006; 112:71-105.
124. Mangravite LM, Thorn CF, Krauss RM: Clinical implications of pharmacogenomics of statin treatment. Pharmacogenomics J 2006; 6:360-374.
125. Ordovas JM, Lopez-Miranda J, Perez-Jimenez F, et al: Effect of apolipoprotein E and A-IV phenotypes on the low density lipoprotein response to HMG CoA reductase inhibitor therapy. Atherosclerosis 1995; 113:157-166.
126. Ballantyne CM, Herd JA, Stein EA, et al: Apolipoprotein E genotypes and response of plasma lipids and progression-regression of coronary atherosclerosis to lipid-lowering drug therapy. J Am Coll Cardiol 2000; 36:1572-1578.
127. Schmitz G, Langmann T: Pharmacogenomics of cholesterol-lowering therapy. Vascul Pharmacol 2006; 44:75-89.
128. Chiodini BD, Franzosi MG, Barlera S, et al: Apolipoprotein E polymorphisms influence effect of pravastatin on survival after myocardial infarction in a Mediterranean population: The GISSI-Prevenzione study. Eur Heart J 2007; 28:1977-1983.
129. Chen SN, Ballantyne CM, Gotto AM Jr, et al: A common PCSK9 haplotype, encompassing the E670G coding single nucleotide polymorphism, is a novel genetic marker for plasma low-density lipoprotein cholesterol levels and severity of coronary atherosclerosis. J Am Coll Cardiol 2005; 45:1611-1619.
130. Naoumova RP, Tosi I, Patel D, et al: Severe hypercholesterolemia in four British families with the D374Y mutation in the PCSK9 gene: Long-term follow-up and treatment response. Arterioscler Thromb Vasc Biol 2005; 25:2654-2660.
131. Kivisto KT, Niemi M, Schaeffeler E, et al: Lipid-lowering response to statins is affected by CYP3A5 polymorphism. Pharmacogenetics 2004; 14:523-525.
132. Graham DJ, Staffa JA, Shatin D, et al: Incidence of hospitalized rhabdomyolysis in patients treated with lipid-lowering drugs. JAMA 2004; 292:2585-2590.
133. Niemi M, Pasanen MK, Neuvonen PJ: SLCO1B1 polymorphism and sex affect the pharmacokinetics of pravastatin but not fluvastatin. Clin Pharmacol Ther 2006; 80:356-366.

第 3 篇

患者篇：诊断与风险分层

第 11 章

急性冠状动脉综合征的临床诊断

Eugene Braunwald

历史回顾

心绞痛按字面意思翻译为“胸部血流停滞”，1768年，William Heberden 在皇家医师协会的专题讲座上提出了这一名词，这是对心绞痛最早的描述之一。在该讲座中，Heberden 描述了心绞痛的典型症状[1]：

> 这是一种胸部异常不适，其显著特征是强烈、特殊的不适以及因之而来的极大濒死感……，这种症状所在的部位及其伴随的血流停滞感和焦虑感，可能是其适合称为“心绞痛”的原因……。人们被胸部一种痛苦、难以忍受的感觉所折磨，一旦症状加重或持续，则有濒死感……。如果发生于行走中，一旦停止行走症状几乎立即消失，持续时间很短；如果发生于夜间，则可持续一到两小时。

1910 年两位俄国医师 Obrastzov 和 Strazhesko[2] 和 1912 年 William Herrick[3] 先后描述了这一临床综合征伴随的急性心肌梗死（acute myocardial infarction，AMI）。

1937 年 Sampson、Eliaser[4] 和 Feil[5] 分别发表了非常相似的一组病例，描述了一种介于慢性稳定型心绞痛和 AMI 之间的综合征，称之为急性冠状动脉濒临闭塞。Sampson 和 Eliaser 描述到“观察这些患者胸痛的先兆发作特点……无论是胸痛的性质（如紧缩和压迫感）还是放射部位，都很少与先兆发作不同。硝酸甘油对先兆发作的疗效极短，即使是多次重复给药仍不能达到完全缓解……”[4]。

文献对这一综合征曾使用了多种术语，包括梗死前心绞痛、恶化型心绞痛、急性冠状动脉功能不全和中间冠状动脉综合征等。1971 年，Fowler 首次提出不稳定型心绞痛（unstable angina，UA）的概念，定义为[6]：

表11-1 不稳定型心绞痛和非ST段抬高型心肌梗死的Braunwald临床分级

分级	定义	1年死亡或MI（%）*
严重程度		
Ⅰ级	新近发生的严重心绞痛或进行性心绞痛，无静息痛	7.3
Ⅱ级	1月内的静息心绞痛，但最近48小时内无发作（静息心绞痛，亚急性）	10.3
Ⅲ级	48小时内的静息心绞痛（静息心绞痛，亚急性）	10.8†
临床情况		
A（继发性心绞痛）	心绞痛发生于存在可加剧心绞痛的心外情况	14.1
B（原发性心绞痛）	心绞痛发生于无心外情况	8.5
C（梗死后心绞痛）	心绞痛发生于急性心肌梗死2周内	18.5‡
治疗的强度	根据发生不稳定心绞痛时的治疗情况，也可将不稳定心绞痛分为三组：(1) 既往无针对慢性稳定型心绞痛的治疗；(2) 正处于慢性稳定型心绞痛的治疗过程中；(3) 虽然已采用最强的抗缺血治疗，心绞痛仍不能控制。这三组分别用下标1、2和3标明	
ECG变化	不稳定心绞痛患者可进一步分为疼痛时有或无可逆性ST-T波改变	

*Data from Scirica BM, Cannon CP, McCabe CH, et al; Thrombolysis in Myocardial Ischemia III Registry Investigators: Prognosis in the thrombolysis in myocardial ischemia III registry according to the Braunwald unstable angina pectoris classification. Am J Cardiol 2002;90:821-826.

†P=0.057。

‡P<0.001。

……在既往健康状况良好的情况下，一天之内突然发作一次或多次心绞痛……，或与既往心绞痛发作特点显著不同的再次发作……，UA的患者，除发作频繁外，通常胸痛持续时间更长，并可能在无明显诱因的静息状态下发作……，ECG没有近期心肌梗死的表现，血清酶如谷草转氨酶、肌酸磷酸激酶等也没有动态演变。

1985年Fuster等引入了ACS的概念，强调了UA和AMI的共同病理生理机制，与慢性稳定型心绞痛区别开来。有一个重要的差异基于以下事实[7]：

……，早期和某些晚期的冠状动脉粥样硬化病变进展非常缓慢……，而另一些晚期的冠状动脉粥样硬化病变进展又非常迅速，这可能由于复杂的解剖学事件，其中之一与血栓形成过程有关……这些复杂的过程看来在ACS（包括UA、心肌梗死和心源性猝死）的发病机制中居于首要地位。

1989年笔者提出了UA的临床分型，旨在“按照严重程度、可能的诱因和ECG变化，将UA患者分成易于理解、含义不同的亚组，从而更易于管理”[8]。按照此分型，患者依照心绞痛严重程度被分为三级（Ⅰ～Ⅲ），依照急性缺血发作的临床情况又分为三级（A～C）。已证实该分型既与冠状动脉造影评估的冠状动脉病变严重程度相关，还与早期死亡率相关（见表11-1），通过分型可以识别UA的三大主要表现（见表11-2）[8, 9]。

ACS包含一组疾病情况，包括UA、NSTEMI和STEMI（见图11-1）。ACS有多种多样的表现形式，可以完全无症状、仅依据ECG变化而识别，也可以表现为一次突如其来的致命性事件。ACS潜在的最常见病理生理过程是不稳定粥样硬化斑块破裂和侵蚀并随之形成血小板-纤维蛋白血栓。冠状动脉固定性狭窄、血供受限的情况下，冠状动脉痉挛和收缩、粥样硬化的进展、心肌需氧增加等也在ACS的发病中起一定作用[10]。冠状动脉血流减少的程度、心肌需氧水平、侧支循环存在与否和其他患者方面的特殊情况等共同决定了临床表现形式。

表11-2 不稳定心绞痛的三个主要表现

分类	表现
静息心绞痛*	静息状态下发生心绞痛，通常持续超过20分钟
新发心绞痛	至少CCS分级3级的新发心绞痛
进行性心绞痛	既往已诊断的心绞痛，现在变得发作明显频繁，持续时间更长，阈值更低（例如，按CCS分级增加1级以上到至少CCS 3级）

*NSTEMI患者通常表现为静息心绞痛。
From Anderson JL, Adams CD, Antman EM, et al: ACC/AHA 2007 guidelines for the management of patients with unstable angina/non-ST-elevation myocardial infarction. J Am Coll Cardiol 2007;50:e1-e157.

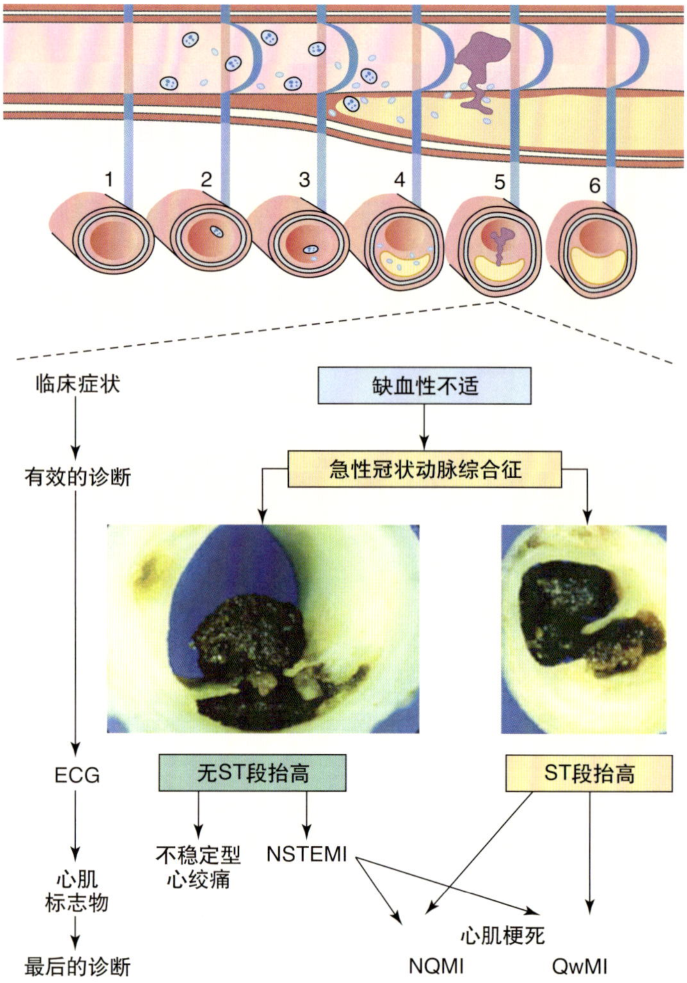

图11-1 急性冠状动脉综合征。这是一幅动脉的纵切面示意图，描绘了从正常动脉发展到动脉硬化的时间轴。1.细胞外脂质沉积于内膜，损伤开始；2.演变为纤维脂性条纹阶段；3.病变随促凝因子的表达和纤维帽的变薄而进展；4.当易损或高危斑块发生纤维帽破裂，则导致ACS；5.破裂的斑块是血栓形成的刺激物，血栓再吸收后可发生胶原堆积和平滑肌细胞增殖；6.易损斑块破裂后，相关冠状动脉血流减少，患者发生缺血性不适。冠状动脉血流减少可由于完全闭塞性血栓（右下）或次全闭塞性血栓（左下）。出现缺血性不适患者的心电图可表现为ST段抬高或非ST段抬高。大多数ST段抬高的患者发展为Q波心肌梗死（QwMI），少数发展为非Q波心肌梗死（NQMI）。非ST段抬高的患者则发生不稳定心绞痛或非ST段抬高心肌梗死（NSTEMI），区别在于血清心脏标志物如CK-MB或肌钙蛋白是否阳性。从不稳定心绞痛到NSTEMI以及STEMI等一系列临床表现均属于急性冠状动脉综合征的范畴。
Dx，诊断；CK-MB，肌酸激酶同工酶MB。
From Antman EM, Braunwald E: ST-elevation myocardial infarction: Pathology, pathophysiology, and clinical features. In Libby P, Bonow RO, Mann DL, Zipes D [eds]: Braunwald's Heart Disease, 8th ed. Philadelphia, Saunders Elsevier, 2008, pp 1207-1232.

临床情况

多数 ACS 患者有心绞痛前驱症状，80% 的患者有既往冠心病病史。3/4 的 NSTEMI 患者和一半以上 UA 患者为男性，而在迅速增多的老年 UA 患者中女性居多[11-13]。

ACS 具有昼夜节律周期性，半夜至清晨 6 点是发作高峰时间[14]。剧烈运动可诱发 ACS，尤其是以前生活方式为久坐不动者。情绪应激（包括自然灾害所致）可导致发生斑块破裂、ACS 和心源性猝死[15]。然而，多数 ACS 患者并无明显的诱因。

病 史

ACS 的标志是缺血性胸痛（见表 11-3）。对于 UA 和 NSTEMI，缺血性胸痛发作呈典型渐进式，不会在数分钟之内达到峰强度。对于 STEMI，典型胸痛呈突发式、程度稳定并持续 30 分钟以上[16]。相比较而言，UA 时胸痛常时轻时重，持续数分钟到 20 分钟，一般不超过 20 分钟[17]。患者常用压迫、烧灼、咬啮、紧缩、沉重等词语来描述胸痛，有时形容为剧痛或压榨感等。这些描述提示疼痛来自内脏而非浅表部位。不适的症状从很轻到极重变化不等，取决于患者的感觉和缺血或坏死心肌的数量。缺血性胸痛可因劳力而加重、因休息而缓解。以下胸痛罕见于 ACS：短如闪电、性质刺痛、部位固定、胸膜样痛、痛可触及或持续数天等。

ACS 胸痛最常位于胸部正中或左侧，放射至左肩或左臂、颈及下颌（见图 11-2）[18]，位于上腹部不太常见，容易导致患者（或医师）误认为是消化不良，位于右胸或肩胛间区的缺血性胸痛极为罕见。严重并放射至背部的剧烈胸痛提示主动脉夹层较 ACS 的可能性大。患者可用手指定位的胸痛很少是缺血性胸痛，确切而言，缺血性胸痛通常占据更大的范围。患者将拳头紧握置于胸前以描述胸痛，即“Levine”征（由 Samuel A. Levine 医师命名）是 AMI 的经典表现（见图 11-3）。图 11-4 显示了依照疼痛部位的胸痛鉴别诊断。

ACS 患者，尤为 AMI 患者（包括 STEMI 和 NSTEMI），胸痛时常伴有其他症状，最常见为呼吸困难、出汗、恶心、呕吐和心悸等。消化道症状最常见于下壁缺血而非前壁。其他症状包括恐怖和焦虑、晕厥、急性心力衰竭、全身乏力及突发精神状态变化。缺乏胸痛或缺乏临床表现的 ACS 患者多见于女性[11, 12, 19]、老年[20]、糖尿病和有心力衰竭史的患者。当这些症状出现而不伴有胸痛时可称之为“心绞痛等同症状”，以呼吸困难最为常见。动态 ST 段监

表11-3 胸痛的心血管病因

疾病状态	部位	性质	持续时间	加重或缓解因素	相关症状或体征
心绞痛	胸骨后；放射至颈、下颌、上腹、肩或臂（通常为左侧），偶尔也可单独出现于上述区域	压迫感，烧灼感，压榨感，沉重感，消化不良	<2～10分钟	运动、寒冷天气、情绪应激等可诱发；休息或硝酸甘油等可缓解；不典型心绞痛（Prinzmetal变异型心绞痛）可能与活动无关，常发生于清晨	S_4，或胸痛时因乳头肌功能障碍所致的杂音
静息心绞痛或不稳定心绞痛	同“心绞痛”	同上，但通常程度更重	通常<20分钟	同上，运动耐量减低或休息时发作	类似稳定型心绞痛，但可能更显著。可发生短暂的心力衰竭
心肌梗死	胸骨下，放射部位与心绞痛类似	沉重感，压迫感，烧灼感，紧缩感	突然发作，至少30分钟或更长，持续时间不定	休息或硝酸甘油不能缓解	气短，出汗，乏力，恶心，呕吐
心包炎	通常自胸骨开始向心尖扩散，可放射至颈部或左肩；疼痛范围通常比心肌缺血更局限	锐痛，刺痛，刀割样痛	持续数小时到数天，疼痛程度波动性起伏	深呼吸、胸部转动或仰卧等会加重；坐起或前倾可减轻	心包摩擦音
主动脉夹层	前胸痛，可放射至背部	剧烈痛，撕裂痛，刀割样痛	突然发作，不间断	通常有高血压或易患体质（如马方综合征）	主动脉瓣关闭不全的杂音，血压或脉搏的不对称，神经系统阳性体征等
肺栓塞（通常不出现胸痛）	胸骨下，或肺梗死区域	胸膜炎（伴有肺梗死时）或心绞痛样的疼痛	突然发作；数分钟至<1小时	呼吸可能会加重	呼吸困难，气促，心动过速，低血压，急性右心衰竭的体征，伴有巨大血栓的肺动脉高压；啰音；胸膜摩擦音；伴有肺梗死的咯血
肺动脉高压	胸骨下	压迫感，沉重感		劳力后加重	胸痛通常与呼吸困难有关，肺动脉高压的体征

From Andreoli TW, Bennet JC, Carpenter CCJ, Plum F: Evaluation of the patient with cardiovascular disease. In Andreoli TW, Bennet JC, Carpenter CCJ, Plum F (eds): Cecil Essentials of Medicine, 4th ed. Philadelphia, WB Saunders, 1997, p 11.

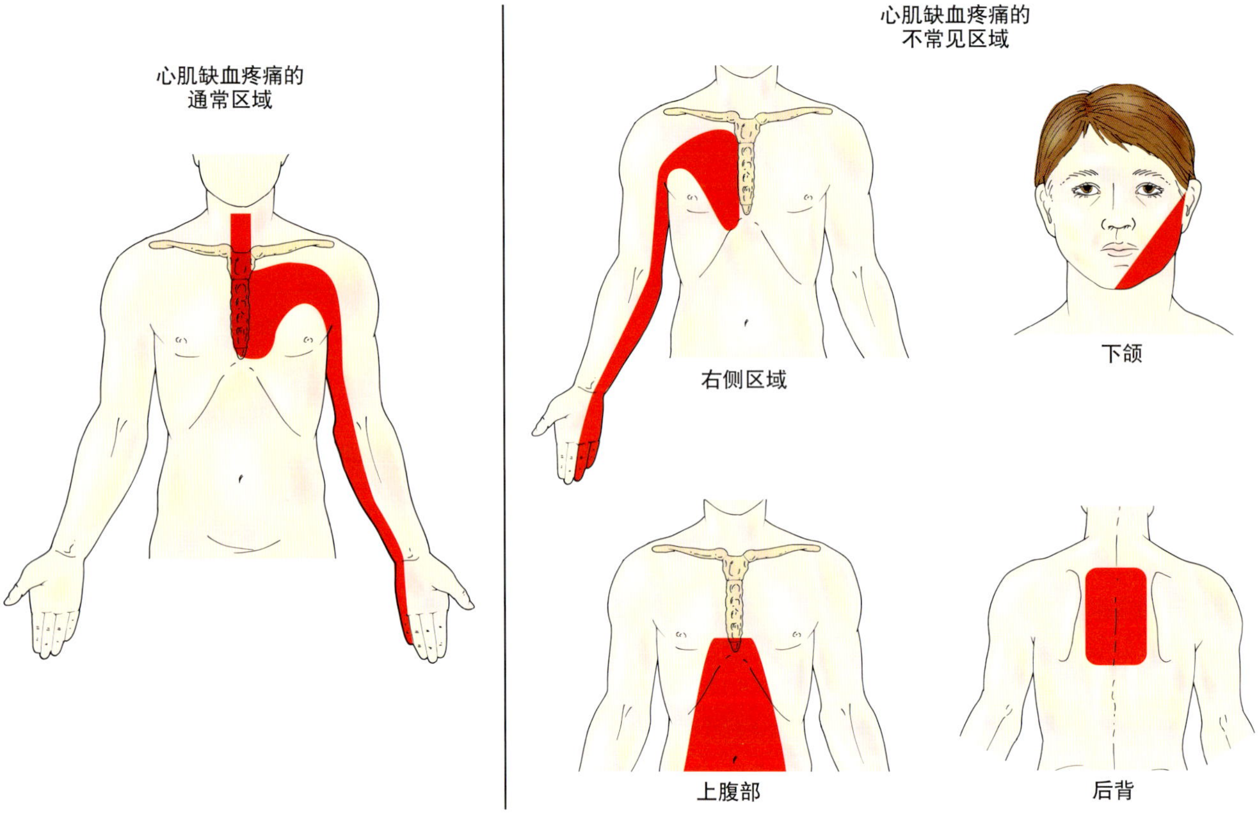

图11-2　心肌缺血疼痛的类别。部位通常为全部或者部分的胸骨、左侧胸部、颈部、左上肢和手的尺侧。严重的缺血性胸痛可能会涉及右侧胸部和右臂，但是单独累及这些部位的疼痛很少见。其他的部位，如下颌、上腹部和背部，可单独或同时被累及。
From Braunwald E: The history. In Braunwald E, Zipes DP, Libby P [eds]: Heart Disease, 6th ed. Philadelphia, Saunders, 2001, p 33.

测有助于发现无症状心肌缺血发作。

体格检查

ACS 患者的体检差异很大，可以完全无任何特殊发现，也可以出现显著体征，取决于缺血程度、部位和患者的个体因素。AMI（包括 NSTEMI）较 UA 更常伴随较为严重的体征，而后者的急性缺血体征可呈一过性、随缺血缓解而迅速消失。

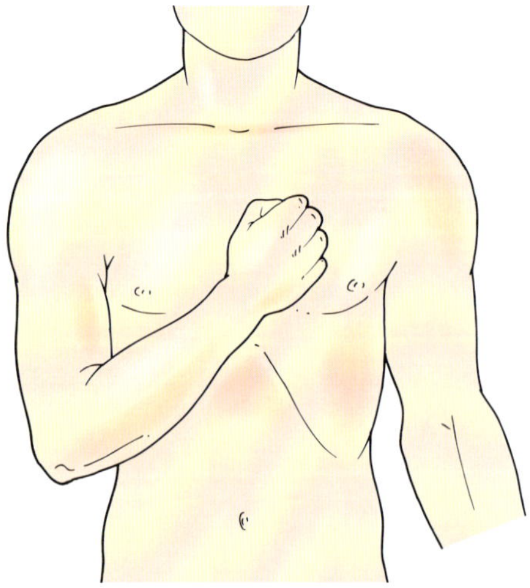

图11-3　急性心肌缺血的“Levine征”。握紧的拳头大小近似于缺血性不适的范围。

ACS 患者常表现为焦虑，很多患者烦躁不安、试图找到一个舒适的体位，患者会按摩其胸部，常见出汗，有时大汗淋漓，尤其下壁心肌梗死时，可呈明显的面色苍白。患者心率变化不定，取决于焦虑程度、血流动力学状态、缺血部位和心律情况。通常会出现心率加快和室性期前收缩，而下壁缺血常伴心动过缓。UA 患者通常血压正常，当严重疼痛或焦虑时，由于肾上腺素释放血压可能会升高。下壁缺血时由于副交感神经张力过高而常见低血压。应用硝酸酯类有助于减轻或消除缺血性胸痛，但可能加重低血压状态，尤其当患者存在右室缺血或梗死时。

UA 患者体温通常正常，而心肌梗死患者由于对坏死心肌的非特异性应答而常伴发热，这些患者往往为低热，起于梗死后 4 ～ 8 小时、4 ～ 5 天后恢复正常。

UA 患者胸痛缓解后呼吸频率通常正常，呼吸频率加快可见于 AMI，既与疼痛和焦虑有关，还与左室功能不全有关。大多数 ACS 患者颈静脉压正常或轻度升高。UA 患者通常双肺呼吸音清晰，AMI 合并急性左室功能不全时可闻及湿啰音及哮鸣音。

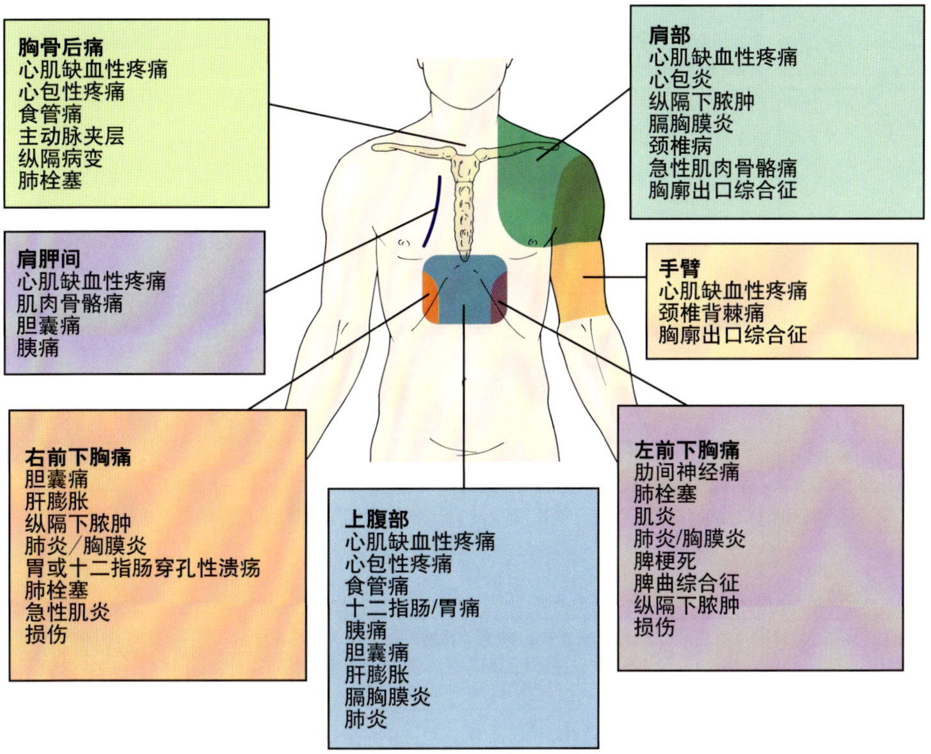

图11-4　根据疼痛起始部位的胸痛鉴别诊断。严重的胸内或膈下疾病引起的胸痛常起于左前胸、左肩或左上臂、肩胛间区或上腹部。From Braunwald E: The history. In Zipes DP, Libby P, Bonow RO, Braunwald E[eds]: Heart Disease, 7th ed. Philadelphia, Saunders, 2005, p 68.

心脏检查

虽然症状严重、缺血范围广泛，ACS 患者的心脏检查往往非常正常。AMI 患者异常表现较 UA 患者更常见，但是这些异常也可以短暂出现于各种临床表现的 ACS。

心前区触诊可发现胸骨左缘异常收缩期搏动，反映左室节段性运动障碍。UA 患者急性缺血发作时心尖区常出现明显收缩期期前搏动，而心肌梗死患者这一现象可持续数天。S_1 低钝反映急性左室功能不全，或在 I 度房室阻滞时可闻及。在 ACS 患者常可闻及 S_4，通常于胸骨左缘和心尖区听诊最清楚，反映与缺血相关的左室顺应性降低。左室舒张早期快速充盈时，跨二尖瓣血流流速骤减导致出现 S_3，提示左室收缩功能不全。

在 ACS 患者常见收缩期杂音。二尖瓣结构移位或缺血性功能障碍可导致二尖瓣反流而出现心尖区全收缩期杂音。该杂音可出现于缺血发作时。沿胸骨左缘三尖瓣收缩期杂音为右室缺血或梗死引起三尖瓣反流所致，吸气时该杂音可增强。

ECG 和心肌坏死的生化标志物（其他章节另有讨论）对诊断和危险分层极为有益，若同时结合其他临床表现，有助于治疗方式的选择。

其他诊断方法

有时尽管进行了病史评估、体检、ECG 和心脏标志物检查，仍不能确诊 ACS，在这些特殊情况下，其他一些诊断方法可能有助于进一步明确诊断。ACS 时缺血区域的心肌出现功能障碍，如果这一区域足够大，则通过二维超声心动图或 MRI 可显示室壁运动异常。核素心肌显像、MRI 和 PET 可以评估心肌灌注，若未发现灌注异常，则不大可能诊断急性心肌缺血。最后，对于考虑进行再灌注治疗而诊断未明的患者，通过紧急冠状动脉造影能识别闭塞或严重狭窄的冠状动脉，从而进行直接 PCI。

ACS 的临床识别

如前文所述，临床上识别 ACS 需要结合详细询问病史、仔细体格检查、ECG 检查和心肌损伤的血清标志物测定等综合分析。及时、准确是临床识别 ACS 的要点。某些方面的反复评估，例如查体、ECG 和肌钙蛋白水平等，通常能显示先前未能发现的异常，从而有助于诊断。这些资料应用于确诊 ACS（见表 11-4）和评估短期不良事件的发生风险（见表 11-5），然后，才能对这种可能威胁生命的情况启动迅速而恰当的治疗。

致　谢

Dr. Howard A. Cooper 是本书第一版该章的合著者。其中部分内容仍旧沿用于本版中。这里感谢 Dr. Cooper 对本章的贡献。

表11-4 代表ACS的症状与体征的可能性评估

特征	可能性：高度（下列中的任意一项）	中度（缺乏高度可能性的特征，但有下列中的任意一项）	低度（缺乏高、中度可能性的特征，但有下列特征）
病史	以胸痛、左臂痛或不适为主要症状 已知CAD病史，包括MI	以胸痛或左臂痛或不适为主要症状 大于70岁，男性	可能的缺血症状，但缺乏任何中度可能性的临床特征 近期使用过可卡因
检查	短暂的MR杂音，低血压，出汗，肺水肿，或啰音	心外的血管性疾病	触诊可致胸部不适
ECG	新发生的或推测是新发生的短暂ST段偏移（1mm以上），或多个心前导联T波倒置	固定的Q波；ST段压低0.5～1mm或T波倒置>1mm	在R波为主的导联中T波低平或倒置<1mm；正常ECG
心脏标志物	心脏TnI、TnT或CK-MB水平增高	正常	正常

CAD，冠状动脉疾病；CK-MB，肌酸激酶同工酶MB；MR，二尖瓣反流；TnI，肌钙蛋白I；TnT，肌钙蛋白T。
From Anderson JL, Adams CD, Antman EM, et al: ACC/AHA 2007 guidelines for the management of patients with unstable angina/non-ST-elevation myocardial infarction. J Am Coll Cardiol 2007;50:e1-e157.

表11-5 UA和NSTEMI患者死亡和非致死性心肌梗死的短期风险评估

特征	风险度：高（下列特征中至少出现一项）	中（无高风险的特征，但必须有下列中的一项）	低（无高、中度风险的特征，但有下列中的任意一项）
病史	48小时以内的缺血症状加重	先前有MI、周围血管或脑血管疾病或CABG，先前有阿司匹林用药史	
疼痛特点	延长的、进行性的静息性胸痛(>20分钟)	延长的静息性疼痛（超过20分钟），现已缓解，伴中高度CAD可能性；静息胸痛（超过20分钟）或休息及舌下含服硝酸甘油可缓解；夜间型心绞痛；2周内新发的或进行性的CCS Ⅲ到Ⅳ级心绞痛，不伴延长的静息痛（超过20分钟），但有中高度CAD可能性	心绞痛发作频繁，程度加重，持续时间延长；阈值更低；新发的心绞痛且之前2周至2个月内有过发作
临床表现	肺水肿，很可能是缺血所致；新出现或加重的MR杂音；S_3或新出现的啰音或啰音加重；低血压、心动过缓、心动过速；年龄>75岁	年龄>70岁	
ECG	静息心绞痛伴有短暂的ST段偏移>0.5mm 新出现或推测新出现的束支传导阻滞 持续性室性心动过速	T波改变 多导联（前、后、侧）病理性Q波或静息时ST段压低<1mm	正常
心脏标志物	TnT、TnI或CK-MB水平升高（例如，TnT或TnI > 0.1ng/ml）	心脏TnT、TnI或CK-MB水平轻度升高（例如，TnT > 0.01但<0.1ng/ml）	正常

*对UA（或NSTEMI）患者发生死亡和非致死性心脏缺血性事件的短期风险评估是一个复杂的、多因素的难题，不可能通过这样一张表完全说明；因此，该表旨在提供大体的指南和说明，而不是硬性的规定。
CABG，冠状动脉旁路移植术；CAD，冠状动脉疾病；CCS，加拿大心血管学会；CK-MB，肌酸激酶同工酶MB；MR，二尖瓣反流；NG，硝酸甘油；TnI，肌钙蛋白I；TnT，肌钙蛋白T。
From Anderson JL, Adams CD, Antman EM, et al: ACC/AHA 2007 guidelines for the management of patients with unstable angina/non-ST-elevation myocardial infarction. J Am Coll Cardiol 50:e1-e157, 2007.

（郭远林）

参考文献

1. Heberden W: Some account of disorders of the breast. Med Trans R Col Physicians (London) 1772;2:59-67.
2. Obrastzov WP, Strazhesko ND: [Zur kenntnis der thrombose der koronararterien des herzens.] Z Klin Med 1910;71:116-132.
3. Herrick JB: Certain clinical features of sudden obstruction of the coronary arteries. JAMA 1912;59:2015-2020.
4. Sampson JJ, Eliaser M: The diagnosis of impending acute coronary artery occlusion. Am Heart J 1937;13:675-686.
5. Feil H: Preliminary pain in coronary thrombosis. Am J Med Sci 1937;193:42-48.
6. Fowler NO: "Preinfarctional" angina: A need for an objective definition and for a controlled clinical trial of its management. Circulation

1971;44:755-758.
7. Fuster V, Steele PM, Chesebro JH: Role of platelets and thrombosis in coronary atherosclerotic disease and sudden death. J Am Coll Cardiol 1985;5:175B-184B.
8. Braunwald E: Unstable angina. A classification. Circulation 1989;80:410-414.
9. Anderson JL, Adams CD, Antman EM, et al: ACC/AHA 2007 guidelines for the management of patients with unstable angina/non-ST-elevation myocardial infarction. J Am Coll Cardiol 2007;50:e1-e157.
10. Braunwald E: Unstable angina: An etiologic approach to management. Circulation 1998;98:2219-2222.
11. Hochman JS, McCabe CH, Stone PH, et al: Outcome and profile of women and men presenting with acute coronary syndromes: A report from TIMI IIIB. TIMI Investigators. Thrombolysis in Myocardial Infarction. J Am Coll Cardiol 1997;30:141-148.
12. Hochman JS, Tamis JE, Thompson TD, et al: Sex, clinical presentation, and outcome in patients with acute coronary syndromes. Global Use of Strategies to Open Occluded Coronary Arteries in Acute Coronary Syndromes IIb Investigators. N Engl J Med 1999;341:226-232.
13. Cannon CP, Braunwald E: Unstable angina and non-ST elevation myocardial infarction. In Libby P, Bonow RO, Mann DL, Zipes D (eds): Braunwald's Heart Disease, 8th ed. Philadelphia, Saunders Elsevier, 2008, pp 1319-1343.
14. Cannon CP, McCabe CH, Stone PH, et al: Circadian variation in the onset of unstable angina and non–Q-wave acute myocardial infarction (the TIMI III Registry and TIMI IIIB). Am J Cardiol 1997;79:253-258.
15. Leor J, Poole WK, Kloner RA: Sudden cardiac death triggered by an earthquake. N Engl J Med 1996;334:413-419.
16. Morris DC: Chest pain in patients with myocardial infarction. In Hurst JW, Morris DC (eds): Chest Pain. Armonk, NY, Futura, 2001, pp 275-285.
17. Hurst JW: Chest pain in patients with angina pectoris. In Hurst JW, Morris DC (eds): Chest Pain. Armonk, NY, Futura, 2001, pp 249-274.
18. Swap CJ, Nagurney JT: Value and limitations of chest pain history in the evaluation of patients with suspected acute coronary syndromes. JAMA 2005;294:2623-2629.
19. Patel H, Rosengren A, Ekman I: Symptoms in acute coronary syndromes: Does sex make a difference? Am Heart J 2004;148:27-33.
20. Sheifer SE, Gersh BJ, Yanez ND III, et al: Prevalence, predisposing factors, and prognosis of clinically unrecognized myocardial infarction in the elderly. J Am Coll Cardiol 2000;35:119-120.

第 12 章

生物标志物与急性缺血性心脏病

Joseph S. Alpert、Allan S. Jaffe、Kristian Thygesen 和 Harvey D. White

医学同人际沟通一样，给某一事物下定义是最基本的问题。医学史中不乏因某种疾病定义不明确而导致沟通失败的例子。在临床实践和科学研究中，给某个疾病的诊断或研究下定义是对其达到有效控制的首要步骤。简明精确的定义有助于医师对疾病进行交流和研究，最终针对患者的某种特殊情况给以解释。临床学者的诊断标准必须精确和可重复，以便类似疾病的患者可以入选随机试验。因此，来源于有明确诊断标准的临床试验结果可推广至其他符合相同诊断标准的患者，某一临床试验的结果也可以同其他采用相同诊断标准的试验做比较。

心血管疾病的致死率与致残率已成为全球性的问题，科学研究在寻找各种急性缺血性心脏病的诊断手段方面也投入了相当大的精力。生物标志物是帮助医师对疾病进行准确临床诊断、推测预后的重要辅助性检测手段。几十年来，已有多种生物标志物应用于急性缺血性心脏病，但只有肌钙蛋白检测的出现大大推进了急性缺血性心脏病的诊断和致死致残风险的评估。过去也有其他生物标志物用于诊断心肌坏死，肌钙蛋白常规检测的应用大大削弱了它们在临床实践与研究中的应用。

生物标志物的概念

该术语起源于 1989 年，是指人体某一可测量和定量的生物指标（如某种生物物质的浓度），其浓度提示某种病理生理状况。在大量疾病中发现了各种各样的生物标志物。绝大多数情况下，临床和医学研究是测量血液中的生物标志物，但有时也测定其他体液或组织中的生物标志物。

测定心血管生物标志物的目的是最大程度地为临床医师提供心血管病理生理状况和预后的信息，方便医师对患者的管理。只有那些可在全球临床生化检测实验室推广并且可重复性好的生物标志物才有价值。生物标志物的检测必须在标准条件下进行并具备高度特异性和敏感性。此外，某种生物标志物水平必须有助于患者的全面管理，同时也要考虑成本效益。要保证生物标志物检测结果精确、可重复，样本的采集、处理和测定等实验室技术都要求做到精细。不过，过分追求生物标志物检测的精确性和可重复性，可能会使不同临床情况相混淆，甚至产生医疗差错。

生物标志物可以反映许多人体健康或疾病状况。所以，生物标志物可以看做有或没有疾病的指示物[1]。血液肌钙蛋白检测已在全球普遍应用于各种急性缺血性心脏病的诊断。在适宜的临床背景下，血肌钙蛋白水平升高是当前全球诊断急性缺血性心肌坏死（即 AMI）的金标准。

AMI 是最早采用生物标志物来支持诊断的病种之一。不过，对心肌梗死生物标志物诊断标准的认识和应用直到最近才达成普遍共识。过去几十年对心肌梗死有不同的定义，这使得心肌梗死的确切定义有些混乱。公共卫生统计领域也面临因心肌梗死定义不同而产生的问题。医师所采纳的定义不同也可导致出院诊断的错误。

40 年前，用于 AMI 诊断的生物标志物缺乏特异性，不同实验室之间的可重复性也不高。这促使一直努力开发重复性好、敏感性和特异性高的心肌坏死生物标志物，来对急性期心肌梗死做出明确诊断。

30 年前，世界卫生组织试图对心肌梗死做出明确定义[2]。但是其诊断标准多缺乏特异性或易导致解读偏倚。因此，患者胸部不适或其等同症状（如突发的不能解释的呼吸困难）可能被不同的观察者做出不同的解释。同样，不同的 ECG 专家也可能对某一 ECG 现象做出不同解释。由于早期的生物标志物缺乏特异性并且其检测可重复性不佳，生物标志物测定没有被世界卫生组织列为当时 AMI 定义的主要内容。

为了提高临床医师诊断心肌梗死的准确性，并提高不同临床试验结果的可比性，ESC 和 ACC 在 1999 年成立了专家组，提出简单、通用和贴近临床的心肌梗死定义来指导临床实践和研究。该定义先后发表于《欧洲心脏杂志》(*European Heart Journal*) 和《ACC 杂志》(*Journal of the American College of Cardiology*)[3]。

新心肌梗死定义的核心内容是采用连续的血液标本测定高度敏感和特异的生物标志物。肌钙蛋白是全球采用的诊断心肌梗死的生物标志物（见图 12-1）。这种生物标志物能够在临床检测到少量的心肌坏死。专家组在 2000 年结合临床特点和缺血性 ECG 改变等相关表现制订了心肌梗死的诊断标准[3]。由于 2000 年以来又有一些学术进展，近期对该定义进行了修订[4]。

2000—2007 年报道的全球心肌梗死诊断标准是以肌钙蛋白为依据，可以诊断出常规病理观察时肉眼难于发现的小面积梗死[3, 4]。生物标志物检测已经成为急性缺血性

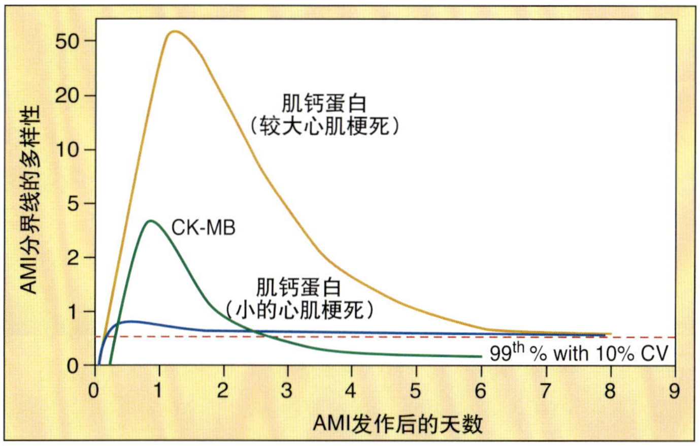

图12-1 AMI发病后各种生物标志物的经时性变化。注意肌钙蛋白升高同CK-MB的比较。基于现有检测法和采用第99百分位数，提示肌钙蛋白水平升高早于肌红蛋白和CK-MB。

心脏病诊断与管理的重要内容，使临床医师和研究人员对心肌坏死的诊断更为精确。血肌钙蛋白水平对急性缺血综合征患者的预后和治疗具有重要价值（参阅后续章节）。

ESC/ACC 2000 年报告强调采用新型高敏感、高特异性心肌细胞坏死生物标志物，进行心肌梗死诊断。许多研究对修订的心肌梗死诊断标准和以往旧的传统诊断标准（特异性差）进行了比较 [5-15]，发现采用新的基于肌钙蛋白的心肌梗死诊断标准，增加了心肌梗死患者数量。这不足为奇，因为肌钙蛋白较以前的生物标志物（如 CK 同工酶）更加敏感。肌钙蛋白同 CK 同工酶相比可以检测更小范围的梗死灶，因此肌钙蛋白阳性、CK 同工酶阴性患者的短期预后好于肌钙蛋白阳性和 CK 同工酶都升高的患者。

诊断标准变更导致的心肌梗死患者数量增加使得从事临床与研究的心血管医师不得不面临许多问题。例如，以前被诊断为心绞痛甚至 UA 的患者现在被冠以心肌梗死诊断。后者对患者有重要的心理和社会影响。某些职业可能禁止心肌梗死患者从事，心肌梗死也对患者本人、家庭成员或雇主产生负面影响。下面对基于肌钙蛋白的 AMI 诊断所产生的个人和社会影响进行了讨论。

Roger 等 [14] 进行了一项非常有学术和临床价值的研究。采用几种心肌梗死诊断标准（包括 2000 年 ESC/ACC 标准）[3] 入选 2000 例患者，出院诊断覆盖了 AMI、陈旧性心肌梗死、UA、冠心病、心绞痛和其他类型缺血性心脏病。所有患者至少接受一次（多数接受连续检测）肌钙蛋白、CK 和 CK 同工酶检测，对这些生化指标和临床情况以及短期（30 天）预后进行了相关分析。

结果显示，新的采用肌钙蛋白的心肌梗死诊断标准较 CK 或联合 CK 和 CK 同工酶的诊断标准筛选出了更多的缺血性心肌坏死患者。由于诊断心肌梗死所采用的肌钙蛋白分界值不同或样本采集次数不同，心肌梗死患者数量增加幅度从 35% ~ 112% 不等。另外还发现，有少数患者虽然肌钙蛋白水平正常，但根据 CK 同工酶水平升高诊断为心肌梗死。这一小组人群心肌梗死的诊断显然与 CK 同工酶的假阳性有关，这在以后 Roger 等 [14] 所做的密切随访和其他随访研究中得到了证实。仅有肌钙蛋白水平升高的小面积心肌梗死患者的预后好于肌钙蛋白和 CK（或 CK 同工酶）均升高的大面积心肌梗死患者（30 天死亡率 5% vs 11%）。这些发现都支持肌钙蛋白的测定增加心肌梗死诊断的敏感性和特异性。

全球心肌梗死诊断标准中生物标志物的应用

首个心肌梗死全球定义文件发表之后，心肌梗死诊断与治疗又有了许多新的进展。因此，世界心脏联盟（WHF）、ESC、ACC 和 AHA 召集会议对 2000 年共识文件 [3] 进行了更新。全球专家工作组包括了许多小组，并且从多方面尽可能精确提炼首次 ESC/ACC 工作组确定的心肌梗死诊断标准。工作组由具有全球代表性的生物标志物、电生理、影像、心血管介入和临床研究等领域的专家组成。经过多次会议讨论与协商，工作组提出了更新的共识性文件 [4]。

心肌梗死的病理学定义为长时间心肌缺血所导致的心肌细胞死亡。临床满足以下条件可做出心肌梗死的诊断：

1. 检测到心肌生物标志物水平的升高和（或）下降。
2. 至少有一次超过正常参考值上限的第 99 百分位数，并伴有以下至少一项心肌缺血的证据：

- 有心肌缺血的症状。
- ECG 有新发缺血性改变或进展为病理性 Q 波。
- 有新发存活心肌丢失或节段性室壁运动异常的影像学证据。

肌钙蛋白具有心肌组织特异性和高敏感性，可以反映显微镜下才能观察到的小灶性心肌坏死。因此，心脏肌钙蛋白 I 或肌钙蛋白 T 是首选心肌损伤标志物 [16]。心脏肌钙蛋白升高是指其测定值超过正常参考值上限的第 99 百分位数。对于诊断 AMI，必须有检测值升高和（或）降低的动态变化。每种检测方法正常参考值上限第 99 百分位数的最佳精确度定义为变异系数≤ 10%[17, 18]。如果不能进行肌钙蛋白检测，CK 同工酶是另一最佳选择。CK 同工酶升高定义为测定值超过性别校正后的正常参考值上限的第 99 百分位数。

肌钙蛋白作为生物标志物的高敏感性和高特异性，不仅在于可以检测到肌钙蛋白，也在于它能提供一些重要信息 [19]。包括即时检验（床边检验）在内的一些检测方法的敏感性不如中心实验室较大规模检测设备的结果。必须警惕即时检验结果可能会低估患者的风险。纤维蛋白偶尔可能产生干扰，导致肌钙蛋白水平偏高 [20]。如果某个检测值与其他检测结果明显不匹配，那么应该重新取样和测定（尤其是血清样本）。抗体之间或抗体与制备抗体的肌钙蛋白之间可能有交叉反应，但较为罕见 [21, 22]。不过，通常这种假象容易识别，当检测值持续高于正常水平时应怀疑为假象。

肌钙蛋白测定敏感性的提高使人们认识到肌钙蛋白水平演变谱是区别急性与慢性问题的关键。某种检测方法能否检测演变情况主要依赖于其精度。通常提倡正常人群的第 99 百分位数的变异系数为 10%[4, 18]，但这一标准很难与当前的检测法相匹配。目前有人提倡暂以相当于 10% 变异系数的分界值来预防精度差造成的假阳性[23]。不过，真正的正常值远远低于当前检测方法的可检测范围，因此没有必要采用这种方法[24]。检测方法如果不精确，那么即使某指标确实升高也难以检测出来，只有实际值较高时才能发现异常。相反，精确的检测方法在实际值较低时也可发现异常[25]。一般来讲，某项指标如果明显升高，精度较低的检测方法都能得到理想的检测结果。此时可采用 5% ~ 7% 变异系数或指标升高 20% 为检测标准[26]。

如果采用敏感的检测方法和正常参考值上限的第 99 百分位数为标准，则肌钙蛋白升高早于 CK 同工酶（见图 12-1）。因此，没有必要再使用肌红蛋白或其他可能快速升高的指标来诊断 AMI[27-29]。这一标准也使肌钙蛋白诊断心肌梗死的敏感性和特异性达到最佳（见图 12-2）[30]。一项对发病 4 小时以内的 AMI 人群的研究表明，80% 的患者可以在发病 3 小时以内通过检测肌钙蛋白做出诊断[31]。肌钙蛋白水平升高的速率使早期及时检测成为可能，而延迟检测也有益[32]。采用速率并结合正常参考值上限第 99 百分位数，有助于提高诊断的速度和准确率。

心脏肌钙蛋白 I 和心脏肌钙蛋白 T 检测都是理想的检测方法、其分界值设定是恰当的，两者诊断能力也具有可比性。两者区别之一是肾衰竭患者心脏肌钙蛋白 T 升高程度大于心脏肌钙蛋白 I 水平[33]。病理学研究提示，肌钙蛋白升高提示心肌异常并有较强的预后价值[34-38]。因此，对心脏肌钙蛋白 T 升高的患者需要做进一步评价，不一定是急性心肌疾病。患者发生心肌梗死时，肌钙蛋白会较基线时上升，肌钙蛋白动态上升可以将急性疾病和导致肌钙蛋白升高的慢性疾病区别开来。肌钙蛋白水平升高的心肌梗死患者属于极高危人群。

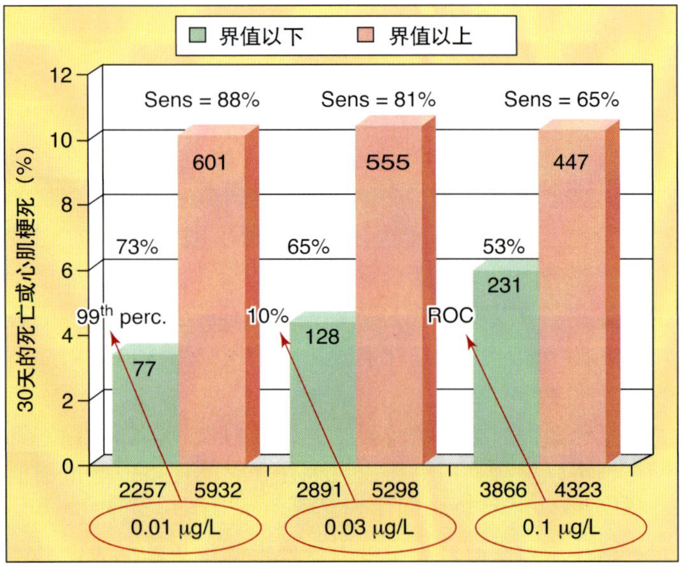

图12-2 GUSTO IV MI 试验中采用的各种分界值。注意第99百分位值的敏感性和特异性提高。

From James S, Armstrong P, Califf R, et al: Troponin T levels and risk of 30-day outcomes in patients with the acute coronary syndrome: Prospective verifi cation in the GUSTO-IV trial. Am J Med 2003;115:178-184.

肌钙蛋白在不同人群均具有预后价值[18]。肌钙蛋白对 ACS 具有明确的预后价值。肌钙蛋白水平高的 STEMI 患者以后发生不良事件的可能性大[39, 40]。肌钙蛋白升高需要一定时间，对发病时间进行校正后，肌钙蛋白的预后价值仍然存在。接受直接 PCI 的患者中，就诊时肌钙蛋白水平升高者的手术成功率低于未升高者[41]。肌钙蛋白水平高的 NSTEMI 患者短期不良事件发生率高，并且常需要强化抗凝治疗和早期 PCI[42-52]。有多种原因可导致心肌梗死（见表 12-1）。1 型心肌梗死：自发性心肌梗死。由于斑块破裂、夹层或结节性斑块破裂所致[4]；2 型心肌梗死：继发于心肌的供氧和耗氧不平衡所致。例如贫血、心律失常、高血压或低血压、血管收缩或冠状动脉痉挛；3 型心肌梗死：有典型的心肌缺血或心肌梗死症状，但在检测之前患者死亡而未能获得血液标本或未来得及检测。生物标志物在这种情况未能发挥诊断作用；4a 型心肌梗死：与 PCI 相关的肌钙蛋白水平升高，也是由心肌缺血导致的 AMI；4b 型心肌梗死：原因为支架内血栓形成；5 型心肌梗死：与 CABG 术相关的肌钙蛋白水平升高。

当生物标志物水平处于升高状态时，NSTEMI 和 PCI 相关的心肌梗死对肌钙蛋白水平的影响无法鉴别。因此，获取正常基线值对诊断 PCI 后心肌梗死必不可少[4]。肌钙蛋白对预后的预测价值与其升高程度相关。由于目前能够检测小范围心肌损伤，所以肌钙蛋白水平较低人群的预后略微好于高水平的人群[14]。肌钙蛋白检测对于 ACS、PCI

表12-1 心肌梗死分类

类型	特征
1	自发性心肌梗死。由原发的冠状动脉事件（如斑块破裂、溃疡或夹层）引起的心肌缺血
2	继发于心肌的供氧和耗氧不平衡所导致的心肌缺血（如冠状动脉痉挛、贫血或低血压）
3	心脏性猝死。有心肌缺血症状伴有新出现的ST段抬高、新出现左束支传导阻滞或经血管造影或尸检证实的冠状动脉血栓，但在采集血样之前死亡
4a	PCI相关的MI
4b	与支架内血栓形成相关的MI
5	CABG相关的MI

Adapted from Thygesen K, Alpert JS, White HD; Joint ESC/ACCF/AHA/WHF Task Force for the Redefinition of Myocardial Infarction: Universal definition of myocardial infarction. Eur Heart J 2007;28:2525-2538.

术后患者的管理和症状再发患者再次梗死的诊断都有帮助。近期研究表明，肌钙蛋白测定和 CK 同工酶测定对诊断再次梗死的精确度相当（见图 12-3）[53, 54]。随着肌钙蛋白检测敏感性和特异性的提高，未来比较肌钙蛋白和 CK 同工酶对再次梗死诊断价值的试验将会证明肌钙蛋白更为优越（见图 12-3）。

以肌钙蛋白为依据的新心肌梗死定义的意义

ESC 和 ACC 在 2000 年提出了新的心肌梗死诊断标准[3, 4]，心肌梗死的诊断从以流行病学为依据转变为在心肌缺血背景下以肌钙蛋白水平升高为依据。这一变化使心肌梗死的诊断数量大为增加，影响了流行病学研究和临床实践，也改善了心肌梗死的预后。此外，就业、健康保险和医疗服务评价也都受到了影响。

一项对 401 例可疑心源性胸痛患者的研究显示，采用新的心肌梗死诊断标准较采用世界卫生组织标准多诊断出 26.1% 的患者[6]。值得注意的是，世界卫生组织标准的假阳性率高达 5%[7]。多诊断出的心肌梗死患者中绝大多数曾被诊断为 UA，其中 33% 曾考虑为其他心脏病或非心脏疾病所致。

一项对 1851 例心源性胸痛患者的研究显示，采用当前肌钙蛋白 T 分界值（上升或下降 >0.03 μg/ml 诊断为心肌梗死）较采用 CK 标准多诊断 74% 的心肌梗死，较 CK 同工酶标准多诊断 41% 的心肌梗死[20]。如果采用一次肌钙蛋白升高为标准，则较 CK 标准多诊断 112% 的心肌梗死，这在女性尤其显著。仅采用肌钙蛋白标准的心肌梗死患者存在不良事件风险，但要低于同时伴有 CK 同工酶升高的患者[14]。

心肌梗死再定义的意义

对 AMI 诊断进行再定义对个人和整个社会具有多重意义。对一例患者做出某种诊断的过程必须要对其产生某种价值，也保证用于记录和跟踪某种诊断的资源耗费对社会有一定的价值。初步诊断和最终诊断是对患者进行进一步诊断性检查、治疗、改变生活方式或给出预后建议的依据。某一诊断的患者数量是制订医疗服务计划和政策、进行资源配置的依据。

成功的临床实践目标之一是根据现有科学知识做出某种确定诊断。这次修订后的心肌梗死诊断标准符合这一目标。因此，当前的 AMI 诊断是一个以患者症状、ECG 改变、高敏感生物标志物和各种影像信息为依据的临床诊断。然而，明确梗死的范围、残余左室功能和相关冠状动脉病变的严重程度更为重要，而不是仅仅做出心肌梗死的诊断。判断患者预后和能否重返工作岗位所需信息远多于做出心肌梗死诊断所需信息，还需要为社会、家庭和雇佣决策提供信息。目前已有许多风险评分来预测梗死后患者的预后。对肌钙蛋白水平升高和其他各种与心肌梗死相关预后因素的整理，有助于深入认识临床导致心肌坏死的各种情况。

心肌梗死定义的修订将对全球心血管病的定义、预防和治疗产生重要影响。新定义也将影响发展中国家流行病数据中有关的发病率和流行情况。文化、财政和组织结构对 AMI 诊断与治疗的影响也有待继续研究。此外，必须要解决心血管病领域中因学科知识发展所产生的诊断与治疗脱节问题。

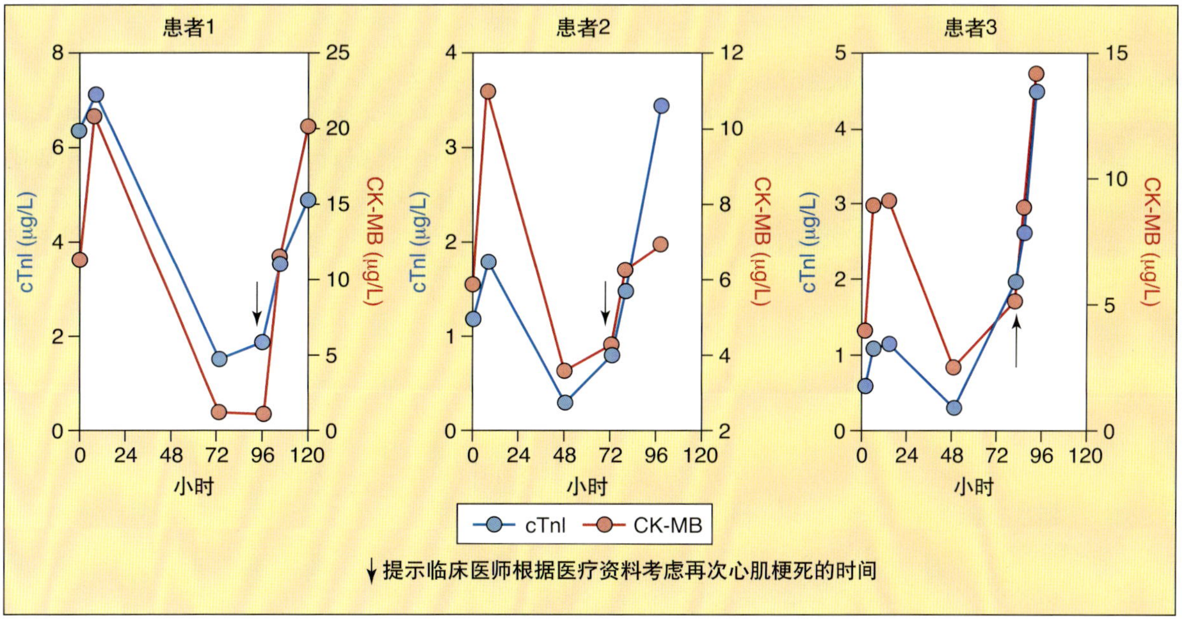

图12-3 使用CK-MB和肌钙蛋白I诊断心肌梗死后的再梗死。
From Apple F, Murakami M: Cardiac troponin and creatine kinase MB monitoring during in-hospital myocardial reinfarction. Clin Chem 2005;51:460-463.

正确解释血肌钙蛋白结果——典型病例

采用高度敏感和特异的血肌钙蛋白检测用于心肌细胞坏死的诊断，对于临床医师来说既有帮助也有坏处。一方面，高敏感性的生物标志物可以提示，患者虽然心肌梗死面积小但可能有潜在风险。这种情况可能促使临床医师采用强化的药物治疗，并经常采用 PCI 策略。另一方面，多系统疾病患者（如呼吸或肾功能不全）肌钙蛋白水平的升高通常是这些病理状况导致心肌坏死，而不是缺血性心肌坏死。因此，也不需要给予上述治疗措施。本章通过讨论肌钙蛋白的测定和结果解释，列举一些除心肌梗死之外可导致血肌钙蛋白异常升高的临床情况。不过，这些患者如果发现肌钙蛋白水平升高，即便不存在缺血性心肌梗死，也提示其预后不佳。下面 3 例个案有说明意义。

病例 1

男性，60 岁。凌晨出现前胸部进行性不适。稳定型心绞痛数年，坚持服药。医师已告知 AMI 的可能症状，因此患者先后于舌下含服硝酸甘油片两次，症状 1 小时后逐渐减轻，但其妻子坚持立即开车去急诊诊治。到达医院时的 ECG 显示 V3 ～ V6 ST 段压低 1.5mm、血肌钙蛋白升高。患者接受了常规剂量阿司匹林、氯吡格雷、低分子肝素和静脉 β- 受体阻滞剂，胸部不适完全缓解后收住院。次日上午患者接受心导管检查，发现左前降支中段次全闭塞，溃疡性斑块伴有大量血栓，于罪犯病变处植入 1 个支架。患者在导管室开始接受静脉糖蛋白Ⅱb/Ⅲa 受体拮抗剂，并于当日介入操作结束后开始他汀类和 ACEI 治疗。恢复期无不良事件发生，1 月后超声心动图检查示左室前壁中 - 重度室壁节段性运动障碍。

评论：结合该患者临床表现（症状和 ECG 异常）和肌钙蛋白水平升高，提示为因斑块破裂导致的 NSTEMI，属于 1 型 AMI。该患者接受了符合当前循证医学观点的药物和 PCI。其恢复应归功于肌钙蛋白的测定帮助做出了正确诊断。

病例 2

女性，50 岁。因间质性肾炎继发慢性肾衰竭进行血液透析而发生支气管肺炎。患者家属送其达急诊室时存在低氧血症和低血压，呼吸急促。马上予以气管插管并转至内科重症监护室。3 周内病程凶险，出现败血症、谵妄、成人呼吸窘迫综合征并反复发作严重低氧血症和低血压。多次做 ECG 提示中等程度非特异性 ST-T 改变，没有演变。在内科重症监护室期间多次测定肌钙蛋白均升高，超声心动图提示重度弥漫性左室功能减低，LVEF 为 48%。给予辅助通气、频繁透析、静脉使用抗生素和升压药物，病情逐渐恢复。住院期间没有实施心导管检查，两个月后复查经胸壁超声心动图示左室功能正常，EF 为 67%。

评论：该患者存在严重多系统疾病导致的心肌细胞坏死。低氧血症、低血压和各种炎性细胞因子明显升高的综合效果导致了中度心肌损伤。住院期间没有任何 ECG 或临床病程提示心肌缺血。不过，如果该患者存在动脉硬化性疾病，通过肌钙蛋白水平升高检测到的心肌坏死有可能部分归因于冠心病。出院后超声心动图结果正常支持内科重症监护室做出的心肌坏死乃继发于严重多系统疾病的诊断。随着病情恢复，该患者的心肌损伤和心功能也得到了恢复。

病例 3

男性，35 岁。有家族性扩张型心肌病史和中度慢性心力衰竭的症状（纽约心脏协会心功能分级Ⅱ级）。该患者在门诊接受口服卡维地洛、赖诺普利、呋塞米、螺内酯、地高辛、阿司匹林和单硝酸异山梨酯治疗，并接受医师和心血管病医师的随访。患者参与了一项心脏康复训练指导项目，其中包括中等程度的训练。一次常规诊疗时患者主诉高一级强度训练后感到右胸部不适。医师进行体检发现其右胸部肌肉压痛。肌钙蛋白和脑钠肽检测结果显示两种生物标志物均中度升高。患者以往测定脑钠肽水平也升高，但接受肌钙蛋白检测为首次。患者没有动脉硬化性心脏病家族史和糖尿病，其收缩压记录显示无论在诊所或家中均＜ 110 mmHg。最近的血脂检查正常，总胆固醇 145mg/dl、低密度脂蛋白胆固醇 68mg/dl。医师们分析其实验室检测结果和临床表现认为，肌钙蛋白水平升高是由扩张型心肌病而非缺血性心脏病所致。在之后的几周内逐渐提高其服用药物的剂量，脑钠肽水平恢复了正常。然而其肌钙蛋白水平依然持续处于轻微升高水平。胸部不适经局部热敷和休息缓解，劳力性气短也随药量的增加而改善。

评论：该患者肌钙蛋白水平升高提示其存在持续的继发于家族性扩张型心肌病的心肌坏死。患者可能存在内皮功能障碍或心内膜下的供需失衡，在某种意义上存在缺血性心肌损伤。但这不是由斑块破裂或动脉硬化性心脏病导致，因此不提示存在 AMI。不过，慢性心力衰竭伴有肌钙蛋白水平持续升高患者的预后差于肌钙蛋白水平正常者。

这是三个由不同原因导致患者血肌钙蛋白水平升高的病例。第一例根据肌钙蛋白升高和临床信息做出了 AMI 的诊断，并根据医院的条件给予了符合指南规范的治疗。第二例由于多系统危及生命的疾病导致心肌坏死，随着这些严重疾病的恢复，患者的心肌损伤也得到恢复。第三例是由于慢性心肌疾病的病理进展导致了血肌钙蛋白升高。后两例都不存在斑块破裂和冠状动脉内血栓形成等冠状动脉硬化导致的缺血性心脏病。

其他生物标志物的应用

血管生物学的进展催生出许多具有不同风险识别意义的心肌梗死生物标志物。这些生物标志物都有独立预测预后的价值，但是多数不如肌钙蛋白。这些生物标志物包括致血栓性炎症因子 CD40[55]、黏附分子[56]、白介素[57]、基质金属蛋白酶[58]和胰磷脂酶 A2，都与斑块破裂有关[59]。

抗炎因子白介素 -10 与缺血事件呈负相关 [60]。尽管各种新型生物标志物的初步应用结果非常吸引人，目前临床最常用的生物标志物只有 C 反应蛋白和脑钠肽两种。

风险评估

C 反应蛋白的应用

C 反应蛋白是研究最为透彻的炎症标志物 [61-71]。白介素 -1、白介素 -6 和肿瘤坏死因子 α 可诱导其在肝的合成。炎症时 C 反应蛋白水平升高。动脉粥样硬化斑块中也可见 C 反应蛋白，可能与斑块不稳定有关。C 反应蛋白基因突变可影响 C 反应蛋白水平，并与心肌梗死、卒中和心血管死亡率相关。

有 22 项前瞻性研究表明，高敏 C 反应蛋白可以预测普通健康人群冠心病的风险（比值比 =1.45）[63]。心肌梗死患者的高敏 C 反应蛋白水平与动脉粥样硬化斑块的炎症有关，单纯心肌缺血或坏死并不使其水平升高 [64]。存在心肌细胞坏死的患者高敏 C 反应蛋白迅速升高，8 小时后升至 2 倍，2 ~ 4 后达到高峰 [65]，并于 2 ~ 4 周后恢复至基线。

高敏 C 反应蛋白是 NSTEMI 和 STEMI 患者远期预后的独立预测因素。在 UA 患者，高敏 C 反应蛋白 >3.0mg/L 的患者住院期间再发缺血、死亡、心肌梗死或血运重建的比率高于 <3.0mg/L 者 [66]。TIMI IIA 试验中高敏 C 反应蛋白 >15.5mg/L 者 2 周内死亡率为 <15.5mg/L 患者的 10 倍 [67]。CAPTURE 试验也显示高敏 C 反应蛋白水平 >10mg/L 与死亡和心肌梗死独立相关 [68]。FRISC 试验表明，基线高敏 C 反应蛋白水平 >10mg/L 的患者 3 年心血管死亡率高于 <2.0mg/L 者（16.5% vs5.7%）[69]。GUSTO IV 研究也证实高敏 C 反应蛋白水平 >10mg/L 与 1 年死亡率增加相关 [70]。

研究显示，高敏 C 反应蛋白水平 >3mg/L 的 STEMI 患者住院期间再发心肌缺血或心肌梗死风险增加 [71]。高敏 C 反应蛋白水平 >10mg/L 与 30 天死亡和心肌梗死相关 [72]，>20mg/L 与 1 年死亡相关 [73]，>25mg/L 与 1 年死亡、心绞痛或心肌梗死相关 [70]。有些研究显示，在心肌细胞坏死导致 C 反应蛋白水平升高前采血测定的高敏 C 反应蛋白与死亡率无关 [74]，极高的高敏 C 反应蛋白水平（>200mg/L）与心室破裂相关 [73]。

出院时的高敏 C 反应蛋白水平较入院时水平更能预测 1 年死亡、心肌梗死和再发心肌缺血事件 [75]。CARE 研究显示，心肌梗死后 6 ~ 20 个月期间高敏 C 反应蛋白≥ 10mg/L 患者的冠心病、死亡或心肌梗死风险增加 [76]。PROVE-IT 研究显示，心肌梗死后采用阿托伐他汀或普伐他汀进行早期降脂治疗使高敏 C 反应蛋白降至 <2.0mg/L，可降低死亡或心肌梗死发生率 [77]，高敏 C 反应蛋白水平降至 <1.0mg/L 可进一步降低事件发生率。

近期数据可以综合评价 C 反应蛋白的价值。许多以往的试验提示 C 反应蛋白预测将来事件的价值强于肌钙蛋白。最近的 PROVE-IT 研究也支持这一发现（见图 12-4）[77, 78]。心肌梗死后 4 ~ 6 周内 C 反应蛋白持续升高并且伴有多种危险因素（肥胖、吸烟和糖尿病）的患者，即便 LDL 水平控制满意，其发生事件的概率也较高。

临床应用高敏 C 反应蛋白依然存在许多问题。心肌梗死发病后高敏 C 反应蛋白水平迅速上升并持续到心肌梗死恢复期，因此测定时间对其结果的解释也很重要。C 反应蛋白水平升高预测死亡风险的价值大于预测心肌梗死风险 [60]。目前，还没有确定用于危险分层的最佳 C 反应蛋白分界值，也没有确定降低 C 反应蛋白的各种措施（阿司匹林 [79]、他汀 [80] 或依折麦布 [81]）的目标 C 反应蛋白值。

B 型脑钠肽的应用

脑钠肽和氨基末端 B 型脑钠肽前体由左心室产生，左心室压力与其合成有关。多种刺激都可诱导其释放，包括低氧血症、心肌缺血、室壁张力增加、心室或心房扩张。

心肌缺血时脑钠肽和氨基末端 B 型脑钠肽前体的升高是由心肌牵拉所致 [82]。脑钠肽来自脑钠肽前体，后者由 108 个氨基酸组成。脑钠肽前体释放到血液循环后接受酶切后，其羧基末端片段即为脑钠肽。脑钠肽由 32 个氨基酸组成，具有生物活性并灭活氨基末端片段即氨基末端 B 型脑钠肽前体（由 76 个氨基酸组成）。脑钠肽和氨基末端 B 型脑钠肽前体的半衰期分别为 20 分钟和 120 分钟。

测定脑钠肽的方法较多，这些测定方法结果之间或与氨基末端 B 型脑钠肽前体测定方法结果之间没有可比性。脑钠肽和氨基末端 B 型脑钠肽前体的测定都可以有效独立预测 NSTEMI 患者的死亡率或心肌梗死发生率，而不依赖于其他心肌坏死的标志物（如肌钙蛋白）或炎症标志物（如 C 反应蛋白）[83-89]。不过大多数研究显示，其预测价值主要体现在那些肌钙蛋白水平正常的患者（采用当前的检测方法和分界值）。脑钠肽和氨基末端 B 型脑钠肽前体不能预测再发心肌缺血事件。这两个指标在 STEMI 中的

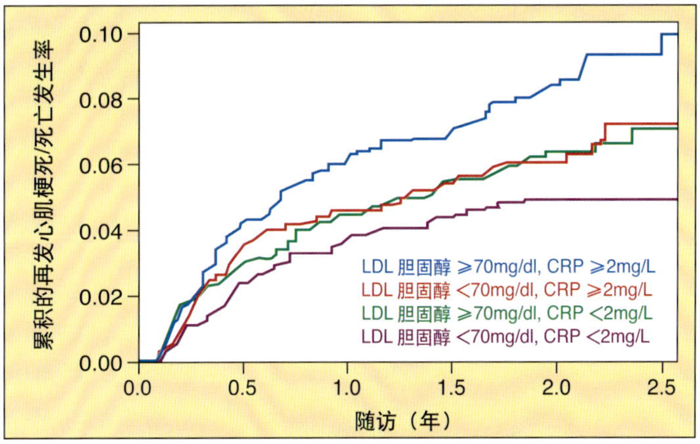

图12-4　心肌梗死后患者LDL和CRP的预后价值。二者皆有预后诊断价值。
From Ridker PM, Cannon CP, Morrow D, et al: C-reactive protein levels and outcomes after statin therapy. N Engl J Med 2005;352:20-28.

价值也大致同上。

脑钠肽预测血运重建的价值有争议[86, 90, 91]。TACTICS-TIMI-18 试验显示，脑钠肽水平升高不能预测患者是否从血运重建获益[86]，女性除外（见图 12-5）。但是 FRISC-II 研究显示，氨基末端 B 型脑钠肽前体水平较高的患者有受益于血运重建的趋势[92]，氨基末端 B 型脑钠肽前体和白介素 -6 都升高的患者可明显获益于血运重建。两项研究都显示，脑钠肽和氨基末端 B 型脑钠肽前体可预测冠心病（血管造影证实）的存在，但对再发心肌缺血无预测价值。

全程动态测定脑钠肽可能有助于改善风险评估。PRISM 研究表明，72 小时检测脑钠肽较就诊时检测可提供更多预后信息[92]。就诊后氨基末端 B 型脑钠肽前体升高可更多预测死亡率和心肌梗死。相反，氨基末端 B 型脑钠肽前体水平迅速下降提示死亡率低。肌钙蛋白水平正常且脑钠肽水平低预示缺血性事件发生率极低。

在脑钠肽常规应用于 ACS 临床实践之前，仍有许多问题需要解决。脑钠肽和氨基末端 B 型脑钠肽前体测定的最佳时机还不明确。有一项研究显示，就诊时取血和 72 小时后取血对其预后价值没有影响[93]。然而 PRISM 研究表明，72 小时检测比就诊时检测可提供更多预后信息[92]。FRISC II 研究显示，第 3、6 个月时检测的预测价值优于就诊时或 48 小时检测[88]。目前，用于预后诊断的分界值还不明确。

联合使用标志物的危险分层

联合使用反映不同病理生理状况危险因素的风险评估可提高预测水平。因此，联合使用心肌细胞坏死标志物（如肌钙蛋白）、炎症标志物（如高敏 C 反应蛋白）和心肌缺血标志物（如心肌牵拉有关的脑钠肽）极具吸引力。有几项研究显示，这种联合生物标志物的策略在临床 TIMI 危险评分的基础上可提供更为全面的风险评估[86, 94-96]。

未来生物标志物展望

未来生物标志物测定技术与应用无疑将取得进一步发展。更为敏感的心脏肌钙蛋白测定是当前进展最大的生物标志物检测技术。有足够的证据表明，低于正常值上限第 99 百分位的测定值也具备一定的预后价值和病理生理意义[24, 25, 97-99]。在能够检测的前提下，推测实际正常值范围低于目前水平的 10 ~ 20 倍。如果属实，更敏感的测定方法将显著改善急性缺血性心脏病的诊断能力[100]。不过其检测费用也会相应增加。

包括随访研究在内的最新研究显示，不论是否有心脏疾病[97]，也不论是有胸痛的患者或心肌梗死患者[98]，低于第 99 百分位数 50% 的心脏肌钙蛋白 I 水平同样可以预测整体时间段的心血管事件（见图 12-6 和图 12-7）。长时间随访显示，这种程度的肌钙蛋白水平升高具有预后诊断价值[99]。因此，随着肌钙蛋白检测方法敏感性的提高，进一步下调心肌坏死诊断的分界值也很有必要。不过也有证据表明，使用当前的检测方法发现某些情况下即便不存在急性疾病也可出现肌钙蛋白水平升高[33-38, 93, 100-102]。其中，严重肾功能不全患者情况最为明显[104]。Dallas 心脏研究[102]显示，普通人群中有 0.7% 心脏肌钙蛋白 T 超过正常值的第 99 百分位数，这些情况通常为心力衰竭、肾功能不全、左室肥厚或糖尿病，有时四种情况同时存在。肌钙蛋白在这些患者多为中度升高。这些研究没有采用最为敏感的技术测定心脏肌钙蛋白 T，如采用更为敏感的方法，相信其结果可能更高。

这意味着更加敏感的检测手段可能难于区分急性和慢性病程，例如，在慢性肾功能不全患者[36]或其他伴随肌钙蛋白水平长期升高的疾病。高敏感的肌钙蛋白测定方法应用于临床之前需要更多的评价。有时提高测定方法的敏感

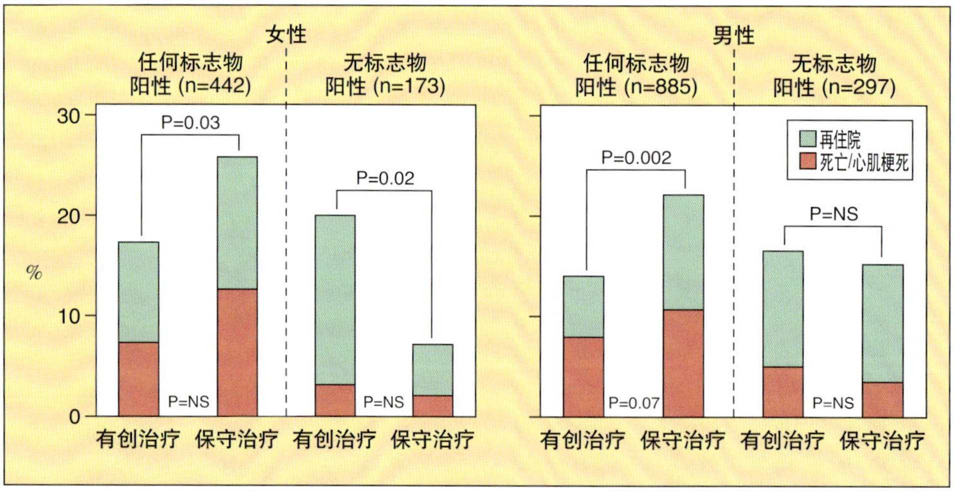

图12-5 Tactics TIMI 18 试验性别分析。女性CRP和(或)BNP升高较肌钙蛋白升高多见，而男性肌钙蛋白升高多见。
From Bodi V, Sanchis J, Llacer A, et al: Multimarker risk strategy for predicting 1-month and 1-year major events in non-ST-elevation acute coronary syndromes. Am Heart J 2005;149:268-274.

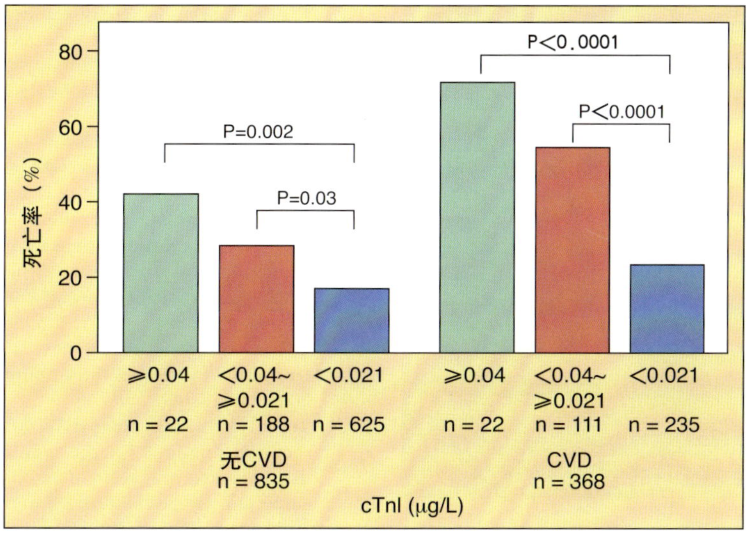

图12-6　肌钙蛋白值介于0.02 μg/L和第99百分位数（0.04 μg/L）之间的患者情况。肌钙蛋白水平处于此范围的患者总体时间段内心血管事件发生率高于肌钙蛋白检测不到的患者。CVD，心血管疾病。

From Zethelius B, Johnston NP: Troponin I as a predictor of coronary heart disease and mortality in 70-year-old men: A community-based cohort study. Circulation 2006;113:1071-1078.

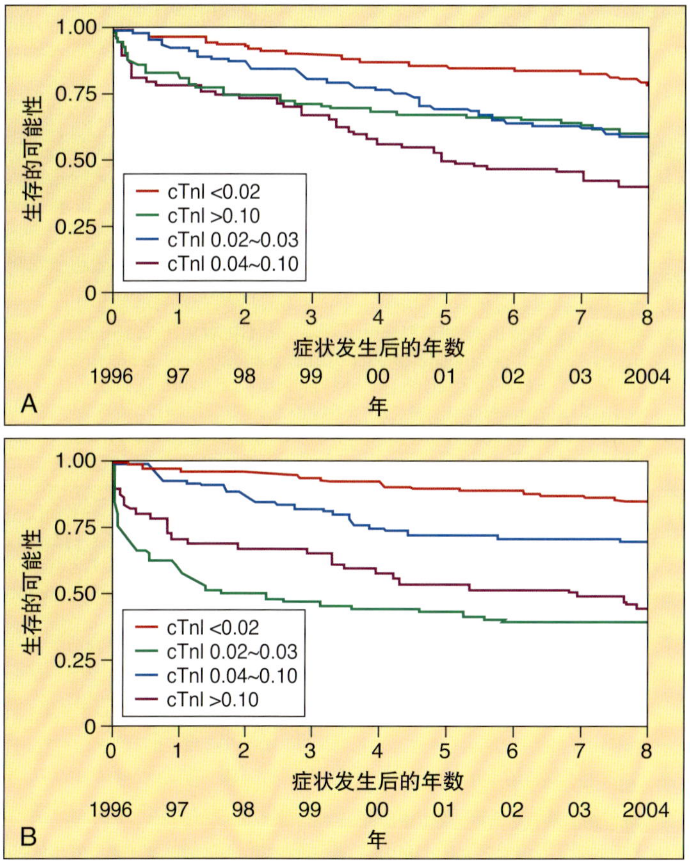

图12-7　肌钙蛋白值介于0.02和0.04ng/ml（低于第99百分位数）之间的可疑MI患者，总体时间段心血管事件发生率高于肌钙蛋白检测不到的患者。A，死亡率；B，MI和充血性心力衰竭。

From Thygesen K, Alpert JS, White HD; Joint ESC/ACCF/AHA/WHF Task Force for the Redefinition of Myocardial Infarction: Universal definition of myocardial infarction. Eur Heart J 2007;28:2525-2538.

性需对以往的测定方法做较大改动，新一代肌钙蛋白测定方法提高了测定敏感性，应该对临床医师有所帮助。这些新的测定方法与不敏感的检测方法相比，能较早检测到真阳性结果。有证据表明，这些新方法可在发病 3 小时内检测出 80% 的心肌梗死患者[25, 31, 99, 103]。因此，检测肌红蛋白和 CK 同工酶不再具有更早的诊断价值，而且这种趋势会越来越明显。新开发的标志物不仅要与现有肌钙蛋白检测法进行竞争，还要同正在开发的肌钙蛋白检测法进行竞争。

新的肌钙蛋白检测法也必须要与那些标榜可以早期检测心肌梗死和（或）提高预后诊断能力的新型标志物进行竞争[104, 105]。这些新的测定法大多是检测那些反映易损斑块进展的新型标志物。这些指标也许可以监测易损斑块的生化情况，并预测或确认斑块破裂事件。有许多这方面的相关报道，例如髓过氧化物酶、可溶性 CD40 配体、胎盘生长因子和妊娠相关血浆蛋白 A。不过，这些研究没有采用当前的肌钙蛋白检测法进行相关测定，也没有在初始测定这些新标志物时设置分界值[106]。后续研究将对新标志物和高敏感肌钙蛋白测定进行比较，来明确新标志物的作用。

已知心肌梗死（尤其是 NSTEMI）患者并不是一个单一的人群。例如，有典型心肌梗死症状的患者中 10% ～ 15% 可以拥有正常的冠状动脉（见图 12-8）[107]，其中肌钙蛋白升高者预后差。近期研究显示，这些患者（尤其女性）中多数冠状动脉正常，但 MRI 提示有心肌梗死[106]。这组人群的病理生理机制还不清楚，可能与内皮功能不全或在血管造影前血栓溶解有关。可以检测 NSTEMI 时凝血功能增强的标志物，或许有助于找出容易发生动脉硬化性血栓形成的个体，在这方面目前有大量的候选生物标志物。这些标志物或许有助于识别女性 NSTEMI 患者。

近期研究表明（每例患者取血一次），女性不易发生肌钙蛋白升高，但易于出现 C 反应蛋白和（或）脑钠肽水平升高。重要的是 C 反应蛋白或脑钠肽水平升高的患者可

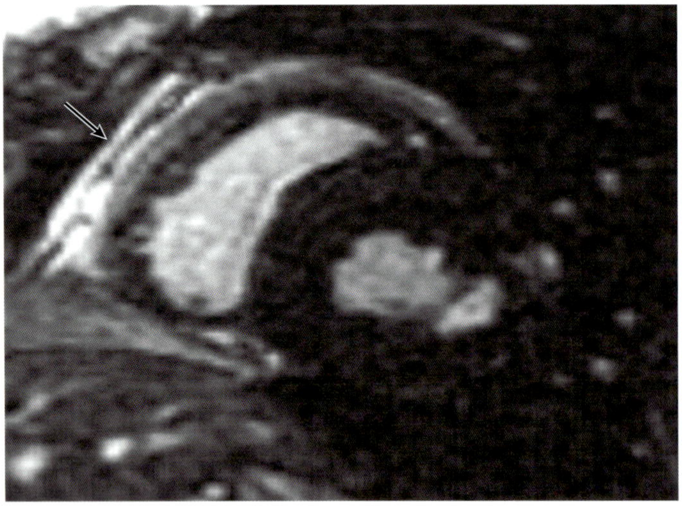

图12-8 一例冠状动脉正常但发生MI患者的MRI影像。延迟超增强区(箭头)提示心肌损伤。该病例虽然冠状动脉正常，但可能为MI。
From Tello-Montoliu A, Marin F, Roldan V, etal: A multimarker risk stratification approach to non-ST elevation acute coronary syndrome: Implications of troponin T, CRP, NT pro-BNP and fibrin D-dimer levels. J Intern Med 2007;262:651-658.

12

能会从有创治疗策略中获益[92]。更为敏感的肌钙蛋白检测方法可能会消除心肌梗死时肌钙蛋白测定的男女性别间的差异[24, 99]，否则其他标志物的作用就变得更为重要。

生物标志物可以在心肌梗死随访中发挥作用。已知炎症标志物如C反应蛋白、新蝶呤[108]有这样的作用。脑钠肽（包括脑钠肽和氨基末端B型脑钠肽前体）也有助于判断心肌梗死患者（尤其是肌钙蛋白水平正常时）的预后（见前述）[109]。肾功能也与患者的预后密切相关，但胱抑素C可能比肾小球滤过率能提供更多的信息[110]。这可能是因为胱抑素C可以持续判断肾功能，而肾小球滤过率真正下降时才会出现肌酐和计算的肾小球滤过率异常[111]。目前，如何根据这些指标指导治疗还不明确。不过，已知胱抑素C水平在炎症时会上升，给予抗炎治疗后会下降。

最后，所谓的“死亡标志物”也正在开发之中。曾经认为脑钠肽是心力衰竭患者最有力的死亡预测标志物，但近期研究显示，与白介素-33相关的人基质裂解素预测死亡的能力可能更强[111, 112]。转化生长因子-β家族成员的生长分化因子-15对NSTEMI患者有很强的预测死亡价值。生长分化因子-15可能有助于筛选那些会受益于有创治疗策略的心肌梗死患者。然而，这些报道能否转化为临床现实还是未知数。

（赵汉军）

参考文献

1. Vasan RS: Biomarkers of cardiovascular disease. Molecular basis and practical considerations. Circulation 2006;113:2335-2362.
2. Ischemic Heart Disease Registers: Report of the Fifth Working Group, Copenhagen. Report No. Eur. 8201. Geneva, World Health Organization, 1971.
3. Joint European Society of Cardiology/American College of Cardiology Committee: Myocardial infarction redefined—a consensus document of the Joint European Society of Cardiology/American College of Cardiology Committee for the Redefinition of Myocardial Infarction. Eur Heart J 2000;21:1502-1513.
4. Thygesen K, Alpert JS, White HD: Joint ESC/ACCF/AHA/WHF Task Force for the Redefinition of Myocardial Infarction: Universal definition of myocardial infarction. Eur Heart J 2007;28:2525-2538.
5. Pell JP, Simpson E, Rodger JC, Finlayson A, et al: Impact of changing diagnostic criteria on incidence, management, and outcome of acute myocardial infarction: Retrospective cohort study. BMJ 2003;326:134-135.
6. Ferguson JL, Beckett GJ, Stoddart M, Walker SW, et al: Myocardial infarction redefined: The new ACC/ESC definition, based on cardiac troponin, increases the apparent incidence of infarction. Heart 2002;88:343-347.
7. Trevelyan J, Needham EW, Smith SC, Mattu RK: Impact of the recommendations for the redefinition of myocardial infarction on diagnosis and prognosis in an unselected United Kingdom cohort with suspected cardiac chest pain. Am J Cardiol 2004;93: 817-821.
8. Birkhead JS, Norris RM: Redefinition of myocardial infarction. Lancet 2001;358: 764.
9. Meier MA, Al-Badr WH, Cooper JV, et al: The new definition of myocardial infarction: Diagnostic and prognostic implications in patients with acute coronary syndromes. Arch Intern Med 2002;162:1585-1589.
10. Koukkunen H, Penttila K, Kemppainen A, et al: Differences in the diagnosis of myocardial infarction by troponin T compared with clinical and epidemiological criteria. Am J Cardiol 2001;88:727-731.
11. Kontos MC, Fritz LM, Anderson FP, et al: Impact of the troponin standard on the prevalence of acute myocardial infarction. Am Heart J 2003;146:446-452.
12. White HD: Things ain't what they used to be: Impact of a new definition of myocardial infarction. Am Heart J 2002;144:933-937.
13. Amit G, Gilutz H, Cafri C, et al: What have the new definition of acute myocardial infarction and the introduction of troponin measurements done to the coronary care unit? Impacts on admission rate, length of stay, case mix, and mortality. Cardiology. 2004;102:171-176.
14. Roger VL, Killian JM, Weston SA, et al; Redefinition of myocardial infarction: Prospective evaluation in the community. Circulation 2006;114:790-797.
15. Goodman SG, Steg PG, Eagle KA, et al; GRACE Investigators: The diagnostic and prognostic impact of the redefinition of acute myocardial infarction: Lessons from the Global Registry of Acute Coronary Events (GRACE). Am Heart J 2006;151:654-660.
16. Katus HA, Rempris A, Neumann FJ, et al: Diagnostic efficiency of troponin T measurement in acute myocardial infarction. Circulation 1991;83:902-912.
17. Apple FS, Jesse RL, Newby LK, et al: National Academy of Clinical Biochemistry and IFCC Committee for Standardization of Markers Cardiac Damage Laboratory Medicine Practice Guidelines: Analytical issues for biochemical markers of acute coronary syndromes. Circulation 2007;115:e352-e355.
18. Jaffe AS, Ravkilde J, Roberts R, et al: It's time for a change to a troponin standard. Circulation 2000;102:1216-1220.
19. Panteghini M, Pagani F, Yeo KT, et al: Evaluation of imprecision for cardiac troponin assays at low-range concentrations. Clin Chem 2004;50:327-332.
20. Kazmierczak S, Sekhon H, Richards C: False-positive troponin I measured with the Abbott AxSYM attributed to fibrin interference. Intern J Cardiol 2005;101:27-31.
21. Kricka L: Human anti-animal antibody interferences in immunological assays. Clin Chem 1999;45:942-956.
22. Fitzmaurice T, Brown C, Rifai N, et al: False increase of cardiac troponin I with heterophilic antibodies. Clin Chem 1998;44:2212-2214.
23. Apple FS, Wu AHB, Jaffe AS: Implementation of the ESC/ACC Guidelines for redefinition of myocardial infarction using cardiac troponin assays with special attention to clinical trial issues. Am Heart J 2002;144:981-986.
24. Wu AHB, Fukushima N, Puskas R, et al: Development and preliminary clinical validation of a high sensitivity assay for cardiac troponin using a capillary flow (single molecule) fluorescence detector. Clin Chem 2006;52:2157-2159.
25. Jaffe AS: Chasing troponin: how low can you go if you can see the

increase? J Am Coll Cardiol 2006: 48:1763-1764.
26. Westgard JO, Klee GG: Quality management. In Burtis CA, Ashwood ER, Bruns DE (eds): Tietz Textbook of Clinical Chemistry and Molecular Diagnostics, 4th ed. St. Louis, Elsevier Saunders, 2006, pp 498-499.
27. Kavsak PA, MacRae AR, Lustig V, et al: Effects of contemporary troponin assay sensitivity on the utility of the early markers myoglobin and CK-MB isoforms in evaluating patients with possible acute myocardial infarction. Clin Chim Acta 2007;380: 213-216.
28. Eggers K, Oldgren J, Nordenskjold A, Lindahl B: Diagnostic value of serial measurement of cardiac markers in patients with chest pain: Limited value of adding myoglobin to troponin I for exclusion of myocardial infarction. Am Heart J 2004;148: 574-581.
29. Ilva T, Eriksson S, Lund J, et al: Improved early risk stratification and diagnosis of myocardial infarction, using a novel troponin I assay concept. Eur. J Clin Invest 2005; 35:112-116.
30. James S, Armstrong P, Califf R, et al: Troponin T levels and risk of 30-day outcomes in patients with the acute coronary syndrome: Prospective verification in the GUSTO-IV trial. Am J Med 2003;115:178-184.
31. MacRae AR, Kavsak PA, Lustig V, et al: Assessing the requirement for the six-hour interval between specimens in the American Heart Association classification of myocardial infarction in epidemiology and clinical research studies. Clin Chem 2006;52:812-818.
32. Jaffe AS, Landt Y, Parvin CA, et al: Comparative sensitivity of cardiac troponin I and lactate dehydrogenase isoenzymes for diagnosing acute myocardial infarction. Clin Chem 1996;42:1770-1776.
33. Ooi DS, Isotalo PA, Veinot JP: Correlation of antemortem serum creatine kinase, creatine kinase-MB, troponin I, and troponin T with cardiac pathology. Clin Chem 2000;46:338-344.
34. Apple F, Murakami M, Pearce L, Herzog C: Predictive value of cardiac troponin I and T for subsequent death in end-stage renal disease. Circulation 2002;106:2941-2945.
35. deFilippi C, Wasserman S, Rosanio S, et al: Cardiac troponin T and C-reactive protein for predicting prognosis, coronary atherosclerosis, and cardiomyopathy in patients undergoing long-term hemodialysis. JAMA 2003;290:353-359.
36. Le EHY, Klootwijk PJ, Weimar W, Zietse R: Significance of Acute versus chronic troponin T elevation in dialysis patients. Nephron Clin Pract 2004;98:c87-c92.
37. K/DOQI Workgroup: K/DOQI clinical practice guidelines for cardiovascular disease in dialysis patients. Am J Kid Dis 2005;45(Suppl 3):S1-S153.
38. Aviles RJ, Askari AT, Lindahl B, et al: Troponin T levels in patients with acute coronary syndromes, with or without renal dysfunction. N Engl J Med 2002;346:2047-2052.
39. Stubbs P, Collinson P, Moseley D, et al: Prognostic significance of admission troponin T concentrations in patients with myocardial infarction. Circulation 1996;94:1291-1297.
40. Ohman EM, Armstrong PW, White HD, et al: Risk stratification with a point-of-care cardiac troponin T test in acute myocardial infarction. GUSTOIII Investigators. Global Use of Strategies To Open Occluded Coronary Arteries. Am J Cardiol 1999;84: 1281-1286.
41. Matetzky S, Sharir T, Domingo M, et al: Elevated troponin I level on admission is associated with adverse outcome of primary angioplasty in acute myocardial infarction. Circulation 2000;102:1611-1616.
42. Hamm CW, Heeschen C, Goldmann B, et al: Benefit of abciximab in patients with refractory unstable angina in relation to serum troponin T levels. c7E3 Fab Antiplatelet Therapy in Unstable Refractory Angina (CAPTURE) Study Investigators. N Engl J Med 1999;340:1623-1629.
43. Newby LK, Ohman EM, Christenson RH, et al: Benefit of glycoprotein IIb/IIIa inhibition in patients with acute coronary syndromes and troponin T-positive status: the paragon-B troponin T substudy. Circulation 2001;103:2891-2896.
44. Lindahl B, Venge P, Wallentin L: Troponin T identifies patients with unstable coronary artery disease who benefit from long-term antithrombotic protection. Fragmin in Unstable Coronary Artery Disease (FRISC) Study Group. J Am Coll Cardiol 1997;29:43-48.
45. Morrow DA, Antman EM, Tanasijevic M, et al: Cardiac troponin I for stratification of early outcomes and the efficacy of enoxaparin in unstable angina: A TIMI-11B substudy. J Am Coll Cardiol 2000;36:1812-1817.
46. Fuchs S, Kornowski R, Mehran R, et al: Cardiac troponin I levels and clinical outcomes in patients with acute coronary syndromes: The potential role of early percutaneous revascularization. J Am Coll Cardiol 1999;34:1704-1710.
47. FRagmin and Fast Revascularisation during InStability in Coronary artery disease Investigators: Invasive compared with non-invasive treatment in unstable coronary-artery disease: FRISC II prospective randomised multicentre study. Lancet 1999;354:708-715.
48. Morrow DA, Cannon CP, Rifai N, et al: Ability of minor elevations of troponins I and T to predict benefit from an early invasive strategy in patients with unstable angina and non-ST elevation myocardial infarction: Results from a randomized trial. JAMA 2001;286:2405-2412.
49. Anderson JL, Adams CD, Antman EM, et al; American College of Cardiology; American Heart Association Task Force on Practice Guidelines (Writing Committee to Revise the 2002 Guidelines for the Management of Patients With Unstable Angina/Non ST-Elevation Myocardial Infarction); American College of Emergency Physicians; Society for Cardiovascular Angiography and Interventions; Society of Thoracic Surgeons; American Association of Cardiovascular and Pulmonary Rehabilitation; Society for Academic Emergency Medicine: ACC/AHA 2007 guidelines for the management of patients with unstable angina/non ST-elevation myocardial infarction: A report of the American College of Cardiology/American Heart Association Task Force on Practice Guidelines (Writing Committee to Revise the 2002 Guidelines for the Management of Patients With Unstable Angina/Non ST-Elevation Myocardial Infarction): Developed in collaboration with the American College of Emergency Physicians, the Society for Cardiovascular Angiography and Interventions, and the Society of Thoracic Surgeons: Endorsed by the American Association of Cardiovascular and Pulmonary Rehabilitation and the Society for Academic Emergency Medicine. Circulation 2007;116:e148-e304.
50. Ohman EM, Armstrong PW, Christenson RH, et al: Cardiac troponin T levels for risk stratification in acute myocardial ischemia. GUSTO IIA Investigators. N Engl J Med 1996;335:1333-1341.
51. Newby LK, Christenson RH, Ohman EM, et al: Value of serial troponin T measures for early and late risk stratification in patients with acute coronary syndromes. The GUSTO-IIa Investigators. Circulation 1998;98:1853-1859.
52. Christenson RH, Duh SH, Newby LK, et al: Cardiac troponin T and cardiac troponin I: Relative values in short-term risk stratification of patients with acute coronary syndromes. GUSTO-IIa Investigators. Clin Chem 1998;44:494-501.
53. Apple F, Murakami M: Cardiac troponin and creatine kinase MB monitoring during in-hospital myocardial reinfarction. Clin Chem 2005;51:460-463.
54. Trevelyan J, Needham EW, Smith SC, et al: Impact of the recommendations for the redefinition of myocardial infarction on diagnosis and prognosis in an unselected United Kingdom cohort with suspected cardiac chest pain. Am J Cardiol 2004;93:817-821.
55. Varo N, de Lemos JA, Libby P, et al: Soluble CD40L: Risk prediction after acute coronary syndromes. Circulation 2003;108:1049-1052.
56. Mazzone A, De Servi S, Ricevuti G, et al: Increased expression of neutrophil and monocyte adhesion molecules in unstable coronary artery disease. Circulation 1993;88:358-363.
57. Damas JK, Waehre T, Yndestad A, et al: Interleukin-7–mediated inflammation in unstable angina: Possible role of chemokines and platelets. Circulation 2003;107:2670-2676.
58. Bayes-Genis A, Conover CA, Overgaard MT, et al: Pregnancy-associated plasma protein A as a marker of acute coronary syndromes. N Engl J Med 2001;345:1022-1029.
59. O'Donoghue M, Morrow DA, Sabatine MS, et al: Lipoprotein-associated phospholipase A2 and its association with cardiovascular outcomes in patients with acute coronary syndromes in the PROVE IT-TIMI 22 (PRavastatin Or atorVastatin Evaluation and Infection Therapy-Thrombolysis In Myocardial Infarction) trial. Circulation 2006;113:1745-1752.
60. Heeschen C, Dimmeler S, Hamm CW, et al: Serum level of the anti-inflammatory cytokine interleukin-10 is an important prognostic determinant in patients with acute coronary syndromes. Circulation 2003;107:2109-2114.
61. Burke AP, Tracy RP, Kolodgie F, et al: Elevated C-reactive protein values and atherosclerosis in sudden coronary death: Association with different pathologies. Circulation 2002;105:2019-2023.
62. Lange LA, Carlson CS, Hindorff LA, et al: Association of

polymorphisms in the CRP gene with circulating C-reactive protein levels and cardiovascular events. JAMA 2006;296:2703-2711.
63. Danesh J, Wheeler JG, Hirschfield GM, et al: C-reactive protein and other circulating markers of inflammation in the prediction of coronary heart disease. N Engl J Med 2004;350:1387-1397.
64. Liuzzo G, Biasucci LM, Rebuzzi AG, et al: Plasma protein acute-phase response in unstable angina is not induced by ischemic injury. Circulation 1996;94:2373-2380.
65. Kushner I, Broder ML, Karp D: Control of the acute phase response. Serum C-reactive protein kinetics after acute myocardial infarction. J Clin Invest 1978;61:235-242.
66. Liuzzo G, Biasucci LM, Gallimore JR, et al: The prognostic value of C-reactive protein and serum amyloid A protein in severe unstable angina. N Engl J Med 1994;331:417-424.
67. Morrow DA, Rifai N, Antman EM, et al: C-reactive protein is a potent predictor of mortality independently of and in combination with troponin T in acute coronary syndromes: A TIMI 11A substudy. Thrombolysis in Myocardial Infarction. J Am Coll Cardiol 1998;31:1460-1465.
68. Heeschen C, Hamm CW, Bruemmer J, Simoons ML: Predictive value of C-reactive protein and troponin T in patients with unstable angina: A comparative analysis. CAPTURE Investigators. Chimeric c7E3 Anti Platelet Therapy in Unstable angina REfractory to standard treatment trial. J Am Coll Cardiol 2000;35:1535-1542.
69. Lindahl B, Toss H, Siegbahn A, et al: Markers of myocardial damage and inflammation in relation to long-term mortality in unstable coronary artery disease. FRISC Study Group. Fragmin during Instability in Coronary Artery Disease. N Engl J Med 2000;343: 1139-1147.
70. Tommasi S, Carluccio E, Bentivoglio M, et al: C-reactive protein as a marker for cardiac ischemic events in the year after a first, uncomplicated myocardial infarction. Am J Cardiol 1999;83:1595-1599.
71. Liuzzo G, Biasucci LM, Gallimore JR, et al: The prognostic value of C-reactive protein and serum amyloid a protein in severe unstable angina. N Engl J Med. 1994 18;331:417-424.
72. Oltrona L, Ottani F, Galvani M: Clinical significance of a single measurement of troponin-I and C-reactive protein at admission in 1773 consecutive patients with acute coronary syndromes. Am Heart J 2004;148:405-415.
73. Anzai T, Yoshikawa T, Shiraki H, et al: C-reactive protein as a predictor of infarct expansion and cardiac rupture after a first Q-wave acute myocardial infarction. Circulation 1997;96:778-784.
74. Mega JL, Morrow DA, de Lemos JA, et al: B-type natriuretic peptide at presentation and prognosis in patients with ST-segment elevation myocardial infarction: An ENTIRE-TIMI-23 substudy. J Am Coll Cardiol 2004;44:335-339.
75. Biasucci LM, Liuzzo G, Grillo RL, et al: Elevated levels of C-reactive protein at discharge in patients with unstable angina predict recurrent instability. Circulation 1999;99:855-860.
76. Ridker PM, Rifai N, Pfeffer MA, et al: Inflammation, pravastatin, and the risk of coronary events after myocardial infarction in patients with average cholesterol levels. Cholesterol and Recurrent Events (CARE) Investigators. Circulation 1998;98:839-844.
77. Ridker PM, Cannon CP, Morrow D, et al: C-reactive protein levels and outcomes after statin therapy. N Engl J Med 2005;352:20-28.
78. Cannon CP, McCabe CH, Belder R, et al: Design of the Pravastatin or Atorvastatin Evaluation and Infection Therapy (PROVE IT)-TIMI 22 trial. Am J Cardiol 2002;89:860-861.
79. Ridker PM, Cushman M, Stampfer MJ, et al: Inflammation, aspirin, and the risk of cardiovascular disease in apparently healthy men. N Engl J Med 1997;336:973-979.
80. Cannon CP, Braunwald E, McCabe CH, et al; Pravastatin or Atorvastatin Evaluation and Infection Therapy-Thrombolysis in Myocardial Infarction 22 Investigators. N Engl J Med 2004;350:1495-1504.
81. Ballantyne CM, Houri J, Notarbartolo A, et al: Effect of ezetimibe coadministered with atorvastatin in 628 patients with primary hypercholesterolemia: A prospective, randomized, double-blind trial. Circulation 2003;107:2409-2415.
82. Wiese S, Breyer T, Dragu A, et al: Gene expression of brain natriuretic peptide in isolated atrial and ventricular human myocardium: Influence of angiotensin II and diastolic fiber length. Circulation 2000;102:3074-3079.
83. de Lemos JA, Morrow DA, Bentley JH, et al: The prognostic value of B-type natriuretic peptide in patients with acute coronary syndromes. N Engl J Med 2001;345:1014-1021.
84. Heeschen C, Hamm CW, Mitrovic V, et al: N-terminal pro-B-type natriuretic peptide levels for dynamic risk stratification of patients with acute coronary syndromes. Circulation 2004;110:3206-3212.
85. Morrow DA, de Lemos JA, Sabatine MS, et al: Evaluation of B-type natriuretic peptide for risk assessment in unstable angina/non-ST-elevation myocardial infarction: B-type natriuretic peptide and prognosis in TACTICS-TIMI 18. J Am Coll Cardiol 2003;41:1264-1272.
86. Omland T, de Lemos JA, Morrow DA, et al: Prognostic value of N-terminal pro-atrial and pro-brain natriuretic peptide in patients with acute coronary syndromes. Am J Cardiol 2002;89:463-465.
87. Sabatine MS, Morrow DA, de Lemos JA, et al: Multimarker approach to risk stratification in non-ST elevation acute coronary syndromes: Simultaneous assessment of troponin I, C-reactive protein, and B-type natriuretic peptide. Circulation 2002;105: 1760-1763.
88. Jernberg T, Stridsberg M, Venge P, Lindahl B: N-terminal pro brain natriuretic peptide on admission for early risk stratification of patients with chest pain and no ST-segment elevation. J Am Coll Cardiol 2002;40:437-445.
89. Richards AM, Nicholls MG, Espiner EA, et al: B-type natriuretic peptides and ejection fraction for prognosis after myocardial infarction. Circulation 2003;107:2786-2792.
90. White HD, French JK: Use of brain natriuretic peptide levels for risk assessment in non-ST-elevation acute coronary syndromes [editorial]. J Am Coll Cardiol 2003;42:1917-1920.
91. Jernberg T, Lindahl B, Siegbahn A, et al: N-terminal pro brain natriuretic peptide in relation to inflammation, myocardial necrosis, and the effect of an invasive strategy in unstable coronary artery disease. J Am Coll Cardiol 2003;42:1909-1916.
92. Wiviott SD, Cannon CP, Morrow DA, et al: Differential expression of cardiac biomarkers by gender in patients with unstable angina/non-ST-elevation myocardial infarction: A TACTICS-TIMI 18 (Treat Angina with Aggrastat and determine Cost of Therapy with an Invasive or Conservative Strategy-Thrombolysis In Myocardial Infarction 18) substudy. Circulation 2004;109:580-586.
93. James SK, Lindahl B, Siegbahn A, et al: N-terminal pro-brain natriuretic peptide and other risk markers for the separate prediction of mortality and subsequent myocardial infarction in patients with unstable coronary artery disease: A Global Utilization of Strategies To open Occluded arteries (GUSTO)-IV substudy. Circulation 2003;108: 275-281.
94. Bodi V, Sanchis J, Llacer A, et al: Multimarker risk strategy for predicting 1-month and 1-year major events in non-ST-elevation acute coronary syndromes. Am Heart J 2005;149:268-274.
95. Tello-Montoliu A, Marin F, Roldan V, et al: A multimarker risk stratification approach to non-ST elevation acute coronary syndrome: Implications of troponin T, CRP, NT pro-BNP and fibrin D-dimer levels. J Intern Med 2007;262:651-658.
96. Zethelius B, Johnston N, Venge P: Troponin I as a predictor of coronary heart disease and mortality in 70-year-old Men. Circulation 2006;113:1071-1078.
97. Kavsak PA, Newman AM, Lustig V, et al: Long-term health outcomes associated with detectable troponin I concentration. Clin Chem 2007;53:220-224.
98. Eggers KM, Lagerqvist B, Venge P, et al: Persistent cardiac troponin I elevation in stabilized patients after an episode of acute coronary syndrome predicts long-term mortality. Circulation 2007;116:1907-1914.
99. Wu AH, Jaffe AS: The clinical need for high sensitivity cardiac troponin assays for ACS and the role for serial testing. Am Heart J 2008;155:208-214.
100. Lamb EJ, Kenny C, Abbas NA, et al: Cardiac troponin I concentration is commonly increased in nondialysis patients with CKD: Experience with a sensitive assay. Am J Kidney Dis 2007;49:507-516.
101. Wallace T, Abdullah S, Drazner M, et al: Prevalence and determinants of troponin T elevation in the general population. Circulation 2006;113:1958-1965.
102. James S, Flodin M, Johnston N, et al: The antibody configurations of cardiac troponin I assays may determine their clinical performance. Clin Chem 2006;52:832-837.
103. Melanson SE, Morrow DA, Jarolim P: Earlier detection of myocardial injury in a preliminary evaluation using a new troponin I assay with improved sensitivity. Am J Clin Pathol 2007;12:282-286.
104. Apple FS, Wu AHB, Johannes M, et al: Future biomarkers for detection

of ischemia and risk stratification in acute coronary syndrome. Clin Chem 2005;51:810-824.

105. Dokainish H, Pillai M, Murphy SA, et al: TACTICS-TIMI-18 Investigators. Prognostic implications of elevated troponin in patients with suspected acute coronary syndrome but no critical epicardial coronary disease: A TACTICS-TIMI-18 substudy. J Am Coll Cardiol 2005;45:19-24.

106. Martinez MW, Babuin L, Syed IS, et al: Myocardial infarction with normal coronary arteries: A role for MRI? Clin Chem 2007;53:995-996.

107. Christiansen JP, Edwards C, Sinclair T, et al: Detection of myocardial scar by contrast-enhanced cardiac magnetic resonance imaging in patients with troponin-positive chest pain and minimal angiographic coronary artery disease. Am J Cardiol 2006;97:768-771.

108. Eisenberg PE, Sherman LA, Schechtman K, et al: Fibrinopeptide A: A marker of acute coronary thrombosis. Circulation 1985;71:912-918.

109. Ray KK, Morrow DA, Sabatine MS, et al: Long-term prognostic value of neopterin: a novel marker of monocyte activation in patients with acute coronary syndrome. Circulation 2007;115:3071-3078.

110. Jernberg T, Lindahl B, James S, et al: Cystatin C: A novel predictor of outcome in suspected or confirmed non-ST-elevation acute coronary syndrome. Circulation 2004;110:2342-2348.

111. Rule AD: Understanding estimated glomerular filtration rate: implications for identifying chronic kidney disease. Curr Opin Nephrol Hypertens 2007;16:242-249.

112. Wollert KC, Kempf T, Lagerqvist B, et al: Growth differentiation factor 15 for risk stratification and selection of an invasive treatment strategy in non-ST-elevation acute coronary syndrome. Circulation 2007;116:1540-1548.

第 13 章

急性冠状动脉综合征之后的预后风险分层：无创检查的价值

Bernard R. Chaitman 和 Jennifer Lash

急性冠状动脉综合征（ACS）包括生化标志物阳性的 ST 段抬高心肌梗死（STEMI）、非 ST 段抬高心肌梗死（NSTEMI）和生化标志物阴性的不稳定型心绞痛（UA）（见图 13-1）[1]。ACS 的最常见的病理改变是冠状动脉易损斑块破裂和由此导致的血栓阻塞管腔。而冠状动脉痉挛、自发夹层和血液供应需要量增加导致的心肌缺血则较为少见，例如严重心动过速或严重低血压。STEMI 的治疗策略包括：立即进行经皮冠状动脉介入治疗（PCI）或在适当和可行的情况下进行溶栓治疗，但是对于 NSTEMI 和 UA，是进行早期还是择期介入（保守治疗）要取决于本章所述的预后指标。本章将讨论送至急诊科的有胸痛的患者和稳定的 ACS 患者在围出院期的无创危险分层，重点放在由于易损斑块破裂造成完全或部分血栓性阻塞导致的非 ST 段抬高 ACS 而入院的患者。值得注意的是，对 ACS 患者进行危险分层是一个持续的过程，从患者到达医院开始到患者出院会持续数个月。有关 ACS 患者在急诊室和入院后前 24 ～ 48 小时的处理的更多细节，可以参阅本书其他章节。

急诊科对胸痛的评估

急诊科对非创伤性胸痛评价的主要目的是要除外急性心肌缺血[1-3]。初识评估是要评估胸痛或胸痛相当的症状（如呼吸困难和极度疲劳）是由 ACS 导致的可能性。如果确定是由 ACS 导致的，就要判断患者发生早期不良后果的风险是低危、中危还是高危。在美国，每年有超过 5 000 000 例胸痛患者被送到急诊科，其中绝大多数患者（90% ～ 95%）的 ECG 都不符合 STEMI，只有少数患者（大约 20%）会被诊断为非 ST 段抬高 ACS[2]。在出院诊断为 ACS 的所有患者中，大约 40% ～ 50% 最初在急诊科所做的 ECG 会提示心肌缺血。为了提高 12 导联 ECG 的敏感性，应多次进行 ECG 检查或进行持续心电监护。当高度怀疑 ACS 而 ECG 不能提供诊断依据且心脏生化标志物没有显著改变时，包括后壁和右室导联的非标准导联可能会对诊断提供帮助[4]。虽然对所有送至急诊科的胸痛患者都采取这种检查策略的成本效果尚不明了，但是这样做成本效果可能不高。对于症状稳定、ECG 正常或不能提供诊断依据的临床低危的胸痛患者，可以按照加速诊断方案处理，包括 6 ～ 12 小时临床和心电监护，以及多次复查心脏生化标志物。

在美国，去氧麻黄碱或可卡因所致的胸痛很常见，急诊就诊次数超过 500 000 次 / 年，其中 40% 的这类患者会主诉胸痛。在急诊科，对于正在服用可卡因的患者，ACS 的诊断是一个难题[5]。可卡因可以导致急性剂量依赖性心率增加和收缩压升高，并且可以通过阻断儿茶酚胺摄取和收缩冠状动脉导致心肌收缩性增加，还有可能造成血液高凝状态。在加利福尼亚州萨克拉门托胸痛中心的一项包含 4568 名患者的病例研究中，药物筛查阳性的患者冠心病患病率与药物筛查阴性的患者冠心病患病率相似[6]。因此，过量可卡因所致患者胸痛的危险分层应按照下文详细描述的标准化 ACS 诊断程序进行。

静息心电图改变和动态心电改变

基线特征和静息与运动 ECG（如 Holter、遥测技术和监测仪器）包含着重要的预测信息，可以协助诊断 ACS 及制定治疗策略[1]。心肌缺血或心肌梗死的 ECG 异常可以表现在 PR 段、QRS 波和 ST 段 /T 波。心肌缺血的早期典型表现是 T 波和 ST 段变化。T 波幅度超急性期增大伴至少两个相邻导联的 T 波的显著对称性增大可能是 ST 段抬高的早期征象。R 波高度和宽度增加（巨大 R 波伴 S 波缩小）常见于 ST 段抬高和 T 波高尖的导联，提示心肌缺血伴传

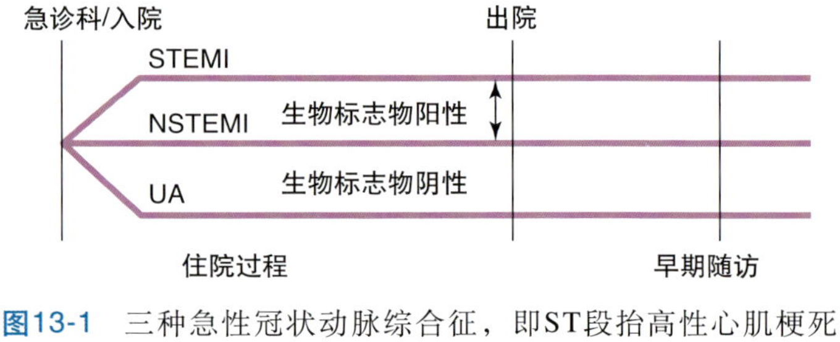

图13-1 三种急性冠状动脉综合征，即ST段抬高性心肌梗死（STEMI）、非ST段抬高心肌梗死（NSTEMI）和不稳定型心绞痛（UA）的危险分层。这是一个连续的过程，从症状发作开始到去医院就诊、住院早期以及出院。这个过程包括对缺血、抗栓和PCI-CABG治疗的反应。

导阻滞。一过性 Q 波可以出现在急性心肌缺血发作时，偶尔也会出现在 STEMI 成功再灌注时。提示曾经发生心肌梗死的 Q 波通常可以提示冠心病的诊断；胸痛发作当时或发作之后在至少两个相邻导联出现新发 ST 段压低≥ 0.05mV 或 T 波倒置≥ 0.01mV 并伴有显著的 R 波，可以提示心肌缺血； ST 段抬高或压低的死亡率比 T 波改变的死亡率要高（见图 13-2）[4]。出现新发传导阻滞（如左束支传导阻滞）或快速 / 复合心室异位心律时，冠心病及发生不良后果的可能性也会增加。表 13-1 总结了非 ST 段抬高 ACS 中出现 ST-T 异常对预后价值的研究[7-16]。表 13-2 显示了心脏事件的发生率会随着 ST 段压低幅度的增大而增加，ST 段压低≥ 0.05mV 会使心脏事件的风险明显增加[11]。严重的 ST 段压低会增加短期和长期死亡率，同时也与高危临床特征和生化标志物相关。GRACE 登记处进行的研究显示，在校正临床重要预测因素之后，ST 段压低的量值并不能在这两种方法以外提供进一步的预测价值[17]。

对于 STEMI，早期进行动态 ECG 监测有助于判断再灌注的可能性[18, 19]。当趋于恢复正常的 ST 段再次抬高时，应怀疑梗死相关的血管发生再次闭塞。发生 ACS 后建议每一次胸痛都进行 ECG 检查，因为有症状的和无症状的 ECG 改变（如 ST 段压低或抬高）都会显著增加再发心肌梗死和死亡的风险，提示应对患者进行进一步检查和治疗（见图 13-3）。

急诊科无创检查

对于疑似 ACS 的有中低临床风险的患者，快速诊断方法包括通过早期运动试验和（或）影像学检查确定患者是否需要住院或是否需要进行进一步监护［如心脏监护病房（CCU）］[20-28]。

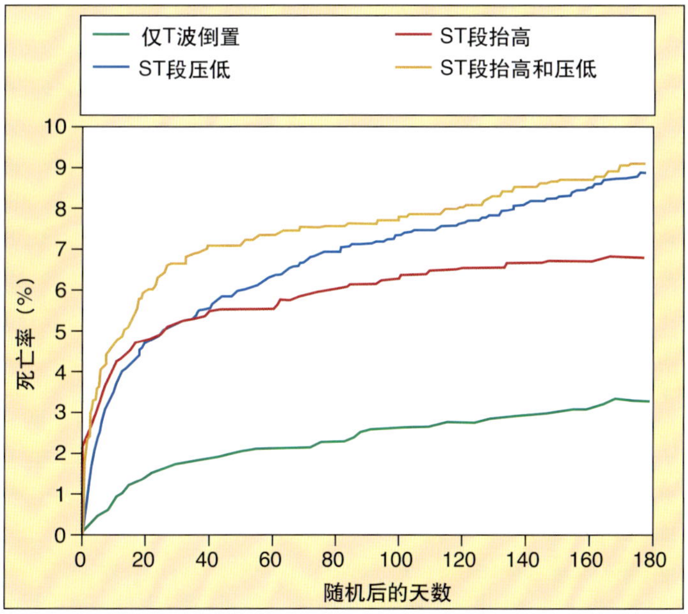

图13-2　采用Kaplan-Meier方法通过ST段改变或T波倒置估计患者死亡的可能性。T波倒置的死亡风险明显低于ST段改变的死亡风险。

From Savonitto S, Ardissino D, Granger CB, et al: Prognostic significance of the admission electrocardiogram in acute coronary syndromes. JAMA 1999;281:707-713.

运动试验

运动试验相对安全，可以确定风险非常低的患者发生心脏事件的风险[21-25]。框 13-1 列出了在急诊科或胸痛室进行运动试验的适应证和禁忌证。Amsterdam 等[21]对 1993—1998 年期间因胸痛送至急诊科的 1000 例临床低危患者按照改良 Bruce 方案进行了运动试验，结果正常、不正常或不能诊断的比例分别为 64%、13% 和 23%。但无论结果怎样，患者此后 30 天均没有发生死亡，结果正常的患者直接从急诊科出院。在结果阴性、阳性和不能诊断的 640 例、125 例和 235 例患者中，发生心肌梗死的患者数分别为 1 例、4 例和 0 例。其他学者也有结果相似的报道，并在 AHA 会议上总结了急诊科运动试验在评价胸痛中的价值[25]。

影像学检查

大约有 30% 的低危胸痛患者不适于进行运动试验。在这种情况下，可以通过负荷超声心动图、负荷心肌同位素扫描或冠状动脉 CT 进行风险分层。将左心室射血分数（EF）加到危险分层模型中，可以提高对胸痛患者死亡率评估的准确性。在一项 PRISM-PLUS 试验中，将 1104 例因 ACS 入院的患者的 TIMI 风险积分加上左室射血分数（LVEF）后，C 统计值从 0.67 上升到 0.73[27]。Weston 等对 150 例因疑似 ACS 送至急诊科的患者应用手提式超声心动图检查对左心室 EF 进行了评价 。EF 正常患者和 EF 异常患者 30 天中发生急性心肌梗死的发生率分别为 2.5% 和 20%（P ＝ 0.002）。尽管手提式仪器可以提供有用的信息，但是多巴酚丁胺超声心动图是更好的检查，它通过给药可

框13-1　在急诊科进行运动试验的适应证和禁忌证

进行运动ECG试验的适应证

- 间隔4小时两次心肌酶正常
- 就诊时ECG和运动前12导联ECG无明显异常
- 静息ECG正常，这样可以保证正确判断运动ECG
- 从入院到第二次心肌酶结果回报，患者没有症状、胸痛减轻或有持续不典型症状
- 运动试验时没有缺血性胸痛

进行运动ECG试验的禁忌证

- 静息时新发ECG异常或ECG异常进展
- 心肌酶不正常
- 从入院到运动试验前，胸痛加重或持续缺血性胸痛
- 临床风险预测提示应立即进行冠状动脉造影

From Stein RA, Chaitman BR, Balady GJ, et al: Safety and utility of exercise testing in emergency room chest pain centers. An advisory from the Committee on Exercise, Rehabilitation and Prevention, Council on Clinical Cardiology, American Heart Association. Circulation 2000;102:1463-1467.

表13-1 有关NSTE-ACS中出现ST-T异常的预后价值的研究*

研究（年份）	样本量	入院时ST-T判断标准（普遍应用）	主要发现	显著的相关预测因素
ST-T异常作为单变量预测因素				
Cohen等（1991）[7]	90†	两个或两个以上导联ST段压低≥1mm （63%）	ST段改变的患者3个月死亡、心肌梗死、再发缺血、再次血管重建发生率比没有ST段改变的患者高（77%对36%）	不适用
Lee等（1993）[8]	136‡	任何导联ST段压低≥1 mm（100%）	根据ST段压低程度预测1年死亡率：14%（1mm）对39%（2mm）对30% （≥3 mm）	不适用
Nyman等（1993）[9]	911§	任何导联ST段压低（± T波倒置）≥1mm（24%）；单纯T波倒置（31%）	1年死亡和心肌梗死发生率为7.6%（无ST-T改变）对13.6%（单纯T波倒置）对18.1%（ST 段压低）	不适用
ST-T异常作为多变量预测因素				
Hyde等（1999）[10]	367§	任何导联ST段压低≥0.5mm（47%）；单纯T波倒置≥1mm（16%）	ST段压低≥0.5 mm比单纯T波倒置的4年生存率明显降低	年龄、慢性心力衰竭、再次血管重建
Cannon等（1997）[11]	1416§	任何导联ST段压低≥ 0.5 mm（27%）；单纯T波倒置≥1mm（22%）	ST段压低≥0.5 mm比单纯T波倒置的1年死亡、心肌梗死的发生率明显降低	年龄、1周以内溶栓、1周内服用硝酸酯类药物、左束支传导阻滞、其他严重疾病、随访依从性差
Kaul等（2001）[13]	1588‡	任何导联ST段压低≥1mm（43%）	根据ST段压低程度预测1年死亡率：2%（无压低）对7.8%（1mm）对13.4%（≥2 mm）脑血管疾病	年龄、慢性阻塞性肺病、既往心肌梗死、慢性心力衰竭、周围血管疾病合并糖尿病、既往PTCA术、脑血管疾病
Antman等（2000）[12]	1957†	任何导联ST段压低≥0.5mm（72%）	ST段压低患者死亡、心肌梗死或紧急再次血管重建风险比无ST段压低患者高1.5倍	年龄、三项或三项以上心脏危险因素、既往冠心病、冠脉狭窄≥50%、24小时内发生两次或两次以上心绞痛、1周内服用阿司匹林、心脏标志物升高‖
Diderholm等（2002）[14]	2457†	任何导联ST段压低≥0.5mm（46%）；单纯T波倒置≥1mm（36%）	ST段压低≥0.5 mm的1年死亡、心肌梗死发生率明显高于单纯T波倒置	年龄、糖尿病、服用两种或两种以上抗心绞痛药物、TnT≥0.06mg/L、慢性心力衰竭（或左室射血分数<45%）、早期介入治疗
Savonitto等（1999）[15]	6986‡	任何导联ST段压低≥ 0.5 mm（35%）；单纯T波倒置≥1mm（22%）	6个月死亡、心肌梗死发生率——3.4%（单纯T波倒置）对8.9%（ST段压低），P<0.02	年龄、Killip分级、心动过速、周围血管疾病合并糖尿病、曾经发作心绞痛、高血压病、入院时CK升高
Boersma等（2000）[16]	9461†	任何导联ST段压低≥0.5mm（50%）；单纯T波倒置≥1mm	ST段压低30天死亡率是单纯T波倒置的近2倍	年龄、心率、收缩压、慢性心力衰竭、入院时CK升高、曾经CABG术、糖尿病、过去的6周心绞痛CCS分级为Ⅲ/Ⅳ级、登记地区、曾经服用β-受体阻滞剂或钙离子拮抗剂

* NSTE-ACS包含UA和NSTEMI的临床综合征。每个研究ST-T改变标准参考各自研究的脚注。
† 部分入院标准。
‡ 必需的入选标准。
§ 非入选标准。
‖ 生化标志物包括肌酸激酶和（或）肌钙蛋白。
From Wong BYL, Fu Y, Armstrong PW: Electrocardiography, ECG monitoring, and provocative stress testing in acute coronary syndromes. In Théroux P (ed): Acute Coronary Syndromes: A Companion to Braunwald's Heart Disease. Philadelphia, WB Saunders, 2003, pp 168-186.

以诱导室壁运动不良，还可以估计静息状态下的左心室功能。患者如果在静息状态下不发生缺血也没有关系，多巴酚丁胺超声心动图并不是非要在一过性室壁运动不良当时才能检查出异常。心肌灌注扫描可以提供与多巴酚丁胺超声心动图类似的信息，但前者价格更昂贵，还有射线照射风险。因此，可以在不能进行多巴酚丁胺超声心动图的情况下进行心肌灌注扫描，声窗很差、技术上不能获得最佳图像或不能使用多巴酚丁胺时也可以进行心肌灌注扫描。

冠状动脉CT血管显像 超高速CT是一种敏感性很高的检查技术，能够发现冠状动脉钙化并对其进行定量分析，已被用于筛选分类急诊科胸痛患者[20, 28-32]。没有冠状动脉钙化的患者30天中发生重大心脏事件的发生率很低（<1%）。与没有钙化的患者相比，通常钙化积分越高的患者粥样斑块负荷和心脏事件的可能性就越大。冠状动脉钙化成像的局限性有：①有明确冠心病的患者通常也会有钙化，此时进行钙化成像检查不大可能帮助风险分层；②超高速CT不能发现易损斑块，因为易损斑块不含钙质；③大约10%的ACS患者进行检查时不能发现钙质。超高速

表13-2 入院时心电图ST段压低程度与预后的关系			
	ST段压低		
项目	无	1mm	≥2mm
入院时心肌梗死（%）	28.2	38.8	55.1
死亡（%）			
30天	0.7	2.8	6.3
6个月	1.1	6.2	12.0
再发心肌梗死（%）			
30天	6.8	11.2	14.1
6个月	8.4	14.1	16.3
死亡、再发心肌梗死（%）			
30天	7.2	12.1	17.1
6个月	9.2	16.7	23.9

Adapted from Wong BYL, Fu Y, Armstrong PW: Electrocardiography, ECG monitoring, and provocative stress testing in acute coronary syndromes. In Theroux P (ed): Acute Coronary Syndromes: A Companion Textbook to Braunwald's Heart Disease. Philadelphia, WB Saunders, 2003, pp 168-186.

CT 的放射线照射剂量较小。

对比剂增强 CT 64 排以上的对比剂增强多排 CT 可以应用于评价急诊科胸痛患者，可以为非冠状动脉原因导致的胸痛提供重要信息，例如主动脉夹层、肺栓塞和心包疾病，还可以显示冠状动脉解剖和桥血管通畅性[33-38]。图像应在心率相对比较慢（＜ 65 ～ 70 次 / 分）时获取。心房颤动或频发异位早搏会降低分辨率而降低成像质量。由于该项检查至少要使用 60 ～ 120ml 的对比剂，对于肾功能不全患者禁用。其放射线照射量会超过冠状动脉造影的放射量。在一项对临床低危胸痛患者进行的样本量相对的病例研究中，Goldstein 等将急诊科或胸痛中心的 197 例患者随机分为多排 CT 组或标准诊断评价组。结果显示，在 75% 的患者中，多排 CT 可以立即除外或明确冠心病，其中 67 例患者冠状动脉正常，而 8 例患者病变严重，需要进行血管重建[33]。其余 25% 的患者需要进行负荷试验，以确定其是属于中危风险组还是属于不能诊断组。多排 CT 组的诊断时间和费用均明显降低。在另一项包含 92 例低危胸痛患者的病例研究中，Gallagher 等应用多排 CT 和心肌灌注成像对患者 30 天的事件发生率进行了前瞻性研究[28]。其中 7 例患者（8%）由于成像质量欠佳而被排除。在其余 85 例患者中，7 例（8%）患者有严重冠心病，但没有发生严重心脏事件。研究显示，负荷同位素扫描和多排 CT 的敏感性分别为 71% 和 86%，特异性分别为 90% 和 92%。

虽然在急诊科胸痛患者无创性检查中，多排 CT 的科学价值尚属于学术研究热点，然而应用多排 CT 对急诊科胸痛患者进行评价的数量增长迅速。与无创负荷试验检查不同，虽然多排 CT 可以提供解剖学信息，但不能对冠状动脉储备功能进行评价。

明确 ACS 患者检查前风险

在对一名稳定的 ACS 患者进行无创检查以诊断和评价预后之前，要评估其检查前风险。应用无创检查结果进行风险评估的 Bayesian 模型已经建立[39]。通常 STEMI 患者的早期死亡率要明显高于 UA 患者的早期死亡率[1, 40]。图 13-4 显示了 1999—2005 年在 GRACE 登记的 43 810 名三种不同类型的 ACS 患者的 6 个月生存率[40]。

除了 ACS 的类型外，还有很多人口统计特征可以独立地预测风险，并且可组合成不同的临床评分系统来评估 ACS 患者的死亡率[41-57]。因此，对于有过两次心肌梗

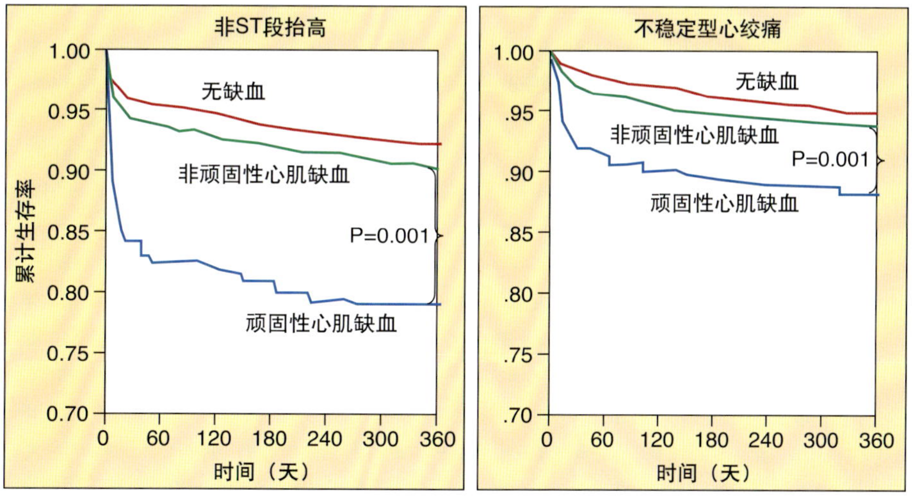

图13-3 入选GUSTO Ⅱb试验的3515名NSTEMI患者和4488名UA患者，按照无心肌缺血、非顽固性心肌缺血和顽固性心肌缺血进行分组后各自的1年生存率。后两组的生存率均明显下降（P＜0.001）。非顽固性心肌缺血定义为：有心肌缺血症状，伴有ST段改变或T波倒置，和（或）新发低血压、肺水肿或缺血性心脏杂音。顽固性心肌缺血定义为：有心肌缺血症状，在进行抗缺血治疗后心电图持续改变至少10分钟。

From Armstrong PW, Fu Y, Chang WC, et al; GUSTO-IIb Investigators: Acute coronary syndromes in the GUSTO-IIb trial. Prognostic insights and impact of recurrent ischemia. Circulation 1998;98:1860-1868.

死病史合并代偿性心力衰竭的高龄 STEMI 患者（如三支血管病变和 EF 只有 30%），以及没有心脏疾病史的、更年轻的、首次发作的 UA 患者（如单支血管病变和 EF > 50%），通过运动诱发 ST 段压低或通过 5 个代谢当量试验引起图像充盈缺损来预测 5 年死亡率其结果是不同的。

图 13-5 列出了 STEMI 患者的 TIMI 风险积分（更多信息详见 http://www.TIMI.org）[58]。一名有前壁 STEMI、既往有高血压和心绞痛但没有糖尿病、血压和心率正常的 65 岁肥胖男性患者，心功能 Killip 分级< 2 级，症状发作 4 小时内开始接受治疗。应用这种风险模型，该名患者的风险积分为 5，预计 30 天死亡率为 12.4%。检查前风险可以调整为更高或更低，取决于无创检查的结果。本章下文还要针对这个概念进行讨论。

13

非 ST 段抬高 ACS 风险积分

NSTE-ACS 的风险分层积分是从 TIMI、PURSUIT、GRACE 和 FRISC 以及其他积分系统发展而来的（见表 13-3）[40, 47, 49, 50, 59-65]。Goncalves 等 [50] 对 1999—2001 年因 NSTE-ACS 收入 CCU 的连贯的 460 名葡萄牙患者进行了研究，前瞻性地评估了 TIMI、PURSUIT 和 GRACE 积分对 1 年死亡或死亡和心肌梗死联合终点预测的准确性。在他们的报告中，每种积分方法对低危、中危和高危患者都有效。GRACE、PURSUIT 和 TIMI 积分在高危患者中预测的成功率分别为 36.7%、28.7% 和 57.8%。然而，ROC 分析后得到的结论是：GRACE 积分对于 1 年死亡和心肌梗死联合终点预测的准确性最高。TIMI 和 GRACE 积分都既包括 ECG 又包括生化标志物，而 PURSUIT 积分不包括生化标志物 [61]。与其他积分方式不同，FRISC 积分包括了炎性标志物（白介素 -6 或 C 反应蛋白）[49]。GRACE 积分与其他积分方式的不同在于：其变量来自于连续登记

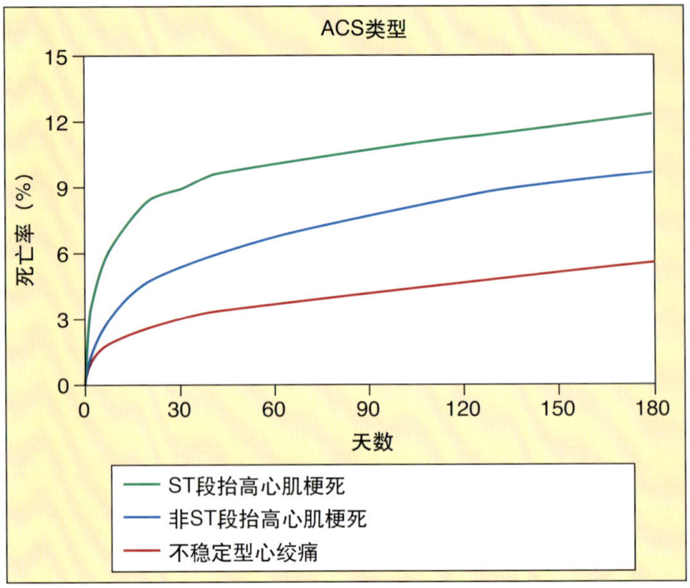

图13-4 在GRACE登记的ACS患者从入院至出院后6周的死亡风险。

From Fox KAA, Dabbous OH, Goldberg RJ, etal: Prediction of risk of death and myocardial infarction in the six months after presentation with acute coronary syndrome: Prospective multinational observational study (GRACE). BMJ 2006;333:1091-1094.

的 ACS 患者，而不是有着特定入选和排除标准的随机试验，而且入选标准中的肾功能是一个已知的可以影响远期预后的变量 [45, 47]。在一项包括所有 ACS 类型的国际性登记病例的研究中，应用 GRACE 预测模型预测出了患者出院后 6 个月死亡风险情况（见图 13-6）[47]。

因此，可以早期明确高危患者，这样患者就有可能通过入院时得到临床上和技术上适当的冠状动脉造影和血管重建治疗或更强的监护治疗而获益。例如，对于入院后有严重自发静息性或症状性心肌缺血、血流动力学不稳定

病史	死亡评分	危险评分	30天
年龄≥75	3	0	0.8
65~74	2	1	1.6
糖尿病/高血压/心绞痛	1	2	2.2
检查		3	4.4
收缩压<100mmHg	3	4	7.3
心率>100 次分	2	5	12
Killip Ⅱ	2	6	16
体重<67kg（150lb）	1	7	23
临床症状		8	27
前壁ST段抬高或左束支传导阻滞	1	>8	36
症状发生的时间>4h	1		

危险评分 = 总分（0~14）

*入选标准：CP大于30min，ST，症状发生<6h，适于溶栓

图13-5 STEMI患者的TIMI积分。

From Morrow DA, Antman EM, Charlesworth A, et al: TIMI risk score for ST-elevation myocardial infarction: A convenient, bedside, clinical score for risk assessment at presentation. An intravenous nPA for treatment of infarcting myocardial early II trial substudy. Circulation 2000;102:2031-2037.

表13-3 NSTE-ACS的风险分层积分

研究	积分（随入院诊断不同而不同）
PURSUIT（0～18）	
年龄段［UA（MI）］	
50	8（11）
60	9（12）
70	11（13）
80	12（14）
性别	
男性	1
女性	0
在过去6周内最差的CCS分级	
无心绞痛或CCS Ⅰ级或Ⅱ级	0
CCS Ⅲ级或Ⅳ级	2
出现心功能不全的体征	2
ST段压低	1
TIMI（0～7）	
年龄≥65岁	1
三个或三个以上冠心病危险因素	1
服用阿司匹林（持续7天）	1
已知患有冠心病（狭窄≥50%）	1
24小时内静息时发作心绞痛1次以上	1
ST段偏移	1
心脏标志物升高	1
GRACE（0～258）	
年龄（岁）	
＜40	0
40～49	18
50～59	36
60～69	55
70～79	73
≥80	91
心率（次／分）	
＜70	0
70～89	7
90～109	13
110～149	23
150～199	36
＞200	46
收缩压（mmHg）	
＜80	63
80～99	58
100～119	47
120～139	37
140～159	26
160～199	11
＞200	0
肌酐（mg/dl）	
0～0.39	2
0.4～0.79	5
0.8～1.19	8
1.2～1.59	11
1.6～1.99	14
2～3.99	23
＞4	31
Killip分级	
Ⅰ	0
Ⅱ	21
Ⅲ	43
Ⅳ	64
入院时心跳停止	43
心脏标志物升高	15
ST段偏移	30

Adapted from Goncalves P, Ferreira J, Aguiar C, Seabra-Gomes R: TIMI, PURSUIT, and GRACE risk scores: Sustained prognostic value and interaction with revascularization in NSTEACS. Eur Heart J 2005;26:865-872.

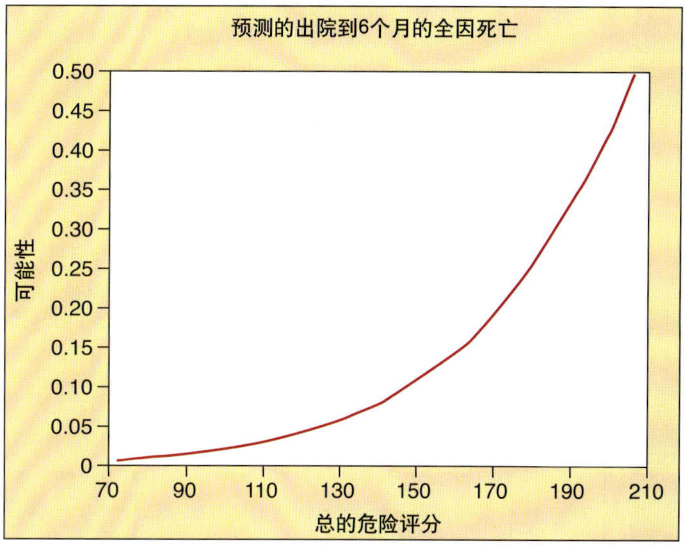

图13-6 GRACE登记的ACS患者出院后6个月全因死亡风险的预测。

From Eagle KA, Lim MJ, Dabbous OH, et al; GRACE Investigators: A validated prediction model for all forms of acute coronary syndrome. Estimating the risk of 6-month postdischarge death in an international registry. JAMA 2004;291:2727-2733.

或出现心律失常以及严重左心功能不全（如左心室EF≤40%）的患者，通常会尽早行冠状动脉造影而不是无创检查。这意味着很多患者（并非所有）可以在围住院间进行无创检查，但是高危患者则必须尽早进行冠状动脉重建。要注意，无创检查的作用正是要明确哪些患者是低危的、没有行冠状动脉造影的指征，那些患者是高危的、有行冠状动脉造影和血管重建治疗或更强监护治疗以延长期望寿命的指征。如果无创检查的结果不能应用于指导下一步治疗，那么就不应该安排这种检查。

心肌梗死后进行无创检查的基本数据是稳定的，但是现有的研究结果和预后评价跨越了数十年，其间ACS的治疗方法和定义却不尽相同（见表13-4）[66-83]。这种不确定性会对从早期研究结果推测当前治疗结果的能力产生影响。例如，在GRACE登记的44 372名ACS患者中，6个月死亡率已从1999年的4.9%降至2005年的3.3%，再发心肌梗死发生率已从3%降至1.7%[84]。在同一时间跨度中，阿司匹林、β-受体阻滞剂、ACEI、血管紧张素受体拮抗剂、他汀类药物、噻吩并吡啶和冠状动脉重建的应用都增加了。这意味着复发事件的试验后评估将比十年前发表的文献中的推测要低。这是因为最高危患者已经被除外，现在基于无创检查结果和检查后长期药物治疗的期望寿命提高比早前更能降低心脏事件发生率（见表13-4）。

通过无创检查进行择期介入治疗

对于NSTE-ACS患者，通过临床参数和无创检查首先选择PCI还是选择择期介入（保守治疗）的决定，是基于对这两种治疗方法进行的若干随机试验。有关内容

表13-4 ACS患者无创检查的研究

研究（年份）	入选标准	排除标准	检查类型	心肌梗死后时间	无创检查的异常结果	随访时间	结果
Théroux等（1979）[67]	所有入选患者符合心肌梗死诊断	ST段抬高	Naughton踏车方案	11天（7～20天）	异常；心绞痛；ST段水平性压低≥1mm；结果不足以进行介入治疗	1年	没有ST段压低患者的死亡率为2.1%；有ST段压低患者的死亡率为27%（N = 210）
STWilcox等（1991）[68]	所有患者因UA收入CCU；没有计划行PCI或CABG	≥70岁；心肌梗死1月内；胸痛3天内；不能判断的心电图	Naughton踏车方案	UA后3天	异常；ST段水平压低≥0.1mV；ST段上斜形压低≥0.15 mV；静息时ST段压低或抬高≥0.1mV的患者发生额外的ST段压低>0.1 mV；3名患者因负荷试验阳性而送至导管室（结果不详）	1年	低危心电图提示12个月发生MACE的风险也低（N = 149）
Nyman等（1993）[69]	<70岁男性UA患者	相邻两个导联出现ST段抬高或QS波；曾进行CABG；CK峰值>15ukat/L；心电图不能判断；当前接受阿司匹林和抗凝药物治疗；持续胸痛	踏车	入院后3～14天	低危——>140圈/分，没有导联ST段压低≥0.05 mV；高危——<100圈/分，两个或两个以上导联ST段压低≥0.05 mV；没有高危患者进行导管检查	1年	高危患者1年死亡率为3.6%，1年心肌梗死或死亡发生率为15.4%；相比之下，低危患者的这两项死亡率分别为0%和 3.9%（N = 855）
Lindahl等（1997）[70]	>40岁患者，胸痛伴有心电图变化（ST段压低≥0.1mV或T波倒置）	绝经前女性；STEMI；左束支传导阻滞；起搏器术后；心肌炎；心包炎；严重房室结疾病；心肌病；严重系统性疾病；计划进行PCI或CABG	症状限制性踏车试验	5天	低危——正常的最大运动量（男性>90圈/分，女性>70圈/分），出现ST段压低≥0.1 mV的导联不足三个；高危——最低的最大运动量（男性<90圈/分，女性<70圈/分），出现ST段压低≥0.1 mV的导联达三个或三个以上；没有高危患者进行导管检查	5月	负荷试验高危患者的事件发生率也高；低危和高危患者死亡或心肌梗死发生率分别为 5%和29%（N = 766）
Safstrom等（1998）[71]	因胸痛症状典型伴有心电图改变（ST段压低≥0.1mV或T波倒置）收入CCU的绝经后女性	左束支传导阻滞；左心室肥厚；起搏器术后；心肌炎；心内膜炎；心肌病；严重房室传导阻滞；计划行PCI或CABG；严重系统性疾病	症状限制性踏车试验	5～8天	ST段水平或下斜型压低≥0.1mV；所有患者60天之内进行导管检查	3月	ST段压低对造影诊断的冠心病的阳性预测价值为91%（N = 176）
TIMI ⅢB（1994）[72]	年龄21～79岁；有缺血性胸痛伴ST段抬高≥0.1mV，小于30分钟；ST段压低≥0.1mV或T波倒置；由造影证实的或核素检查证实的明确的冠心病	21天内发生心肌梗死；30天内冠脉造影；PTCA≤30 天；CABG；肺水肿；收缩压>180mmHg或舒张压>100mmHg；有溶栓禁忌；严重系统性疾病；左束支传导阻滞；口服抗凝药；可能怀孕的女性	Bruce踏车方案	出院前	如果完成第二阶段前有缺血性胸痛，ST段压低≥0.2 mV或收缩压降低>10 mmHg，则患者要进行导管检查；放射性核素检查显示两个或两个以上区域出现可逆的灌注缺损；放射性核素检查肺心摄取比例增加，并且有一个区域出现可逆的灌注缺损；胸痛≥5分钟伴两个相邻导联有ST段压低≥0.2 mV；24小时Holter检查显示，ST段压低≥0.1mV，超过20分钟	6个月至1年	主要终点为6周死亡、心肌梗死和踏车运动试验不满意；早期介入治疗和择期介入治疗主要终点发生率分别为16.2% 和18.1%；1年死亡或再发心肌梗死发生率没有差异（N = 1473）
Boden等（1998）[74]	CK-MB>1.5倍正常上限	新出现的Q波；严重合并疾病；出现缺血并发症，需要介入治疗	症状限制性Bruce方案；如果MET<5，则进行双密达莫负荷铊踏车试验	出院前	运动峰值时ST段压低达2mm；放射性核素检查显示一个或两个区域出现再分布且肺摄取增加的患者进行导管检查	23个月	30天造影，30天血管重建，终点中的一项在介入治疗组分别为96%、44%、30%；在无创治疗组分别为48%、33%、27%；主要终点为23个月死亡或非致死性心肌梗死（N = 920）

FRISC-Ⅱ（1999）[76]	缺血性胸痛、心电图改变和心脏标志物阳性	出血风险增加；溶栓；6个月内PCI；计划行PCI或CABG；肝肾功能不全；严重系统性疾病	症状限制性踏车试验	出院前	如果出院前负荷试验显示严重缺血，则患者进行导管检查	1年	7天造影；12个月造影；12个月PCI在介入治疗组分别为96%、99%、44%；在无创治疗组分别为7%、52%、21%；介入治疗组12个月死亡率降低1.7%；介入治疗组5年主要复合终点（死亡或心肌梗死）的绝对风险降低（N = 2457）
Cannon等（2001）[77]	18岁以上心绞痛伴有ST段压低≥0.05 mV、短暂ST段抬高≥0.1mV、T波导致0.3mV、心肌酶升高或造影证实的冠心病；有血管重建或心肌梗死病史	持续ST段抬高；6个月内PCI或CABG；出血风险增加；左束支传导阻滞；起搏心律；服用华法林；入选前服用氯吡格雷或抵克立得超过3天；严重系统性疾病	Bruce踏车方案（83%患者进行放射性核素或超声心动图）	出院前	心绞痛且ST段压低≥0.1 mV；无症状但ST段压低≥0.2 mV；收缩压下降10mmHg；放射性核素检查显示一个大面积或两个小面积灌注缺损；超声心动图显示新发室壁运动不良	6月	入院期间造影；6个月造影；6个月PCI；终点中的一项在介入治疗组分别为97%、98%、42%、15.9%，在无创治疗组分别为51%、61%、29%、19.4%，；主要终点定义为死亡、非致死心肌梗死、再次入院；介入治疗组6个月主要终点风险降低（N = 2220）
Spacek等（2002）[78]	静息缺血性胸痛＞20分钟，在相邻两个导联上ST段压低≥0.1mm或T波倒；CK-MB＞2倍正常上限或肌钙蛋白阳性	经药物治疗后仍有不稳定胸痛；心源性休克；急性左束支传导阻滞、右束支传导阻滞或ST段抬高；1个月内发生Q波心肌梗死或溶栓；6个月内进行过PCI或CABG；严重系统性疾病	症状限制性踏车试验	30天	运动峰值时出现胸痛，伴有ST段压低达2mm；不能运动而进行双嘧达莫放射性核素检查，显示至少在一个血管供应区域出现缺损	6月	6个月造影，6个月血管重建，终点中的一项在介入治疗组分别为100%、73%、6.3%，在无创治疗组分别为55%、39%、22.4%；主要终点为死亡或非致死性心肌梗死（N = 131）
Hirsch等（2007）[80]	缺血症状；肌钙蛋白T≥0.03μg/L；心电图有缺血改变或有冠心病史	年龄＜18岁或＞80岁；48小时内发生STEMI；血流动力学不稳定；慢性心力衰竭；出血风险增加	运动	出院前	如果患者有顽固性心绞痛（51%）、血流动力学或心律不稳定（8%）或出院前运动试验显示缺血（41%），则进行导管检查	3年	3年造影，3年血管重建，终点中的一项在介入治疗组分别为99%、81%、30%，在无创治疗组分别为70%、58%、26%；主要终点为死亡、非致死心肌梗死或由于心绞痛再次入院（N = 1200）
Ekstrand等（1997）[81]	25%为非ST段抬高；75%为ST段抬高/Q波	失代偿性慢性心力衰竭；严重心律失常；不能运动	次极量踏车试验	11 天	运动心电图显示ST段压低≥1mm	9年	次极量运动心电图试验发生心绞痛和（或）ST段压低＞1mm患者的死亡率增加（N = 1098）
Madsen等（1997）[82]	≤69岁的急性心肌梗死，CK-MB＜2倍正常上限；ST段压低或T波倒置；和（或）新发Q波；症状发作12小时内溶栓；或运动诱发缺血	曾经心肌梗死、PTCA或CABG；接受＜50%剂量的溶栓治疗；需要紧急介入治疗；运动时收缩压降低；左束支传导阻滞或永久起搏器术后；不能运动；系统性疾病	症状限制性踏车试验	出院前	任何导联出现ST段压低≥0.1mV或任何导联出现ST段抬高≥2.0mV不伴Q波；只有当收缩压降低时才进行导管检查；对于负荷试验阳性和（或）心绞痛患者，进行抗心绞痛药物治疗或介入治疗的随访比较	中位数2.4年	死亡、再次心肌梗死、心绞痛在介入治疗组分别为3.6%、5.6%、17.9%，在无创治疗组分别为4.4%、10.5%、29.5%（N = 1008）
Al-Khalili等（2007）[83]	因心肌梗死或心绞痛入院，48%为Q波心肌梗死，52%为非Q波心肌梗死	不能运动；左束支传导阻滞；由于右束支传导阻滞或洋地黄效应，不能判断ST段	症状限制性踏车试验	3～6 月	运动心电图显示ST段水平压低≥1mm	9年	运动耐量降低预示死亡率增加（N = 273）

AMI，急性心肌梗死；angio，血管造影；AV，动脉瓣；CABG，冠状动脉搭桥术；CAD，冠状动脉疾病；cath，导管插入术；CHF，充血性心力衰竭；CK-MB，肌酐激酶同工酶；CP，胸痛；DBP，舒张压；echo，超声心动图；ETT，运动负荷试验；LBBB，左束支传导阻滞；LHR，肺心比；LVH，左心室肥厚；MACE，主要不良心血管事件；MI，心肌梗死；NST，非ST段抬高型心肌梗死；NQWMI，非Q波型心肌梗死；PCI，经皮冠状动脉介入治疗；PPM，永久起搏器；pts，患者；QWMI，Q波心肌梗死；RBBB，右束支传导阻滞；revasc，血管重建；SBP，收缩压；STD，ST段压低；STE，ST段抬高；STEMI，ST段抬高型心肌梗死；STE/Q，ST段抬高型/Q波型心肌梗死；TWI，T波倒置；UA，不稳定型心绞痛；ULN，正常上限。

在 2007 年 ACC/AHA 的 NSTE-ACS 指南中有详细描述[1]。RITA-3 试验将 1810 名英国 NSTE-ACS 患者在胸痛发作 48 小时内随机分为早期 PCI 组或择期 PCI 组，结果显示，早期 PCI 组 5 年心脏事件发生率明显降低[19]。相反，ICTUS 试验解释了为什么指南认为随机试验和观察数据都不能支持对 NSTE-ACS 患者常规早期行冠状动脉造影和血管重建治疗的原因[79, 80]。在 ICTUS 的试验中，将 2001——2003 年间的 1200 名 24 小时内胸痛发作、心脏肌钙蛋白 T 升高以及入院时 ECG 显示心肌缺血或有明确冠心病史的 NSTE-ACS 患者随机分为早期 PCI 组和择期 PCI 组。排除标准为：有 STEMI，年龄 > 80 岁，血流动力学不稳定或有严重的心力衰竭，过去 7 天口服过抗凝药，过去 96 小时进行过溶栓治疗，过去 14 天内进行过 PCI，或禁忌 PCI 或糖蛋白 Ⅱ b/ Ⅲ a 拮抗剂，有出血风险或控制不佳的高血压。归入保守治疗组的患者只有出现顽固性心绞痛（此组最终 51% 的患者进行了血管重建）、血流动力学不稳定或出现心律失常（8%）或出院前运动试验提示严重心肌缺血（此组最终 41% 的患者进行了血管重建）时，才能接受血管重建治疗。早期 PCI 组和保守治疗组患者住院期间接受冠状动脉重建术的比率分别为 76% 和 40%，1 年后则分别为 79% 和 54%，其中在 88% 的 PCI 术中置入了支架。早期 PCI 组患者在平均 23 个小时时进行了 PCI，而保守治疗组中有 40% 的患者在 11.8 天时进行了 PCI。两组的 1 年死亡率均为 2.5%。两组的 3 年主要终点事件发生率（死亡、非致死性心肌梗死或因心绞痛再次入院的联合终点）没有显著差异，按照年龄、性别、糖尿病、ST 段位移或心脏肌钙蛋白 T 进行的分组分析也均无显著差异[80]。FRISC 预后积分可以有效地对患者进行风险分层（见图 13-7）。在低危、中危或高危患者中，两种治疗方法均无明显差别。因此 ACC/AHA 的指南建议：对于稳定的 NSTE-ACS 患者，通过无创检查明确是否存在明显心肌缺血、再进行择期 PCI 是合理的治疗方案，特别是对于那些临床预后风险积分较低和由于没有高危特征而倾向于择期 PCI 的患者或医师。

出院前无创检查

出院时要进行何种无创检查，要考虑以下几方面：

- 患者的运动能力
- 静息 ECG 是否存在异常，如起搏节律、左束支传导阻滞或其他会影响运动 ECG 评价的异常
- 心室功能情况
- 明确缺血部位是否有价值（如前降支近段 PCI 结果欠佳，以及其他冠状动脉还有残余病变）
- 当地的技术力量
- 可以进行的检查项目

PAMI Ⅱ 试验评估了 STEMI 患者在 PCI 术后、出院前进行无创检查的必要性[85]。在这项研究中，471 例低危患者（年龄 < 70 岁、左心室 EF > 45%、单支或双支病变、成功 PCI 和没有持续的心律失常）被随机分为加速治疗组（PCI 后第 3 天出院，没有进行无创检查）或传统治疗组。两组的 6 个月死亡率（0.8% 对 0.4%）、再发心肌梗死率（0.8% 对 0.4%）或 UA 或心力衰竭发生率均无明显差异。然而，值得注意的是，有少数患者死亡和再发心肌梗死，研究并没有在这些终点上评估两种治疗的差异。6 个月的随访时间相对较短，不足以评估两种治疗在治疗缺血性心脏病方面的差异，并且与进行过无创检查的患者相

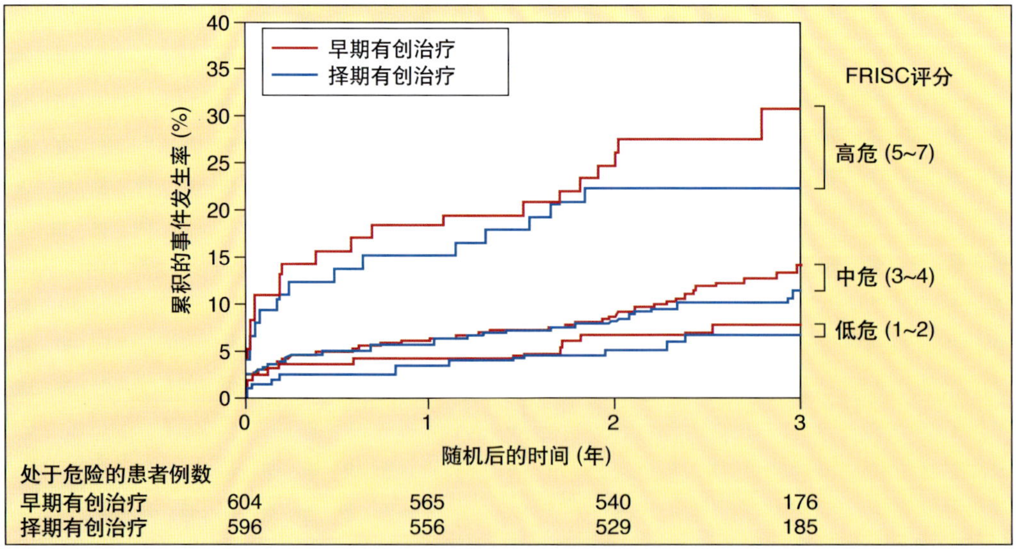

图13-7　ICTUS试验中两种治疗方法的死亡或自发心肌梗死的累积风险和FRISC积分。FRISC积分可有效地将NSTE-ACS患者分为三种危险，并可按照危险水平对治疗策略进行评价。

From Hirsch A, Windhausen F, Tijssen JG, et al; Invasive versus Conservative Treatment in Unstable coronary Syndromes （ICTUS） investigators: Long-term outcome after an early invasive versus selective invasive treatment strategy in patients with non-ST-elevation acute coronary syndrome and elevated cardiac troponin T （the ICTUS trial）: A follow-up study. Lancet 2007;369:827-835.

比，没有进行检查的患者虽然获益小，但是这种获益有可能会随着随访时间的延长而更加明显。

通常，出院前不能进行运动试验的患者会比可以进行运动试验患者的预后要差。例如，在 DANAMI- Ⅱ的 STEMI 试验中，平均随访 4.5 年后未进行运动试验的患者的死亡率为 48%，而进行了运动试验的患者的死亡率为 9%[86]。不能进行运动试验的患者是：年龄明显更大、女性患者比例更高、有心力衰竭或糖尿病史和（或）左心室收缩功能更差以及体重指数更低。在 NSTE-ACS 患者中也得到了相似的结果。德国的一项对 NSTE-ACS 登记患者的大样本研究显示，不能进行运动试验患者的 1 年死亡率为 13.6%，而可以进行运动试验的 1097 例患者的 1 年死亡率只有 5.1%[87]。框 13-2 列出了美国心脏病学会 / 美国心脏协会（ACC/AHA）的 ACS 指南中有关发生 ACS 之后、根据检查前临床风险和无创检查类型进行无创检查的Ⅰ类适应证[1]。

运动试验

发生 ACS 后进行运动试验有助于：①进行危险分层和评价预后；②对出院后的运动量给予指导；③评价药物治疗的有效性和应用补充诊断或治疗方法的必要性[39]。发生心肌梗死之后进行运动试验相对安全。由于出现症状而不能继续进行运动试验的患者的风险比运动量达到次极限量的患者要轻度升高。低水平活动量运动试验（达到 5 ~ 6 代谢当量或达到基于年龄预测的最大心率的 70% ~ 80%）是最常做的出院前检查，用来确定身体功能状况与给出发生 ACS 后早期身体康复的方案、评价血流动力学对运动的反应（心率和血压）以及确定缺血阈值。与不良预后相关的因素包括：不能进行或不能完成运动试验、运动能力差、运动时收缩压不能升高或降低以及少量活动即会引起心绞痛或 ST 段压低。β- 受体拮抗剂也许可以抗缺血，但是不能掩盖可以引起不良预后的活动能力降低；对于安排进行运动试验的患者应该坚持服用这种药[88]。在很多医疗中心，对于病情不重的患者（如没有反复发作的心绞痛、血流动力学稳定和没有心律失常），在发生 STEMI 后 3 ~ 4 天就可以进行出院前的运动试验了。对于从事体力劳动的患者，可以在 3 ~ 6 周进行运动试验，这有助于判断患者是否可以继续工作，此时运动试验的代谢当量级别比出院前的运动试验的要高。值得注意的是，当前有少数文献报道了应用运动 ECG 预测远期发病率和死亡率。这种类型的数据可能会因试验后选择患者的误差而受到影响，可能需要校正才能测量出真正的身体功能状况。不仅如此，更早期的数据还显示，大量的运动变量有助于预测风险（见表 13-4）。

1979 年，Théroux 等[67]评价了踏车 ECG 试验对 210 名病情平稳的心肌梗死存活患者的预后价值，后者会受到症状严重、ECG 表现为心肌缺血或运动量达到 5 个代谢当量或基于年龄预测的最大心率的 70% 等因素的限制。没有缺血性 ST 段压低的患者的 1 年死亡率为 2.1%（3 例 /146 例），而有缺血改变的患者的 1 年死亡率为 27%（17 例 / 64 例）（$P < 0.001$）。1 年后，65% 的曾在运动试验中发作心绞痛的患者在随访期间发生了心绞痛，而在运动试验中没有发作心绞痛的患者有 36% 在随访期间发生了心绞痛（$P < 0.001$）。尽管这项研究是在 30 多年前进行的，但是它仍然可以说明在如今这个广泛应用试验结果决定治疗方案之前的那个年代，运动试验是如何预测临床结果的。RISC 试验评估了症状限制性运动试验的应用，其受试者来自瑞典 8 家医院，为 1985—1989 年间 740 例 ECG 可以解释、没有严重左心室功能异常的 NSTE-ACS 男性患者[89]。出院前症状限制性踏车试验在 ACS 发生后 5 ~ 14 天进行，速度从 10 圈 / 分开始，每次增加 10 圈 / 分。试验前不停用 β 受体阻断剂（80% 患者在应用）。没有 ST 段压低或胸痛（29.9%）的 221 例患者的 1 年心源性死亡率为 0.9%；有胸痛但是没有 ST 段压低（19.5%）的 145

框13-2　ACC/AHA指南关于发生ACS之后进行无创检查的Ⅰ类适应证*

1. 无创检查推荐用于没有或有轻微静息心绞痛的患者和至少12～24小时没有发作心力衰竭的低危或中危患者。（证据级别：C）
2. 选择运动试验要基于静息心电图、运动能力、当地专业人员的能力和检查技术。踏车运动试验可用于有运动能力的患者，其基线心电图没有ST段异常、左束支传导阻滞、左心室肥厚、心室内传导阻滞、起搏节律、预激综合征和地高辛效应。（证据级别：C）
3. 对于静息心电图有ST段压低（≥0.10mV）、左心室肥厚、左束支传导阻滞、心室内传导阻滞、预激综合征或地高辛效应的患者，在进行运动试验的同时要获取影像资料。对于进行低强度运动试验的患者，影像资料可以增强试验的敏感性。（证据级别：B）
4. 当体力受限（如关节炎、截肢、严重外周血管疾病、严重慢性阻塞性肺病、全身虚弱）不能完成足够的运动负荷时，建议进行药物负荷试验联合影像学检查。（证据级别：B）
5. 对于强化药物治疗不能控制病情的患者，应尽早进行动脉造影而不是无创检查。（证据级别：B）
6. 对于诊断明确的、没有安排进行冠状动脉造影和左心室造影的ACS患者，建议通过无创检查评价患者的左心室功能。（证据级别：B）

证据级别的定义：A级证据，资料来自多项随机临床试验；B级证据，资料来自单项随机临床试验或非随机研究；C级证据，专家的意见或病例研究结果。

* Ⅰ类适应证：获益明显超过风险，应该进行的试验。

From Anderson JL, Adams CD, Antman EM, et al: ACC/AHA 2007 guidelines for the management of patients with unstable angina/non-ST-elevation myocardial infarction: A report of the American college of Cardiology/American Heart Association Task Force on Practice Guidelines (Writing Committee to Revise the 2002 Guidelines for the Management of Patients With Unstable Angina/Non-ST-Elevation Myocardial Infarction): Developed in collaboration with the American College of Emergency Physicians, American College of Physicians, Society for Academic Emergency Medicine, Society for Cardiovascular Angiography and Interventions, and Society of Thoracic Surgeons. J Am Coll Cardiol 2007;50:e1-157.

例患者的1年心源性死亡率为1.4%；有ST段压低但是没有胸痛（19.5%）的144例患者的1年心源性死亡率为4.2%；既有ST段压低又有胸痛（31%）的230例患者的1年心源性死亡率为3.5%。

对PCI与溶栓进行比较的DANAMI-Ⅱ STEMI试验报道了一种有4个变量的临床和运动积分，将患者分为了8%的高危组（6年死亡率为46%）、13%的中危组（6年死亡率为16%）和79%的低危组（6年死亡率为4%）[90]。DANAMI积分规定：男性＞65岁或女性＜70岁为1分；有新发心力衰竭的症状和体征为1分；EF＜40%为1分；蹬车试验强度从25圈/分开始，每两分钟增加25圈/分，男性运动量＜5个代谢当量或女性＜4个代谢当量为1分。DANAMI试验显示，ECG出现缺血表现并不能预测死亡或再发心肌梗死。

影像学检查

对于基线ECG异常的患者，如有左束支传导阻滞、起搏节律、左心室肥厚、地高辛治疗或复极发生显著改变（如ST段压低＞1mm）而影响了运动ECG的判断的患者，建议应用影像学检查（见框13-3及框13-2）[91, 92]。不能进行运动试验时（如没有条件、肢体或神经功能受损），可以进行多巴酚丁胺负荷影像学检查，必要时可以加用阿托品以达到足够的心率，或使用冠状动脉扩张药物（如腺苷或双嘧达莫）进行心肌灌注扫描。

对于声窗和影像条件好的患者，倾向于使用负荷超声心动图进行心肌灌注扫描，因为这种检查的价格更低，患者也不用接受放射线。通常情况下，如果运动负荷量可以达到一定程度足以对心肌储备能力进行充分检查，就更倾向于应用运动试验而不是药物负荷试验，这是因为运动试验可以提供血流动力学反应，并且可以在有监督的情况下重现患者每天的体力活动，有助于制订出院后身体康复计划。

运动超声心动图 超声心动图可以评价右心室和左心室功能以及心肌活力[92-95]（详见第14章）。心肌梗死发生后，很多患者会出现静息时室壁运动不良。静息时室壁运动低下、不能运动或运动障碍可以提示心肌坏死或心肌顿抑或冬眠。运动或使用多巴酚丁胺后非梗死区域出现的室壁活动增强可间接提示冠状动脉储备充足。远离曾经心肌梗死部位出现新发室壁运动不良说明可能存在多支病变。室壁运动异常越明显，受损心肌的数量也就越多。心肌缺血越严重，负荷试验导致的室壁运动不良也就越明显（如运动障碍对运动能力中度减弱）。

一项有433名ECG无诊断意义、肌钙蛋白阴性、有两个以上危险因素的英国患者的研究，评估了超声心动图对疑似NSTE-ACS的低危患者进行风险分层的能力[93]。在这项2003—2004年的研究中，患者被随机分为Bruce蹬车ECG试验组或多巴酚丁胺负荷超声心动图试验组。与运动ECG相比，负荷超声心动图将更多的患者分入了低危组（77%对33%）和高危组（29%对20%），而分入中危组的患者相对较少（3%对39%；见图13-8）。

这项研究中达到研究终点的患者数量太少，无法评估患者的预后，虽然只有2例非心源性死亡和8例心肌梗死患者，但是说明了负荷超声心动图的无创检查可以更清楚地将更多的临床低危患者分入更低危患者或更高危患者，这样就不能从冠状动脉重建或更强化的药物治疗中获益。

心肌灌注扫描 ^{201}Tl或^{99m}Tc负荷心肌灌注扫描对ACS患者进行风险分层可以得到与超声心动图相似的结果[91]。因此选择何种检查方式取决于患者特征、费用、可行性和技术。如果患者声窗条件差或超声心动图不能充分评估缺血区域，应该选择心肌灌注扫描。负荷超声心动图可以提供冠状动脉储备的间接证据，心肌灌注扫描则可以更直接地评价冠状动脉灌注。与超声心动图相似，心肌灌注扫描可以

框13-3 应用无创检查进行危险分层

高危患者表现

- 严重的静息时左心室功能不全（LVEF＜0.35）
- 低强度运动（＜4MET）诱发心肌缺血（胸痛或心电图异常）
- 严重的运动左心室功能不全（运动时LVEF＜0.35）
- 负荷诱发大面积灌注不良（特别是前壁）
- 负荷诱发中等多发区域灌注不良
- 大面积固定的灌注不良，伴有左心室扩大或肺吸收量增加（^{201}Tl）
- 负荷诱发中等面积灌注不良，伴有左心室扩大或肺吸收量增加（^{201}Tl）
- 应用小剂量多巴酚丁胺［≤10μg/（kg·min）］或心率较低（＜120次/分）时，超声心动图显示室壁运动异常（涉及两个以上节段）发生进展
- 负荷超声心动图证实广泛心肌缺血

中危患者表现

- 轻中度静息时左心室功能不全（LVEF＝0.35～0.49）
- 中等强度运动（4～7MET）诱发心肌缺血（胸痛或心电图异常）
- 负荷诱发中等面积灌注不良，不合并左心室扩大或肺吸收量增加（^{201}Tl）
- 只有应用大剂量多巴酚丁胺时，超声心动图显示有限范围的缺血，伴有两个或两个以下节段的室壁运动异常

低危患者表现

- 运动量良好（＞7MET），没有或仅有轻微出血证据
- 静息或负荷试验时心肌灌注正常或轻微异常*
- 负荷超声心动图显示室壁运动正常，或静息时室壁运动异常但负荷试验时没有变化*

*尽管已发表的数据有限，但是有这些表现的患者的蹬车积分属于高危或严重静息左心室功能不全（LVEF＜35%）。

Adapted from Gibbons RJ, Abrams J, Chatterjee K, et al; ACC/AHA 2002 Guideline Update for the Management of Patients With Chronic Stable Angina: A Report of the American College of Cardiology/American Heart Association Task Force on Practice Guidelines (Committee to Update the 1999 Guidelines for the Management of Patients With Chronic Stable Angina). Available at: http://www.acc.org/qualityandscience/clinical/guidelines/stable/stable_clean.pdf.

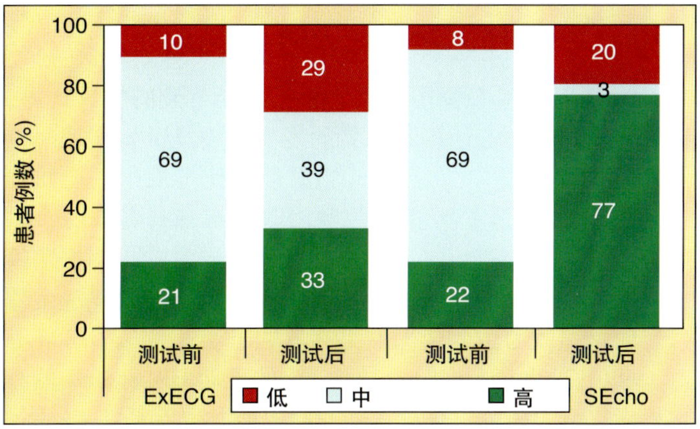

图13-8　基于单独运动心电图或联合运动超声心动图将具有无诊断意义心电图、肌钙蛋白阴性和有两个以上危险因素的ACS患者的预后分为低危、中危和高危三个组。联合超声心动图的检查方法可以更加有效地将患者确定为低危组和高危组，并且减少了分入中危组的患者数量。

From Jeetley P, Burden L, Stoykova B, Senior R: Clinical and economic impact of stress echocardiography compared with exercise electrocardiography in patients with suspected acute coronary syndrome but negative troponin: A prospective randomized controlled study. Eur Heart J 2007;28:204-211.

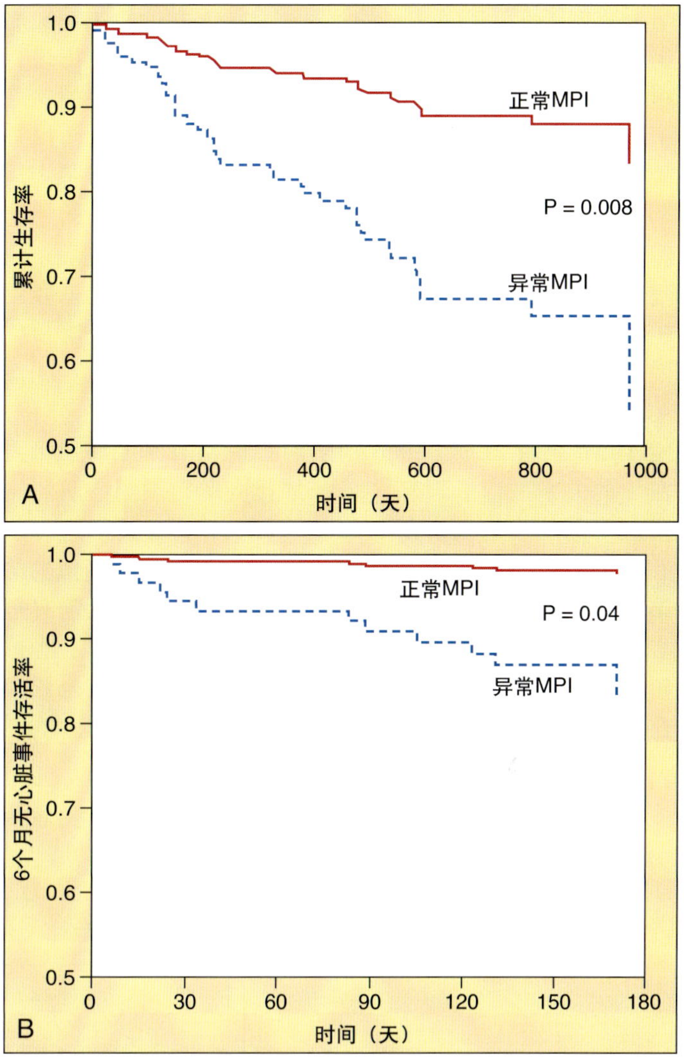

图13-9　肌钙蛋白Ⅰ升高的中低危NSTE-ACS患者（TIMI积分＜5）中MPI正常和异常患者的经风险校正的生存曲线的总生存率（A）和6个月无事件生存率（B）的比较。

From Dorbala S, Giugliano RP, Logsetty G, et al: Prognostic value of SPECT myocardial perfusion imaging in patients with elevated cardiac troponin I levels and atypical clinical presentation. J Nucl Cardiol 2007;14:53-58.

用来评价心肌存活、心室功能和心肌灌注[96-100]。Dorbala 等在 156 名有心脏肌钙蛋白Ⅰ升高的中低危 NSTE-ACS 患者（TIMI 积分＜5）中，通过 ^{99m}Tc 静息负荷心肌灌注扫描对心肌灌注扫描评价 NSTE-ACS 预后的价值进行了评估。在 156 例患者中，61% 的患者检查结果异常。生存曲线经过高脂血症、心脏肌钙蛋白Ⅰ升高和 6 个月内进行过冠状动脉重建等因素校正，显示心肌灌注扫描异常和肾功能不全是心源性死亡或再发心肌梗死的显著预测因素。相比之下，在心脏肌钙蛋白Ⅰ升高的患者中有 39% 的患者心肌灌注扫描正常，这些患者的无事件生存率更高（见图 13-9）。

在 1991—1997 年间的 SWISS Ⅱ试验中，Erne 等研究了 201 例首次 ACS、在就诊 3 个月内行蹬车试验诱发了无痛心肌缺血的无症状瑞士患者，以确定 PCI 在这些患者中的作用。所有患者都有运动诱发的 ST 段压低。入选患者有单支或双支病变，被随机分为 PCI 组或强化抗缺血药物治疗组。随访 10.2 年后，PCI 组和强化抗缺血药物治疗组的心源性死亡人数分别为 3 例和 22 例（P = 0.01），非致死性再发心肌梗死人数分别为 11 例和 40 例（P = 0.02）。这种获益是在观察 2 年后才明显起来的，进一步说明了在评估慢性疾病（如动脉粥样硬化）治疗方案时长期随访的重要性。这项试验说明了无创检查是如何选择出能从血管重建中获益的更高危患者的。

更先进的影像技术检查　除了之前的技术，心肌扫描、心脏正电子发射断层扫描（PET）、心脏 CT 血管显像（CTA）和心脏 MRI 已经应用于 ACS 患者的评价[102-104]。

PET　PET 可以用于测量冠状动脉血流、评价心肌存活和评估预后[113, 114]。目前还没有有关 PET 对大样本 ACS 患者进行危险分层的长期随访研究。与 ^{99m}Tc 或 ^{201}Tl-SPECT（单光子发射计算机体层扫描术）相比，氟脱氧葡萄糖 - PET 能更好地测定心肌存活。

多排 CT　多排 CT 与冠状动脉造影在显示冠心病病变程度方面有高度相关性[102-107]。Meijboom 等对 104 例 NSTE-ACS 患者进行了 64 排 CT 检查，并与冠状动脉造影结果进行了比较[105]。多排 CT 在预测冠径狭窄超过 50% 的病变的敏感性为 100%，特异性为 75%。目前还没有有关多排 CT 对大样本 ACS 患者进行危险分层的长期随访研究。

MRI　评价 MRI 在 ACS 中的作用的研究很少[107-112]。MRI 可以评价静息和负荷状态下（运动或药物，如多巴酚丁胺或腺苷）的室壁运动不良和全心室功能。给予钆后出现晚期超增强可以区分存活心肌与死亡心肌。可以进行蹬车 MRI 运动试验。心肌灌注可以通过静息和负荷状态下钆进入心肌的首过增强来评价。节段性室壁运动可以在静息、小剂量多巴酚丁胺或运动以及在高峰心率或最大运动级别状态下来判断。Hundley 等对 279 例声窗差的稳定门诊患者进行了多巴酚丁胺心脏 MRI[115]。20 个月后，经过多因素分析，有可诱发的缺血或 EF < 40% 的患者发生心肌梗死、心源性死亡、冠状动脉重建、UA 或需要住院的充血性心力衰竭的风险明显升高。在另一项有 44 例 ACS 患者的比较研究中，对 AMI（STEMI 患者 23 例，NSTEMI 患者 21 例）96 小时后的心脏 MRI 和心脏肌钙蛋白 T 的关系进行了研究[111]。心肌梗死的范围与心脏肌钙蛋白 T 的峰值有关。对 EMI 后早期（7 ± 2 天）进行的心脏 MRI 和 99mTc-SPECT 的比较研究也得到了相似的结果。一项小型研究用钆心脏 MRI 评价了 144 例以前有过心肌梗死的患者（其中 25% 是急性的）的预后[112]。经过年龄和左心室 EF 值校正后，梗死面积和围梗死期心肌缺血会增加患者的死亡率。

潜在的致死性心律失常的无创检查

AMI 后发生心源性猝死一直是一个重要的临床难题，在 EF < 40% 的心肌梗死患者的发生率更高，有指征时应植入心内除颤器[116]。然而，心源性猝死可发生在心肌梗死后有残余左心室功能存活者，即使有筛查 ECG 技术，如心率变异性检查以探查自主神经系统异常，心率振荡检查以评价压力反射过敏，以及微伏级 T 波电交替以决定哪些是应该植入心内除颤器的更高危的患者[117-119]。Ikeda 等对 1999—2004 年间的 1041 例心肌梗死后 EF ≥ 40% 的日本患者进行了研究，评价了在心肌梗死发生后平均 48 天行心室晚电位、动态 ECG 和运动 T 波电交替的预测价值[118]。通过 32 个月的随访，异常的 T 波电交替、心室晚电位和非持续性室性心动过速是心源性猝死或危及生命的心律失常的独立预测因素。终点的 T 波电交替风险比为 19.7，与其他用于确定心律失常电位检查相比，其预测准确性最高。

在 REFINE 试验中，Exner 等对 322 例发生 ACS 后、1 周以内 EF < 50% 的患者进行了心率振荡和微伏 T 波电

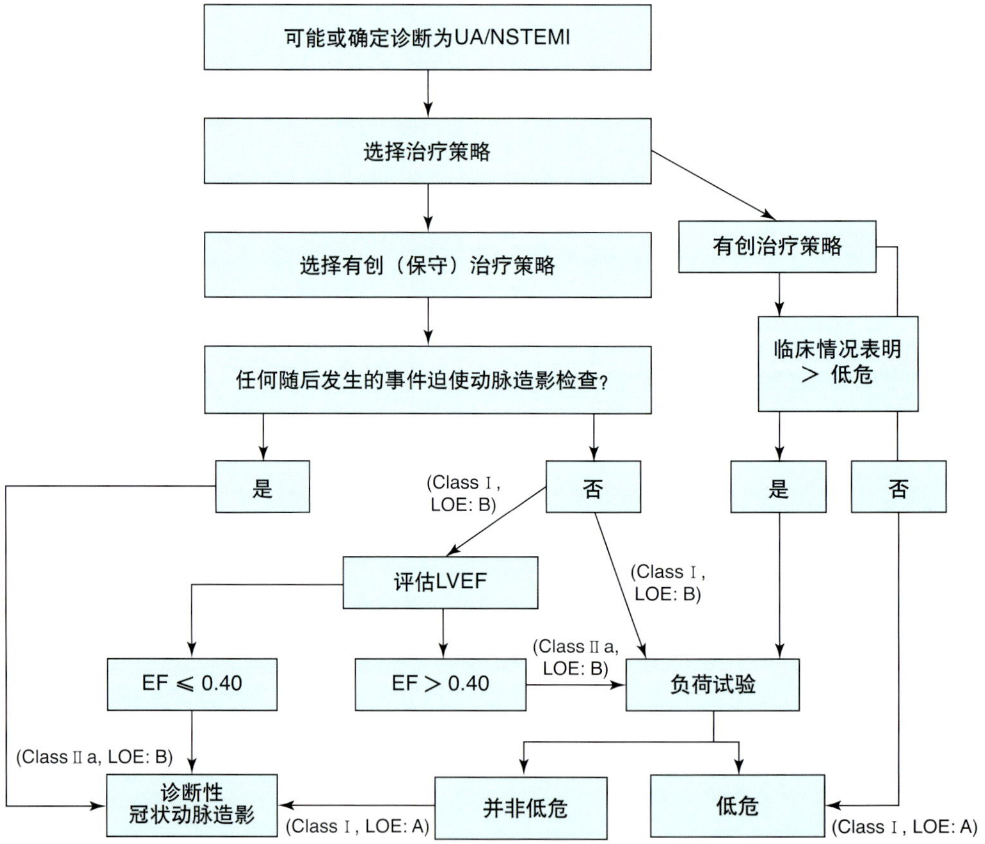

图13-10 2007年ACC/AHA的指南中对UA-NSTEMI患者进行早期或择期介入（保守）治疗策略的流程图。患者选择应基于临床特征，如是自发的还是诱发的心肌缺血、心室功能以及是否适合进行血管重建。

From Anderson JL, Adams CD, Antman EM, et al: ACC/AHA 2007 guidelines for the management of patients with unstable angina/non ST-elevation myocardial infarction: A report of the American College of Cardiology/American Heart Association Task Force on Practice Guidelines (Writing Committee to revise the 2002 guidelines for the management of patients with unstable angina/non ST-elevation myocardial infarction) developed in collaboration with the American College of Emergency Physicians, the Society of Cardiovascular Angiography and Interventions, and the Society of Thoracic Surgeons Endorsed by the American Association of Cardiovascular and Pulmonary Rehabilitation and the Society for Academic Emergency Medicine. J Am Coll Cardiol 2007;50:e1-e157.

交替检查[119]。8 周以后，EF 中位数明显上升，从 40% 升至 47%。10 ~ 14 周后进行检查可以预测心源性死亡或复苏成功的心跳停止，但是在心肌梗死后前 2 ~ 4 周，这些检查的结果不可信。随访中位数时间为 47 个月后，心率振荡受损的患者和 T 波电交替异常的患者的心源性死亡或复苏成功的心跳停止的发生率是对照患者的 5.2 倍。在美国尽管目前微伏 T 波电交替检查可以报销，但是并没有广泛应用于心肌梗死后患者的评价。如果进一步研究能显示出这种危险分层技术能检测出能从心内除颤器或药物治疗中获益从而降低心律失常致死发生率的高危患者，那么这种现状可能会发生改变。

小　结

围出院期进行无创检查可以清楚地将临床低危患者分为更低危患者或能从冠状动脉重建获益的更高危患者。直接对稳定的 ACS 患者进行负荷超声心动图和负荷心肌灌注成像进行的大样本量研究很少，对应用更先进的心脏影像检查进行的研究就更少了。目前还没有评估在围出院期进行常规无创检查可以提高不同类型 ACS 患者（早期和择期血管重建的比较）长期无事件生存率这种假说的主要随机试验。现有的临床数据和指南建议：所有择期 PCI 的非高危 ACS 患者在临床允许情况下都应该常规进行无创检查，以明确哪些患者有可能从冠状动脉造影和血管重建中获益（见上页图 13-10）。在临床高危患者中可以分出有早期冠状动脉造影指征的更高危患者。对于已经进行冠状动脉重建的患者，当患者有较高发生心脏事件风险时，应进行无创检查。将围出院期无创检查结果和冠状动脉造影、心室造影结果一起作为基线数据，可以与将来的无创检查结果进行比较，以发现是否发生了重要改变。此外，与二维冠状动脉造影提供的解剖方面的数据相比，功能性检查可以诱发严重缺血，因此无创检查可以提供更多的功能信息。二维造影显示出的管径狭窄只是对冠状动脉粥样硬化程度的粗糙判断，无创检查明显异常可以以另一种方法来改变治疗方案，也可能会影响远期预后。由非缺血性心律失常导致的心源性猝死是导致有梗死心肌且相对保留了左心室功能的 ACS 患者死亡的重要原因。筛查技术在作为心肌梗死后常规检查之前还需要进一步的研究，例如微伏 T 波电交替。

（吴　铮）

参考文献

1. Anderson JL, Adams CD, Antman EM, et al: ACC/AHA 2007 guidelines for the management of patients with unstable angina/non ST-elevation myocardial infarction: A report of the American College of Cardiology/American Heart Association Task Force on Practice Guidelines (Writing Committee to revise the 2002 guidelines for the management of patients with unstable angina/non ST-elevation myocardial infarction) developed in collaboration with the American College of Emergency Physicians, the Society of Cardiovascular Angiography and Interventions, and the Society of Thoracic Surgeons Endorsed by the American Association of Cardiovascular and Pulmonary Rehabilitation and the Society for Academic Emergency Medicine. J Am Coll Cardiol 2007;50:e1-e157.
2. Hutter AM Jr, Amsterdam EA, Jaffe AS: Task Force 2: Acute Coronary Syndromes: Section 2B—Chest Discomfort Evaluation in the Hospital. J Am Coll Cardiol 2000;35:853-862.
3. Diercks DB, Kirk JD, Amsterdam EZ: Chest pain units: Management of special populations. Cardiol Clin 2005;23:549-557.
4. Thygesen K, Alpert JS, White HD; Joint ESC/ACCF/AHA/WHF Task Force for the Redefinition of Myocardial Infarction. Universal definition of myocardial infarction. J Am Coll Cardiol 2007;50:2173-2195.
5. McCord J, Jneid H, Hollander JE, et al; American Heart Association Acute Cardiac Care Committee of the Council on Clinical Cardiology: Management of cocaine-associated chest pain and myocardial infarction. A scientific statement from the American Heart Association Acute Cardiac Care Committee of the Council on Clinical Cardiology. Circulation 2008;117:1897-1907.
6. Diercks DB, Kirk JD, Turnipseed SD, Amsterdam EA: Evaluation of patients with methamphetamine- and cocaine-related chest pain in a chest pain observation unit. Crit Pathw in Cardiol 2007;6:161-164.
7. Cohen M, Hawkins L, Greenberg S, Fuster V: Usefulness of ST-segment changes in > 2 leads on the emergency room electrocardiogram in either unstable angina pectoris or non-Q-wave myocardial infarction in predicting outcome. Am J Cardiol 1991;67:1368-1373.
8. Lee HS, Cross SJ, Rawles JM, et al: Patients with suspected myocardial infarction who present with ST depression. Lancet 1993;342:1204-1207.
9. Nyman I, Areskog M, Areskog NH, et al: Very early risk stratification by electrocardiogram at rest in men with suspected unstable coronary heart disease. J Intern Med 1993;234:293-301.
10. Hyde TA, French JK, Wong CK, et al: Four-year survival of patients with acute coronary syndromes without ST segment elevation and prognostic significance of 0.5-mm ST segment depression. Am J Cardiol 1999;84:379-385.
11. Cannon CP, McCabe CH, Stone PH, et al: The electrocardiogram predicts one-year outcome of patients with unstable angina and non-Q-wave myocardial infarction: Results of the TIMI III registry ECG ancillary study. J Am Coll Cardiol 1997;30:133-140.
12. Antman EM, Cohen M, Bernink PJ, et al: The TIMI risk score for unstable angina/non-ST elevation MI: A method for prognostication and therapeutic decision making. JAMA 2000;284:835-842.
13. Kaul P, Fu Y, Chang WC, et al: Prognostic value of ST-segment depression in acute coronary syndromes: Insights from PARAGON-A applied to GUSTO-IIb. J Am Coll Cardiol 2001;38:64-71.
14. Diderholm E, Andrén B, Frostfeldt G, et al: ST depression in ECG at entry indicates severe coronary lesions and large benefits of an early invasive treatment strategy in unstable coronary artery disease. The FRISC II ECG substudy. Eur Heart J 2002;23:41-49.
15. Savonitto S, Ardissino D, Granger CB, et al: Prognostic significance of the admission electrocardiogram in acute coronary syndromes. JAMA 1999;281:707-713.
16. Boersma E, Pieper KS, Steyerberg EW, et al: Predictors of outcome in patients with acute coronary syndromes without persistent ST-segment elevation. Results from an international trial of 9461 patients. Circulation 2000;101:2557-2567.
17. Yan RT, Yan AT, Granger C, et al: Usefulness of quantitative versus qualitative ST-segment depression for risk stratification of non-ST elevation acute coronary syndromes in contemporary clinical practice. Am J Cardiol 2008;101:919-924.
18. Lockwood E, Fu Y, Wong B, et al: Does 24-hour ST segment resolution post-fibrinolysis add prognostic value to a Q wave? ASSENT-2 electrocardiographic sub-study. Am Heart J 2003;146:640-645.
19. Armstrong PW, Fu Y, Chang WC, et al; GUSTO-IIb Investigators: Acute coronary syndromes in the GUSTO-IIb trial. Prognostic insights and impact of recurrent ischemia. Circulation 1998;98:1860-1868.
20. Greenland P, Bonow RO, Brundage BH, et al: ACCF/AHA 2007 clinical expert consensus document on coronary artery calcium scoring by computed tomography in global cardiovascular risk assessment and in evaluation of patients with chest pain: A report of the American College of Cardiology Foundation Clinical Expert Consensus Task Force (ACCF/AHA Writing Committee to Update the 2000 Expert Consensus Document on Electron Beam Computed Tomography). J Am Coll Cardiol

2007;49:378-402.
21. Amsterdam EA, Kirk JD, Diercks DB, et al: Immediate exercise testing to evaluate low-risk patients presenting to the emergency department with chest pain. J Am Coll Cardiol 2002;40:251-256.
22. Amsterdam EA, Kirk JD, Diercks DB, et al: Exercise testing in chest pain units: Rationale, implementation, and results. Cardiol Clin 2005;23:503-516.
23. Ramakrishna G, Milavetz JJ, Zinsmeister AR, et al: Effect of exercise treadmill testing and stress imaging on the triage of patients with chest pain: CHEER substudy. Mayo Clin Proc 2005;80:322-329.
24. Amsterdam EA, Kirk JD, Diercks DB, et al: Early exercise testing in the management of low risk patients in chest pain centers. Prog Cardiovasc Dis 2004;46:438-452.
25. Stein RA, Chaitman BR, Balady GJ, et al: Safety and utility of exercise testing in emergency room chest pain centers. An advisory from the Committee on Exercise, Rehabilitation and Prevention, Council on Clinical Cardiology, American Heart Association. Circulation 2000;102:1463-1467.
26. Weston P, Alexander JH, Patel MR, et al: Hand-held echocardiographic examination of patients with symptoms of acute coronary syndromes in the emergency department: The 30-day outcome associated with normal left ventricular wall motion. Am Heart J 2004;148:1096-1101.
27. Bosch X, Theroux P: Left ventricular ejection fraction to predict early mortality in patients with non–ST-segment elevation acute coronary syndromes. Am Heart J 2005;150:215-220.
28. Gallagher MJ, Ross MA, Raff GL, et al: The diagnostic accuracy of 64-slice computed tomography coronary angiography compared with stress nuclear imaging in emergency department low-risk chest pain patients. Ann Emerg Med 2007;49:125-136.
29. Laudon DA, Vukov LF, Breen JF, et al: Use of electron-beam computed tomography in the evaluation of chest pain patients in the emergency department. Ann Emerg Med 1999;33:15-21.
30. McLaughlin VV, Balogh T, Rich S: Utility of electron beam computed tomography to stratify patients presenting to the emergency room with chest pain. Am J Cardiol 1999;84:327-328.
31. Georgiou D, Budoff MJ, Kaufer E, et al: Screening patients with chest pain in the emergency department using electron beam tomography: A follow-up study. J Am Coll Cardiol 2001;38:105-110.
32. Schenker MP, Dorbala S, Hong ECT, et al: Interrelation of coronary calcification, myocardial ischemia, and outcomes in patients with intermediate likelihood of coronary artery disease. A combined positron emission tomography/computed tomography study. Circulation 2008;117:1693-1700.
33. Goldstein JA, Gallagher MJ, O'Neill WW, et al: A randomized controlled trial of multi-slice coronary computed tomography for evaluation of acute chest pain. J Am Coll Cardiol 2007;49:863-871.
34. Raff GL, Gallagher MJ, O'Neill WW, Goldstein JA: Diagnostic accuracy of noninvasive coronary angiography using 64-slice spiral computed tomography. J Am Coll Cardiol 2005;46:552-557.
35. White CS, Kuo D, Kelemen M, et al: Chest pain evaluation in the emergency department: Can MDCT provide a comprehensive evaluation? Am J Roentgenol 2005;185:533-540.
36. Hoffmann U, Pena AJ, Moselewski F, et al: MDCT in early triage of patients with acute chest pain. Am J Roentgenol 2006;187:1240-1247.
37. Hoffman U, Nagurney JT, Moselewski F, et al: Coronary multidetector computed tomography in the assessment of patients with acute chest pain. Circulation 2006;114:2251-2260.
38. Sato Y, Matsumoto N, Ichikawa M, et al. Efficacy of multislice computed tomography for the detection of acute coronary syndrome in the emergency department. Circ J 2005;69:1047-1051.
39. Chaitman BR: Exercise stress testing. In Libby P, Zipes D, Bonow R, Braunwald E (eds): Braunwald's Heart Disease: A Textbook of Cardiovascular Medicine, 8th ed. Philadelphia, WB Saunders, 2007, pp 195-226.
40. Fox KAA, Dabbous OH, Goldberg RJ, et al: Prediction of risk of death and myocardial infarction in the six months after presentation with acute coronary syndrome: Prospective multinational observational study (GRACE). BMJ 2006;333:1091-1094.
41. Latchamsetty R, Fang J, Kline-Rogers E, et al: Prognostic value of transient and sustained increase in in-hospital creatinine on outcomes of patients admitted with acute coronary syndrome. Am J Cardiol 2007;99:939-942.
42. Alexander KP, Newby LK, Cannon CP, et al; American Heart Association Council on Clinical Cardiology; Society of Geriatric Cardiology: Acute coronary care in the elderly, part I: Non-ST-segment-elevation acute coronary syndromes. A scientific statement for health care professionals from the American Heart Association Council on Clinical Cardiology: In collaboration with the Society of Geriatric Cardiology. Circulation 2007;115:2549-2569.
43. Alexander KP, Newby LK, Armstrong PW, et al: Acute coronary care in the elderly, part II: ST-segment-elevation myocardial infarction. A scientific statement for health care professionals from the American Heart Association Council on Clinical Cardiology. Circulation 2007;115:2570-2589.
44. Alexander KP, Roe MT, Chen AY, et al: Evolution in cardiovascular care of elderly patients with non-ST-segment elevation acute coronary syndromes. J Am Coll Cardiol 2005;46:1479-1487.
45. Collet JP, Montalescot G, Agnelli G, et al; GRACE Investigators: Non-ST-segment elevation acute coronary syndrome in patients with renal dysfunction: Benefit of low-molecular-weight heparin alone or with glycoprotein IIb/IIIa inhibitors on outcomes. The Global Registry of Acute Coronary Events. Eur Heart J 2005;26:2285-2293.
46. Devlin G, Anderson FA, Heald S, et al; GRACE Investigators: Management and outcomes of lower risk patients presenting with acute coronary syndromes in a multinational observational registry. Heart 2005;91:1394-1399.
47. Eagle KA, Lim MJ, Dabbous OH, et al; GRACE Investigators. A validated prediction model for all forms of acute coronary syndrome. Estimating the risk of 6-month postdischarge death in an international registry. JAMA 2004;291:2727-2733.
48. Fox KAA, Anderson FA, Dabbous OH, et al; GRACE Investigators: Intervention in acute coronary syndromes: Do patients undergo intervention on the basis of their risk characteristics? The Global Registry of Acute Coronary Events (GRACE). Heart 2007;93:177-182.
49. Lagerqvist B, Diderholm E, Lindahl B, et al: FRISC score for selection of patients for an early invasive treatment strategy in unstable coronary artery disease. Heart 2005;91:1047-1052.
50. Goncalves PDA, Ferreira J, Aguiar C, Seabra-Gomes R: TIMI, PURSUIT, and GRACE risk scores: Sustained prognostic value and interaction with revascularization in NSTEACS. Eur Heart J 2005;26:865-872.
51. Stiles MK, Dabbous OH, Foxx KAA; GRACE investigators: Bleeding events with antithrombotic therapy in patients with unstable angina or non-ST-segment elevation myocardial infarction; insights from a large clinical practice registry (GRACE). Circulation 2008;17:5-8.
52. Mukherjee D, Eagle KA, Kline-Rogers E, et al; GRACE investigators: Impact of prior peripheral arterial disease and stroke on outcomes of acute coronary syndromes and effects of evidence-based therapies (from the Global Registry of Acute Coronary Events). Am J Cardiol 2007;100:1-6.
53. Oliveira GBF, Avezum A, Anderson FA, et al; GRACE Investigators: Use of proven therapies in non-ST-elevation acute coronary syndromes according to evidence-based risk stratification. Am Heart J 2007;153:493-499.
54. Roe MT, Peterson ED, Newby K, et al: The influence of risk status on guideline adherence for patients with non-ST-segment elevation acute coronary syndromes. Am Heart J 2006;151:1205-1213.
55. Roe MT, Halabi AR, Mehta RJ, et al: Documented traditional cardiovascular risk factors and mortality in non-ST-segment elevation myocardial infarction. Am Heart J 2007;153:507-514.
56. Skolnick AH, Alexander KP, Chen AY, et al: Characteristics, management, and outcomes of 5, 557 patients age > 90 years with acute coronary syndromes. Results from the CRUSADE Initiative. J Am Coll Cardiol 2007;49:1790-1797.
57. Wang TY, Chen AY, Roe MT, et al: Comparison of baseline characteristics, treatment patterns, and in-hospital outcomes of Asian versus non-Asian white Americans with non-ST-segment elevation acute coronary syndromes from the CRUSADE Quality Improvement Initiative. Am J Cardiol 2007;100:391-396.
58. Morrow DA, Antman EM, Charlesworth A, et al: TIMI risk score for ST-elevation myocardial infarction: A convenient, bedside, clinical score for risk assessment at presentation: An intravenous nPA for treatment of infracting myocardial early II trial substudy. Circulation 2000;102:2031-2037.
59. Morrow DA, Antman EM, Snapinn SM, et al: An integrated clinical approach to predicting the benefit of tirofiban in non-ST elevation acute

coronary syndromes. Application of the TIMI risk score for UA/NSTEMI in PRISM-PLUS. Eur Heart J 2002;23:223-229.
60. Antman EM, Cohen M, Bernink PJLM, et al: The TIMI risk score for unstable angina/non-ST elevation MI. JAMA 2000;284:835-842.
61. Boersma E, Pieper KS, Steyerberg EW, et al; PURSUIT Investigators: Predictors of outcome in patients with acute coronary syndromes without persistent ST-segment elevation. Results from an international trial of 9461 patients. Circulation 2000;101:2557-2567.
62. Granger CB, Goldberg RJ, Dabbous OH, et al; Global Registry of Acute Coronary Events Investigators. Predictors of hospital mortality in the global registry of acute coronary events. Arch Intern Med 2003;163:2345-2353.
63. Singh M, Reeder GS, Jacobsen SJ, et al: Scores for post-myocardial infarction risk stratification in the community. Circulation2002;106:2309-2314.
64. Wallentin L, Lagerqvist B, Husted S, et al; FRISC II investigators: Outcome at 1 year after an invasive compared with a non-invasive strategy in unstable coronary-artery disease: the FRISC II invasive randomized trial. Lancet 2000;356:9-16.
65. Lagerqvist B, Husted S, Kontny F, Stahle E, Swahn E, Wallentin L, and The Fast Revascularisation during InStability in Coronary artery disease (FRISC-II) Investigators: 5-year outcomes in the FRISC-II randomized trial of an invasive versus a non-invasive strategy in non-ST-elevation acute coronary syndrome: a follow-up study. Lancet 2006;368:998-1004.
66. Thygesen K, Alpert JS, White HD, et al: Joint ESC/ACCF/AHA/WHF Task Force for the Redefinition of Myocardial Infarction.Universal definition of myocardial infarction. J Am Coll Cardiol 2007;50:2173-2195.
67. Theroux P, Waters DD, Halphen C, et al: Prognostic value of exercise testing soon after myocardial infarction. N Engl J Med 1979;301:341-345.
68. Wilcox I, Freedman SB, Allman FC, et al: Prognostic significance of a predischarge exercise test in risk stratification after unstable angina pectoris. J Am Coll Cardiol 1991;18:677-683.
69. Nyman I, Wallentin L, Areskog M, et al; RISC Study Group: Risk stratification by early exercise testing after an episode of unstable coronary artery disease. Int J Cardiol 1993;39:131-142.
70. Lindahl B, Andrent B, Ohlsson J, et al: Risk stratification in unstable coronary artery disease: Additive value of troponin T determinations and pre-discharge exercise tests. Eur Heart J 1997;18:762-770.
71. Safstrom K, Nielsen NE, Bjorkholmt A, et al: Unstable coronary artery disease in post-menopausal women: Identifying patients with significant coronary artery disease by basic clinical parameters and exercise test. Eur Heart J 1998;19:899-907.
72. TIMI IIIB Investigators: Effects of tissue plasminogen activator and a comparison of early invasive and conservative strategies in unstable angina and non-Q-wave myocardial infarction. Results of the TIMI IIIB trial. Circulation 1994;89:1545-1556.
73. Anderson HV, Cannon CP, Stone PH, et al: One-year results of the Thrombolysis in Myocardial Infarction (TIMI) IIIB clinical trial. J Am Coll Cardiol 1995;26:1643-1650.
74. Boden WE, O'Rourke RA, Crawford MH, et al; Veterans Affairs Non-Q-Wave Infarction Strategies in Hospital (VANQWISH) trial investigators: Outcomes in patients with acute non-Q-wave myocardial infarction randomly assigned to an invasive as compared with a conservative management strategy. N Engl J Med 1998;338:1785-1792.
75. Ferry DR, O'Rourke RA, Blaustein AS, et al: Design and baseline characteristics of the Veterans Affairs Non–Q-Wave Infarction Strategies In-Hospital (VANQWISH) Trial. J Am Coll Cardiol 1998;31:312-320.
76. Fragmin and Fast Revascularisation during InStability in Coronary artery disease (FRISC II) Investigators: Long-term low-molecular-mass heparin in unstable coronary-artery disease: FRISC II prospective randomized multicenter study. Lancet 1999;354:701-707.
77. Cannon CP, Weintraub WS, Demopoulos LA, et al; TACTICS–Thrombolysis in Myocardial Infarction 18 Investigators: Comparison of early invasive and conservative strategies in patients with unstable coronary syndromes treated with the glycoprotein IIb/IIIa inhibitor tirofiban. New Engl J Med 2001;344:1879-1887.
78. Spacek R, Widimsky P, Straka Z, et al: Value of first day angiography/angioplasty In evolving non-ST segment elevation myocardial infarction: An open multicenter randomized trial. The VINO study. Eur Heart J 2002;22:230-238.
79. De Winter RJ, Windhausen F, Cornel JH, et al; Invasive versus Conservative Treatment in Unstable Coronary Syndromes (ICTUS) Investigators: Early invasive versus selectively invasive management for acute coronary syndromes. N Engl J Med 2005;353:1095-1104.
80. Hirsch A, Windhausen F, Tijssen JG, et al; Invasive versus Conservative Treatment in Unstable coronary Syndromes (ICTUS) Investigators: Long-term outcome after an early invasive versus selective invasive treatment strategy in patients with non-ST-elevation acute coronary syndrome and elevated cardiac troponin T (the ICTUS trial): A follow-up study. Lancet 2007;369:827-835.
81. Ekstrand K, Bostrom A, Lilja B, et al: Submaximal early exercise test compared to clinical findings for evaluation of short- and long-term prognosis after the first myocardial infarction. Eur Heart J 1997;18:822-834.
82. Madsen JK, Grande P, Saunamaki K, et al; DANAMI Study Group: Danish multicenter randomized study of invasive conservative treatment in patients with inducible ischemia after thrombolysis in acute myocardial infarction (DANAMI). Circulation 1997;96:748-755.
83. Al-Khalili F, Janszky I, Andersson A, et al: Physical activity and exercise performance predict long-term prognosis in middle-aged women surviving acute coronary syndrome. J Intern Med 2007;261:178-187.
84. Fox KAA, Gabriel P, Eagle KA; GRACE Investigators: Decline in rates of death and heart failure in acute coronary syndromes, 1999-2006. JAMA 2007;297:1892-1900.
85. Grines CL, Marsalese DL, Brodie B, et al; PAMI-II Investigators: Safety and cost-effectiveness of early discharge after primary angioplasty in low risk patients with acute myocardial infarction. J Am Coll Cardiol 1998;31:967-972.
86. Andersen HR, Nielsen TT, Rasmussen K, et al; DANAMI-2 Investigators: A comparison of coronary angioplasty with fibrinolytic therapy in acute myocardial infarction. N Engl J Med 2003;349:733-742.
87. Wienbergen H, Gitt AK, Schiele R, et al: Actual clinical practice of exercise testing in consecutive patients after non-ST-elevation myocardial infarction: Results of the acute coronary syndromes registry. Eur J Cardiovasc Prev Rehabil 2006;13:457-463.
88. Tabet JY, Meurin P, Driss AB, et al: Determination of exercise training heart rate in patients on β-blockers after myocardial infarction. Eur J Cardiovasc Prev Rehabil 2006;13:538-543.
89. Nyman I, Larsson H, Areskog M, et al; RISC Study Group: The predictive value of silent ischemia at an exercise test before discharge after an episode of unstable coronary artery disease. Am Heart J 1992;123:324-331.
90. Valeur N, Clemmensen P, Grande P, Saunamaki K; DANAMI-2 Investigators: Prognostic evaluation by clinical exercise test scores in patients treated with primary percutaneous coronary intervention or fibrinolysis for acute myocardial infarction (a Danish Trial in Acute Myocardial Infarction-2 Sub-Study). Am J Cardiol 2007;100:1074-1080.
91. Klocke FJ, Baird MG, Bateman TM, et al: ACC/AHA/ASNC guidelines for the clinical use of cardiac radionuclide imaging: A report of the American College of Cardiology/American Heart Association Task Force on Practice Guidelines (ACC/AHA/ASNC Committee to Revise the 1995 Guidelines for the Clinical Use of Radionuclide Imaging). J Am Coll Cardiol 2003;42:1318-1333.
92. Cheitlin MD, Armstrong WF, Aurigemma GP, et al: ACC/AHA/ASE 2003 guideline update for the clinical application of echocardiography: A report of the American College of Cardiology/American Heart Association Task Force on Practice Guidelines (ACC/AHA/ASE Committee to Update the 1997 Guidelines for the Clinical Application of Echocardiography). J Am Coll Cardiol 2003;42:954-970.
93. Jeetley P, Burden L, Stoykova B, Senior R: Clinical and economic impact of stress echocardiography compared with exercise electrocardiography in patients with suspected acute coronary syndrome but negative troponin: a prospective randomized controlled study. Eur Heart J 2007;28:204-211.
94. Bangalore S, Yao SS, Puthumana J, Chaudhry FA: Incremental prognostic value of stress echocardiography over clinical and stress electrocardiographic variables in patients with prior myocardial infarction: "Warranty Time" of a normal stress echocardiogram. Echocardiography 2006;23:455-464.
95. Peteiro J, Monserrat L, Vasquez E, et al: Comparison of exercise echocardiography to exercise electrocardiographic testing added to echocardiography at rest for risk stratification after uncomplicated acute myocardial infarction. Am J Cardiol 2003;92:373-376.
96. Dorbala S, Giugliano RP, Logsetty G, et al: Prognostic value of SPECT myocardial perfusion imaging in patients with elevated cardiac troponin I

levels and atypical clinical presentation. J Nucl Cardiol 2007;14:53-58.

97. Figueras J, Cortadellas J, Missorici M, et al: Predischarge low-dose dobutamine test and prediction of left ventricular function at 1 year in patients with first anterior myocardial infarction. Clin Cardiol 2006;29:451-456.
98. Jaffe R, Halon DA, Haim SB, et al: Reevaluation of routine invasive strategy versus noninvasive testing following uncomplicated ST-elevation myocardial infarction. Cardiology 2006;105:240-245.
99. Schinkel AFL, Elhendy A, Bax JJ, et al: Prognostic implications of a normal stress technetium-99m–tetrofosmin myocardial perfusion study in patients with a healed myocardial infarct and/or previous coronary revascularization. Am J Cardiol 2006;97:1-6.
100. Galassi AR, Grasso C, Azzarelli S, et al: Usefulness of exercise myocardial scintigraphy in multivessel coronary disease after incomplete revascularization with coronary stenting. Am J Cardiol 2006;97:207-215.
101. Erne P, Schoenenberger AW, Burckhardt D, et al: Effects of percutaneous coronary interventions in silent ischemia after myocardial infarction. The SWISS II Randomized Controlled Trial. JAMA 2007;297:1985-1991.
102. Rubinshtein R, Halon DA, Gaspar T, et al: Usefulness of 64-slide cardiac computed tomographic angiography for diagnosing acute coronary syndromes and predicting clinical outcomes in emergency department patients with chest pain of uncertain origin. Circulation 2007;115:1762-1768.
103. Rubinshtein R, Halon DA, Gaspar T, et al: Impact of 64-slice cardiac computed tomographic angiography on clinical decision-making in emergency department patients with chest pain of possible myocardial ischemic origin. Am J Cardiol 2007;100:1522-1526.
104. Coles DR, Wilde P, Oberhoff M, et al: Multislice computed tomography coronary angiography in patients admitted with a suspected acute coronary syndrome. Int J Cardiol Imaging 2007;23:603-614.
105. Meijboom WB, Mollet NR, Mieghem CAV, et al: 64-slice CT coronary angiography in patients with non-ST elevation acute coronary syndrome. Heart 2007;93:1386-1392.
106. Gallagher MJ, Raff GL: Use of multislice CT for the evaluation of emergency room patients with chest pain: The so-called "triple rule-out." Catheter Cardiovasc Interv 2008;71:92-99.
107. Hamon M, Biondi-Zoccai GGL, Malagutti P, et al: Diagnostic performance of multislice spiral computed tomography of coronary arteries as compared with conventional invasive coronary angiography. A meta-analysis. J Am Coll Cardiol 2006;48:1896-1910.
108. Abdel-Aty H, Schulz-Menger J: Cardiovascular magnetic resonance T2-weighted imaging of myocardial edema in acute myocardial infarction. Recent Pat Cardiovasc Drug Discov 2007;2:63-68.
109. Kim RJ, Wu E, Rafael A, et al: The use of contrast-enhanced magnetic resonance imaging to identify reversible myocardial dysfunction. N Engl J Med 2000;343:1445-1453.
110. Ibrahim T, Nekolla SG, Hornke M, et al: Quantitative measurement of infarct size by contrast-enhanced magnetic resonance imaging early after acute myocardial infarction. J Am Coll Cardiol 2005;45:544-552.
111. Steen H, Giannitsis E, Futterer S, et al: Cardiac troponin T at 96 hours after acute myocardial infarction correlates with infarct size and cardiac function. J Am Coll Cardiol 2006;48:2192-2194.
112. Yan AT, Shayne AJ, Brown KA, et al: Characterization of the peri-infarct zone by contrast-enhanced cardiac magnetic resonance imaging is a power predictor of post-myocardial infarction mortality. Circulation 2006;114:32-39.
113. Klein LJ, van Campen LMC, Sieswerda GT, et al: Glucose-insulin-potassium echocardiography detects improved segmental myocardial function and viable tissue shortly after acute myocardial infarction. J Am Soc Echocardiogr 2006;19:763-771.
114. Stewart RE, Miller DD, Bowers TR, et al: PET perfusion and vasodilator function after angioplasty for acute myocardial infarction. J Nucl Med 1997;38:770-777.
115. Hundley GW, Morgan TM, Neagle CM, et al: Magnetic resonance imaging determination of cardiac prognosis. Circulation 2002;106:2328-2333.
116. Zipes DP, Camm AJ, Borggrefe M, et al: ACC/AHA/ESC 2006 guidelines for management of patients with ventricular arrhythmias and the prevention of sudden cardiac death. A report of the American College of Cardiology/American Heart Association Task Force and the European Society of Cardiology Committee for Practice Guidelines (Writing Committee to Develop Guidelines for Management of Patients With Ventricular Arrhythmias and the Prevention of Sudden Cardiac Death). J Am Coll Cardiol 2006;48:e247-e346.
117. Kasahara Y, Izawa K, Omiya K, et al: Influence of autonomic nervous dysfunction characterizing effect of diabetes mellitus on heart rate response and exercise capacity in patients undergoing cardiac rehabilitation for acute myocardial infarction. Circ J 2006;70:1017-1025.
118. Ikeda T, Yoshino H, Sugi K, et al: Predictive value of microvolt T-wave alternans for sudden cardiac death in patients with preserved cardiac function after acute myocardial infarction. J Am Coll Cardiol 2006;48:2268-2274.
119. Exner DV, Kavanagh KM, Slawnych MP, et al; REFINE Investigators: Noninvasive risk assessment early after a myocardial infarction. J Am Coll Cardiol 2007;50:2275-2284.

第 14 章

超声心动图在急性冠状动脉综合征中的应用

Ariel Diaz、Anique Ducharme 和 Jean-Claude Tardif

由于冠心病发病率相对较高，超声心动图检查的常用适应证之一即是对疑诊 / 确诊的缺血性心脏病患者进行评价。对于疑诊冠心病的患者，询问病史和体检仍然是诊断过程的重心。然而，超声心动图作为一种快速、无创、可移动和价廉的检查手段，在诊断冠心病、评价疾病严重程度、评估可最终影响治疗措施的重要预后信息三个方面具有独特的作用。超声心动图评价关注的是冠心病的功能性影响、整体性或节段性室壁功能以及心肌梗死并发症。本章将重点讨论超声心动图在疑诊 / 确诊 ACS 患者的诊断和处置中的应用。

心肌缺血时所发生的事件链

心肌供氧量与需氧量之间的异常比值可导致心肌缺血。静息状态下，无严重狭窄（直径狭窄 > 90%）的冠状动脉其血流通常可以满足心肌对氧气的需求量。心肌需氧量增加（如运动、精神紧张或药物影响）或粥样血栓性斑块造成冠状动脉次全 / 完全性闭塞导致心肌灌注减少[1]时，具有生理意义的冠状动脉狭窄既可导致心肌供氧量和需氧量之间失去平衡。冠状动脉血流减少不能满足心肌需要时，首先发生细胞生物化学改变（见图 14-1），随后发生灌注减少和舒张功能障碍（以心室舒张障碍或顺应性异常为特征），然后发生收缩期局限性室壁增厚不良和运动障碍。缺血性 ECG 改变和出现心绞痛临床症状是心肌缺血的晚期表现[2]。由于心肌缺血事件顺序发生，超声心动图作为一种独特且敏感的手段，可以用来早期诊断心肌缺血，尤其是其具有发现局限性室壁运动异常的能力。

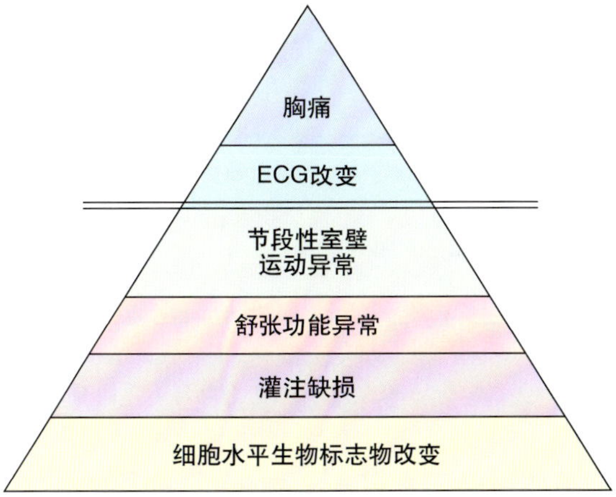

图14-1 心肌缺血时发生的事件链。ECG，心电图。

ACS 时心脏收缩功能的评价

局部和整体收缩功能的定性和半定量评价

超声心动图可以用来评价整体和局部心室功能。整体心室收缩功能可定性地分为正常、轻度降低、中度降低和重度降低，但是大多数临床医师对这方面的信息并不十分重视。随着心室收缩，沿心内膜面所选择的靶点向心室中心方向运动（即心内膜运动幅度），心腔面积减少（即面积缩小），心内膜面与心外膜面之间的距离增加（即室壁增厚率）。冠状动脉闭塞数分钟后，闭塞动脉所支配的心肌区域可以观察到严重心内膜运动幅度减弱和室壁增厚率降低[3]。室壁收缩方向正常但幅度降低时，定义为室壁运动减弱。室壁完全无收缩活动时，称为室壁运动消失。室壁在收缩期向外突出，称为矛盾运动。

室壁运动评分指数可以用来半定量评价左室局部收缩功能。美国心脏超声学会建议[4]，将左室分为 16 或 17（用于心肌灌注研究）个节段（见图 14-2）。每个室壁节段按照其收缩性能进行评分：1 分 = 收缩运动正常或增强；2 分 = 收缩运动减弱；3 分 = 收缩运动消失（无室壁增厚）；4 分 = 收缩期矛盾运动；5 分 = 室壁瘤形成（舒张期心室形状异常）。对于代偿性室壁运动增强，则无特殊评分。各部分室壁积分的总和与所评价节段数目之间的比值，即为室壁运动评分指数（见图 14-3），其范围为 1 ~ 3.9（1 表示室壁收缩功能正常，3.9 表示严重收缩功能障碍）。STEMI 后室壁运动评分指数 = 1.7 时，常提示左室 20% 以上的心肌存在功能障碍[5]。左室室壁运动评分指数的预后价值已为临床研究所证实。在一组因急性心肌梗死而住院的患者中，患者按照室壁运动评分指数数值分为 5 组，有最佳室壁运动评分指数的患者组的 1 年心血管死亡率仅为 8%，而室壁运动评分指数最差组的患者 1 年心血管死亡率高达 51%[6]。室壁运动评分指数每增加 0.2 个单位，住院期间并发症（即死亡、心律失常和心力衰竭）比值比随之升高 1.20（95% 的置信区间为 1.10 ~ 1.27；$P < 0.001$）[6]。Kan 等也发表了相似的研究

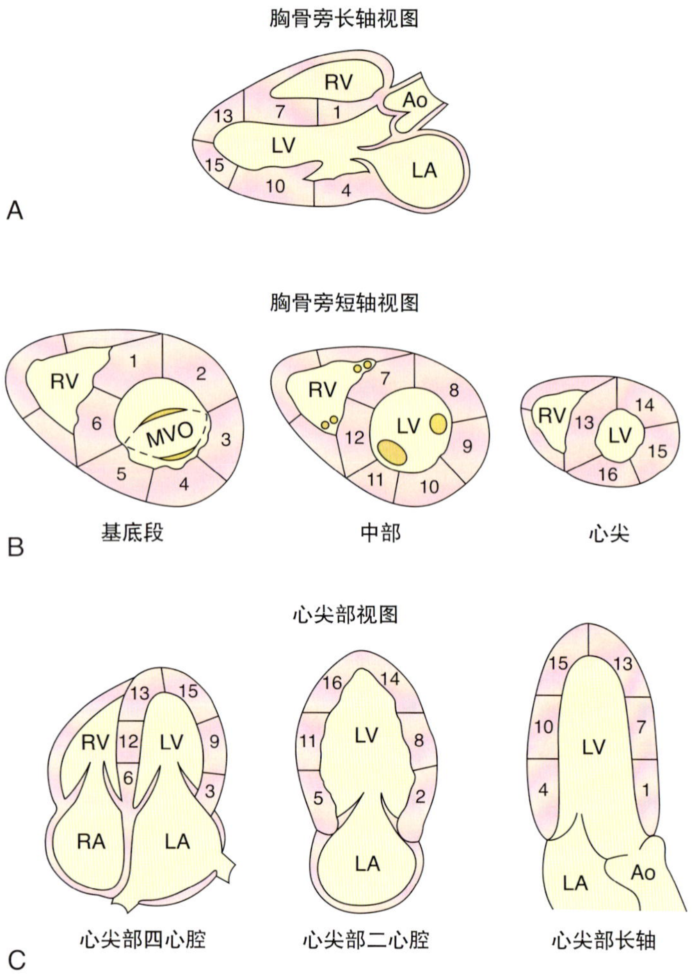

图14-2　美国超声心动描记术协会描述的左心室的16个节段的示意图。A，胸骨旁长轴；B，胸骨旁短轴；C，心尖。图中序号对应以下节段：1.基底段前间隔；2.基底段前壁；3.基底段前侧壁；4.基底段下侧壁；5.基底段后壁；6.基底段后间隔；7.中段前间隔；8.中段前壁；9.中段前侧壁；10.中段下侧壁；11.中段下壁；12.中段后间隔；13.心尖部间隔；14.心尖部前壁；15.心尖部侧壁；16.心尖部下壁。Ao，主动脉；LA，左房；LV，左心室；MVO，二尖瓣口；RA，右房；RV，右室。

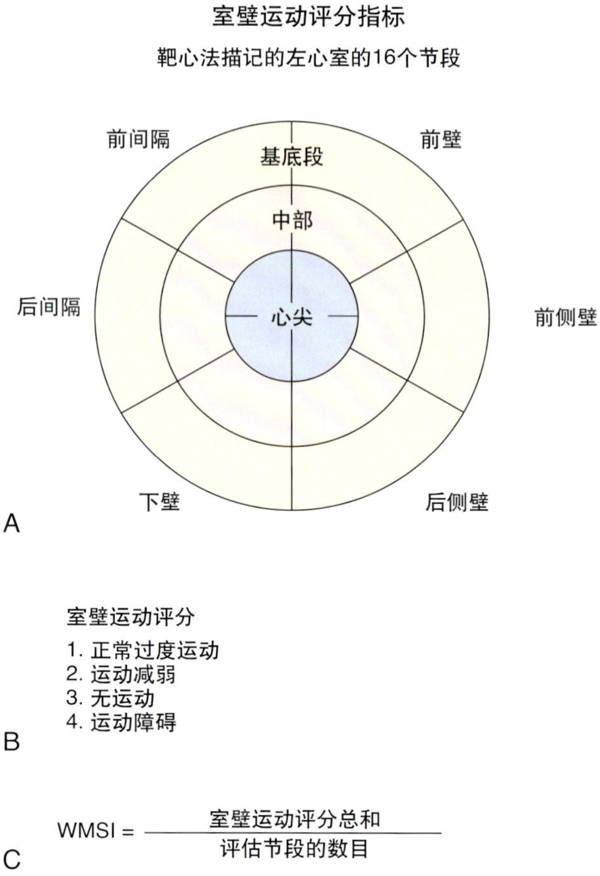

图14-3　A，靶心法显示的左心室的16个节段；B，室壁运动评分，根据每个节段的收缩功能打分；C，室壁运动评分指数（WMSI）是由评估的室壁节段得分总和除以评估的节段数量计算出来的。

结果，即最高室壁运动评分指数组与最低室壁运动评分指数组相比患者死亡率明显增加（61% 对 3%）[7]。此外，另一项有关心肌梗死后患者的研究显示[8]，心脏超声测得的室壁运动评分指数与核素心肌造影测得的 LVEF 之间的相关性极佳。

因为冠心病可引起节段性功能障碍，而后者常伴随着非缺血区域的代偿性运动增加，所以对心脏收缩功能进行节段性评价与进行整体评价相比发现，前者对心肌缺血的敏感性更高。然而，测定 LVEF 只是标准心脏超声检查的一部分。心脏超声的视觉测量与核素测量之间相关性较好，尤其是在存在 EF 降低的患者中[9]。视觉测量常需依靠操作者的经验。但是尽管如此，临床医师仍应使用定量方法进一步证实视觉测量的结果。用于评价局部和整体心室功能的全部心脏超声方法也需要考虑到以下方面影响因素：确定心内膜边界的质量、起搏器植入或传导阻滞时发生的心肌非同步收缩、外科手术后间隔部运动异常和正常心室功能的多样性。

Tei[10] 提出了一种 Doppler 相关指数，将收缩期时间和舒张期时间结合起来，称之为心肌功能指数或 Tei 指数。该指数定义为：等容收缩期和等容舒张期时间之和与射血时间的比值（见图 14-4）。Poulsen 等[11] 采用多变量分析发现，急性心肌梗死后患者的心肌功能指数等于 0.60 是心源性死亡的一个独立预测因素。另一组研究者也报道了与 Poulsen 的研究相似的结果和心肌功能指数分界值。

M 型超声评价二尖瓣环向心尖部移动也可用来间接测量左心室收缩功能。通常采用心尖四腔切面测量二尖瓣环运动。在此切面上，二尖瓣环运动与超声束方向平行，其正常值为 12 ± 2mm。有研究发现[13]，二尖瓣环运动 < 8mm 用于识别 EF < 50% 的敏感性是 98%、特异性为 82%。Pai 等[14] 对 57 例左心室 EF 差异极大（13% ~ 84%）的患者进行了二尖瓣环收缩期位移的测量，结果发现，二尖瓣环收缩期位移与核素方法测得的 EF 之间有明显相关性（r = 0.95；P < 0.001）。目前这种评价方法应用较少，但是它对于超声检查时回声较差的患者极有帮助。现在评价二尖瓣环运动的方法则是借助于二尖瓣环的组织 Doppler 成像技术，后者将在本章下文详述。

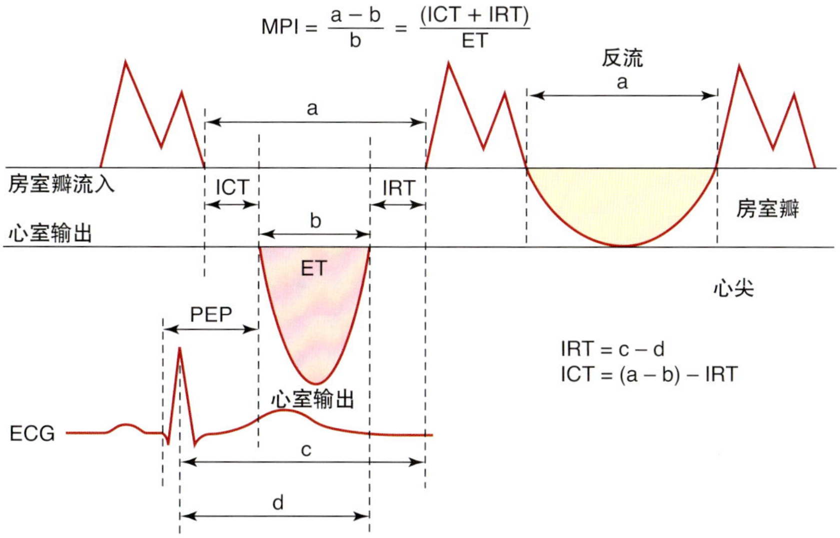

图14-4 多普勒Tei指数［（a−b）/b］。房室流开始和结束之间的间期。射血分数。等容舒张期（IRT）指心室射血结束和房室流开始之间的间期。等容收缩期（ICT）由a-b再减去等容舒张期得出。AV，房室的；PEP，肺射血期。

左室整体收缩功能的定量评价

左室整体收缩功能的定量评价是基于一个或多个超声切面对舒张末期和收缩末期的心内膜边界的描记，可以同时联合或不联合心外膜边界的描记[15-18]。定量评价还依靠对室壁运动（心内膜位移）或室壁增厚（界面分离）的分析。与室壁运动相反的心脏平移或转动并不影响局部室壁增厚的评价，但后者却需要操作者对心内膜和心外膜边界进行准确的手工描记，这也是局部室壁增厚评价存在的主要缺陷。

整体收缩期功能的定量评价需要测量左室心腔大小。估测心室容积是基于对心室形状的几何学假设。简单的心室形状是椭圆形，复杂的则为半圆形和半椭圆性。对各种几何形状的定义和相应的计算公式与技术条件的描述超出了本章范畴。对于心腔定量测量，美国心脏超声学会建议应用改良的 Simpson 双平面法来评价左室容积和 EF[19]。Simpson 法需在收缩末期和舒张末期采取心尖四腔切面、二腔切面两个平面对心内腔边界进行描记。测量左室收缩晚期容积和舒张晚期容积后，即可计算出每搏心输出量（每搏心输出量 = 舒张晚期容积—收缩晚期容积）、心输出量（每搏心输出量 × 心率）和 EF［(每搏心输出量 / 舒张晚期容积）×100］[20]。

将心脏 MRI 作为金标准的有效性研究显示[21]，实时三维超声心动图在测量左室和右室容积和质量方面要优于标准二维超声心动图。一项包含 55 例急性心肌梗死且 LVEF ＜ 40% 的患者的研究显示[22]，与二维超声心动图（r = 0.88；95% 的置信区间为 0.84 ～ 0.92）相比，应用三维超声心动图获得的舒张晚期容积、收缩晚期容积和 EF 值（r = 0.96，95% 的置信区间为 0.93 ～ 0.97）与 MRI 测量结果有更好的相关性。

左室局部收缩功能的定量评价和心肌缺血的评价

近年来，在定量评价局部室壁运动异常方面已取得了引人关注的进展。牵张效应可以引起运动变形而导致左室局部功能障碍定量评价或视觉评价的结果出现少许偏差。超声心动图检查在缺乏操作经验的医师和不同心脏超声室之间的可重复性不高。现在，大量新的超声技术不断涌现，但是对这些新方法进行讨论已超出本章范畴。在这里本章将详述在临床超声心脏室中最常用的超声检查方法。

Doppler 组织、应变和应变率成像

Doppler 组织学成像 心肌组织 Doppler 成像是利用脉冲 Doppler 方法（改良方法去记录组织反射的低速、高振幅信号）来测量心肌运动速度和时限。因为 Doppler 超声信号强度与角度有关，故心尖切面是组织 Doppler 成像常用的检查平面。组织 Doppler 成像测量的心肌运动速度包括：最大收缩速度（S_{1m} 和 S_{2m}）、舒张期最大快速充盈速度（E_m）和心房射血速度（A_m）。这些指标尽管与左室整体功能情况密切相关，但是也受心脏前负荷和后负荷的影响[23]，是评价收缩兴奋和心肌缺血的敏感指标[24]。此外，对心肌运动的完整描述需要对径向、环形和纵向运动进行校正，但是在临床工作中并不进行校正。二尖瓣环位点相对容易识别，甚至在影像质量不佳的患者也是如此，因此组织 Doppler 成像对心脏长轴收缩功能的评价有助于估测上述患者的 LVEF。Yuda 等[25]测量了超声回声不佳患者的二尖瓣环间隔部、侧壁、前壁和下壁位点的最大收缩速度，结果发现，Sm 平均值＜ 7.1cm/s 对于诊断 LVEF ＜ 50% 的患者的敏感性是 64%，特异性是 89%。

Doppler 应变和应变率成像 组织 Doppler 成像测得的

应变率的定义是：在心脏超声波方向上每单位时间两轴点（一般相距 12mm）的心肌速度之差，它反映了心肌变形的速度。应变（ε）是随时间应变率的积分[26]。用来计算应变和应变率的方程式如下：

$$\varepsilon = \Delta L / \Delta L_0$$

和

$$SR = (\Delta L/\Delta L_0)/\Delta t = [v(I_0) - v(\Delta L + I_0)]/L_0$$

在这两个方程式中，ΔL 表示长度变化，Δt 代表所测长度变化所需时间，L_0 代表初始长度，v 代表测得的速度。

这些测量指标反映了兴趣区心肌的即刻变形和总变形情况，并且可以提供有关 L_0 和心肌性能的额外信息。组织 Doppler 成像反映了兴趣区相对于超声探头的运动情况，应变代表兴趣区范围内某一点相对于另一点的运动情况。这种方法有助于鉴别邻近组织牵连所致的运动与心肌正常运动，这在处理冠心病时极为重要。

可以应用 Doppler 应变率成像来评价心肌缺血。一项研究对 17 例接受冠状动脉成形术患者在球囊阻断左前降支血流时和球囊扩张后行组织 Doppler 成像，测量了 Doppler 应变率和室壁运动积分指数，结果发现，94% 的患者在血流阻断时发生应变明显下降，而组织 Doppler 成像测得的最大收缩速度仅在 65% 的患者中出现下降[27]。该研究提示 Doppler 应变率成像评价心肌缺血的敏感性要明显优于单独使用组织 Doppler 成像。

因此，组织 Doppler 成像和 Doppler 应变率成像在冠心病评价时可提供补充性信息，应变和应变率最令人感兴趣的原因在于其测量不受牵张的影响。然而，在建议广泛应用之前仍有一些技术问题需要克服。首先，如探头未对准兴趣区或信噪比偏低（尤其在测量 Doppler 应变和应变率成像），则可以导致错误结果。其次，需要合适的帧速和脉冲重复频率。最后，脱机分析（后处理）极其耗时。但是，大多数生产商在其最新机型上都安装了分析程序。另一个重要的问题是：目前在测量方面缺乏统一标准，而且也无建议的节段和这些指标的最佳临界值。

造影超声心动图：左室造影和血流评价

尽管目前超声成像质量已得到明显提高，但是仍有高达 10% ～ 20% 的患者在定量测量 LVEF 时无法获得理想的心内膜边界[28]。造影超声心动图可以用来改善心内膜面边界的轮廓显影。超声心动图所使用的对比剂是脂质外壳包裹和内部充填气体的微泡。这种对比剂已得到广泛应用，在临床大部分心脏超声室中可用于左室腔显影。左室腔显影也可用于诊断附壁血栓或左室室壁瘤。在 ACS 时，左室腔显影可增加可解释节段的数量，因此能更好地评价左室节段性运动异常的存在[29]。

心肌声学造影可以对心肌血流进行定量评价。稳态输注的微泡进入微血管床的数量与排空数量相等时，心肌组织中的微泡浓度将保持恒定不变。高频超声波是以固定的间期破坏微泡，因此测量破坏性超声脉冲间期的心肌微泡再填充速率可反映血液通过心肌组织的速度。随后，通过数学公式转化可获得心肌血流容积和速度[30]。

在急诊科对胸痛患者进行危险程度评价时，除了临床特征（TIMI 风险积分）、标准超声心动图和血清学标志物之外，心肌声学造影也可以提供短期和远期预后信息[31]。除了经典的临床和 ECG 参数外，心肌声学造影也可以应用于评价药物或机械血管重建治疗后心肌灌注是否成功。这一方法同样也可以用来诊断所谓的无复流现象[32-34]。另外，建议将心肌声学造影用来评价心肌存活及预测急性心肌梗死后远期功能恢复情况[35]。

ACS 时舒张功能的评价

研究证实，球囊充盈阻断冠状动脉血流可以引起左室舒张障碍，继而继发二尖瓣血流参数改变[36]。早期充盈（E 波）速度峰值降低，可导致左心室在快速充盈相充盈减少、心房收缩相后充盈速度增快、E/A 比值降低和减速时间延长（见图 14-5）[37]。这些参数改变随着经由有创策略检测的舒张功能下降，左室舒张末期压力和等容舒张时间增加，并且可以出现在收缩功能正常时[38]。ACS 时，大多数患者表现为典型的舒张功能异常（E/A ＜ 1，二尖瓣减速时间延长超过 50ms）。然而，大面积心肌梗死或严重收缩功能障碍可以导致舒张受限 / 限制性充盈模式的表现（E 峰最大速率升高、E/A ＞ 2、减速时间 150ms），这反映了室壁顺应性下降伴左室充盈压升高[37]。临界或假性正常 Doppler 模式是临床上见到的第三种模式，表现为 E/A 波动于 1 ～ 2 以及减速时间波动于 150 ～ 250ms。按照一些作者的观点，Vslsava 动作可用来鉴别这种模式，因为静脉回流减少可以揭示二尖瓣 E/A 值（＜ 1）和减速时间（＞ 250ms）的异常，而这些参数在无舒张功能障碍的患者仍在正常范围内[39, 40]。通过在二尖瓣和主动脉 Doppler 剖面上测量等容舒张时间、分析二尖瓣环组织 Doppler 成像模式或测量肺静脉血流，也可区分假性正常模式与真性正常 Doppler 模式[37]。

组织 Doppler 成像可以用于评价舒张功能。组织 Doppler 成像中二尖瓣环运动模式与脉冲 Doppler 二尖瓣血流模式相近，但是前者速度偏低。从二尖瓣环速度 Doppler 信号可以得出三个参数：早期舒张速度（E_m）、心房收缩速度（A_m）和 E_m/A_m 比值。与脉冲 Doppler 模式相比，组织 Doppler 成像的 E_m/A_m 比值受心脏前负荷影响相对较小，因此有助于区分正常左室充盈与中重度舒张功能不全患者所表现的假性正常模式。

在动物模型中，正常冠状动脉血流的恢复可导致 Doppler 参数变化在 15 分钟内恢复至缺血前初始基线水

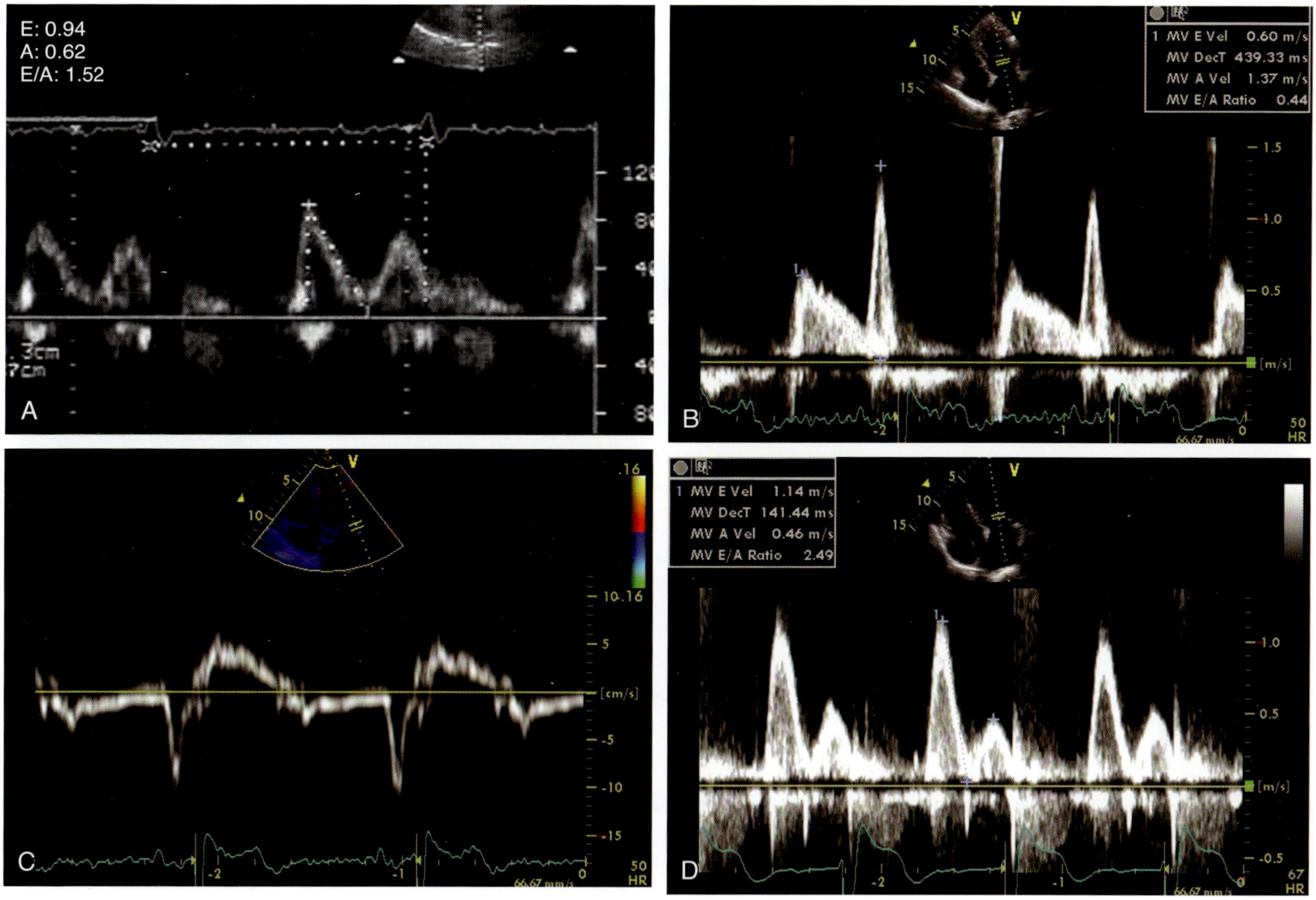

图14-5 A，正常多普勒二尖瓣切面实例。E峰为94cm/sec，减速时间为174ms，E/A值为1.0。B，提示舒张异常的二尖瓣血流速度。E/A值为0.44，减速时间延长至439ms。C，侧壁水平上的二尖瓣环DTI图，显示le 正常模型的逆转，可见E′＜A′ 。D，限制性二尖瓣血流模式，可见减速时间缩短（141ms）及E/A = 2.5。

平。然而，在临床中 Doppler 速度相关参数恢复正常化的过程可发生延迟。冠状动脉成形术成功后，二尖瓣血流速度参数的改善可能需要 48 小时，有时甚至长达数天，这取决于血管重建之前缺血的持续时间和严重程度 [41, 42]。正常化延迟反映了曾经发生过慢性缺血或顿逸的心肌节段在血管重建后舒张功能的改善。

超声心动图在急诊科的作用

急诊科的胸痛患者在诊断上可能会使医生左右为难。多种心脏和非心脏疾病均可表现为胸痛，其中最严重的疾病是急性心肌梗死。为了改善心肌灌注、减少心肌细胞坏死以及最终挽救患者的生命，急性心肌梗死的早期治疗极为关键。因为早期治疗的临床结果更佳，故能够快速而准确地诊断这些患者的方法具有极大的临床应用价值。急性心肌梗死的诊断通常是基于临床病史、ECG 和血清酶水平三个标准。临床病史经常不典型或缺乏特异性。在初始采血时心肌酶水平多处于正常范围，常需要数小时才可升高 [43]。典型的心肌损伤的 ECG 表现有助于急性心肌梗死的诊断，然而也仅能对 40% ～ 50% 的 ACS 患者作出特异性诊断 [44]。这一问题在发生于左回旋支闭塞的患者尤为突出。

根据上述三个经典标准通常无法对急性心肌梗死作出早期诊断。在就诊于急诊科的胸痛患者中，仅有不到 1/3 的患者最终被确诊为 ACS，而有 5% ～ 10% 的急性心肌梗死患者会被错误地作出从急诊科离院的处置 [45, 46]。准确地区分这两组患者虽充满挑战，但却极其重要。目前已提出多种替代性诊断策略，包括连续性心肌酶检测、观察 ST 段动态变化和早期运动试验。因为可以快速进行床旁超声心动图检查，所以超声心动图是早期诊断具有先兆症状但无 ECG 改变的患者是否存在心肌缺血和急性心肌梗死的最佳方法 [47]。在超声心动图中，局限性室壁运动异常对于诊断急性心肌梗死的敏感性较高（88% ～ 93%），但特异性相对偏低（41% ～ 53%）[48-50]。在胸痛发作时或发作后即刻未能发现这种室壁运动异常的患者可能没有发生急性心肌梗死，其阴性预测值约为 98%[51]。Kontos 等 [52] 比较了急诊科用于诊断可疑心肌缺血患者的二维超声心动图和核素闪烁显像这两种手段，结果发现，两者诊断一致性为

89%。一些临床中心在常规超声心动图检查之后会进行运动负荷超声心动图检查，目的是评价急诊科的可疑心肌缺血患者是否可以早期离院[53]。

在急诊科，超声心动图检查是一种有助于分流胸痛患者的有用工具。它有助于诊断 ACS、评价心肌危险区域和整体心室功能并能快速和准确地识别不稳定患者的并发症。超声心动图也可以用来排除胸痛的其他可能原因，如主动脉夹层（见图 14-6）、大块肺栓塞（见图 14-7）、合并心包渗液的急性心包炎、主动脉缩窄、肥厚型心肌病和二尖瓣脱垂。另外，除了临床或 ECG 特征外，超声心动图也可用来识别发生早期或晚期心血管事件的高危患者，从而为胸痛患者提供重要的预后信息[54]。与无左室功能障碍的胸痛患者相比，超声心动图检查存在室壁运动异常、收缩功能下降的胸痛患者其心血管事件的发生率明显升高[55]。

对于胸痛患者，2003 年 ACC/AHA/ASE 联合制订的超声心动图临床应用指南将下列情况下作为应用超声心动图检查的 I 类适应证：

- 在有胸痛或瓣膜疾病、心包疾病和原发性心肌病临床证据的患者，诊断可能的心脏疾病。
- 在怀疑有急性心肌缺血患者，当其基线 ECG 和其他实验室标志物无诊断价值且有条件在胸痛发作时或胸痛缓解后数分钟内进行超声心动图检查时，对患者的胸痛进行评价。
- 在怀疑有主动脉夹层患者，对患者的胸痛进行评价。
- 在有胸痛和血流动力学不稳定的患者，对简单治疗措施反应不佳的患者进行病情评价。
- 协助急诊科胸痛患者的分诊。

超声心动图在急性心肌梗死中的应用

通过对急性心肌梗死患者的冠状动脉造影和超声心动图结果进行的对比研究，目前已明确了支配左室每个节段血供的特定冠状动脉（见图 14-8）。在胸骨旁长轴切面，前室间隔部分由前降支动脉供血，其中前室间隔上 1 ～ 2cm 区域受第一间隔支动脉支配，这一特点有助于判断血管闭塞部位是发生于前降支动脉近段或远段。下侧壁血供一般由回旋支动脉提供。在胸骨旁短轴切面，前降支动脉供应前壁和前室间隔部分，回旋支动脉供应侧壁，而右冠状动

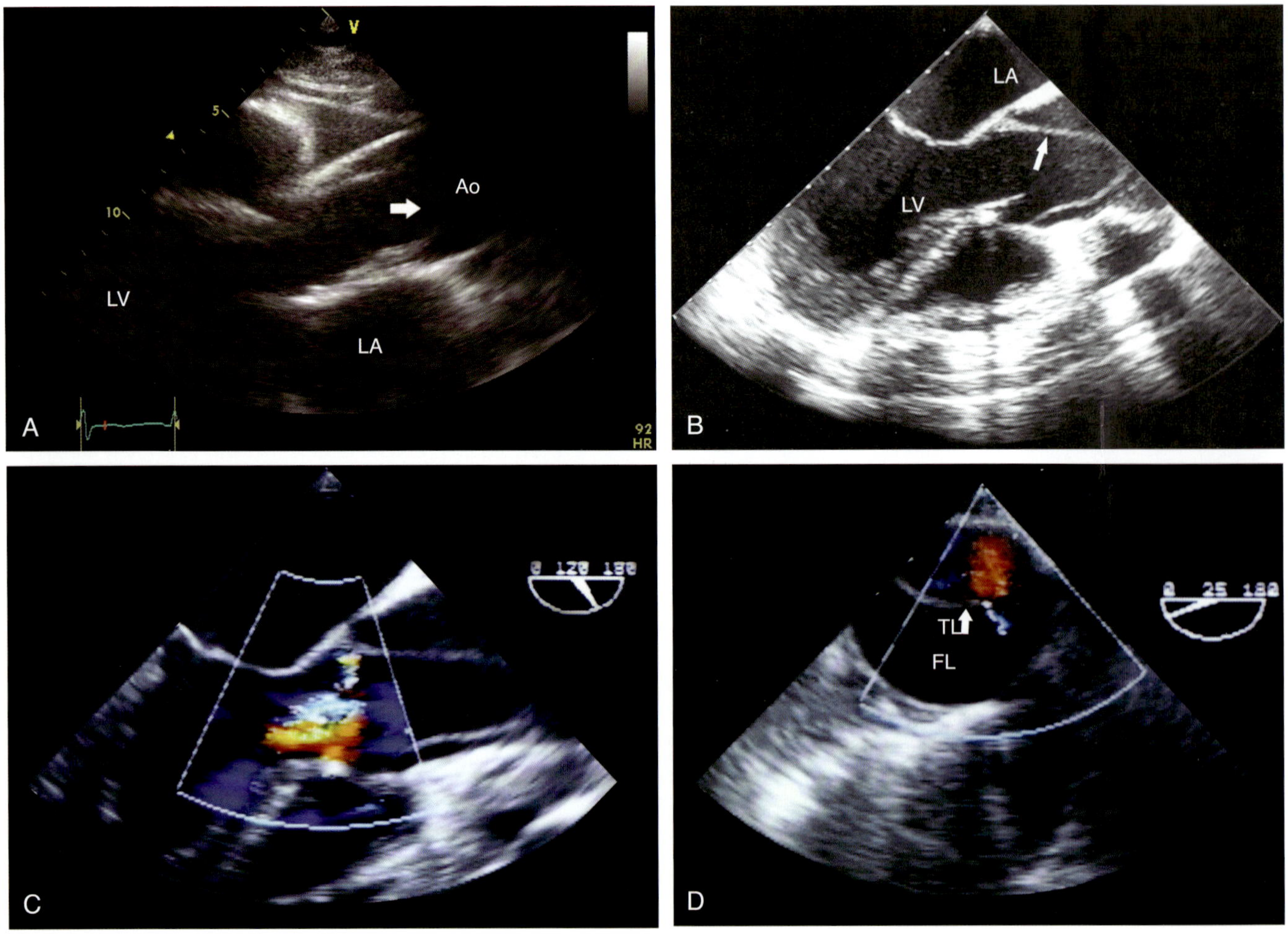

图14-6 A，经胸超声心动图在胸骨旁长轴切面显示的典型升主动脉夹层，可见明确的内膜片（箭头所示）。B，经食管超声心动图的在食管中段心脏长轴切面（120°）上见到的主动脉夹层。C，彩色多普勒显示合并了主动脉反流。D，降主动脉的短轴切面，可见真腔（TL）和假腔（FL）之间相连通，两腔之间为内膜片（箭头所示）所分隔。LA，左心房；LV，左心室。

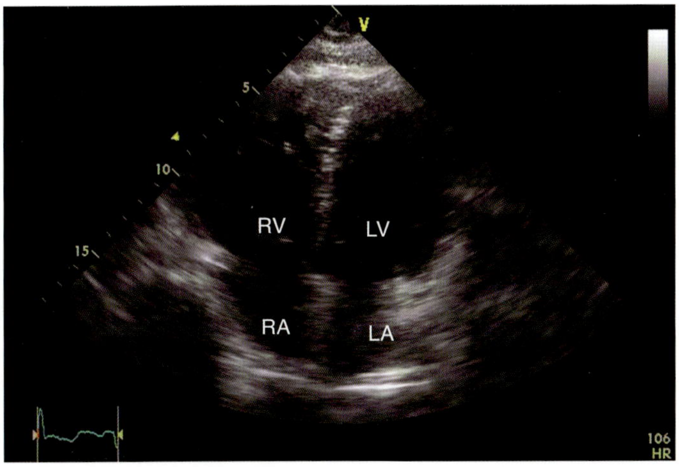

图14-7　心尖四腔切面显示的肺动脉栓塞和严重肺动脉高压引起的继发性RV明显扩张（该患者在长途汽车旅行10天后因不典型性胸痛和心动过速到急诊科就诊）。LA，左心房；LV，左心室；RA，右心房；RV，右心室。

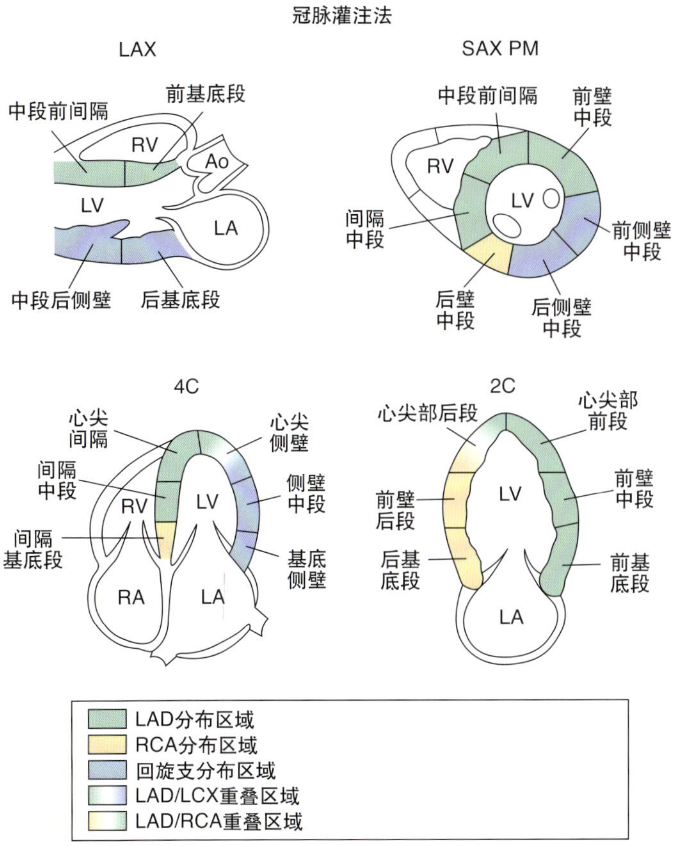

图14-8　冠状动脉供血与左室的16个节段之间的对应关系图。心尖侧部节段可由前降支或回旋支动脉供血。心尖下部节段可由前降支动脉或右冠状动脉供血。2C，心尖两腔切面；4C，心尖四腔切面；LAX，胸骨旁长轴切面；SAX PM，乳头肌水平胸骨旁短轴切面。

脉支配后室间隔和下壁血供。在心尖两腔切面，前壁由前降支动脉供血，下壁由右冠状动脉供血，而心尖部多为双重供血。在心尖四腔切面，室间隔中部由前降支动脉供血，间隔基底部血供一般受右冠状动脉支配，心尖部一般由前降支供血，心底部和中侧壁由回旋支动脉供血。

未接受血管重建的急性透壁心肌梗死的早期特征性超声心动图表现是：心内膜节段性运动幅度下降及室壁厚度正常。随后4～6周，心肌梗死区域室壁将变薄，并常伴有继发于纤维化的局部回声增强。透壁心肌梗死可以引起左室局部功能发生极大改变，大部分受累节段心肌表现为运动减弱或运动障碍，其余受累心肌则表现为严重的运动功能减退。与透壁心肌梗死不同，非透壁心肌梗死造成的运动功能减退程度相对较轻，心室整体功能也相对较好[57, 58]。有研究已发现，在90%以上病例，心肌梗死的组织学证据与超声心动图所见的节段性功能障碍之间存在极佳的相关性[59]。动物实验显示，室壁厚度≤20%的心肌坏死可导致收缩期室壁厚度降低约50%，而厚度≥20%的心肌坏死则均合并收缩期室壁变薄[60, 61]。与梗死面积相比，透壁坏死累及的深度与室壁运动异常之间的关系更为密切[62]。动物实验和临床研究还显示，在冠状动脉闭塞后短时间之内（＜2天），超声心动图中室壁运动异常的严重程度与急性心肌梗死的面积有关[63]。然而，超声心动图可能会高估心肌梗死面积，这与严重缺血区域直接相邻的非梗死心肌可发生收缩异常（即牵连效应）有关[59, 61]。这一现象的机制是：易损心肌存在代谢异常（ATP耗竭），当处于局部高负荷的不利条件时将发生严重功能障碍[64]。

室壁运动异常与心电图所示心肌梗死部位之间的关系

Heger等[3]研究发现，在Ⅱ、Ⅲ、aVF导联上存在Q波的患者有95%可发现多个下壁节段存在室壁运动异常。患者下壁心肌梗死并发室间隔穿孔时，尽管无室间隔受累的ECG证据，但是超声心动图可明确室间隔下部是否受累及[3]。超声心动图确定的室壁运动异常是心肌梗死范围和部位的极佳预测因素，特别是当ECG无法准确评价室间隔下部情况时。侧壁心肌梗死通常合并下后壁心肌梗死。经ECG诊断的下后壁、侧壁心肌梗死在超声心动图检查时通常可见室壁运动异常延伸至基底段[66]。ECG诊断为前壁心肌梗死时，超声心动图则可见前壁至少有一个节段存在局限性室壁运动异常[3]。室壁运动异常的范围受前降支冠状动脉闭塞部位的影响[67]。如果前降支闭塞部位发生于第一间隔支发出之前，则前间隔、前壁和心尖部所有节段均会受累；但是如果前降支闭塞发生于第一间隔支发出之后，则前间隔和前壁的基底段特征性不受累及。即使已有多个ECG诊断标准，12导联ECG诊断心尖部心肌梗死的敏感性和特异性均仍很低[68, 69]。而超声心动图可以准确诊断心尖功能障碍并对其进行定量分析，特别是左心室造影时。在心尖切面上错误定位是经胸超声成像的一个潜在缺陷，常将真正的左室心尖平截掉。为了避免这一问题，有经验的心脏超声医师常会将超声探头放在胸廓尽量偏下和偏外侧的位置。在64例经超声心动图检查发现心尖运动消失的患者中，有超过1/3的患者ECG上缺乏

Q 波[70]。在 ECG 上有病理性 Q 波、超声心动图发现心尖运动欠协调的患者中，仅有 10% 的患者经 ECG 诊断为心尖部心肌梗死[70]。此外，存在病理性 Q 波的患者在超声心动图检查时如果出现严重的大面积心尖功能障碍及持续性 ST 段抬高，则提示左心室壁瘤形成。

再灌注治疗后的超声心动图

多个前瞻性随机临床研究发现，药物或机械性再灌注治疗后前向血流恢复通常可以改善室壁运动、减少并发症及降低死亡率。收缩功能的恢复程度与闭塞时间（在胸痛发作后 2 小时内立即进行治疗，其临床结果最佳）、缺血区域的范围、再灌注治疗是否成功三方面相关。在不同患者之间和同一患者不同节段之间，再灌注治疗后心肌功能完全恢复的时间可各不相同。然而，连续性动态超声心动图研究已显示收缩功能恢复发生于再灌注治疗后的 1 ~ 10 天，但如果存在心肌顿逸，则功能恢复时间需要 3 ~ 4 周[71]。顿逸心肌定义上是指血供虽恢复（借助血管成形术、溶栓或自发再通），但仍存在暂时性功能障碍的心肌。超声心动图联合多巴酚丁胺输注［5 ~ 10 μg/（kg·min）］可用来鉴别溶栓治疗后的顿逸心肌和无存活心肌，因为顿逸心肌对小剂量多巴酚丁胺刺激可发生反应[65]。前文已讨论了心肌声学造影在微血管整体性和心肌再灌注评价中的价值。

超声心动图在左室重构评价中的作用远超过其在 ACS 中的短期评价中的作用。在成功再灌注治疗的患者中，左室大小在急性心肌梗死 3 个月后可稳定不变，并倾向于逐渐回缩。而在没有成功再灌注的患者，左室却进行性扩大[72]。有溶栓治疗的晚期再灌注有可能可以预防急性和慢性心肌梗死扩展，这与挽救心肌无关[73, 74]。心肌梗死后数天内开通梗死相关动脉，也可改善急性心肌梗死患者梗死后 1 ~ 6 个月时的局部心肌功能及减缓左室扩张[75, 76]。

心肌梗死的并发症

超声心动图是诊断急性心肌梗死并发症的一个敏感和快捷的有用工具。少数病例在行经胸超声心动图检查后甚至是声学造影后仍无法明确诊断时，经食管超声心动图是一个理想的选择，可以正确诊断或更加准确地评估心肌梗死的并发症。

左心室壁瘤

大部分室壁瘤是急性心肌梗死所致的并发症，可分为真性室壁瘤和假性室壁瘤。

真性室壁瘤　这是室壁瘤的最为常见的类型。在再灌注治疗作为常规治疗之前的年代，真性室壁瘤在透壁急性心肌梗死患者中的发生率大约为 1/5。1986 年，Visser 等[77]完成的一项前瞻性超声心动图研究显示，在无再灌注的透壁心肌梗死患者中有 22% 发生了左室室壁瘤，其中 32% 为前壁心肌梗死，9% 为后壁心肌梗死。室壁瘤是梗死区域延展和心肌变薄的结果，在结构上仍保持室壁的三层结构。在超声心动图中，室壁瘤部分有运动障碍或运动消失，并可导致左室形状变形（可见一个宽的瘤颈部），而且在舒张期也持续存在。几乎 90% 的真性左心室壁瘤均累及心尖部，但延伸至前壁者也并不罕见。其余的室壁瘤一般发生于下壁基底段区域。在住院的第 1 个 5 天内发现有室壁瘤的患者在心肌梗死后 3 个月和 1 年时的死亡率升高，这可能反映了梗死面积较大和整体收缩功能明显降低[77, 78]。室壁瘤也是血栓形成的易发部位。

假性室壁瘤　作为少见的和有潜在致命性的并发症，假性室壁瘤是心肌破裂后外渗血液被壁层心包包裹后的结果。病理上，可见左心室通过小的通道与一个富含血液和血栓的大瘤腔贯通，此瘤腔壁是纤维样心包组织，并且可以存在一个明确的心肌破口。超声心动图可见左室腔外的一个低回声区域通过一个窄的颈部与左室相连，伴有室壁回声的突然消失。每次心脏收缩时，假性室壁瘤还可见向外膨出（见图 14-9）[79]。因为假性室壁瘤实际上是被包裹的心脏破裂，所以其死亡率很高，一经超声心动图诊断后就应该立即行急诊外科手术治疗。

室间隔缺损

室间隔缺损是急性心肌梗死的一个罕见并发症（< 1%），如果不治疗，那么在第 1 周的死亡率可达 54%，2 个月内的死亡率为 87%[80]。缺血所致的室间隔缺损大多见于大面积心肌梗死和多支冠状动脉病变时。前壁心肌梗死合并室间隔破裂比下壁心肌梗死更为多见。室间隔穿孔可以是一个直接贯穿的破口，也可以是极度不规则的匐行样破口。破口大小可各不相同，但通常直径< 4cm。从胸痛发作到发生室间隔穿孔的时间可以从数小时到急性心肌梗死后 9 天，但平均一般为 3 ~ 4 天。超声心动图通常可以直接显示室间隔缺损，表现为运动消失的心肌区域的连续性中断，多发生在与运动消失和运动正常 / 增强心肌组织的交界处（见图 14-10）。Kishon 等的研究发现，二维成像诊断心肌梗死后室间隔缺损的敏感性为 68%，而二维成像和 Doppler 超声联合应用的诊断敏感性则提高至 95%[81]。

作为前壁心肌梗死的一个并发症，室间隔缺损一般发生于室间隔近心尖部，伴有前壁运动消失。在超声心动图检查过程中，需要仔细对室间隔行二维和彩色 Doppler 超声扫描，尤其是在心尖四腔切面和五腔切面上应仔细观察。下壁心肌梗死并发室间隔缺损时，缺损常发生于室间隔基底段，而心尖部一般不受影响，同时可见大面积下壁运动障碍。一般来说，超声心动图诊断室间隔下段基底段的室间隔缺损可采用居于心尖四腔和心尖两腔两切面之间的一个轴偏移切面。脉冲的、连续波彩色 Doppler 可确定存在于室间隔缺损部位的左向右分流。彩色 Doppler 超声测量的缺损大小与外科 / 尸检测量的结果密切相关，并且与心导管测量的肺循环与体循环流量比密切相关[82]。另外，经食管超声心动图可用于引导经皮室间隔缺损封堵术

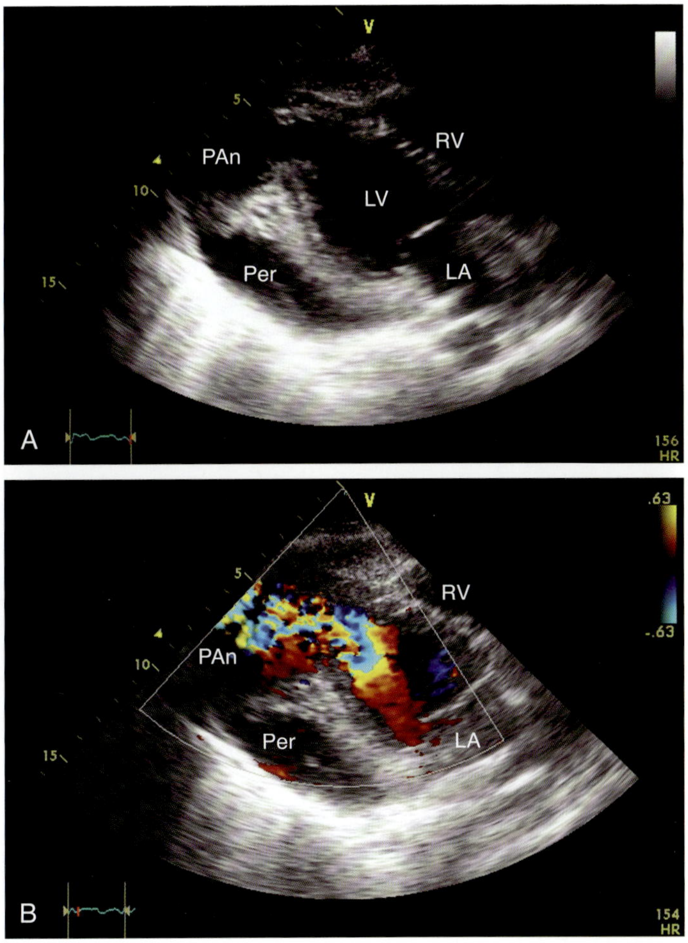

图14-9　A，在轻度轴偏移的心尖长轴切面上可见下侧壁远段连续性突然中断，导致左心室和一个大的腔隙（似乎是假性室壁瘤）相通。实时成像则可见“瘤体”搏动。B，彩色多普勒超声可见血流自左室向假性动脉瘤（箭头所示）流动。LA，左房；LV，左室；Pan，假性室壁瘤；Per，心包积液；RV，右室。

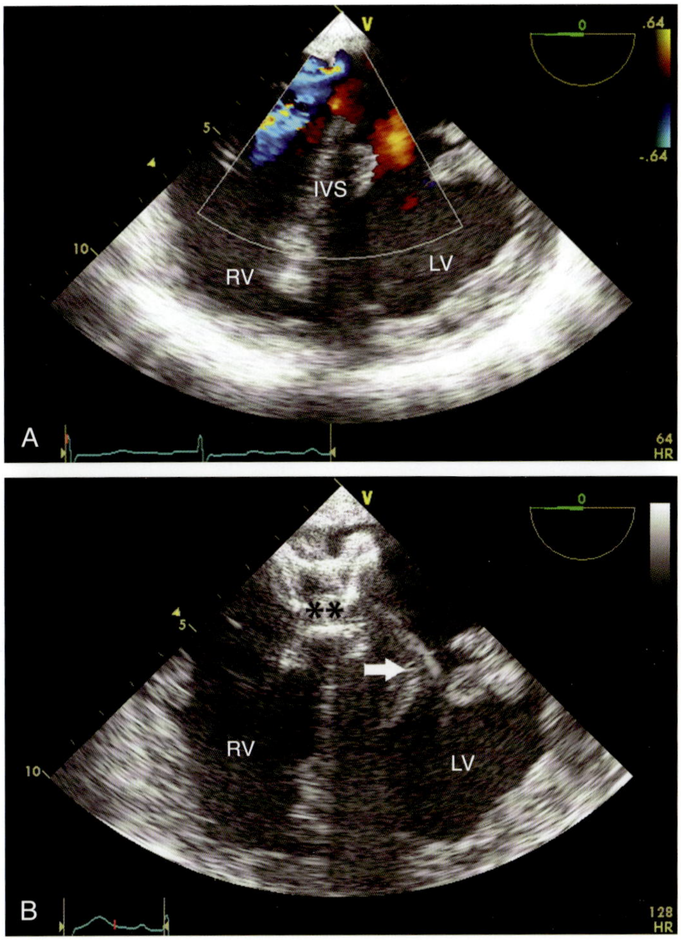

图14-10　一个患者在急性下壁心肌梗死后第3天发生了临床病情恶化，体检发现新发收缩期杂音。A，造彩色多普勒在0°经食管-胃切面上可见心室水平存在左向右方向的分流，这是室间隔缺损的特征性表现。B，同一患者在经食管超声引导下行经皮室间隔封堵术。VS，室间隔；LV，左心室；RV，右心室；箭头所示为输送导管；**为Amplatzer封堵伞。

（见图 14-10B）。

乳头肌断裂

乳头肌断裂是急性透壁心肌梗死的一种罕见但引人注目的并发症。因为后乳头肌的血供为单支冠状动脉供应，所以更易受缺血的影响。正因为这个原因，乳头肌断裂多见于下壁心肌梗死后。临床上，乳头肌头端部分断裂更为常见，因为完全性断裂一般可迅速致命。二维超声心动图可准确发现二尖瓣装置的结构上的异常，常见的包括连枷状瓣叶或瓣叶脱垂以及乳头肌部分或完全断裂，还可以排除室间隔缺损的存在（见图 14-11）[83]。因为发自后乳头肌的腱索与二尖瓣前、后叶均相连，所以认识到连枷状瓣叶可将急性下壁心肌梗死病情变得更为复杂这点非常重要。乳头肌断裂时，左心室一般处于高动力状态，这常常会使局部室壁运动异常难以发现。在大多数患者，联合彩色 Doppler 检查可用于发现二尖瓣反流，并可评价病情严重程度，与心导管检查结果的一致性良好[84]。然而，在偏心性反流或左房顺应性不佳（乳头肌断裂时常见）的情况下，彩色 Doppler 检查有时会低估二尖瓣反流的严重程度。因此，在这种情况下需要进行全面的超声心动图检查，甚至是经食管超声心动图。

心室游离壁破裂

左室游离壁破裂常为突发事件，占患者急性心肌梗死后住院期间所有死亡的 10% ～ 15%，一般发生于合并 Q 波心肌梗死的高龄和高血压患者。在心肌梗死后心包炎、患者反复呕吐、烦躁不安、谵妄或 ECG 发现 T 波进展异常时，应高度怀疑即将发生心脏破裂[85]。游离壁破裂的诊断很少能有机会用到超声心动图，因为心脏破裂常导致血流动力学急剧恶化，但有时超声心动图检查有助于诊断而进行干预治疗。

左室血栓形成

在溶栓治疗之前的年代，左室血栓形成是急性心肌梗死的一种相对常见的并发症[86]。同室壁瘤一样，左室血栓形成多发生于前壁心肌梗死和大面积心肌梗死

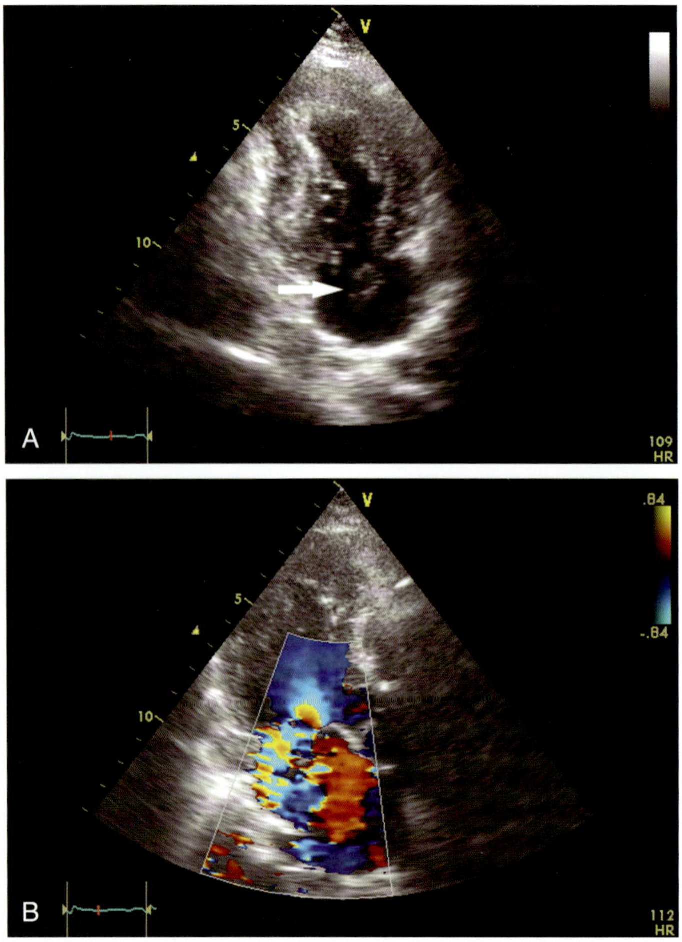

图14-11 1例前壁NSTEMI患者于症状发作后24小时时发生心源性休克，左图为此患者经胸超声心动图所见。A，心尖两腔切面可见前侧乳头肌断裂，脱入左心房后飘动（箭头所示）。B，心尖长轴切面可见严重的二尖瓣反流。

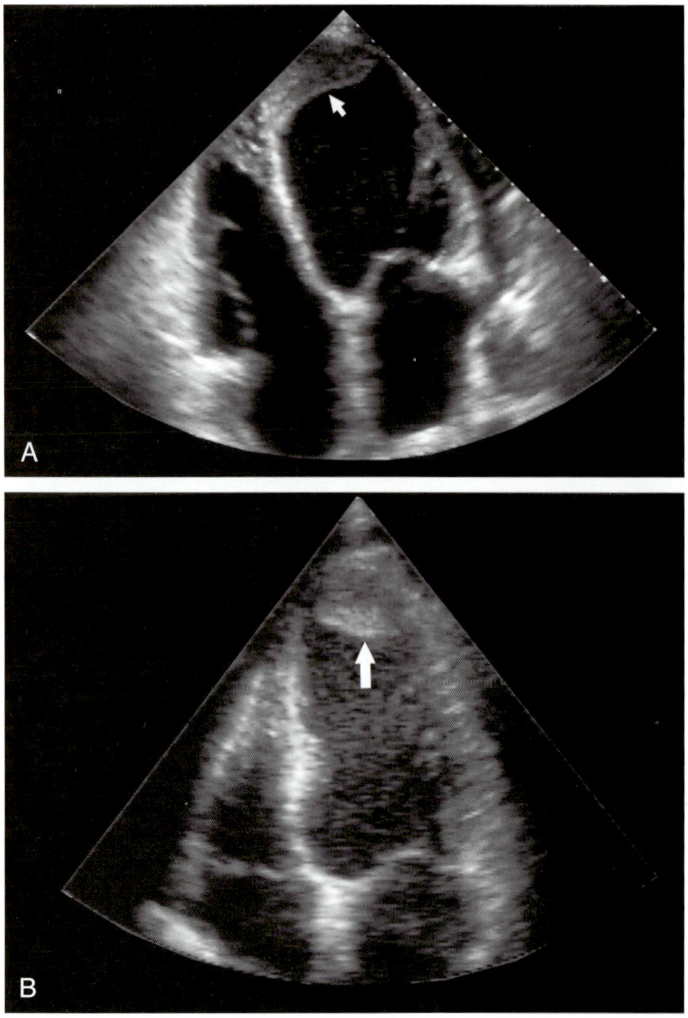

图14-12 A和B，2例并发左室血栓患者的心尖四腔切面表现。A图可见固定不动的机化血栓（箭头所示）。B图可见在运动消失区域形成的游动性血栓（箭头所示），伴有心尖室壁瘤形成。B图患者在此次超声心动图检查数小时后发生了脑卒中。

时[86]。在超声心动图上，左室血栓表现为附着于运动障碍节段心内膜的局限性团块。它可以是固定性团块，也可以是带蒂的、可自由活动的团块，还可以有一个牢固的基底伴表面伸出的可活动棒状物（见图14-12）。新形成的心室血栓在超声中通常仅表现中度回声，但也可呈斑点状或是内部含有亮度高于周围心肌组织的区域。当血栓机化后回声可增强，也可发现钙化表现。由于大多数左室血栓都发生在心尖部，为诊断左室血栓并与近场伪影或纤维束（假腱索）鉴别，在超声检查时通常采用标准的或轴偏移的心尖切面以获得兴趣区的最佳影像。在这种情况下，左室造影也是一种有用的诊断手段。在对高危患者进行溶栓治疗和常规抗凝治疗以前的年代，左室心尖部的血栓一般在心肌梗死后5～10天才能为超声所发现。有研究发现，在急性心肌梗死后48～72小时内超声检查有左心室血栓的患者预后不佳，可能是因为这意味着大面积心肌梗死[87]。多个前瞻性研究证实，可移动、突出于左室心腔或位于运动增强室壁附近的血栓更容易发生栓塞事件[87, 88]。左室血栓的自然病程可长短不一。在多个病例研究中，急性心肌梗死后头几个月左室血栓可基本无任何变化，虽然也有可能退缩或完全消失[88]。

右室心肌梗死

右室心肌梗死的临床诊断需要高度疑似，因为其临床和ECG表现对于诊断右室心肌梗死的敏感性和特异性都很低[89]。对于急性下壁心肌梗死患者，如诊断为右室受累，将直接影响患者的治疗方案，因为这类患者的难治性心源性休克可以简单地通过补液治疗加以纠正。经胸超声心动图检查是诊断右室心肌梗死的一个很好手段。其二维超声心动图表现包括右室节段性运动减弱或运动消失或整体功能障碍，常伴有左室下壁受累。有时仅能通过右室下壁功能障碍作出右室心肌梗死的诊断，因此在最佳胸骨旁短轴切面上应注意右室下壁这一区域。右室心肌梗死时，还有可能发现右室扩张、三尖瓣反流、三尖瓣环活动减弱和下腔静脉扩张，这些也是右室心肌梗死的超声诊断要点。

右室几何形状上呈复杂的半月形，因此有很多方法对右室 EF 进行定量评价。M 型超声心动图在心尖四腔切面测量的右室基底部排血量，也称为“收缩期三尖瓣环位移”，可间接反映右室 EF。与更为繁琐的定量性双平面 Simpson 法相比，收缩期三尖瓣环位移< 1.5 cm 诊断右室 EF < 50% 的敏感性为 59%，，特异性为 94%[90]。心肌功能指数或 Tei 指数也可用来对右室心肌梗死患者进行评价。在左室下壁心肌梗死时，心肌功能指数采用 0.30 为临界点时诊断合并右室心肌梗死的敏感性和特异性均很高[91]。Miller 等[90]还评价了右室基底段组织 Doppler 成像和心肌功能指数在诊断右室 EF < 50% 中的价值。当组织 Doppler 成像< 10cm/s，诊断的敏感性和特异性分别为 59% 和 92%；当心肌功能指数> 0.40 时，诊断的敏感性和特异性则为 100% 和 35%。考虑到心肌功能指数可评价右室收缩和舒张功能，其特异性似乎不佳。许多研究对超声心动图与金标准放射性核素心室造影进行了比较[92]。以收缩期三尖瓣环位移< 1.5cm、组织 Doppler 成像< 2.0cm/s 诊断右室功能不全时，其结果与核素心室造影评价的右室 EF 之间有良好的相关性。以此作为诊断标准，以收缩期三尖瓣环位移预测右室 EF < 45% 的敏感性和特异性分别为 80% 和 75%，组织 Doppler 成像的敏感性和特异性则为 90% 和 85%。还有一种方法也被用来评价右室功能，即在心尖窗和肋骨下窗两个相互垂直的切面采用 Simpson 法测量右室 EF。尽管引人关注，但 Simpson 法可重复性差，并且与 MRI 结果的相关性不佳，因此实践中很少应用。最后，三维超声心动图也可测量右室大小和右室 EF，但其结果仅与 MRI 的测量结果中度相关，并且在评价右室大小和功能方面也并不优于简单的二维超声心动图。因此，在临床中收缩期三尖瓣环位移是评价右室功能的首选方法[93]。应变和应变率也被用来评价右室功能，在急性左室下壁心肌梗死患者中有右室受累的患者其右室基底部和中部的应变和应变率要低于无右室功能障碍的患者[94]。

右室功能障碍对急性心肌梗死患者的严重并发症和死亡率的不良影响在数十年前就已为人们所认识。一个包含 6 项研究、有 1198 例下壁心肌梗死患者的荟萃分析对合并右室功能障碍和无右室梗死的下壁梗死进行了比较[95]。结果显示，合并右室梗死的下壁心肌梗死患者发生死亡（比值比为 3.2，95% 的置信区间为 2.4 ～ 4.1）、心源性休克（比值比为 3.2，95% 的置信区间为 2.4 ～ 4.3）、持续性室性心动过速 / 心室颤动（比值比为 2.7，95% 的置信区间为 2.1 ～ 3.5）和高度房室传导阻滞（比值比为 3.4，95% 的置信区间为 2. ～ 4.2）的风险明显增加。最近，Assali 等在一组有 666 例接受了Ⅱb/ Ⅲa 糖蛋白抑制剂、阿司匹林、氯吡格雷和直接 PCI 的急性心肌梗死病例研究中也证实了这些数据。其中 95% 的患者获得了手术成功。而合并右室梗死的患者 30 天的死亡率明显增加（比值比为 5.2，95% 的置信区间为 1.6 ～ 17，P = 0.005）。此外，包括右室支在内的右冠状动脉完全血管重建可增加超声证实的右室功能恢复，并可降低 30 天的死亡率（比值比为 0.4，95% 的置信区间为 0.1 ～ 1.05，P = 0.06）。GISSI-3 超声亚组研究显示，在合并右室功能障碍的患者中收缩期三尖瓣环位移值降低[97]，但在血管重建术后该指标在心肌梗死后 48 小时之内即可改善并一直持续到 6 个月时，说明在急性心肌梗死血管重建术后右室功能的恢复发生较早。

心肌梗死的预后

在某种程度上心肌梗死的预后是受收缩功能障碍的严重程度（心肌梗死面积）、缺血性心肌是否存在以及其范围的影响[98]。多变量分析发现，室壁运动积分指数是临床预后的重要预测因素，明显优于大多数临床指标和血流动力学指标[6-8, 99, 100]。室壁运动积分指数高值可用来识别发生住院期间死亡、心力衰竭、恶性心律失常和心源性休克的高危患者[49]。Sabia 等[49]的研究发现，所有发生住院期间并发症（如心源性休克、致命性心律失常和再发心绞痛）的患者在首次超声心动图检查时均有节段性运动异常。超声心动图测得的 LVEF 值也可以用于预测心肌梗死的远期预后。一项有 512 例急性心肌梗死患者的研究对所有患者在心肌梗死后 11 天和 1 年时进行了超声随访检查，结果发现，左室收缩末期面积和收缩功能是患者发生死亡、心脏事件的强烈预测因素，血管紧张素转换酶抑制剂抑制左室扩大可改善患者预后，相对风险降低了 35%[101]。VALIANT（the VALsartan In Acute myocardial iNfarcTion）研究发现，整体 LVEF 和室壁运动积分指数是急性心肌梗死后不良事件发生的独立预测因素[102]。多变量分析显示，如果将室壁运动积分指数纳入统计分析模型后，则整体 LVEF 不能提供其他预后信息。而室壁运动积分指数和受累节段总数仍然是重要的预测因素，甚至在调整整体 LVEF 这一参数后依然如此。相反，室壁运动积分指数低值可预测性地识别心肌梗死后的低危患者。在心肌梗死延展和再发心绞痛的鉴别、危险心肌范围的定量分析这两方面，经胸超声心动图也是有用的工具之一，优于 ECG[98, 103]。急性心肌梗死时，作为一种代偿机制，心室非梗死区域心肌一般会运动增强。如非梗死区域无代偿性运动增加，则提示冠状动脉病变为多支血管病变，患者发生死亡、心源性休克、Killip 分级恶化、再次梗死的风险增加[48, 49, 104, 105]。下文还将讨论负荷超声心动图在预后评价中的作用。

因此，超声心动图是判断急性心肌梗死患者预后的有用工具之一。LVEF 越低，患者左室容积将越大，其死亡率和致残率亦越高。White 等[106]研究发现，心肌梗死后患者 LVEF < 40%、收缩晚期容积> 130ml 时，患者的 5 年生存率分别为 65% 和 52%。SAVE（Survival and Ventricular Enlargement）研究对一个大样本量的急性心肌梗死存活患者人群进行至少 2 年的随访，观察了这个人群的心血管死亡和（或）左室扩张的发生率，并研究了左室扩张对左室形状和功能的影响[107]。这个超声心动图研究分析发现，大面积心肌梗死常合并左室变形是进行性左室扩张、左室功能障碍和心源性死亡的预测因素[108]。然而，此方面的大部分研究都来自再灌注之前的年代。再灌注治疗之后，治疗技术已明显提高。因此，对于在急性心肌梗死早期接受快速冠状动脉重建治疗的患者，应再次评价超声心动图初始测得的 LVEF 值的预后价值。

早期血管重建可减少危险心肌的梗死面积，避免心绞痛再发，减少左室功能不全和随后的左室重构，降低急性心肌梗死患者的死亡率[109]。超过 95% 的急性心肌梗死患者通过直接冠状动脉支架术可成功获得心外膜的血液再灌注，并且大多数患者的心功能在 14 天内可获得改善。VALIANT 研究[110]显示，充分的再灌注可抑制左心室重构（90 天时舒张末期容积降低 7.4%），有 1/3 的血管重建成功的患者发生了进行性左室扩张。Bolognese 等[111]的研究也得出了相近的结果，这可能与无复流现象有关。这些研究结果强调了一个事实，即成功再灌注治疗的定义不仅应包括心外膜血管获得早期和持续性开通，还应包括心肌组织也获得最佳再灌注。心肌声学造影在评价心肌血流方面是一种极具前景的有用方法。

负荷超声心动图

运动负荷超声心动图

对有能力完成运动试验的患者，建议采用运动负荷方式而不是药物负荷方式，因为运动耐量本身就是患者预后的一个重要预测因素[112]。可采用平板运动或踏车运动完成运动负荷试验。平板运动通常可达到更大的运动负荷和最大限度的心率，而平卧踏车运动时患者血压较高。如果仅仅为了评价节段室壁运动情况，运动负荷心动图检查通常首选平板运动方式。如果需要获得更多的 Doppler 信息，踏车运动可在运动过程中评价节段室壁运动并进行 Doppler 检查，而平板运动仅可在运动后即刻进行评价[113]。运动负荷超声心动图是一种广为大家接受的且可用来诊断冠心病和评价冠心病严重程度的检查方法，尤其适用于那些已进行了无说服力的标准负荷试验的患者。其准确性优于非成像的标准运动 ECG[114]。在怀疑 ACS 的急性期患者，不建议应用负荷超声 ECG 检查。如果患者无进行性症状加重或胸痛不典型，具有正常的动态心肌酶水平，ECG 和静息超声 ECG 正常，还可在胸痛 24 小时内进行动负荷超声 ECG。一项有 95 例既往无心肌梗死病例的研究显示，运动负荷超声心动图和运动 ECG 诊断冠心病的敏感性分别为 80% 和 42%（$P < 0.001$），而特异性分别为 87% 和 74%[115]。Armstrong 等的研究也得到了类似的结果[116]。运动负荷超声心动图已被用于诊断急性心肌梗死后患者是否有室壁运动异常及其范围和严重程度，从而识别发生再发缺血、心肌梗死和死亡事件的高危患者[117-119]。在明确的急性心肌梗死后短期内进行运动试验、运动负荷超声心动图，对于识别新发缺血事件高危患者的敏感性和特异性均优于标准运动 ECG 试验，两者敏感性分别为 80% 和 55%，而特异性分别为 95% 和 65%[118]。一项研究显示，在急性心肌梗死后 15 天内无并发症的患者中，运动负荷超声心动图和高阈值水平运动 ECG 试验结果均为阳性的患者发生事件的风险升高 5 倍[120]。

运动超声心动图也可用于评价心肌梗死后患者的远期预后。一项研究显示，负荷超声心动图检查过程中有新出现的或恶化加剧的室壁运动异常的患者，在 44 ± 11 个月的随访期内发生心脏事件或再次血管重建的相对危险是 5.1。Krivokapich 等[122]研究发现，运动诱发的室壁运动异常可预测运动超声心动图检查之后 12 个月的心脏事件（急性心肌梗死、再次血管重建或死亡），特异性可达 86%。在首次运动超声心动图检查中无新发节段运动异常的患者中，大部分（80% ～ 95%）在长期随访时无主要事件发生[120, 121, 123]。运动超声心动图结果正常的患者组发生心源性死亡、非致死性心肌梗死事件的年发生率＜ 1%，这一结果与年龄、性别均匹配的人群的年事件发生率相当[112]。因此，对于这些检查结果正常的患者，应无需进行进一步的诊断评价，除非患者的临床情况发生变化[112]。对于先前有过急性心肌梗死的患者，如果在远离梗死区域的部位出现了负荷诱导的节段性室壁运动异常，研究已证实这一超声结果是多支病变的预测因素，其诊断敏感性和特异性分别为 77% 和 95%，可识别预后不佳的患者[117]。Fleischmann 等的一项荟萃分析[124]比较了运动超声心动图与运动 SPECT 在诊断冠心病中的价值，结果显示，运动超声心动图和 SPECT 这两种方法的诊断敏感性相近（85% 对 87%），但超声心动图的特异性（77%）高于运动 SPECT（65%）。

药物负荷超声心动图

对于不能运动的患者，可采用药物负荷方法，如多巴酚丁胺或血管扩张剂（双嘧达莫或腺苷）。尽管血管扩张剂在评价心肌灌注方面具有优势，但多巴酚丁胺却是评价节段室壁运动的首选药物[112]。

多巴酚丁胺负荷超声心动图

小剂量多巴酚丁胺［5 ～ 10 μg/(kg·min)］可以产生正性肌力作用，大剂量时则产生更强的正性肌力作用和变时作用。输注多巴酚丁胺时，高血压患者的收缩压上升幅度会明显高于正常血压患者的。有时候，多巴酚丁胺输注时可出现异常的低血压，这与多巴酚丁胺的扩血管作用或一过性流出道梗阻有关，很少是因为心肌缺血所致[125]。β 受体阻滞剂可与多巴酚丁胺竞争性与受体结合，从而抑制机体对多巴酚丁胺的生理反应，因此建议行多巴酚丁胺负荷超声心动图时，如果临床允许，应在检查前 24 小时停用 β 受体阻滞剂。在多巴酚丁胺负荷超声心动图检查结果正常的患者中，未达到靶心率的患者组的心血管事件发生率较高[126]。这个研究对 3014 例多巴酚丁胺负荷超声心动图检查结果正常的患者随访 6.3 年的结果显示，年龄、糖尿病和未能达到 85% 的年龄预测最大心率是死亡和心血管事件的独立预测因素。同时具备这三项预测因素的患者在第一年发生心血管事件的概率是 13%，在整个随访期间的风险均较高 [126]。多巴酚丁胺负荷超声心动图检查正常的患者发生事件的风险略高于运动超声心动图正常的患者，因为能进行运动试验的患者年龄相对年轻，并且合并症较少 [112]。

ACS 后进行多巴酚丁胺负荷超声心动图检查有两个可能的适应证。第一个是用来评价运动减弱或运动消失区域的心肌存活——可表明局部冬眠心肌在行血管重建术后或顿逸心肌自然恢复后收缩功能将改善 [65, 127, 128]。随着多巴酚丁胺的剂量增加，心肌可呈现出双相反应：低剂量［5 ～ 10μg/(kg·min)］时，心肌反应的特征为室壁厚度增加——提示心肌存活；高剂量［＞ 10μg/ (kg·min)］时，室壁增厚减弱——反映存在心肌缺血。双相反应是诊断存活但血液灌注不足的心肌的最为准确的超声标准（见图 14-13）[129]。由于研究方案各不相同，多巴酚丁胺负荷超声心动图检查预测心肌功能恢复的敏感性为 71% ～ 97%，而特异性为 63% ～ 95%[112]。当心肌功能恢复发生于低剂量多巴酚丁胺时，超声心动图诊断心肌存活的敏感性最高；当观察到双相反应时，诊断的特异性最高 [112]。存活心肌节段数越多，局部和整体 LVEF 在血管重建术后恢复的可能性就越大。已有研究比较了低剂量多巴酚丁胺负荷超声心动图检查与 SPECT 灌注显像这两种方法在评价心肌存活中的价值 [129-131]。多项比较负荷超声心动图与放射性核素成像的荟萃分析和临床研究显示，这两种方法可提供相似的预测信息 [132-134]，超声心动图的敏感性和特异性分别为 80% 和 86%[135]，而心肌灌注成像的敏感性和特异性分别为 84% 和 77%[135]。

ACS 时进行多巴酚丁胺负荷超声心动图检查的另一个适应证是评价残余心肌缺血及其严重程度和范围 [136-140]。Greco 等的 [141] 研究发现，在包括其他临床因素和运动变量在内的多变量分析中，无并发症的急性心肌梗死患者出院前多巴酚丁胺负荷超声心动图检查结果异常是临床结果的独立危险因素；结果异常患者在平均随访期为 17 ± 13 个月内发生心源性死亡和心肌梗死的相对风险是 5.5。此适应证要求多巴酚丁胺输注速度增加到 40 μg/ (kg·min)。多巴酚丁胺负荷超声心动图检查对于预测经冠状动脉造影确定的严重冠状动脉狭窄（直径狭窄 50%）的整体敏感性为 76% ～ 89%，特异性为 70% ～ 95%[105]。而多巴酚丁胺负荷超声心动图检查在诊断多支病变或左主干病变时的敏感性和特异性相对较高。由多巴酚丁胺负荷超声心动图检查诊断的多支血管病变是临床不良事件的极佳预测因素，其预测价值优于冠状动脉造影诊断的多支血管病变，这种现象在先前的 ^{201}Tl 灌注成像中也曾观察到 [142, 143]。

多巴酚丁胺负荷超声心动图检查时行心肌组织 Doppler 成像可提高多巴酚丁胺负荷超声心动图检查的诊断准确性。一项有 92 名急性心肌梗死后静息状态下存在左室功能异常的患者的研究显示，小剂量多巴酚丁胺输注时的最大速度增量＞ 1cm/s 是患者接受充分治疗 5 个月后心功能恢复的一个预测因素 [144]。当患者存在左束支传导

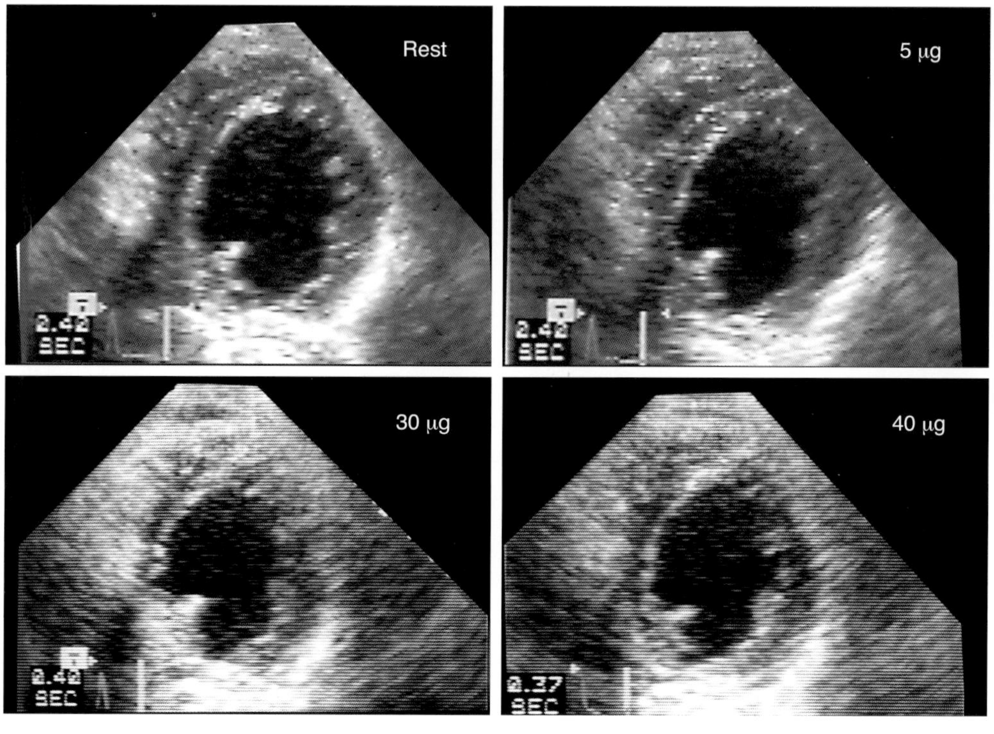

图14-13　多巴酚丁胺负荷超声心动图的双相反应：低剂量时［5μg/（kg·min）］下壁节段心肌收缩性增强，但在高剂量时［30～40μg/(kg·min)]相同区域则表现为矛盾运动，这分别提示了局部存在心肌存活和心肌缺血。

阻滞时，组织 Doppler 成像则有助于准确识别严重的冠心病患者，因为左束支传导阻滞可使普通的多巴酚丁胺负荷超声心动图检查结果难以解释[145]。合并左束支传导阻滞的患者在行多巴酚丁胺负荷超声心动图检查时，最大收缩速度和最大舒张速度增量≤ 2.5cm/s 对于诊断冠心病的敏感性均为 88%，而两者的特异性分别为 90% 和 87%。多巴酚丁胺负荷超声心动图检查时行组织 Doppler 成像也可用来评价心肌存活性[146]。在一项研究中，40 例合并左室收缩功能障碍（平均 EF 为 33% ± 11%）的慢性冠心病患者均接受了 ^{18}F- 脱氧葡萄糖成像、多巴酚丁胺负荷超声心动图检查联合组织 Doppler 成像检查。多巴酚丁胺负荷超声心动图检查联合组织 Doppler 成像检查可使多巴酚丁胺负荷超声心动图检查预测心肌存活的敏感性从 75% 提高到 87%（$P < 0.05$），但特异性方面无改变（51% 比 52%）。因此，组织 Doppler 成像在诊断心肌存活方面的敏感性和特异性要优于视觉评价。值得注意的是，在 2007 年的美国超声心动图学会的指南中，多巴酚丁胺负荷超声心动图检查诊断心肌存活的敏感性为 71% ～ 97%，特异性为 63% ～ 95%[112]。

在收缩刺激时，正常心肌应变和应变率的变化可有所不同[147]。随着多巴酚丁胺的剂量增加，牵张率随之增加；而应变则不同，它在初始刺激时可增加，但在心率增快时降低。因此，多巴酚丁胺负荷超声心动图检查时牵张率较应变更具效力。与透壁心肌梗死相比，顿逸心肌、心室缺血节段、非透壁心肌梗死的应变、应变率和收缩增厚率较高[148]。与室壁运动积分指数单独相比，多巴酚丁胺负荷超声心动图检查时测定的应变率成像可提供更多的独立预测信息[149]。Hoffmann 等[150]对牵张率成像在评价心肌存活中的价值与 ^{18}F- 脱氧葡萄糖 PET 做了比较，结果显示，牵张率成像的敏感性和特异性分别为 83% 和 84%，明显优于单独的二维多巴酚丁胺负荷超声心动图检查。他们和其他学者的研究也得到相似的结果[148, 151-154]。

负荷超声心动图检查时还可行心肌声学造影。Wei 等[155]在一项 Ⅱ 期试验中对双嘧达莫负荷心肌声学造影诊断冠心病的价值与 ^{99m}Tc 甲氧基异腈 SPECT 进行了比较研究，结果显示，两种方法的诊断的一致性为 84%（κ 值为 0.63）。在另一项连续入选了 158 例胸痛或怀疑 ACS 患者的研究中，多巴酚丁胺负荷超声心动图检查联合心肌声学造影诊断冠状动脉狭窄＞ 50% 的敏感性为 92%，特异性为 77%，准确性为 88%[156]。而且，心肌声学造影是可疑或确诊 ACS 患者临床结果的独立预测因素，仅有 3% 的患者行心肌声学造影时成像不佳。另一项研究入选了 100 例接受平卧踏车或平板运动超声心动图检查的患者，结果证实，对心肌声学造影和室壁运动异常可同步进行实时评价[157]。室壁运动异常联合心肌声学造影的结果与 SPECT 相关性很好，因此有希望成为传统的负荷超声心动图的一个重要补充。

血管扩张剂负荷超声心动图

双嘧达莫通过抑制内皮细胞对腺苷的重吸收可使局部的腺苷水平增加。双嘧达莫作为诊断心肌缺血药物的作用机制与“冠状动脉窃血”相关，即正常动脉在双嘧达莫刺激下表现为明显扩张，而明显狭窄的动脉则扩张减弱，可导致血流分布不均一[158]。双嘧达莫诱导的全身血管扩张和心率代偿性增加也可以导致心肌需氧量中度增加。在心肌梗死后患者中，与冠状动脉造影相比，双嘧达莫负荷超声心动图在诊断远段心肌缺血的敏感性为 68%，而特异性为 100%[159, 160]。研究显示，双嘧达莫负荷超声心动图的敏感性和特异性均比运动负荷超声心动图高[159]。在另一项入选了 925 例心肌梗死后患者的研究中，所有患者均接受了双嘧达莫超声心动图检查，结果显示，检查过程中出现心肌缺血和缺血出现的时间是死亡和其他心血管事件的重要预测因素[158]。文献报道，应用高剂量（0.84mg/kg）双嘧达莫可增加药物负荷超声心动图的敏感性（从 74% 升高到 83%）而其特异性并不降低，但不良反应（恶心、头痛、面部潮红和呼吸困难）发生率也随之增加[159, 161]。最后，有关腺苷负荷超声心动图的小样本研究显示，与多巴酚丁胺负荷超声心动图检查相比，腺苷负荷超声心动图识别多支血管病变时的总敏感性为 74%，而识别单支血管病变的敏感性仅为 39%[162]。腺苷负荷试验可与心肌声学造影联合用于评价心肌灌注，但作为一种临床检查手段还没有广泛应用。

总之，负荷超声心动图在识别冠心病的准确性方面与放射性核素成像技术基本相当。超声心动图识别中度心肌缺血的敏感性相对较差，但特异性相对较好。尽管药物负荷超声心动图似乎是一种更好的方法，但平板运动超声心动图可通过联合成像技术对能量代谢进行评价，因此能提供更为重要的临床信息。如果患者经胸超声获取的图像质量欠佳，可行多巴酚丁胺经食管超声心动图检查，后者似乎是一种识别心肌缺血和评价心肌存活的可靠工具[163]。随着影像数字化的发展，静息状态下和负荷状态下的影像可以进行同步比较，这显著增强了超声心动图识别负荷相关节段室壁运动异常的能力。组织谐波可提供更清晰的影像质量和心内膜分界，尤其是对于那些在技术上难以评价的患者时，因此它的出现进一步提高了超声心动图识别室壁运动异常的准确性。与其他技术相比，负荷超声心动图的优势在于：成像时间短、无电离辐射、便于携带、获得结果迅速、价廉，而且还能获得有关心腔大小、功能、室壁厚度、瓣膜功能、心包积液以及主动脉根部疾病等其他信息[112]。

为了提高超声心动图识别心肌缺血的敏感性和特异性，目前已开始研究三维超声心动图与其他超声心动图模式联合应用的价值。在进行运动和药物负荷超声心动图检查时，三维超声心动图的图像采集明显要快于二维超声心动图检查。而且，三维超声心动图的特异性、敏感性和准确性至少与血管造影相当[164, 165]。与药物负荷超声心动图检查相比，运动负荷超声心动图的可行性和图像获取仍然是一个挑战[166]。三维应变和应变率超声心动图目前还处于研究阶段[167]。

经食管超声心动图与 ACS

对于经胸超声心动图检查存在技术难度或成像质量不佳/缺乏诊断意义的患者，如肥胖患者、患有肺病患者或近期接受心胸外科手术的患者，经食管超声心动图是另一种可用的选择。利用多巴酚丁胺输注或心脏起搏，经食管超声心动图可用来评价静息或负荷状态下的局部和整体心室功能。经食管超声心动图也适用于识别和详细评价急性心肌梗死的机械并发症[168]，例如乳头肌断裂或室间隔缺损（见图 14-10）。心肌缺血或心肌梗死引起的继发性二尖瓣反流在 ACS 患者中较为常见，但有时二尖瓣反流的严重程度或发生机制难以被经胸超声心动图准确地加以评价[169, 170]。经食管超声心动图可提供其他信息，包括重要的需治疗的并发症，尤其是考虑行二尖瓣修补时。经食管超声心动图还可用于合并心房颤动（不论心房颤动是心肌缺血的原因抑或影响）的 ACS 患者，尤其是心房颤动持续时间不详或心室率难以控制的患者。在这种情况下，在准确进行心脏转复前，经食管超声心动图是评价有无心腔血栓的一种可靠且安全的方法。有时，ACS 发生可疑的栓塞事件也是经食管超声心动图的适应证。最后，对于不明原因的急性胸痛患者，经食管超声心动图检查有助于排除主动脉夹层（见图 14-6）[171]。

冠状动脉的直接观察

大约有 60% ~ 70% 的成人患者在行经胸超声心动图时可观察到部分左主干和前降支冠状动脉[172, 173]。经食管超声心动图有可能提高对冠状动脉的可视性。Yoshida 等[174]的研究显示，与造影术相比，双平面经食管超声心动图对于识别左主干近段严重狭窄（直径狭窄 > 50%）的敏感性为 91%，特异性为 100%。多平面经食管超声心动图可以直接观察更大范围的冠状动脉（见图 14-14）。Tardif 等的[175]研究显示，在所有患者，多平面经食管超声心动图可观察到左主干及其分叉处，与造影术相比在诊断冠状动脉狭窄的敏感性为 100%。经食管超声心动图能直接观察到前降支动脉近段和中段的患者比例为 69% 和 31%，观察到回旋支近段和中段的患者比例为 80% 和 51%，观察到右冠状动脉对应节段的患者比例为 84% 和 16%。

超声与冠状动脉综合征

血管内超声

血管内超声成像是利用导管头端上的小型超声探头来获取冠状动脉的断层图像[175, 176]。冠状动脉造影虽是评价冠心病的传统方法，但却有一些众所周知的缺陷。它提供的是一个冠状动脉管腔而非管壁的平面透视，而动脉粥样硬化主要是动脉壁的病变。冠状动脉造影有可能低估血管狭窄的严重程度，因为与狭窄段血管比较的参考血管段可能受弥漫性动脉粥样硬化进程的累及（见图 14-15）[177]。血管内超声与冠状动脉造影不同，它提供的是动脉管腔和管壁的断面影像，因此不仅允许测量管腔大小和结构，还可评价斑块的组成、形状和体积——这些斑块特征可以直接决定冠状动脉粥样硬化的临床表现形式。研究显示，在经冠状动脉造影证实的中度狭窄冠状动脉病变患者中，有一半经血管内超声评价狭窄 > 50%[178]。

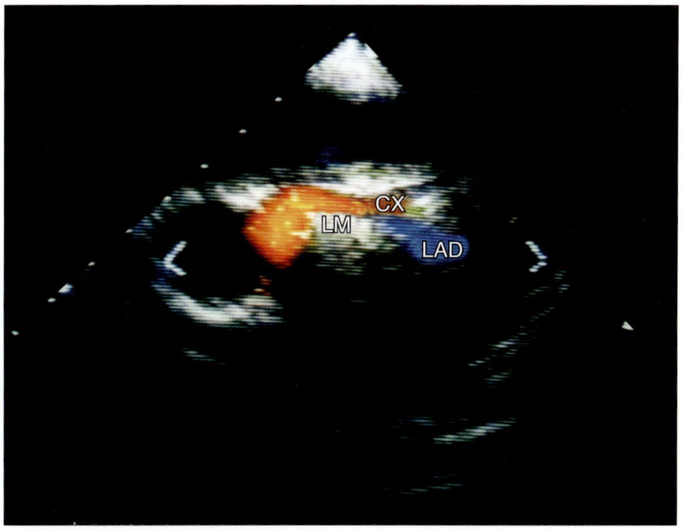

图14-14 经食管超声心动图显示了左主干（LM）及其分叉、前降支（LAD）动脉和回旋支（CX）动脉内的血流。

血管内超声已在 ACS 情况下应用，如对造影无法明确的可疑左主干病变进行评价[179]。其他在血管造影上无法明确的病变也可行血管内超声，如狭窄程度不详的分叉病变和仅在单一角度显示的可疑狭窄。血管内超声对于 PCI 术后再发胸痛的患者而言是一种有用的工具，可评价扩张后血管是否存在严重狭窄或是否发生了与介入相关的技术问题（如持续性血流受限的夹层、支架膨胀不良和支架偏小）。

肱动脉超声

血管内皮可通过释放各种不同的活性物质来调控血管的紧张性，其中最重要的物质是一氧化氮。内皮功能不全可导致一氧化氮利用度降低，可使血管保护性调控平衡发生紊乱，并最终导致动脉粥样硬化形成、冠心病进展或急性冠状动脉事件[180]。内皮功能的评价可采用无创的高分辨率超声检查肱动脉，或通过冠状动脉造影直接评价冠状动脉。

Anderson 等[181]的研究显示，在肱动脉水平测得的内皮功能与在冠状动脉水平测得的内皮功能密切相关。在进行肱动脉超声检查时，可通过比较基线和充血状态时（袖

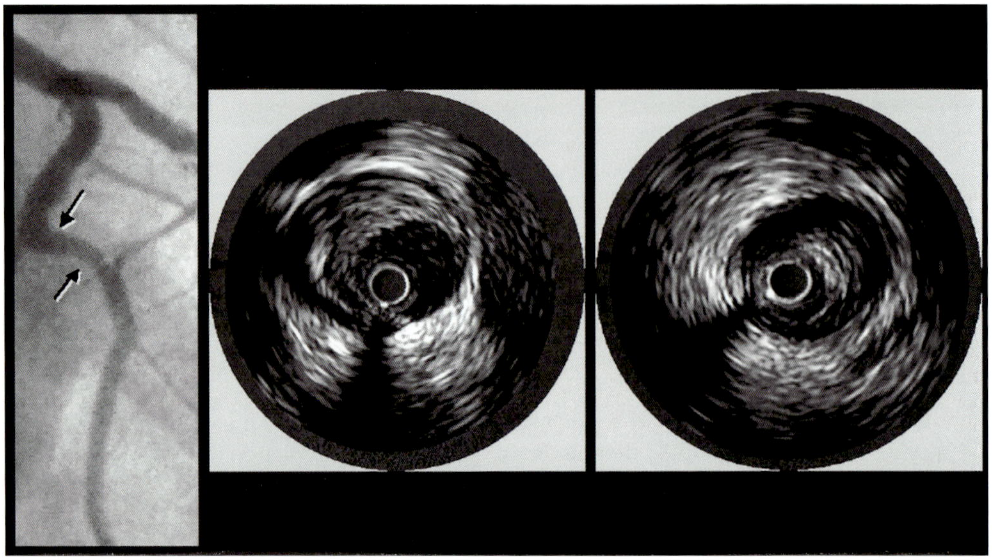

图14-15 冠状动脉造影（左图）低估的冠状动脉病变的严重程度可通过血管内超声探查到（中图和右图）。与伪正常血管参考段（近端箭头）相比，血管病变在造影上表现为中度管腔狭窄（远端箭头）。在血管内超声中，参考段血管有明显的斑块负荷（中图），从而更准确地评价了靶病变（右图）的严重程度。

带在阻断血流后释放可引起肱动脉血流的突然增加）的动脉直径来评价内皮功能。Esper 等 [182] 采用这种方法的研究发现，ACS 患者存在内皮功能不全并一直持续到患者病情开始稳定之后。大量研究显示，冠心病危险因素可以损害内皮功能，而治疗这些危险因素可使内皮依赖性血管舒张得到改善。RECIFE（Reduction of Cholesterol in Ischemia and Function of the Endothelium）研究 [183] 显示，ACS 患者在入院后早期就启动降低胆固醇治疗，在治疗仅6周时内皮功能就得到迅速改善。ACS 患者的内皮功能损害也显示与 C 反应蛋白水平升高密切相关，并随着体循环炎症标志物水平逐渐恢复正常而改善 [184]。

小　结

在急诊科，静息和负荷超声心动图可以用作胸痛患者的诊断性检查。超声心动图也可提供有关 ACS 患者心室收缩和舒张功能的重要信息。评价 ACS 后残余心肌缺血和心肌存活情况时，可行负荷超声心动图检查和其他诸如组织 Doppler 成像和牵张率成像等新技术。ACS 时这些新技术也可用来更好地对左室的整体和局部功能进行定量评价。血管内超声可作为冠状动脉造影评价的补充，可选择性应用于左主干及其分叉处或其他部位无法明确病变的患者。心肌声学造影评价心肌存活和灌注也是新兴方法，与放射性核素成像之间相关性很好，因此有可能进一步扩大心脏超声的应用范围。对于 ACS 患者，超声心动图检查应诊断和预后评价手段不可缺少一部分。

（彭红玉）

参考文献

1. Theroux P, Ross J Jr, Franklin D, et al: Regional myocardial function in the conscious dog during acute coronary occlusion and responses to morphine, propranolol, nitroglycerin, and lidocaine. Circulation 1976;53:302-314.
2. Zabalgoitia M, Ismaeil M: Diagnostic and prognostic use of stress echo in acute coronary syndromes including emergency department imaging. Echocardiography 2000;17:479-493.
3. Heger JJ, Weyman AE, Wann LS, et al: Cross-sectional echocardiography in acute myocardial infarction: Detection and localization of regional left ventricular asynergy. Circulation 1979;60:531-538.
4. Cerqueira MD, Weissman NJ, Dilsizian V, et al: Standardized myocardial segmentation and nomenclature for tomographic imaging of the heart: A statement for health care professionals from the Cardiac Imaging Committee of the Council on Clinical Cardiology of the American Heart Association. Circulation 2002;105:539-542.
5. Oh JK, Gibbons RJ, Christian TF, et al: Correlation of regional wall motion abnormalities detected by two-dimensional echocardiography with perfusion defect determined by technetium 99m sestamibi imaging in patients treated with reperfusion therapy during acute myocardial infarction. Am Heart J 1996;131:32-37.
6. Berning J, Steensgaard-Hansen F: Early estimation of risk by echocardiographic determination of wall motion index in an unselected population with acute myocardial infarction. Am J Cardiol 1990;65:567-576.
7. Kan G, Visser CA, Koolen JJ, Dunning AJ: Short- and long-term predictive value of admission wall motion score in acute myocardial infarction. A cross-sectional echocardiographic study of 345 patients. Br Heart J 1986;56:422-427.
8. Galasko GI, Basu S, Lahiri A, Senior R: A prospective comparison of echocardiographic wall motion score index and radionuclide ejection fraction in predicting outcome following acute myocardial infarction. Heart 2001;86:271-276.
9. Rich S, Sheikh A, Gallastegui J, et al: Determination of left ventricular ejection fraction by visual estimation during real-time two-dimensional echocardiography. Am Heart J 1982;104:603-606.
10. Tei C: New non-invasive index for combined systolic and diastolic ventricular function. J Cardiol 1995;26:135-136.
11. Poulsen SH, Jensen SE, Nielsen JC, et al: Serial changes and prognostic implications of a Doppler-derived index of combined left ventricular systolic and diastolic myocardial performance in acute myocardial

infarction. Am J Cardiol 2000;85:19-25.
12. Yuasa T, Otsuji Y, Kuwahara E, et al: Noninvasive prediction of complications with anteroseptal acute myocardial infarction by left ventricular Tei index. J Am Soc Echocardiogr 2005;18:20-25.
13. Simonson JS, Schiller NB: Descent of the base of the left ventricle: An echocardiographic index of left ventricular function. J Am Soc Echocardiogr 1989;2:25-35.
14. Pai RG, Bodenheimer MM, Pai SM, et al: Usefulness of systolic excursion of the mitral anulus as an index of left ventricular systolic function. Am J Cardiol 1991;67:222-224.
15. Pandian NG, Kerber RE: Two-dimensional echocardiography in experimental coronary stenosis. I. Sensitivity and specificity in detecting transient myocardial dyskinesis: Comparison with sonomicrometers. Circulation 1982;66:597-602.
16. Haendchen RV, Wyatt HL, Maurer G, et al: Quantitation of regional cardiac function by two-dimensional echocardiography. I. Patterns of contraction in the normal left ventricle. Circulation 1983;67:1234-1245.
17. Ascah KJ, Gillam LD, Davidoff R, et al: Evolution of the temporal contraction sequence after acute experimental myocardial infarction. J Am Coll Cardiol 1989;13:730-736.
18. Gillam LD, Hogan RD, Foale RA, et al: A comparison of quantitative echocardiographic methods for delineating infarct-induced abnormal wall motion. Circulation 1984;70:113-122.
19. Lang RM, Bierig M, Devereux RB, et al: Recommendations for chamber quantification. Eur J Echocardiogr 2006;7:79-108.
20. Parisi AF, Moynihan PF, Feldman CL, Folland ED: Approaches to determination of left ventricular volume and ejection fraction by real-time two-dimensional echocardiography. Clin Cardiol 1979;2:257-263.
21. Qin JX, Shiota T, Thomas JD: Determination of left ventricular volume, ejection fraction, and myocardial mass by real-time three-dimensional echocardiography. Echocardiography 2000;17:781-786.
22. Gopal AS, Chukwu EO, Mihalatos DG, et al: Left ventricular structure and function for postmyocardial infarction and heart failure risk stratification by three-dimensional echocardiography. J Am Soc Echocardiogr 2007;20:949-958.
23. Vogel M, Cheung MM, Li J, et al: Noninvasive assessment of left ventricular force-frequency relationships using tissue Doppler-derived isovolumic acceleration: Validation in an animal model. Circulation 2003;107:1647-1652.
24. Bach DS, Armstrong WF, Donovan CL, Muller DW: Quantitative Doppler tissue imaging for assessment of regional myocardial velocities during transient ischemia and reperfusion. Am Heart J 1996;132:721-725.
25. Yuda S, Inaba Y, Fujii S, et al: Assessment of left ventricular ejection fraction using long-axis systolic function is independent of image quality: A study of tissue Doppler imaging and m-mode echocardiography. Echocardiography 2006;23:846-852.
26. Mirsky I, Parmley WW: Assessment of passive elastic stiffness for isolated heart muscle and the intact heart. Circ Res 1973;33:233-243.
27. Edvardsen T, Skulstad H, Aakhus S, et al: Regional myocardial systolic function during acute myocardial ischemia assessed by strain Doppler echocardiography. J Am Coll Cardiol 2001;37:726-730.
28. Kaufmann BA, Wei K, Lindner JR: Contrast echocardiography. Curr Prob Cardiol 2007;32:51-96.
29. Crouse LJ, Cheirif J, Hanly DE, et al: Opacification and border delineation improvement in patients with suboptimal endocardial border definition in routine echocardiography: Results of the Phase III Albunex Multicenter Trial. J Am Coll Cardiol 1993;22:1494-1500.
30. Wei K, Jayaweera AR, Firoozan S, et al: Quantification of myocardial blood flow with ultrasound-induced destruction of microbubbles administered as a constant venous infusion. Circulation 1998;97:473-483.
31. Tong KL, Kaul S, Wang XQ, et al: Myocardial contrast echocardiography versus Thrombolysis In Myocardial Infarction score in patients presenting to the emergency department with chest pain and a nondiagnostic electrocardiogram. J Am Coll Cardiol 2005;46:920-927.
32. Porter TR, Li S, Oster R, Deligonul U: The clinical implications of no reflow demonstrated with intravenous perfluorocarbon containing microbubbles following restoration of Thrombolysis In Myocardial Infarction (TIMI) 3 flow in patients with acute myocardial infarction. Am J Cardiol 1998;82:1173-1177.
33. Sakuma T, Hayashi Y, Sumii K, et al: Prediction of short- and intermediate-term prognoses of patients with acute myocardial infarction using myocardial contrast echocardiography one day after recanalization. J Am Coll Cardiol 1998;32:890-897.
34. Okamura A, Ito H, Iwakura K, et al: Effect of reactive hyperemia after coronary recanalization on myocardial tissue reperfusion by thrombolysis in myocardial infarction flow grade in acute myocardial infarction. Am J Cardiol 2006;97:617-623.
35. Janardhanan R, Swinburn JM, Greaves K, Senior R: Usefulness of myocardial contrast echocardiography using low-power continuous imaging early after acute myocardial infarction to predict late functional left ventricular recovery. Am J Cardiol 2003;92:493-497.
36. Labovitz AJ, Lewen MK, Kern M, et al: Evaluation of left ventricular systolic and diastolic dysfunction during transient myocardial ischemia produced by angioplasty. J Am Coll Cardiol 1987;10:748-755.
37. Tardif JC, Rouleau JL: Diastolic dysfunction. Can J Cardiol 1996;12:389-398.
38. Poulsen SH: Clinical aspects of left ventricular diastolic function assessed by Doppler echocardiography following acute myocardial infarction. Dan Med Bull 2001;48:199-210.
39. Dumesnil JG, Gaudreault G, Honos GN, Kingma JG Jr: Use of Valsalva maneuver to unmask left ventricular diastolic function abnormalities by Doppler echocardiography in patients with coronary artery disease or systemic hypertension. Am J Cardiol 1991;68:515-519.
40. Hurrell DG, Nishimura RA, Ilstrup DM, Appleton CP: Utility of preload alteration in assessment of left ventricular filling pressure by Doppler echocardiography: A simultaneous catheterization and Doppler echocardiographic study. J Am Coll Cardiol 1997;30:459-467.
41. Masuyama T, Kodama K, Nakatani S, et al: Effects of changes in coronary stenosis on left ventricular diastolic filling assessed with pulsed Doppler echocardiography. J Am Coll Cardiol 1988;11:744-751.
42. Wind BE, Snider AR, Buda AJ, et al: Pulsed Doppler assessment of left ventricular diastolic filling in coronary artery disease before and immediately after coronary angioplasty. Am J Cardiol 1987;59:1041-1046.
43. Mohler ER, 3rd, Ryan T, Segar DS, et al: Clinical utility of troponin T levels and echocardiography in the emergency department. Am Heart J 1998;135(Pt 1):253-260.
44. Norell M, Lythall D, Coghlan G, et al: Limited value of the resting electrocardiogram in assessing patients with recent onset chest pain: Lessons from a chest pain clinic. Br Heart J 1992;67:53-56.
45. Roberts R, Fromm RE: Management of acute coronary syndromes based on risk stratification by biochemical markers: An idea whose time has come. Circulation 1998;98:1831-1833.
46. McCarthy BD, Beshansky JR, D'Agostino RB, Selker HP: Missed diagnoses of acute myocardial infarction in the emergency department: Results from a multicenter study. Ann Emerg Med 1993;22:579-582.
47. Stewart WJ, Douglas PS, Sagar K, et al: Echocardiography in emergency medicine: A policy statement by the American Society of Echocardiography and the American College of Cardiology. Task Force on Echocardiography in Emergency Medicine of the American Society of Echocardiography and the Echocardiography and Technology and Practice Executive Committees of the American College of Cardiology. J Am Coll Cardiol 1999;33:586-588.
48. Peels CH, Visser CA, Kupper AJ, et al: Usefulness of two-dimensional echocardiography for immediate detection of myocardial ischemia in the emergency room. Am J Cardiol 1990;65:687-691.
49. Sabia P, Afrookteh A, Touchstone DA, et al: Value of regional wall motion abnormality in the emergency room diagnosis of acute myocardial infarction. A prospective study using two-dimensional echocardiography. Circulation 1991;84(Suppl 3):I85-I92.
50. Sasaki H, Charuzi Y, Beeder C, et al: Utility of echocardiography for the early assessment of patients with nondiagnostic chest pain. Am Heart J 1986;112:494-497.
51. Gibler WB, Runyon JP, Levy RC, et al: A rapid diagnostic and treatment center for patients with chest pain in the emergency department. Ann Emerg Med 1995;25:1-8.
52. Kontos MC, Arrowood JA, Jesse RL, et al: Comparison between 2-dimensional echocardiography and myocardial perfusion imaging in the emergency department in patients with possible myocardial ischemia. Am Heart J 1998;136(Pt 1):724-733.
53. Colon PJ 3rd, Guarisco JS, Murgo J, Cheirif J: Utility of stress echocardiography in the triage of patients with atypical chest pain from the emergency department. Am J Cardiol 1998;82:1282-1284.
54. Kontos MC, Arrowood JA, Paulsen WH, Nixon JV: Early echocardiography can predict cardiac events in emergency department

patients with chest pain. Ann Emerg Med 1998;31:550-557.
55. Fleischmann KE, Goldman L, Robiolio PA, et al: Echocardiographic correlates of survival in patients with chest pain. J Am Coll Cardiol 1994;23:1390-1396.
56. Cheitlin MD, Armstrong WF, Aurigemma GP, et al: ACC/AHA/ASE 2003 guideline update for the clinical application of echocardiography: summary article: A report of the American College of Cardiology/ American Heart Association Task Force on Practice Guidelines (ACC/ AHA/ASE Committee to Update the 1997 Guidelines for the Clinical Application of Echocardiography). Circulation 2003;108:1146-1162.
57. Romano S, Dagianti A, Penco M, et al: Usefulness of echocardiography in the prognostic evaluation of non-Q-wave myocardial infarction. Am J Cardiol 2000;86(4A):43G-45G.
58. Siu SC, Weyman AE, Picard MH: Echo-Doppler in the management of acute non-Q wave myocardial infarction. Am J Card Imaging 1992;6:119-126.
59. Weiss JL, Bulkley BH, Hutchins GM, Mason SJ: Two-dimensional echocardiographic recognition of myocardial injury in man: Comparison with postmortem studies. Circulation 1981;63:401-408.
60. Pandian NG, Skorton DJ, Collins SM, et al: Myocardial infarct size threshold for two-dimensional echocardiographic detection: Sensitivity of systolic wall thickening and endocardial motion abnormalities in small versus large infarcts. Am J Cardiol 1985;55:551-555.
61. Lieberman AN, Weiss JL, Jugdutt BI, et al: Two-dimensional echocardiography and infarct size: Relationship of regional wall motion and thickening to the extent of myocardial infarction in the dog. Circulation 1981;63:739-746.
62. Pandian NG, Kieso RA, Kerber RE: Two-dimensional echocardiography in experimental coronary stenosis. II. Relationship between systolic wall thinning and regional myocardial perfusion in severe coronary stenosis. Circulation 1982;66:603-611.
63. Pandian NG, Koyanagi S, Skorton DJ, et al: Relations between 2-dimensional echocardiographic wall thickening abnormalities, myocardial infarct size and coronary risk area in normal and hypertrophied myocardium in dogs. Am J Cardiol 1983;52:1318-1325.
64. Kloner RA, Jennings RB: Consequences of brief ischemia: stunning, preconditioning, and their clinical implications: Part 2. Circulation 2001;104:3158-3167.
65. Smart SC, Sawada S, Ryan T, et al: Low-dose dobutamine echocardiography detects reversible dysfunction after thrombolytic therapy of acute myocardial infarction. Circulation 1993;88:405-415.
66. Heger JJ, Weyman AE, Wann LS, et al: Cross-sectional echocardiographic analysis of the extent of left ventricular asynergy in acute myocardial infarction. Circulation 1980;61:1113-1118.
67. Porter A, Strasberg B, Vaturi M, et al: Correlation between electrocardiographic subtypes of anterior myocardial infarction and regional abnormalities of wall motion. Coron Artery Dis 2000;11:489-493.
68. Young E, Cohn PF, Gorlin R, et al: Vectorcardiographic diagnosis and electrocardiographic correlation in left ventricular asynergy due to coronary artery disease. I. Severe asynergy of the anterior and apical segments. Circulation 1975;51:467-476.
69. Giannuzzi P, Imparato A, Temporelli PL, et al: Inaccuracy of various proposed electrocardiographic criteria in the diagnosis of apical myocardial infarction—a critical review. Eur Heart J 1989;10:880-886.
70. Errichetti A, Homma S, Guyer D: Limitations of the 12-lead electrocardiogram in predicting segmental apical dysfunction: Comparison with apical dyfunction by 2-D echocardiography. Circulation 1987;76:226. Abstract.
71. Otto CM, Stratton JR, Maynard C, et al: Echocardiographic evaluation of segmental wall motion early and late after thrombolytic therapy in acute myocardial infarction: The Western Washington Tissue Plasminogen Activator Emergency Room Trial. Am J Cardiol 1990;65:132-138.
72. Picard MH, Wilkins GT, Ray PA, Weyman AE: Progressive changes in ventricular structure and function during the year after acute myocardial infarction. Am Heart J 1992;124:24-31.
73. Hochman JS, Choo H: Limitation of myocardial infarct expansion by reperfusion independent of myocardial salvage. Circulation 1987;75:299-306.
74. Force T, Kemper A, Leavitt M, Parisi AF: Acute reduction in functional infarct expansion with late coronary reperfusion: Assessment with quantitative two-dimensional echocardiography. J Am Coll Cardiol 1988;11:192-200.
75. Jeremy RW, Hackworthy RA, Bautovich G, et al: Infarct artery perfusion and changes in left ventricular volume in the month after acute myocardial infarction. J Am Coll Cardiol 1987;9:989-995.
76. Siu SC, Nidorf SM, Galambos GS, et al: The effect of late patency of the infarct-related coronary artery on left ventricular morphology and regional function after thrombolysis. Am Heart J 1992;124:265-272.
77. Visser CA, Kan G, Meltzer RS, et al: Incidence, timing and prognostic value of left ventricular aneurysm formation after myocardial infarction: A prospective, serial echocardiographic study of 158 patients. Am J Cardiol 1986;57:729-732.
78. Meizlish JL, Berger HJ, Plankey M, et al: Functional left ventricular aneurysm formation after acute anterior transmural myocardial infarction. Incidence, natural history, and prognostic implications. N Engl J Med 1984;311:1001-1006.
79. Catherwood E, Mintz GS, Kotler MN, et al: Two-dimensional echocardiographic recognition of left ventricular pseudoaneurysm. Circulation 1980;62:294-303.
80. Ammash NM, Warnes CA: Ventricular septal defects in adults. Ann Intern Med 2001;135:812-824.
81. Kishon Y, Iqbal A, Oh JK, et al: Evolution of echocardiographic modalities in detection of postmyocardial infarction ventricular septal defect and papillary muscle rupture: Study of 62 patients. Am Heart J 1993;126(Pt 1):667-675.
82. Helmcke F, Mahan EF 3rd, Nanda NC, et al: Two-dimensional echocardiography and Doppler color flow mapping in the diagnosis and prognosis of ventricular septal rupture. Circulation 1990;81:1775-1783.
83. Bansal RC, Eng AK, Shakudo M: Role of two-dimensional echocardiography, pulsed, continuous wave color flow Doppler techniques in the assessment of ventricular septal rupture after myocardial infarction. Am J Cardiol 1990;65:852-860.
84. Smyllie JH, Sutherland GR, Geuskens R, et al: Doppler color flow mapping in the diagnosis of ventricular septal rupture and acute mitral regurgitation after myocardial infarction. J Am Coll Cardiol 1990;15:1449-1455.
85. Oliva PB, Hammill SC, Edwards WD: Cardiac rupture, a clinically predictable complication of acute myocardial infarction: Report of 70 cases with clinicopathologic correlations. J Am Coll Cardiol 1993;22:720-726.
86. Asinger RW, Mikell FL, Elsperger J, Hodges M: Incidence of left-ventricular thrombosis after acute transmural myocardial infarction. Serial evaluation by two-dimensional echocardiography. N Engl J Med 1981;305:297-302.
87. Spirito P, Bellotti P, Chiarella F, et al: Prognostic significance and natural history of left ventricular thrombi in patients with acute anterior myocardial infarction: A two-dimensional echocardiographic study. Circulation 1985;72:774-780.
88. Neskovic AN, Marinkovic J, Bojic M, Popovic AD: Predictors of left ventricular thrombus formation and disappearance after anterior wall myocardial infarction. Eur Heart J 1998;19:908-916.
89. Kinch JW, Ryan TJ: Right ventricular infarction. N Engl J Med 1994;330:1211-1217.
90. Miller D, Farah MG, Liner A, et al: The relation between quantitative right ventricular ejection fraction and indices of tricuspid annular motion and myocardial performance. J Am Soc Echocardiogr 2004;17:443-447.
91. Chockalingam A, Gnanavelu G, Alagesan R, Subramaniam T: Myocardial performance index in evaluation of acute right ventricular myocardial infarction. Echocardiography 2004;21:487-494.
92. Ueti OM, Camargo EE, Ueti Ade A, et al: Assessment of right ventricular function with Doppler echocardiographic indices derived from tricuspid annular motion: Comparison with radionuclide angiography. Heart 2002;88:244-248.
93. Kjaergaard J, Petersen CL, Kjaer A, et al: Evaluation of right ventricular volume and function by 2D and 3D echocardiography compared to MRI. Eur J Echocardiogr 2006;7:430-438.
94. Sevimli S, Gundogdu F, Aksakal E, et al: Right ventricular strain and strain rate properties in patients with right ventricular myocardial infarction. Echocardiography 2007;24:732-738.
95. Mehta SR, Eikelboom JW, Natarajan MK, et al: Impact of right ventricular involvement on mortality and morbidity in patients with inferior myocardial infarction. J Am Coll Cardiol 2001;37:37-43.
96. Assali AR, Teplitsky I, Ben-Dor I, et al: Prognostic importance of right ventricular infarction in an acute myocardial infarction cohort referred for contemporary percutaneous reperfusion therapy. Am Heart J 2007;153:231-237.

97. Popescu BA, Antonini-Canterin F, Temporelli PL, et al: Right ventricular functional recovery after acute myocardial infarction: Relation with left ventricular function and interventricular septum motion. GISSI-3 echo substudy. Heart 2005;91:484-488.
98. Domingo E, Alvarez A, Garcia del Castillo H, et al: Prognostic value of segmental contractility assessed by cross-sectional echocardiography in first acute myocardial infarction. Eur Heart J 1989;10:532-537.
99. Bourdillon PD, Broderick TM, Sawada SG, et al: Regional wall motion index for infarct and noninfarct regions after reperfusion in acute myocardial infarction: Comparison with global wall motion index. J Am Soc Echocardiogr 1989;2:398-407.
100. Nishimura RA, Tajik AJ, Shub C, et al: Role of two-dimensional echocardiography in the prediction of in-hospital complications after acute myocardial infarction. J Am Coll Cardiol 1984;4:1080-1087.
101. St. John Sutton M, Pfeffer MA, Plappert T, et al: Quantitative two-dimensional echocardiographic measurements are major predictors of adverse cardiovascular events after acute myocardial infarction. The protective effects of captopril. Circulation 1994;89:68-75.
102. Thune JJ, Kober L, Pfeffer MA, et al: comparison of regional versus global assessment of left ventricular function in patients with left ventricular dysfunction, heart failure, or both after myocardial infarction: The valsartan in acute myocardial infarction echocardiographic study. J Am Soc Echocardiogr 2006;19:1462-1465.
103. Isaacsohn JL, Earle MG, Kemper AJ, Parisi AF: Postmyocardial infarction pain and infarct extension in the coronary care unit: Role of two-dimensional echocardiography. J Am Coll Cardiol 1988;11:246-251.
104. Gibson RS, Bishop HL, Stamm RB, et al: Value of early two-dimensional echocardiography in patients with acute myocardial infarction. Am J Cardiol 1982;49:1110-1119.
105. Shen WK, Khandheria BK, Edwards WD, et al: Value and limitations of two-dimensional echocardiography in predicting myocardial infarct size. Am J Cardiol 1991;68:1143-1149.
106. White HD, Norris RM, Brown MA, et al: Left ventricular end-systolic volume as the major determinant of survival after recovery from myocardial infarction. Circulation 1987;76:44-51.
107. Pfeffer MA, Braunwald E, Moye LA, et al: Effect of captopril on mortality and morbidity in patients with left ventricular dysfunction after myocardial infarction. Results of the survival and ventricular enlargement trial. The SAVE Investigators. N Engl J Med 1992;327:669-677.
108. St. John Sutton M, Pfeffer MA, Moye L, et al: Cardiovascular death and left ventricular remodeling two years after myocardial infarction: Baseline predictors and impact of long-term use of captopril: Information from the Survival and Ventricular Enlargement (SAVE) trial. Circulation 1997;96:3294-3299.
109. Zijlstra F, Hoorntje JC, de Boer MJ, et al: Long-term benefit of primary angioplasty as compared with thrombolytic therapy for acute myocardial infarction. N Engl J Med 1999;341:1413-1419.
110. Solomon SD, Glynn RJ, Greaves S, et al: Recovery of ventricular function after myocardial infarction in the reperfusion era: The healing and early afterload reducing therapy study. Ann Intern Med 2001;134:451-458.
111. Bolognese L, Neskovic AN, Parodi G, et al: Left ventricular remodeling after primary coronary angioplasty: Patterns of left ventricular dilation and long-term prognostic implications. Circulation 2002;106:2351-2357.
112. Pellikka PA, Nagueh SF, Elhendy AA, et al: American Society of Echocardiography recommendations for performance, interpretation, and application of stress echocardiography. J Am Soc Echocardiogr 2007;20:1021-1041.
113. Modesto KM, Rainbird A, Klarich KW, et al: Comparison of supine bicycle exercise and treadmill exercise Doppler echocardiography in evaluation of patients with coronary artery disease. Am J Cardiol 2003;91:1245-1248.
114. Ryan T, Vasey CG, Presti CF, et al: Exercise echocardiography: Detection of coronary artery disease in patients with normal left ventricular wall motion at rest. J Am Coll Cardiol 1988;11:993-999.
115. Marwick TH, Nemec JJ, Pashkow FJ, et al: Accuracy and limitations of exercise echocardiography in a routine clinical setting. J Am Coll Cardiol 1992;19:74-81.
116. Armstrong WF, O'Donnell J, Dillon JC, et al: Complementary value of two-dimensional exercise echocardiography to routine treadmill exercise testing. Ann Intern Med 1986;105:829-835.
117. Jaarsma W, Visser CA, Kupper AJ, et al: Usefulness of two-dimensional exercise echocardiography shortly after myocardial infarction. Am J Cardiol 1986;57:86-90.
118. Ryan T, Armstrong WF, O'Donnell JA, Feigenbaum H: Risk stratification after acute myocardial infarction by means of exercise two-dimensional echocardiography. Am Heart J 1987;114:1305-1306.
119. Applegate RJ, Dell'Italia LJ, Crawford MH: Usefulness of two-dimensional echocardiography during low-level exercise testing early after uncomplicated acute myocardial infarction. Am J Cardiol 1987;60:10-14.
120. Bigi R, Desideri A, Galati A, et al: Incremental prognostic value of stress echocardiography as an adjunct to exercise electrocardiography after uncomplicated myocardial infarction. Heart 2001;85:417-423.
121. Marwick TH, Mehta R, Arheart K, Lauer MS: Use of exercise echocardiography for prognostic evaluation of patients with known or suspected coronary artery disease. J Am Coll Cardiol 1997;30:83-90.
122. Krivokapich J, Child JS, Gerber RS, et al: Prognostic usefulness of positive or negative exercise stress echocardiography for predicting coronary events in ensuing twelve months. Am J Cardiol 1993;71:646-651.
123. Heupler S, Mehta R, Lobo A, et al: Prognostic implications of exercise echocardiography in women with known or suspected coronary artery disease. J Am Coll Cardiol 1997;30:414-420.
124. Fleischmann KE, Hunink MG, Kuntz KM, Douglas PS: Exercise echocardiography or exercise SPECT imaging? A meta-analysis of diagnostic test performance. Jama 1998;280:913-920.
125. Marcovitz PA, Bach DS, Mathias W, et al: Paradoxic hypotension during dobutamine stress echocardiography: Clinical and diagnostic implications. J Am Coll Cardiol 1993;21:1080-1086.
126. Chaowalit N, McCully RB, Callahan MJ, et al: Outcomes after normal dobutamine stress echocardiography and predictors of adverse events: Long-term follow-up of 3014 patients. Eur Heart J 2006;27:3039-3044.
127. Cigarroa CG, deFilippi CR, Brickner ME, et al: Dobutamine stress echocardiography identifies hibernating myocardium and predicts recovery of left ventricular function after coronary revascularization. Circulation 1993;88:430-436.
128. Previtali M, Fetiveau R, Lanzarini L, et al: Prognostic value of myocardial viability and ischemia detected by dobutamine stress echocardiography early after acute myocardial infarction treated with thrombolysis. J Am Coll Cardiol 1998;32:380-386.
129. Beller GA: Assessment of myocardial viability. Curr Opin Cardiol 1997;12:459-467.
130. Perrone-Filardi P, Pace L, Prastaro M, et al: Assessment of myocardial viability in patients with chronic coronary artery disease. Rest-4-hour-24-hour 201Tl tomography versus dobutamine echocardiography. Circulation 1996;94:2712-2719.
131. Bonow RO. Identification of viable myocardium. Circulation 1996;94:2674-2680.
132. Shaw LJ, Eagle KA, Gersh BJ, Miller DD: Meta-analysis of intravenous dipyridamole-thallium-201 imaging (1985 to 1994) and dobutamine echocardiography (1991 to 1994) for risk stratification before vascular surgery. J Am Coll Cardiol 1996;27:787-798.
133. Kertai MD, Boersma E, Bax JJ, et al: A meta-analysis comparing the prognostic accuracy of six diagnostic tests for predicting perioperative cardiac risk in patients undergoing major vascular surgery. Heart 2003;89:1327-1334.
134. Geleijnse ML, Elhendy A, van Domburg RT, et al: Cardiac imaging for risk stratification with dobutamine-atropine stress testing in patients with chest pain. Echocardiography, perfusion scintigraphy, or both? Circulation 1997;96:137-147.
135. Schinkel AF, Bax JJ, Geleijnse ML, et al: Noninvasive evaluation of ischaemic heart disease: Myocardial perfusion imaging or stress echocardiography? Eur Heart J 2003;24:789-800.
136. Carlos ME, Smart SC, Wynsen JC, Sagar KB: Dobutamine stress echocardiography for risk stratification after myocardial infarction. Circulation 1997;95:1402-1410.
137. de la Torre MM, San Roman JA, Bermejo J, et al: Prognostic power of dobutamine echocardiography after uncomplicated acute myocardial infarction in the elderly. Chest 2001;120:1200-1205.
138. Pierard LA: Evaluating risk in unstable angina: Role of pharmacological stress echocardiography. Eur Heart J 2000;21:1041-1043.
139. Sitges M, Pare C, Azqueta M, et al: Feasibility and prognostic value of dobutamine-atropine stress echocardiography early in unstable angina. Eur Heart J 2000;21:1063-1071.
140. Smart SC, Knickelbine T, Stoiber TR, et al: Safety and accuracy of

dobutamine-atropine stress echocardiography for the detection of residual stenosis of the infarct-related artery and multivessel disease during the first week after acute myocardial infarction. Circulation 1997;95:1394-1401.

141. Greco CA, Salustri A, Seccareccia F, et al: Prognostic value of dobutamine echocardiography early after uncomplicated acute myocardial infarction: A comparison with exercise electrocardiography. J Am Coll Cardiol 1997;29:261-267.

142. Geleijnse ML, Fioretti PM, Roelandt JR: Methodology, feasibility, safety and diagnostic accuracy of dobutamine stress echocardiography. J Am Coll Cardiol 1997;30:595-606.

143. Gibson RS, Watson DD, Craddock GB, et al: Prediction of cardiac events after uncomplicated myocardial infarction: A prospective study comparing predischarge exercise thallium-201 scintigraphy and coronary angiography. Circulation 1983;68:321-336.

144. Cain P, Khoury V, Short L, Marwick TH: Usefulness of quantitative echocardiographic techniques to predict recovery of regional and global left ventricular function after acute myocardial infarction. Am J Cardiol 2003;91:391-396.

145. Badran HB, Elnoamany MF, Seteha M: Tissue velocity imaging with dobutamine stress echocardiography—a quantitative technique for identification of coronary artery disease in patients with left bundle branch block. J Am Soc Echocardiogr 2007;20:820-831.

146. Rambaldi R, Poldermans D, Bax JJ, et al: Doppler tissue velocity sampling improves diagnostic accuracy during dobutamine stress echocardiography for the assessment of viable myocardium in patients with severe left ventricular dysfunction. Eur Heart J 2000;21:1091-1098.

147. Voigt JU, Exner B, Schmiedehausen K, et al: Strain-rate imaging during dobutamine stress echocardiography provides objective evidence of inducible ischemia. Circulation 2003;107:2120-2216.

148. Weidemann F, Dommke C, Bijnens B, et al: Defining the transmurality of a chronic myocardial infarction by ultrasonic strain-rate imaging: implications for identifying intramural viability: An experimental study. Circulation 2003;107:883-888.

149. Bjork Ingul C, Rozis E, et al: Incremental value of strain rate imaging to wall motion analysis for prediction of outcome in patients undergoing dobutamine stress echocardiography. Circulation 2007;115:1252-1259.

150. Hoffmann R, Altiok E, Nowak B, et al: Strain rate measurement by Doppler echocardiography allows improved assessment of myocardial viability inpatients with depressed left ventricular function. J Am Coll Cardiol 2002;39:443-449.

151. Hoffmann R, Altiok E, Nowak B, et al: Strain rate analysis allows detection of differences in diastolic function between viable and nonviable myocardial segments. J Am Soc Echocardiogr 2005;18:330-335.

152. Hanekom L, Jenkins C, Jeffries L, et al: Incremental value of strain rate analysis as an adjunct to wall-motion scoring for assessment of myocardial viability by dobutamine echocardiography: A follow-up study after revascularization. Circulation 2005;112:3892-3900.

153. Zhang Y, Chan AK, Yu CM, et al: Strain rate imaging differentiates transmural from non-transmural myocardial infarction: A validation study using delayed-enhancement magnetic resonance imaging. J Am Coll Cardiol 2005;46:864-871.

154. Vitarelli A, Montesano T, Gaudio C, et al: Strain rate dobutamine echocardiography for prediction of recovery after revascularization in patients with ischemic left ventricular dysfunction. J Card Fail 2006;12:268-275.

155. Wei K, Crouse L, Weiss J, et al: Comparison of usefulness of dipyridamole stress myocardial contrast echocardiography to technetium-99m sestamibi single-photon emission computed tomography for detection of coronary artery disease (PB127 Multicenter Phase 2 Trial results). Am J Cardiol 2003;91:1293-1298.

156. Tsutsui JM, Xie F, O'Leary EL, et al: Diagnostic accuracy and prognostic value of dobutamine stress myocardial contrast echocardiography in patients with suspected acute coronary syndromes. Echocardiography 2005;22:487-495.

157. Shimoni S, Zoghbi WA, Xie F, et al: Real-time assessment of myocardial perfusion and wall motion during bicycle and treadmill exercise echocardiography: Comparison with single photon emission computed tomography. J Am Coll Cardiol 2001;37:741-747.

158. Picano E, Marraccini P, Lattanzi F, et al: Dipyridamole-echocardiography test as a clue for assessing the organic 'ceiling' of individual coronary reserve. Eur Heart J 1987;8:38-44.

159. Bolognese L, Sarasso G, Aralda D, et al: High-dose dipyridamole echocardiography early after uncomplicated acute myocardial infarction: Correlation with exercise testing and coronary angiography. J Am Coll Cardiol 1989;14:357-363.

160. Bolognese L, Rossi L, Sarasso G, et al: Silent versus symptomatic dipyridamole-induced ischemia after myocardial infarction: Clinical and prognostic significance. J Am Coll Cardiol 1992;19:953-959.

161. Camerieri A, Picano E, Landi P, et al: Prognostic value of dipyridamole echocardiography early after myocardial infarction in elderly patients. Echo Persantine Italian Cooperative (EPIC) Study Group. J Am Coll Cardiol 1993;22:1809-1815.

162. Anthopoulos LP, Bonou MS, Sioras EP, et al: Echocardiographic detection of the extent of coronary artery disease in the elderly using dobutamine and adenosine infusion. Coron Artery Dis 1997;8:633-643.

163. Ismaeil M, Trusevich T, Nottestand S: Dobutamine esophageal echo in the assessment of coronary artery disease: Comparison with dobutamine transthoracic echo in the same setting. J Am Coll Cardiol 1995;274A.

164. Matsumura Y, Hozumi T, Arai K, et al: Non-invasive assessment of myocardial ischaemia using new real-time three-dimensional dobutamine stress echocardiography: Comparison with conventional two-dimensional methods. Eur Heart J 2005;26(16):1625-1632.

165. Aggeli C, Giannopoulos G, Misovoulos P, et al: Real-time three-dimensional dobutamine stress echocardiography for coronary artery disease diagnosis: Validation with coronary angiography. Heart 2007;93:672-675.

166. Peteiro J, Pinon P, Perez R, et al: Comparison of 2- and 3-dimensional exercise echocardiography for the detection of coronary artery disease. J Am Soc Echocardiogr 2007;20:959-967.

167. Stoylen A, Ingul CB, Torp H: Strain and strain rate parametric imaging. A new method for post processing to 3-/4-dimensional images from three standard apical planes. Preliminary data on feasibility, artefact and regional dyssynergy visualisation. Cardiovasc Ultrasound 2003;1:11.

168. Koenig K, Kasper W, Hofmann T, et al: Transesophageal echocardiography for diagnosis of rupture of the ventricular septum or left ventricular papillary muscle during acute myocardial infarction. Am J Cardiol 1987;59:362.

169. Kaul S, Spotnitz WD, Glasheen WP, Touchstone DA: Mechanism of ischemic mitral regurgitation. An experimental evaluation. Circulation 1991;84:2167-2180.

170. Kono T, Sabbah HN, Rosman H, et al: Mechanism of functional mitral regurgitation during acute myocardial ischemia. J Am Coll Cardiol 1992;19:1101-1105.

171. Adachi H, Kyo S, Takamoto S, et al: Early diagnosis and surgical intervention of acute aortic dissection by transesophageal color flow mapping. Circulation 1990;82(Suppl 5):IV19-IV23.

172. Douglas PS, Fiolkoski J, Berko B, Reichek N: Echocardiographic visualization of coronary artery anatomy in the adult. J Am Coll Cardiol 1988;11:565-571.

173. Ryan T, Armstrong WF, Feigenbaum H: Prospective evaluation of the left main coronary artery using digital two-dimensional echocardiography. J Am Coll Cardiol 1986;7:807-812.

174. Yoshida K, Yoshikawa J, Hozumi T, et al: Detection of left main coronary artery stenosis by transesophageal color Doppler and two-dimensional echocardiography. Circulation 1990;81:1271-1276.

175. Tardif JC, Vannan MA, Taylor K, et al: Delineation of extended lengths of coronary arteries by multiplane transesophageal echocardiography. J Am Coll Cardiol 1994;24:909-919.

176. Tardif JC, Pandian NG. Intravascular ultrasound imaging in peripheral arterial and coronary artery disease. Curr Opin Cardiol 1994;9:627-633.

177. Mintz GS, Painter JA, Pichard AD, et al: Atherosclerosis in angiographically "normal" coronary artery reference segments: An intravascular ultrasound study with clinical correlations. J Am Coll Cardiol 1995;25:1479-1485.

178. Porter TR, Sears T, Xie F, et al: Intravascular ultrasound study of angiographically mildly diseased coronary arteries. J Am Coll Cardiol 1993;22:1858-1865.

179. Pande AK, Tardif JC, Doucet S, et al: Intravascular ultrasound for diagnosis of left main coronary artery stenosis. Can J Cardiol 1996;12:757-759.

180. Jones CJ, Kuo L, Davis MJ, et al: Role of nitric oxide in the coronary microvascular responses to adenosine and increased metabolic demand. Circulation 1995;91:1807-1813.

181. Anderson TJ, Uehata A, Gerhard MD, et al: Close relation of endothelial function in the human coronary and peripheral circulations. J Am Coll

Cardiol 1995;26:1235-1241.
182. Esper RJ, Vilarino J, Cacharron JL, et al: Impaired endothelial function in patients with rapidly stabilized unstable angina: Assessment by noninvasive brachial artery ultrasonography. Clin Cardiol 1999;22:699-703.
183. Dupuis J, Tardif JC, Cernacek P, Theroux P, et al: Cholesterol reduction rapidly improves endothelial function after acute coronary syndromes. The RECIFE (reduction of cholesterol in ischemia and function of the endothelium) trial. Circulation 1999;99:3227-3233.
184. Fichtlscherer S, Zeiher AM: Endothelial dysfunction in acute coronary syndromes: Association with elevated C-reactive protein levels. Ann Med 2000;32:515-518.

第 15 章

心脏核素技术在急性冠状动脉综合征中的应用

Kenneth A. Brown

对每例表现为ACS的患者来说，医师的最主要目的是为其选择最佳的治疗策略。同时，医师也越来越需要考虑到在一定程度上减轻经济负担。这些决定包含对治疗策略成本效果的考虑，必然涉及对具体患者发生重大心血管不良事件（如死亡或心肌梗死）的风险的认识。虽然介入方法费用昂贵且本身具有一定的风险，但却可为那些在未来最有可能出现心血管事件的患者带来最大收获。相反，低危患者不太可能从任何介入方法中获益，尤其是有发生并发症风险的介入方法。评估表现为ACS的患者的风险可以帮助医师做出成本效果最好的治疗决策，给患者带来最大收益。本章讨论的心肌核素技术可以作为一项重要工具帮助医师做出这样的决定，因为这项技术可以准确评估影响ACS患者预后的两个重要决定因素：左心室功能障碍和濒死心肌。它们是两种互相影响的因素：永久性损伤范围和濒危存活心肌范围。本章将回顾目前有关应用心肌核素技术评估ACS患者风险的资料，并讨论如何将这些资料整合为一个综合合理的治疗策略。

左室功能

预测价值 应用放射性核素显影技术测定左室功能已被证明对于表现为急性心肌梗死的患者是有力的预后预测因素[1-5]。该技术测量的左室射血分数（LVEF）因其具有可重复性和预测价值的一致性已被认为可能是评价左心室功能的最有价值的指标。在MPRG（Multicenter Post Infarction Research Group）研究中[1]，表现为急性心肌梗死的患者在出院前接受了放射性核素显影检查，1年的心源性死亡率与LVEF呈指数性反相关（见图15-1）。心血管死亡率增加，特别是在EF降到< 40%后。

即使溶栓或经皮冠脉介入（PCI）已使急性心肌梗死患者的结果改善，左室功能对预后仍有持续影响。在TIMI研究中，整体心血管死亡率低于MPRG研究中的，但是，EF和1年的心血管死亡率之间的关系增强却固定不变（见图15-1）[2]。同样，CAMI研究评价了20世纪90年代溶栓年代有急性心肌梗死表现患者的预后[3]。研究者发现，EF与1年的心血管死亡率反相关，这与MPRG的结果极相似（见图15-2）。最大的不同是在低EF组（EF < 20%），这可能反映了在20世纪90年代成为治疗标准的ACEI和β受体阻滞剂药物的改善作用。

其他多项研究已确认了EF在接受溶栓治疗的患者中的重要预后价值。Simoons[4]等发现，LVEF < 30%的患者其5年生存率仅约为40%，而EF > 40%的患者其生存率却高于90%。同样，Dakik等[5]发现，接受溶栓治疗的急性心肌梗死患者的心血管事件随着EF降低而升高。在EF为40%的患者中，无事件生存率接近75%，而在EF <低于40%患者，生存率< 25%。

测量左室功能及其动态变化的局限性

虽然LVEF可以有效预测急性心肌梗死患者的心血管死亡，但其仍有局限性。首先，虽然通过放射性核素显影测量EF具有高度可重复性和准确性[6]，但是，在心肌梗死后早期测量的LVEF可能会随着时间的推移发生变化，甚至在短时间内即发生变化。这些变化可能反映了心肌梗死后心脏的生理变化，包括节段性心肌顿抑和运动亢进。Christian等[7]通过放射性心肌核素成像测定了急性心肌梗死患者出院后6周时和出院时的EF，发现16%的患者出院后6周时EF增加了8%。出院时，这组患者的EF低于通过心肌灌注成像测定的基于心肌梗死面积预测的EF。

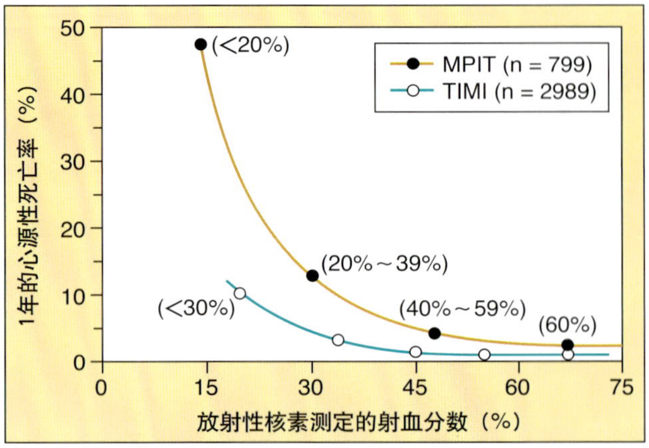

图15-1 在多中心梗死后研究组试验（MPIT）和心肌梗死中溶栓试验（TIMI）中，放射性核素血管造影测量的射血分数与1年的心源性死亡率的关系。死亡率随着射血分数的降低而增加。在MPIT患者中，总死亡率更高。

From Bonow RO: Prognostic assessment in coronary artery disease: role of radionuclide angiography. J Nucl Cardiol 1994;1:280-291.

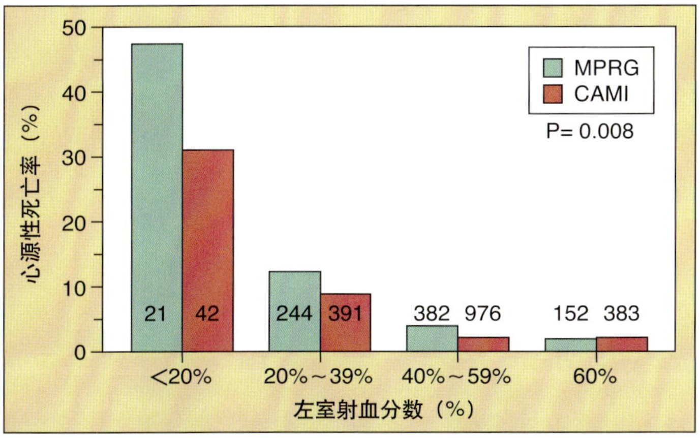

图15-2 在再灌注之前年代，在多中心梗死后研究组（MPRG）试验和加拿大的心肌梗死评估（CAMI）研究中，放射性核素心肌显像测量的射血分数与1年的心源性死亡率的关系。在心功能差（射血分数<20%）的患者，CAMI组的心源性死亡率结果更好。From Rouleau JL, Talajik M, Sussex B, et al: Myocardial infarction patients in the 1990s—their risk factors, stratification and survival in Canada: The Canadian Assessment of Myocardial Infarction [CAMI] Study. J Am Coll Cardiol 1996;27:1119-1127.

这意味着，6 周时 EF 增加反映了心肌顿抑的恢复。相反，19% 的患者 6 周时表现出 EF 降低 8%。尽管心肌重构能解释急性心肌梗死后左室功能随着时间而降低，但是这些患者出院时 EF 高于基于心肌梗死面积预测的 EF 表明，6 周时 EF 降低可能是反映了非梗死区域中的早期运动过度恢复了。

在先前有心肌梗死的情况下，冬眠心肌是另一个可能影响左室功能的因素。就其存在来说，由于冠状动脉重建可以改善左室功能和生存[8]，因此识别冬眠心肌很重要。虽然冬眠心肌可能对于慢性缺血性心脏病的治疗和预后极为重要，但是其在急性心肌梗死中的作用可能不大。除了心肌顿抑和运动亢进的短暂影响，LVEF 可能首先反映了急性心肌梗死造成的永久损伤，这是其作为最有力的预测价值的原因。很明显，反映损伤程度的 EF 可以较准确预测死亡率，但是只能反映已经发生的情况。尽管 β 受体阻滞剂和 ACEI 有可能提高生存率，但是在缺乏心肌顿抑、冬眠心肌或其他严重血管狭窄的情况下，血管重建治疗可以改善预后仍是一个未经证明的假说。

急性心肌梗死损伤后，通过外科或介入方法可以改善结果的程度很可能是与存在濒死心肌的程度相关。如随后的总结一样，很多研究认为：应用负荷核素心肌灌注成像确定的濒死心肌的范围是预测急性心肌梗死患者预后的最重要的因素。在永久性损伤的心肌范围和濒危心肌之间存在着强烈的相互作用。

负荷核素心肌灌注成像确定的濒死心肌的预测预后的价值

预测价值 由于负荷核素心肌灌注成像测定的可逆性缺损可以准确地识别及定量测定濒死心肌，这项技术在评价急性心肌梗死后患者风险中起重要作用（见框 15-1）。文献报道的有关负荷核素心肌灌注成像的预后价值的最一致的发现很可能是：短暂缺损及其程度（反映濒死心肌）对心脏事件有重要的预测价值[9, 10]。1983 年，Brown 等[11]最早报道了由负荷核素心肌灌注成像识别的濒死心肌与患者的心血管事件风险之间的直接关系。他们比较了各种预测指标的价值，如运动 ^{201}Tl 成像、平板运动试验、冠状动脉造影和临床资料，他们发现，心血管死亡或非致死性心肌梗死的最好的预测指标是短暂 ^{201}Tl 缺损的节段数。这些早期研究结果已被很多研究确认及扩展。Ladenheim 等[12]发现，在临床和闪烁法指标之中，未来心血管事件的最好的预测指标是负荷 ^{201}Tl 灌注成像测定的可逆性充盈缺损的节段数。类似的研究已在具有广泛临床疾病谱的患者中实施，包括怀疑冠心病的患者或造影已知的冠心病患者、接受非心脏外科手术的患者、既往有心肌梗死的患者以及下文将讨论的 UA 患者或急性心肌梗死患者。无论负荷方式是运动、血管扩张剂还是肾上腺素能药物，也无论显影剂是基于 ^{201}Tl 和 ^{99m}Tc 的药物，如甲氧异腈或替曲膦或 PET 显影剂，核素心肌灌注成像仍然是最有价值的预后指标[13-15]。无论哪种成像方法和患者群，最一致的结果是：心血管风险与濒死心肌是否存在以及更重要的存在范围直接相关。

急性 ST 段抬高心肌梗死

运动核素成像

Gibson 等[16]最早报道了运动心肌灌注成像在心肌梗死后患者中的预后价值。他们比较了出院前次极量运动 ^{201}Tl- 心肌灌注成像与临床、运动和冠状动脉造影结果在预测随后的心血管事件的价值。可逆性 ^{201}Tl 充盈缺损、缺损涉及多个冠状动脉区域以及肺 ^{201}Tl 摄取增加（反映左室功能不全）是心肌灌注成像的最重要的预后指标。与临床或冠状动脉造影相比，这些指标对于预测患者心血管事件风险更加敏感（见图 15-3）。更敏感地预测患者风险也就意味着能更加明确低风险患者，这类患者不太可能从更进一步的有创介入操作中获益。随后，很多研究证实了运动灌注心肌成像在急性心肌梗死患者中的预后价值[9, 10]。Wilson 等[17]发现，在有急性心肌梗死和单支病

框15-1 核素心肌灌注显像评估心肌梗死后患者的优势

- 检测缺血和多支病变的敏感性增加
- 预后价值增加——受损的存活心肌预测死亡或心肌梗死
- 可以定位单个冠状动脉缺血区域
- 区别梗死区域和非梗死区域
- 同时评估左室功能和灌注情况
- 可以进行辅助性血管舒张试验，用于早期风险分层

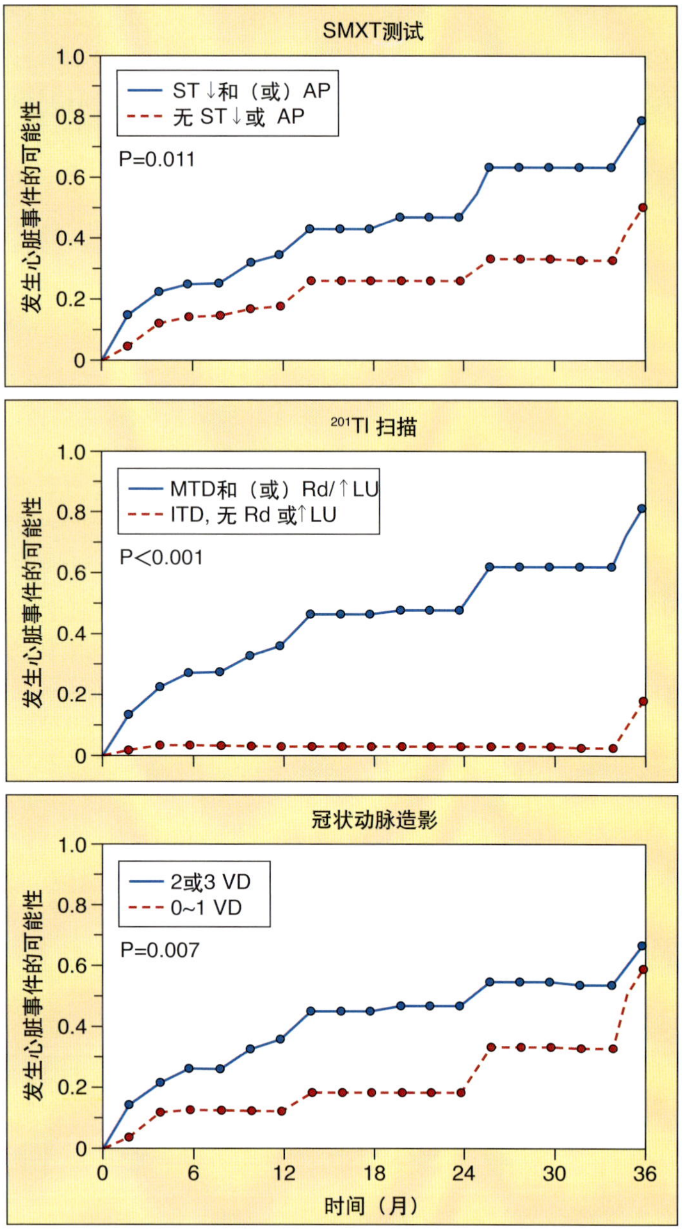

图15-3　亚极量运动试验（SMXT）（上图）、^{201}Tl成像（中图）和冠状动脉造影（下图）中，高危（实线）或低危（虚线）患者累积心脏事件发生率随时间的变化曲线。^{201}Tl成像的高危和低危患者区别最显著。AP，心绞痛；LU，肺摄取；MTD，多支血管供血区域^{201}Tl灌注缺损；Rd，重新分布（可逆性缺损）；ST↓，ST段压低；VD，血管疾病。

From Gibson RS, Watson DD, Craddock GB, et al: Prediction of cardiac events after uncomplicated myocardial infarction: A prospective study comparing predischarge exercise thallium-201 scintigraphy and coronary angiography. Circulation 1983;68:321-336.

变的患者，以后的心血管事件与次极量心肌灌注成像发现的短暂充盈缺损心肌范围有关，而与临床或运动 ECG 资料无关。Travin 等 [18] 应用回归分析方法分析了急性心肌梗死患者的临床、运动 ECG 和运动甲氧异腈 SPECT 心肌灌注成像指标，他们发现，仅可逆性充盈缺损数量是心血管事件的重要预测指标（见图 15-4）。同在慢性稳定型冠心病患者中一样，有证据表明，急性心肌梗死患者未来发

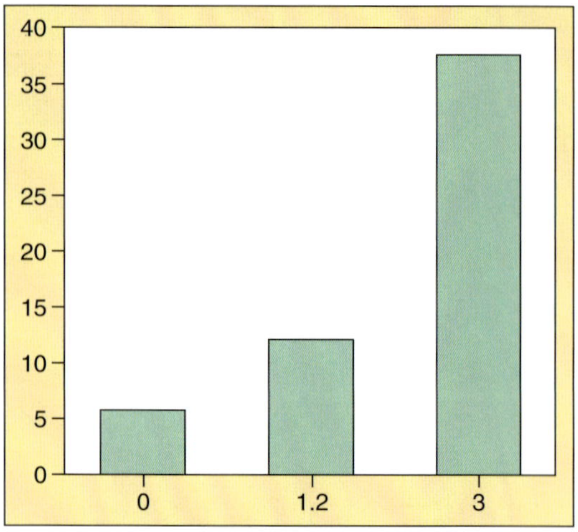

图15-4　无并发症的心肌梗死后心脏事件发生率与^{99m}Tc-甲氧异腈心肌运动成像的可逆性灌注缺损数目的关系。心脏事件发生率随可逆性灌注缺损数目的降低而增加。

From Travin MI, Dessouki A, Cameron T, Heller GV: Use of exercise technetium-99m sestamibi SPECT imaging to detect residual ischemia and for risk stratification after acute myocardial infarction. Am J Cardiol 1995;74:665-669.

生心血管事件风险与存在濒死心肌及其范围强烈相关。更吸引人的是，应用新型的、缺血敏感性灌注剂的研究已证实，心肌梗死后残余濒死心肌有额外的预后价值。^{123}I-β-甲基-对碘苯基-十五烷酸（^{123}I-BMIPP）摄取与心肌灌注有关，但也对缺血导致的代谢变化敏感 [19]。与 ^{201}Tl 静息图像联系在一起成像，摄取上的不匹配（^{201}Tl 摄取正常，^{123}I-BMIPP 摄取降低）预示着有正常血流的心肌区域最近有缺血发作史。Nanasato 等 [20] 发现，在有急性心肌梗死的患者，直接 PCI^{123}I-BMIPP-^{201}Tl 不匹配和总的 ^{123}I-BMIPP 缺损评分，可显著增加对左室功能的预后价值和冠状动脉造影对预测心血管事件的程度。与心导管资料相比，不匹配加上 ^{123}I-BMIPP 缺损的程度可使预测全因死亡率模型的整体卡方检验的有效性提高 1 倍。

缺血的间接指标

负荷核素心肌灌注成像中有几项缺血的间接指标意味着预后不良，但是这些指标还没有在急性心肌梗死的患者中研究透彻。运动心肌灌注成像中肺部 ^{201}Tl 摄取增加与左室充盈压增高有关 [21, 22]，并与严重冠心病以及静息和运动诱导的左室功能不全有关 [23-26]。其显示可预测在急性心肌梗死和慢性冠状动脉疾病患者中心血管事件的风险增加 [16, 27, 28]。与静息成像相比，负荷下左室暂时扩张与广义上的冠心病和左室功能不全有关，与心血管事件风险增加也有关 [29, 30]。还需要更多的资料去理解这些发现所包含的全部临床意义，特别是在 ACS 患者中。

血管扩张剂灌注成像

对于急性心肌梗死患者，血管扩张剂负荷试验与运

动负荷试验相比可能有独特优势。与次极量运动试验相比，它能产生更强的充血刺激，因此当与负荷 MPI 联合应用时对检测冠心病更加敏感 [33]，是心肌梗死后风险分层的重要部分。Leppo 等 [34] 最先显示，血管扩张剂负荷方法——应用静脉注射双嘧达莫——结合 ^{201}Tl- 心肌灌注成像预测心肌梗死 10 ~ 16 天后患者的心血管事件。与临床及放射性核素心室成像左室功能数据相比，这些研究者发现，可逆性 ^{201}Tl 缺损是预测晚期心源性死亡和心肌梗死的唯一有效因素，并确认了 92% 的患者有未来发生心脏事件的风险。随后。其他的研究者也确认了双嘧达莫 - 心肌灌注成像中的可逆性缺损具有预测价值，反映了急性心肌梗死患者的濒死心肌 [9, 10]。

腺苷负荷灌注成像　腺苷也被发现在心肌梗死后患者可作为一个血管扩张剂佐剂对负荷心肌灌注成像具有价值。Mahmarian 等 [35, 36] 报道了腺苷 ^{201}Tl-SPECT 心肌灌注成像在急性心肌梗死患者应用的早期和晚期预测价值。成像发现的 59% 的梗死区域存在濒死心肌，而 92% 的由狭窄血管供应的非梗死区存在濒死心肌。冠状动脉造影显示血管通畅并不能预测濒死心肌是否存在及其范围。有显著可逆性缺损的患者中，43% 发生了院内心脏事件，而不存在可逆性缺损的患者只有 9% 发生了院内心脏事件。平均随访 16 个月的结果表 明，预测心脏事件的最优指标是可逆性 ^{201}Tl 缺损的程度和 EF。研究者认为，当结合临床和造影资料时，腺苷负荷心肌灌注成像对心脏事件的预测价值显著增加了 2 ~ 5 倍。心肌灌注成像缺血表现可加重对 LVEF 的不良影响（见图 15-5），这与残余濒死心肌的范围以及 LVEF 是心肌梗死患者预后的两个决定因素的结论一致。

多巴酚丁胺负荷灌注成像　对于那些无法实施运动负荷心肌灌注成像的患者，多巴酚丁胺负荷成像可替代血管扩张剂负荷成像，尤其是当有应用血管扩张剂的禁忌证时，如支气管痉挛、近期应用咖啡因或接触甲基黄嘌呤、严重房室传导阻滞或低血压。先前的报道已经阐明其对诊断冠心病的敏感性和特异性与运动负荷或血管扩张剂负荷核素成像具有可比性 [37]。若干研究已经表明，多巴酚丁胺负荷心肌灌注成像在稳定型心绞痛或非心血管外科手术患者中有显著的预测价值 [43-45]。正如运动负荷心肌灌注成像一样，对稳定型心绞痛患者行多巴酚丁胺负荷心肌灌注成像的结果表明，发生死亡或心肌梗死的风险与濒死心肌范围直接相关 [39]。但是，在心肌梗死后患者进行多巴酚丁胺负荷心肌灌注成像的资料很少。与血管扩张剂相比，多巴酚丁胺可能会造成更显著的心率增高和血压升高，导致在有冠状动脉病变情况下产生真性缺血，而不是异源性充血。因此，虽然多巴酚丁胺负荷心肌灌注成像能够安全实施，但是在心肌梗死后，尤其是早期患者，应用时需极其谨慎。

Coma-Canella 等 [45] 对心肌梗死后平均 16 天的患者应用多巴酚丁胺负荷 ^{201}Tl-SPECT 及核素造影进行了研究。

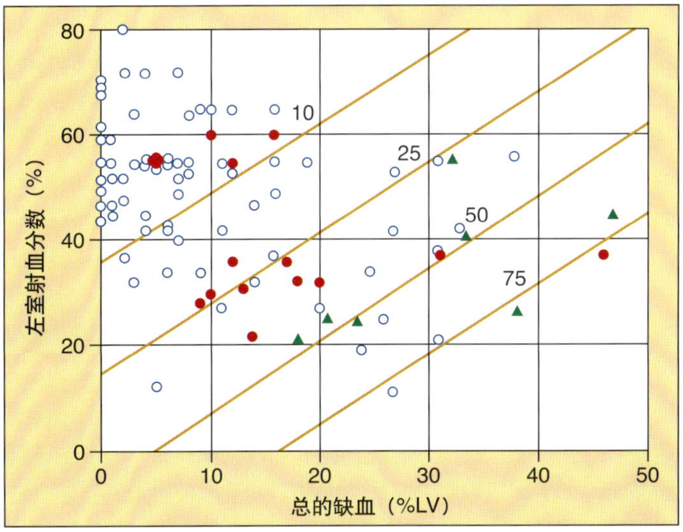

图15-5　心肌梗死后腺苷^{201}Tl成像所示的左室射血分数和总缺血面积与1年的心源性死亡、非致死性心肌梗死发生风险之间的关系。对角线代表风险发生率。对于某一确定的射血分数，事件风险随着总缺血面积的增加而增加。对于某一确定的缺血程度，事件风险随着射血分数的降低而增加。

From Mahmarian JJ, Pratt CM, Nishimura S, et al: Quantitative adenosine 201Tl single-photon emission computed tomography for the early assessment of patients surviving acute myocardial infarction. Circulation 1993;87:1197-1210.

他们发现，SPECT 显示的缺血范围与多巴酚丁胺诱导的局部室壁运动异常相关。没有造影或预后资料的相关报道。Elhendy 等 [46] 报道，在 71 例心肌梗死超过 3 个月的患者中应用多巴酚丁胺负荷 ^{201}Tl-SPECT 检查，诊断远端以及梗死相关冠心病的敏感性分别为 74% 和 71%，特异性分别为 80% ~ 83%。他们也报道了多巴酚丁胺负荷心肌灌注成像与超声心动图在诊断有既往心肌梗死病史患者远端以及梗死相关的冠心病时具有相似的敏感性、特异性和预测价值 [47]。在这个患者群中，大多数患者在心肌梗死后都随访研究了多年。Lancellotti 等 [48] 则比较了心肌梗死后平均 5 天的患者应用多巴酚丁胺负荷心肌灌注成像与超声心动图检查的结果。在这个小样本量的有 75 例患者的人群中，没有出现严重的多巴酚丁胺相关的并发症。心肌灌注成像是梗死相关的狭窄（70% 和 83%）和多支血管病变（67% 和 93%）的敏感的和特异的预测因素，与运动超声心动图检查具有可比性。

多巴酚丁胺负荷心肌灌注成像可能可以准确评价心肌梗死后冠状动脉的解剖情况，而且多巴酚丁胺诱导的灌注缺损与其诱导的室壁运动异常之间存在着内在联系。但是，多巴酚丁胺负荷心肌灌注成像的预后意义和安全使用需要更多研究数据。

心肌梗死后早期风险分层

血管扩张剂负荷心肌灌注成像除了检测冠心病的敏感

性更高外，还有其他优势，可以在心肌梗死后患者早期处理中起重要作用。与运动负荷相比，血管扩张剂负荷仅诱发心肌氧需的轻度增加 [49-51]。此外，血流动力学效应短暂（腺苷）或快速可逆（双嘧达莫）[26, 27]。因此，血管扩张剂负荷心肌灌注成像可以安全地实施并应用于风险分层，而且有可能在急性心肌梗死后更早实施。可以比标准治疗提前 5 ~ 7 天做出临床决策、出院前评估，有可能缩短住院时间和减少花费。此外，确认高危患者并最快给予最合适的治疗能够避免早期心脏事件发生 [52]。Brown 等 [52] 首先报道的一项有 50 例急性心肌梗死后 1 ~ 4 天（平均 2.6 天）接受双嘧达莫 ^{201}Tl- 心肌灌注成像的病例研究。双嘧达莫未发生严重副作用。分析患者的临床、ECG、心导管检查和 ^{201}Tl- 心肌灌注成像数据后发现，梗死区可逆性缺损是唯一可预测住院期间缺血性心脏事件的重要因素。在 20 例梗死区出现可逆性缺损的患者中，有 9 例出现了住院期间缺血性心脏事件（45%），而在 30 例无心肌梗死的患者中没有 1 例出现（P = 0.0001）。平均随访 12 个月的研究结果表明，有可逆性缺损的患者还出现了三种额外的心脏事件，而在未出现可逆性缺损的患者中没有心脏事件发生。通过双嘧达莫心肌灌注成像进行早期危险分级似乎可以确认高危患者和低危患者，前者适合尽早实施有创性检查和血管重建，而后者可以提早安全出院而不需要进一步行 PCI。

这些试验结果促使了一项包含 451 名患者的更大规模的多中心研究，比较了急性心肌梗死后 2 ~ 4 天实施双嘧达莫 ^{99m}Tc- 甲氧异腈 SPECT 心肌灌注成像与心肌梗死后 6 ~ 12 天实施标准的次极量运动心肌灌注成像的预后价值 [54]。应用双嘧达莫的患者组没有发生 1 例严重不良事件，确认了先前试验结果的安全性。对临床和负荷检查数据与心肌灌注成像进行了比较，包括总负荷评分（反映负荷成像中的缺损大小及其严重程度）和不同评分总和（反映负荷和静息状态下可逆性程度）。双嘧达莫心肌灌注成像负荷和可逆性总评分是预测住院期间心脏事件的主要多变量因素。患者平均随访 2 年。双嘧达莫心肌灌注成像加上负荷、静息和差异性评分是主要的预测远期心源性死亡和心肌梗死的多变量因子。这篇综述强调了与这个主题的一致结论，瘢痕指数（总的静息评分）和缺血指数（总的差异评分）是决定心肌梗死后结果的重要因素。双嘧达莫心肌灌注成像用于患者风险分层比次极量运动心肌灌注成像更好。现已证明，双嘧达莫心肌灌注成像对于区分低危与高危患者更有效。与次极量运动心肌灌注成像相比，双嘧达莫心肌灌注成像不仅能更有效地预测预后，而且还能更有效地区分低危与高危患者。

初始负荷缺损的大小与可逆性的程度之间的重要相互作用在决定患者的危险程度方面有重要作用。在既定负荷缺损大小的情况下，心源性风险随着反映濒死心肌的可逆性程度的增加而增加（见图 15-6）。有小缺损的患者（低总负荷评分）的年心源性死亡或心肌梗死发生率为 2%，但是，在几乎没有缺血的患者中降为 0%，然而在缺损主要是可逆的患者中增长为 4%。这种相互影响在中等缺损大小的患者中最显著。总事件的年发生率为 5%，但是知道濒死心肌的程度有助于进一步进行风险分层——在没有或少量缺血为 0%，在中等缺血增加为 6%，在广泛缺血则为 17%。在有较大负荷缺损的患者中，这种互相作用最小，因为在有广泛梗死但没有缺血的患者中，事件发生率仍然很高。

规模更大的 INSPIRE 研究已确认了血管扩张性负荷组织灌注成像在心肌梗死后患者中的早期预测价值，该研究包含 728 例心肌梗死后接受平均 3 天门控腺苷组织灌注成像的患者 [55]。心肌灌注成像结果将患者分为低危、中危和高危，在有小灌注缺损的患者中，1 年死亡 / 心肌梗死发生率仅仅为 1.8%，在左室心肌容量的灌注缺损 > 20% 的患者中，该比例逐渐增加（1 年死亡 / 心肌梗死发生率为 9.2%），并且出现更大程度（> 10%）的缺血（1 年死亡 / 心肌梗死发生率为 11.6%）。此研究也将左室功能的评价纳入并发现，心脏事件随着 LVEF 的降低而升高。多因素分析显示，总负荷灌注缺损大小结合瘢痕再加上缺血是预测死亡或心肌梗死的最好的、也是唯一的有效指标。

这些研究表明，在心肌梗死后早期可以安全实施血管扩张性负荷组织灌注成像，并且可提供有力的预后数据，不仅早于而且优于次极量运动组织灌注成像。由此这可以识别适合行早期介入方法的高危患者和可以考虑早期出院的低危患者。

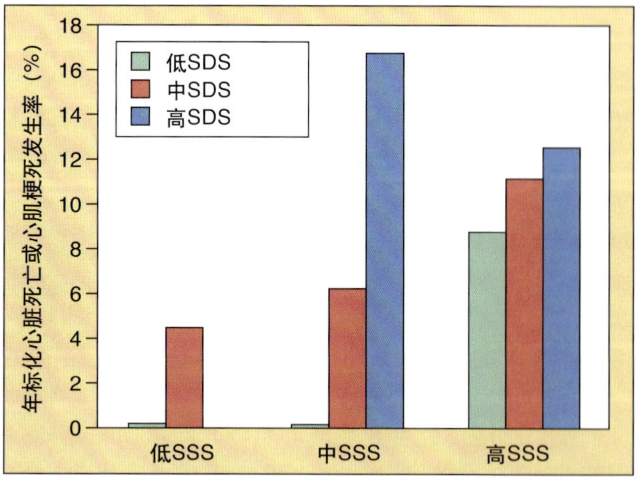

图15-6 急性心肌梗死后早期，患者心源性死亡或心肌梗死的年发生率与血管扩张剂核素心肌灌注成像所示的灌注缺损面积和可逆程度之间的关系。对于某一确定的总负荷分数（SSS）（反映负荷灌注缺损程度），心脏风险随着总差异分数（SDS）（反映受损的存活心肌和可逆性）的增加而增加。

From Brown KA, Heller GV, Landin RJ, et al: Early dipyridamole Tc99m-sestamibi SPECT imaging 2-4 days after acute myocardial infarction predicts in-hospital and post-discharge cardiac events: Comparison with submaximal exercise imaging. Circulation 1999;100:2060-2066.

急性心肌梗死（ST 段抬高）后选择性与非选择性有创策略的效果比较

急性心肌梗死患者依据冠状动脉的解剖需要行导管检查和血管重建时，应用缺血诱导的选择性方式实施心导管和血管重建，预后至少与非选择性方法一样好。目前已有可信的数据支持此假设（见框 15-2）[56-59]。TIMI Ⅱ B 试验比较了 3262 例急性心肌梗死患者的结果，将这些患者随机分成了两组：一组实施冠状动脉造影和解剖引导的血管重建，另一组实施保守或缺血诱导的方法，仅当患者有症状或有运动诱导的 ECG 缺血证据时才实施造影和血管重建方法[56]。在有创组，6 周发生死亡或心肌梗死复合终点事件者为 10.9%，而在缺血诱导组为 9.7%（无显著差异）。虽然更加敏感的核素心肌灌注成像并未应用于保守的缺血诱导组，但是结果至少与非选择性有创组一样。SWIFT 试验也得到了相同的结果[57]，该试验比较了对急性心肌梗死患者采用溶栓治疗和随机实施早期有创检查、解剖引导的介入方法和保守的缺血诱导的介入方法之间的结果。在有创组和保守组，1 年的死亡或心肌梗死发生率分别为 19.1% 和 16.6%（无显著差异）。TOPS 研究对 ST 段抬高急性心肌梗死患者实施了溶栓治疗，并且对梗死血管（狭窄＞50%）实施了造影，但仅做了负荷功能研究（一般为 ^{201}Tl- 心肌灌注成像）。患者被随机分成非介入组和 4 ～ 14 天延迟造影组。保守治疗组的 12 个月非梗死生存率为 100%，造影组为 89%（P = 0.07）。介入组的梗死均与手术有关。实施功能性非有创性风险分层有助于鉴别那些无法从 PCI 中获益的心脏事件发生风险低的患者。

一项研究表明，对于急性心肌梗死患者，即便是由专家实施非选择性 PCI，也有可能导致更差的结果。Dakik 和 Verani[59] 报道了一组大样本连续收入 Baylor Methodist 医院（一所以心脏病为主的三级医院）的急性心肌梗死或 UA 患者的治疗和预后资料。在 1704 例急性心肌梗死患者中，首要检查手段为心导管者为 72%，仅仅 6% 的患者的首要检查为核素心肌灌注成像，只有 1% 的患者的首要检查为负荷试验。整体血管重建率为 49%，但是在单独实行造影患者血管重建率（70%）远远高于实施过负荷心肌灌注成像的患者（29%，P ＜ 0.001）。血管重建率高并不意味着预后更佳，而仅单独实施冠状动脉造影的患者的住院死亡率（10%）远远高于实施过核素心肌灌注成像的患者（1%）。这种差异在实施过冠状动脉血管重建的患者中更加惊人（见图 15-7）。单独实施冠状动脉造影的患者的死亡率为 10%，而实施过核素心肌灌注成像的患者的死亡率为 0%。这种差异可能无法由造影组具有更高的临床风险来解释。因为在高血压、糖尿病、前壁心肌梗死的发生率

框15-2 比较心肌梗死后选择性与非选择性心导管检查的随机试验汇总

ST段抬高心肌梗死溶栓治疗

选择性（缺血指导）的心导管检查或血管重建治疗和非选择性（解剖指导）策略的结果之间没有差别

- TIMI Ⅱ B研究
- SWIFT研究

如果没有严重的缺血，无事件生存率并不随介入治疗而改善；药物治疗的无事件生存率为100%

- TOPS研究

不稳定型心绞痛或非ST段抬高心肌梗死

选择性（缺血指导）心导管检查或血管重建治疗和非选择性（解剖指导）策略的结果之间没有差别

- TIMI ⅢB研究

选择性（缺血指导）策略的结果更好

- VANQWISH研究

应用缺血指导策略的心导管检查或血管重建治疗结果更有效率

- TIMI ⅢB研究
- VANQWISH研究

目前的成本效果资料倾向于缺血指导策略

- FRISC- Ⅱ研究

有创策略的结果更好

未应用核素显像

交叉至心导管检查或血管重建治疗组的阈值高（ST段压低3mm）

- TACTICS-TIMI 18研究

所有患者均应用血小板糖蛋白Ⅱb/Ⅲa 受体拮抗剂

介入治疗组应用支架

非选择性介入治疗组的全部结果更好

非选择性介入治疗组的收益仅限于高危患者（占总数的40%）

低危患者间两种策略的结果没有显著性差别（占总数的60%）

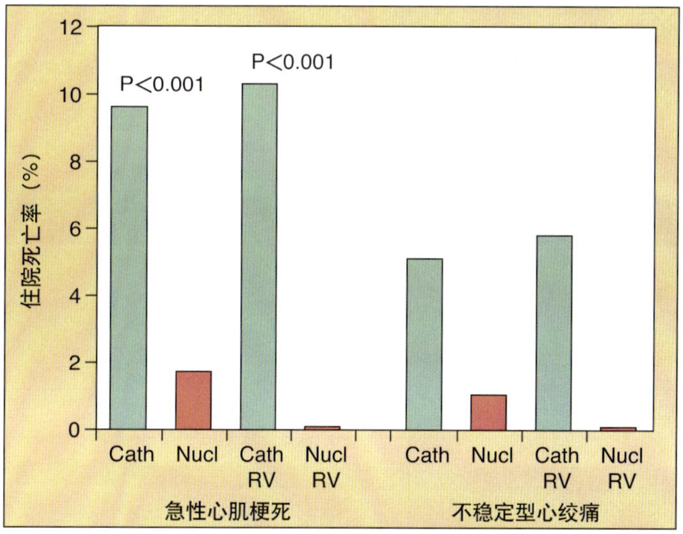

图15-7 仅采用心脏导管检查（Cath）作为诊断手段与行核素心肌成像（Nucl）相比，急性心肌梗死（MI）或不稳定型心绞痛（UA）患者住院死亡率。接受冠状动脉血管重建治疗（RV）的患者的住院死亡率是相似的。与仅采用心脏导管检查相比，将核素心肌成像作为辅助评估手段的患者住院死亡率显著降低。From Dakik HA, Verani MS: Use of invasive and nuclear stress testing in patients with acute ischemic syndromes in a large, urban, university-affiliated hospital. J Nucl Cardiol 2000;7:328-332.

方面没有差异，况且造影组的患者更加年轻（P = 0.05），而且心力衰竭发生率更低。即使是在这样一个大规模的心脏中心，非选择性有创策略也并未获得更好的结果，而有可能导致更差的预后。对低风险患者实施有创检查和 PCI 只能增加患者发生心脏事件的风险。将核素心肌灌注成像作为心肌梗死后评估的一部分获得的良好结果，可能与核素心肌灌注成像有能力从可经血管重建治疗获益的高危患者中区分出低危患者有关。

资料显示，与非选择性方法相比，对于接受溶栓治疗的急性心肌梗死患者，选择性缺血诱导的有创检查和介入方法虽然不一定更好，但至少也相当。相反，没有任何可信的证据说明，心肌梗死后出现无症状心肌缺血的患者采取 PCI 会带来任何好处。而 PCI 的发展（如新的支架出现）是否会改变目前的结论尚不明确，仍需进一步的研究。急性心肌梗死的药物治疗也在发展，例如，研制了糖蛋白Ⅱb/Ⅲa 受体抑制剂、他汀类药物和 ACEI，以及对 β 受体阻滞剂的收益有了更多的新认识。

不稳定型心绞痛和非 ST 段抬高急性心肌梗死

鉴于 UA 是心肌梗死的直接征兆或与不完全或不稳定的心肌梗死相关的推测，临床表现为 UA/NSTEMI 的患者是另一个 ACS 患者群，其传统治疗包括有创治疗。

不稳定型心绞痛　UA 患者非常不同，有必要从药物治疗可以稳定的患者中识别出真正的顽固性心绞痛患者。许多研究已表明，抗血小板药物、抗凝药物、β- 受体阻滞剂和钙离子阻滞剂能降低 UA 患者的死亡和心肌梗死发生率 [60]。同样也有证据表明，强化已经应用的药物能降低顽固性心绞痛的发生率 [61]。临床表现为 UA 且仍有胸痛复发的患者需要接受冠状动脉血管重建。但是，对于在住院或强化药物治疗能稳定的患者，应当考虑负荷组织灌注成像无创评估是否能区分低危患者和高危患者，血管重建对于高危患者可能有益，但不太可能改善低危患者的结果。

Hillert[62] 等首次对 UA 患者进行了风险分层评估，他们对入院后稳定的 UA 患者进行了次极量 ^{201}Tl- 组织灌注成像运动检查。随访 12 周的结果表明，在 19 例有可逆性缺损的患者中，有 15 例发生了心肌梗死或Ⅲ～Ⅳ级心绞痛，而在 18 例无可逆性缺损的患者中，仅有 2 例发生（$P < 0.001$）。在一项对 158 例因 UA 入院的患者进行的更大规模的研究中，在 ^{201}Tl 运动检查的有可逆性缺损的患者中，有 21% 发生了急性心肌梗死或心源性死亡，而在无可逆性缺损的患者中，仅有 3% 发生了该不良事件 [63]。与动态 ECG、平板运动试验和心导管检查相比，组织灌注成像的可逆性缺损程度是唯一有意义的心脏事件的多因素预测因子 [64]。

Brown[65] 报道了一项有 52 例 UA 患者的研究，这些患者对初始药物治疗有效且在出院前接受了 ^{201}Tl- 组织灌注成像负荷试验。在随访 39 个月中，心源性死亡或心肌梗死的唯一重要的多因素预测因素是存在可逆性缺损。在存在可逆性缺损的患者中，心源性死亡或心肌梗死的发生率是 26%，而在不存在可逆性缺损的患者中是 3%（年发生率＜ 1%）。负荷超声心动图没有预测价值。这些发现在 126 例患者的类似研究中得到了证实 [66]。在平均 12 个月的随访中，在 40 例可逆性缺损的患者中，有 10 例发生了心源性死亡或心肌梗死（25%），而在 86 例无可逆性缺损的患者中，只有 1 例（1%）（$P < 0.001$）。与 Brown 的发现相似 [65]，固定灌注缺损或运动负荷超声心动图都不能预测心脏事件。

尽管多数这类研究包含的病例数较少，但是它们的一致性很好，并且与对其他冠状动脉疾病患者的研究结果一致。可逆性缺损反映了受损的存活心肌，可以预测严重心脏事件。表 15-1 总结了以死亡和心肌梗死为终点的研究数据。可逆性缺损代表着高危患者，在 1 ～ 3 年时间内患

表15-1　不稳定型心绞痛患者行负荷心肌核素灌注显像的预测值

研究（年份）	心源性死亡或心肌梗死				
	患者例数	随访（月数）	RD，N/n（%）	非 RD	正常研究
Madsen等（1988）[63]	158	14	6/29（21%）	4/129（3%）	2/97（2%）
Brown（1991）[65]	52	39	6/23（26%）	1/29（3%）	0/15（0%）
Stratmann等（1995）[66]	126	12	10/40（25%）	1/86（1%）	1/52（2%）
年标化的心源性死亡或心肌梗死率（%/年）					
Madsen等（1988）[63]			18	2.6	1.8
Brown（1991）[65]			8	0.9	0
Stratmann等（1995）[66]			25	1.0	1.9
权重平均值	336		19	1.7	1.6

RD，可逆性缺损。

者的心源性死亡或心肌梗死的风险为 20% ~ 26%。这类患者也许可以从冠状动脉重建治疗中获益。无可逆性缺损的患者，特别是灌注正常的患者，心脏事件发生风险低，不太可能从介入方法中获益。

非 ST 段抬高心肌梗死 同 UA 相似，NSTEMI（之前称为非 Q 波心肌梗死）患者是一类异质性人群。并非所有的这类梗死都在内膜下或是不完全的。病理学研究表明，尽管梗死面积倾向于更小，但是透壁性分布与 Q 波或急性心肌梗死并没有多少差别 [67]。非 Q 波心肌梗死的面积更小则与残余受损存活心肌的发生率更高相关。Gibson 等 [68] 评估了急性非 Q 波心肌梗死患者的临床表现和负荷组织灌注成像结果，他们发现，60% 的患者梗死区域存在可逆性缺损，而 Q 波心肌梗死患者只有 36% 存在可逆性缺损（$P < 0.01$）。在 35 例组织灌注成像无可逆性梗死区域的非 Q 波心肌梗死患者中，只有 1 例在平均 27 个月的随访中发生了再次心肌梗死（3%），而在 52 例有可逆性梗死区域的患者中有 15 例（29%）[68]。负荷组织灌注成像对 NSTEMI 及症状不典型的患者有预测价值。在一项有 156 例肌钙蛋白增高但缺乏典型症状或缺血性 ECG 改变患者的研究中，与负荷组织灌注成像正常的患者相比，组织灌注成像异常的患者的年心源性死亡或心肌梗死发生率增加了 7 倍（12.5% 对 1.7%；$P = 0.02$）[69]。

如同 UA 患者，NSTEMI 患者的异质性表明，与通过能够确认低危和高危患者的技术指导的选择性方法比较，常规的无差别和无选择性的有创方法和介入方法肯可能并不更好。

对不稳定型心绞痛和非 ST 段抬高心肌梗死患者行选择性与非选择性有创策略的比较

TIMI Ⅲ B 试验研究了 1473 例 UA 或非 Q 波心肌梗死患者的溶栓治疗效果和早期行非选择性有创策略的可能获益 [70]。在这类患者中溶栓治疗是有害的，与安慰剂组相比，其致死性和非致死性心肌梗死的发生率（7.4%）更高（4.9%，$P < 0.05$）。与本文讨论的问题更吻合的是：该研究还将患者随机分为早期心导管检查并根据造影解剖行血管重建治疗组和根据自发性缺血或出院前 ^{201}Tl 亚极限运动试验激发缺血而施行选择性导管检查和血管重建的保守治疗组。在有创组或保守组，死亡、非致死性心肌梗死或 6 周运动试验阳性这些主要终点事件的发生率之间没有差别（$P = 0.33 \sim 0.78$），并且 1 年的死亡或心肌梗死发生率之间也没有差别 [71]。如同在 TIMI Ⅱ B 试验中，对于这类 ACS 患者，非选择性有创策略的结果并不更好。非选择性治疗并未有效应用昂贵的药物。根据试验设计，行有创策略组的患者几乎都接受了心导管检查（98%），其中只有 61% 的患者接受了冠脉血管重建治疗。在有创组中，40% 的冠状动脉造影患者并没有行介入方法。在选择性保守组中，由于自发或激发性缺血，行心导管检查的患者占 64%，其中 77% 的患者接受了血管重建治疗。保守治疗组中只有 15% 的冠状动脉造影患者没有行血管重建治疗。在应用选择性缺血诱导的方法中，应用有创手段界定哪些患者应当行冠状动脉重建治疗更有效。

VANQWISH 试验的结果更令人震惊 [72]。与 TIMI Ⅲ B 试验相似，该试验将 920 例非 Q 波心肌梗死患者随机分为非选择性有创组和有顽固性胸痛或 ^{201}Tl 负荷成像提示缺血而施行选择性导管检查的保守组。在这个试验中，非选择性有创治疗组的 1 个月和 1 年的死亡或心肌梗死发生率更高（$P < 0.05$），虽然 2 年时结果并无统计学差异。缺血指导的未行冠状动脉造影的保守组患者的 30 天的死亡率（1%）比行血管造影的患者（1.3%）低，预示着负荷组织灌注成像或许可以鉴别那些不能从介入方法中获益的低危患者，即使行介入方法时的并发症发生率很低。如同 TIMI ⅢB 试验，在选择性缺血指导的患者中，资源应用并非更充分。尽管在有创策略组对 96% 的患者施行了血管造影，但只有 44% 接受了血管重建治疗。此组中超过一半的患者接受了血管造影但不需要血管重建治疗。相反，在保守组，只有 15% 的缺血指导的患者接受了导管检查而没有行血管重建治疗。

对 VANQWISH 试验的一个批评是：接受冠状动脉搭桥术（CABG）的有创组患者的死亡率很高。TIMI Ⅱ/ⅢB 和 VANQWISH 试验的局限是：没有应用血小板糖蛋白Ⅱb/Ⅲa 受体抑制剂和冠状动脉支架，而后两者显而易见可改善有创策略的临床结果。TACTICS-TIMI 18 试验回答了这些问题 [73]。该试验将 2220 例接受糖蛋白Ⅱb/Ⅲa 受体抑制剂的 UA/NSTEMI 患者随机分为非选择有创组（当有适应证时应用支架）和基于自发性缺血或运动成像结果证实缺血的保守治疗组。在所有患者中，有创组的结果（死亡、心肌梗死或因 ACS 再次住院）更好。但是这种收益仅限于入院时有 ST 段改变或血清肌钙蛋白增高 > 0.01ng/ml 的高危患者。大约 60% 的患者没有这些表现，因此不同治疗策略的结果没有差别。在基于 TIMI 风险评分的中危患者中，有创策略显示有临界性收益。

TACTICS-TIMI 18 研究的结果显示非选择性有创策略可能有益于高危患者。对于低危患者，缺血指导的选择性冠状动脉造影和介入方法至少与非选择性方法的结果一样好。TIMI ⅢB 试验的一个再分析证实了这一结论 [74]。若 TIMI ⅢB 患者根据年龄、ECG 变化、心肌酶水平、症状进行临床风险分层，42 天时非选择性有创策略的收益只出现在高危或极高危患者中。这类患者只占这组患者总人数的 19%。选择性缺血指导的保守方法组的低危患者倾向于有更好的结果。1 年时临床风险和策略之间的关系没有统计学显著性。

FRISC Ⅱ试验也在 ACS 患者中比较了有创和保守方法。结果表明，有创策略的结果更好（有创组 6 个月的死亡或心肌梗死发生率为 9.4%，保守组为 12.1%）[75]。运动负荷试验将 ST 段压低 > 3mm 作为冠状动脉造影和血管重建的阈值。结果显示，虽然患者的风险都相当高

（57% 有多支或左主干病变，58% 肌钙蛋白增高，22% 有既往心肌梗死，46% 入院心电图有 ST 段异常），但只对 10% 的保守组患者施行了早期冠状动脉造影检查，只有 9% 的患者接受了血管重建治疗。若将相同的标准应用于 VANQWISH 患者的心导管检查中，则在 VANQWISH 标准证实的需行 CABG 的冠心病患者中，按照 FRISC Ⅱ标准只有一半的患者需要做 CABG[76]。FRISC Ⅱ试验并没有回答：选择性冠状动脉造影在基于现代敏感的组织灌注成像负荷核素成像对 ACS 患者进行的心脏事件风险分层中的作用。

来自 Baylor Methodist 医院的 2414 例 UA 患者的经验与他们之前对急性心肌梗死的经验相似[45]。大多数（大约 80%）患者将心导管检查作为第一项诊断手段，并且大多数患者接受了血管重建治疗（见图 15-7）。只有 5% 的患者将组织灌注成像负荷核素成像作为第一项筛查手段；另外 4% 的患者在血管重建治疗后接受了组织灌注成像检查。同急性心肌梗死患者相似，对 UA 患者行有创策略的结果并不更好。没有行组织灌注成像评估而行导管检查的患者其住院死亡率为 5%，而接受组织灌注成像评估的患者为 1%（$P < 0.001$，见图 15-7）。只接受冠状动脉造影评估的血管重建治疗患者的死亡率为 6 %，而在血管重建前还接受了组织灌注成像评估的患者的死亡率为 0%（$P < 0.001$）。虽然并非随机性研究，但不同治疗结果之间的差异性并不能用导管检查组的风险更高来解释。核素组织灌注成像组患者的心力衰竭发生率有更高的趋势（$P = 0.06$）。这项研究表明，应用核素组织灌注成像结果选择患者行冠状动脉造影和血管重建治疗的临床结果更好，同时也提示应当避免常规非选择性有创治疗。

负荷心肌梗死检测的缺血抑制和预后

尽管通常认为冠状动脉重建治疗比药物治疗可以更有效地减少负荷诱导的缺血，但是大量数据表明，两种治疗方式的效果相似，最重要的是：临床结果取决于减少的程度而不论何种机制。一项有 44 例急性心肌梗死存活患者的试验显示，Dakik 等[77]将患者随机分为优化药物治疗组和 PCI 组，研究了系列腺苷负荷组织灌注成像与临床的结果。他们发现，两组缺血降低程度和缺血降低＞ 9% 的患者人数相同。重要的是无论何种治疗方式，缺血程度降低＞ 9% 的患者与没有这一降低的患者相比，心脏事件发生率更低（见图 15-8）。以上结论在一项更大的 INSPIRE 试验中得到了证实。该研究入选了 205 例急性心肌梗死存活且负荷组织灌注成像高危（左室总缺损面积＞ 20%，左室可逆性缺损面积＞ 10%）的患者，患者被随机分为优化药物治疗组或冠状动脉重建治疗组[78]。药物治疗组缺血绝对降低程度（15% ± 9%）与血管重建组的（16.2% ± 9%）相似。两组缺血程度绝对降低＞ 9% 的患者比例相似（80% 对 81%，$P = 0.76$）。此外，两组心源性死亡或心肌梗死发生率没有差别（8% 对 7%，$P > 0.05$）。重要的是

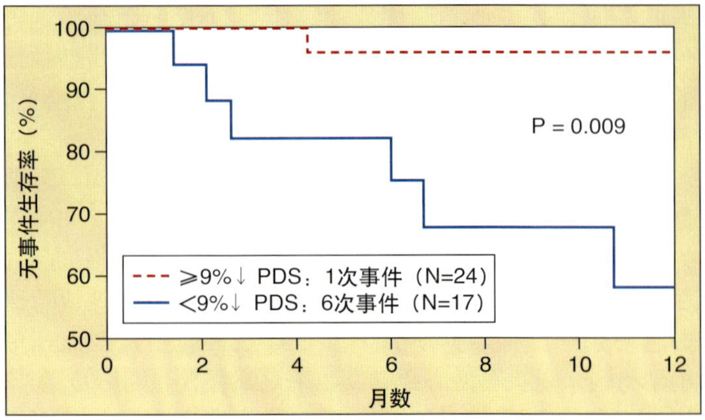

图15-8　无事件生存率与缺血抑制程度之间的关系。在灌注缺损面积（PDS）降低＞9%的患者，无论是行冠状动脉介入还是进行药物治疗，生存率都好于PDS小于9%的患者。

From Dakik HA, Kleiman NS, Farmer JA, et al: Intensive medical therapy versus coronary angioplasty for suppression of myocardial ischemia in survivors of acute myocardial infarction: A prospective randomized pilot study. Circulation 1998;98:2017-2023.

尽管每一治疗组的缺血均有显著降低，但是患者的个体反应却千差万别。临床结果取决于缺血负担降低的程度，因此治疗后重复负荷组织灌注成像试验很关键。

急性暂时性左室心尖球样综合征与核素心肌成像

暂时性左室心尖球样综合征（Takotsubo 心肌病）与急性心肌梗死的表现很相似，因为它们都有提示心肌缺血的暂时性 ST 段变化，但是前者的冠状动脉造影通常正常。通常就诊时患者的血浆儿茶酚胺水平显著升高[79]。Ito 等评估了 10 例 Takotsubo 心肌病患者系列静息组织灌注成像。所有患者的冠状动脉造影均正常，但是静息组织灌注成像显示为心尖急性的灌注缺损，在发病后 3 ～ 9 天和 1 个月再次行静息组织灌注成像时缺损消失。心肌灌注的改善与室壁运动的改善一致。作者推测，微循环的损伤是诱发因素。入院后 5 天时，^{123}I-β- 甲基 - 碘苯基 - 十五烷酸成像（^{123}I-BMIPP）——一种心肌脂肪酸的示踪剂，显示比静息 ^{201}Tl- 组织灌注成像的充盈缺损更大，并且与缺血损伤的代谢性改变一致。30 天的连续 ^{123}I-BMIPP 显示，心肌缺损逐渐改善[81]。Burgdorf 等[82]对 10 例 Takotsubo 心肌病患者通过静息组织灌注成像和 ^{123}I- 间碘苄胍（MIBG）成像测定了心肌灌注和心脏肾上腺素功能。结果发现，在 3 ～ 9 天时心尖 MIBG 摄取降低和迅速清除与心脏突触前合成神经递质的改变一致，尽管在亚急性期心肌灌注正常且左室收缩功能得到了改善。在这组患者中，MIBG 迅速清除与循环中儿茶酚胺水平升高一致。Uchida 等也有同样的发现[83]，Takotsubo 心肌病患者的 MIBG 清除增强且去甲肾上腺素水平升高，^{123}I-BMIPP 摄取降低与缺血损伤一致。这种神经体液异常在 Takotsubo 心肌病的发病机制中起着重要的作用。

急诊科胸痛患者的分诊

在急诊室，在有非特异症状和ECG非缺血性改变的患者中确认哪些是ACS患者还是有问题的。因为尽管ACS的真实发病率很低，但其临床风险很高，并且如果诊断明确，有效的治疗可以降低这些风险。因此不难想象，医师把对这类患者的诊断阈值设定得很低且由此必然会增加更多的花费，但是大多数患者可排除心肌梗死或UA诊断并出院[84]。尽管医师进行了最佳的临床评估，心肌梗死的漏诊率仍有2%～10%[85-90]。造成这一困境的根本原因是：患者就诊时本的表现本身不特异且ECG的敏感性和特异性都很低[91-93]。由于临床危险因素的特异性很差，因此其诊断价值很低[94-98]。连续检测心肌损伤的血清标志物（肌钙蛋白和CK-MB片段）有助于诊断急性心肌梗死，但是在到急诊室就诊时上述标志物水平的诊断敏感性很低。就诊时即注射放射性组织灌注成像剂，随后行早期成像检查，是急诊室检查心肌缺血的检测方法。这种方法具有促进存在心脏事件风险患者的敏感性和特异性的可能性，从而可提高诊断有疑问患者的成本效果。

早期资料

1976年，Wackers等[99]发现，单次注射^{201}Tl检测急性心肌梗死的敏感性高，但是这种检测具有时间依赖性。6小时内注射的敏感性为100%，24小时内为96%，48小时后为79%。对患者进行的24小时的连续成像发现，充盈缺损面积减少，提示初始成像的缺损面积包括梗死和缺血面积，而后者随着时间推移逐渐消失。早期研究显示，与急性心肌梗死患者相比，其对UA患者检测的敏感性更低[100]。虽然急性心肌梗死患者的影像均不正常，但是一半的UA患者的影像正常。这一发现可能与患者从到急诊室就诊到注射示踪剂的时间窗宽有关（10小时），因为其他研究表明，只有在UA患者中静息^{201}Tl成像的敏感性才有时间依赖性。Wackers等[101]发现，胸痛6小时内注射示踪剂对UA患者的敏感性为84%，胸痛12～18小时注射则只有19%。^{201}Tl静息成像提示的缺血发生率可能与心绞痛的类型相关[102]。静息下注射^{201}Tl后，从初始到延迟的一系列成像显示，在19例表现为恶化劳力型心绞痛患者中，19例全部出现了短暂的充盈缺损（100%），而在12例有静息心绞痛患者中，只有3例（25%），在34例稳定心绞痛患者中只有4例（12%）（$P < 0.0001$）。尽管注射4小时内没有患者出现胸痛症状，但是恶化心绞痛组的静息缺血发生率高。

这些平面成像的早期研究表明，此类技术具有鉴别高危和低危患者的潜在价值。Wackers等[101]的研究发现，胸痛发作18小时内注射^{201}Tl的静息成像可以鉴别76%的患者，此类患者还将进行进一步的检查治疗。van der Wieken等[103]发现，99%的单凭ECG无法确诊的胸痛患者，如果12小时内^{201}Tl静息成像正常，不会进展为急性心肌梗死。

^{99m}Tc标记的SPECT心肌灌注成像

^{99m}Tc标记的灌注成像剂（甲氧异腈和替曲膦）的应用提高了静息组织灌注成像在急诊室胸痛患者风险分层中的潜在价值。剂量测定法的进步使^{99m}Tc更适合于SPECT，改善了对心肌特别是左回旋支动脉供血区域缺血和梗死检测的敏感性[104-108]。剂量测定法的优越性也使^{99m}Tc更适合于评估心室功能，可改善这种检测的预后价值[109, 110]。另外，由于^{99m}Tc（与^{201}Tl相比）在心肌中的分布具有时间稳定性，因此^{99m}Tc标记的灌注成像剂不需要与时间完全吻合，这也使该技术易于开展[111-113]。患者可在急诊室就诊时便立即注射^{99m}Tc示踪剂，可在方便的时间安排成像检查而不会丢失诊断信息。

Bilodeau等[114]研究了45例就诊于急诊室的既往无已知冠心病的患者，对他们胸痛时及胸痛缓解后静息状态下分别注射^{99m}Tc-甲氧异腈后行SPECT成像的敏感性进行了评估。胸痛时注射组冠心病诊断的敏感性为96%，而胸痛缓解后注射组为65%。这种检查的敏感性显著高于12导联ECG的（35%～38%）。静息组织灌注成像的特异性也相当高，胸痛患者为79%，无胸痛者为84%。在88%的患者，灌注缺损的位置与冠状动脉造影显示的最严重的病变部位一致，并且其范围与灌注缺损的冠心病的程度也一致。静息^{99m}Tc-甲氧异腈SPECT成像对于筛选急诊室的原因不明胸痛患者有很高的价值。接下来的研究证实了这种潜在价值。

Varetto等[115]对64例就诊于急诊室的、ECG未能确诊的胸痛患者进行了研究，评估了静息^{99m}Tc-甲氧异腈SPECT成像的预测价值。在34例成像正常的患者没有1例随后发现了冠心病，而在30例的患者中，有27例（90%）诊断为UA或急性心肌梗死。在14例UA患者中，11例有灌注缺损，尽管是在胸痛发作后2～8小时（平均5小时）注射的药物。12～24小时后重复成像发现，灌注缺损完全消失了。即使^{99m}Tc-甲氧异腈注射是在胸痛缓解后数小时，其对冠心病就诊时的诊断敏感性（100%）和特异性（92%）都很高。由于灌注缺损通常会在24～48小时内正常化，但是缺血是逐渐缓解；因此缓解率可能也反映了缺血损伤的严重程度。可以理解的是，如果注射药物时存在胸痛，那么其诊断缺血的敏感性最大。

Hilton等[116]对102例有心绞痛症状但ECG正常或不能诊断的患者了进行进一步观察，评估了静息^{99m}Tc-甲氧异腈SPECT成像对后续心脏事件发生的预测价值。所有入选的患者注射药物时都仍有胸痛。无灌注缺损的患者心脏事件发生率只有1%，而有明确灌注缺损的患者为71%。中危患者的成像结果模棱两可（13%）。对于区分低危和高危患者的能力，静息^{99m}Tc-甲氧异腈成像优于临床表现和ECG（见图15-9和15-10）。

其他对^{99m}Tc-甲氧异腈或^{99m}Tc-替曲膦的研究也得出

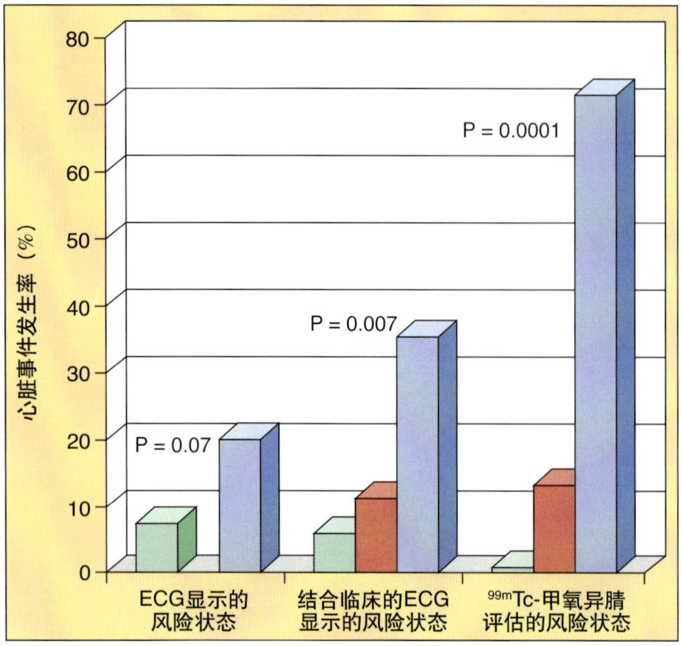

图15-9　在就诊于急诊室的有胸痛且心电图不能确诊的患者，应用心电图与心电图结合临床表现或急性^{99m}Tc-甲氧异腈成像相比，心脏事件的发生风险。与单独应用心电图组或结合临床数据组相比，^{99m}Tc-甲氧异腈成像对区分高危与低危患者能力更好。From Hilton TC, Thompson RC, Williams HJ, et al: Technetium-99m sestamibi myocardial perfusion imaging in the emergency room evaluation of chest pain. J Am Coll Cardiol 1994;23:1016-1022.

了相似结果，即两者对检测急性心肌梗死和其他心脏事件的风险有很高的敏感性[117-120]。这一结论也可解释为心脏事件的阴性预测价值高（见表 15-2）。静息成像可以帮助急诊室医师判断哪些患者可以在门诊接受其他检测并安全出院。弗吉尼亚医学院应用了综合临床风险和急性静息 ^{99m}Tc- 甲氧异腈组织灌注成像的以整体为目标的治疗策略（见图 15-11）[117, 121]。1 级和 2 级的患者（高危到极高危）被假定缺血的可能性大，需住院治疗。3 级和 4 级的患者（低危到中危）需行 ^{99m}Tc 甲氧异腈成像指导的治疗，而 5 级的患者（极低危）不需要额外的检查并可出院。在 438 例行急性成像的患者（3 级或 4 级）中，338 例结果正常。成像正常的患者次年没有发生急性心肌梗死，只有 10 例患者（3%）接受了冠状动脉重建治疗。相反，在 100 例有静息成像灌注缺损的患者中，42 例发生了缺血性心脏事件，包括 20 例死亡或心肌梗死（20%）。急性静息成像在鉴别低危患者和高危患者中发挥着重要作用。

注射时机

如上所述，如果缺血损伤缓解，静息 ^{99m}Tc- 甲氧异腈组织灌注成像诊断心肌缺血的敏感性会随着时间的而降低。如果在患者仍存在胸痛症状时注射示踪剂，即使 ECG 没有变化，诊断敏感性也是最高的，＞ 90%[114]。胸

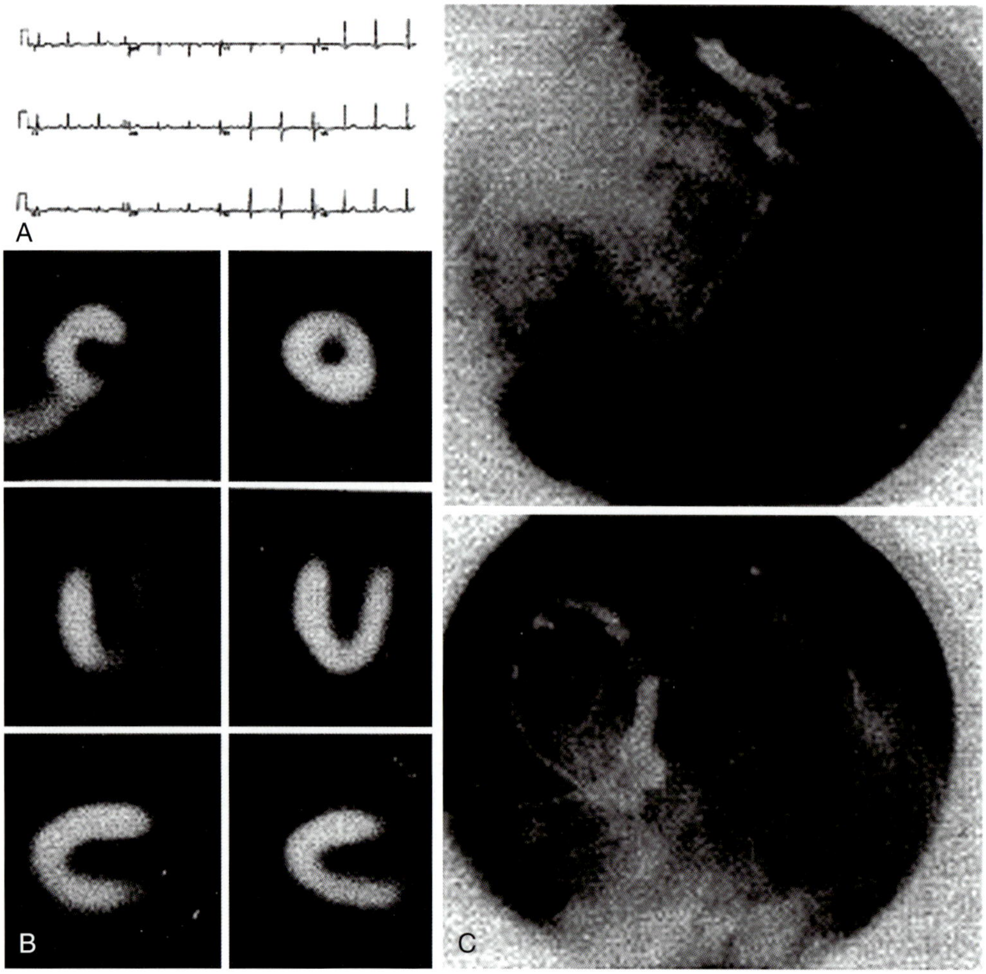

图15-10　A，一位因胸痛就诊但心电图无特异表现的60岁男性患者。B，急性^{99m}Tc-甲氧异腈在心脏短轴（最上）、水平长轴（中间）和垂直长轴（最低）上成像所示的心脏侧壁（左侧）的灌注缺损。C，冠状动脉造影右前斜位（上）和左前斜位（下）所示的左回旋支高度狭窄。冠状动脉介入治疗后，再次行^{99m}Tc-甲氧异腈成像，显示灌注缺损消失（B图右侧）。
From Hilton TC, Thompson RC, Williams HJ, et al: Technetium-99m sestamibi myocardial perfusion imaging in the emergency room evaluation of chest pain. J Am Coll Cardiol 1994;23:1016-1022.

表15-2 正常静息^{99m}Tc-甲氧异腈成像的阴性预测值*

研究（年）	患者例数	正常患者（占总数%）	NPV（%）
Bilodeau等（1991）[114]	45	26（58%）	94
Varetto等（1993）[115]	64	34（53%）	100
Hilton等（1994）[116]	102	70（69%）	99
Tatum等（1997）[117]	438	338（77%）	100
Kontos等（1997）[118]	532	361（68%）	99
Heller等（1998）[119]	357	204（57%）	99
Kontos等（1998）[120]	620	379（61%）	99

NPV，阴性预测值。

* 因胸痛而去急诊室就诊但ECG无诊断价值的患者。

痛缓解后早期注射示踪剂 2 ～ 8 小时内，冠心病诊断率仍有 79%[115]。胸痛消失后而静息 ^{99m}Tc 甲氧异腈组织灌注成像仍有灌注缺损的原因可能与缺血损伤的范围和严重程度相关。

^{123}I-BMIPP 在急诊室可能有独特的应用价值[122]。因为缺血时心肌的代谢底物从脂肪酸转变为葡萄糖，这一代谢性变化的持续时间要比血流灌注降低的时间长。因此诸如 ^{123}I-BMIPP 的示踪剂可以显示心肌缺血后摄取降低，即使心肌灌注恢复正常时仍持续存在，因此在急诊室可能有更高的应用价值。在一项有 111 例有急性胸痛综合征、患者入院前 1 ～ 5 天时症状已缓解的病例研究中，^{123}I-BMIPP 成像诊断冠心病的敏感性为 74%，而 ^{99m}Tc- 甲氧异腈组织灌注成像（I-18）的敏感性只有 38%。很显然，还需要进一步的数据证实 ^{123}I-BMIPP 成像在急诊室的应用价值。

成本效果

已有多项研究对急诊室应用影像学指导治疗可能节省的花费进行了评估。Weissman 等[123]在一项对就诊于急诊室的有不明原因胸痛的患者进行的研究中，比较了急性 ^{99m}Tc- 甲氧异腈成像的花费加根据成像结果选择治疗的花费与成像前就进行治疗的花费。根据成像结果指导治疗，每例患者的花费减少了大约 800 美元，并且在因成像正常而出院的患者中没有 1 例出现不良事件。同样，Radensky 等[124]比较了根据急性 ^{99m}Tc- 甲氧异腈成像做出的住院治疗（扫描阳性）或出院（扫描阴性）治疗策略与仅根据临床症状和 ECG 变化做出的治疗策略。结果发现，应用急性 ^{99m}Tc- 甲氧异腈成像进行分诊，每例患者的花费可以降低 1000 美元。费用节省的原因是：成像指导组无心脏事件患者的住院率（14%）显著低于临床症状和 ECG 指导组（54%）。同时，应用成像诊断患者心脏事件风险的敏感性也不低，为 94%，临床症状和 ECG 指导组为 88%。

Stowers 等[125]比较了在就诊于急诊室的、ECG 缺乏

分层基于临床症状特征、病史和最初的ECG检查

（风险 ↑）

分层	风险	目标	处理	诊断策略
1	极高危	介入	治疗并收入CICU	ECG检查
2	高危	介入	收入CICU	ECG和心肌标志物并列检查
3	中危	R/in ACS	"Fast track"	连续ECG检查，急性灌注显像
4	低危	风险分层	ED workup	急性灌注显像
5	极低危	可替代的诊断	回家	适当的医疗安排

Acute cardiac team (ACT) Medical College of Virginia hospitals/VCU/Richmond, Va.

图15-11 弗吉尼亚医学院附属医院用于急诊室胸痛评估和分诊的策略：基于临床风险评估和将急性核素心肌灌注成像整合到对低危或中危患者的决策分析中。CICU，心脏重症监护室；CP，胸痛；ED，急诊室。

From Tatum JL, Jesse RL: Emergency department triage and imaging of patients with acute chest pain. In Zaret BL, Beller GA [eds]: Nuclear Cardiology: State of the Art and Future Directions, 2nd ed. St. Louis, Mosby, 1999, pp 468-489.

急性缺血证据的中危胸痛患者中资源应用情况和结果，患者被随机分为传统组和 ^{99m}Tc- 甲氧异腈组织灌注成像指导组。在组织灌注成像指导组，患者根据成像结果按照事先设定方案处置。扫描阳性的患者接受心导管检查，而扫描阴性的患者接受运动平板试验。传统组患者则根据医师的决定选择治疗方式。结果发现，尽管两组在住院期间和 30 天的事件发生率相似，但是与传统组相比，组织灌注成像指导组的患者平均住院费用减少了 1843 美元，并且住院天数缩短了 2 天。费用节省与心导管检查率降低和住院天数缩短相关。

一项包含 2475 例可疑 ACS 但 ECG 不能诊断或正常的患者的随机试验[126]，对静息组织灌注成像在急诊室分诊中的作用进行了评估。随机行组织灌注成像组的住院率较低（47.5% 对 56.1%，$P < 0.001$），但是两组的临床结果之间没有显著性差异。两组中各有 1 例患者（0.1%）在出院后诊断为 ACS。因此，将组织灌注成像整合到急诊室的诊断中可以降低不必要的住院，而不会减少因急性缺血需要的住院。该试验随后的一项研究发现，两组中糖尿病患者的不必要的住院率降低在两组相似，尽管糖尿病患者总的住院率较高[127]。

Kontos 等[128]报道了之前提到的弗吉尼亚医学院实施包含组织灌注成像的急诊处理流程实施后对医疗费用的影响。结果发现，包含组织灌注成像后的新策略降低了每种风险层患者的费用，与造影率降低和住院时间缩短相关。

急诊室的急性静息组织灌注成像检查是有效的诊断和预后评估工具，可以帮助医师对诊断不明确的患者胸痛综合征做出的处置决策，并且可以使医疗费用降低而不损害患者的临床结果。随着医疗费用约束的压力逐渐增加及急

 诊治疗手段逐渐增多，这一检查手段将越来越受关注。

小　结

心脏核素检查具有有力的诊断和预后价值，可以帮助医师对各类 ACS 患者做出及时和合理的决定。由于可以甄别进一步检查或 PCI 不能获益的低危患者和可以获益的高危患者，核素检查可使医疗资源的应用获得更好的成本效果，并可优化患者结果。同时，核素检查还有助于评估左室功能不全患者的存活心肌，进一步指导施行血管重建治疗。

（刘　臣　颜红兵）

参考文献

1. Risk stratification and survival after myocardial infarction. N Engl J Med 1983;309:331-336.
2. Zaret BL, Wackers FJ, Terrin ML, et al: Value of radionuclide rest and exercise left ventricular ejection fraction in assessing survival of patients after thrombolytic therapy for acute myocardial infarction: Results of Thrombolysis in Myocardial Infarction (TIMI) phase II study. The TIMI Study Group. J Am Coll Cardiol 1995;26:73-79.
3. Rouleau JL, Talajik M, Sussex B, et al: Myocardial infarction patients in the 1990s—their risk factors, stratification and survival in Canada: The Canadian Assessment of Myocardial Infarction (CAMI) Study. J Am Coll Cardiol 1996;27:1119-1127.
4. Simoons ML, Vos J, Tijssen JG, et al: Long-term benefit of early thrombolytic therapy in patients with acute myocardial infarction: 5-year follow-up of a trial conducted by the Interuniversity Cardiology Institute of the Netherlands. J Am Coll Cardiol 1989;14:1609-1615.
5. Dakik HA, Mahmarian JJ, Kimball KT, et al: Prognostic value of exercise 201Tl tomography in patients treated with thrombolytic therapy during acute myocardial infarction. Circulation 1996;94:2735-2742.
6. Beller GA: Clinical Nuclear Cardiology. Philadelphia, WB Saunders, 1995, pp 21-36.
7. Christian TF, Behrenbeck T, Pellikka PA, et al: Mismatch of left ventricular function and infarct size demonstrated by technetium-99m-isonitrile imaging after reperfusion therapy for acute myocardial infarction: Identification of myocardial stunning and hyperkinesias. J Am Coll Cardiol 1990;16:1632-1638.
8. Allman KC, Shaw LJ, Hachamovitch R, Udelson JE: Myocardial viability testing and impact of revascularization on prognosis in patients with coronary artery disease and left ventricular dysfunction: A meta-analysis. J Am Coll Cardiol 2002;39:1151-1158.
9. Brown KA: Prognostic value of thallium-201 myocardial perfusion imaging: A diagnostic tool comes to age. Circulation 1991;83:363-381.
10. Brown KA: Prognostic value of myocardial perfusion imaging: State of the art and new developments. J Nucl Cardiol 1996;3:516-537.
11. Brown KA, Boucher CA, Okada RD, et al: Prognostic value of exercise thallium-201 imaging in patients presenting for evaluation of chest pain. J Am Coll Cardiol 1983;1:994-1001.
12. Ladenheim ML, Pollack BH, Royanski A, et al: Extent and severity of myocardial reperfusion as predictors of prognosis in patients with suspected coronary artery disease. J Am Coll Cardiol 1986;7:464-471.
13. Eitzman D, Al-Aour Z, Kanter HL, et al: Clinical outcome of patients with advanced coronary artery disease after viability studies with positron emission tomography. J Am Coll Cardiol 1992;20:559-565.
14. Lee KS, Marwick TH, Cook SA, et al: Prognosis of patients with left ventricular dysfunction, with and without viable myocardium after myocardial infarction. Circulation 1994;90:2687-2694.
15. Tamaki N, Kawamoto M, Takahashi N, et al: Prognostic value of an increase in fluorine-18 deoxyglucose uptake in patients with myocardial infarction: Comparison with stress thallium imaging. J Am Coll Cardiol 1993;22:1621-1627.
16. Gibson RS, Watson DD, Craddock GB, et al: Prediction of cardiac events after uncomplicated myocardial infarction: A prospective study comparing predischarge exercise thallium-201 scintigraphy and coronary angiography. Circulation 1983;68:321-336.
17. Wilson WW, Gibson RS, Nygaard TW, et al: Acute myocardial infarction associated with single vessel coronary artery disease: An analysis of clinical outcome and the prognostic importance of vessel patency and residual ischemic myocardium. J Am Coll Cardiol 1988;11:223-234.
18. Travin MI, Dessouki A, Cameron T, Heller GV: Use of exercise technetium-99m sestamibi SPECT imaging to detect residual ischemia and for risk stratification after acute myocardial infarction. Am J Cardiol 1995;74:665-669.
19. Chikamori T, Yamashina A, Hida S, Nishimura T: Diagnostic and prognostic value of BMIPP imaging. J Nucl Cardiol 2007;14:111-125.
20. Nanasato M, Hirayama H, Ando A, et al: Incremental predictive value of myocardial scintigraphy with 123I-BMIPP in patients with acute myocardial infarction treated with primary percutaneous coronary intervention. Eur J Nucl Med Mol Imaging 2004;31:1512-1521.
21. Boucher CA, Zir LM, Beller GA, et al: Increased lung uptake of thallium-201 during exercise myocardial imaging: Clinical, hemodynamic and angiographic implications in patients with coronary artery disease. Am J Cardiol 1980;46:189-196.
22. Brown KA, McKay R, Heller GV, et al: Hemodynamic determinants of lung thallium-201 uptake in patients during atrial pacing stress. Am Heart J 1986;111:103-107.
23. Bingham JB, McKusick KA, Strauss HW, et al: Influence of coronary artery disease on pulmonary uptake of thallium-201. Am J Cardiol 1980;46:821-826.
24. Bodenheimer MM, Wackers FJTH, Schwartz RG, et al: Prognostic significance of a fixed thallium defect one to six months after onset of acute myocardial infarction or unstable angina. Multicenter Myocardial Ischemia Research Group. Am J Cardiol 1994;74:1196-1200.
25. Brown KA, Boucher CA, Okada RD, et al: Quantification of pulmonary thallium-201 activity after upright exercise in normal persons: Importance of peak heart rate and propranolol usage in defining normal values. Am J Cardiol 1984;53:1678-1682.
26. Kushner FG, Okada RD, Kirshenbaum HD, et al: Lung thallium-201 uptake after stress testing in patients with coronary artery disease. Circulation 1981;63:341-347.
27. Kaul S, Finkelstein DM, Homma S, et al: Superiority of quantitative exercise thallium-201 variables in determining long-term prognosis in ambulatory patients with chest pain: A comparison with cardiac catheterization. J Am Coll Cardiol 1988;12:25-34.
28. Gill JB, Ruddy TD, Newell JB, et al: Prognostic importance of thallium uptake by the lungs during exercise in coronary artery disease. N Engl J Med 1987;317:1486-1489.
29. Lette J, Lapointe J, Waters D, et al: Transient left ventricular cavity dilation during dipyridamole-thallium imaging as an indicator of severe coronary artery disease. Am J Cardiol 1990;66:1163-1170.
30. Stolzenberg J: Dilatation of left ventricular cavity on stress thallium scans as an indicator of ischemic disease. Clin Nucl Med 1980;5:289-291.
31. Weiss AT, Berman DS, Lew AS, et al: Transient ischemic dilation of the left ventricle on stress thallium-201 scintigraphy: A marker of severe and extensive coronary artery disease. J Am Coll Cardiol 1987;9:752-759.
32. Krawczynska EG, Weintraub WS, Garcia EV, et al: Left ventricular dilatation and multivessel coronary artery disease on thallium-201 SPECT are important prognostic indicators in patients with large defects in the left anterior descending distribution. Am J Cardiol 1994;74:1233-1239.
33. Young DZ, Guiney TE, McKusick KA, et al: Unmasking potential myocardial ischemia with dipyridamole-thallium imaging in patients with normal submaximal exercise thallium tests. Am J Noninvas Cardiol 1987;1:11-17.
34. Leppo JA, O'Brien J, Rothendler JA, et al: Dipyridamole-thallium-201 scintigraphy in the prediction of future cardiac events after acute myocardial infarction. N Engl J Med 1984;310:1014-1018.
35. Mahmarian JJ, Pratt CM, Nishimura S, et al: Quantitative adenosine 201Tl single-photon emission computed tomography for the early assessment of patients surviving acute myocardial infarction. Circulation 1993;87:1197-1210.
36. Mahmarian JJ, Mahmarian AC, Marks GF, et al: Role of adenosine thallium-201 tomography for defining long-term risk in patients after acute myocardial infarction. J Am Coll Cardiol 1995;25:1333-1340.
37. Geleijnse ML, Elhendy A, Fioretti PM, Roeland JR: Dobutamine stress

myocardial perfusion imaging. J Am Coll Cardiol 2000;36:2017-2027.
38. Geleijnse ML, Elhendy A, Van Domburg RT, et al: Prognostic significance of normal dobutamine-atropine stress sestamibi scintigraphy in women with chest pain. Am J Cardiol 1996;77:1057-1061.
39. Geleijnse ML, Elhendy A, Van Domburg RT, et al: Prognostic value of dobutamine-atropine stress technetium-99m sestamibi perfusion scintigraphy in patients with chest pain. J Am Coll Cardiol 1996;28:447-454.
40. Geleijnse ML, Elhendy A, Cornel JH, et al: Cardiac imaging for risk stratification with dobutamine-atropine stress testing in patients with chest pain: Echocardiography, perfusion scintigraphy or both? Circulation 1997;96:137-147.
41. Senior R, Raval U, Lahiri A: Prognostic value of stress dobutamine technetium-99m sestamibi single-photon emission computed tomography (SPECT) in patients with suspected coronary artery disease. Am J Cardiol 1996;78:1092-1096.
42. Calnon DA, McGrath PD, Doss AL, et al: Prognostic value of dobutamine stress technetium-99m sestamibi single-photon emission computed tomography myocardial perfusion imaging: Stratification of a high-risk population. J Am Coll Cardiol 2001;38:1511-1517.
43. Van Damme H, Piérard L, Gillain D, et al: Cardiac risk assessment before vascular surgery: A prospective study comparing clinical evaluation, dobutamine stress echocardiography and dobutamine Tc-99m sestamibi tomoscintigraphy. Cardiovasc Surg 1997;5:54-64.
44. Elliott BM, Robison JG, Zellner JL, Hendrix GH: Dobutamine-201Tl imaging: Assessing cardiac risk associated with vascular surgery. Circulation 1991;84(Suppl III):III54-III60.
45. Coma-Canella I, Gomez Martinez MV, Rodrigo F, Castro Beiras JM: The dobutamine stress test with thallium-201 single-photon emission computed tomography and radionuclide angiography: Postinfarction study. J Am Coll Cardiol 1993;22:399-406.
46. Elhendy A, Cornel JH, Roelandt JR, et al: Dobutamine thallium-201 SPECT imaging for assessment of peri-infarction and remote myocardial ischemia. J Nucl Med 1996;37:1951-1956.
47. Elhendy A, Geleijnse ML, Roelandt JR, et al: Comparison of dobutamine stress echocardiography and 99m-technetium sestamibi SPECT myocardial perfusion scintigraphy for predicting extent of coronary artery disease in patients with healed myocardial infarction. Am J Cardiol 1997;79:7-12.
48. Lancellotti P, Benoit T, Rigo R, Pierard LA: Dobutamine stress echocardiography versus quantitative technetium-99m sestamibi SPECT for detecting residual stenosis and multivessel disease after myocardial infarction. Heart 2001;86:510-515.
49. Leppo JA, Boucher CA, Okada RD, et al: Serial Tl-201 myocardial imaging after dipyridamole infusion: Diagnostic utility in detecting coronary stenoses and relationship to regional wall motion. Circulation 1982;66:649-656.
50. Iskandrian AS, Heo J, Askenase A, et al: Dipyridamole cardiac imaging. Am Heart J 1988;115:432-443.
51. Homma S, Gilliland Y, Guiney TE, et al: Safety of intravenous dipyridamole for stress testing with thallium imaging. Am J Cardiol 1987;59:152-154.
52. Iskandrian AS, Verani MS: Pharmacologic stress testing and other alternative techniques in the diagnosis of coronary artery disease. In Iskandrian AS, Verani MS (eds): Nuclear Cardiac Imaging: Principles and Applications, 2nd ed. Philadelphia, FA Davis, 1995.
53. Brown KA, O'Meara J, Chambers CE, Plante DA: Ability of dipyridamole-thallium-201 imaging 1 to 4 days after acute myocardial infarction to predict in-hospital and late recurrent myocardial ischemic events. Am J Cardiol 1990;65:160-167.
54. Brown KA, Heller GV, Landin RJ, et al: Early dipyridamole Tc99m-sestamibi SPECT imaging 2-4 days after acute myocardial infarction predicts in-hospital and post-discharge cardiac events: Comparison with submaximal exercise imaging. Circulation 1999;100:2060-2066.
55. Mahmarian JJ, Shaw LJ, Filipchuk NG, et al: A multinational study to establish the value of early adenosine technetium-99m sestamibi myocardial perfusion imaging in identifying a low-risk group for early hospital discharge after acute myocardial infarction. J Am Coll Cardiol 2006;48:2448-2457.
56. TIMI Study Group: Comparison of invasive and conservative strategies after treatment with intravenous tissue plasminogen activator in acute myocardial infarction: Results of the Thrombolysis in Myocardial Infarction (TIMI) phase II trial. The TIMI Study Group. N Engl J Med 1989;320:618-627.
57. SWIFT Trial Study Group: SWIFT trial of delayed elective intervention vs. conservative treatment after thrombolysis with anistreplase in acute myocardial infarction. SWIFT (Should We Intervene Following Thrombolysis?) Trial Study Group. BMJ 1991;302:555-560.
58. Ellis SG, Mooney MR, George BS, et al: Randomized trial of late elective angioplasty versus conservative management for patients with residual stenoses after thrombolytic treatment of myocardial infarction. Treatment of Post-Thrombolytic Stenoses (TOPS) Study Group. Circulation 1992;86:1400-1406.
59. Dakik HA, Verani MS: Use of invasive and nuclear stress testing in patients with acute ischemic syndromes in a large, urban, university-affiliated hospital. J Nucl Cardiol 2000;7:328-332.
60. Cannon CP, Braunwald E: Unstable angina and non-ST evaluation myocardial infarction. In Zippes DP, Libby P, Bonow R, Braunwald E (eds): Heart Disease, vol 2, 7th ed. Philadelphia, Elsevier Saunders, 2005, p 1243.
61. Grambow DW, Topol EJ: Effect of maximal medical therapy on refractoriness of unstable angina pectoris. Am J Cardiol 1992;70:577-581.
62. Hillert MC, Narahara KA, Smitherman TC, et al: Thallium-201 perfusion imaging after the treatment of unstable angina pectoris: Relationship to clinical outcome. West J Med 1986;145:355-340.
63. Madsen JK, Stubgaard M, Utne HE, et al: Prognosis and thallium-201 scintigraphy in patients admitted with chest pain without confirmed acute myocardial infarction. Br Heart J 1988;59:184-189.
64. Marmur JD, Freeman MR, Langer A, et al: Prognosis in medically stabilized unstable angina: Early Holter ST segment monitoring compared with predischarge exercise thallium tomography. Ann Intern Med 1990;113:575-579.
65. Brown KA: Prognostic value of thallium-201 myocardial perfusion imaging in patients with unstable angina who respond to medical treatment. J Am Coll Cardiol 1991;17:1053-1057.
66. Stratmann HG, Younis LT, Wittry MD, et al: Exercise technetium-99m myocardial tomography for the risk stratification of men with medically treated unstable angina pectoris. Am J Cardiol 1995;76:236-240.
67. Phibbs B, Marcus F, Marriott HJ, et al: Q-wave versus non-Q wave myocardial infarction: A meaningless distinction. J Am Coll Cardiol 1999;33:576-582.
68. Gibson RS, Beller GA, Gheorghiade M, et al: The prevalence and clinical significance of residual myocardial ischemia 2 weeks after uncomplicated non-Q-wave myocardial infarction: Prospective natural history study. Circulation 1986;73:1186-1198.
69. Dorbaala S, Giugliano RP, Logsetty G, et al: Prognostic value of SPECT myocardial perfusion imaging in patients with elevated cardiac troponin I levels and atypical clinical presentation. J Nucl Cardiol 2007:14:53-58.
70. TIMI Study Group: Effects of tissue plasminogen activator and a comparison of early invasive and conservative strategies in unstable angina and non-Q-wave myocardial infarction. Results of the TIMI IIIB trial. Circulation 1994;89:1545-1556.
71. Anderson HV, Cannon CP, Stone PH, et al: One-year results of the thrombolysis in myocardial infarction (TIMI) IIIB trial: A randomized comparison of tissue-type plasminogen activator versus placebo and early invasive versus early conservative strategies in unstable angina and non-Q wave myocardial infarction. J Am Coll Cardiol 1995;26:1643-1650.
72. Boden WE, O'Rourke RA, Crawford MH, et al: Outcomes in patients with acute non-Q wave myocardial infarction randomly assigned to an invasive as compared to a conservative management strategy. N Engl J Med 1998;338:1785-1792.
73. Cannon CP, Weintraub WS, Demopoulos LA, et al; TACTICS (Treat Angina with Aggrastat and Determine Cost of Therapy with an Invasive or Conservative Strategy)—Thrombolysis in Myocardial Infarction 18 Investigators: Comparison of early invasive and conservative strategies in patients with unstable coronary syndromes treated with the glycoprotein IIb (IIIa) inhibitor tirofiban. N Engl J Med 2001;344:1879-1887.
74. Solomon DH, Stone PH, Glynn RJ, et al: Use of risk stratification to identify patients with unstable angina likeliest to benefit from an invasive versus conservative management strategy. J Am Coll Cardiol 2001;38:969-978.
75. FRagmin and Fast Revascularisation during InStability in Coronary artery disease Investigators: Invasive compared with non-invasive treatment in unstable coronary artery disease: FRISC II prospective randomised multicentre study. Lancet 1999;354:708-715.

76. Goyal A, Samaha FF, Boden WE, et al: Stress test criteria used in the conservative arm of the FRISC-II trial underdetects surgical coronary artery disease when applied to patients in the VANQWISH trial. J Am Coll Cardiol 2002;39:1601.
77. Dakik HA, Kleiman NS, Farmer JA, et al: Intensive medical therapy versus coronary angioplasty for suppression of myocardial ischemia in survivors of acute myocardial infarction: A prospective randomized pilot study. Circulation 1998;98:2017-2023.
78. Mahmarian JJ, Dakik H, Filipchuk NG, et al: An initial strategy of intensive medical therapy is comparable to that of coronary revascularization for suppression of scintigraphic ischemia in high-risk but stable survivors of acute myocardial infarction. J Am Coll Cardiol 2006;48:2458-2467.
79. Gianni M, Dentali F, Grandi AM, et al: Apical ballooning syndrome or Takotsubo cardiomyopathy: A systematic review. Eur Heart J 2006;27:1523-1529.
80. Ito K, Sugihara H, Katoh S, et al: Assessment of Takotsubo (ampulla) cardiomyopathy using 99mTc-tetrofosmin myocardial SPECT—comparison with acute coronary syndrome. Ann Nucl Med 2003;17:115-122.
81. Kurisu S, Inoue I, Kawagoe T, et al: Myocardial perfusion and fatty acid metabolism in patients with tako-tsubo-like left ventricular dysfunction. J Am Coll Cardiol 2003;41:743-748.

82. Burgdorf C, von Hof K, Schunkert H, Kurowski V: Regional alterations in myocardial sympathetic innervation in patients with transient left-ventricular apical ballooning (Tako-Tsubo cardiomyopathy). J Nucl Cardiol 2008;15:65-72.
83. Uchida Y, Nanjo S, Fujimoto S, et al: Scintigraphy studies on the etiology of ampulla cardiomyopathy. J Cardiol 2008;51:121-130.
84. Lee TH, Cook EF, Weisberg M, et al: Acute chest pain in the emergency room: Identification and examination of low-risk patients. Arch Intern Med 1985;145:65-69.
85. Lee TH, Rouan GW, Weisberg MC, et al: Clinical characteristics and natural history of patients with acute myocardial infarction sent home from the emergency room. Am J Cardiol 1987;60:219-224.
86. McCarthy BD, Beshanky JR, D'Agostino RB, et al: Missed diagnoses of acute myocardial infarction in the emergency department results from a multicenter study. Ann Emerg Med 1993;22:579-582.
87. Pozen MW, D'Agostino RB, Selker HP, et al: A predictive instrument to improve coronary-care-unit admission practices in acute ischemic heart disease: A prospective multicenter trial. N Engl J Med 1984;310:1273-1278.
88. Puleo PR, Meyer D, Wathen C, et al: Use of a rapid assay of subforms of creatine kinase-MB to diagnose or rule out acute myocardial infarction. N Engl J Med 1994;331:561-566.
89. Rouan GW, Hedges JR, Toltzis R, et al: A chest clinic pain to improve the follow-up of patients released from an urban university teaching hospital emergency department. Ann Emerg Med 1987;16:1145-1150.
90. Tierney WM, Fitzgerald J, McHenry R, et al: Physicians' estimates of the probability of myocardial infarction in emergency room patients with chest pain. Med Decis Making 1986;6:12-17.
91. Young GP, Green TR: The role of single ECG, creatine kinase and CKMB in diagnosing patients with acute chest pain. Am J Emerg Med 1993;11:444-449.
92. Zarling EJ, Sexton H, Milnor PJ: Failure to diagnose acute myocardial infarction: The clinicopathologic experience at the large community hospital. JAMA 1983;250:1177-1181.
93. Pope JH, Aufderheide TP, Ruthazer R, et al: Missed diagnoses of acute cardiac ischemia in the emergency department. N Engl J Med 2000;342:1163-1170.
94. Goldman L, Weinberg M, Weisberg M, et al: A computer-derived protocol to aid in the diagnosis of emergency room patients with acute chest pain. N Engl J Med 1982;307:588-596.
95. Goldman L, Cook EF, Brand DA, et al: A computer protocol to predict myocardial infarction in emergency department patients with chest pain. N Engl J Med 1988;318:797-803.
96. Tierney WM, Roth BJ, Psaty B, et al: Predictors of myocardial infarction in emergency room patients. Crit Care Med 1985;13:526-531.
97. Jayes RL Jr, Beshansky JR, D'Agostino RB, et al: Do patients' coronary risk factor reports predict acute cardiac ischemia in the emergency department? A multicenter study. J Clin Epidemiol 1992;45:621-626.
98. Rouan GW, Lee TH, Cook EF, et al: Clinical characteristics and outcome of acute myocardial infarction in patients with initially normal or nonspecific electrocardiograms (a report from the Multicenter Chest Pain Study). Am J Cardiol 1989;64:1087-1092.
99. Wackers FJ, Sokole EB, Samson G, et al: Value and limitations of thallium-201 scintigraphy in the acute phase of myocardial infarction. N Engl J Med 1976;295:1-5.
100. Wackers FJ, Lie KI, Liem KL, et al: Potential value of thallium-201 scintigraphy as a means of selecting patients for the coronary care unit. Br Heart J 1979;41:111-117.
101. Wackers FJ, Lie KI, Liem KL, et al: Thallium-201 scintigraphy in unstable angina pectoris. Circulation 1978;57:738-742.
102. Brown KA, Okada RD, Boucher CA, et al: Serial thallium-201 imaging at rest in patients with unstable and stable angina pectoris: Relationship of myocardial perfusion at rest to presenting clinical syndrome. Am Heart J 1983;106:70-77.
103. van der Wieken LR, Kan G, Belfer AJ, et al: Thallium-201 scanning to decide CCU admission in patients with non-diagnostic electrocardiograms. Int J Cardiol 1983;4:285-295.
104. Ritchie JL, Williams DL, Harp G, et al: Transaxial tomography with thallium-201 for detecting remote myocardial infarction: Comparison with planar imaging. Am J Cardiol 1982;50:1236-1241.
105. Tamaki S, Kambara H, Kadota K, et al: Improved detection of myocardial infarction by emission computed tomography with thallium-201: Relation to infarct size. Br Heart J 1984;52:621-627.
106. Whal JM, Hakki A-H, Iskandrian AS, et al: Scintigraphic characterization of Q wave and non–Q-wave acute myocardial infarction. Am Heart J 1985;109:769-775.
107. DePasquale EE, Nody AC, DePuey EG, et al: Quantitative rotational thallium-201 tomography for identifying and localizing coronary artery disease. Circulation 1988;77:316-327.
108. Fintel DJ, Links JM, Brinker JA, et al: Improved diagnostic performance of exercise thallium-201 single photon emission computed tomography over planar imaging in the diagnosis of coronary artery disease: A receiver operating characteristic analysis. J Am Coll Cardiol 1989;13:600-612.
109. DePuey EG, Rozanski A: Using gated technetium-99m-sestamibi SPECT to characterize fixed myocardial defects as infarct or artifact. J Nucl Med 1995;36:952-955.
110. Nicholson CS, Tatum JL, Jesse RL, et al: The value of gated tomographic Tc-99m sestamibi perfusion imaging in acute ischemic syndromes. J Nucl Cardiol 1995;2:S57.
111. Okada RD, Glover D, Gafney T, Williams S: Myocardial kinetics of technetium-99m-hexakis-2-methoxy-2-methylpropyl isonitrile. Circulation 1988;77:491-498.
112. Li QS, Frank TL, Franceschi D, et al: Technetium-99m-methoxy isobutyl isonitrile (RP30) for quantification of myocardial ischemia and reperfusion in dogs. J Nucl Med 1988;29:1539-1548.
113. Christian TF, Clements IP, Gibbons RJ: Noninvasive identification of myocardium at risk in patients with acute myocardial infarction and nondiagnostic electrocardiograms with technetium-99m-sestamibi. Circulation 1991;83:1615-1620.
114. Bilodeau L, Theroux P, Gregoire J, et al: Technetium-99m sestamibi tomography in patients with spontaneous chest pain: Correlations with clinical, electrocardiographic and angiographic findings. J Am Coll Cardiol 1991;18:1684-1691.
115. Varetto T, Cantalupi D, Altieri A, et al: Emergency room technetium-99m sestamibi imaging to rule out acute myocardial ischemic events in patients with nondiagnostic electrocardiograms. J Am Coll Cardiol 1993;22:1804-1808.
116. Hilton TC, Thompson RC, Williams HJ, et al: Technetium-99m sestamibi myocardial perfusion imaging in the emergency room evaluation of chest pain. J Am Coll Cardiol 1994;23:1016-1022.
117. Tatum JL, Jesse RI, Kontos MC, et al: A comprehensive strategy for the evaluation and triage of the chest pain patient. Ann Emerg Med 1997;29:116-125.
118. Kontos MC, Jesse RL, Schmidt KL, et al: Value of acute rest sestamibi perfusion imaging for evaluation of patients admitted to the emergency department with chest pain. J Am Coll Cardiol 1997;30:976-982.
119. Heller GV, Stowers SA, Hendel RC, et al: Clinical value of acute rest technetium-99m tetrofosmin tomographic myocardial perfusion imaging in patients with acute chest pain and nondiagnostic electrocardiograms. J Am Coll Cardiol 1998;31:1011-1017.
120. Kontos MC, Arrowood JA, Jesse RL, et al: Comparison of echocardiography and myocardial perfusion imaging for diagnosing emergency

department patients with chest pain. Am Heart J 1998;136:724-733.
121. Tatum JL, Jesse RL: Emergency department triage and imaging of patients with acute chest pain. In Zaret BL, Beller GA (eds): Nuclear Cardiology: State of the Art and Future Directions, 2nd ed. St. Louis, Mosby, 1999, pp 468-489.
122. Kawai Y, Tsukamoto E, Nozaki Y, et al: Signifance of reduced uptake of iodinated fatty acid analogue for the evaluation of patients with acute chest pain. J Am Coll Cardiol 2001;38:1888-1894.
123. Weissman IA, Dickinson CZ, Dworkin HJ, et al: Cost-effectiveness of myocardial perfusion imaging with SPECT in the emergency department evaluation of patients with unexplained chest pain. Radiology 1996;199:353-357.
124. Radensky PW, Hilton TC, Fulmer H, et al: Potential cost effectiveness of initial myocardial perfusion imaging for assessment of emergency department patients with chest pain. Am J Cardiol 1997;79:595-599.
125. Stowers SA, Eisenstein EL, Wackers FJTH, et al: An economic analysis of an aggressive diagnostic strategy with single photon emission computed tomography myocardial perfusion imaging and early exercise stress testing in emergency department patients who present with chest pain but nondiagnostic electrocardiograms: Results from a randomized trial. Ann Emerg Med 2000;35:17-25.
126. Udelson JE, Beshansky JR, Ballin DS, et al: Myocardial perfusion imaging for evaluation and triage of patients with suspected acute cardiac ischemia. A randomized controlled trial. JAMA 2002;288:2693-2700.
127. Kapetanopoulos A, Heller G, Selker HP, et al: Acute resting myocardial perfusion imaging in patients with diabetes mellitus: Results from the emergency room assessment of sestamibi for evaluation of chest pain (ERASE Chest Pain) trial. J Nucl Cardiol 2004;11:570-577.
128. Kontos MC, Schmidt KL, McCue M, et al: A comprehensive strategy for the evaluation and triage of the chest pain patient: A cost comparison study. J Nucl Cardiol 2003;10:284-290.

第 16 章

多排 CT 在急性冠状动脉综合征中的应用

Pim J. de Feyter 和 Koen Nieman

由于冠状动脉体积小、走形扭曲并在持续运动，高质量无创冠状动脉成像要求空间分辨率高和成像速度快。CT 已成为采用无创方法使冠状动脉显像的最有效技术。20 世纪 80 年代中期引进电子束 CT（EBCT），是专门用于心脏成像的高速 CT 扫描机。尽管多数情况下用于冠状动脉钙化的检测和定量分析，但 EBCT 也可用于对比增强下的冠状动脉成像。自 21 世纪早期以来，具有心脏成像功能的多排 CT 扫描机已逐渐发展起来。多排 CT 扫描机可用于冠状动脉钙化的监测和定量分析，但主要用于冠状动脉成像。在目前技术水平下，CT 扫描机装备有 64 排或更多排探测器。能更快获取图像的双源 CT 扫描机也得到了应用。本章将讨论 CT 评估冠状动脉钙化积分和冠状动脉总体斑块负荷的价值和 CT 冠状动脉成像在评估 ACS 患者中的作用。

心血管不良事件的预测

CT 冠状动脉钙化积分

X 线穿过钙化部位后的衰减程度相对于周围组织要高得多，因此 CT 很容易确定冠状动脉钙化（见图 16-1）。组织学研究显示，CT 峰值密度≥ 130HU 与冠状动脉钙化斑块明显相关 [1]。冠状动脉钙化是存在冠状动脉粥样硬化的佐证。尽管钙化的粥样硬化斑块仅占总冠状动脉斑块负荷的 20%，但是冠状动脉钙化程度与总的粥样硬化斑块负荷（即钙化和非钙化粥样硬化）相关 [1-7]。大量冠状动脉钙化可增加冠状动脉树存在易损斑块的可能性，但并不能确定易损斑块的位置。无冠状动脉钙化也不能除外冠状动脉粥样硬化的存在，包括高危斑块，但是可能性较小。

冠状动脉钙化的数量可通过不同方式加以量化。应用最广的方法是基于 CT 峰值密度（> 130HU）和钙化斑块面积（≥ $1mm^2$）的 Agatston 钙化积分方法 [8]。每一处钙化病变的积分要将钙化面积与 CT 峰值密度所确定的因子数相乘：CT 峰值密度在 130 ~ 199HU 的定为 1；200 ~ 299 的定为 2；300 ~ 399 的定为 3；400HU 或更高的定为 4。总的 Agatston 钙化积分通过累加各处病变的钙化积分得到。几项大规模长期随访研究评估了钙化积分在高危无症状人群中预测心血管事件的价值（见表 16-1）[9-15]。冠状动脉钙化积分为 0，预示极低危的心血管不良事件发生率（年风险< 0.4%），而钙化积分数值与心血管不良事件的发生之间有着很强的直接相关性（见表 16-2 和 16-3）。

最近完成了一项有关钙化积分预测价值的荟萃分析（见表 16-4 和表 16-5）[16]。总体上，与无钙化相比，存在钙化的相对危险度为 4.3（95% 的置信区间为 3.5 ~ 5.2），并且这一相对危险度揭示了这样一种紧密关系：钙化积分越高，事件发生率和相对危险度越高。

钙化积分的预测价值在对年龄和性别因素进行校正后才会有意义，这点很重要，因为钙化沉积随着年龄增加而增加，而且更多见于男性。大规模研究也表明，钙化积分比传统危险因素有着更高的预测价值 [9, 10]。通常不建议将 CT 冠状动脉钙化筛查用于无症状的低危或高危心血管患者群。钙化筛查可用于实际上表明存在低风险的低钙化积分的中危人群，而高钙化积分的中危人群（> 400）应被重新列为高危人群，为强化调整危险因素提供依据 [16]。

CT 冠状动脉成像：总体斑块负荷

有创冠状动脉造影确定的阻塞性冠心病的病变程度（1、2、3 支病变或左主干病变）可以预测患者结果 [17]。无创 CT 血管显像评估的冠状动脉阻塞程度被认为也可以有相似的预测价值。Pundziute 等 [18] 最先报道了在 100 例有症状的患者中，应用 CT 冠状动脉成像预测心源性死亡、非致命性心肌梗死、需住院治疗的 UA 和血管重建复合终点的诊断价值。CT 发现阻塞性和非阻塞性病变与 1 年时 30% 的不良事件相关，而 CT 未发现有病变表现者则为 0 事件率。大多数不良事件最终都导致了血管重建。

Min 等 [19] 在 1127 例≥ 45 岁的胸痛患者中，研究了 CT 冠状动脉成像的预测价值。在平均随访 15.3 ± 3.9 个月后对全因死亡进行了评估。总体死亡率为 3.5%。普通 CT 扫描对死亡率的预测值较低，仅为 0.3%。冠状动脉病变的存在、范围及其严重性是全因死亡的强烈预测因素。三支病变和左主干病变患者的临床结果最差，这就证实了无创 CT 冠状动脉成像具有与有创冠状动脉造影相似的预测价值（见图 16-2）[17]。

ACS 患者的 CT 冠状动脉成像

CT 冠状动脉成像在发现 ACS 患者的严重冠状动脉狭窄中的可行性可应用 4 排和 16 排 CT 扫描机予以显现 [20, 21]。

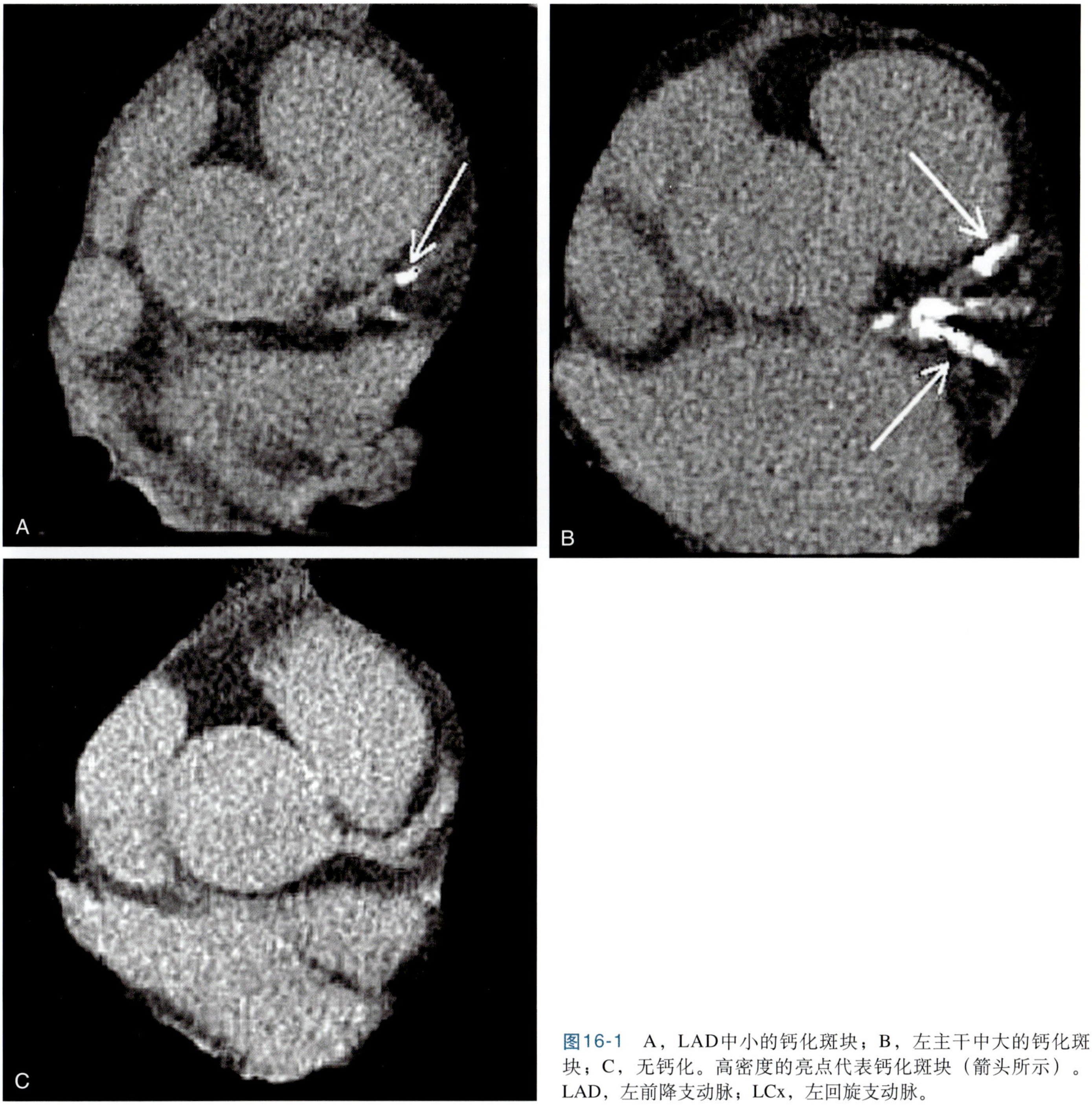

图16-1 A，LAD中小的钙化斑块；B，左主干中大的钙化斑块；C，无钙化。高密度的亮点代表钙化斑块（箭头所示）。LAD，左前降支动脉；LCx，左回旋支动脉。

由于图像质量欠佳和需要筛选患者而导致无法判读结果的情况相当多，4 排和 16 排 CT 扫描机的临床价值有限。64 排 CT 的应用极大地提高了诊断价值。在对 104 例非 ST 段抬高 ACS 患者的研究中，Meijboom 等[22] 证实，64 排 CT 冠状动脉成像发现冠状动脉狭窄的敏感性很高，并且有可能可以可靠地除外严重冠心病（见表 16-6）。CT 在 ACS 的价值一直还没有定论，而且 CT 不能替代有创冠状动脉造影而确定患者是否有必要立即行冠状动脉重建这一事实也限制了其应用。CT 冠状动脉成像在 STEMI 患者中的价值不大，这部分患者可以直接行 PCI，可能的话，也可以按照指南建议的那样进行溶栓。多排 CT 在 NSTEMI 患者中有一定价值。按照基于临床表现、ECG 变化、心肌标志物、电流或血流不稳定性以及是否存在糖尿病的欧洲心脏病学会（ESC）指南，这些患者可划分为高危和低危组[23, 24] 或按照 ACC/AHA 指南将这些患者划分为高危、中危和低危三组。并不建议将 CT 冠状动脉成像应用于高危患者，因为这些患者可从早期有创策略和冠状动脉重建中获益。低危至中危患者可行 CT 冠状动脉成像作为初始评估，以除外可出现于 30% 患者的严重冠心病（见图 16-3）[25, 26]。在低至中危患者中，需要进一步的研究证实 CT 冠状动脉成像相对于其他无创功能检查（如 SPECT 和负荷超声心动图）的作用。

表16-1 CT钙化积分对心血管事件的预测

研究（年）	患者数	年龄（岁）	随访（年）	随访率（%）	预测钙化积分	流行病学NP*	对照组钙化积分（流行病学）†	终点（NP）	RR
Shaw等（2003）[9]	10 377	53 ± 0.1	5	100	＞40	935	≤10（5946）	全因死亡（249）	6.2
Greenland等（2004）[10]	1 312	66 ± 0.8	7	88	＞300	221	0（316）	心源性死亡/MI（84）	3.9
Arad等（2005）[11]	4 613	59 ± 6	4.3	94	≥100	1 136	＜100（3477）	心源性死亡或MI（119）	9.2
Taylor等（2005）[12]	1 627	43 ± 3	3	99	＞0	364	0（1363）	死亡或MI UA（9）	11.8
Vliegenthart等（2005）[13]	1 795	71 ± 6	3.3	99	＞1000	196	0～100（905）	死亡/MI（40）	8.1
LaMonte等（2005）[14]	6 835（男性） 3 911（女性）	54 ± 10	3.5	70	＞250 ＞113	1 380 376	0（2692） 0（2780）	心源性死亡或MI（81）idem	8.7‡ 6.3‡
Budoff等（2007）[15]	25 253	56 ± 11	6.8	100	＞10	14 207	0（11, 046）	全因死亡	1.7

* 预测钙化积分的患者数。
† 对照组确定钙化积分的患者数。
‡ 按每年每千例患者计算。
RR，相对风险；UA，不稳定型心绞痛。

表16-2 冠状动脉钙化积分对全因死亡的诊断价值

钙化积分	患者数（%）	全因死亡（%）	RRR	RRR（调整危险因素）*
≤10	5946（57）	1.0（62）	–	–
11～100	2044（20）	2.6（53）	2.5	1.7
101～400	1432（14）	3.8（54）	3.6	1.8
401～1000	623（6.0）	6.3（39）	6.2	2.6
＞1000	332（3.2）	12.3（41）	12.3	4.0

RRR，相对危险度。
* 10 377例无症状患者；总死亡=2.4%（N = 249）。
Data from Shaw LJ, Raggi P, Schisterman E et al: Prognostic value of cardiac risk factors and coronary artery calcium screening for all-cause mortality. Radiology 2003;228:826-833.

表16-3 冠状动脉钙化对长期预后的预测

钙化积分	患者数（%）	RRR	RRR（调整的年龄+危险因素）
0	11 046（44）	–	–
1～10	3 567（14）	2.6	1.5
11～100	5 033（20）	6.7	3.6
101～400	3 177（13）	13	3.9
401～1000	1 469（6）	23	6.2
＞1000	965（4）	38	9.4

RRR，相对危险度。
*25 253例无症状患者；全因死亡 = 2%（N = 510）。
Data from Budoff MJ, Shaw LJ, Liu ST, et al. Long-term prognosis associated with coronary calcification: Observations from a registry of 25, 253 patients. J Am Coll Cardiol 2007;49:1860-1870.

表16-4 冠状动脉钙化积分诊断价值荟萃分析结果

变量	结果
患者数	27 622
随访（年）	3～5
CHD、死亡或MI	395
高危事件比低危事件	
364/19 039 事件	CS＞0
49/11 815 事件	CS = 0
相对危险度	4.3（95%CI, 3.5～5.2）

CHD，冠状动脉疾病；CS，累加积分。
Data from Greenland P, Bonow RO, Brundage BH, et al; Society of Atherosclerosis Imaging and Prevention; Society of Cardiovascular Computed Tomography: ACCF/AHA 2007 clinical expert consensus document on coronary artery calcium scoring by computed tomography in global cardiovascular risk assessment and in evaluation of patients with chest pain: A report of the American College of Cardiology Foundation Clinical Expert Consensus Task Force (ACCF/AHA Writing Committee to Update the 2000 Expert Consensus Document on Electron Beam Computed Tomography) developed in collaboration with the Society of Atherosclerosis Imaging and Prevention and the Society of Cardiovascular Computed Tomography. J Am Coll Cardiol 2007;49:378-402.

多排 CT 冠状动脉成像

多排 CT 冠状动脉成像可以提供有关斑块大小、构成成分（非钙化或钙化）、管腔阻塞程度和血管重构等信息，因此确定高危斑块（即极易破裂造成血栓形成导致 ACS 的斑块）的无创成像技术的发展极受期待。目前推测，UA 患者罪犯斑块（破裂或侵蚀性斑块）的特征与高危斑

表16-5 依据危险分层的相对危险度

危险分层	冠脉钙化积分	RRR
低危	1～112	1.9（1.3～2.8）
中危	100～400	4.3（3.1～6.1）
高危	400～999	7.2（5.2～9.9）
极高危	＞1000	10.8（4.2～27.7）

RRR，相对危险度。
Data from Greenland P, Bonow RO, Brundage BH, et al; Society of Atherosclerosis Imaging and Prevention; Society of Cardiovascular Computed Tomography: ACCF/AHA 2007 clinical expert consensus document on coronary artery calcium scoring by computed tomography in global cardiovascular risk assessment and in evaluation of patients with chest pain: A report of the American College of Cardiology Foundation Clinical Expert Consensus Task Force (ACCF/AHA Writing Committee to Update the 2000 Expert Consensus Document on Electron Beam Computed Tomography) developed in collaboration with the Society of Atherosclerosis Imaging and Prevention and the Society of Cardiovascular Computed Tomography. J Am Coll Cardiol 2007;49:378-402.

表16-6 64排CT血管造影在NSTMI-ACS中的诊断准确性

分析	敏感性，%（95%CI）	特异性，%（95%CI）	PPV，%（95%CI）	NPV，%（95%CI）
患者数（104）	100（95～100）	75（47～92）	96（89～99）	100（70～100）
阶段数（1525）	92（88～96）	91（89～92）	60（54～65）	99（98～99）

NPV，阴性预测值；PPV，阳性预测值。

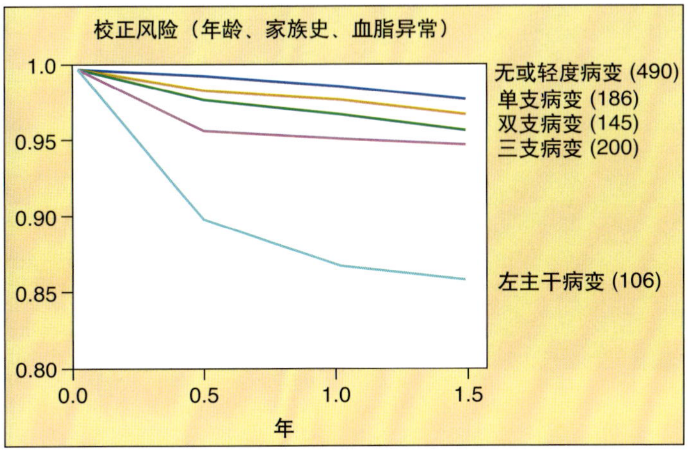

图16-2 1127例胸痛患者随访15.3 ± 4月的全因死亡率。
From Min JK, Shaw LJ, Devereux RB, et al: Prognostic value of multidetector coronary computed tomographic angiography for prediction of all-cause mortality. J Am Coll Cardiol 2007;50:1161-1170.

块（非破裂或侵蚀性斑块）的特征相似，几组研究已报道了这些肇事斑块相对于稳定斑块的 CT 特征[27-29]。如 CT 所评估的，与稳定病变相比，ACS 中的罪犯斑块的面积更大且具有更多的外向重构、点状钙化和非钙化物质（见图 16-4）[27, 29]。尽管最近的动物研究已证实：在粥样硬化斑块内注入含碘颗粒后会引起大量活性巨噬细胞聚集从而能通过 CT 成像，但 CT 成像通常仍受到斑块形态的限制[30]。然而，在当前的临床实践中，CT 仍不能分辨典型高危病变的特征——脂核较大而纤维帽较薄，提示存在炎性反应，也不能用于斑块稳定性的评估。

急诊科的急性胸痛患者

通常，急性胸痛患者进入急诊科需接受一系列检查，包括静息 12 导联 ECG、多种心肌标志物水平（CK、CK-MB 或肌钙蛋白）或 SPECT 扫描，以发现或排除 ACS。这个过程非常耗时，通常需要住院，而且花费较大。多排 CT 无创成像是一种快速、易被患者接受的技术，可以在减少花费的情况下帮助并加快急性胸痛患者的诊断。

在引进多排 CT 前，已在急诊室低危急性胸痛患者中对 EBCT 钙化扫描的优点进行了评估，这些患者的 ECG 表现是非特异性的或正常的，心肌标志物正常且无冠心病史。McLaughlin 等[31]对 134 例患者（53 ± 2 岁，63% 为女性）进行了研究，记录 30 天内发生猝死或非致命性心肌梗死的情况。在扫描呈阴性的 48 例患者中无事件发生。在 86 例钙化积分至少为 1 的患者中，有 4 例发生了非致命性心肌梗死（见表 16-7）。

Georgiou 等[32]对 192 例患者进行了一项前瞻性观察研究（平均年龄 53 ± 9 岁，46% 为女性，随访时间为 50 ± 10 个月）。其中 11 例患者发生了心源性死亡，19 例患者发生了非致命性心肌梗死。在 CT 钙化扫描呈阴性的患者中（76 例）无事件发生；在 CT 钙化扫描呈阳性的患者（116 例，见表 16-7）中事件发生率为 26%。多变量分析显示，与传统危险因素相比，年龄和性别调整后的钙化积分风险大小是较强的独立预测因素。

这两项研究均为在相对年轻的低钙化患者中进行的。老年患者被排除是由于其预期钙化发生率较高，会降低钙化扫描的特异性从而降低在临床实践中的应用价值。

因此，进入急诊室的低危患者，如果其 CT 钙化扫描呈阴性则可以安全出院，不需要进一步行负荷检查。而 CT 钙化扫描呈阳性的患者则需要进行进一步检查。

无创 64 排冠状动脉 CT 成像能准确发现严重冠状动脉阻塞，其敏感性和特异性均在 90% ～ 98% 之间（见图 16-5）[33]。CT 成像阴性能可靠地排除严重冠心病，这一特征可以用于急诊室快速排除 CT 未证实存在动脉粥样硬化的急性胸痛患者。Hoffmann 等[34]对无缺血性 ECG 变化和起初生化标志物阴性的急性胸痛患者进行了一项前瞻性研究，评估了 64 排冠状动脉 CT 成像对排除 ACS 的诊断价值。在他们所研究的 103 例低危患者中，5 个月随访中有 14 例患者被诊断为 ACS。在这些患者中有 73 例未发现严重冠状动脉阻塞，其中 41 例 CT 未发现任何斑块，所有这些患者均未出现急性冠状动脉事件。有 13 例患者至少存在一处明显狭窄，其中 8 例发生了 ACS；有 17 例患

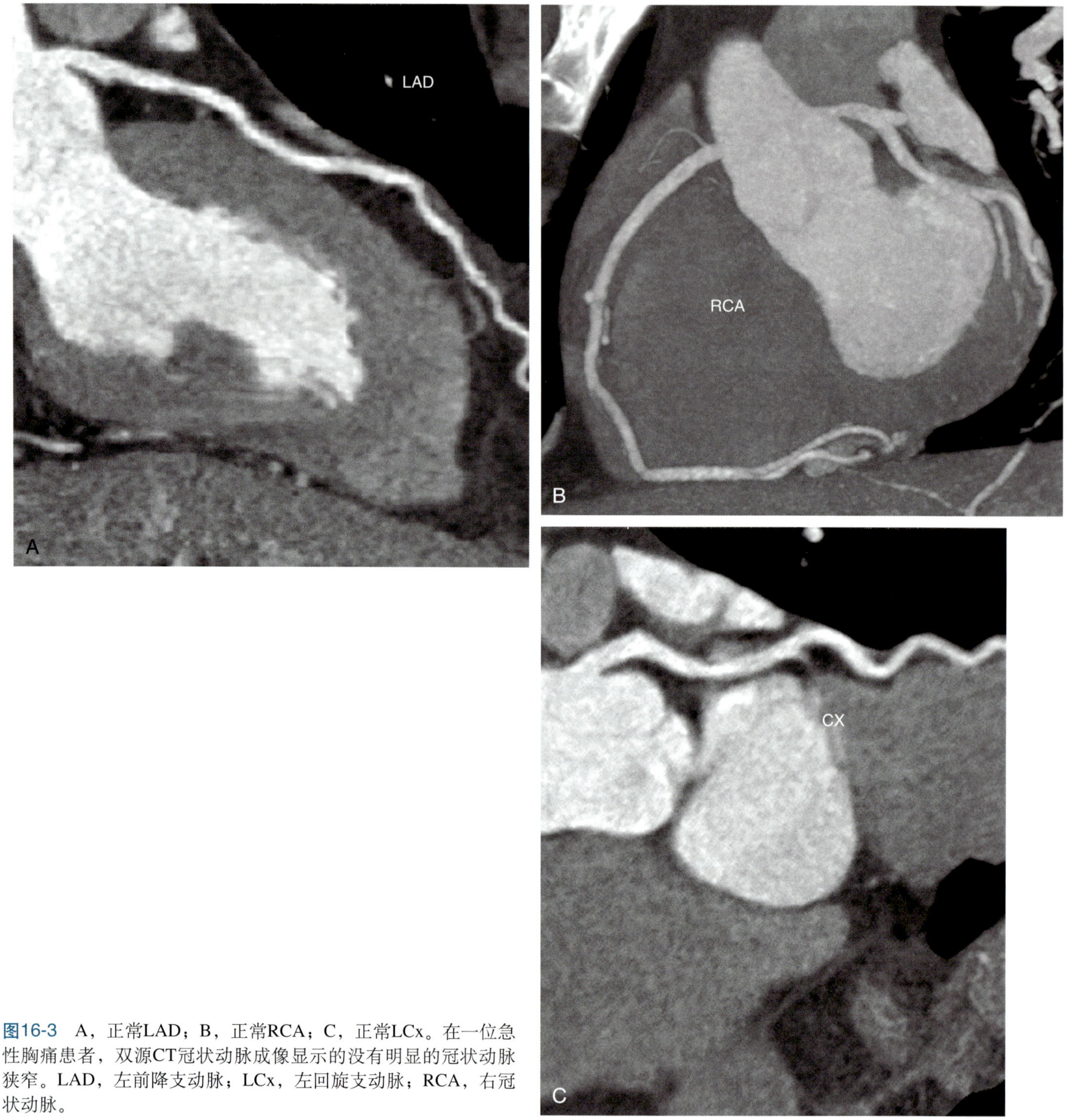

图16-3 A，正常LAD；B，正常RCA；C，正常LCx。在一位急性胸痛患者，双源CT冠状动脉成像显示的没有明显的冠状动脉狭窄。LAD，左前降支动脉；LCx，左回旋支动脉；RCA，右冠状动脉。

者无法判读扫描结果，其中 6 例发生 ACS。通过对存在阻塞性病变或图像无法判读的患者与无明显病变的患者进行比较，CT 血管成像的阳性和阴性预测值分别为 47% 和 100%。

Rubinshtein 等 [35] 对 58 例有急性胸痛的低危患者进行了前瞻性研究。其中 15 例患者多排 CT 扫描结果正常，20 例患者发现非阻塞斑块。在 15 个月随访中，35 例患者未出现死亡或心肌梗死，仅 1 例在后期需要 PCI（2.8%）。CT 扫描显示 23 例患者存在阻塞性病变（直径狭窄＞50%），其中 20 例根据心肌酶水平升高、SPECT 或有创冠状动脉造影诊断为 ACS。发现或除外 ACS 的敏感性为 100%（20 例中的 20 例），特异性为 92%（38 例中的 35 例），阳性预测值为 87%（23 例中的 20 例），阴性预测值为 100%（35 例中的 35 例）。

这两项前瞻性研究证实，多排 CT 冠状动脉成像可以应用于低危急性胸痛患者（ECG 无诊断性表现、初始心肌酶水平或生化标志物正常）的筛查。CT 扫描正常表明患者可以安全出院，但是对于存在阻塞性 CT 斑块的患者有理由进行进一步评估。

Goldstein 等 [36] 进行了一项随机研究，评估了对急诊

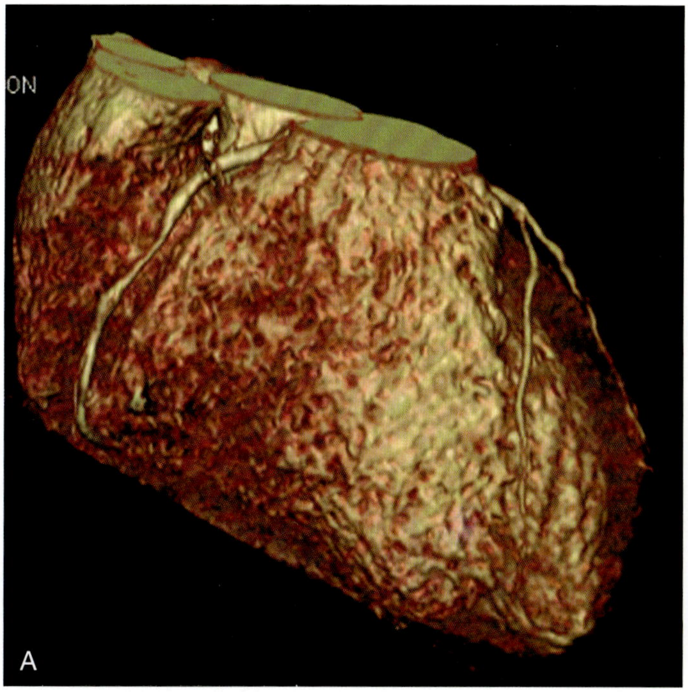

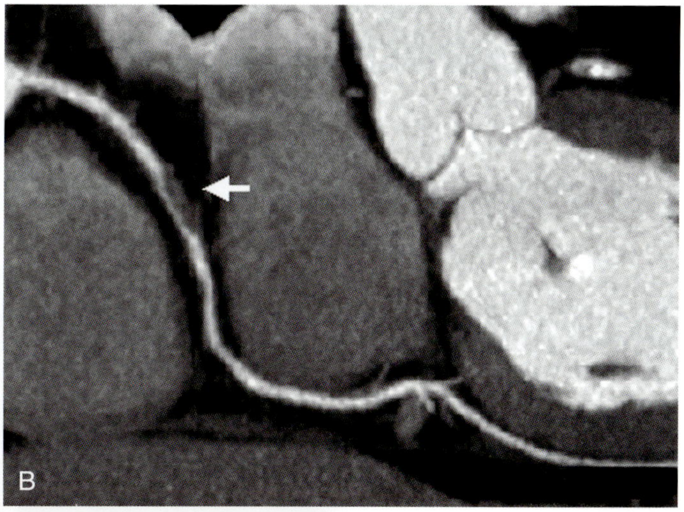

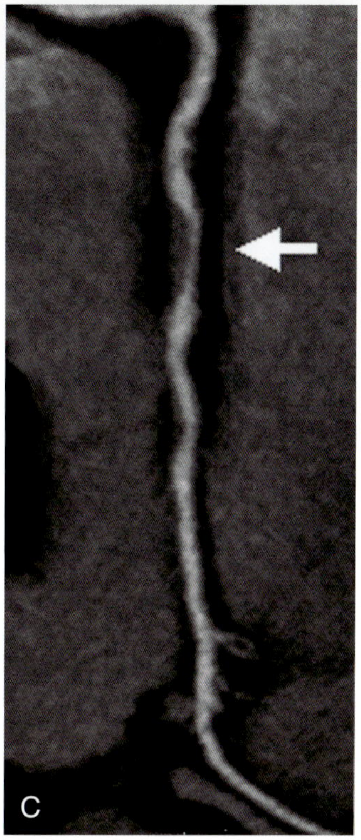

图16-4 A，RCA容积渲染影像；B和C，严重的非钙化斑块伴RCA的多平面及曲面重建。双源CT冠状动脉成像显示RCA的非钙化的、严重的外向重构性病变（B和C 箭头所示）。RCA，右冠状动脉。

表16-7 钙化扫描预测心源性死亡和非致命性心肌梗死 *

钙化扫描随访	研究（年）	
	McLaughlin等†(1999)[31]事件率（%）	Georgiou等‡(2001)[32]事件率（%）
无钙化	48例（0%）	76例（0%）
存在钙化	86例（4.4%）	116例（26%）

* 急诊科的低危急性胸痛患者。
† 研究时间：30天（N = 134）。
‡ 研究时间：50 ± 10个月（N = 192）。

室中ECG无诊断性表现和初始心肌酶水平正常的低危急性胸痛患者应用64排CT冠状动脉成像的安全性和诊断效果。将患者随机分组后，对99例患者首先实施了多排CT检查，而对98例患者实施了标准的诊疗程序，包括系列ECG检查、心肌酶水平测定以及SPECT静息和（或）负荷成像，以除外心肌梗死。观察终点是安全性（超过6个月无严重事件）、诊断效果、时间和花费。

两种途径都非常安全。多排CT排除（67例）或确定（8例）存在冠心病的患者占75%（见图16-6），25%的患者（24例）由于CT结果不确定（临界病变或血管段无法评估）需行负荷试验。标准诊疗组中负荷试验正常的患者占95%（93例），可以出院。两组诊断效果无统计学差异。多排CT将诊断时间由15小时减少为3.4小时（$P < 0.001$），并将费用从1872美元降至1586美元（$P < 0.001$）。该评

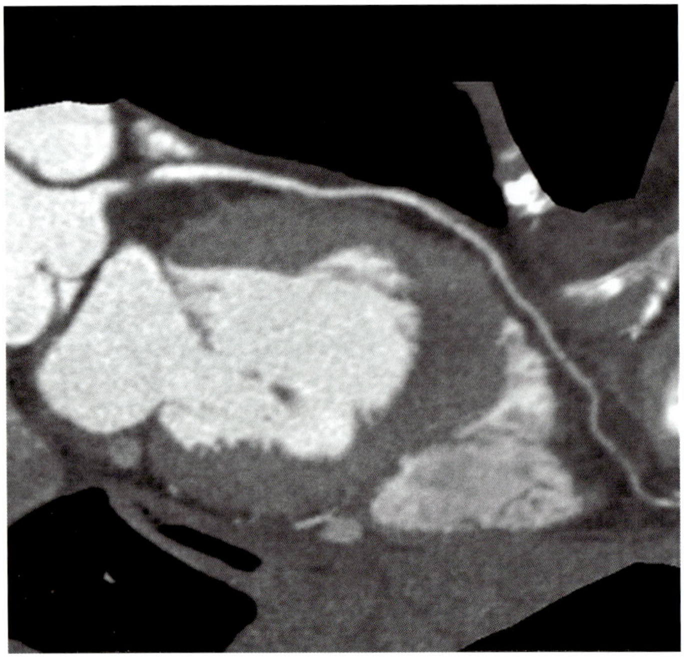

图16-5 64排CT冠状动脉成像显示左前降支动脉近段严重狭窄。

估显示，多排 CT 可以安全地应用于低危急性胸痛患者的筛查，并且成本效果很好。

急诊科中的三合一筛查

在急诊室的所有胸痛患者中，7% 的胸痛是由 ACS、肺动脉栓塞或主动脉夹层导致的。在大多数情况下，症状和临床检查会提示为这些潜在的威胁生命的疾病中的一种（或无），然后就会对患者进行合适的诊断性检查和治疗。偶尔会出现临床表现让人无法判断的情况，此时多排 CT 可用于筛查所有这三种引发急性胸痛的原因，即所谓的对 ACS、肺动脉栓塞或主动脉夹层的三合一筛查。

Johnson 等[37] 采用这种三合一筛查方法对 55 例急性胸痛患者进行了研究。CT 研究在其中所有患者中均取得成功。平均扫描范围为 25 ± 4cm，扫描时间为 22 ± 3 秒。37 例患者明确了胸痛原因，其余 18 例患者未发现异常。9 例患者为冠状动脉狭窄（经冠状动脉造影证实），10 例患者为肺动脉栓塞，1 例患者为主动脉夹层；7 例患者发现存在各种可以解释疼痛原因的异常。这项研究证实，三合一的筛查方法可以应用于检出因症状、体征不明显而无法明确急性胸痛原因的患者。

然而，对于所有三种血管成像，三合一的筛查方法并不是一种理想的折中方案。与分别行 CT 检查检出主动脉夹层、肺动脉栓塞或 ACS 相比，这种筛查方法以大量对比剂和辐射为代价获得的图像仅是低质量的图像。

在大多数急性胸痛病例中，临床症状和体征仅表明一种可能的原因，应进行专门的 CT 检查以确认或否定临床上存在的怀疑。这种方法能确保每种疾病的最佳诊断准确性，特别是对于严重的冠心病，后者是造成患者胸痛的最普遍原因。

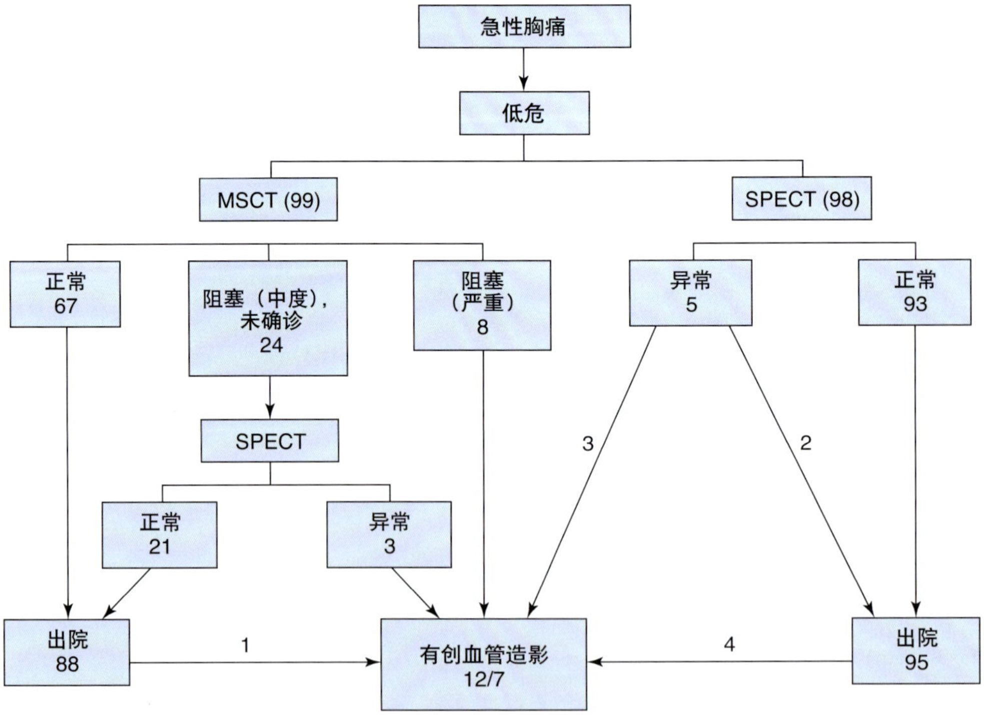

图16-6 急性胸痛患者（低危）随机分为初始MSCT或标准治疗组的流程图。MSCT，多排螺旋CT。
From Goldstein JA, Gallagher MJ, O'Neill WW, et al: A randomized controlled trial of multi-slice coronary computed tomography for evaluation of acute chest pain. J Am Coll Cardiol 2007;49:650-657.

（赵　勇　颜红兵）

参考文献

1. Simons DB, Schwartz RS, Edwards WD, et al: Noninvasive definition of anatomic coronary artery disease by ultrafast computed tomographic scanning: A quantitative pathologic comparison study. J Am Coll Cardiol 1992;20:1118-1126.
2. Rumberger JA, Simons DB, Fitzpatrick LA, et al: Coronary artery calcium area by electron-beam computed tomography and coronary atherosclerotic plaque area. A histopathologic correlative study. Circulation 1995;92:2157-2162.
3. McCarthy JH, Palmer FJ: Incidence and significance of coronary artery calcification. Br Heart J 1974;36:499-506.
4. Rifkin RD, Parisi AF, Folland E: Coronary calcification in the diagnosis of coronary artery disease. Am J Cardiol 1979;44:141-147.
5. Sangiorgi G, Rumberger JA, Severson A, et al: Arterial calcification and not lumen stenosis is highly correlated with atherosclerotic plaque burden in humans: A histologic study of 723 coronary artery segments using nondecalcifying methodology. J Am Coll Cardiol 1998;31:126-133.
6. Mautner SL, Mautner GC, Froehlich J, et al: Coronary artery disease: Prediction with in vitro electron beam CT. Radiology 1994;192:625-630.
7. O'Rourke RA, Brundage BH, Froelicher VF, et al: American College of Cardiology/American Heart Association Expert Consensus document on electron-beam computed tomography for the diagnosis and prognosis of coronary artery disease. Circulation 2000;102:126-140.
8. Agatston AS, Janowitz WR, Hildner FJ, et al: Quantification of coronary artery calcium using ultrafast computed tomography. J Am Coll Cardiol 1990;15:827-832.
9. Shaw LJ, Raggi P, Schisterman E, et al: Prognostic value of cardiac risk factors and coronary artery calcium screening for all-cause mortality. Radiology 2003;228:826-833.
10. Greenland P, LaBree L, Azen SP, et al: Coronary artery calcium score combined with Framingham score for risk prediction in asymptomatic individuals. JAMA 2004;291:210-215.
11. Arad Y, Goodman KJ, Roth M, et al: Coronary calcification, coronary disease risk factors, C-reactive protein, and atherosclerotic cardiovascular disease events: The St. Francis Heart Study. J Am Coll Cardiol 2005;46:158-165.
12. Taylor AJ, Bindeman J, Feuerstein I, et al: Coronary calcium independently predicts incident premature coronary heart disease over measured cardiovascular risk factors: Mean three-year outcomes in the Prospective Army Coronary Calcium (PACC) project. J Am Coll Cardiol 2005;46:807-814.
13. Vliegenthart R, Oudkerk M, Hofman A, et al: Coronary calcification improves cardiovascular risk prediction in the elderly. Circulation 2005;112:572-577.
14. LaMonte MJ, FitzGerald SJ, Church TS, et al: Coronary artery calcium score and coronary heart disease events in a large cohort of asymptomatic men and women. Am J Epidemiol 2005;162:421-429.
15. Budoff MJ, Shaw LJ, Liu ST, et al: Long-term prognosis associated with coronary calcification: Observations from a registry of 25, 253 patients. J Am Coll Cardiol 2007;49:1860-1870.
16. Greenland P, Bonow RO, Brundage BH, et al; Society of Atherosclerosis Imaging and Prevention; Society of Cardiovascular Computed Tomography: ACCF/AHA 2007 clinical expert consensus document on coronary artery calcium scoring by computed tomography in global cardiovascular risk assessment and in evaluation of patients with chest pain: A report of the American College of Cardiology Foundation Clinical Expert Consensus Task Force (ACCF/AHA Writing Committee to Update the 2000 Expert Consensus Document on Electron Beam Computed Tomography) developed in collaboration with the Society of Atherosclerosis Imaging and Prevention and the Society of Cardiovascular Computed Tomography. J Am Coll Cardiol 2007;49:378-402.
17. Alderman EL, Kip KE, Whitlow PL, et al; Bypass Angioplasty Revascularization Investigation: Native coronary disease progression exceeds failed revascularization as cause of angina after five years in the Bypass Angioplasty Revascularization Investigation (BARI). J Am Coll Cardiol 2004;44:766-774.
18. Pundziute G, Schuijf JD, Jukema JW, et al: Prognostic value of multislice computed tomography coronary angiography in patients with known or suspected coronary artery disease. J Am Coll Cardiol 2007;49:62-70.
19. Min JK, Shaw LJ, Devereux RB, et al: Prognostic value of multidetector coronary computed tomographic angiography for prediction of all-cause mortality. J Am Coll Cardiol 2007;50:1161-1170.
20. Dirksen MS, Jukema JW, Bax JJ, et al: Cardiac multidetector-row computed tomography in patients with unstable angina. Am J Cardiol 2005;95:457-461.
21. Dorgelo J, Willems TP, Geluk CA, et al: Multidetector computed tomography-guided treatment strategy in patients with non-ST elevation acute coronary syndromes: A pilot study. Eur Radiol 2005;15:708-713.
22. Meijboom WB, Mollet NR, Van Mieghem CA, et al: 64-Slice CT coronary angiography in patients with non-ST elevation acute coronary syndrome. Heart 2007;93:1386-1392.
23. Braunwald E, Antman EM, Beasley JW, et al; American College of Cardiology; American Heart Association; Committee on the Management of Patients With Unstable Angina: ACC/AHA 2002 guideline update for the management of patients with unstable angina and non-ST-segment elevation myocardial infarction—summary article: A report of the American College of Cardiology/American Heart Association task force on practice guidelines (Committee on the Management of Patients With Unstable Angina). J Am Coll Cardiol 2002;40:1366-1374.
24. Task Force for Diagnosis and Treatment of Non-ST-segment Elevation Acute Coronary Syndromes of European Society of Cardiology; Bassand JP, Hamm CW, Ardissino P, et al: Guidelines for the diagnosis and treatment of non-ST-segment elevation acute coronary syndromes. Eur Heart J 2007;28:1598-1660.
25. De Feyter PJ: Role of MSCT coronary angiography in patients with an acute coronary syndrome. Imaging Decisions MRI 2006;10:2-6.
26. Schroeder S, Achenbach S, Bengel F, et al: Cardiac computed tomography: Indications, applications, limitations and training requirements. Report of a Writing Group deployed by the Working Group Nuclear Cardiology and Cardiac CT of the European Society of Cardiology and the European Council of Nuclear Cardiology. Eur Heart J 2008;29:531-556.
27. Hoffmann U, Moselewski F, Nieman K, et al: Noninvasive assessment of plaque morphology and composition in culprit and stable lesions in acute coronary syndrome and stable lesions in stable angina by multidetector computed tomography. J Am Coll Cardiol 2006;47:1655-1662.
28. Leber AW, Knez A, Becker A, et al: Accuracy of multidetector spiral computed tomography in identifying and differentiating the composition of coronary atherosclerotic plaques: A comparative study with intracoronary ultrasound. J Am Coll Cardiol 2004;43:1241-1247.
29. Motoyama S, Kondo T, Sarai M, et al: Multislice computed tomographic characteristics of coronary lesions in acute coronary syndromes. J Am Coll Cardiol 2007;50:319-326.
30. Hyafil F, Cornily JC, Feig J, et al: Noninvasive detection of macrophages using a nanoparticulate contrast agent for computed tomography. Nat Med 2007;13:636-641.
31. McLaughlin VV, Balogh T, Rich S: Utility of electron beam computed tomography to stratify patients presenting to the emergency room with chest pain. Am J Cardiol 1999;84:327-328.
32. Georgiou D, Budoff MJ, Kaufer E, et al: Screening patients with chest pain in the emergency department using electron beam tomography: a follow-up study. J Am Coll Cardiol 2001;38:105-110.
33. Hamon M, Biondi-Zoccai GG, Malagutti P, et al: Diagnostic performance of multislice spiral computed tomography of coronary arteries as compared with conventional invasive coronary angiography: a meta-analysis. J Am Coll Cardiol 2006;48:1896-1910.
34. Hoffmann U, Nagurney JT, Moselewski F, et al: Coronary multidetector computed tomography in the assessment of patients with acute chest pain. Circulation 2006;114:2251-2260.
35. Rubinshtein R, Halon DA, Gaspar T, et al: Usefulness of 64-slice cardiac computed tomographic angiography for diagnosing acute coronary syndromes and predicting clinical outcome in emergency department patients with chest pain of uncertain origin. Circulation 2007;115:1762-1768.
36. Goldstein JA, Gallagher MJ, O'Neill WW et al: A randomized controlled trial of multi-slice coronary computed tomography for evaluation of acute chest pain. J Am Coll Cardiol 2007;49:650-657.
37. Johnson T, Nikolaou K, Wintersperger B, et al: ECG-gated MDCT angiography in the differential diagnosis of acute chest pain. Am J Roentgenol 2007;188:76-82.

第 17 章

对易损斑块的新诊断技术

Richard Gallo 和 Nicolo Piazza

冠状动脉粥样硬化在西方国家是导致患者发病率和死亡率上升的主要病因 [1]。动脉粥样硬化表现为多灶性病变，局限于冠状动脉内膜。尽管心血管影像学不断进展，目前的诊断手段还无法在发生事件之前识别这些病灶。本章旨在回顾新近的有创成影技术对于检测易于破裂和可导致 ACS 的高危粥样硬化病变的作用及其特征化表现。尽管这些新技术还处在不同的发展阶段，一些在人体中应用的经验还很有限，但初步结果已显示出良好的前景，值得关注。

在开始讨论这些适于评价易损斑块的影像学方法前，需要提出几个关键性问题：

1. 什么是易损斑块？
2. 影像学检查识别易损斑块内的哪些成分？
3. 诊断易损斑块的金标准？
4. 易损斑块在冠状动脉血管中的分布？
5. 每次在检查一名患者时可以发现多少易损斑块？
6. 易损斑块的演变？
7. 哪些患者需要排查？
8. 易损斑块的临床意义？
9. 如果有，对易损斑块可进行什么干预？

为了回答上述问题，已进行了许多研究，但是还有许多问题仍无答案。

罪犯斑块或病变常常是指那些在发生冠状动脉事件后导致冠状动脉闭塞引起 ACS 的斑块。而易损斑块是指容易导致血栓形成和发展成罪犯病变的动脉粥样硬化斑块 [2]。

回顾性的组织病理学研究已确认了易损斑块的一些特点 [2-4]。易损斑块最常表现为薄纤维帽粥样斑块、斑块侵蚀和钙化结节。

有症状的血栓事件多由薄纤维帽粥样斑块的破裂引起，可占 65%。薄纤维帽粥样斑块病变的特征包括：①相对较大的脂质核超过斑块容积的 40%；②薄纤维帽（< 100μm）；③纤维帽的肩部有巨噬细胞和淋巴细胞的侵润炎症；④平滑肌细胞较少 [5]。另一种大约引起 1/3 的 ACS 的易损斑块类型是斑块侵蚀。其特点为斑块相对完整，但是表面没有血管内皮，上面覆盖血栓 [6-8]。另外，表面有血栓突出于血管壁的钙化结节引起的血栓事件占 5%。最少见的易损斑块类型是由于斑块滋养血管的过度生长导致的斑块内出血和血栓形成 [4]。

斑块破裂最常发生在冠状动脉的近端和中段 [9]。这些在冠状动脉近中段的斑块的脂质核一般比在远端的斑块的脂质核大 [10]。另外，超过 2/3 的引起症状性血栓事件的罪犯斑块是非血流限制的（< 50%）[11, 12]。因此，造影发现的狭窄程度与将来的血栓事件没有关系。

对易损斑块的认识还需要注意几点。根据尸检 [11, 13]、血管造影 [14] 和血管内超声研究 [9, 15, 16]，在 ACS 患者可以发现罪犯病变以远的斑块破裂。斑块破裂并不都会引起症状性血栓事件，大约 5% ～ 15% 的非心源性死亡患者的冠状动脉也可以发现破裂斑块。故近期有观点认为，对患者整体评价比发现单一的易损斑块更重要（如“易损患者”概念的提出）。

目前对易损斑块的演变情况尚不清楚。有关易损斑块演变的信息主要来自那些回顾性的体外和体内组织学研究结果 [17]。能够发现动脉粥样硬化病变特征的影像学检查可以帮助理解易损斑块的演变和识别容易导致心脏事件的病变。

目前有一些影像学检查可以评价斑块的易损性。这些检查主要针对易损斑块的几个明确特点：包括薄纤维帽粥样斑块、脂质核、高张力和炎症区域。本章主要介绍几种识别易损斑块的有创影像学检查：① OCT；②血管内虚拟组织学；③血管内震荡学；④血管温度学；⑤血管内磁共振成像；⑥ Raman 光谱学；⑦近红外光谱学。

光学相干断层成像

光学相干断层成像（OCT）是一种光学检查手段，具有组织分辨率高的特点。与 IVUS 不同，OCT 导管有一个光纤，通过超发光二极管发射垂直于导管轴向的低相干近红外线光束。反射回来的红外线光被捕捉，通过干涉法测量深度，进行图像重建 [18]。应用大约 1310nm 的中心光波长度可以最大幅度地减少血液成分对光线的吸收。OCT 检查可以在体内实时成像，分辨率大约是 IVUS 的 10 倍。其轴向分辨率在 10 ～ 15μm 之间，纵向分辨率在 20 ～ 25μm 之间。但是在分辨率增加的同时，组织穿透力会随之降低（1 ～ 3mm）[19, 20]。

OCT 以往仅应用于主动脉和冠状动脉尸检 [17, 18]。近几年，OCT 越来越多地被用来评价新一代冠状动脉支架 [20, 21]。OCT 可以很好地判断斑块的性质。没有明显界限的低信号区域是典型的富含脂质的脂质核，轮廓明显、内部信号很弱是纤维钙化斑块的特点，纤维斑块表现为均质的高信号病变（见图 17-1）。现代 OCT 技术对纤维斑块的敏感性和特异性分别为 71% ~ 79% 和 97% ~ 98%，对纤维钙化斑块分别为 90% ~ 94% 和 97%，对富含脂质的斑块分别为 90% ~ 94% 和 90% ~ 92%[22-25]。

尽管 OCT 与组织学图像很相符，Manfrini 等近期的研究[26]对 OCT 识别斑块的能力提出了质疑。他们通过对 79 个尸检冠状动脉的组织学进行对比发现，OCT 对纤维帽脂质斑块的识别能力为 45%（$\kappa = 0.27$；$P < 0.01$），对纤维钙化斑块为 68%（$\kappa = 0.40$；$P < 0.001$），对纤维斑块为 83%（$\kappa = 0.37$；$P < 0.001$），对血栓为 100%（$\kappa = 1$；$P < 0.001$）。由于 OCT 的组织穿透力较弱，对在厚纤维帽下的脂质池和钙化识别起来很困难。

几项研究表明，在纤维帽处 OCT 信号的变化同组织断面上巨噬细胞的多少有很好的关联，故认为可以作为斑块炎症的替代指标[27-29]。与灰阶形式的 IVUS 相比，OCT 对薄纤维帽、脂质池和纤维斑块的判定更准确[30, 31]。

体内研究表明，OCT 对冠心病患者可以提供斑块形态和成分的鉴别信息。一项研究显示，与接受 PCI 的稳定型心绞痛患者相比，急性心肌梗死患者的斑块纤维帽更薄 [中位数（四分位数间距），47.0μm（25.3 ~ 184.3μm）对 102.6μm（22.0 ~ 291.1μm）；P =.02][29]。

OCT 对动脉粥样硬化斑块的判断受其穿透力弱（1 ~ 3mm）的影响，故对于直径大的冠状动脉（> 3.5mm）无法获得全部血管图像。另外，由于血液会导致信号散射和信号衰减，故在行 OCT 检查时需在血管近端用一低压球囊阻断血流，同时用对比剂冲刷血管，所以成像时间相对较短（~ 2 秒）。新一代快速扫描 OCT 系统可以减少血流阻断时间。其应用波长范围更大（1200 ~ 1360nm）的红外线测量反射时间。应用 Fourier 转换技术把频率信号转换成时间信号，该系统可使成像速度提高 4 ~ 5 倍，对于测量较长的动脉段，可以缩短球囊阻断时间或一次对比剂冲刷完成[20]。

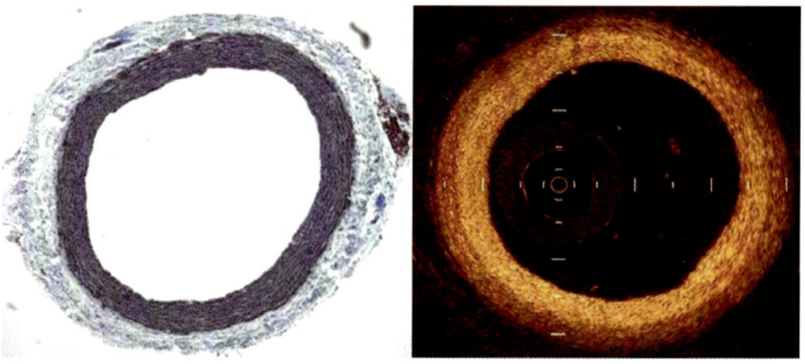

正常动脉

图17-1　正常冠状动脉的组织横断面（左）。正常冠状动脉的OCT图像（右）。OCT，光学相干断层扫描。
Courtesy of Craig Kelly, LightLab Imaging, Westford, MA.

血管内超声——虚拟组织学

尽管灰阶的 IVUS 是评价冠状动脉斑块和血管直径的金标准，但其无法区分动脉粥样硬化斑块的不同组织成分。IVUS 灰阶图像是组织超声反射重建图像。但是，有大量的在射频信号高峰内和之间的信息没有处理。对这些未处理的反向散射超声信号的射频数据进行分析，可以替代常用的 IVUS 的灰阶图像。应用不同数学模型对射频数据进行处理，就可以得到各种各样的组织重建图像。本节重点讨论血管内超声 - 虚拟组织成像学（IVUS-VH）[32]。

IVUS-VH 把动脉粥样硬化斑块用颜色划分成四种成分：钙化斑块（白色）、由致密的胶原组成的纤维斑块（绿色）、由胶原和散布的脂质组成的纤维脂质斑块（绿黄色）和包括胆固醇裂隙、泡沫细胞和微小钙化灶的坏死核（红色）（见图 17-2）[32]。

一项研究对 15 例稳定型心绞痛和 15 例 ACS 进行了 IVUS-VH 检查，与旋切术获得的组织切片进行对比，判断 IVUS-VH 的准确性[33]。IVUS-VH 对纤维斑块诊断的准确性为 87.1%，对纤维脂质斑块为 87.1%，对坏死核为 88.3%，对致密钙化斑块为 96.5%。有趣的是，IVUS-VH 在 NSTEMI 和 UA 患者中发现坏死核的频率高于在稳定冠心病患者中发现的频率。然而，旋切术可以导致组织结构破坏，故用其作为标准对照受到置疑。在一项动脉粥样硬化性猪模型中，Grannada 等[34]比较了应用体内 IVUS-VH

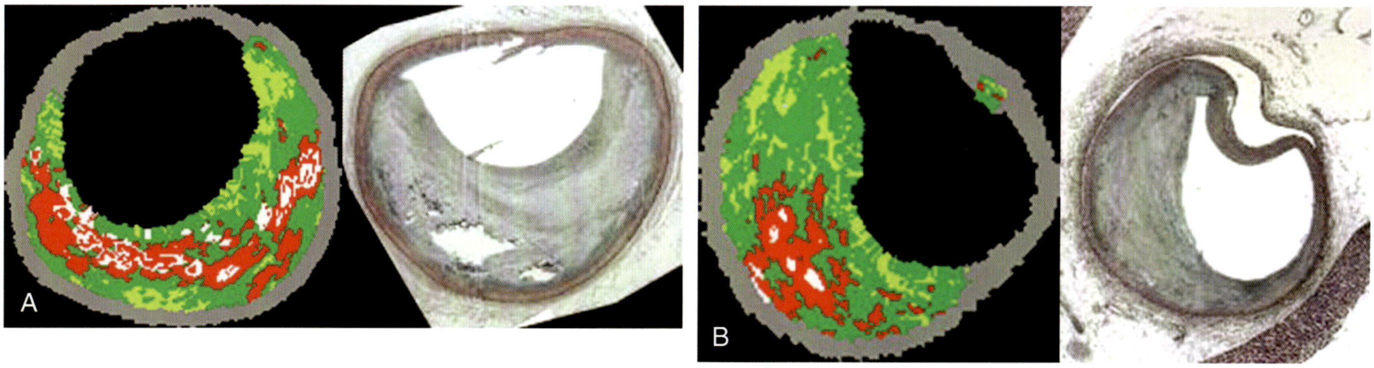

图17-2　A，钙化纤维粥样斑块的IVUS-VH重建图像（左）；该斑块的组织学横断面（右）。B，非钙化的纤维粥样斑块的IVUS-VH重建图像（左）；该斑块的组织学横断面（右）。IVUS-VH，血管内超声-虚拟组织学成像。
Courtesy of Michel Lussier, Volcano Corporation, Rancho Cordova, CA.

方法与组织学切片方法对 60 个病变进行的评价。与既往的研究结果不同，该研究发现，IVUS-VH 的准确性较低，只有 38% ~ 58%。

Rodriguez-Granillo 等 [35] 近期应用 IVUS-VH 对薄纤维帽粥样斑块的发生率与其临床表现的关系进行了研究。IVUS 确定的薄纤维帽粥样斑块应符合以下特点：①含有较大坏死核（占管壁面积的 10%）的局限斑块；②粥样斑块面积占 40%。在这项研究中，23 例 ACS 薄纤维帽粥样斑块的发生率是 32 例稳定心绞痛患者的 3 倍（P = 0.018）。患者的基线特征与 IVUS 发现的薄纤维帽粥样斑块之间不相关。同时发现，66.7% 的 IVUS 确定的薄纤维帽粥样斑块在冠状动脉近端 20mm。

其他一些研究应用 IVUS-VH 方法评估了斑块成分和血管重构与临床表现之间的关系。发现，正性重构常常伴有较大的脂质坏死核和较少的纤维组织 [36, 37]。而且，ACS 患者的冠状动脉斑块的脂质核较大，稳定型心绞痛患者的纤维成分较多。两组患者的钙化或纤维脂质斑块比率没有差别（见图 17-3）[37]。

一项研究对 IVUS-VH 评价血管几何形态和斑块成分的可重复性进行了研究，分析 16 个在择期 PCI 中发现的较轻的病变 [38]。在不同观察者之间，判断血管几何形态（血管直径和横截面积）的差异较小（< 5%），判断钙化横截面积和坏死核的差异较大（< 10%），而判断纤维和纤维脂质横截面积的差别最大（10% 和 24%）。

薄纤维帽的 65μm 的临界值定义是来自尸检的研究 [38]。但是在尸检组织固定时，胶原纤维萎缩可达 80%，故薄纤维帽粥样斑块的纤维帽可能会 >65μm。从实用层面上来说，IVUS-VH 的轴向分辨率为 246μm。所以，如果 IVUS-VH 在坏死核表面没有发现纤维帽，则间接提示纤维帽厚度< 246μm，称为薄纤维帽斑块 [20, 36]。

现有的 IVUS-VH 检查的局限性是：需要大量的后处理才能获得确切的图像。IVUS-VH 的潜在用途是识别高危的动脉粥样硬化病变，一项正在进行的企业赞助的国际多中心前瞻临床研究（PROSPECT 研究）正在对 IVUS-VH 预测不良冠状动脉事件的能力进行评价。

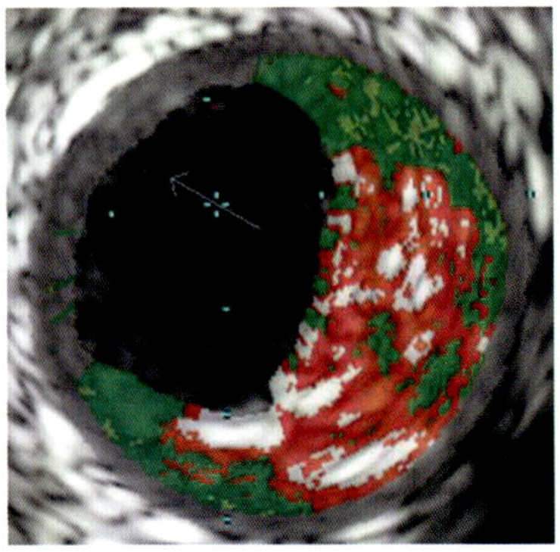

图17-3 易损斑块的IVUS-VH重建图像。IVUS-VH，血管内超声-虚拟组织学成像。
Courtesy of Michel Lussier, Volcano Corporation, Rancho Cordova, CA.

震荡学

动脉粥样斑块因为组成成分不同，表现出不同的机械张力特性。机械张力增加被认为是斑块破裂的原因之一。斑块张力增加的原因包括：①纤维帽变薄；②脂质核变大；③纤维帽和脂质核硬度之间的差别变大；④炎症使纤维帽变薄弱 [39, 40]。在体内，血管内血压以波动方式对血管壁施加张力 [39]。在固定压力变化下，软组织（如脂质）变形程度大于硬组织（如钙化）变形程度 [41, 42]。组织变形的比率（即张力）与组织机械特性直接相关。震荡学评价斑块表面 450μm 深度的组织，通过对一个平面血管壁各个角度的张力数值获得总的放射性张力值。因为震荡学仅需要通过超声获得管腔不同层面的压力，故临床上常用的导管即可完成上述检查。IVUS 震荡学图像是通过两个不同血管内血压获得的 IVUS 图像，经过处理得到血管边缘一个的彩色轮廓图像 [43]。低张力区标记为蓝色，高张力区标记为黄色 [44]。结合彩色张力信息和 IVUS 图像可以得到一个补充图像。IVUS 震荡学将易损斑块定义为在高张力区域周围被低张力组织环绕的斑块 [45]。

Rotterdam 分类（ROC）评分根据组织压力转化成斑块张力数值分为四级：ROC Ⅰ，0% 至 < 0.6%；ROC Ⅱ，0.6 至 < 00.9%；ROC Ⅲ，0.9 至 < 1.2%；ROC Ⅳ，1.2%[46] 高张力点定义为在低张力区（在 4mmHg 压差下张力数值< 00.5%）的斑块表面下，张力数值> 1.2%（在 4mmHg 压差下），弧度至少达到 12° [46, 47]。

与普通 IVUS 灰阶图像不同，IVUS 震荡学根据不同的张力数值可以区分出纤维、纤维脂质和脂质成分 [47]。应用 Yucatan 猪模型的动物研究发现，脂质斑块平均张力值高，高张力点与巨噬细胞密度相关 [48]。应用冠状动脉尸检组织切片进行研究发现，IVUS 震荡学发现易损斑块的敏感性和特异性分别为 88% 和 89%[47]。对 55 例冠心病患者进行的三维震荡学图像重建发现，稳定型心绞痛患者每个血管变形斑块的数量（0.6 ± 0.6）少于 UA（1.6 ± 0.7）和 STEMI 患者的（2.0 ± 0.7）。而且变形斑块数量与 C 反应蛋白呈正相关（$r^2 = 0.65$；$P < 0.001$）[49]。

温度学

富含细胞成分的动脉粥样斑块可以产生热量。免疫系统细胞可以产生称为细胞因子的内源性致热原。这些结构不同的蛋白质是炎症、血管生长和大量内部细胞联系过程的介导因子。除了产生热量，细胞因子还介导急性期反应，产生 C 反应蛋白，血浆淀粉样蛋白 A，纤维蛋白原，补体蛋白 B、C3 和 C4，白介素 -6 和大量蛋白酶抑制剂。其中，肿瘤坏死因子 -α 和白介素 -1a 会增加细胞的黏附性和促凝效果 [50, 51]。

巨噬细胞及 T 和 B 淋巴细胞在动脉粥样硬化斑块里产生细胞因子。巨噬细胞在动脉粥样硬化斑块内很丰富，常分布在斑块与正常内膜交界的肩部[52, 53]。在颈动脉斑块标本上发现，细胞丰富区域的温度明显高于旁边的脂质核，该区域含有大量吞噬脂质的巨噬细胞[54]。

斑块的血管生长也会增加局部温度。由血管内皮生长因子等细胞因子介导的长入动脉粥样斑块内的新生毛细血管也可导致局部温度增高。

斑块新生血管和炎症之间具有相关性[55]。另外，两者均是斑块破裂的危险因素。巨噬细胞释放的诸如金属蛋白酶的基质降解酶可以使纤维帽软化，加速了动脉粥样硬化斑块破裂的危险[56]。

因为炎症斑块有很高的破裂危险并随后导致血栓形成，基于导管技术和非有创的影像技术的发展，发现和区分易损斑块，从而评估对患者预后和制定治疗策略的技术应用是很有价值的。基于这些发炎的和热的易损斑块的温度变化已发展出了一种新的技术，即可根据局部温度的波动区分出不同性质的斑块。

现在已经清楚，斑块破裂前易损斑块内会经历活跃的炎症和基质降解过程。尽管冠状动脉影像技术和炎症标志物有很大发展，现有的临床手段还是无法发现易损斑块[57]。Casscells 等[54]首先提出了一个假说：单核细胞和炎症细胞浸润的斑块可以通过这些细胞产生和释放的热量被识别。随后对颈动脉内膜剥脱术的标本进行的体外研究发现，斑块的温度有区别：富含巨噬细胞的斑块其温度高于非炎症斑块的温度，斑块温度与纤维帽厚度成反比。后来随着可以测量人冠状动脉温度的导管技术的产生，发现人冠状动脉粥样硬化斑块的温度也有差别[58]。在 UA 或急性心肌梗死患者中斑块温度变化更显著，提示温度变化可能与这些综合征的发病机制有关。而且，UA 或心肌梗死患者的罪犯病变的温度越高，C 反应蛋白和血浆淀粉样蛋白 A 的水平越高[59]。

应用兔动脉粥样硬化模型的研究表明，动脉粥样硬化斑块的巨噬细胞含量与温度直接相关。而且，组织学研究发现，降脂治疗不仅可以降低斑块中巨噬细胞的含量，还可以降低斑块内的温度差别。这提示温度学可能是检测动脉粥样硬化斑块的巨噬细胞的负荷的新方法[60]。

一项前瞻研究包含 86 例稳定型冠心病、UA 和近期急性心肌梗死的患者，分析了斑块温度和临床事件之间的关系（见图 17-4）[61]。动脉粥样斑块和正常血管之间的温度差别是冠心病患者接受 PCI 治疗后 1.5 年无事件生存率的强预测指标。在各组内，出现临床不良心脏事件的患者其温度变化都明显增加，尽管在心肌梗死组中没有显著性差异。发生不良心脏事件的温度变化阈值是升高 5%。大多数心脏事件与再狭窄而非再发 ACS 有关。

温度学检查使冠状动脉斑块的一些有意思的特点得以发现。一项小样本研究观察了稳定型和不稳定型冠心病患者，大约 1/3 的病变为热病变，提示炎症斑块很常见。此外，该研究还发现，UA 患者可以有冷病变，而稳定型心绞痛有热病变，提示临床表现并不一定能预测斑块特点和温度。该研究还观察到，不稳定型冠心病患者的冠状动脉可以出现热与冷病变仅隔几毫米的现象，与以往研究认为不稳定型冠心病患者整个血管都有弥漫炎症的观点相反[62]。

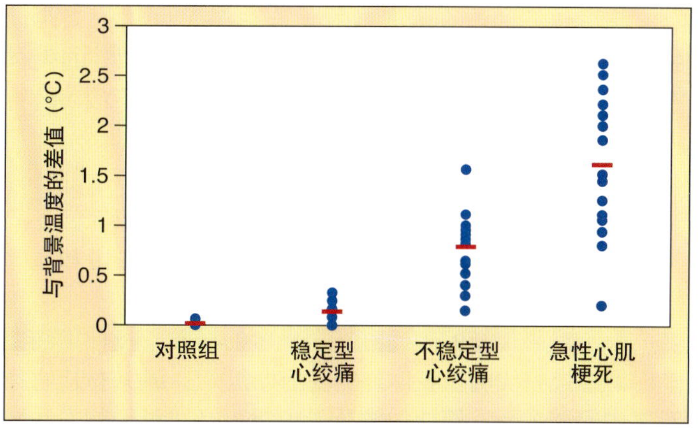

图17-4 在稳定型心绞痛、不稳定型心绞痛和急性心肌梗死患者中，最高温度超过背景温度的数值逐渐增大。
From Stefanadis C, Diamantopoulos I, Vlachopoulos C, et al: Thermal heterogeneity within human atherosclerotic coronary arteries detected in vivo: A new method of detection by application of a special thermography catheter. Circulation 1999;99:1965-1971.

冠状动脉血流对斑块温度测定存在潜在的影响[62, 63]。冠状动脉血流的“冷却效应”可能会低估动脉粥样硬化斑块的实际温度。一些观点认为，对于现在血管内温度学的数据进行解读还需要其他补充信息，如冠状动脉血流和动脉粥样斑块的结构特点等[61]。近期已初步设计出能完全阻断冠状动脉血流，从而获得温度学准确信息的导管[62]。

现有的温度学检查的临床局限包括：①必须确定易损斑块的分界值；②准确的温度测量需要温度探头与血管壁的直接接触，这可能会导致内膜损伤；③冠状动脉内注入液体或对比剂会影响对温度的判断，故在测量前和测量时应予避免。

目前，易损斑块的病理生理学资料强烈支持其温度增高的观点。现有的技术能够对冠状动脉的斑块温度做到准确测量。但是温度学在更广泛应用前还需要大规模临床试验以评估其敏感性和特异性。

血管内磁共振成像

MRI 是应用磁场作用于生物组织获得非离子化图像的成像技术。体内组织的质子在磁场作用下发生同向旋转。在短射频能量作用下，质子吸收能量，随后又释放出能量，恢复到原来的状态。这些信号被回收线圈获得后重建成图像。

有三种图像对比剂用来判断斑块成分：① T1 加权图像；② T2 加权图像；③质子密度 - 加权图像。能量释放速率（纵向弛豫时间）和双向旋转速率（横向弛豫时间）称为 T1 和 T2 加权测量。而质子密度 - 加权图像通过调整图像参数，减少 T1 和 T2 图像信息，只保留与水或脂质质子密度的区别。

应用传统的磁共振成像技术在体外可以评价人颈动脉[64, 65]、主动脉[66]、外周动脉[67]和冠状动脉[68]的粥样硬化斑块。在体内，只有颈动脉由于其表浅和不活动的特点，可以获得很好的磁共振图像。

与传统的颈动脉磁共振图像不同，应用猪模型的研究发现，体内冠状动脉的磁共振检查存在很大局限性。主要是由于心跳和呼吸运动的影响、冠状动脉位置较深和血管细、非线形走行的原因。

为了克服传统的表面磁共振成像的局限，设计了在血管内留置接收线圈接收体外磁场的办法[69]。磁共振接收线圈离血管壁很近，能使图像质量大幅提高。对人胸主动脉应用血管内线圈获得的磁共振图像与组织切片相关性很好。一个重要的安全性问题是：血管内线圈发出的能量可导致热效应，可能会引起组织损伤。尽管冠状动脉血流可以部分降低热度，但是对于小血管，可能更容易导致温度升高。

近期，Larose 等[70]应用血管内线圈和体外磁场的磁共振方法检查了 25 条人髂动脉，与 IVUS 比较，发现磁共振可以清楚地区分斑块内外边缘，IVUS 无法识别的钙化血管也可以获得清晰图像。

传统的磁共振，不管有无血管内线圈，都需要外部磁铁，故使得该项检查在导管室内无法应用。

一家公司近期研制了一种自带血管内磁共振成像技术，不用外部磁场或线圈就能获得动脉血管壁图像[71]。既往应用传统磁共振技术的研究发现，脂质成分的表观扩散系数值明显低于纤维组织。血管内 MRI 探头应用表观水扩散系数的概念[64]。由 MRI 检测的在测量容积内的水分子自扩散被称为表观扩散系数。以前应用传统 MRI 技术的研究已显示：富含脂质的组织的表现扩散系数比纤维组织的表观扩散系数值低。因为活化的氢离子浓度相对较低，应用血管内磁共振探头无法检测钙化沉积。此外，血管内磁共振探头也无法区分纤维帽和正常的中层，因为二者具有相似的生物物理特性，故具有相似的表观扩散系数值。

血管内磁共振探头有一强静态磁场（~300T/m），很适合测量表观扩散系数。其血管壁穿透深度大约为 50 ~ 200μm。其实血管内磁共振探头并不是对血管壁进行形态重建，只是在探头视野内将脂质沉积情况用彩色标记图显示出来。该系统的控制台与 IVUS 的控制台相似，包含一个导管连接单位和一个导管。该系统可以用于导管室内。现在设计技术应用 5.2-Fr 血管内磁共振导管和 300-cm 造影导丝，最远可从冠状动脉开口到远端 5cm 处[71]。

应用 Topsin Medical 血管内磁共振探头体外检查人的主动脉和冠状动脉标本，与组织学和免疫组化图像比较，其可以准确发现 16 个主动脉病变中的 15 个（94%）以及 18 个冠状动脉病变中的 16 个（88%）。

第一个将 Topsin Medical 血管内磁共振探头应用于人的安全性和可行性的研究已经完成了 29 例患者的检查。没有发现主要不良心脏事件或器械相关的并发症。发现 4 个纤维病变，4 个纤维脂质病变和 8 个富含脂质病变。6 名患者由于伪影干扰，图像质量很差，无法分析[72]。

该系统的临床应用还需要进行进一步的研究证实。动脉粥样硬化的分子影像联合磁共振技术可能是发现易损斑块的更有前途的影像方法[73]。

光谱学

光谱学是吸收、发射或散射由电子或分子产生的电磁射线，以定性或定量研究电子或分子及生理过程的方法。光谱学的原理是：不同的化学成分在不同波长下吸收和散射的能量不同，可产生独特的化学指纹[74]。医学上最常用的是光能和光子能。目前，两种光子光谱学检查（Raman 光谱学和近红外漫反射光谱学）对识别动脉粥样硬化已显示出潜在临床应用价值，特别是对易损斑块。

Raman 光谱学

Raman 光谱学是一种常用的应用激光散射原理分析气体、液体和固体内分子的方法。Raman 效应是指样品中的分子被激光激活后散射光线。尽管大部分散射光线的波长和激发光线的波长一致，但少量产生不同波长的散射光。固体内分子或光子震动散射光线称为拉曼散射，是分子改变其运动状态的结果。入射光（E_i）和 Raman 散射光（E_s）的能量差等于分子震动状态变化能量（也就是使分子震动，E_v）。该能量差称为拉曼转换，按下列公式换算：

$$E_v = E_i - E_s$$

入射光对比 Raman 转换形成的图谱称为 Raman 光谱。常可以观察到不同的 Raman 光谱，每个光谱代表样本中分子不同的震动或旋转运动。当 Raman 光谱作用于动脉粥样硬化斑块，产生的光谱可认为是斑块的分子指纹[75]。故 Raman 光谱是检测不同动脉粥样硬化斑块的化学组成的理想方法[76]。

Raman 光谱是体外判断动脉粥样硬化斑块组成成分非常有效的办法（见图 17-5）[77, 78]。Brennan 等[79]通过对人冠状动脉进行化学分析，成功定量分析了斑块内胆固醇、胆固醇脂、甘油三酯、磷脂和钙盐的水平。他们还发现，从 Raman 光谱学得出的对人冠状动脉和外周血管的体外动脉粥样硬化斑块的结果与从组织学标本得出的结果的相关性很好[75, 80]。另一个体外研究评价了联合灰阶 IVUS 和 Raman 光谱学评估人冠状动脉粥样硬化斑块成分，发现 Raman 光谱学对于检测脂质核和钙化沉积优于灰阶 IVUS[81]。

近期，有研究应用 Raman 光谱学评估动脉粥样硬化斑块经饮食调整和降脂治疗后随时间变化的斑块稳定效果和化学成分变化。在动物研究中应用载脂蛋白 APOE*3 Leiden 转基因大鼠动物模型，通过 Raman 光谱学检查发现，血浆胆固醇水平与胆固醇聚集有很好的相关性。而且，Raman 光谱学还发现，经过阿托伐他汀治疗，胆固醇聚集减少[82, 83]。

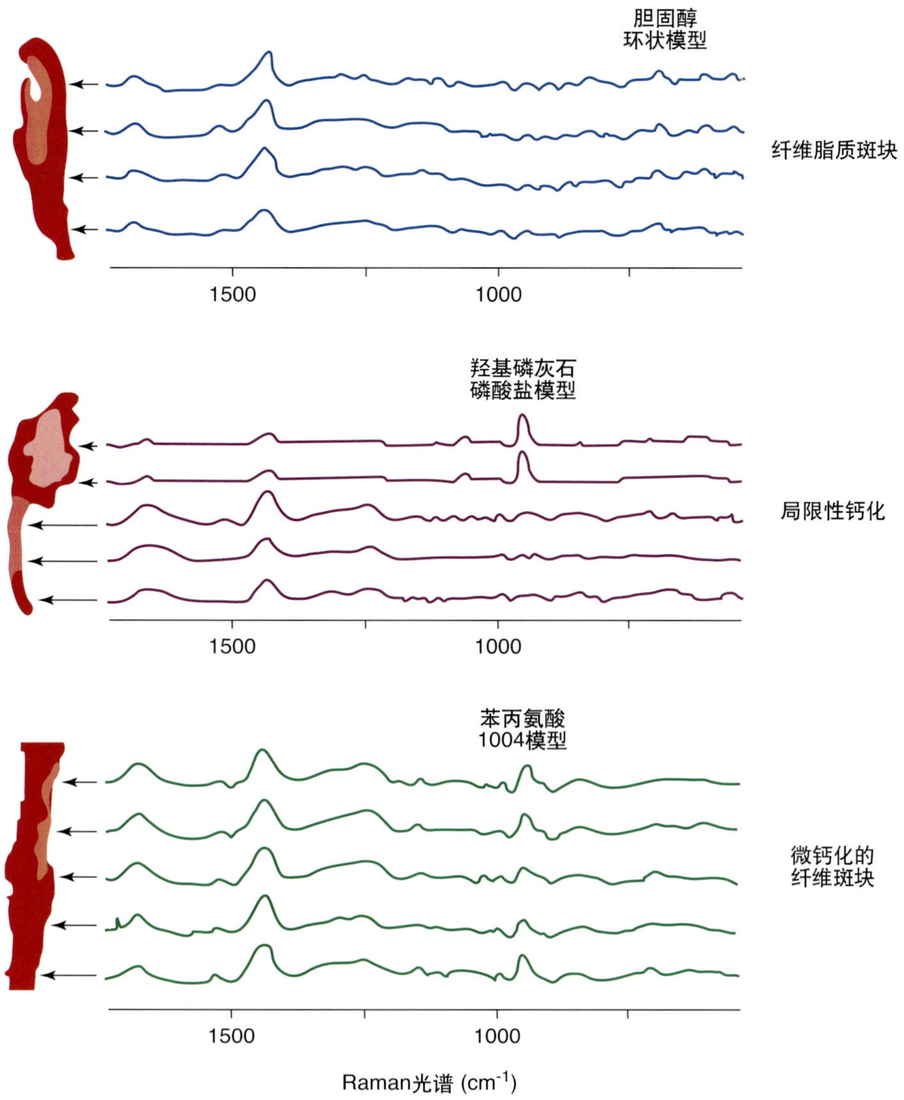

图17-5 三类典型的人动脉粥样硬化病变的横断面及其相应的Raman光谱。每个斑块类型有一特异的光谱或指纹。上，富含脂质核的纤维粥样硬化斑块。中，重度钙化斑块。下，散在微钙化的纤维斑块。
From Salenius J, Brennan J, Miller A, et al: Biochemical composition of human peripheral arteries examined with near-infared Raman spectroscopy. J Vasc Surg 1998;27:710-719.

这些研究表明，Raman 光谱学未来可能会成为一种基于导管的评价人冠状动脉粥样硬化斑块成分的工具。现在已研制出了评价人冠状动脉的 Raman 光谱学导管，但尚未进行人体实验。该导管外部直径为 2mm，有一个侧面发射 Raman 光谱的探头、成像纤维束和球囊。球囊充盈后可以使探头离管腔壁更近，以更好地评价[84]。

根据光源的不同，Raman 光谱学检查的穿透深度在 1~1.5mm 之间。穿透力的不足使该检查只能获得纤维帽和脂质核的图像。目前，实验研究尚局限于与组织直接接触的方法；完全非接触环状成像技术尚未应用。另外，强背景荧光和血液吸收发射的光线是面临的主要技术难点。Raman 光谱学本身并不能提供空间定位或斑块几何形态图像，但其可以提供斑块是否稳定的信息，是通过化学成分的不同与稳定的硬化斑块区分开。因此，基于导管的 Raman 光谱学将来的发展方向应该是与其他影像学技术结合，如 IVUS 或 OCT。

近红外线漫反射光谱学

与 Raman 光谱学相同，近红外线漫反射光谱学用光检测组织成分。然而，与在可视光谱内应用高能量激光的 Raman 光谱学不同，近红外线漫反射光谱学是红外线（750 ~ 2500nm）与不同分子（如水、脂肪、蛋白和糖）相互作用的效果。近红外线光刚刚超过可视红光的光谱。

每种类型的分子作用和吸收近红外线的程度不同。光吸收量与特定分子密度成比例，可以提供病理过程的定性和定量信息。不同组织不同的反射模式反映的组织学特点可以使该项检查区分出富含脂质的粥样硬化核，使其成为检测易损斑块的一个有用手段。

红外线光谱学检查能够识别尸检动脉壁标本上的胆固醇、高密度脂蛋白和低密度脂蛋白成分。化学方法分析发现，用高压液色谱法标测的动脉粥样脂质含量与该检查相关性很高[85]。另一项研究分析了199个人主动脉尸检标本发现，近红外线漫反射光谱学可以准确反映斑块易损性的组织学特点，包括富含脂质动脉粥样硬化斑块，敏感性和特异性均很高（90%和93%）[86]。

Cassis等[87]用近红外线漫反射光谱学方法检测了高胆固醇喂养的兔的主动脉，发现了低密度脂蛋白胆固醇的沉积。随后，用同样的检查方法成功检测到人体外颈动脉斑块标本的脂质含量[88]。而且，Moreno等[86]对199个人主动脉尸检标本的研究发现，近红外线漫反射光谱学检测可以准确发现斑块易损性的组织学特点，敏感性和特异性均很高（90%和93%）。研究者对167个人冠状动脉标本的研究得到了同样的敏感性和特异性水平[89]。

尽管经验有限，该技术确实显示出很有前景。近期研制了一种小的3.2-Fr的冠状动脉导管，可以发射和接收红外线光的信息。仪器的侧面空间分辨率大约为1mm[90]。与OCT、温度学甚至Raman光谱学不同，由于红外线波长更长，该项检查不受血流的影响。一项研究表明，该仪器在3mm血液厚度对大的富含脂质的斑块识别的敏感性为88%，特异性为79%[91]。该检查不需与血管壁接触，也不必阻断血流。由于冠状动脉随心跳活动可能会影响图像质量，发明了应用特定的对动脉粥样硬化斑块敏感的波长的光线，该高速系统能在6毫秒获得扫描信息[92]。

尽管还没有发表结果，但是已经开展了对接受冠状动脉支架治疗的患者应用近红外线漫反射光谱学仪器进行评价的研究。安全性已得到证实，但是心脏运动幅度大产生的伪影影响了成像质量。针对这点还需要改进技术提高图像质量[93]。

进一步的研究应针对近红外线漫反射光谱学识别富含脂质斑块的能力。技术改进包括非旋转导管、近红外线漫反射光谱学与诸如IVUS在内的其他血管内影像检查的结合和应用分子成像剂。

小　结

一系列血管内影像设备可以识别易损斑块。现在，这些设备处在不同的临床发展阶段。这些检查的目的均指向识别易损斑块，试图识别动脉粥样硬化斑块的不同成分。这些检查手段应为互补的，将来易损斑块的确定可能是基于各种影像学检查标准的结合。将来对易损斑块的识别可能会给冠心病患者带来更好的预后评价或治疗策略。

（高　展）

参考文献

1. Yusuf S, Reddy S, Ounpuu S, Anand S: Global burden of cardiovascular diseases: Part I: General considerations, the epidemiologic transition, risk factors, and impact of urbanization. Circulation 2001;104:2746-2753.
2. Naghavi M, Libby P, Falk E, et al: From vulnerable plaque to vulnerable patient: Q call for new definitions and risk assessment strategies: Part I. Circulation 2003;108:1664-1672.
3. Farb A, Burke AP, Tang AL, et al: Coronary plaque erosion without rupture into a lipid core. A frequent cause of coronary thrombosis in sudden coronary death. Circulation 1996;93:1354-1363.
4. Kolodgie FD, Gold HK, Burke AP, et al: Intraplaque hemorrhage and progression of coronary atheroma. N Engl J Med 2003;349:2316-2325.
5. Kolodgie FD, Burke AP, Farb A, et al: The thin-cap fibroatheroma: A type of vulnerable plaque: The major precursor lesion to acute coronary syndromes. Curr Opin Cardiol 2001;16:285-292.
6. van der Wal AC, Becker AE, van der Loos CM, Das PK: Site of intimal rupture or erosion of thrombosed coronary atherosclerotic plaques is characterized by an inflammatory process irrespective of the dominant plaque morphology. Circulation 1994;89:36-44.
7. Virmani R, Kolodgie FD, Burke AP, et al: Lessons from sudden coronary death: A comprehensive morphological classification scheme for atherosclerotic lesions. Arterioscler Thromb Vasc Biol 2000;20:1262-1275.
8. Burke AP, Farb A, Malcom GT, et al: Effect of risk factors on the mechanism of acute thrombosis and sudden coronary death in women. Circulation 1998;97:2110-2116.
9. Rioufol G, Finet G, Ginon I, et al: Multiple atherosclerotic plaque rupture in acute coronary syndrome: A three-vessel intravascular ultrasound study. Circulation 2002;106:804-808.
10. Valgimigli M, Rodriguez-Granillo GA, Garcia-Garcia HM, et al: Distance from the ostium as an independent determinant of coronary plaque composition in vivo: An intravascular ultrasound study based radiofrequency data analysis in humans. Eur Heart J 2006;27:655-663.
11. Falk E, Shah PK, Fuster V: Coronary plaque disruption. Circulation 1995;92:657-671.
12. Little WC, Constantinescu M, Applegate RJ, et al: Can coronary angiography predict the site of a subsequent myocardial infarction in patients with mild-to-moderate coronary artery disease? Circulation 1988;78:1157-1166.
13. Davies MJ, Thomas A: Thrombosis and acute coronary-artery lesions in sudden cardiac ischemic death. N Engl J Med 1984;310:1137-1140.
14. Goldstein JA, Demetriou D, Grines CL, et al: Multiple complex coronary plaques in patients with acute myocardial infarction. N Engl J Med 2000;343:915-922.
15. Schoenhagen P, Stone GW, Nissen SE, et al: Coronary plaque morphology and frequency of ulceration distant from culprit lesions in patients with unstable and stable presentation. Arterioscler Thromb Vasc Biol 2003;23:1895-1900.
16. Hong MK, Mintz GS, Lee CW, et al: Comparison of coronary plaque rupture between stable angina and acute myocardial infarction: A three-vessel intravascular ultrasound study in 235 patients. Circulation 2004;110:928-933.
17. Naghavi M, Madjid M, Khan MR, et al: New developments in the detection of vulnerable plaque. Curr Atheroscler Rep 2001;3:125-135.
18. Huang D, Swanson EA, Lin CP, et al: Optical coherence tomography. Science 1991;254:1178-1181.
19. Fujimoto JG, Bouma B, Tearney GJ, et al: New technology for high-speed and high-resolution optical coherence tomography. Ann N Y Acad Sci 1998;838:95-107.
20. Honda Y, Fitzgerald PJ: Frontiers in intravascular imaging technologies. Circulation 2008;117:2024-2037.
21. Bouma BE, Tearney GJ, Yabushita H, et al: Evaluation of intracoronary stenting by intravascular optical coherence tomography. Heart 2003;89:317-320.
22. Yabushita H, Bouma BE, Houser SL, et al: Characterization of human atherosclerosis by optical coherence tomography. Circulation 2002;106:1640-1645.
23. Brezinski ME, Tearney GJ, Bouma BE, et al: Imaging of coronary artery microstructure (in vitro) with optical coherence tomography. Am J Cardiol 1996;77:92-93.
24. Patwari P, Weissman NJ, Boppart SA, et al: Assessment of coronary plaque with optical coherence tomography and high-frequency ultrasound. Am J Cardiol 2000;85:641-644.
25. Jang IK, Bouma BE, Kang DH, et al: Visualization of coronary atherosclerotic plaques in patients using optical coherence tomography: Comparison with intravascular ultrasound. J Am Coll Cardiol 2002;39:604-609.
26. Manfrini O, Mont E, Leone O, et al: Sources of error and interpretation

of plaque morphology by optical coherence tomography. Am J Cardiol 2006;98:156-159.
27. Tearney GJ, Yabushita H, Houser SL, et al: Quantification of macrophage content in atherosclerotic plaques by optical coherence tomography. Circulation 2003;107:113-119.
28. Jang IK, Tearney GJ, MacNeill B, et al: In vivo characterization of coronary atherosclerotic plaque by use of optical coherence tomography. Circulation 2005;111:1551-1555.
29. MacNeill BD, Jang IK, Bouma BE, et al: Focal and multi-focal plaque macrophage distributions in patients with acute and stable presentations of coronary artery disease. J Am Coll Cardiol 2004;44:972-979.
30. Brezinski ME, Tearney GJ, Weissman NJ, et al: Assessing atherosclerotic plaque morphology: Comparison of optical coherence tomography and high frequency intravascular ultrasound. Heart 1997;77:397-403.
31. Kawasaki M, Bouma BE, Bressner J, et al: Diagnostic accuracy of optical coherence tomography and integrated backscatter intravascular ultrasound images for tissue characterization of human coronary plaques. J Am Coll Cardiol 2006;48:81-88.
32. Nair A, Kuban BD, Tuzcu EM, et al: Coronary plaque classification with intravascular ultrasound radiofrequency data analysis. Circulation 2002;106:2200-2206.
33. Nasu K, Tsuchikane E, Katoh O, et al: Accuracy of in vivo coronary plaque morphology assessment: A validation study of in vivo virtual histology compared with in vitro histopathology. J Am Coll Cardiol 2006;47:2405-2412.
34. Granada JF, Wallace-Bradley D, Win HK, et al: In vivo plaque characterization using intravascular ultrasound-virtual histology in a porcine model of complex coronary lesions. Arterioscler Thromb Vasc Biol 2007;27:387-393.
35. Rodriguez-Granillo GA, Garcia-Garcia HM, McFadden EP, et al: In vivo intravascular ultrasound-derived thin-cap fibroatheroma detection using ultrasound radiofrequency data analysis. J Am Coll Cardiol 2005;46:2038-2042.
36. Wang JC, Normand SL, Mauri L, Kuntz RE: Coronary artery spatial distribution of acute myocardial infarction occlusions. Circulation 2004;110:278-284.
37. Rodriguez-Granillo GA, Serruys PW, Garcia-Garcia HM, et al: Coronary artery remodelling is related to plaque composition. Heart 2006;92:388-391.
38. Rodriguez-Granillo GA, McFadden EP, Valgimigli M, et al: Coronary plaque composition of nonculprit lesions, assessed by in vivo intracoronary ultrasound radio frequency data analysis, is related to clinical presentation. Am Heart J 2006;151:1020-1024.
39. Burke AP, Farb A, Malcom GT, et al: Coronary risk factors and plaque morphology in men with coronary disease who died suddenly. N Engl J Med 1997;336:1276-1282.
40. Burleigh MC, Briggs AD, Lendon CL, et al: Collagen types I and III, collagen content, GAGs and mechanical strength of human atherosclerotic plaque caps: Span-wise variations. Atherosclerosis 1992;96:71-81.
41. Lendon CL, Davies MJ, Born GV, Richardson PD: Atherosclerotic plaque caps are locally weakened when macrophages density is increased. Atherosclerosis 1991;87:87-90.
42. Lendon CL, Davies MJ, Richardson PD, Born GV: Testing of small connective tissue specimens for the determination of the mechanical behaviour of atherosclerotic plaques. J Biomed Eng 1993;15:27-33.
43. Schaar JA, De Korte CL, Mastik F, et al: Characterizing vulnerable plaque features with intravascular elastography. Circulation 2003;108: 2636-2641.
44. Schaar JA, Regar E, Mastik F, et al: Incidence of high-strain patterns in human coronary arteries: assessment with three-dimensional intravascular palpography and correlation with clinical presentation. Circulation 2004;109:2716-2719.
45. de Korte CL, Cespedes EI, van der Steen AF, et al: Intravascular ultrasound elastography: assessment and imaging of elastic properties of diseased arteries and vulnerable plaque. Eur J Ultrasound 1998;7:219-224.
46. de Korte CL, Carlier SG, Mastik F, et al: Morphological and mechanical information of coronary arteries obtained with intravascular elastography; feasibility study in vivo. Eur Heart J 2002;23:405-413.
47. Schaar JA, van der Steen AF, Mastik F, et al: Intravascular palpography for vulnerable plaque assessment. J Am Coll Cardiol 2006;47:86-91.
48. de Korte CL, Sierevogel MJ, Mastik F, et al: Identification of atherosclerotic plaque components with intravascular ultrasound elastography in vivo: A Yucatan pig study. Circulation 2002;105:1627-1630.
49. Van Mieghem CA, McFadden EP, de Feyter PJ, et al: Noninvasive detection of subclinical coronary atherosclerosis coupled with assessment of changes in plaque characteristics using novel invasive imaging modalities: The Integrated Biomarker and Imaging Study (IBIS). J Am Coll Cardiol 2006;47:1134-1142.
50. Libby PSG, Lee RT, Galis ZS: Cytokines regulate vascular functions related to stability of the atherosclerotic plaque. J Cardiovasc Pharmacol 1995;25:S9-S12.
51. Libby PRP, Maseri AM: Inflammation and atherosclerosis. Circulation 2002;105:1135-1143.
52. Fuster VBL, Badimon J, Chesebro J: The pathogenesis of coronary artery disease and the acute coronary syndromes (1). N Engl J Med 1992;326:242-250.
53. Fuster VBL, Badimon J, Chesebro J: The pathogenesis of coronary artery disease and the acute coronary syndromes (2). N Engl J Med 1992;326:310-318.
54. Casscells W, Hathorn B, David M, et al: Thermal detection of cellular infiltrates in living atherosclerotic plaques: Possible implications for plaque rupture and thrombosis. Lancet 1996;347:1447-1551.
55. Nikkari ST, O'Brien KD, Ferguson M, et al: Interstitial collagenase (MMP-1) expression in human carotid atherosclerosis. Circulation 1995;92:1393-1398.
56. Little WCCM, Applegate R: Can coronary angiography predict the site of a subsequent myocardial infarction in patients with mild-to-moderate coronary artery disease? Circulation 1988;78:1157-1166.
57. de Feyter PJ, Ozaki Y, Baptista J, et al: Ischemia-related lesion characteristics in patients with stable or unstable angina. A study with intracoronary angioscopy and ultrasound. Circulation 1995;92:1408-1413.
58. Stefanadis C, Diamantopoulos L, Vlachopoulos C, et al: Thermal heterogeneity within human atherosclerotic coronary arteries detected in vivo: A new method of detection by application of a special thermography catheter. Circulation 1999;99:1965-1971.
59. Stefanadis C, Diamantopoulos L, Dernellis J, et al: Heat production of atherosclerotic plaques and inflammation assessed by the acute phase proteins in acute coronary syndromes. J Mol Cell Cardiol 2000;32:43-52.
60. Verheye S, Diamantopoulos L, Van Langenhove G, et al: In vivo temperature heterogeneity of atherosclerotic plaques is determined by plaque composition. Circulation 2002;105:1596-1601.
61. Stefanadis C, Toutouzas K, Tsiamis E, et al: Thermography of human arterial system by means of new thermography catheters. Cath Cardiovasc Interv 2001;54:51-58.
62. Belardi JA, Albertal M, Cura FA, et al: Intravascular thermographic assessment in human coronary atherosclerotic plaques by a novel flow-occluding sensing catheter: A safety and feasibility study. J Invasive Cardiol 2005;17:663-666.
63. ten Have AG, Gijsen FJ, Wentzel JJ, et al: Temperature distribution in atherosclerotic coronary arteries: Influence of plaque geometry and flow (a numerical study). Phys Med Biol 2004;49:4447-4462.
64. Toussaint JF, LaMuraglia GM, Southern JF, et al: Magnetic resonance images lipid, fibrous, calcified, hemorrhagic, and thrombotic components of human atherosclerosis in vivo. Circulation 1996;94:932-938.
65. Yuan C, Beach KW, Smith LH Jr, Hatsukami TS: Measurement of atherosclerotic carotid plaque size in vivo using high resolution magnetic resonance imaging. Circulation 1998;98:2666-2671.
66. Fayad ZA, Nahar T, Fallon JT, et al: In vivo magnetic resonance evaluation of atherosclerotic plaques in the human thoracic aorta: A comparison with transesophageal echocardiography. Circulation 2000;101:2503-2509.
67. Coulden RA, Moss H, Graves MJ, et al: High resolution magnetic resonance imaging of atherosclerosis and the response to balloon angioplasty. Heart 2000;83:188-191.
68. Fayad ZA, Fuster V, Fallon JT, et al: Noninvasive in vivo human coronary artery lumen and wall imaging using black-blood magnetic resonance imaging. Circulation 2000;102:506-510.
69. Correia LC, Atalar E, Kelemen MD, et al: Intravascular magnetic resonance imaging of aortic atherosclerotic plaque composition. Arterioscler Thromb Vasc Biol 1997;17:3626-3632.
70. Larose E, Yeghiazarians Y, Libby P, et al: Characterization of human atherosclerotic plaques by intravascular magnetic resonance imaging. Circulation 2005;112:2324-2331.

71. Tamman E, Halon DA: Principles of a self contained catheterisation laboratory based intravascular magnetic resonance system EuroIntervention 2006;2:262-264.
72. Regar E, Hennen B, Grube E, et al: First-in-man application of a miniaturized self-contained intracoronary magnetic resonance probe. A multi-centre safety and feasibility trial. EuroIntervention 2006;2:77-83.
73. Briley-Saebo KC, Mulder WJ, Mani V, et al: Magnetic resonance imaging of vulnerable atherosclerotic plaques: Current imaging strategies and molecular imaging probes. J Magn Reson Imaging 2007;26:460-479.
74. Choo-Smith L, Edwards HG, Hendtz H, et al: Medical applications of Raman spectroscopy: From proof of principle to clinical implementation. Biopolymers 2002;67:1-9.
75. Salenius JP, Brennan JF 3rd, Miller A, et al: Biochemical composition of human peripheral arteries examined with near-infrared Raman spectroscopy. J Vasc Surg 1998;27:710-719.
76. Pasterkamp GFE, Woutman H, Borst C: Techniques characterizing the coronary atherosclerotic plaque: Influence on clinical decision making? J Am Coll Cardiol 2000;36:13-21.
77. Klug DD, Singleton DL, Walley VM: Laser Raman spectrum of calcified human aorta. Lasers Surg Med 1992;12:13-17.
78. Baraga JJ, Feld MS, Rava RP: In situ optical histochemistry of human artery using near infrared Fourier transform Raman spectroscopy. Proc Natl Acad Sci U S A 1992;89:3473-3477.
79. Brennan JF 3rd, Romer TJ, Lees RS, et al: Determination of human coronary artery composition by Raman spectroscopy. Circulation 1997;96:99-105.
80. Romer TJ, Brennan JF 3rd, Fitzmaurice M, et al: Histopathology of human coronary atherosclerosis by quantifying its chemical composition with Raman spectroscopy. Circulation 1998;97:878-885.
81. Romer TJ, Brennan JF 3rd, Puppels GJ, et al: Intravascular ultrasound combined with Raman spectroscopy to localize and quantify cholesterol and calcium salts in atherosclerotic coronary arteries. Arterioscler Thromb Vasc Biol 2000;20:478-483.
82. van der Poll SW, Romer TJ, Volger OL, et al: Raman spectroscopic evaluation of the effects of diet and lipid-lowering therapy on atherosclerotic plaque development in mice. Arterioscler Thromb Vasc Biol 2001;21:1630-1635.
83. van de Poll SW, Delsing DJ, Jukema JW, et al: Raman spectroscopic investigation of atorvastatin, amlodipine, and both on atherosclerotic plaque development in APOE*3 Leiden transgenic mice. Atherosclerosis 2002;164:65-71.
84. Komachi Y, Sato H, Tashiro H: Intravascular Raman spectroscopic catheter for molecular diagnosis of atherosclerotic coronary disease. Appl Opt 2006;45:7938-7943.
85. Jaross W, Neumeister V, Lattke P, Schuh D: Determination of cholesterol in atherosclerotic plaques using near infrared diffuse reflection spectroscopy. Atherosclerosis 1999;147:327-337.
86. Moreno PR, Lodder RA, Purushothaman KR, et al: Detection of lipid pool, thin fibrous cap, and inflammatory cells in human aortic atherosclerotic plaques by near-infrared spectroscopy. Circulation 2002;105:923-927.
87. Cassis LA, Lodder RA: Near-IR imaging of atheromas in living arterial tissue. Anal Chem 1993;65:1247-1256.
88. Dempsey RJ, Davis DG, Buice R, Lodder RA: Biological and medical applications of near-infrared spectrometry. Appl Spectrosc 1996;50:18A-34A.
89. Moreno PR, Ryan SE, Hopkins DW, et al: Identification of lipid-rich plaques in human coronary artery autopsy specimens by near-infrared spectroscopy. J Am Coll Cardiol 2002;37:A356.
90. Zuluaga AF, DeJesus ST: Miniaturized probes for intracoronary optical spectroscopy through blood. Am J Cardiol 2002;90(suppl 2):128H.
91. Marshik B, Tan H: Discrimination of lipid-rich plaques in human aorta specimens with NIR spectroscopy through whole blood. Am J Cardiol 2002;90(suppl 6A):129H.
92. Waxman S, Khabbaz KR, Connolly RJ, et al: An animal model for in vivo imaging of human coronaries: a new tool to evaluate emerging technologies to detect vulnerable plaques. J Am Coll Cardiol 2004;43(suppl 2):A73.
93. Waxman S: Near-infrared spectroscopy for plaque characterization. J Interv Cardiol 2008;21(6):452-458.

第 18 章

不稳定型心绞痛和非 ST 段抬高心肌梗死的风险分层

Jessica L. Mega、Elliott M. Antman 和 Marc S. Sabatine

通常不稳定型心绞痛（UA）定义为在休息或轻微运动时发作的缺血性不适，可以是进行性加重的症状，也可以是新发严重的症状[1]。如果出现这些症状的同时，伴有反映心肌坏死的生化指标升高（例如 CK、CK-MB 或肌钙蛋白），则诊断为非 ST 段抬高心肌梗死（NSTEMI）[2]。UA/NSTEMI 一般具有共同的病理生理基础，即由近期动脉粥样硬化斑块破裂引起冠状动脉严重而不完全性的阻塞[3-5]。因此，两者的治疗相同，主要包括抗缺血治疗、抗血栓治疗和可能的冠状动脉重建[6]。但是，在 UA/NSTEMI 患者中，近期和远期发生死亡和主要心脏缺血事件的风险有差异。UA 患者的 30 天死亡率为 1.7%，低于 NSTEMI 或 ST 段抬高心肌梗死（STEMI），后两者的 30 天死亡率均为 5.1%[7]。相反，UA/NSTEMI 患者远期死亡率或发生心血管并发症的风险要高于 STEMI。研究显示，UA/NSTEMI 患者这种较高的风险性与年龄的增长和合并其他疾病有关[1]。

风险分层旨在较为准确地评估患者预后，这在 UA/NSTEMI 患者的临床治疗中十分重要[6]。这些分层信息对于患者及其家庭非常重要，可以据此针对患者的病况进行更有效的治疗及分配临床资源。临床试验评估表明，多种药物包括阿司匹林、二磷酸腺苷受体阻滞剂、糖蛋白Ⅱb/Ⅲa 抑制剂、普通肝素、低分子肝素和直接凝血酶抑制剂以及早期 PCI 都有效[8-14]。然而，这些治疗方法多数也伴随着出血的风险，出血则会造成显著的发病率和死亡率[15]。因此，风险分层是制定临床治疗策略过程中的一个必要组成部分，用于在有可能获得最大获益的患者中指导采用更为积极的治疗。

来自观察研究和临床试验的数据表明，单个风险分层因素对预后的预测有价值。在简单的风险分层设计中使用了人口统计学、病史特征和在初次评价时采集的信息，包括阳性体征和 ECG 变化[16]。多种心肌损伤生化指标水平的升高对确定高危人群具有价值。针对 UA/NSTEMI 患者的 TIMI 风险评分和 GRACE 风险评分是两种结合了临床和生化指标的评估方法。值得注意的是，设计这些评分和其他方法是用来预测发生 ACS 后不同时间段发生的不同类型的事件。例如，TIMI 风险评分包括了 7 项临床预测因素，评估了 UA/NSTEMI 患者 14 天内的死亡、新发或复发心肌梗死和因再发严重的缺血需要紧急血管重建的风险。另一方面，GRACE 风险评分包括 9 个自变量，评估 STEMI、NSTEMI 或 UA 后 6 个月的死亡风险。这两种风险评分综合考虑了就诊时的症状，但是动态风险分层可提供增量信息。综合考虑基线、出院和随访数据，临床医师可以更全面准确地评价患者发生转归事件的风险。

人口统计学和病史危险因素

年　龄

研究指出，年龄在整个 ACS 病谱中均是一种风险因素。年龄通常作为二分变量处理（如年龄 < 64 岁对 ≥ 65 岁）。然而，一项来自 TIMI Ⅲ的登记注册的数据分析显示，如果将年龄作为一个连续变量，则年龄每增长 10 岁，1 年的死亡或心肌梗死的复合相对危险为 1.43（$P < 0.001$）[17]。而在 PURSUIT 试验中，数据分析采用了三次样条函数[18, 19]，结果在作为连续性变量的年龄与死亡率之间的单变量呈现曲线关系[20]。在 UA/NSTEMI 患者中，在 65 岁左右存在一个明显的拐点，因此支持在应用二元方法时 65 岁作为切点。另一种方法将年龄作为分类变量，对于在某个特定阈值之上的每年长 10 年，临床医师分配的权重有相应增加[20, 21]。风险随着年龄的增长而增加，这在 NSTEMI 患者比在 UA 患者更为明显。因此，临床医师应该牢记，当患者从 UA 转成 NSTEMI 再转成 STEMI 时，高龄对预后的预测价值可能升高[20-22]。

性　别

性别对 ACS 预后的影响很复杂。由于 ACS 女性患者趋向于有更多的传统危险因素，因此显示女性性别具有有害或保护作用的粗略单变量关联性可能受到混淆。例如，TIMI ⅢB 研究纳入 UA/NSTEMI 患者，GUSTO Ⅲb 纳入所有 ACS 的患者。Hochman 等[25, 26]发现，ACS 的女性患者年龄较高，更可能合并高血压、糖尿病和高脂血症。多项研究表明，女性患者的临床症状较为不典型，因此就诊时间可能较迟，并且可能在就诊后未得到恰当治疗[27, 28]。一项研究显示，通过对可疑 ACS 的患者进行冠状动脉造影检查发现，女性患者的冠状动脉病变较男性的轻微[25]。为了解释 ACS 的性别差异性，有必要对分析进行适当调整，包括考虑年龄和基线心血管风险因素。采用多变量模型检验 50 种基线变量与 UA/NSTEMI 后发生死亡或心肌梗死终点事件之间的关联的结果表明，性别与心血管结果无关[25]。同样，在 GRACE 风险评分（用于评估 ACS 的死亡风险）和 TIMI 风险评分（用于评估 UA/NSTEMI 后的死亡率、新发或再发心肌梗死或严重反复缺血需要急诊血管重建治疗的风险）中，性别并不是不良预后的预测因素[29, 30]。另外，一项 UA/NSTEMI 的同龄队列研究发现，男性与女性患者随后发生的心血管死亡、心肌梗死或反复心肌缺血经过校正的风险相似[30a]。但是许多研究结果仍显示，女性具有显著保护性效应[26]，但是这些研究仅局限于某些组的 UA 患者。因此，总体的资料显示，在调整了其他已知预测因素后，UA/NSTEMI 中女性既没有显示出负面影响，也没有显示出保护性作用。

糖尿病

在有冠心病危险因素或明确冠心病的患者，糖尿病都是一个重要的危险因素。在过去 20 年中，全球范围内糖尿病发病率明显增加，从 1985 年的 3000 万例增加至 2000 年的 1.77 亿例。预计到 2030 年，全球将有 2.6 亿人口患有糖尿病[31]。在美国，糖尿病的发病率大约是 7%[32]。代谢综合征则更普遍，符合以下至少三个条件即可诊断代谢综合征[33]：

- 腰围男性＞102cm，女性＞88cm。
- 血清甘油三酯水平≥150mg/dl。
- 高密度脂蛋白胆固醇：男性≤40mg/dl，女性≤50mg/dl。
- 血压≥130/85mmHg。
- 血清葡萄糖水平≤110mg/dl。

与 2 型糖尿病一样，通常认为胰岛素抵抗是导致代谢综合征的基本原因[34]。来自全美健康和营养检查调查的资料显示，在美国，代谢综合征的发病率在年龄调整后，男性为 34%，女性为 35%[35]。代谢综合征的高发病率也表明，糖耐量异常或显性糖尿病患者都具有同时合并其他心血管危险因素的趋势。例如，一半的糖尿病患者合并高血压，1/3 合并高脂血症。

病理生理学上，糖尿病导致了氧化应激[36]和过多糖原的产生，这可能导致了动脉粥样硬化[37]。血流静止的结果包括血小板聚集增强[38, 39]、纤维蛋白原和纤溶酶原激活物抑制因子 1 水平增加[40, 41]、细胞表面黏附因子上调[42, 43]和内皮功能损伤[44]。

人群调查研究显示，有心肌梗死病史的非糖尿病患者与既往无心肌梗死病史的糖尿病患者发生心肌梗死或再次心肌梗死的风险大致相同[45]。在 STEMI-TSTEMI[46]和 GUSTO-I[47]这两项对急性 STEMI 患者的研究中，尽管梗死相关血管的开通率相似，但是合并糖尿病的患者的死亡风险约是非糖尿病患者的 2 倍[48, 49]。多项有关 UA/NSTEMI 的临床试验结果显示，糖尿病使死亡和心脏缺血事件的风险增加了 1.5 ~ 2 倍。这些研究包括 GUSTO Ⅱb[50]、PRISM-PLUS[11]、FRISC Ⅱ[14]、TACTICS-TIMI 18[13]和 GUSTO Ⅳ-ACS[51]。来自 OASIS 登记处的研究数据表明，糖尿病是预测 UA/NSTEMI 死亡率的独立危险因素（校正的相对风险为 1.57，95% 的置信区间为 1.38 ~ 1.81）。在对 11 项 TIMI 研究中的 62 036 例 UA/NSTEMI 患者的分析表明，糖尿病与 30 天（比值比为 1.78，95% 的置信区间为 1.24 ~ 2.56）和 1 年（风险比为 1.65，95% 的置信区间为 1.30 ~ 2.10）的死亡率独立相关[52]。此外，合并糖尿病的 UA/NSTEMI 患者 1 年的死亡风险接近于 STEMI 的非糖尿病患者的风险，而非糖尿病的 UA/NSTEMI 患者持续处于低危水平（见图 18-1）。

吸 烟

吸烟对 ACS 的影响曾有争议[53]。吸烟者死亡率和缺血事件发生率有低于非吸烟者的趋势。事实上，吸烟者年龄较轻，较少合并严重的心血管疾病和其他疾病，以上原因可以解释这种矛盾性的结果。因此，ACS 患者的单变量分析显示，虽然吸烟者的事件发生率比非吸烟者低，但是多变量分析的结果却显示，吸烟并非独立预测因素。

外周动脉疾病

患有外周血管疾病的患者经常合并有严重冠心病。很显然，周围动脉疾病是 UA/NSTEMI 患者死亡和缺血并发症的危险因素之一。OPUS-TIMI 16 的多变量分析显示，调整了其他传统的危险因素后，周围动脉疾病仍然是死亡（比值比为 1.44，P = 0.0045）和复合心脏缺血事件（比值比为 1.21，P = 0.0035）的独立危险因素。PURSUIT 研究也得到了相似结果[20, 55]。

预先使用阿司匹林

多项研究已经证实，患者预先使用阿司匹林危险性增加[30, 56, 57]。这可能是因为 UA/NSTEMI 患者即使服用了阿司匹林，但由于存在阿司匹林抵抗，导致了富含血小板的血栓症，也可能是因为冠心病较为严重[58, 59]。也有一些试验提出，患者对阿司匹林的反应程度不同，阿司匹林抵抗可能增加了发生死亡和心血管并发症的风险[60, 61]。

急诊表现

临床表现、详细的体格检查、ECG 改变和心肌坏死生物标志物证据都可以提示重要的预测信息。

心绞痛的严重程度

1989 年，Braunwald[16]将心绞痛分为：原发性心绞痛（由于斑块破裂造成心肌供血减少）、继发性心绞痛（非心脏原因）和梗死后心绞痛。进一步将心绞痛分为初发心绞痛、恶化心绞痛和静息心绞痛。这种分类的重要性已经被多项临床研究所证实。这些研究结果显示，24 小时之内的心绞痛、静息心绞痛和梗死后心绞痛可以提示预后不良[30, 62-65]。

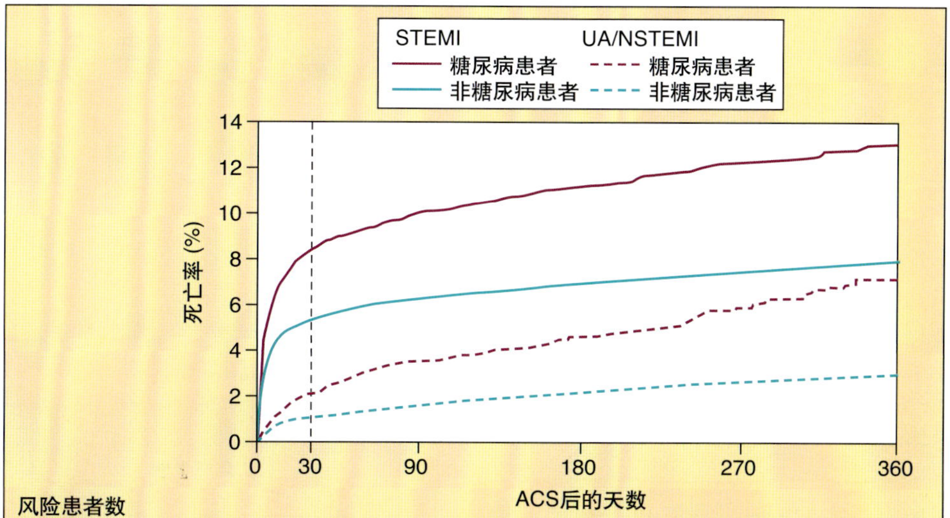

风险患者数	0	30	90	180	270	360
STEMI						
糖尿病患者	7 156	6 508	2 947	2 653	2 118	1 610
非糖尿病患者	39 421	37 136	16 685	15 274	12 276	9 351
UA/NSTEMI						
糖尿病患者	3 457	3 313	2 923	2 339	1 317	924
非糖尿病患者	12 002	11 658	10 505	8 191	5 141	4 008

图18-1　ACS后1年的累积全因死亡率。垂直虚线代表ACS后30天。
From Donahoe SM, Stewart GC, McCabe CH, et al: Diabetes and mortality following acute coronary syndromes. JAMA 2007;298:765-775.

体格检查

体格检查可以提示严重的左室收缩功能障碍。例如，S3 奔马律、湿啰音、二尖瓣反流杂音、低血压和心动过速更常见于 STEMI 而不是 UA/NSTEMI，但是如果这些体征出现于 UA/NSTEMI，也提示不良预后。Killip 和 Kimball 在至少 40 年前就提出了这些体征对 STEMI 患者的重要意义[21, 22]，也是综合风险评分的重要组成部分。在 UA/NSTEMI 患者中，这些体征虽然较为少见，但是一旦出现，则提示较重的冠心病，死亡率可以超过 60%[67]。

心电图

ACS 患者入院时 ECG 是最有用且最强的不良预后的预测因素。ST 段压低提示严重心肌缺血，而且预示住院期间的预后不良[7, 68]。ST 段压低也提示罪犯血管更为复杂，因此更需要进行血管重建[17]，同时，还预示更为严重的冠心病，与 6 个月[7]、1 年[17]、4 年[69]和 10 年[70]的不良预后有关。

重要的是，ST 段仅仅压低 0.05mV 即预示较高的不良事件发生率。TIMI Ⅲ登记处的研究显示，ECG 上 ST 段压低 0.05mV 患者的 30 天和 1 年的死亡或心肌梗死风险增加约 2 倍[7, 17]。此外，ST 段压低程度也与风险呈正相关。NSTEMI 患者 ECG 上 ST 段压低 0.05mV、0.1mV 和 ≥ 0.2mV 的 4 年生存率分别为 82%、77% 和 53%（$P < 0.0001$）[69]。

与 ST 段压低比较，T 波倒置与不良预后无关[17]。然而，胸前导联 T 波深倒（≥ 0.2mV）则提示左前降支病变，并且预后不良[71, 72]。

心肌坏死的检测

心肌坏死的检测是另一个重要的预测因素。通过生化方法检测提示心肌坏死指标升高的患者死亡率比未升高者的死亡率高[73]。此外，下表说明了 CK-MB 升高与死亡风险之间的数量关系[74]（见图 18-2）。

心肌特异的肌钙蛋白作为检测心肌坏死的生物标志物，具有较高的敏感性和特异性。与 CK-MB 一样，肌钙蛋白升高的幅度与死亡率密切相关[75, 76]（见图 18-3）。因为肌钙蛋白有较高的敏感性，所以，通过肌钙蛋白的检测可以发现 30% 的诊断为 UA 的患者存在微灶心肌梗死[75]。这些肌钙蛋白水平升高而 CK-MB 水平正常的患者比两项均正常的患者的死亡率高 3 ～ 4 倍[75-77]（见图 18-4）。

肌钙蛋白的适当分界值应该是多少一直以来都是争论的焦点。专家已达成的共识建议，这一分界值应该选取健康人群的第 99 百分位数值，并且变异系数＜ 10%。然而，来自 UA/NSETMI 的研究显示，肌钙蛋白轻度升高，即使低于这个分界值，也对预后有预测价值（见图 18-5）。另外，随着超灵敏检测方法的开发，可以检测每毫升皮克水平含量的肌钙蛋白，从而使之从半定量指标变为在每个个体都可检测到的连续变量。在 ACS 患者中，肌钙蛋白水平即使低于第 99 百分位数值，也对预后有预测价值。

肌红蛋白是一种微小的细胞质蛋白，分布于心肌细胞和骨骼肌细胞中。肌红蛋白是提示心肌损伤的一个敏感而非特异的标志物，特别是在发生心肌坏死后 4 ～ 8 小时内升高时[81-83]。心脏型脂肪酸结合蛋白是心肌损伤时心肌细胞释放的另一种细胞溶质蛋白质。一项有关 ACS 的研究显示，心脏型脂肪酸结合蛋白水平升高与主要心脏事件相

18

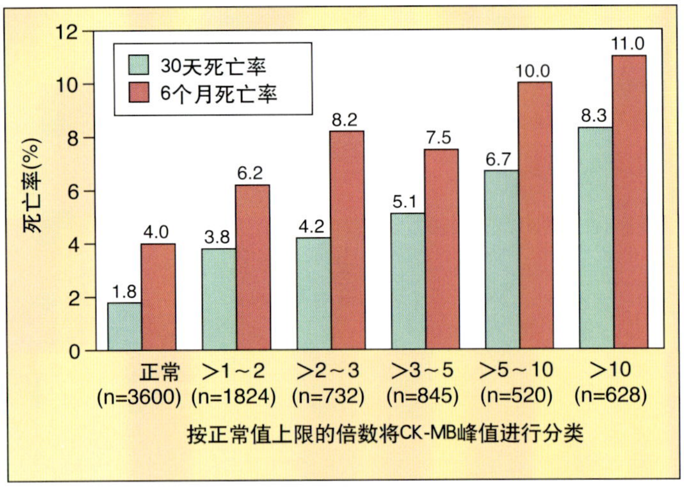

图18-2 在PURSUIT试验中，CK-MB峰值与30天和6个月的死亡率的关系。

From Alexander JH, Sparapani RA, Mahaffey KW, et al: Association between minor elevations of creatine kinase-MB level and mortality in patients with acute coronary syndromes without ST-segment elevation. PURSUIT Steering Committee. Platelet Glycoprotein IIb/IIIa in Unstable Angina: Receptor Suppression Using Integrilin Therapy. JAMA 2000;283:347-353.

关，而且独立于其他已知的临床风险预测因素和生化标志物[84]。肌红蛋白和心脏型脂肪酸结合蛋白这两种标志物在一系列超敏肌钙蛋白测定方法中的价值尚有待研究。

综合评估方法

虽然每一个变量都可以影响患者的预后，但是临床医师在诊治过程中不能只关注其中某一个变量。举例来说，一位正在服用阿司匹林、合并多个心脏病危险因素的高龄患者，有陈旧心肌梗死病史，ECG 提示 ST 段明显压低，

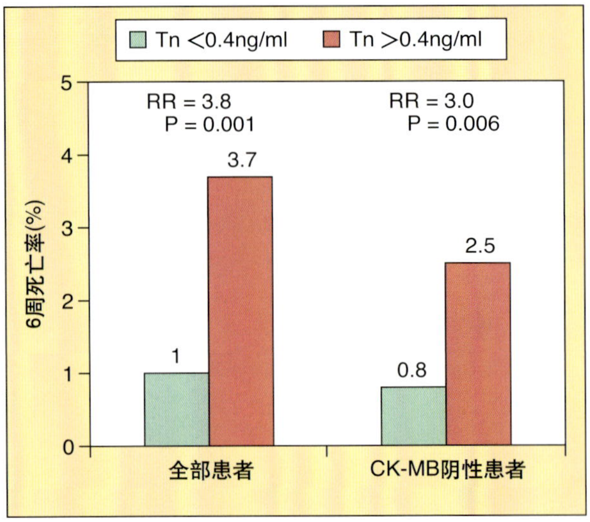

图18-4 所有患者（左）和CK-MB正常患者（右）的不同基线肌钙蛋白 I 水平与42天的死亡率的关系。

From Antman EM, Tanasijevic MJ, Thompson B, et al: Cardiac-specific troponin I levels to predict the risk of mortality in patients with acute coronary syndromes. N Engl J Med 1996;335:1342-1349.

心肌生化标志物可能是阴性。显然，无论 CK-MB 或肌钙蛋白水平升高与否，这位患者数天或数月内死亡或心脏缺血事件的风险都很高。所以，只注重某一个因素而忽略其他因素都可能导致对患者的错误分层。

现已认识到，现在需要一个比十多年前对 UA 进行分类的 Braunwald 分类系统更综合的方法[16]。虽然通常是将急性期临床表现的严重程度分级，但实际上分级系统包括四条主线：急性期临床症状的严重程度、临床情况、药物治疗强度和 ECG 变化。根据急性期临床表现将 UA 分为三级。Ⅰ级，新发或恶化劳力心绞痛，没有静息发作；Ⅱ级，

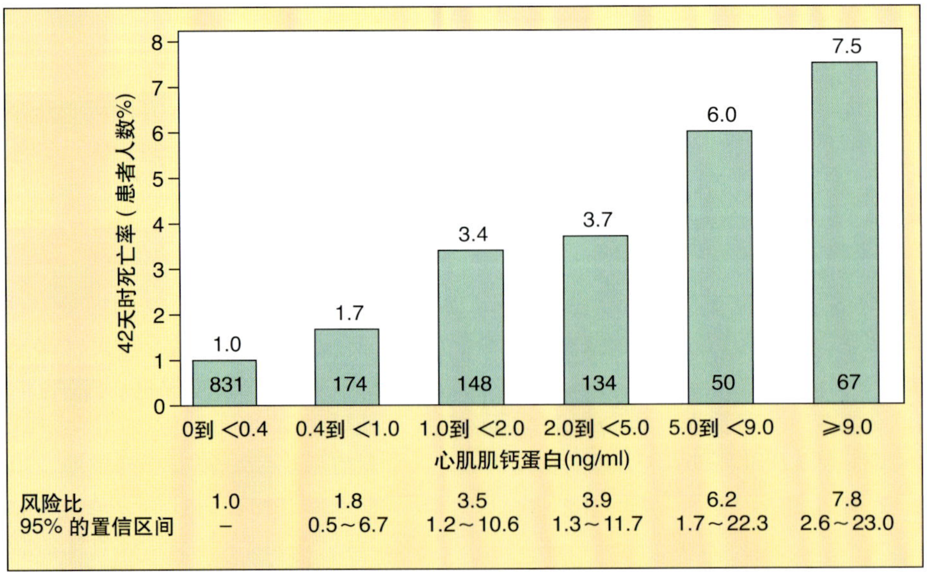

图18-3 TIMI ⅢB试验显示的基线肌钙蛋白 I 水平与42天死亡率的关系。

From Antman EM, Tanasijevic MJ, Thompson B, et al: Cardiac-specific troponin I levels to predict the risk of mortality in patients with acute coronary syndromes. N Engl J Med 1996;335:1342-1349.

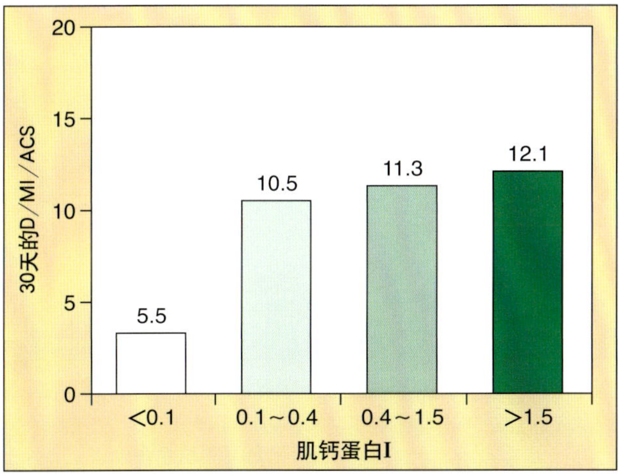

图18-5 在TACTICS-TIMI 18试验中，基线肌钙蛋白Ⅰ水平与30天的死亡（D）、心肌梗死（MI）或再住院的关系。拜尔肌钙蛋白Ⅰ的试剂盒定量分析：在健康对照人群第97.5百分位值为0.1ng/ml，在这一水平的变异系数为10%。在通过CK-MB升高诊断的心肌梗死患者，相应的肌钙蛋白水平为1.5ng/ml。

From Morrow DA, Cannon CP, Rifai N, et al: Ability of minor elevations of troponins I and T to predict benefit from an early invasive strategy in patients with unstable angina and non-ST elevation myocardial infarction. JAMA 2001;286:2405-2412.

有静息发作心绞痛，但48小时内没有发作；Ⅲ级，48小时内有静息心绞痛发作。根据临床病情分为三类。A类：由心脏外因素导致心肌缺血加重的继发性心绞痛；B类：可能由斑块破裂引起的原发性心绞痛；C类：梗死后心绞痛。根据药物治疗强度分为（以下标1、2、3表示）未治疗、按慢性心绞痛治疗以及最大强度抗缺血治疗。最后，将患者分为出现疼痛症状时ECG有否ST段变化。将来对Braunwald分类系统的评估会证明这一步骤的有效性[85, 86]。

近期完成的几项临床研究显示，收集临床基线特征、ECG和血清标志物等数据，可以建立一个对UA/NSTEMI有预测价值的综合评估方法。应用这些数据，已建立了多个风险评分方法[20, 29, 30, 57]。UA/NSTEMI风险评分就是其中一种，其目的旨在向临床医师提供一种根据基线变量而得出的预测方法，识别力高，并且是常规医疗评估的一部分[30]。

不稳定型心绞痛和非ST段抬高心肌梗死的风险评分

建立模型

UA/NSTEMI的TIMI风险评分是建立在TIMI 11B研究基础上的，这一研究纳入了1957例患者，随机应用普通肝素治疗。从就诊时可确定的基线特征中选取了可能的预测变量，同时还选取了以往已报道的影响预后的重要变量（见表18-1）。应用多变量逻辑回归分析，确定了影响14天复合终点的七个独立预测因素，均有统计学意义。包括年龄≥65岁、≥三个冠心病危险因素、既往冠状动脉狭窄≥50%、严重心绞痛症状（24小时内发作心绞痛≥2次）、ST段改变≥0.05mV和血清心肌标志物水平升高（CK-MB或心肌特异的肌钙蛋白）。模型优秀程度在于观察到的事件发生率（Hosmer-Lemeshow统计分析[87]

表18-1 UA/NSTEMI的TIMI风险评分的基线特征分析

特征	单变量分析		多变量分析	
	OR（95%CI）	P值	OR（95%CI）	P值
年龄≥65岁	1.60（1.25～2.04）	<0.001	1.75（1.35～2.25）	<0.001
三个或三个以上的CAD危险因素*	1.45（1.10～1.91）	0.009	1.54（1.16～2.06）	0.003
既往冠脉狭窄≥50%	1.73（1.34～2.23）	<0.001	1.70（1.30～2.21）	<0.001
既往MI病史	1.27（0.99～1.63）	0.06		
既往CABG史	1.35（0.97～1.88）	0.07		
既往PTCA史	1.62（1.16～1.85）	0.02	1.51（1.13～2.02）	0.005
ST段改变≥0.05mV	1.40（1.06～1.85）	0.02	1.51（1.13～2.02）	0.005
严重的心绞痛症状（24小时内发作心绞痛2次或2次以上）	1.57（1.24～2.00）	<0.001	1.53（1.20～1.96）	0.001
最近7天服用过阿司匹林	1.86（1.26～2.73）	0.002	1.74（1.17～2.59）	0.006
24小时内使用过静脉普通肝素	1.18（0.92～1.51）	0.19		
血清心肌标志物水平升高（CK-MB或肌钙蛋白）	1.42（1.12～1.80）	0.04	1.56（1.21～1.99）	<0.001
既往有充血性心力衰竭	0.90（0.53～1.53）	0.70		

*危险因素包括：冠心病家族史、高血压、高胆固醇血症、糖尿病和吸烟。

CABG，冠状动脉旁路移植术；CAD，冠心病；CHF，充血性心力衰竭；CI，置信区间；MI，心肌梗死；NSTEMI，非ST段抬高心肌梗死；OR，比值比；PTCA，经皮冠状动脉成形术；UA，不稳定心绞痛；UFH，普通肝素。

From Antman EM, Cohen M, Bernink PJ, et al:The TIMI risk score for unstable angina/non-ST elevation MI: A method for prognostication and therapeutic decision making. JAMA 2000；284：835-842.

3.56df8，P = 0.89）和优秀的整体预测能力（C 统计值为 0.65）。每一个独立预测因素的预测价值强度（如对比值）相似。UA/NSTEMI 的 TIMI 风险分层由预测因素个数的算术和构成。因此，每个变量按 1 分计算，计算出风险评分（见表 18-2）。

值得注意的是，在进行预测分析中应用 C 统计值仍存在争议[88, 89]。C 统计（受试者特征曲线下面积）在诊断性检查的环境下很有用，在这种环境下检查的敏感性和特异性对于区分患者和非患者非常重要。但是，对于评价旨在预测未来风险或将患者分入不同风险组的模型或变量而言，C 统计可能不是较为理想的参数[88]。例如，应用公认的风险因素，如高血压和胆固醇水平时，C 统计值改变很少。但是很明显，这些变量在对个体心血管疾病风险分类方面极为重要。因此，有研究小组提议，对预测模型的评价应基于其标定和将受试者个体再分类的能力和改变 C 统计值的能力，要一并考虑[90]。

模型的临床价值

针对 UA/NSTEMI 的 TIMI 风险评分应用于使用普通肝素的队列研究显示，这种评分具有若干适于风险分层的特征。首先，死亡、心肌梗死和紧急血管重建复合终点事件的发生率随着 TIMI 风险评分增加而呈进行性的显著升高（趋势性 χ^2 检验 $P < 0.001$，见图 18-6）。其次，单个终点也观察到这种显著的升高（对于每个指标的趋势，χ^2 检验 $P < 0.001$）[30]。第三，TIMI 风险评分将患者归类于很大的风险范围。评分 0 分或 1 分的患者的死亡、心肌梗死或需要进行紧急血管重建事件的发生率 < 5%，而对于评分 6 分或 7 分的患者，这些事件的发生率超过 40%。

模型评估

针对 UA/NSTEMI 的 TIMI 风险评分随后在多种其他研究中得到了评估，包括 ESSENCE 和 TACTICS-TIMI 18[13, 30]。TIMI 风险评分是设计用于对 UA/NSTEMI 患者进行风险分层，不是用于帮助 UA/NSTEMI 的诊断。对于 UA/NSTEMI 的诊断，仍然要依靠相应的 ECG 改变。对于 NSTEMI 的诊断，需要有肌坏死生化标志物的升高。尽管如此，TIMI 风险评分已经被应用于发生胸痛到急诊室就诊的非选择性患者，并且在预测重要心脏不良事件，包括死亡、心肌梗死和需要进行冠状动脉重建的严重缺血方面表现良好：在评分为 0 的患者中，事件发生率为 0%；而在风险评分为 6 分或 7 分的患者中，事件发生率达到 70%（$P < 0.0001$）[91]。

表18-2　UA/NSTEMI的TIMI风险评分

特征	分数
病史	
年龄≥65岁	1
3个或3个以上的CAD危险因素	1
明确的冠心病（冠脉狭窄≥50%）	1
最近7天服用过阿司匹林	1
临床表现	
最近24小时内有严重的心绞痛	1
ST段改变≥0. 5mm	1
心肌标志物升高	1
风险评分 = 总分	（0～7）

CAD，冠心病；NSTEMI，非ST段抬高心肌梗死；UA，不稳定型心绞痛。

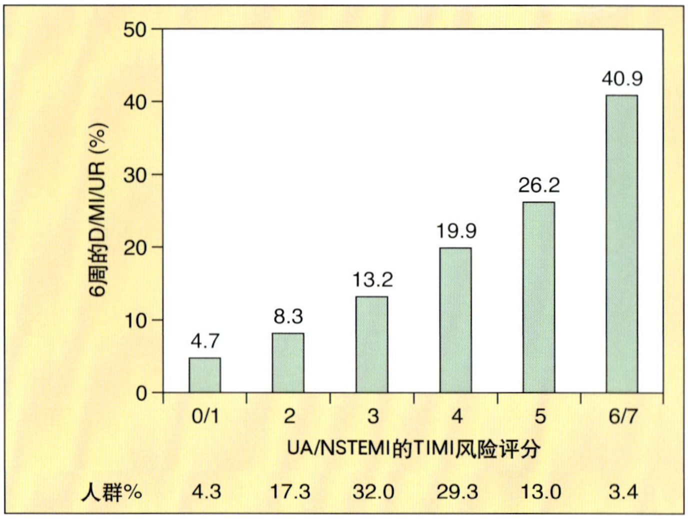

图18-6　在 TIMI Ⅱb试验中，再UFH治疗结果中，TIMI风险评分与6周的死亡（D）、心肌梗死（MI）或需要紧急血管重建治疗（UR）之间的关系。

From Antman EM, Cohen M, Bernink PJ, et al:The TIMI risk score for unstable angina/non-ST elevation MI: A method for prognostication and therapeutic decision making. JAMA 2000；284：835-842.

GRACE 风险评分

采用 GRACE 数据为 ACS 就医后存活的患者建立了一种简单的床旁估计 6 个月死亡风险的预测方法[29]。GRACE 风险评分的建立来自 15 007 受试者，随后，对 7638 例 ACS 受试者进行了评估。最终评分包括 9 项预测指标：高龄、心肌梗死史、心力衰竭史、就诊时心率增加、就诊时收缩压较低、初次血清肌酸酐水平升高和初次血清心肌生化标志物水平升高、就诊 ECG 表现 ST 段压低和住院期间未接受 PCI。建立和评估组的 C 统计值分别为 0.81 和 0.75。

因而，综合风险评分（如针对 UA/NSTEMI 的 TIMI 风险评分和 GRACE 风险评分）可作为简单的床旁方法，用于预测死亡和（或）心脏缺血性事件。临床医师可采用从风险评分获得的预后信息指导患者初诊住院期间的治疗选择及临床资源分配方面的决策制定。而且，这些风险评分似乎不仅能够预测哪些患者将发生急性事件，并且也能预测那些患者在出院后死亡或罹患心脏缺血性事件的风险[92]。

新型心脏生物标志物

新近应用的几种新型生化标志物促进了对 ACS 病理生理学不同方面的理解。

C 反应蛋白

C 反应蛋白作为系统性炎症的标志物已有数十年的历史。现在已认识到炎症在动脉粥样硬化中起重要作用，并且 C 反应蛋白本身也可能直接导致动脉粥样硬化[93]。从医师健康研究获得的数据表明，在健康个体中，C 反应蛋白水平正常，浓度< 1.5 mg/dl。随着 C 反应蛋白水平的升高，心肌梗死风险也随之增加[94]。一些有关 ACS 的研究揭示，C 反应蛋白水平升高的患者其短期和远期预后较差[95, 96]。即使在考虑了肌钙蛋白因素后，几项研究证明，C 反应蛋白仍是短期和远期死亡率的主要预测因素（见图 18-7）[96, 97]。但是在 ACS 时 C 反应蛋白的具体分界值尚未取得共识，但是美国国家科学院临床生化部已将 15mg/L 作为 C 反应蛋白的分界值[98]。这一分界值是健康成人的第 99 百分位数值，已明确对 ACS 具有诊断价值[97]，并且不劣于其他分界值[99, 100]。

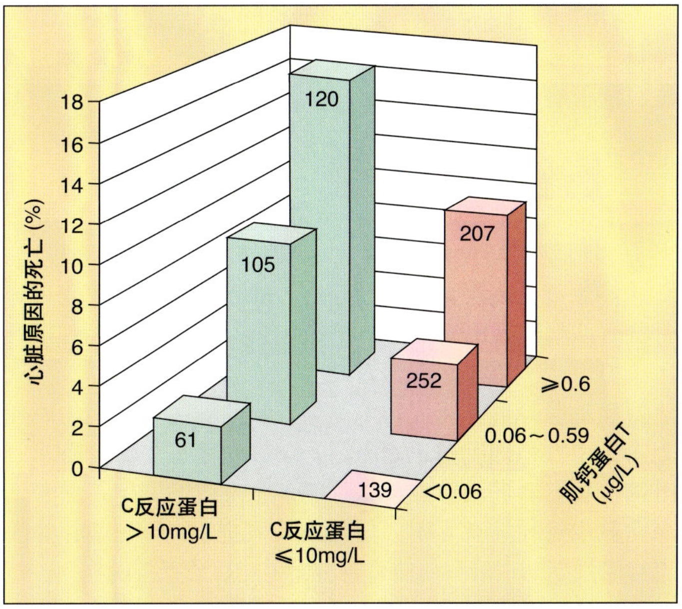

图18-7 在FRISC试验中，基线C反应蛋白与肌钙蛋白T与2年的心血管死亡率的关系。
From de Lemos JA, Morrow DA, Bentley JH, et al: The prognostic value of B-type natriuretic peptide in patients with acute coronary syndromes. N Engl J Med 2001;345:1014-1021.

脑钠肽

脑钠肽是在心脏负荷加重时由心室合成并释放的一种肽类。脑钠肽水平的测定已证明对于心力衰竭的诊断及优化治疗具有价值[101, 102]。研究显示，脑钠肽水平在 ACS 患者中也会升高[103]。De Lemos 等[104]证明，基线脑钠肽水平与 10 个月发生死亡、心肌梗死和充血性心力衰竭的风险相关（见图 18-8）。这种相关性同样存在于 STEMI、NSTEMI 和 UA。脑钠肽水平的升高可能由于缺血引发的一过性左室收缩和舒张功能障碍导致。因此，脑钠肽水平可能不仅反映了左室功能的损伤，可能也反映了急性缺血性发作的严重程度[105]。

目前 C 反应蛋白和脑钠肽检测方法已经得到广泛的应用，因此可以借助这些生化标志物采用多标志物方法对 UA/NSTEMI 患者进行风险分层。根据两项有关 ACS 的研究（OPUS-TIMI 16[106] 和 TACTICS-TIMI 18[13]），将患者根据就诊时生化标志物升高的数量进行分类[107]。每一种生化标志物水平的额外升高都将导致死亡风险加倍升高（见图 18-9）。心肌梗死、充血性心力衰竭和复合终点事件也存在相似关系。一项对临床因素（包括年龄、糖尿病、既往心肌梗死史和 ST 段压低）进行调整的多变量分析显示，患者有一种、两种和三种生化标志物升高，其 6 个月死亡、心肌梗死或充血性心力衰竭的发生风险分别升高

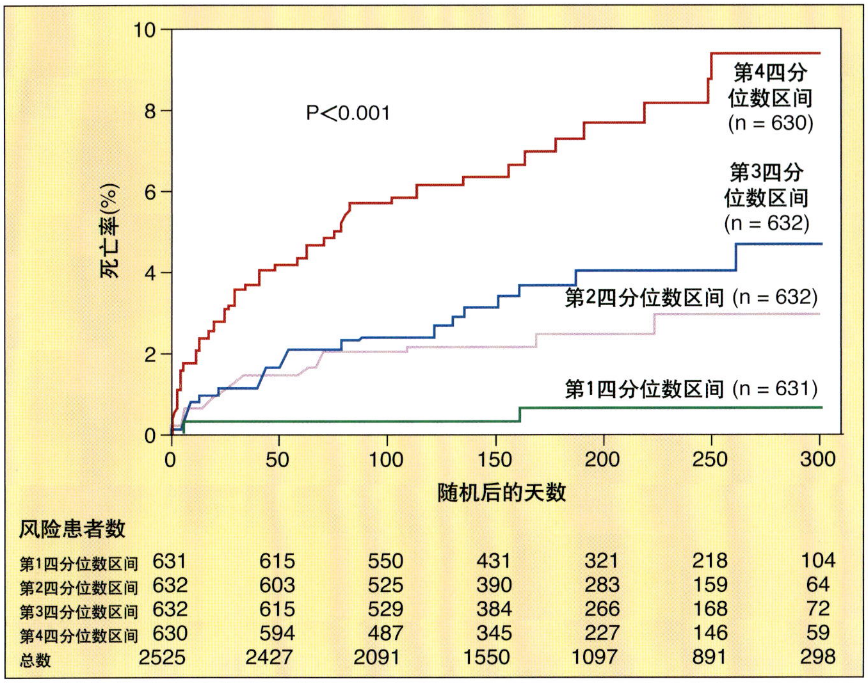

风险患者数

	0	50	100	150	200	250	300
第1四分位数区间	631	615	550	431	321	218	104
第2四分位数区间	632	603	525	390	283	159	64
第3四分位数区间	632	615	529	384	266	168	72
第4四分位数区间	630	594	487	345	227	146	59
总数	2525	2427	2091	1550	1097	891	298

图18-8 在TACTICS-TIMI 18试验中，BNP基线水平与10个月的死亡率之间的关系。
From de Lemos JA, Morrow DA, Bentley JH, et al: The prognostic value of B-type natriuretic peptide in patients with acute coronary syndromes. N Engl J Med 2001;345:1014-1021.

2.1 倍、3.1 倍和 3.7 倍（每种风险比的 P 值均小于 0.01）。所以下一步将这些新的标志物纳入现有的综合风险评分系统可能很有价值。

髓过氧化物酶

髓过氧化物酶是一种存在于中性粒细胞的过氧化物酶，具有多种促粥样化作用。在 UA/NSTEMI 患者中，髓过氧化物酶浓度升高可预测随后 6 个月的死亡或心肌梗死风险升高（调整风险比为 2.11，95% 的置信区间为 1.21 ～ 3.67，P = 0.008），与其他风险因素或生化标志物无关 [108]。一项采用冠状动脉球囊扩张成形术诱导冠状动脉斑块损伤的研究显示，中性粒细胞被迅速激活，动脉内髓过氧化物酶水平升高，根据对肱动脉血流介导的扩张反应的测定，血管一氧化氮生物利用度下降 [109]。这些发现提示，髓过氧化物酶在血管性疾病进展和功能障碍方面可能有更直接的作用。

生长分化因子 -15

生长分化因子 -15 属于转化生长因子 - 细胞因子超家族，是由心肌细胞在缺血和再灌注过程中分泌。GUSTO Ⅳ研究显示，UA/NSTEMI 患者中生长分化因子 -15 每增高 3 个分位，1 年死亡风险显著增加（1.5%、5.0% 和 14.1%；P ＜ 0.001），并且显示在对基线临床特征和其他生物标志物进行调整后，生长分化因子 -15 是一种死亡率的独立预测因素 [110]。FRISC- Ⅱ研究通过检测循环中生长分化因子 -15 的水平，研究了是否可检出能从 PCI 中获益最大的 UA/NSTEMI 患者。对于生长分化因子 -15 水平为 1800ng/L 或以上（风险比为 0.49，95% 的置信区间为 0.33 ～ 0.73，P = 0.001）和 1200 ～ 1800ng/L（风险比为 0.68；95% 的置信区间为 0.46 ～ 1.00，P = 0.048）的患者，PCI 可减少死亡或心肌梗死的发生，但低于 1200ng/L（风险比 1.06，95% 的置信区间为 0.68 ～ 0.65，P = 0.81）的患者则不能从中获益 [111]。因此，生长分化因子 -15 可能是发生 ACS 后患者 1 年死亡率的独立预测因素，也有望成为有助于制定治疗决策的新型生化标志物 [112]。

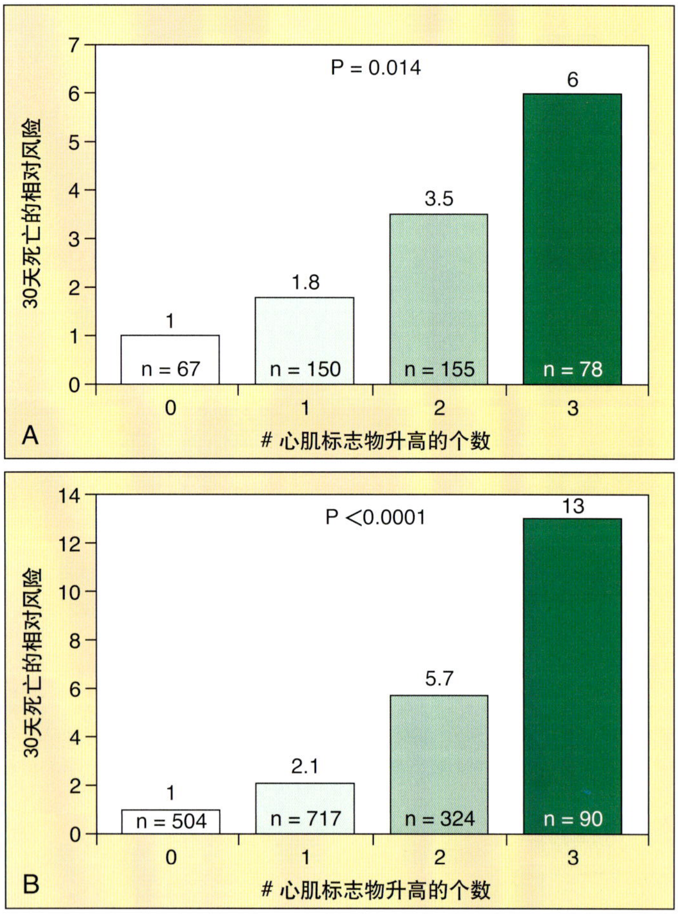

图18-9 在OPUS-TIMI（A）和TACTICS-TIMI18（B）试验中，升高的生化标志物（肌钙蛋白、C反应蛋白和BNP）的数量与30天的死亡风险之间的关系。

From Sabatine MS, Morrow DA, de Lemos JA, et al: Multimarker approach to risk stratification in non-ST elevation acute coronary syndromes: Simultaneous assessment of troponin I, C-reactive protein, and B-type natriuretic peptide. Circulation 2002;105:1760-763.

风险分层和临床决策的制定

风险分层不仅用于预测预后，也有助于指导特定治疗的选择。尤其是采用低分子肝素、糖蛋白Ⅱb/Ⅲa 抑制剂还是进行早期 PCI 一直是临床医师在争议的三项治疗决策 [6]。在大规模随机化试验中三种治疗显示均可获益。不过，每种治疗的花费和潜在的并发症不同，需要筛选出能从这些治疗获益的患者。

肌钙蛋白水平除了对预后具有重要的预测价值，也可用于指导治疗。几项采用糖蛋白Ⅱb/Ⅲa 抑制剂治疗 UA/NSTEMI 的试验显示，每项研究对测定患者基线的肌钙蛋白水平的结果都非常一致。CAPTURE[113]、PRISM[114]、PRISM-PLUS[115]、PARAGON-B[116] 和 ISAR REACT 2[117] 研究显示，对于基线肌钙水平升高的患者，加用糖蛋白Ⅱb/Ⅲa 抑制剂，可以使相对风险减低 30% ～ 80%。相反，对于肌钙水平正常的患者，未显现这种获益。在采用其他治疗的情况下，如应用低分子肝素治疗时，肌钙蛋白水平测定也被证明是有帮助的。研究显示，肌钙水平升高的患者尤其可从低分子肝素短期和后续治疗中获益 [118, 119]。

TACTICS-TIMI 18 研究显示了肌钙蛋白水平状态和早期有创策略之间的相似相互作用。与采用保守策略相比，肌钙蛋白水平升高的患者采用早期有创策略后发生主要终点事件的相对风险降低了 39%[80]。相反，在肌钙蛋白水平正常的患者，早期有创策略未见明显获益。在 ICTUS 研究中，将 1200 例肌钙蛋白 T 水平升高（0.03μg/L）和有就诊时发生缺血的 ECG 证据或证明有冠心病史的 UA/NSTEMI 患者被随机分为早期有创策略组和保守策略组。结果显示，尽管肌钙蛋白水平升高，但是两组 1 年的死亡、非致死性心肌梗死或因心绞痛再次住院的发生率相似（相对风险为 1.07，95% 的置信区间为 0.87 ～ 1.33，P = 0.33）[120]。值得注意的是，ICTUS 试验在其心肌梗死定义中采用了 CK-MB 作为分界值，但是这些 ICTUS 研究人员随后采用了 FRISC- Ⅱ和 TACTICS-TIMI 18 中对心肌梗死的定义，认为虽然这些定义降低了心肌梗死发生率，但是相对风险相近。进一步考查心肌梗死发生率时发现，在接受有创策略的患者中，发生围术期心肌梗死的风险较高。但是，该组自发性心肌梗死的风险较低，这与一项针对所有先前研究的荟萃分析的观察结果一致[121]。

肌钙蛋白的这种二元化分类，即阳性或阴性，可能过于简单化[122]。虽然死亡风险随肌钙蛋白水平的升高呈现稳步的单向升高[75]，但是再发心肌梗死的风险与肌钙蛋白水平似乎为 U 型关系[123]。而且，虽然从整体上看，肌钙蛋白阳性患者可以从糖蛋白Ⅱb/Ⅲa 抑制剂和早期有创策略中获益，但是获益幅度与肌钙蛋白水平升高的程度呈现 U 型曲线关系。在 PRISM 研究中，对于未检测到肌钙蛋白或其水平极低的患者，给予替罗非班治疗并不能减少死亡或心肌梗死的风险。肌钙蛋白中度升高的患者获益最大，肌钙蛋白水平更高的患者获益较为适中[114]。在 TACTICS-TIMI 18 研究中，肌钙蛋白升高和从早期有创策略中获益之间的相同作用呈现相似的 U 型曲线关系[80]。

另一种影响治疗的预测因素是糖尿病。一项对 6 项有关糖蛋白Ⅱ b/ Ⅲ a 抑制剂治疗 UA/NSTEM 的大规模试验的荟萃分析表明，接受糖蛋白Ⅱb/ Ⅲa 抑制剂治疗的糖尿病患者其死亡率显著降低 26%，具有统计学意义[124]（见图 18-10）。而在非糖尿病患者中则无此效果。抑制血小板的聚集对于糖尿病患者尤为重要，这在病理生物学似乎合理。但是，要特别指出的是，这是单变量分析的结果，而糖尿病患者多伴发许多其他合并疾病，所以不给非糖尿病患者使用糖蛋白Ⅱb/ Ⅲa 抑制剂的做法不太成熟[125]。

采用综合方法进行风险分层具有优势，这在制定治疗决策时也是如此。使用 TIMI 风险评分将 UA/NSTEMI 患者分类，分析发现，使用低分子肝素 - 依诺肝素、糖蛋白Ⅱb/ Ⅲa 抑制剂和早期有创策略可以使患者获益。在 TIMI ⅡB 和 ESSENCE 研究中，发现在风险评分为 0 ～ 2 分的患者中应用依诺肝素治疗与普通肝素治疗具有相似效果；在风险评价为 3 分或 4 分的患者应用依诺肝素相对风险降低 17%（P=0.016），在风险评分为 5 ～ 7 分的患者则降低 25%（P=0.0025）[30]（$P_{相互作用}$ = 0.02，见图 18-11）。随着 TIMI 风险评分分值的升高，应用依诺肝素观察到的复合终点的绝对和相对风险的降低幅度增大，因此为防止事件发生，需要治疗的次数减少。

同样，在 PRISM-PLUS 风险评分 < 4 分的患者中，采用糖蛋白Ⅱb/ Ⅲa 抑制剂替罗非班和普通肝素联合治疗与单独采用普通肝素治疗具有相似的效果，但在风险评分 ≥ 4 分的患者中，前者的相对风险降低 34%（P = 0.016）（$P_{相互作用}$ = 0.05，见图 18-12）[126]。对应用糖蛋白Ⅱb/ Ⅲa 抑制剂治疗 UA/NSTEMI 的临床试验进行的分组分析显示，糖蛋白Ⅱb/ Ⅲa 抑制剂的获益主要体现在接受有创策略的患者中。但是，这些分析可能受到在初诊住

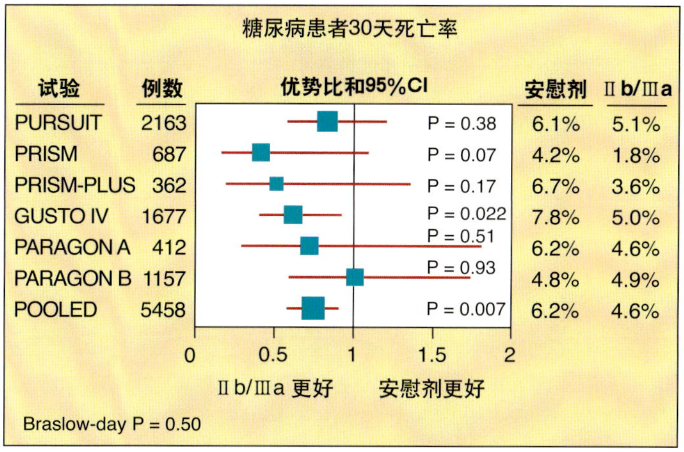

图18-10 在GPⅡb/Ⅲa抑制剂治疗UA-NSTEMI的6项研究中，应用GPⅡb/Ⅲa抑制剂治疗糖尿病患者的30天的死亡率的比值比和95%的置信区间。

From Roffi M, Chew DP, Mukherjee D, et al: Platelet glycoprotein IIb/IIIa inhibitors reduce mortality in diabetic patients with non-ST-segment elevation acute coronary syndromes.Circulation 2001;104:2767.

院期间进行血管重建术的患者趋向于病情较重这一事实的混杂，而且，这些分析缺乏实际意义，因为进行血管重建的决策可能发生在患者住院期间的较晚阶段。另一方面，如果按照其基线 TIMI 风险评分对患者分层，则发现不论是否进行过 PCI，接受替罗非班治疗、风险评分 ≥ 4 分的患者的死亡、心肌梗死或反复缺血的相对风险均降低 25% ～ 30%[127]。

最后，在 TACTICS-TIMI 18 研究中，TIMI 风险评分再次定义了一种梯度性获益。在风险评分 0 ～ 2 分的患者中，采用早期有创策略与保守策略具有相似的效果；而在风险评分 3 分或 4 分的患者，前者的相对风险降低 21%（P = 0.048）；在风险评分为 5 ～ 7 分的患者降低 36%（P = 0.018）[13]（见图 18-13）。同样，一项加拿大的多中心研究

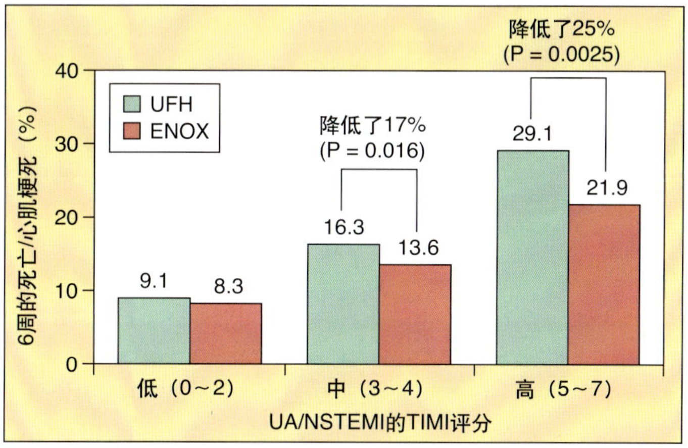

图18-11 TIMIⅡB和ESSENCE的荟萃分析结果显示，不同TIMI风险评分随机治疗6周的死亡（D）、心肌梗死（MI）和需要紧急血运重建（UR）的发生率。

From Antman EM, Cohen M, Bernink PJ, et al:The TIMI risk score for unstable angina/non-ST elevation MI: A method for prognostication and therapeutic decision making. JAMA 2000；284：835-842.

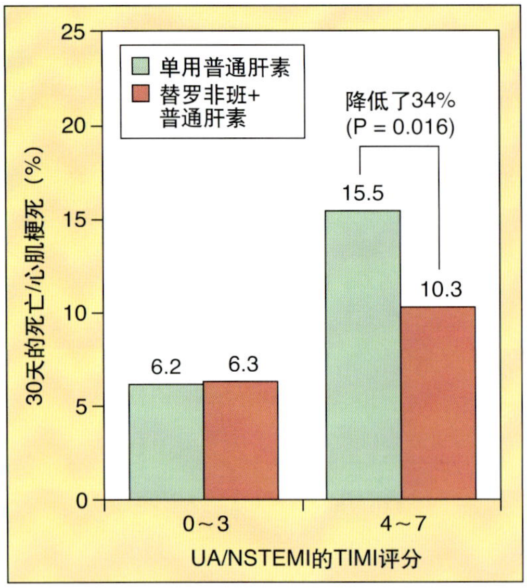

图18-12 在PRISM-PLUS研究中，不同TIMI风险评分随机治疗30天的死亡（D）或心肌梗死（MI）的发生率。

From Morrow DA, Antman EM, Snapin SM, et al: An integrated clinical approach to predicting the benefit of tirofiban in non-ST elevation acute coronary syndromes.Application of the TIMI Risk Score for UA-NSTEMI in PRISM-PLUS. Eur Heart J 2002;23:223-229.

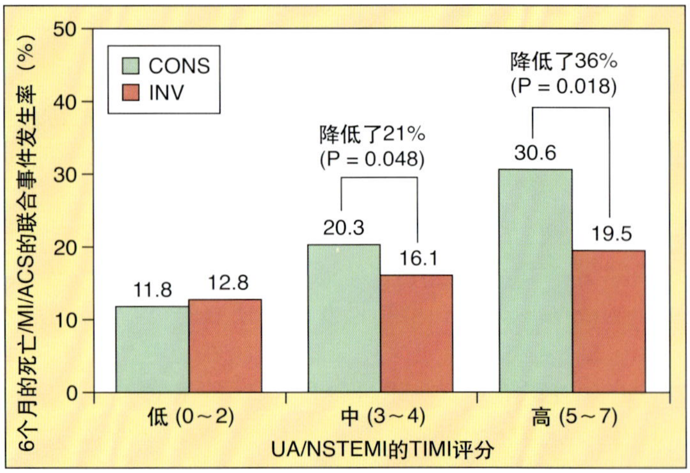

图18-13 TACTICS-TIMI 18研究中，不同TIMI风险评分随机治疗6个月的死亡（D）、心肌梗死（MI）或因ACS再次入院的发生率。CONS，保守治疗；INV：介入治疗。

From Cannon CP, Weintraub WS, Demopoulos LA, et al: Comparison of early invasive and conservative strategies in patients with unstable coronary syndromes treated with the glycoprotein IIb/IIIa inhibitor tirofiban. N Engl J Med 2001;344:1879-1887.

显示，GRACE 风险评分值高的 UA/NSTEMI 患者可能从院内血管重建中获益较大（高分值组对低分值组：比值比为 10.67，95% 的置信区间为 5.80 ～ 19.61，P ＜ 0.001）[128]。

风险分层和治疗流程

图 18-14 介绍了对拟诊 UA/NSTEMI 患者的处置流程。这种方法强调了来自 2007 年 ACC/AHA UA/NSTEMI 指南的要素 [6]。病史和体格检查、12 导联 ECG 和心肌生化标志物测定是进行适当的风险分层所必需的关键要素。对于所有疑似 ACS 的患者，均应给予阿司匹林治疗；对于可能或明确 ACS 的患者，给予噻吩吡啶类药物治疗。对于选择接受保守策略的患者，可使用依诺肝素、磺达肝

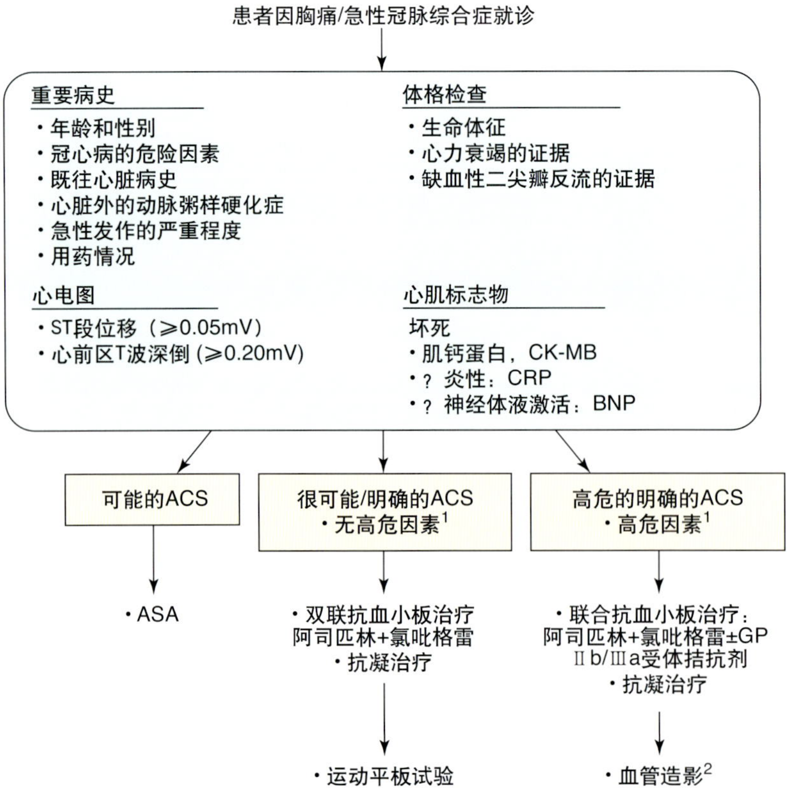

图18-14 NSTEMI患者的风险分层和治疗流程。1，高危特征包括：肌钙蛋白水平的升高、新出现的或可疑新出现的ST段的压低、心衰表现或二尖瓣反流加重、左心功能减退（左室射血分数＜40%）、血流动力学不稳定或高的风险评分（如TIMI评分或GRACE评分）。2，应在48小时内行常规冠脉造影。ASA，阿司匹林；ETT，运动耐力试验；MR，二尖瓣反流；TWI，T波倒置。

癸钠或普通肝素，其中依诺肝素或磺达肝癸钠优于普通肝素。对于选择有创策略的患者，可给予依诺肝素、普通肝素、比伐卢定或磺达肝癸钠。对于伴有持续缺血、有高危因素（包括肌钙蛋白水平升高、ST 段压低或高危评分）的明确的 ACS 患者，或拟行 PCI 的患者，需接受糖蛋白 Ⅱ b/ Ⅲ a 抑制剂治疗并尽早行血管造影术。

（张　茵　颜红兵）

参考文献

1. Cannon CP, Braunwald E: Unstable angina and non-ST elevation myocardial infarction. In Libby P, Bonow RO, Mann DL, Zipes DP (eds): Braunwald's Heart Disease: A Textbook of Cardiovascular Medicine, 8th ed. Philadelphia, WB Saunders, 2008, pp 1319-1344.
2. Thygesen K, Alpert JS, White HD: Universal definition of myocardial infarction. Eur Heart J 2007;28:2525-2538.
3. Fuster V, Badimon L, Badimon JJ, Chesebro JH: The pathogenesis of coronary artery disease and the acute coronary syndromes (Part 1). N Engl J Med 1992;326:242-250.
4. Fuster V, Badimon L, Badimon JJ, Chesebro JH: The pathogenesis of coronary artery disease and the acute coronary syndromes (Part 2). N Engl J Med 1992;326:310-318.
5. Libby P: Molecular bases of the acute coronary syndromes. Circulation 1995;91:2844-2850.
6. Anderson JL, Adams CD, Antman EM, et al; American College of Cardiology; American Heart Association Task Force on Practice Guidelines (Writing Committee to Revise the 2002 Guidelines for the Management of Patients With Unstable Angina/Non ST-Elevation Myocardial Infarction); American College of Emergency Physicians; Society for Cardiovascular Angiography and Interventions; Society of Thoracic Surgeons; American Association of Cardiovascular and Pulmonary Rehabilitation; Society for Academic Emergency Medicine: ACC/AHA 2007 guidelines for the management of patients with unstable angina/non ST-elevation myocardial infarction: A report of the American College of Cardiology/American Heart Association Task Force on Practice Guidelines (Writing Committee to Revise the 2002 Guidelines for the Management of Patients With Unstable Angina/Non ST-Elevation Myocardial Infarction): Developed in collaboration with the American College of Emergency Physicians, the Society for Cardiovascular Angiography and Interventions, and the Society of Thoracic Surgeons: Endorsed by the American Association of Cardiovascular and Pulmonary Rehabilitation and the Society for Academic Emergency Medicine. Circulation 2007;116:e148-e304.
7. Savonitto S, Ardissino D, Granger CB, et al: Prognostic value of the admission electrocardiogram in acute coronary syndromes. JAMA 1999; 281:707-713.
8. Stone GW, McLaurin BT, Cox DA, et al: Bivalirudin for patients with acute coronary syndromes. N Engl J Med 2006;355:2203-2216.
9. Antman EM, McCabe CH, Gurfinkel EP, et al: Enoxaparin prevents death and cardiac ischemic events in unstable angina/non-Q-wave myocardial infarction: Results of the thrombolysis in myocardial infarction (TIMI) 11B trial. Circulation 1999;100:1593-1601.
10. Cohen M, Demers C, Gurfinkel EP, et al: A comparison of low-molecular-weight heparin with unfractionated heparin for unstable coronary artery disease. N Engl J Med 1997;337:447-452.
11. The Platelet Receptor Inhibition in Ischemic Syndrome Management in Patients Limited by Unstable Signs and Symptoms (PRISM-PLUS) Study Investigators: Inhibition of the platelet glycoprotein IIb/IIIa receptor with tirofiban in unstable angina and non-Q-wave myocardial infarction. N Engl J Med 1998;338:1488-1497.
12. The PURSUIT Trial Investigators: Inhibition of platelet glycoprotein IIb/IIIa with eptifibatide in patients with acute coronary syndromes. N Engl J Med 1998;339:436-443.
13. Cannon CP, Weintraub WS, Demopoulos LA, et al: Comparison of early invasive and conservative strategies in patients with unstable coronary syndromes treated with the glycoprotein IIb/IIIa inhibitor tirofiban. N Engl J Med 2001;344:1879-1887.
14. FRagmin and Fast Revascularisation during InStability in Coronary artery disease (FRISC II) Investigators: Invasive compared with non-invasive treatment in unstable coronary-artery disease: FRISC II prospective randomised multicentre study. Lancet 1999;354:708-715.
15. Manoukian SV, Feit F, Mehran R, et al: Impact of major bleeding on 30-day mortality and clinical outcomes in patients with acute coronary syndromes: An analysis from the ACUITY Trial. J Am Coll Cardiol 2007;49:1362-1368.
16. Braunwald E: Unstable angina. A classification. Circulation 1989;80: 410-414.
17. Cannon CP, McCabe CH, Stone PH, et al: The electrocardiogram predicts one-year outcome of patients with unstable angina and non-Q wave myocardial infarction: Results of the TIMI III Registry ECG Ancillary Study. J Am Coll Cardiol 1997;30:133-140.
18. Smith PL: Splines as a useful and convenient statistical tool. Am Statistician 1979;33:57-62.
19. Harrell FE, Lee KL, Pollack BG: Regression models in clinical studies: Determining relationships between predictors and response. J Natl Cancer Inst 1988;80:1198-1202.
20. Boersma E, Pieper KS, Steyerberg EW, et al: Predictors of outcome in patients with acute coronary syndromes without persistent ST-segment elevation. Results from an international trial of 9461 patients. The PURSUIT Investigators. Circulation 2000;101:2557-2567.
21. Morrow DA, Antman EM, Charlesworth A, et al: TIMI risk score for ST-elevation myocardial infarction: A convenient, bedside, clinical score for risk assessment at presentation: An intravenous nPA for treatment of infarcting myocardium early II trial substudy. Circulation 2000;102:2031-2037.
22. Morrow DA, Antman EM, Giugliano RP, et al: A simple risk index for rapid initial triage of patients with ST-elevation myocardial infarction: An InTIME II substudy. Lancet 2001;358:1571-1575.
23. The TIMI IIIB Investigators: Effects of tissue plasminogen activator and a comparison of early invasive and conservative strategies in unstable angina and non–Q-wave myocardial infarction: Results of the TIMI IIIB Trial. Circulation 1994;89:1545-1556.
24. The Global Use of Strategies to Open Occluded Coronary Arteries (GUSTO) IIb Investigators: A comparison of recombinant hirudin with heparin for the treatment of acute coronary syndromes. N Engl J Med 1996;335:775-782.
25. Hochman JS, McCabe CH, Stone PH, et al: Outcome and profile of women and men presenting with acute coronary syndromes: A report from TIMI IIIB. TIMI Investigators. Thrombolysis in Myocardial Infarction. J Am Coll Cardiol 1997;30:141-148.
26. Hochman JS, Tamis JE, Thompson TD, et al: Sex, clinical presentation, and outcome in patients with acute coronary syndromes. Global Use of Strategies to Open Occluded Coronary Arteries in Acute Coronary Syndromes IIb Investigators. N Engl J Med 1999;341:226-232.
27. Weaver WD, White HD, Wilcox RG, et al: Comparisons of characteristics and outcomes among women and men with acute myocardial infarction treated with thrombolytic therapy. GUSTO-I investigators. JAMA 1996;275:777-782.
28. Tunstall-Pedoe H, Morrison C, Woodward M, et al: Sex differences in myocardial infarction and coronary deaths in the Scottish MONICA population of Glasgow 1985 to 1991. Presentation, diagnosis, treatment, and 28-day case fatality of 3991 events in men and 1551 events in women. Circulation 1996;93:1981-1992.
29. Eagle KA, Lim MJ, Dabbous OH, et al: A validated prediction model for all forms of acute coronary syndrome: Estimating the risk of 6-month postdischarge death in an international registry. JAMA 2004;291:2727-2733.
30. Antman EM, Cohen M, Bernink PJ, et al: The TIMI risk score for unstable angina/non-ST elevation MI: A method for prognostication and therapeutic decision making. JAMA 2000;284:835-842.

30a. Mega JL, Hochman JS, Scirica BM, et al: Clinical features and outcomes of women with unstable ischemic heart disease: Observations from metabolic efficiency with ranolazine for less ischemia in non–ST-elevation acute coronary syndromes–thrombolysis in myocardial infarction 36 (MERLIN-TIMI 36). Circulation 121:1809-1817.

31. Wild S, Roglic G, Green A, et al: Global prevalence of diabetes: Estimates for the year 2000 and projections for 2030. Diabetes Care 2004;27:1047-1053.
32. Powers CP: Diabetes mellitus. In Fauci AS, Braunwald B, Kasper DL, et al (eds): Harrison's Principles of Internal Medicine, 17th ed. New York,

McGraw-Hill, 2008, pp 2275-2304.
33. National Institutes of Health: Third Report of the National Cholesterol Education Program Expert Panel on Detection, Evaluation, and Treatment of High Blood Cholesterol in Adults (Adult Treatment Panel III). Bethesda, Md, National Institutes of Health, 2001, NIH Publication No. 01-3670.
34. Grundy SM: Hypertriglyceridemia, insulin resistance, and the metabolic syndrome. Am J Cardiol 1999;83:25F-29F.
35. Eckel RH: The metabolic syndrome. In Fauci AS, Braunwald B, Kasper DL, et al (eds): Harrison's Principles of Internal Medicine, 17th ed. New York, McGraw-Hill, 2008, pp 1509-1514.
36. Baynes JW, Thorpe SR: Role of oxidative stress in diabetic complications: A new perspective on an old paradigm. Diabetes 1999;48:1-9.
37. Stitt AW, Bucala R, Vlassara H:. Atherogenesis and advanced glycation: Promotion, progression, and prevention. Ann N Y Acad Sci 1997;811:115-127.
38. Sagel J, Colwell JA, Crook L, Laimins M: Increased platelet aggregation in early diabetes mellitus. Ann Intern Med 1975;82:733-738.
39. Knobler H, Savion N, Shenkman B, et al: Shear-induced platelet adhesion and aggregation on subendothelium are increased in diabetic patients. Thromb Res 1998;90:181-190.
40. Auwerx J, Bouillon R, Collen D, Geboers J: Tissue-type plasminogen activator antigen and plasminogen activator inhibitor in diabetes mellitus. Arteriosclerosis 1988;8:68-72.
41. Calles-Escandon J, Mirza SA, Sobel BE, Schneider DJ: Induction of hyperinsulinemia combined with hyperglycemia and hypertriglyceridemia increases plasminogen activator inhibitor 1 in blood in normal human subjects. Diabetes 1998;47:290-293.
42. Jilma B, Fasching P, Ruthner C, et al: Elevated circulating P-selectin in insulin-dependent diabetes mellitus. Thromb Haemost 1996;76:328-332.
43. Tschoepe D, Roesen P, Kaufmann L, et al: Evidence for abnormal platelet glycoprotein expression in diabetes mellitus. Eur J Clin Invest 1990;20:166-170.
44. Williams SB, Cusco JA, Roddy MA, et al: Impaired nitric oxide-mediated vasodilation in patients with non–insulin-dependent diabetes mellitus. J Am Coll Cardiol 1996;27:567-574.
45. Haffner SM, Lehto S, Ronnemaa T, et al: Mortality from coronary heart disease in subjects with type 2 diabetes and in nondiabetic subjects with and without prior myocardial infarction. N Engl J Med 1998;339: 229-234.
46. Topol EJ, Califf RM, George BS, et al: A randomized trial of immediate versus delayed elective angioplasty after intravenous tissue plasminogen activator in acute myocardial infarction. N Engl J Med 1987;317:581-588.
47. The GUSTO Investigators: An international randomized trial comparing four thrombolytic strategies for acute myocardial infarction. N Engl J Med 1993;329:673-682.
48. Granger CB, Califf RM, Young S, et al: Outcome of patients with diabetes mellitus and acute myocardial infarction treated with thrombolytic agents. The Thrombolysis and Angioplasty in Myocardial Infarction (TAMI) Study Group. J Am Coll Cardiol 1993;21:920-925.
49. Woodfield SL, Lundergan CF, Reiner JS, et al: Angiographic findings and outcome in diabetic patients treated with thrombolytic therapy for acute myocardial infarction: The GUSTO-I experience. J Am Coll Cardiol 1996;28:1661-1669.
50. McGuire DK, Emanuelsson H, Granger CB, et al: Influence of diabetes mellitus on clinical outcomes across the spectrum of acute coronary syndromes. Findings from the GUSTO-IIb study. GUSTO IIb Investigators. Eur Heart J 2000;21:1750-1758.
51. The GUSTO IV-ACS Investigators: Effect of glycoprotein IIb/IIIa receptor blocker abciximab on outcome in patients with acute coronary syndromes without early coronary revascularisation: the GUSTO IV-ACS randomised trial. Lancet 2001;357:1915-1924.
52. Donahoe SM, Stewart GC, McCabe CH, et al: Diabetes and mortality following acute coronary syndromes. JAMA 2007;298:765-775.
53. Barbash GI, White HD, Modan M, et al: Significance of smoking in patients receiving thrombolytic therapy for acute myocardial infarction. Experience gleaned from the International Tissue Plasminogen Activator/ Streptokinase Mortality Trial. Circulation 1993;87:53-58.
54. Barbash GI, Reiner J, White HD, et al: Evaluation of paradoxic beneficial effects of smoking in patients receiving thrombolytic therapy for acute myocardial infarction: Mechanism of the "smoker's paradox" from the GUSTO-I trial, with angiographic insights. Global Utilization of Streptokinase and Tissue-Plasminogen Activator for Occluded Coronary Arteries. J Am Coll Cardiol 1995;26:1222-1229.
55. Cotter G, Cannon CP, McCabe CH, et al: Prior peripheral arterial disease and cerebrovascular disease are independent predictors of adverse outcome in patients with acute coronary syndromes: Are we doing enough? Results from the Orbofiban in Patients with Unstable Coronary Syndromes-Thrombolysis In Myocardial Infarction (OPUS-TIMI) 16 study. Am Heart J 2003;145:622-627.
56. Alexander JH, Harrington RA, Tuttle RH, et al: Prior aspirin use predicts worse outcomes in patients with non-ST-elevation acute coronary syndromes. Am J Cardiol 1999;83:1147-1151.
57. Sabatine MS, Januzzi JL, Snapinn S, et al: A risk score system for predicting adverse outcomes and magnitude of benefit with glycoprotein IIb/IIIa inhibitor therapy in patients with unstable angina pectoris. Am J Cardiol 2001;88:488-492.
58. Helgason CM, Bolin KM, Hoff JA, et al: Development of aspirin resistance in persons with previous ischemic stroke. Stroke 1994;25:2331-2336.
59. Weber AA, Zimmermann KC, Meyer-Kirchrath J, Schror K: Cyclooxygenase-2 in human platelets as a possible factor in aspirin resistance. Lancet 1999;353:900.
60. Eikelboom JW, Hirsh J, Weitz JI, et al: Aspirin-resistant thromboxane biosynthesis and the risk of myocardial infarction, stroke, or cardiovascular death in patients at high risk for cardiovascular events. Circulation 2002;105:1650-1655.
61. Gum PA, Kottke-Marchant K, Welsh PA, et al: A prospective, blinded determination of the natural history of aspirin resistance among stable patients with cardiovascular disease. J Am Coll Cardiol 2003;41:961-965.
62. Califf RM, Phillips HR 3rd, Hindman MC, et al: Prognostic value of a coronary artery jeopardy score. J Am Coll Cardiol 1985;5:1055-1063.
63. Califf RM, Mark DB, Harrell FE Jr, et al: Importance of clinical measures of ischemia in the prognosis of patients with documented coronary artery disease. J Am Coll Cardiol 1988;11:20-26.
64. White LD, Lee TH, Cook EF, et al: Comparison of the natural history of new onset and exacerbated chronic ischemic heart disease. The Chest Pain Study Group. J Am Coll Cardiol 1990;16:304-310.
65. van Miltenburg-van Zijl AJ, Simoons ML, Veerhoek RJ, Bossuyt PM: Incidence and follow-up of Braunwald subgroups in unstable angina pectoris. J Am Coll Cardiol 1995;25:1286-1292.
66. Killip T 3rd, Kimball JT: Treatment of myocardial infarction in a coronary care unit. A two-year experience with 250 patients. Am J Cardiol 1967;20:457-464.
67. Holmes DR Jr, Berger PB, Hochman JS, et al: Cardiogenic shock in patients with acute ischemic syndromes with and without ST-segment elevation. Circulation 1999;100:2067-2073.
68. Cohen M, Hawkins L, Greenberg S, Fuster V: Usefulness of ST-segment changes in greater than or equal to 2 leads on the emergency room electrocardiogram in either unstable angina pectoris or non-Q-wave myocardial infarction in predicting outcome. Am J Cardiol 1991;67: 1368-1373.
69. Hyde TA, French JK, Wong CK, et al: Four-year survival of patients with acute coronary syndromes without ST-segment elevation and prognostic significance of 0.5-mm ST-segment depression. Am J Cardiol 1999;84:379-385.
70. Gazes PC, Mobley EM Jr, Faris HM Jr, et al: Preinfarctional (unstable) angina—a prospective study—ten-year follow-up. Prognostic significance of electrocardiographic changes. Circulation 1973;48:331-337.
71. Haines DE, Raabe DS, Gundel WD, Wackers FJ: Anatomic and prognostic significance of new T-wave inversion in unstable angina. Am J Cardiol 1983;52:14-18.
72. de Zwaan C, Bar FW, Janssen JH, et al: Angiographic and clinical characteristics of patients with unstable angina showing an ECG pattern indicating critical narrowing of the proximal LAD coronary artery. Am Heart J 1989;117:657-665.
73. Anderson HV, Cannon CP, Stone PH, et al: One-year results of the Thrombolysis in Myocardial Infarction (TIMI) IIIB clinical trial. A randomized comparison of tissue-type plasminogen activator versus placebo and early invasive versus early conservative strategies in unstable angina and non-Q wave myocardial infarction. J Am Coll Cardiol 1995;26:1643-1650.
74. Alexander JH, Sparapani RA, Mahaffey KW, et al: Association between minor elevations of creatine kinase-MB level and mortality in patients with acute coronary syndromes without ST-segment elevation. PURSUIT Steering Committee. Platelet Glycoprotein IIb/IIIa in

Unstable Angina: Receptor Suppression Using Integrilin Therapy. JAMA 2000;283:347-353.
75. Antman EM, Tasanijevic MJ, Thompson B, et al: Cardiac-specific troponin I levels to predict the risk of mortality in patients with acute coronary syndromes. N Engl J Med 1996;335:1342-1349.
76. Ohman EM, Armstrong PW, Christenson RH, et al: Cardiac troponin T levels for risk stratification in acute myocardial ischemia. GUSTO IIA Investigators. N Engl J Med 1996;335:1333-1341.
77. Hamm CW, Ravkilde J, Gerhardt W, et al: The prognostic value of serum troponin T in unstable angina. N Engl J Med 1992;327:146-150.
78. Myocardial infarction redefined—a consensus document of The Joint European Society of Cardiology/American College of Cardiology Committee for the redefinition of myocardial infarction. Eur Heart J 2000;21:1502-1513.
79. Jaffe AS, Ravkilde J, Roberts R, et al: It's time for a change to a troponin standard. Circulation 2000;102:1216-1220.
80. Morrow DA, Cannon CP, Rifai N, et al: Ability of minor elevations of troponins I and T to predict benefit from an early invasive strategy in patients with unstable angina and non-ST elevation myocardial infarction. JAMA 2001;286:2405-2412.
81. de Winter RJ, Koster RW, Sturk A, Sanders GT: Valuc of myoglobin, troponin T, and CK-MB mass in ruling out an acute myocardial infarction in the emergency room. Circulation 1995;92:3401-3407.
82. Zimmerman J, Fromm R, Meyer D, et al: Diagnostic marker cooperative study for the diagnosis of myocardial infarction. Circulation 1999;99:1671-1677.
83. Newby LK, Storrow AB, Gibler WB, et al: Bedside multimarker testing for risk stratification in chest pain units: The chest pain evaluation by creatine kinase-MB, myoglobin, and troponin I (CHECKMATE) study. Circulation 2001;103:1832-1837.
84. O'Donoghue M, de Lemos JA, Morrow DA, et al: Prognostic utility of heart-type fatty acid binding protein in patients with acute coronary syndromes. Circulation 2006;114:550-557.
85. Scirica BM, Cannon CP, McCabe CH, et al: Prognosis in the thrombolysis in myocardial ischemia III registry according to the Braunwald unstable angina pectoris classification. Am J Cardiol 2002;90:821-826.
86. Calvin JE, Klein LW, VandenBerg BJ, et al: Risk stratification in unstable angina. Prospective validation of the Braunwald classification. JAMA 1995;273:136-141.
87. Hosmer DW, Lemeshow S: Applied Logistic Regression. New York, John Wiley & Sons, 1989.
88. Cook NR: Use and misuse of the receiver operating characteristic curve in risk prediction. Circulation 2007;115:928-935.
89. Wang TJ, Gona P, Larson MG, et al: Multiple biomarkers for the prediction of first major cardiovascular events and death. N Engl J Med 2006;355:2631-2639.
90. Cook NR: Statistical evaluation of prognostic versus diagnostic models: Beyond the ROC curve. Clin Chem 2008;54:17-23.
91. Bartholomew BA, Sheps DS, Monroe S, et al: A prospective evaluation of the TIMI Risk Score for unstable angina and non-ST-elevation myocardial infarction. Circulation 2001;104 (Suppl II):728.
92. Sabatine MS, McCabe CH, Morrow DA, et al: Identification of patients at high risk for death and cardiac ischemic events after hospital discharge. Am Heart J 2002;143:966-970.
93. Lagrand WK, Visser CA, Hermens WT, et al: C-reactive protein as a cardiovascular risk factor: More than an epiphenomenon? Circulation 1999;100:96-102.
94. Ridker PM, Cushman M, Stampfer MJ, et al: Inflammation, aspirin, and the risk of cardiovascular disease in apparently healthy men. N Engl J Med 1997;336:973-979.
95. Liuzzo G, Biasucci LM, Gallimore JR, et al: The prognostic value of C-reactive protein and serum amyloid A protein in severe unstable angina. N Engl J Med 1994;331:417-424.
96. Lindahl B, Toss H, Siegbahn A, et al; FRISC Study Group: Fragmin during Instability in Coronary Artery Disease. Markers of myocardial damage and inflammation in relation to long-term mortality in unstable coronary artery disease. N Engl J Med 2000;343:1139-1147.
97. Morrow DA, Rifai N, Antman EM, et al: C-reactive protein is a potent predictor of mortality independently and in combination with troponin T in acute coronary syndromes: A TIMI 11A substudy. J Am Coll Cardiol 1998;31:1460-1465.
98. Morrow DA, Cannon CP, Jesse RL, et al: National Academy of Clinical Biochemistry Laboratory Medicine Practice Guidelines: Clinical characteristics and utilization of biochemical markers in acute coronary syndromes. Circulation 2007;115:e356-e375.
99. Ferreiros ER, Boissonnet CP, Pizarro R, et al: Independent prognostic value of elevated C-reactive protein in unstable angina. Circulation 1999;100:1958-1963.
100. Scirica BM, Morrow DA, Cannon CP, et al: Clinical application of C-reactive protein across the spectrum of acute coronary syndromes. Clin Chem 2007;53:1800-1807.
101. Cowie MR, Struthers AD, Wood DA, et al: Value of natriuretic peptides in assessment of patients with possible new heart failure in primary care. Lancet 1997;350:1347-1351.
102. Troughton RW, Frampton CM, Yandle TG, et al: Treatment of heart failure guided by plasma aminoterminal brain natriuretic peptide (N-BNP) concentrations. Lancet 2000;355:1126-1130.
103. Omland T, Aakvaag A, Bonarjee VV, et al: Plasma brain natriuretic peptide as an indicator of left ventricular systolic function and long-term survival after acute myocardial infarction. Comparison with plasma atrial natriuretic peptide and N-terminal proatrial natriuretic peptide. Circulation 1996;93:1963-1969.
104. de Lemos JA, Morrow DA, Bentley JH, et al: The prognostic value of B-type natriuretic peptide in patients with acute coronary syndromes. N Engl J Med 2001;345:1014-1021.
105. Sabatine MS, Morrow DA, de Lemos JA, et al: Elevation of B-type natriuretic peptide in the setting of myocardial ischemia. Presented at the 73rd Scientific Session of the American Heart Association, Anaheim, Calif, November 11-14, 2001.
106. Cannon CP, McCabe CH, Wilcox RG, et al: Oral glycoprotein IIb/IIIa inhibition with orbofiban in patients with unstable coronary syndromes (OPUS-TIMI 16) trial. Circulation 2000;102:149-156.
107. Sabatine MS, Morrow DA, de Lemos JA, et al: Multimarker approach to risk stratification in non-ST elevation acute coronary syndromes: Simultaneous assessment of troponin I, C-reactive protein, and B-type natriuretic peptide. Circulation 2002;105:1760-1763.
108. Baldus S, Heeschen C, Meinertz T, et al: Myeloperoxidase serum levels predict risk in patients with acute coronary syndromes. Circulation 2003;108:1440-1445.
109. Rudolph V, Steven D, Gehling UM, et al: Coronary plaque injury triggers neutrophil activation in patients with coronary artery disease. Free Radic Biol Med 2007;42:460-465.
110. Wollert KC, Kempf T, Peter T, et al: Prognostic value of growth-differentiation factor-15 in patients with non-ST-elevation acute coronary syndrome. Circulation 2007;115:962-971.
111. Wollert KC, Kempf T, Lagerqvist B, et al: Growth differentiation factor 15 for risk stratification and selection of an invasive treatment strategy in non ST-elevation acute coronary syndrome. Circulation 2007;116:1540-1548.
112. Morrow DA, de Lemos JA: Benchmarks for the assessment of novel cardiovascular biomarkers. Circulation 2007;115:949-952.
113. Hamm CW, Heeschen C, Goldmann B, et al: Benefit of abciximab in patients with refractory unstable angina in relation to serum troponin T levels. N Engl J Med 1999;340:1623-1629.
114. Heeschen C, Hamm CW, Goldmann B, et al; PRISM Study Investigators: Troponin concentrations for stratification of patients with acute coronary syndromes in relation to therapeutic efficacy of tirofiban. Lancet 1999;354:1757-1762.
115. Januzzi JL, Chae CU, Sabatine MS, Jang IK: Elevation in serum troponin I predicts the benefit of tirofiban. J Thromb Thrombolysis 2001;11:211-215.
116. Newby LK, Ohman EM, Christenson RH, et al: Benefit of glycoprotein IIb/IIIa inhibition in patients with acute coronary syndromes and troponin T-positive status: The Paragon-B troponin T substudy. Circulation 2001;103:2891-2896.
117. Kastrati A, Mehilli J, Neumann FJ, et al: Abciximab in patients with acute coronary syndromes undergoing percutaneous coronary intervention after clopidogrel pretreatment: The ISAR-REACT 2 randomized trial. JAMA 2006;295:1531-1538.
118. Lindahl B, Venge P, Wallentin L; Fragmin in Unstable Coronary Artery Disease (FRISC) Study Group: Troponin T identifies patients with unstable coronary artery disease who benefit from long-term antithrombotic protection. J Am Coll Cardiol 1997;29:43-48.
119. Morrow DA, Antman EM, Tanasijevic M, et al: Cardiac troponin I for stratification of early outcomes and the efficacy of enoxaparin in unstable angina: A TIMI-11B substudy. J Am Coll Cardiol 2000;36:1812-1817.
120. de Winter RJ, Windhausen F, Cornel JH, et al: Early invasive versus

selectively invasive management for acute coronary syndromes. N Engl J Med 2005;353:1095-1104.
121. Mehta SR, Cannon CP, Fox KA, et al: Routine vs selective invasive strategies in patients with acute coronary syndromes: A collaborative meta-analysis of randomized trials. JAMA 2005;293:2908-2917.
122. Antman EM: Troponin measurements in ischemic heart disease: More than just a black and white picture. J Am Coll Cardiol 2001;38:987-990.
123. Lindahl B, Diderholm E, Lagerqvist B, et al: Mechanisms behind the prognostic value of troponin T in unstable coronary artery disease: A FRISC II substudy. J Am Coll Cardiol 2001;38:979-986.
124. Roffi M, Chew DP, Mukherjee D, et al: Platelet glycoprotein IIb/IIIa inhibitors reduce mortality in diabetic patients with non–ST-segment elevation acute coronary syndromes. Circulation 2001;104:2767-2771.
125. Sabatine MS, Braunwald E: Will diabetes save the platelet blockers? Circulation 2001;104:2759-2761.
126. Morrow DA, Antman EM, Snapinn SM, et al: An integrated clinical approach to predicting the benefit of tirofiban in non-ST elevation acute coronary syndromes. Application of the TIMI Risk Score for UA-NSTEMI in PRISM-PLUS. Eur Heart J 2002;23:223-229.
127. Morrow DA, Sabatine MS, Antman EM, et al: Usefulness of tirofiban among patients treated without percutaneous coronary intervention (TIMI high risk patients in PRISM-PLUS). Am J Cardiol 2004;94:774-776.
128. Yan AT, Yan RT, Tan M, et al: In-hospital revascularization and one-year outcome of acute coronary syndrome patients stratified by the GRACE risk score. Am J Cardiol 2005;96:913-916.

第 4 篇

急性冠状动脉综合征的处理

第 19 章

非 ST 段抬高性冠状动脉综合征的治疗原则和新方法

Pierre Théroux

动脉粥样硬化是一种多因素疾病，临床表现也多种多样。例如，老年患者尽管有 3 支血管病变但可以少有或没有症状，而 40 多岁的患者平时即使无症状也可因单支病变闭塞病变引起猝死。

因此，针对疾病的不同阶段和风险分层，已经研究出了很多诊断、风险评估和治疗的方法。

本章将讨论一些新的有望在将来的临床实践中得以应用的概念、诊断和治疗方法。治疗冠心病的远期目标是控制急性冠状动脉综合征（ACS）所导致的死亡和致残。

生活方式调节与 ACS 预防

目前认为，动脉粥样硬化在很大程度上是一种可预防的疾病。在不同人群和社会中，其流行病学、临床表现和预后有明显变化。心血管疾病的流行开始于 20 世纪，1964—1965 年达到高峰，然后逐渐下降至当前的 50% 以下（尽管 65 岁以上人口的比例上升了 5 倍）。应用 IMPACT 统计模型分析 1980—2000 年的流行病学资料表明，动脉粥样硬化流行趋势的下降 47% 是由于治疗方式的转变，包括心肌梗死或血管重建后的二级预防性治疗（11%）、急性心肌梗死或不稳定型心绞痛（UA）的初期治疗（10%）、心力衰竭治疗（9%）、慢性心绞痛的血管重建治疗（5%）和其他治疗（12%）。其余 44% 是由于对危险因素的控制，包括降低总胆固醇（24%）、降压（20%）、戒烟（12%）和加强锻炼（5%）[1]。不过，近 20 年来体重指数和糖尿病发病率的升高分别使死亡率增加了 8% 和 10%，抵消了一部分的获益。这些新的危险因素的与代谢综合征相关（见第 1 章），并且随着肥胖及其相关的危险因素，如高血压、高脂血症和糖尿病等的流行而增加，其在工业化和发展中国家的成人和儿童（尤其是城市人口）中的发病率也在增长[2]。2005 年世界卫生组织报告显示，全球大约 16 亿成人（≥ 15 岁）和 2000 万儿童（≤ 5 岁）超重，4 亿成人肥胖。预测 2015 年将有 23 亿成年人超重和 7 亿人肥胖。这些数据提示冠心病发病率可能会重新增长。

一级预防措施是社会和个人共同的议题，其中生活方式干预最为重要。内科医师在诊治患者期间也是健康顾问，在社区促进疾病的预防中起着非常重要的作用。虽然冠心病发病率高、占据死亡原因的首位，但是现有干预措施证实有效，且动脉粥样硬化的发病率可以较快发生改变、斑块可以迅速发生进展或逆转，因此预防显得尤为重要。乐观的态度较失败主义对患者更为有益。令人鼓舞的是生活方式的干预可降低癌症发生率。癌症是排在心血管病之后的第二位死因，已知癌症和动脉硬化症有着非常相似的危险因素（见框 19-1）。

一级和二级预防之间的共性

冠心病的预防和治疗原则首先是疾病的诊断，其次是

框19-1　癌症的危险因素*

- 年龄增长
- 吸烟
- 阳光
- 电离辐射
- 某些化学制剂和其他物质
- 一些病毒和细菌
- 某些激素
- 癌症家族史
- 酒精
- 不良饮食习惯，缺乏体力活动，或者体重超重

* 这些危险因素中有许多与心血管疾病的危险因素一样，这为同时影响社会中两个主要的“健康杀手”提供了机会。

Adapted from the National Cancer Institute, U.S. National Institutes of Health: Cancer Causes and Risk Factors, 2010. Available at http://www.cancer.gov/cancertopics/preventiongenetics- causes/causes.

鉴别患者的危险程度，最后是针对危险因素的治疗。通过评估传统和新的危险因素并结合适宜的标志物可以很好地预测危险程度。在首诊时比较容易获得两个重要的线索：一是任何血管存在动脉粥样硬化的病史或经临床检查发现证据，例如发现颈动脉杂音和下肢动脉搏动异常；二是仅有症状的疾病，其本身比起无症状疾病的预后要差。测定踝-肱压力指数即上肢与下肢血压之比有助于发现有血流动力学异常的主要下肢动脉严重狭窄，灵敏性和特异性分别为 90% 和 98%。

风险评分

历经半个世纪的流行病学研究，Framingham 评分已被用来作为各种指南建议时的参考和评价各种干预措施的指标。该研究注册始于 1948 年，当时在美国马萨诸塞州的 Framingham 地区入选了 5209 例 30 ～ 62 岁无心血管疾病的成年男性和女性。随后又相继增加了 5 组人群，最早的为 1971 年加入的后代组 [3]。该评分的优缺点已有详尽描述。其缺点主要包括入选人群地域相对单一和某些重要亚组的代表性不足，例如非白人种族、糖尿病和肾功能不全患者。Framingham 研究之后又开发了许多其他体系来预测心血管病和冠心病。主要有 Joint British 社会心脏病危险预测表 [4]、心脏危险管理计算图表 [5]、PROCAM 风险评分（Framingham 标准外增加了甘油三酯水平、糖尿病和早发心肌梗死家族史）[6]、专指糖尿病患者的 UKPDS 危险评估 [7]，欧洲心脏病学会的 HeartScore 系统（系统性冠状动脉危险评估）[8] 和 QRISK 研究。HeartScore 包括 12 个欧洲群体研究，涉及 250 000 例患者、观察达 300 万人/年，记录了 7000 个致死性心血管事件。其目标是依据生活方式和危险因素数据明确预防心血管疾病的治疗靶标，主要侧重于死亡率的预测。QRISK1 研究是最大的危险预测研究，涵盖了英国人口的 7%，约 200 万人。该研究从 QRESEARCH 原始数据资料库中回顾性分析了传统危险因素、社会剥夺指数、家族史、降压治疗和后续心血管事件 [9]。

用于辅助诊断的标志物

当前，基于 Framingham 评分评价新型标志物对危险分层的价值是一级预防的一个热点。冠状动脉钙化积分有助于预测 Framingham 评分 10 年事件发生率 > 10% 的患者的风险评估（$P < 0.001$），但对于 10 年事件发生率 < 10% 的患者没有帮助 [10]。应当注意，钙化积分不应该影响急诊胸痛患者的治疗。动脉粥样硬化多人种试验（MESA）亚组分析显示，175 例因胸痛行冠状动脉造影的患者中，有 7 例患者（4%）基线钙化积分值为 0 却有严重冠状动脉狭窄。冠状动脉钙化积分可能会漏诊在 ACS 起重要作用的软斑块。由于钙化积分阴性预测值较低因此不可靠，对有症状的患者还应进行其他心肌缺血的检查 [14]。钙化积分在不同种族中的价值也有描述 [11]。Reynolds 评分结合血清超敏 C 反应蛋白水平和是否有 60 岁以前的心血管疾病家族史，能够提高 Framingham 评分对低、中度危险健康人群（男性和女性）的预测价值 [12]。一项研究显示，肱动脉血流介导的血管扩张反应和存在颈动脉斑块，而不是最大颈动脉内-中膜的比值，可以显著提高 Framingham 评分对低、中度危险人群冠心病事件预测的精确度 [13]。

多排 CT 冠状动脉成像技术（见第 16 章）为心脏的解剖和功能包括冠状动脉情况提供了新的手段。一项对 295 例未知冠心病患者（男性 61%，平均年龄 54 ± 13 岁）的研究显示，一支或多支冠状动脉狭窄 ≥ 50% 的比例在按 Framingham 评分低危、中危和高危亚组中的比例分别为 16%、34% 和 88%；有左主干或前降支近段钙化或非钙化斑块病变患者在 Framingham 评分低危、中危和高危亚组中的比例分别为 44%、75% 和 63%。这提示 Framingham 评分中低度危险的患者中有相当一部分患者存在冠状动脉阻塞导致的冠心病 [15]。这些诊断技术方面的进步必然导致不同方法所评价的 Framingham 评分价值也有所差异，尤其是对于中危人群。运动试验（见第 13 章）、凝血功能指标（例如纤维蛋白原、D-二聚体、纤溶酶原激活物抑制因子-1 活性和Ⅶc 因子）、炎性标志物（如白介素-6 和 C 反应蛋白）、内皮细胞功能受损标志物（如 P-选择素和 v-W 因子）以及代谢和肾功能标志物（包括蛋白尿）能提高 Framingham 评分的诊断效力 [16, 17]。

2009 年加拿大心血管学会高脂血症诊断治疗和成人心血管病预防指南建议，对于 Framingham 评分中危（10% ～ 19%）和低密度脂蛋白（LDL）< 3.5mmol/L 而不适合他汀类治疗的年龄 > 50 岁的男性和 > 60 岁的女性患者，应该测定超敏 C 反应蛋白 [18]。

明确高风险病变

当代心脏病学领域的一项重要任务是在导致 ACS 之前识别高危病变即易损斑块。病理学研究已经明确了罪犯病变和稳定斑块的特征（见第 6 章）。这些认识将有助于预防易损斑块进展导致 ACS 或不可逆心肌损伤的创新性干预研究，目前有多项研究正在进行之中（见第 17 章）。

虚拟组织学——血管内超声

灰阶显示血管内超声（IVUS）能够从血管腔内显示血管信息，提供实地面积、体积和斑块重构信息（见第 14 章）。超声反向散射射频波谱分析能够克服 IVUS 的一些局限性，这项技术称为虚拟组织学（VH-IVUS）。VH-IVUS 能够识别纤维斑块、纤维脂质斑块、钙化和坏死核心等斑块成分（见第 17 章）[19]。ACS 较稳定心绞痛的斑块坏死区和脂质核大、纤维帽薄且纤维成分少 [20]。一项研究显示，有破裂倾向的斑块与高水平的氨基末端 B 型脑钠肽前体（NT-proBNP）相关，提示脑钠肽有较强的预测死亡率的价值 [21]（见第 1 章）。

多排 CT

一项研究对 VH-IVUS 和多排 CT 进行了对比（见图 19-1）。多排 CT 显示，ACS 斑块 32% 为非钙化斑块，59% 为混合斑块，其中 1/3 为薄纤维帽的纤维粥样瘤。而在稳定性绞痛的斑块中 61% 为钙化斑块，薄纤维帽斑块比例＜5%。VH-IVUS 则显示，ACS 患者坏死核心和薄纤维帽纤维粥样瘤比例高于稳定性心绞痛患者 [22]。

另一项涉及 1059 例患者的前瞻性研究探讨了 CT 血管显像评估斑块特征对稳定性冠心病的患者预后的价值，随访时间为 27±10 个月 [23]。45 例患者发生急性缺血事件的患者均存在正性血管重构和低衰减斑块（见图 19-2）。同时存在正性血管重构和低衰减斑块的患者有 22.2% 发生 ACS，而仅有一项特征的患者中只有 3.7% 发生 ACS。

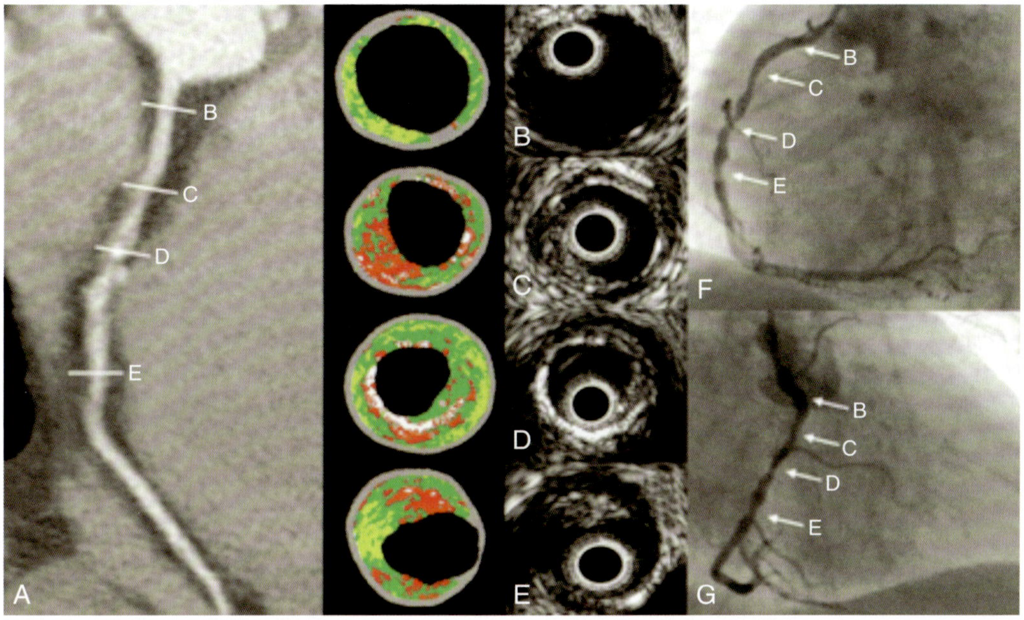

图19-1　不稳定心绞痛患者罪犯血管冠状动脉斑块。A（左侧），多排螺旋CT多平面重建显示RCA的阻塞非钙化性和混合性斑块。B～E（中间），血管内超声（IVUS）灰度图像和相应的VH-IVUS（虚拟组织学图像）。B，右冠状动脉近段少量的斑块，MSCT图像正常。右冠状动脉近段及远段非钙化的薄纤维帽纤维粥样斑块合并有大的坏死核心（C及E）。相应的VH-IVUS显示右冠状动脉中段横断面的混合斑块（D）。F及G（右侧），有创冠状动脉造影证实右冠状动脉多处的闭塞性狭窄。VH-IVUS斑块成分：深绿，纤维组织；浅绿，纤维脂肪组织；红色，坏死核心组织；白色，致密钙化组织。

Pundziute G, Schuijf JD, Jukema JW, et al: Evaluations of plaque characteristics in acute coronary syndromes: Non-invasive evaluation with intravascular ultrasound radiofrequency data analysis. Eur Heart J, 2008; 19:2373-2381, with permission.

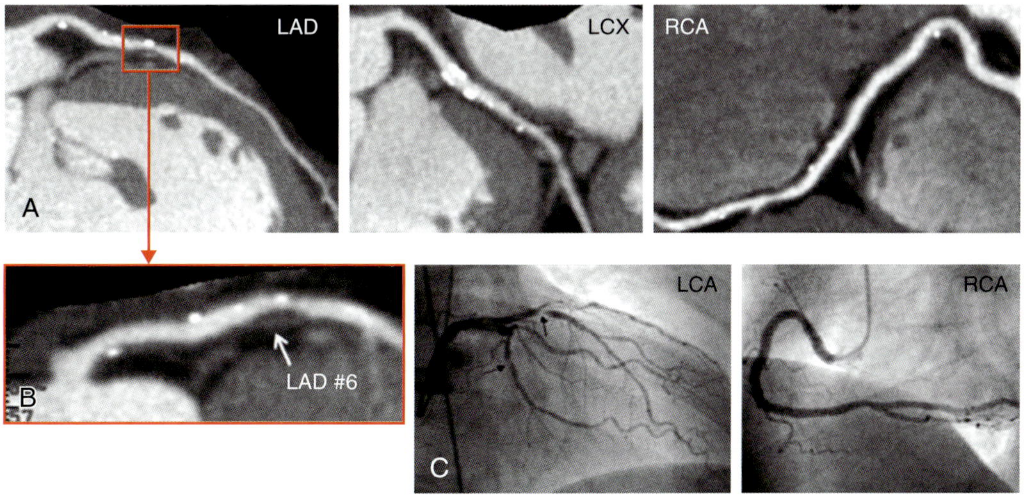

图19-2　CT血管成像鉴定病变的风险程度。A，6个月后发生ACS的患者左前降支动脉（LAD），左回旋支动脉（LCX），右冠状动脉（RCA）的图像。B，A的放大；箭头（#6）指向正性重构，低衰减及点状钙化的斑块。C，ACS发生后有创冠状动脉造影，证实了CT血管成像显示的B图LAD#6处的罪犯病变。

From Motomaya S, Sarai M, Harigaya H, et al: Computed tomographic angiography characteristics of atheroisclerotic plaques subsequently resulting in acute coronary syndrome. J Am Coll Cardiol 2009;54;49-57, with permission.

820 名不具备正性血管重构和低衰减斑块特征的患者中仅有 4 人（0.5%）发生 ACS，而 167 名冠状动脉造影正常的患者没有 1 例发生 ACS（ P<0.001）。具备一项或两项特征的斑块发生 ACS 风险比为 22.8（95% 置信区间 6.9 ～ 75.2，P<0.001）。

脂蛋白相关磷脂酶 A2

如第 1 章所述，脂蛋白相关联磷脂酶 A2（Lp-PLA2）是由有激活的炎症细胞所产生后，与血液循环中的 LDL 胆固醇结合并进入血管壁的斑块核心，在此发挥炎症、致凋亡和酶学活性。Lp-PLA2 在人体血浆中和容易发生破裂的薄纤维帽纤维粥样瘤中含量较高。一项涉及 162 例接受选择性颈动脉内膜切除术的患者序贯研究显示，颈动脉斑块中 Lp-PLA2 的水平可以预测 48 个月内的心源性死亡和非致命性心肌梗死。Lp-PLA2 水平高于中位数时的心源性死亡和非致命性心肌梗死风险增加 3 倍（风险比 3.39，95% 置信区间 1.13 ～ 10.17）[24]。该研究提示 Lp-PLA2 是一种斑块炎性和易损性斑块的全身性标志物。该研究和心肌梗死与炎症性疾病（例如风湿性关节炎、银屑病）相关性的研究也为抗炎治疗和免疫调节治疗提供了理论基础（见第 7 章和第 8 章）。

darapladib 是一种可逆的新型口服活性药物，可选择性抑制血浆和病变处 Lp-PLA2 的活性。服用阿托伐他汀的患者每日服用 40、80 和 160mg darapladib，其 Lp-PLA2 活性抑制分别达 43%、55% 和 66% [25]。一项涉及 330 名经冠状造影证实的冠心病患者的研究比较了服用 12 个月 darapladib（160mg/d）或安慰剂后斑块形态学的变化 [26]。尽管 darapladib 使血中 Lp-PLA2 的活性降低了大约 60%，但 LDL- 胆固醇和 C 反应蛋白水平没有受到影响，斑块体积和 IVUS 激应图成像测定的斑块变形性也没有变化。但是，坏死核心的体积在安慰剂组有显著增长，而 darapladib 组保持不变，其差异达 0.53mm^3（P < 0.012）。该研究提示 darapladib 可以阻止脂质核心的扩展，而脂质核心的扩展是斑块易损性的决定性因素。两项关于 darapladib 的安慰剂对照三期临床试验正在进行，STABILITY 研究已经完成了 15 000 例慢性冠心病患者的入选，SOLID-TIMI 52 则正在入选新近发生 ACS 的患者 [27]。

高敏心脏肌钙蛋白检测

新的高敏心脏肌钙蛋白检测方法的出现正在影响对心肌梗死早期诊断和心脏肌钙蛋白轻微升高意义的判断。针对更加特异和敏感的细胞坏死标志物需要制定新的标准。一项新近的研究入选了 PEACE 研究中的 3679 例稳定性冠心病并左室功能正常的患者 [28]。其检出限采纳了 0.001μg/L，而同一机构最近最常用的检出限为 0.01μg/L。该研究评价平均 5.2 年随访期间的心血管事件的发生率。结果，3593 例患者（97.7%）心脏肌钙蛋白 T 浓度≥检出限（0.001μg/L），而有 407 例患者（11.1%）心脏肌钙蛋白 T 浓度≥健康受试者的第 99 百分位数（0.0133μg/L）。校正其他独立的预后预测因素后，肌钙蛋白 T 升高与心血管死亡（单位自然对数增加校正风险比 2.09，95% 置信区间 1.60 ～ 2.74；P<0.001）和心力衰竭（2.20，95% 置信区间 1.66 ～ 2.90，P<0.001）依然存在强相关性，而与心肌梗死无相关性。即便是在低于常规肌钙蛋白 T 检测检出限和健康受试者第 99 百分位数的范围内，较高肌钙蛋白 T 水平也与风险升高有关。

基因组学和药物基因组学

基因组学和药物基因组学的临床应用正在迅速扩展。最新的进展和热点在第 10 章已有论述，氯比格雷的抵抗也在第 21 章有详细论述。

MHC Ⅱ类分子反式激活因子多态性和风湿性关节炎、多发硬化和心肌梗死的易感性提示慢性炎症和冠心病之间存在共同的免疫病理生理学机制 [29]。

最近的研究为脂蛋白 a ［Lp(a)］是冠心病的致病因素提供了有力证据 [30]。该研究涉及 3145 例冠心病患者与 3352 例对照，并在三组独立人群涉及 4846 例冠心病患者与 4594 例对照进行验证。该研究发现两个常见的 Lp（a）基因单核苷酸多态性（SNP）都和 CAD 和 Lp（a）水平相关。这两个 SNP 导致 36% 的血液 Lp（a）水平异常（其中 1/6 的为携带者）并使在冠心病风险增加 1.5 倍。

治　疗

ACS 急性期的治疗目标首先是挽救生命，其次是保护梗死心肌来维持左心室功能和生命质量。还要强化二级预防和个体化治疗。

为达到这些目标，过去 10 年中药物、治疗和教育几个领域都已取得很大进步。可以权衡缺血和出血事件风险来选择个体化抗血小板和抗血栓治疗，PCI 的成功率和安全性也日益提高。

大量试图用来稳定活动性斑块的药物，如抗生素和抗炎药物未能显示获益（见第 25 章），用以阻止细胞坏死进程的药物在没有再灌注的情况下也是无效的。采用环氧化酶 -2 抑制剂和非甾体类抗炎药物作为激素替代疗法在二级预防中被视为相对禁忌证。

急性期治疗

ACS 中 STEMI 和 NSTEMI 的病理生理学机制有所不同，要求对患者立即采取不同的处理流程。

STEMI　STEMI 是透壁或接近透壁的心肌缺血，是心外膜冠状动脉血流在没有侧枝供应情况下被完全阻断的后果。血流一旦中断，最敏感的心内膜下区域就会发生坏死、缺血区域再迅速从心内膜下发展到心外膜，然后心肌坏死区域呈波阵面现象继续扩展 [1]。数小时之后，坏死将以指数速度扩大至整个罪犯血管支配区域，除非发生再灌注来阻断这一过程。在人类没有发现其他细胞保护疗法能够有效防止坏死的进程。再灌注可以是自发性的，可以相对限制梗死面积。也可通过药物治疗（溶栓）或机械手段（如经皮介入操作或外科手术）来实现再灌注。再灌注越快，最终梗死面积就越小，“时间就是心肌，心肌就是生命”。如果严重缺血时能在 45 分钟之内实现再灌注，心肌梗死可以避免；如在 45 ～ 120 分钟之间实现再灌注，射血分数可保持接近正常。这个目标却经常因无复流现象无法达到。无复流现象是内皮肿胀、组织压迫、心肌细胞水肿和炎性细胞浸润的结果，再灌注可加速无复流 [32]。

核磁共振成像（NMR）证实了再灌注时间的重要性。NMR 显示再灌注时间是决定心肌损伤可逆或不可逆程度的主要因素 [33]。一项对 70 例成功接受直接 PCI 的患者在第 3 天时进行 NMR 检查的研究显示，从出现症状到球囊扩张时间在 90 分钟内、90 ～ 150 分钟、150 ～ 360 分钟和超过 360 分钟所对应的梗死面积分别为 8%、11.7%、12.7%、17.9%、呈递增趋势（P=0.017)。微血管闭塞随时间而加重、分别为 0.5%、1.5%、3.7%、6.6%（P=0.047），挽救的心肌也明显减少、分别为 8.5%、3.2%、2.4%、2.1%（P=0.004)。

NSTEMI NSTEMI 时心肌坏死发生在缺血最敏感的心内膜下区域。斑块破裂或糜烂诱发血栓形成导致血流受限和（或）斑块碎片、血栓性物质引起远端微循环栓塞（见第 6 章），从而导致小面积的心肌坏死，也叫做微梗死，并且经常在 PCI 中发生。已证实小面积梗死的预后不良。诊断依据是肌钙蛋白水平的升高，肌钙蛋白是高度敏感和特异的诊断标志物，可以检测细胞水平坏死。CK 和 CK-MB 更多用于介入相关的心肌梗死诊断，通常采用高于正常值的 3 倍为标准。胸痛持续大于 20 ～ 30 分钟并且合并 ST-T 改变具有很高的阳性预测价值。其他诊断依据包括超声心动图显示室壁局部收缩或舒张功能不全、核素扫描分布不均和 NMR 延迟增强。

药物治疗和操作

STEMI：恢复有效前向血流对于预防 STEMI 死亡和尽可能减少不可逆心肌损伤的范围至关重要。只要能够在建议的时间窗范围内完成操作，直接 PCI 是 STEMI 首选的治疗措施。因为直接 PCI 能够更快地恢复血流，可重复性更好。在发病后黄金时间内进行再灌注可以避免心肌梗死。

NSTEMI：首要任务是防止微栓塞、微梗死再发和（或）突发冠状动脉完全堵塞导致 STEMI。

PCI：对于 STEMI 和 NSTEMI 都能减少斑块的致血栓形成能力。PCI 可以通过阻断斑块的致血栓性和血栓形成以及通过开通管腔降低诱发血小板聚集的剪切速率来防止冠状动脉再闭塞和梗死范围扩大。

要求立即开始抗凝和二联或三联抗血小板治疗，二联抗血小板治疗应持续数月以防止再次血栓形成、急性或亚急性支架内血栓形成（置入支架患者）。口服有活性 Xa 因子制剂和凝血酶抑制剂的潜在价值正在接受诸多Ⅲ期试验评估。血小板凝血酶受体 PAR-1 抑制剂的效果也在研究之中。

目前可供选择的抗血小板和抗凝血药物的最佳风险 - 效益比分别在第 20 章和第 21 章进行讨论；接受 PCI 策略的患者的主要特征在第 28 章进行论述。

介入治疗的时机 进行介入操作的最佳时机直到最近才得以明确。最早比较早期和延迟介入治疗的随机试验和观察性研究多数报道早期介入有增加死亡或心肌梗死的风险。然而这种风险在当代的试验和研究中没有发现，很可能是因为有了更好的操作和支架。TIMACS 研究随机入选了 3031 例 NSTEACS 患者，在 24 小时内进行早期常规冠状动脉造影和 PCI，或 36 小时以后的进行冠状动脉造影和 PCI[34]。早期介入组 6 个月时一级终点事件（死亡、心肌梗死或再发缺血）为 9.6%，而延时介入组为 11.3%（风险比 0.85；95% 置信区间 0.68 ～ 1.06；P=0.15)。分析显示，早期介入有助于改善 GRACE 评分评为高危患者（占 1/3）的一级终点，而 GRACE 评分低危或中危患者（占 2/3）获益不明显。

ABOARD 研究随机入选了 352 例 TIMI 评分高于 3 的 NSTEMI 患者进行立即（从入选到插入鞘管时间为 1.2 小时）或次日导管术（平均 20.5 小时)。其中，84% 的患者进行了经桡动脉 PCI 和三联抗血小板治疗，52% 的患者置入药物洗脱支架 [35]。包括住院期间肌钙蛋白水平峰值在内的主要终点事件在两组间没有差异。1 个月时次级终点（死亡、心肌梗死或紧急血管重建）的发生率在立即介入组中为 13.7%，在延迟介入组中为 10.2%（P=0.31)。两组的其他终点事件包括严重出血没有差异。

因此，目前数据提示对 NSTEACS 患者在入院后 24 ～ 48 小时进行延迟 PCI 是安全的，早期 PCI 可使高危患者获益而并不增加风险。

他汀类治疗 除了长期获益，他汀类在 ACS、介入操作中短期应用也可能有益，其确切的机制还不清楚。这可能与其对炎症、血栓形成、氧化应激多方面的有利效应有关。PROVE-IT 是一里程碑式的研究，随机入选了 4162 例入院 10 天以内、总胆固醇水平 ≤ 240mg/dl 且无他汀类用药史，或胆固醇水平 ≤ 200mg/dl 而已接受他汀类治疗（普伐他汀 40mg/d 或阿托伐他汀 80mg/d）的 ACS 患者。随访 24 个月的主要终点（全因死亡率、心肌梗死、需入院的 UA、PCI 或 CABG 术或卒中）的发生率在阿托伐他汀组下降了 16%。入组前接受 PCI 的 2868 例患者复合终点降低了 22%（6.5% ～ 21.5%，P=0.002）[36]。基于这些结果，大量的观察性研究和一些随机试验研究评价了在 CABG、PCI、非冠状动脉血管外科手术之前应用他汀类的益处。在一涉及 18 项研究（2 项随机试验、15 项队列研究、1 项病例对照、4 项 CABG、12 项非冠状动脉血管外科手术和 2 项其他介入手术）的荟萃分析中，他汀类降低了术中死亡或 ACS 发生率（随机试验中比值比降低 0.26，95% 置信区间 0.07 ~ 0.09；队列研究中比值比 0.70，95% 置信区间 0.57 ~ 0.87）[37]。另一荟萃分析纳入了 19 项研究（3 项随机试验，16 项观察性研究）共计 31 725 例接受心脏手术的患者。结果显示，17 201 例术前应用他汀类药物的患者 1 个月时的全因死亡率比值比降低了 43%（2.2% vs 3.7%，P ＜ 0.0001）。心房颤动、卒中的发生率有所减少，而心肌梗死和肾脏衰竭没有差异 [38]。

近期至少有 8 项随机试验评价他汀类的潜在益处，这些试验入选规模为 200 ~ 800 例稳定心绞痛或 UA 患者。研究终点是生化标志物升高证实的心肌梗死和主要心血管不良事件。多数试验报道了进展为心肌梗死的比例减少（降低 21% ~ 72% 不等），主要心血管不良事件减少情况各试验件重复性较低，其减少主要受到心肌梗死的影响。ACS 患者获益更为显著。

一项涉及 200 例稳定性心绞痛患者的研究显示，择期 PCI 术前 2 天给予每日 80mg 阿托伐他汀和立即行导管术相比，围术期心肌梗死发生率没有差异 [39]。ARMYDA-RECAPTURE 试验中 383 例稳定性心绞痛（53%）或 NSTEMI（47%）患者长期接受他汀治疗，在术前 12 小时给予负荷阿托伐他汀 80mg、PCI 前再给予负荷 40mg。和 ACS 对照组相比，30 天终点心源性死亡、心肌梗死、意外血管重建的发生率降低（3.3% vs 14.8%，P=0.015），但同稳定性心绞痛对照组的比较无差异（4% vs 4.9%）。在临床症状和阿托伐他汀再次负荷效果之间有显著相关性 [40]。NAPLES Ⅱ研究显示在 668 例初始他汀治疗的患者中，择期 PCI 前 1 天给予 80mg 的单一剂量的阿托伐他汀较对照组可以降低术中心肌梗死的发生率（9.5% vs 15.8%，P=0.014）[41]。另一项涉及 445 例 ACS 患者的研究显示，在 PCI 前给予瑞舒伐他汀 40mg 可显著降低术中心肌损伤的发生率（11.4% vs 5.8%，P=0.035）[42]。中国一项 228 例 ACS 患者的随机研究显示，术前 7 天给予辛伐他汀 80mg 和辛伐他汀 20mg 相比可以显著改善心肌灌注，减少心肌缺血损伤，降低超敏 C 反应蛋白、P- 选择素和细胞间黏附因子 -1 的水平 [43]。

其他治疗目标 传统的抗缺血药物通过血管扩张剂增加氧的输送从而纠正或防止心肌缺血（例如硝酸酯类和钙离子拮抗剂）和（或）通过 β- 受体阻滞剂降低心肌耗氧量（见第 23 章）。现在涌现了新的药物和设备（包括细胞治疗），为治疗疾病提供了更多的选择。

（刘亚欣　赵汉军）

参考文献

1. Ford ES, Ajani UA, Croft JB, et al: Explaining the decrease in U.S. deaths from coronary disease, 1980-2000. N Engl J Med 2007;356:2388-2398.
2. World Health Organization: Obesity and overweight, 2006. Available at http://www.who.int/mediacentre/factsheets/fs311/en/index.html.
3. Framingham Heart Study: Risk Score Profiles, 2010. Available at http://www. framinghamheartstudy.org/risk/index.html.
4. Joint British Hypertension Society: Proposed Joint British Societies Cardiovascular Disease New Risk Assessment Charts, 2009. Available at http://www.bhsoc.org/Cardiovascular_Risk_Charts_and_Calculators.stm.
5. Hingorani AD, Vallance P: A simple computer program for guiding management of cardiovascular risk factors and prescribing. BMJ 1999;318:101-105.
6. Assmann Foundation for Prevention: PROCAM Risk Scores, 2010. Available at http://www.assmann-stiftung.de/en/procam/procam-risk-scores.
7. Diabetes Trials Unit: UKPDS Risk Engine, 2001. Available at http://www.dtu.ox.ac.uk/index.php?maindoc=/riskengine/download.php.
8. European Society of Cardiology: HeartScore, 2010. Available at http://www.heartscore.org/Pages/welcome.aspx.
9. QRESEARCH: Qrisk CVD Calculator, 2007. Available at http://www.emis-online.com/images/QRisk-single.jpg.
10. Greenland P, LaBree L, Azen SP, et al: Coronary artery calcium score combined with Framingham score for risk prediction in asymptomatic individuals. JAMA 2004;291: 210-215.
11. Detrano R, Guerci AD, Carr JJ, et al: Coronary calcium as a predictor of coronary events in four racial or ethnic groups. N Engl J Med 2008;358:1336-1345.
12. Reynolds Risk Score, 2010. Available at http://www.reynoldsriskscore.org.
13. Lau KK, Chan YH, Yiu KH, et al: Incremental predictive value of vascular assessments combined with the Framingham risk score for prediction of coronary events in subjectsof low-intermediate risk. Postgrad Med J 2008;84:153-157.
14. Rosen BD, Fernandes V, McClelland RL, et al: Relationship between baseline coronarycalcium score and demonstration of coronary artery stenoses during follow-up. MESA Multi-Ethnic Study of Atherosclerosis. JACC Cardiovasc Imaging 2009;2:1175-1183.
15. Nair D, Carrigan TP, Curtin RJ, et al: Association of coronary atherosclerosis detected by multislice computed tomography and traditional risk-factor assessment. Am J Cardiol 2008;102:316-320.
16. Hillege HL, Fidler V, Diercks GF, et al; Prevention of Renal and Vascular End Stage Disease (PREVEND) Study Group: Urinary albumin excretion predicts cardiovascular and noncardiovascular mortality in the general population. Circulation 2002;106:1777-1782.
17. Romundstad S, Holmen J, Kvenild K, et al: Microalbuminuria and all-cause mortality in 2,089 apparently healthy individuals: A 4.4-year follow-up study. The Nord-Trøndelag Health Study (HUNT), Norway. Am J Kidney Dis 2003;42:466-473.
18. Genest J, McPherson R, Frohlich J, et al: 2009 Canadian Cardiovascular Society/Canadian guidelines for the diagnosis and treatment of dyslipidemia and prevention of cardiovascular disease in the adult—2009 recommendations. Can J Cardiol 2009;25:567-579.
19. Nair A, Kuban BD, Tuzcu EM, et al: Coronary plaque classification with intravascular ultrasound radiofrequency data analysis. Circulation 2002;106:2200-2206.
20. Hong MK, Mintz GS, Lee CW, et al: Comparison of virtual histology to intravascular ultrasound of culprit coronary lesions in acute coronary syndrome and target coronary lesions in stable angina pectoris. Am J Cardiol 2007;100:953-959.
21. Hong YJ, Youngkeun A, Doo Sun S, et al: Relation between N-terminal pro-B-type natriuretic peptide and coronary plaque components in patients with acute coronary syndrome: Virtual histology-intravascular ultrasound analysis. Coron Artery Dis 2009;20:518-524.
22. Pundziute G, Schuijf JD, Jukema JW, et al: Evaluation of plaque characteristics in acute coronary syndromes: Non-invasive assessment with multi-slice computed tomography and invasive evaluation with intravascular ultrasound radiofrequency data analysis. Eur Heart J 2008;19:2373-2381.
23. Motoyama S, Sarai M, Harigaya H, et al: Computed tomographic angiography characteristics of atherosclerotic plaques subsequently resulting in acute coronary syndrome. J Am Coll Cardiol 2009;54;49-57.
24. Herrmann J, Mannheim D, Wohlert C, et al: Expression of lipoprotein-associated phospholipase A2 in carotid artery plaques predicts long-term cardiac outcome. Eur Heart J 2009;30:2930-2938.
25. Mohler ER 3rd, Ballantyne CM, Davidson MH, et al: The effect of darapladib on plasma lipoprotein-associated phospholipase A2 activity and cardiovascular biomarkers in patients with stable coronary heart disease or coronary heart disease risk equivalent: The results of a multicenter, randomized, double-blind, placebo-controlled study. J Am

Coll Cardiol 2008;51:1632-1641.
26. Serruys PW, García-García HM, Buszman P, et al: Effects of the direct lipoprotein-associated phospholipase A(2) inhibitor darapladib on human coronary atherosclerotic plaque. Circulation 2008;118:1172-1182.
27. The Stabilization of Atherosclerotic Plaque by Initiation of Darapladib Therapy Trial (STABILITY). Available at http://clinicaltrials.gov/NCT00799903.
28. Omland T, de Lemos JA, Sabatine MS, et al; Prevention of Events with Angiotensin Converting Enzyme Inhibition (PEACE) Trial Investigators: A sensitive cardiac troponin T assay in stable coronary artery disease. N Engl J Med 2009;361:2538-2547.
29. Swanberg M, Lidman O, Padyukov L, et al: MHC2TA is associated with differential MHC molecule expression and susceptibility to rheumatoid arthritis, multiple sclerosis and myocardial infarction. Nat Genet 2005;37:486-494.
30. Clarke R, Peden JF, Hopewell JC, et al: Genetic variants associated with Lp(a) lipoprotein level and coronary disease. N Engl J Med 2009;361:2518-2528.
31. Reimer KA, Jennings RB: The "wavefront phenomenon" of myocardial ischemic cell death. II. Transmural progression of necrosis within the framework of ischemic bed size (myocardium at risk) and collateral flow. Lab Invest 1979;4:633-644.
32. Kloner RA, Ganote CE, Jennings JB: The "no-reflow phenomenon" after temporary occlusion in the dog. J Clin Invest 1974;54:1496-1508.
33. Francone M, Bucciarelli-Ducci C, Carbone I, et al: Impact of primary coronary angioplasty delay on myocardial salvage, infarct size, and microvascular damage in patients with ST-segment elevation myocardial infarction: Insight from cardiovascular magnetic resonance. J Am Coll Cardiol 2009;54:2145-2153.
34. Mehta SR, Granger CB, Boden WE, et al: TIMACS Investigators: Early versus delayed invasive intervention in acute coronary syndromes. N Engl J Med 2009;360: 2165-2175.
35. Barthélémy O, Ducrocq G, Bellemain-Appaix A, et al; ABOARD Investigators: Immediate vs delayed intervention for acute coronary syndromes: A randomized clinical trial. JAMA 2009;302:947-954.
36. Gibson CM, Pride YB, Hochberg CP, et al: TIMI Study Group: Effect of intensive statin therapy on clinical outcomes among patients undergoing percutaneous coronary intervention for acute coronary syndrome. PCI-PROVE IT: A PROVE IT-TIMI 22 (Pravastatin or Atorvastatin Evaluation and Infection Therapy-Thrombolysis In Myocardial Infarction). J Am Coll Cardiol 2009;54:2290-2295.
37. Kapoor AS, Kanji H, Buckingham J, et al: Strength of evidence for perioperative use of statins to reduce cardiovascular risk: Systematic review of controlled studies. BMJ 2006;333:1149.
38. Liakopoulos OJ, Choi YH, Haldenwang PL, et al: Impact of preoperative statin therapy on adverse postoperative outcomes in patients undergoing cardiac surgery: A metaanalysis of over 30,000 patients. Eur Heart J 2008;12:1548-1559.
39. Veselka J, Zemánek D, Hájek P, et al: Effect of two-day atorvastatin pretreatment on the incidence of periprocedural myocardial infarction following elective percutaneous coronary intervention: A single-center, prospective, and randomized study. Am J Cardiol 2009;104:630-633.
40. Di Sciascio G, Patti G, Pasceri V, et al: Efficacy of atorvastatin reload in patients on chronic statin therapy undergoing percutaneous coronary intervention: Results of the ARMYDA-RECAPTURE (Atorvastatin for Reduction of MYocardial Damage During Angioplasty) randomized trial. J Am Coll Cardiol 2009;54:558-565.
41. Briguori C, Visconti G, Focaccio A, et al: Novel approaches for preventing or limiting events (NAPLES) II trial: Impact of a single high loading dose of atorvastatin on periprocedural myocardial infarction. J Am Coll Cardiol 2009;54:2157-2163.
42. Yun KH, Jeong MH, Oh SK, et al: The beneficial effect of high loading dose of rosuvastatin before percutaneous coronary intervention in patients with acute coronary syndrome. Int J Cardiol 2009;137:246-251.
43. Jia XW, Fu XH, Zhang J, et al: Intensive cholesterol lowering with statin improves the outcomes of percutaneous coronary intervention in patients with acute coronary syndrome. Chin Medical Journal, 2009;122:659-664.

第 20 章

抗血小板治疗

Richard C. Becker、Jens Lohrmann 和 Paul Gurbel

急性冠状动脉综合征（ACS）的治疗，无论是早期还是晚期阶段均以三种病理生理学基础，即动脉粥样硬化、血栓形成和血管修复为依据。本章总结目前对血小板的认识和血小板在 ACS 中的重要作用，重点介绍临床表型、靶向药物治疗进展和优化治疗管理策略。

血小板生理基础

生理性止血与病理性血栓形成分别是由血小板和组织因子介导的维持生命和威胁生命的过程，依赖于发生部位、合并疾病和是否存在功能完整的调节通路。多数临床医师对此都很熟悉。而血小板生理（包括功能各异血小板群的新证据和血小板的旁分泌效应）则代表着人类认识的不断拓展和从基础到临床的转化机遇[1]。

巨噬细胞

血小板由普通造血干细胞生成[1]。造血干细胞产生两种不同的血细胞系：淋巴（各种类型白细胞）和骨髓（红细胞和血小板）。人类骨髓中息肉状巨噬细胞的再生速度为每天 10^8，它是血小板的直接前体（见图 20-1）。每个巨噬细胞可以产生 500 个以上血小板。

在血小板生成素（肾脏、肝脏和骨髓基质合成的一种蛋白质）的作用下，巨噬细胞在血小板产生过程中（4 ~ 10 小时）发生了一系列显著的形态学改变，包括细胞伸出伪足、形成血小板前体和血小板释放反应。除了血小板生成素，巨噬细胞还包含促凋亡及抗凋亡因子，共同维持生物学稳态，从而精密调节从血小板前体向血小板的转变[2, 3]。

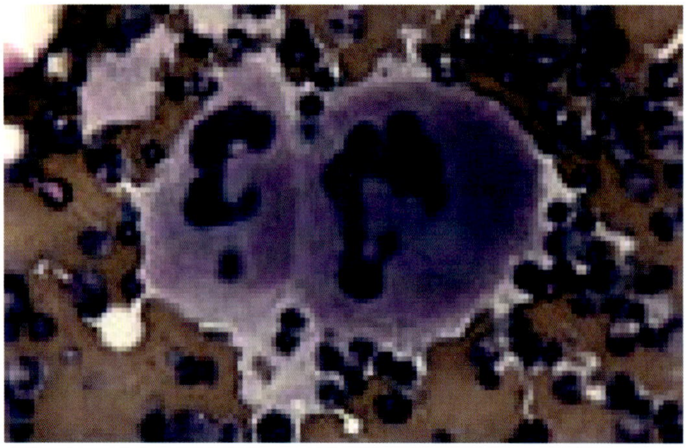

图 20-1　息肉状巨噬细胞或来自骨髓的骨髓干细胞产物是血小板的主要前体物质。

在血小板产生的特定阶段，选择性表达一些生物学相关蛋白。CD61（β_3）表达和 CD41 表达增加是骨髓前体细胞生成巨噬细胞系的标志[4]。在巨噬细胞的分化与成熟阶段表达蛋白酶激活受体[5]。在表达糖蛋白Ⅰb、Ⅴ和Ⅸ之前先表达 α_{IIb}/β_3，对于血小板的生成和释放至关重要[6]。同样，感受器官 G 蛋白偶联的 P2Y12 受体也可能参与巨噬细胞早期的形成过程。

血小板群及亚群

早期的凝血功能检查需要富含血小板的血浆标本，其特点是个体间差异较大，提示对于血小板生理的认识在不断进展。Buckwalter 等[7]早期研究发现，血小板表面凝血酶的生成存在个体间差异。之后的观察性研究[8-10]证实血小板活化、因子Ⅹ结合、因子Ⅴ结合、因子Ⅹ转变为因子Ⅹa 和凝血酶原酶介导的凝血酶产生均存在个体间差异。

近来已越来越清晰地认识到，血小板功能不仅存在个体间差异，也存在个体内差异。而且，形成的不同血凝块之间也存在差异。Munnix 等探讨了血小板在发生自身聚集和刺激凝血系统（血栓形成的两个不同步骤）时发挥的不同作用。高分辨率光量子荧光显微镜显示，流体状态下存在不同的血小板群：一种是聚集的血小板，还有一种呈片状分布的非聚集血小板表现为磷脂酰丝氨酸表达、凝血蛋白结合增加、α_{IIb}/β_3 整合素表达减少和黏附性降低（见图 20-2）。另外，还发现了第三种血小板，其表面覆盖 5-羟色胺衍生蛋白、纤维蛋白（原）以和与颗粒蛋白相关的血栓粘合素例如 vWF、因子Ⅴ和纤连蛋白。研究结果表明，血小板聚集是由不同的血小板集落参与的，而促凝活性则由另外的血小板集落单独参与。

正常情况下，血小板在循环血液中自由流动，与其他血小板或正常的血管内皮无明显相互作用。当内皮受损或激活（无论是血管损伤、动脉粥样斑块破裂，还是适应不良的信号所致）后，会发生一连串事件链导致富含血小板的血栓形成[11, 12]。根据动因不同，可能发生保护性止血（血管修复的关键步骤）或者病理性血管内血栓形成（导

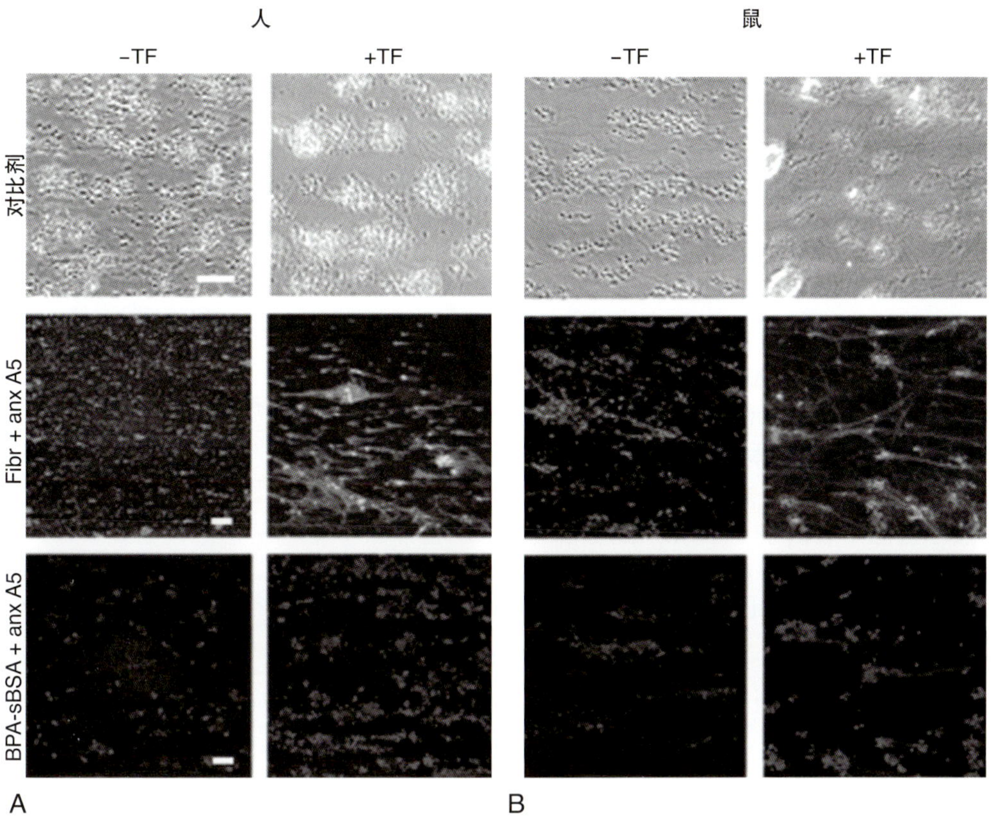

图20-2 胶原上形成的人和小鼠血栓存在异质性。利用人(A)和小鼠(B)的血液进行流体试验：在TF缺乏条件下，采用PPACK-抗凝血方法［向柠檬酸化血液中灌注组织因子(+TF,2pM)和$CaCl_2$ (2mmol/L游离Ca^{2+})］使血液凝固（右列）。当剪切率为1000/s时标准灌注时间为4分钟。血液标本可与0.2mg/ml OG-纤维蛋白原进行预孵育，也可与50μg/ml BPA-sBSA进行预孵育，之后采用1μg/ml AF532-标记的链霉亲和素进行标记。最上面是灌注后对比剂图像；中间是纤维蛋白原(绿色)和AF647-膜联蛋白A5(红色)荧光TPLSM图像；下面是BPA-sBSA(蓝色)和AF647-膜联蛋白A5(红色)印记的TPLSM图像。图像代表4～8组试验；条带指20μm。

From Munnix ICA, Kuijpers MJE, Auger J, et al. Segregation of platelet aggregatory and procoagulant microdomains in thrombus formation: Regulation by transient integrin activation. Arterioscler Thromb Vasc Biol 2007;27:2484-2490, with permission.

致 ACS 或缺血性卒中）。始动因素包括一系列复杂的生物化学和细胞学过程，从功能上可以划分为以下 5 个步骤：移位（固着）、活化、分泌、黏附、聚集和变形。

移位（固着）

血管损伤后，由于 vWF 与糖蛋白 GP Ⅰb-Ⅸ-Ⅴ复合物的相互作用，血小板迅速迁移与暴露的内皮下组织或活化内皮细胞表面的 vWF 结合[13]。在移位或短暂滞留之后血小板发生活化，通过 $\alpha_{IIb}\beta_3$ 整合素与黏附配基（包括纤连蛋白、纤维蛋白原和 vWF）发生相互作用，最终固着在血管壁上[13]。

活　化

在体内，通常由胶原和凝血酶启动血小板活化，而 vWF 与糖蛋白Ⅰb 结合也可引发血小板活化，随之导致血小板表面 α_{IIb}/β_3 的激活与表达[14]。静态条件下，胶原可以捕获并激活血小板而不需要辅因子，但在流体状态下，例如在冠状动脉血管床内通常需要 vWF。已经在人类血小板表面发现 4 种参与胶原结合的受体，其中两种直接与胶原 $\alpha_2\beta_1$ 和糖蛋白Ⅵ结合，而另外两种需要通过与胶原结合的 vWF（α_{IIb}/β_3 和糖蛋白Ⅰb）间接与胶原结合[15, 16]。在血小板表面鉴定了两种不同的凝血酶受体，其中高亲和力受体称为糖蛋白Ⅰbα，而中等亲和力受体称为凝血酶受体[17, 18]。凝血酶可与凝血酶受体上至少两个位点发生相互作用，裂解氨基末端的延伸部分以暴露新的氨基酸残基作为固着配基，通过与同一受体的特定区域结合而激活血小板[19]。在胶原或凝血酶的激活作用下产生了单层血小板，后者进一步刺激凝血酶产生及活化血小板之间的相互黏附。

血小板与胶原和凝血酶同时活化后产生了一定数量的涂层血小板（胶原和凝血酶活化型）。这种血小板富含几种膜结合型促凝蛋白，包括血栓粘合素、因子Ⅴ、纤连蛋白、纤维蛋白原和 vWF。

涂层血小板具有十分重要的作用。原因包括：①其强调了血小板活化的动力学性质，根据涉及的拮抗剂和局部条件而不同；②强调血小板活化不存在“全或无”现象；③强调了血小板生理方面发展迅速的领域：不同的血小板群具有不同的活化、聚集、凝血、蛋白酶组装以及旁分泌特性[20]。

目前主要存在三条血小板活化通路：①磷脂酰肌醇

4，5 二磷酸（PIP2）的活化及第二信使介导的胞浆内 Ca^{2+} 浓度（导致整合素激活和 TXA_2 合成）和蛋白激酶 C（导致蛋白磷酸化）增加；② Rho 和 Rac 家族单体 G 蛋白的活化对于血小板变形、细胞骨架重组和微颗粒形成至关重要；③通过腺苷酸环化酶抑制环化腺苷单核苷酸（cAMP）以恢复保护机制，避免不必要的血小板活化[21]。

分　泌

血小板活化加速了细胞骨架重组、膜融合以及血小板内 3 种不同类型储存微粒内容物（溶酶体、α- 颗粒和致密体）的分泌。溶酶体富含酸性水解酶（组织蛋白酶），可以水解细胞内物质，其分泌速度比致密体或 α- 颗粒慢[22-24]。

血小板 α- 颗粒呈球形，直径 300 ~ 500nm，含有血小板特异性蛋白 [如血小板源生长因子（PDGF）]、纤维原细胞增殖蛋白 [如结缔组织活化肽Ⅲ（CTAP Ⅲ）] 和可以中和肝素的小分子蛋白 - 血小板因子 -4[25-27]。此外，血小板 α- 颗粒含有大量凝血蛋白，因子Ⅴ占 20% ~ 25%。研究表明，因子Ⅴ是血小板分泌的主要蛋白，经 α- 凝血酶刺激后可以发生磷酸化[28, 29]。因此，血小板因子Ⅴ对于凝血酶原酶的组装至关重要，随之产生大量凝血酶。α- 颗粒也包含蛋白 S（蛋白 C 介导的抑制因子Ⅴ和Ⅷ的辅因子）[30]、纤溶酶原激活剂抑制物 -1（调节局部纤溶能力）[31] 和纤维蛋白原。尽管血浆中纤维蛋白原水平较低，但是血小板纤维蛋白原高度集中，进一步提示血小板提供了定位止血反应的场所[32]。

血小板也包含少许电子致密颗粒，称为致密体。致密体内含有大量非代谢性嘌呤（ADP 和 GDP）、二价阳离子（Ca^{2+} 和 Mg^{2+}）、5- 羟色胺和焦磷酸盐。血小板活化后分泌 ADP 促进血管损伤部位更多血小板的聚集与活化[22]。

黏　附

活化血小板可以牢固黏附在受损、破裂或功能障碍的血管内皮细胞上。主要发生在内皮下胶原暴露、脂质沉积和存在组织因子的部位，这种情形见于发生侵蚀或破裂的动脉粥样斑块部位。血小板最初覆盖于暴露部位是由几种黏附蛋白（特异性血小板膜糖蛋白）介导（见表 20-1）。由于几种受体可以与相同的配体结合，同种特异性受体可以与一种以上配体结合，因此存在大量冗余和功能重叠的受体与配体。血小板表面受体也包括整合素。与临时性黏附分子不同，血小板与内皮下组织的稳定黏附需要糖蛋白Ⅵ和整合素 $\alpha_2\beta_1$ 与胶原结合，通过糖蛋白Ⅱb/ Ⅲa $\alpha_{\mathrm{IIb}}/\beta_3$ 来扩增，固定 vWF 和纤维蛋白原，并使纤连蛋白与整合素 $\alpha_5\beta_3$ 结合[33]。在极高的剪切应力下（> 10 000/s），非激活依赖性血小板聚集是通过可溶性 vWF 加强黏附实现的，之后发生稳定的血小板聚集[34]。

聚　集

血小板移位、活化、分泌和黏附的“最终结局”是聚集，代表血栓发生和发展的最终步骤。黏附配基（主要是纤维蛋白原和 vWF）依赖表达于黏附血小板膜表面的激活 $\alpha_{\mathrm{IIb}}\beta_3$（也称为糖蛋白Ⅱb/ Ⅲa）受体进行结合。在高剪切力环境下，纤维蛋白原的“桥联”效应仅仅发生在 vWF 和糖蛋白 Ibα 最初固着之后，这种“桥联”效应对于形成稳定的血小板栓子十分重要[35]。

通过 vWF 和糖蛋白Ⅱb/ Ⅲa 介导的血小板聚集可以不依赖血小板的活化，仅仅发生在剪切应力极高的部位，通常产生不稳定的聚集[13]。因此，抑制血小板聚集的药物治疗策略主要是抑制血小板活化最合理，要具有生物学基础。

表20-1　表面膜糖蛋白及其配基

受体	配基	整合素成分	生理作用
GPIa/IIa	胶原	$\alpha_2\beta_1$	黏附
GPIb/IX	vWF		黏附
GPIc/IIa	纤联蛋白	$\alpha_5\beta_1$	黏附
GPⅡb/Ⅲa	胶原	$\alpha_{\mathrm{IIb}}\beta_3$ 纤维蛋白原 纤联蛋白 玻连蛋白 vWF	聚集
GPⅣ	血栓粘合素		黏附
(GPⅡb)	胶原		
玻连蛋白	玻连蛋白	$\alpha_v\beta_3$ 血栓粘合素	黏附
VLA-6	层粘连蛋白	$\alpha_6\beta_1$	黏附
GPⅥ	胶原		黏附

From Becker RC. Platelet surface physiology and its importance in pharmacotherapy design and development: the adenosine diphosphate receptor antagonists. J Thromb Thrombolysis 2000;10:35-53.

血小板自分泌和旁分泌特性

血小板介导的血栓形成是包括血小板移位、活化、分泌、黏附和聚集在内的一系列事件的最终结果。其中每一步骤对于总体过程都很关键。由于下述两个原因血小板分泌具有重要意义：首先，它负责几个持久的自分泌环（见图 20-3）；其次，血小板分泌在其他方面负责血小板介导的旁分泌效应，在细胞增殖和血管修复中发挥作用。

从止血、血栓形成和血管修复三个方面来看，必须重视对基础血小板生理认识的重要性。开发越来越强有力的抗血小板药物，加之多年临床实践形成的连续用药趋势，引发了两个弊端：一是日益增加的止血难题；二是产生一种新的血管功能障碍，即药物导致的生理性血管修复障碍。

ACS 的动脉血栓表型

发生影响血流的血栓是 ACS 的一个显著特征。血栓的形成需要一系列完整的事件链，涉及包含组织因子的血

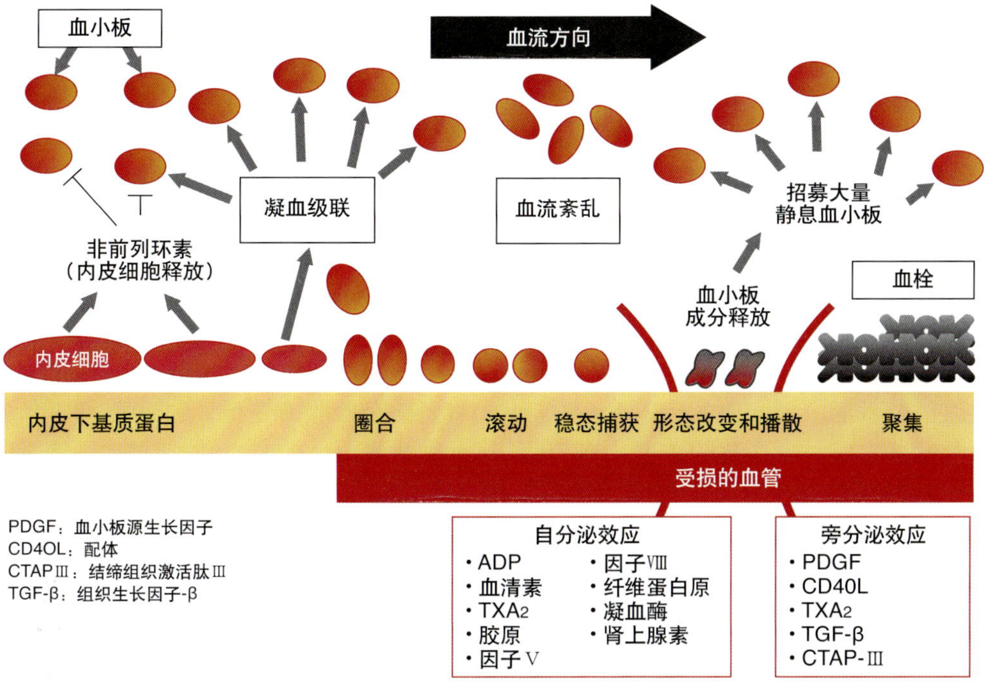

图20-3 以血管表面为中心的血小板系列事件包括固着、滚动、黏附、变形、活化、分泌和聚集。血小板内容物的释放分别触发和加强了自分泌和旁分泌效应。

From Becker RC: Platelet biology for the clinician-scientist: An evolution of understanding. J Thromb Thrombolysis 2008;25:253-237.

凝块、血小板和凝血蛋白。

血液凝固的细胞模型[36]证实，血栓形成是发生在细胞表面（或其他生物制品表面）的生理性、完整性和功能复杂的生物化学事件，而非在静态流体系统中发生的显著不同并且相对独立的级联（见图 20-4）。它也为理解凝血蛋白酶的特定血小板结合部位的重要性[10, 37]、凝血因子的非止血作用（包括血管壁炎症和细胞增殖）、细胞相互作用的动力学性质和血小板促凝活性（血栓倾向）的个体间差异提供了科学基础。

根据血液凝固的细胞模型，凝血启动发生在包含跨

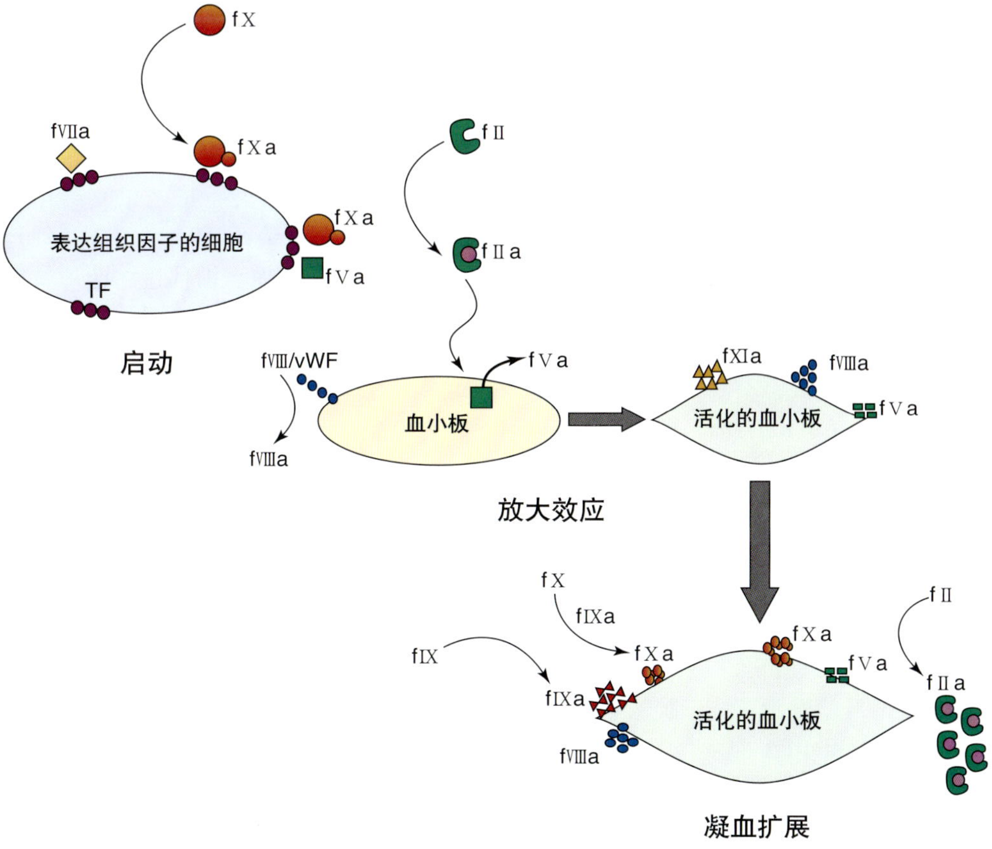

图20-4 血液凝固细胞模型强调包含组织因子的细胞启动凝血，然后是放大步骤，之后使血小板活化。凝血扩展的特征是凝血酶的大量生成。

From Hoffman M: A cell-based model of hemostasis. Thromb Haemost 2001;85:958-965.

膜糖蛋白组织因子的完整细胞或细胞碎片上（单核细胞、巨噬细胞、中性粒细胞、活化的内皮细胞、平滑肌细胞、凋亡细胞、血小板微颗粒和循环中的囊泡）[38]。暴露的组织因子与凝血因子Ⅶ结合并使之完全激活，之后依次激活因子Ⅸ和Ⅹ（之后激活因子Ⅴ），使凝血酶原（因子Ⅱ）生成少量凝血酶。在启动和放大阶段，表面结合的凝血酶使血小板活化（生物学放大），并激活因子Ⅴ、Ⅸ和Ⅷ（从 vWF 裂解而来）。因子Ⅺa 生成大量因子Ⅸa（其作用通过因子Ⅷa 增强），而因子Ⅴa 增强（和扩大）因子Ⅹ的作用。在扩展阶段，因子Ⅸa 与活化的血小板结合，进一步导致因子Ⅹ激活。膜表面的因子Ⅹa 与Ⅴa 复合物导致凝血酶爆发性生成。凝血酶的主要止血功能包括可溶性纤维蛋白原转变为立体的纤维蛋白网（血液凝固），通过至少两个不同的 G 蛋白偶联纤溶酶原激活剂抑制剂 [3]（纤溶酶原激活剂抑制剂 1 和纤溶酶原激活剂抑制剂 4）使血小板活化，以及使内膜剥脱的血管发生收缩。

在快速流动的血液中发生血栓与存在可溶性及表面结合型 vWF 密切相关 [39]。该多聚体蛋白不但作为桥梁使血小板最初固着并移位到内皮下胶原（通过血小板糖蛋白Ⅰb 受体），而且诱导了血小板表面糖蛋白Ⅱb/Ⅲa（$\alpha_{IIb}\beta_3$）的表达，从而导致血小板稳定黏附和聚集，形成新的聚合纤维蛋白丝 [40]。

通过细胞表面进行的血液凝固的终止、消除和稳定对于理解潜在的增生调节系统（动脉粥样硬化性血管疾病的典型特征）十分重要。至少有四种血浆蛋白参与了血液凝固的初步终止：①组织因子途径抑制物（TFPI），由内皮细胞和血小板释放，抑制组织因子、因子Ⅶa 和Ⅹa；②抗凝血酶Ⅲ，抑制凝血酶、因子Ⅸa、Ⅹa、Ⅺa 和因子Ⅶa- 组织因子复合物；③蛋白 C，是维生素 K 依赖性因子Ⅴa 和Ⅷa 的抑制剂，由凝血酶 / 血栓调节蛋白复合物激活；④蛋白 S，是蛋白 C 介导因子Ⅴa 和Ⅷa 抑制的辅因子。由活化血小板释放的蛋白酶连接蛋白Ⅱ是可溶性因子Ⅺa 的抑制剂 [41]。

纤维蛋白沉淀的清除（血栓溶解）与纤维蛋白自身密切相关。在血栓表面，纤维蛋白将纤溶酶原和组织纤溶酶原激活剂（t-PA）吸引到其赖氨酸残基上，而单链尿激酶纤溶酶原激活剂（scu-PA）与纤溶酶原结合。当 t-PA 将纤溶酶原转变为纤溶酶后，后者将 scu-PA 转变为 u-PA，从而使纤溶酶原产生更多的纤溶酶。

血液凝固的稳定因素通过以下机制对抗纤维蛋白溶解：凝血酶激活的因子ⅩⅢa，将连接松散的纤维蛋白转变为连接紧密的聚合物；当暴露于凝血酶 / 血栓调节蛋白复合物时，凝血酶可激活型纤维蛋白溶解抑制剂（TAFI）被激活为 TAFIa，并脱去纤维蛋白上的赖氨酸残基，使纤维蛋白与纤溶酶原和 t-PA 结合能力受损；Ⅰ型纤溶酶原激活剂抑制剂（PAI-1）是一种快速不可逆性 t-PA 和 u-PA 抑制剂，由内皮细胞和血小板释放；和高亲和力纤溶酶抑制剂 -α-2 抗纤溶蛋白溶素。

从血小板生理和 ACS 病理生理到药物治疗

血小板在 ACS 病理生理中的关键作用为血小板靶向药物治疗成为 ACS 的治疗基石提供了强有力的理论依据。

阿司匹林 阿司匹林是开发最早的抗血小板制剂，其应用已有 100 多年历史。阿司匹林摄入后被迅速水解为水杨酸和乙酸。它通过不可逆性抑制乙酰化环氧合酶（COX）减弱前列腺素代谢，从而减少血小板内 TXA2 的生成。

阿司匹林口服后大约 80% ～ 90% 经胃肠道吸收。经直肠给药吸收率更低，约 20% ～ 40%。在吸收后 5 ～ 30 分钟血浆中可以检测到水杨酸，一般在 2 小时内血浆浓度达峰值。肠衣可延迟吸收并使达峰时间延长 3 ～ 4 倍。水杨酸的清除半衰期为 15 ～ 20 分钟，但是其 COX 抑制效应可以维持整个血小板生存期（7±2 天）。

血小板 P2Y12 受体拮抗剂

P2Y12 拮抗剂在降低心血管事件风险方面取得的成功，使人们认识到 P2Y12 与 ADP 的相互作用具有重要的生理意义。尽管 P2Y12 受体拮抗剂通常被认为是一类药物，但是不同药物的受体结合部位、代谢、生物半衰期、脱靶效应、可逆性和药物间可能的相互作用的差异却很明显（见表 20-2）。

噻氯匹定 盐酸噻氯匹定是一种口服制剂，其化学名为 5-（2- 氯苯基）-4,5,6,7- 四氢噻嗪 -（3,2-c）- 吡啶盐酸盐。与所有噻吩并吡啶类药物一样，它不可逆性抑制 ADP 与血小板 P2Y12 受体结合 [42]。噻氯匹定口服给药后主要经肝脏代谢为 20 种以上不同的代谢产物 [43]。体外实评估实，从给予噻氯匹定大鼠中分离出的活性代谢产物 UR-4501 可抑制人类血小板聚集，可以解释噻氯匹定的药效学活性 [44]。

噻氯匹定的药代动力学呈非线性特征，重复给药时药物清除显著减少。如果每天给药（250mg，2 次 / 日），14 ～ 21 天后可以达到稳态血浆浓度。因此，给药剂量如果超过 250mg，2 次 / 日血小板抑制效应仅有轻微增加，但却增加了不良反应发生率，包括中性粒细胞减少症、粒细胞减少症、再生障碍性贫血和血栓性血小板减少性紫癜（TTP）[45]。在健康志愿者，口服给药 4 天后 ADP 诱导的血小板聚集开始减少，8 ～ 11 天达最大效应。

氯吡格雷 氯吡格雷是另外一种口服噻吩并吡啶类衍生物，化学名为（+）-（S）- 甲基 2-（2- 氯苯基）-2-[6,7- 二氢噻嗪（3，2-c）吡啶 -5（4H）-yl]- 乙酸酯硫酸氢盐。氯吡格雷口服给药后必须经肝脏转变为其活性代谢产物，后者包含的自由硫醇基团可与 P2Y12 受体的胞外半胱氨酸残基形成二硫键。

氯吡格雷的药代动力学数据来自其非活性代谢产物。该羧酸衍生物占血浆中循环药物成分的 85%，对血小板聚集无影响，半衰期大约 8 小时。体内氯吡格雷活性代谢产

表20-2	血小板P2Y12受体拮抗剂				
P2Y12 拮抗剂	剂量	代谢	药代动力学	不良事件	参考文献
噻吩并吡啶类 噻氯匹定	• 250mg bid • 负荷量 500～1500mg • 口服	• 不可逆性抑制 • 在体内代谢为活性代谢物(UR-4501) • CYP酶 2C19, 3A4, 2D6	• $AUC_{0\sim12}$ 9.7ng·h/L • C_{max} 3.1ng/L • $T_{1/2}$ 4h • T_{max} 2.0h • 11～18天大约65%达到最大IPA	• 血液不良事件包括中性粒细胞减少症、血小板减少症、TTP和再生障碍性贫血 • 血胆固醇和甘油三酯升高 • 消化道功能障碍、皮疹 • 罕见事件：粒细胞缺乏症、全血细胞减少症或白血病 • 禁忌使用环孢素、抗凝药物、乙内酰脲或茶碱类药物	42-44, 126-128
氯吡格雷	• 75mg od • 负荷量300mg • 口服	• 不可逆性抑制 • 在体内代谢为活性形式(R-130964) • CYP酶主要：2B6、3A4；次要：1A1、1A2、2C19	• $AUC_{0\sim12}$ 100ng·h/L • C_{max} 29ng/L • $T_{1/2}$ 7.2～7.6h • T_{max} 0.8～1.0h • 3～7天大约60%达最大IPA • 负荷量大约2h内达到最大IPA	• 偶有消化道功能失调、皮疹、紫癜 • 罕见：脑出血、消化道出血、肝功能障碍、中性粒细胞减少症、味觉失调、TTP	52, 129-132
普拉格雷	• 10～15mg od • 负荷量 40～60mg • 口服	• 不可逆性抑制 • 体内代谢为活性形式(R-138727) • CYP酶3A4, 2B6	• AUC0～12 122ng·h/ml • C_{max} 80ng/ml • $T_{1/2}$ 3.7h • T_{max} 0.5h • 7～14天大约60%达到最大IPA • 负荷量后约1h内达到最大IPA (活性代谢产物R-138727的药代动力学数据)	• 紫癜 • 严重出血 • 致命性出血 • 轻微出血 • 头痛 • 头晕	49, 52, 133-137
ATP 类似物 坎格雷洛*	• 4μg/(min·kg) • IV	• 不可逆性抑制	• C_{max} 401ng/ml • $T_{1/2}$ 2.6min • T_{max}15min • 清除：12.7ml/(min·kg) • 大约15分钟100%达到最大IPA	• 轻微出血 • 严重出血 • 偶有消化道出血 • 可能发生呼吸困难	52, 131, 138-140
环戊基三唑吡啶 替卡雷洛	• 100~200mg bid • 口服	• 不可逆性抑制 • 1级代谢物 (AR-C12490XX)也具有活性	AZD6140: • AUC0～12 5530 ng·h/ml • C_{max} 810 ng/ml • T_{max} 2.82 h 1级代谢产物 AR-C12490XX: • $AUC_{0\sim12}$ 2108 ng·h/ml • C_{max} 261 ng/ml • T_{max} 3.00 h • 2～4h内90%～95%达到最大IPA (100 mg bid达到稳态时的药代动力学数据)	• 轻微出血 • 严重出血 • 室性停搏 • 头晕 • 头痛 • 可能发生呼吸困难	52, 54, 94a, 141

所有P2Y12拮抗剂可延迟出血时间2～3倍。* 获美国及欧盟管理机构批准后提交。
AUC，曲线下面积；CYP，细胞色素 P-450；IPA，血小板聚集抑制（目测或血小板凝集实验测得）；GI，胃肠道；PK，药代动力学。

物的清除半衰期尚不清楚，普遍认为应该更短。氯吡格雷给药 2 小时后呈剂量依赖性抑制 ADP 诱导的血小板聚集，每天给药 3 ～ 7 天内达到稳态 [46]。给予氯吡格雷负荷量 600mg 后 3 ～ 8 小时达到平均抗血小板效应峰值 [47]。

普拉格雷 普拉格雷是新近研究的噻吩并吡啶类药物，化学名为 2- 乙酰氧基 -5-（a- 环丙甲酰基 -2- 氟 -2- 氟苄基 -4,5,6,7- 四氢噻吩 [3,2-c] 吡啶 [48]。氯吡格雷和噻氯匹定经细胞色素 P-450 氧化生成其活性代谢产物需要两个步骤，而普拉格雷仅需要一步，且血浆浓度较前两者升高 10 倍 [49]。人类肝脏和消化道内的羧酸酯酶可有效介导普拉格雷转变为其活性代谢产物，因此口服给药可迅速达到最大血浆浓度 [50]。给予普拉格雷 10mg 或 20mg，1 次 / 日，15 分钟即可达到强有力的 ADP 诱导的血小板抑制水平；给予 40mg 或 60mg 负荷量后 2 小时内达峰值，3 天后达到稳态 [51]。

坎格雷洛 坎格雷洛化学名为 N-6 [-2- 甲硫基]-2-[3，3，3- 三氟丙硫基]-5′ - 腺苷酸。它是一种静脉选择性及可逆性 P2Y12 受体拮抗剂，无须经肝脏转变为活性代谢产物 [52]。其化学结构与 ATP 类似，属 ATP 类似物。静脉给药主要在肝内代谢。血浆清除依赖于去磷酸化作用和血管表面（内皮细胞）的内切核酸酶活。坎格雷洛持续静脉输注 4 小时后血浆浓度迅速下降，最初半衰期不到 5 分钟 [53]。

在Ⅱ期研究[53]中，坎格雷洛以1、2和4μg/（kg·min）的速度给予接受PCI的患者，15分钟后，对3μmol/L ADP诱导的血小板聚集抑制率分别为94%、87%和99%。在1和2μg/（kg·min）剂量组，停药15分钟后恢复到基线血小板聚集水平；而在4μg/（kg·min）剂量组，需要30～60分钟才能恢复到基线血小板聚集水平。

替卡雷洛 替卡雷洛是环戊基三唑嘧啶，属新一代P2Y12抑制剂，化学名为6-[2-（3，4-二氟苯基）环丙基-1]氨基-2-丙硫基-9β-D-呋核亚硝脲-9H-嘌呤。它是口服制剂，是坎格雷洛的可逆性衍生物，两药相似之处在于无须经肝脏转变为活性代谢产物，尽管其代谢产物AR-C12490XX也具有药效学活性。

替卡雷洛与AR-C12490XX呈线性剂量反应关系，100mg 2次/日、200mg 2次/日和400mg 1次/日给药后，2～4小时达最大程度血小板聚集抑制。一般，最高剂量组对20μmol/L ADP诱导的血小板聚集抑制率为80%～90%[54]。

血小板糖蛋白Ⅱb/Ⅲa受体拮抗剂

α_{IIb}/β_3受体属于黏附受体整合素家族，主要存在于血小板和巨噬细胞表面。该受体数目巨大（每个血小板上80 000个），由一个非共价键连接的二聚体构成。糖蛋白Ⅱb/Ⅲa受体拮抗剂与α_{IIb}/β_3受体结合，从而抑制纤维蛋白原介导的血小板聚集。目前在临床实践中有三种静脉应用的血小板糖蛋白Ⅱb/Ⅲa受体拮抗剂（见表20-3）。

阿昔单抗 阿昔单抗是嵌合型人-鼠单克隆抗体c7E3A的Fab片段。静脉注射后其游离血浆浓度迅速下降，最初半衰期不到10分钟，第二时相半衰期为30分钟，说明药物可与血小板糖蛋白Ⅱb/Ⅲa受体迅速结合。与血小板结合的阿昔单抗可以在循环血液中持续存在≥10天。

药代动力学 阿昔单抗静脉给药剂量范围0.15～0.3mg/kg，可以导致快速、剂量依赖性ADP诱导的血小板聚集。在最高剂量组，2小时之内有80%的血小板糖蛋白Ⅱb/Ⅲa受体被占据，采用20μmol/L ADP诱导甚至可达到完全抑制。延长药物输注时间可以达到持续抑制（12～24小时）。停止输注后较低水平的受体阻滞可以维持10天，但是药物输注超过24小时的血小板抑制情况尚不清楚。多数情况下，5μmol/L ADP诱导的血小板聚集在24小时内恢复到基线水平一半以上（见图20-5）[55]。

替罗非班 替罗非班是合成型非肽类酪氨酸衍生物，分子量495kDa，是一种选择性竞争性血小板Ⅱb/Ⅲa受体抑制剂。

替罗非班呈线性药代动力学特征。在健康志愿者中，当以0.05～0.4mg/（kg·min）的速度静脉输注1小时或以0.1～0.2mg/（kg·min）的速度输注4小时后，替罗非班的血浆浓度与剂量呈正比。同时给予阿司匹林或氯吡格雷对药代动力学无影响。

替罗非班的血浆蛋白结合率约65%，在较宽剂量范围内结合率与药物浓度无关。稳态分布容积为22～42 L。

表20-3 GP IIb/IIIa受体拮抗剂的特点与给药方案

特点	阿昔单抗	依替巴肽	替罗非班
类型	抗体	肽类	非肽类
分子量(道尔顿)	～50 000	～800	～500
血小板结合半衰期	长(h)	短(sec)	短(sec)
血浆半衰期	短(min)	延长(2h)	延长(2h)
药物/GP Ⅱb/Ⅲa受体比率	1.5～2.0	250～2500	＞250
血小板功能恢复到50%（无输血）	12h	～4h	～4h
拮抗剂给药方案			
PCI			
静推	0.25mg/kg	给药两次 180μg/(min·kg) (间隔10min)	10μg/kg
静脉输注	0.125μg/(min·kg)，12h	2μg/(min·kg)，20～24 h	0.5μg/(min·kg)
ACS			
静推	不推荐*	180μg/kg＞30min	0.4μg/kg＞30min
静脉输注		2μg/(min·kg)，直至72h	0.1μg/(min·kg) 48～108h
肾功能不全			
肌酐清除率≥50 ml/min	无须剂量调整	180μg/kg＞30 min；0.5μg/(min·kg)，静脉输注	0.2μg/kg＞30min
肌酐清除率＜50 ml/min	需要剂量调整‡	禁忌	0.5μg/(kg·min)静脉输注†

* ACS非计划PCI不推荐应用阿昔单抗。
† 肌酐清除率＜30ml/min时，应用替罗非班经验有限。
‡ 禁忌用于需要透析患者。
From Becker RC, Armani AM: Antiplatelet therapy: In Théroux P (ed): Acute Coronary Syndromes: A Companion to Braunwal' s Heart Disease. Philadelphia, Saunders, 2003.

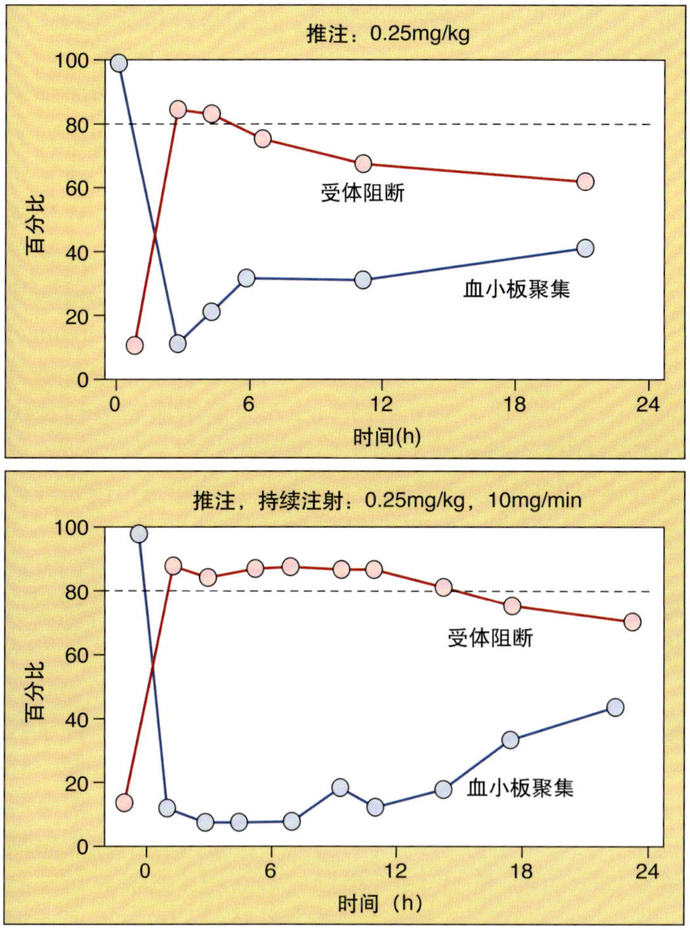

图20-5　静脉注射和静脉输注阿昔单抗后GP Ⅱb/Ⅲa受体阻滞及相应血小板聚集抑制的时间曲线。
From Uprichard A: Handbook of Experimental Pharmacology. Berlin, Springer Verlag, 1995, pp 175-208.

替罗非班静脉给药时的血浆浓度下降呈二相式分布。平均半衰期 1.5 ～ 2 小时。60% ～ 70% 经肾脏清除，药物代谢有限。血浆清除率在老年患者（年龄≥ 65 岁）下降 20% ～ 25%，在严重肾功能不全患者（肌酐清除率＜ 30ml/min）下降≥ 50%。药物清除不受性别、种族和轻中度肝功能不全的影响。

药效学　替罗非班的几何形态和构象特征类似于 α_{IIb}/β_3 受体精氨酸 - 甘氨酸 - 门冬氨酸（RGD）序列，作用是干扰纤维蛋白原的表面结合和血小板聚集。

替罗非班Ⅰ期临床试验[56]中采用 3 种剂量：5、10 和 15μg/kg 静脉注射，之后以 0.05、0.10 和 0.15μg/（kg·min）的速度连续静脉输注。静脉注射后几分钟内可以观察到体内血小板聚集呈剂量依赖性抑制，维持静脉输注期间血小板聚集呈持续性抑制。

在严重肾功能不全（肌酐清除率＜ 30ml/min）包括血液透析的患者，替罗非班的血浆清除率大大降低。这些患者的药物输注速度应该减半。

依替巴肽　依替巴肽是一种合成型环状七肽，是选择性竞争性糖蛋白Ⅱb/ Ⅲa 受体抑制剂。

依替巴肽的药代代动力学曲线呈线性。如果静脉注射依替巴肽 90 ～ 250μg/kg 或以 0.5 ～ 3mg/（kg·min）速度静脉输注，其血浆浓度与剂量呈正比。同时应用阿司匹林或肝素不影响其药代动力学[57]。已在 ACS 患者中探讨了依替巴肽给药方案，包括大剂量单次静脉注射[58-60]。

依替巴肽的血浆蛋白结合率约 25%，主要与白蛋白结合。其容量分布范围 185 ～ 260ml/kg。

依替巴肽静脉给药后其血浆浓度呈双指数方式下降。半衰期 2.5 ～ 2.8 小时。它通过肾脏和非肾脏两种机制清除。依替巴肽在血浆中经脱氨基作用生成一种代谢产物，后者发挥的血小板抑制效应占总体的 40%。依替巴肽的清除与体重及肌酐清除率呈正比，而与年龄呈反比，其中 40% ～ 50% 经肾脏清除。

药效学　接受 PCI 患者的早期研究[61]显示，多数患者（75%）给予依替巴肽（≥ 135μg/kg）后，ADP 诱导的血小板聚集抑制率超过 80%。加倍给药方案（180μg/kg 两次，间隔 10 分钟）在绝大多数患者可以达到最大程度抑制。停止静脉输注 4 小时后血小板聚集率恢复到基线水平的 50%。

在轻度肾功能不全（肌酐＜2mg/dl）患者，不建议调整剂量。应该根据肌酐清除率调整依替巴肽的剂量。如果肌酐清除率＜50ml/min，静脉输注速度应为 1μg/（kg·min），为正常滴速的 50%。依替巴肽不用于透析患者。

抗血小板药物治疗

ACS 临床试验、证据及给药策略

近期发表的 ACC/AHA[62]、ESC[63] 和 ACCP[64] 指南总结了 ACS 患者的当代治疗。

短期治疗

阿司匹林　国际化心肌梗死生存研究（ISIS-2）是一项随机、安慰剂对照的盲法试验，在 17 187 例疑似心肌梗死患者中比较静脉链激酶（SK）、口服阿司匹林（160mg/d，1 个月）、两药合用或使用安慰剂。结果显示，5 周时血管性死亡的相对风险降低在 SK 组为 23%，阿司匹林组为 21%，而联合用药组为 40%。阿司匹林组死亡率的早期降低在平均观察 15 个月后持续存在。阿司匹林使非致死性再次梗死的风险降低 49%，非致死性卒中险降低 46%。由于溶栓使血小板显著激活，因此单用 SK 治疗组早期非致死性再次梗死率显著增加，而加用阿司匹林可以完全避免这种风险（3.8% vs 1.3%，P<0.001）。

所有治疗组在 SK 基础上加用阿司匹林均可获益。尤其是年龄>70 岁的患者，联合治疗使死亡率显著降低（从 23.8% 降至 15.8%，P<0.001），而出血或卒中险却没有增加。由于老年 STEMI 患者总体预后不良，因此阿司匹林 + 溶栓治疗可以挽救生命的绝对数量随年龄增长而增加（即每治疗 100 例年龄<60 岁的患者可以挽救 2.5 条生

命，每治疗 100 例年龄 60 岁以上患者可以挽救 7 ～ 8 条生命）[65]。

ISIS-2 研究 [66] 显示，心肌梗死后短期阿司匹林治疗降低了死亡和再次梗死率，在溶栓治疗获益基础上仍有获益，降低了溶栓后再次梗死率。因此，STEMI 溶栓患者应该给予阿司匹林。尽管阿司匹林使轻微出血发生率由 1.9% 增至 2.5%，但是没有增加严重出血（包括出血性卒中）风险。与 SK 不同，阿司匹林获益与治疗开始时间无关，但是尽早给药是明智的。

P2Y12 受体拮抗剂 CLARITY、TIMI 28 和 COMMIT 试验 [64, 67, 68] 评价了在阿司匹林、肝素和溶栓剂抗栓治疗基础上加用氯吡格雷的疗效与安全性。CLARITY 试验中，3491 例年龄＜ 75 岁的 STEMI 患者接受氯吡格雷负荷量 300mg，之后维持量 75mg/d，主要终点（死亡、心肌梗死和造影时梗死相关动脉闭塞的联合终点）发生率显著降低（36%，95% 置信区间 27% ～ 47%，P ＜ 0.001）。氯吡格雷的最大效应体现在减少冠状动脉闭塞方面，而没有降低死亡和心肌梗死风险。尽管联合应用溶栓药物、阿司匹林、普通肝素或低分子肝素，以上获益没有以出血增加为代价。另外，PCI-CLARITY 亚组分析显示，1863 例 PCI 术前接受氯吡格雷的患者预后明显改善。

中国 COMMIT 试验 [4] 入选 45 852 例 STEMI 患者，其中一半接受再灌注治疗。结果显示，与安慰剂比较氯吡格雷 75mg/d 可以获益。主要终点（死亡、心肌梗死和卒中）降低 9%（10.1% vs 9.3%，P=0.002），死亡率降低 7%（8.1% vs 7.5%，P=0.03）。总之，当把输血、致死性出血及脑出血均考虑在内时，应用氯吡格雷没有显著增加出血风险 [氯吡格雷组 134 例（0.58%）vs 安慰剂组 125 例（0.55%），P=0.59]。CLARITY 和 COMMIT 试验中氯吡格雷平均疗程分别为 16 天和 14 天 [67]。

长期治疗

阿司匹林 抗血小板试验协作组更新 [68] 纳入 287 项研究，包括 135 640 例高危患者（急性或既往血管疾病或者存在另一种易感疾病），对比抗血小板治疗与安慰剂，选择其中 77 000 例类似患者比较不同的抗血小板策略。该分析将抗血小板治疗获益（主要指阿司匹林）的直接证据拓展到更大范围的高危患者包括 ACS[68]。

总之，在 71 912 例接受抗血小板治疗的高危患者中，7705 例（10.7%）发生了严重血管事件，而 72 139 例对照组患者经校正后共有 9502 例（13.2%）发生了严重血管事件（比值比 22%，P=0.0001）。抗血小板治疗使血管性死亡（比值比 15%，P=0.0001，高危与低危组类似）、全因死亡（P<0.0001）、非致死性心肌梗死（比值比 34%，P<0.001）、非致死性心肌梗死或冠心病死亡（比值比 26%，P<0.001）和卒中（比值比 25%，P<0.001）均显著降低。总之，抗血小板治疗使严重颅外出血风险显著增加（比值比 1.6，P<0.001），致死性与非致死出血风险增加无显著差异，但是仅有非致死性出血事件增加达到了统计学意义。

尽管大规模临床试验直接比较了阿司匹林的两种不同给药剂量，但是尚不清楚阿司匹林预防心血管事件的最佳剂量。而更新的荟萃分析提供了关于阿司匹林不同剂量的有用信息。总之，3 个试验共 3570 例患者直接比较了阿司匹林剂量（75mg/d vs ＜75mg/d），两个剂量组血管事件显著差异（其中两项试验比较 75 ～ 325mg/d 与＜75mg/d，另外一项试验比较阿司匹林 500 ～ 1500mg/d 与＜75mg/d），结果有利于低剂量组。综合考虑直接与间接比较的结果，500 ～ 1500mg/d 剂量组血管事件减少 19%，160 ～ 325mg/d 剂量组减少 26%，75 ～ 150mg/d 剂量组减少 32%。以上资料为心血管疾病治疗采用阿司匹林 75 ～ 100mg/d 剂量提供了间接证据 [69]。

冠心病、UA、STEMI 和既往心肌梗死患者的抗血小板治疗获益明确。此外，已有证据表明多靶点联合抗血小板治疗可更多获益，尤其在高危 NSTEMI 患者。

P2Y12 受体拮抗剂 CURE 试验中 [70]，12 562 例 NSTEMI 患者在阿司匹林（75 ～ 325mg/d）基础上随机接受氯吡格雷（即刻 300mg，之后 75mg/d）或安慰剂，疗程 3 ～ 12 个月。一级终点（心血管死亡、非致死性心肌梗死和卒中的联合终点）发生率在氯吡格雷和安慰剂组分别为 9.3% 和 11.4%（相对风险 0.80，95% 置信区间 0.72 ～ 0.90，P ＜ 0.001）。其中氯吡格雷的显著获益在于减少了非致死性心肌梗死（5.2% vs 6.7%，相对风险 0.77，95% 置信区间 0.67 ～ 0.89），而死亡（5.1% vs 5.5%，相对风险 0.93，95% 置信区间 0.79 ～ 1.08）和卒中（1.2% vs1.4%，相对风险 0.86，95% 置信区间 0.63 ～ 1.18）仅轻微减少，未达统计学显著性。

氯吡格雷组心绞痛复发显著减少（20.9% vs 22.9%，相对风险 0.91，95% 置信区间 0.85 ～ 0.98，P=0.01）。在各个患者亚组（包括心肌梗死、ST 段抬高、心肌生物标志物升高、糖尿病、年龄≥ 65 岁和高危特征）氯吡格雷的获益一致。CURE 研究中联合应用糖蛋白Ⅱb/Ⅲa 受体抑制剂的比例偏低，但是氯吡格雷的治疗效果在接受和不接受静脉血小板抑制剂的患者中是一致的。

氯吡格雷组严重出血（定义为致残性出血、眼内出血导致失明或需要输血≥ 2U）风险增加（3.7% vs 2.7%，相对风险 1.38，95% 置信区间 1.13 ～ 1.67，P=0.001），威胁生命的出血（致命性出血、血红蛋白降低 5g/dl 或需要缩血管药物支持和外科手术的低血压、症状性颅内出血或输血 4U）也增加（2.2% vs 1.8%，相对风险 1.21，95% 置信区间 0.95 ～ 1.56），但差异无统计学意义。氯吡格雷组致命性出血（需要外科手术或出血性卒中）没有增加，而需要输血 2U 的患者数量增加（2.8% vs 2.2%，P=0.02）。

CURE 试验 [71] 中，对于 NSTEMI 患者，联合应用阿司匹林和氯吡格雷与单用阿司匹林相比轻微和严重出血发生率均增加，而威胁生命的出血无差异 [72]。采用 TIMI 严重出血标准，联合用药组严重出血发生率与单用阿司匹林组相似（1.1% vs 1.2%，P=0.70）。PCI-CURE 研究中，两组间严重或威胁生命出血发生率相似，即使在接受糖蛋白Ⅱb-Ⅲa 抑制剂的患者。

氯吡格雷治疗无论在早期（随机后 30 天内 2.0% vs 1.5%，相对风险 1.31，95% 置信区间 1.01 ～ 1.70）还是晚期（随机＞ 30 天：1.7% vs 1.1%；相对风险 1.48，95% 置信区间 1.10 ～ 1.99）严重出血发生率均增加。术前 5 天内给予氯吡格雷的患者 CABG 相关出血发生率尤其高（9.6% vs 6.3%，P=0.06），而术前停用氯吡格雷 5 天以上时，两组间出血无差异。总体而言，氯吡格雷治疗患者轻微出血的风险显著增加（5.1% vs 2.4%，P=0.001）。

新近开发和研究的两种 P2Y12 受体拮抗剂普拉格雷与替卡雷洛将在后述部分讨论。

联合抗血小板治疗时的阿司匹林剂量 接受血管重建治疗（包括 PCI）的冠心病患者，建议长期阿司匹林治疗。当阿司匹林与其他抗血小板或抗凝药物联合应用时，采用 75 ～ 100mg 而非 325mg 1 次 / 日的给药方案是合理的，目的是使出血风险降到最低。

CURRENT-OASIS 7 试验[123]将 25 000 例 ACS 患者随机分配到小剂量阿司匹林组（75 ～ 100mg 1 次 / 日）或大剂量阿司匹林组（最初 7 天 300 ～ 325mg，1 次 / 日），之后再随机分为标准剂量氯吡格雷组（负荷量 300mg，之后 75mg/d，1 次 / 日，2 ～ 30 天）或大剂量氯吡格雷组（负荷量 600mg，之后 150mg/d，2 ～ 7 天）。主要终点是 30 天心血管死亡、心肌梗死和卒中的联合终点。总队列中有 7855 例患者没有接受 PCI 治疗或因计划行 CABG 而终止治疗。大剂量阿司匹林和大剂量氯吡格雷的主要终点无显著差异。在接受 PCI 的 17 232 例患者中，大剂量氯吡格雷使联合终点显著降低 15%，主要归于心肌梗死风险降低 22%。此外，大剂量氯吡格雷组明确支架血栓的风险降低 42%。与标准剂量比较，大剂量氯吡格雷使严重出血或输血增加大约 40%。30 天以后的总体获益尚不清楚（欧洲心脏病学会年会，西班牙巴塞罗那，2009 年）。

对 CURE 试验资料进行事后分析的结果支持 75 ～ 100mg/d 的给药方案[70]。将患者分为 3 个阿司匹林剂量组：＜ 100mg、101 ～ 199mg 和 200mg[74]。无论何种阿司匹林剂量，氯吡格雷均使心血管死亡、心肌梗死和卒中的联合终点降低。无论在阿司匹林 + 安慰剂组（分别为 1.9%、2.8% 和 3.7%，P=0.0001）还是在阿司匹林 + 氯吡格雷组（分别为 3.0%、3.4% 和 4.9%，P=0.0009），随着阿司匹林剂量增加严重出血风险增加。

PCI 术后抗血小板治疗 对于 ACS-PCI[73]或择期 PCI[72]患者，术后延长联合应用阿司匹林与氯吡格雷时间降低了缺血事件发生率。CREDO 试验[72]是在 2116 例择期 PCI 患者中进行的一项随机、盲法、安慰剂对照试验。在 PCI 术前 3 ～ 24 小时，随机给予患者氯吡格雷负荷量 300mg 或安慰剂。之后所有患者接受氯吡格雷 75mg/d 直至 28 天。从第 29 天至 12 个月，负荷量组接受氯吡格雷 75mg/d，而对照组接受安慰剂。整个研究期间两组均接受阿司匹林。意向治疗分析显示，长期接受氯吡格雷的患者 12 个月死亡、心肌梗死和卒中的联合终点降低 26.9%（P=0.02）。该研究期间没有应用药物洗脱支架。

CREDO 研究显示，与安慰剂相比，氯吡格雷组 TIMI 严重出血发生率增加（分别为 8.8% 和 6.7%，P=0.07），其中多数与 CABG 相关。在 CURE 和 PCI-CURE 研究中，联合抗血小板治疗组轻微出血更为常见，而 CREDO 研究中两组间轻微出血无差异。

PCI 后支架血栓 尽管支架血栓不常见，但是它代表了支架置入术后的严重并发症，具有较高的发病率（多为心肌梗死）和死亡率[75]。支架血栓可以发生在支架置入后数小时（急性支架血栓）、数天（亚急性支架血栓）或 30 天以上（晚期支架血栓）[76]。药物洗脱支架置入后支架血栓预测因素研究显示，临床因素（糖尿病和肾功能不全）、造影特征（分叉病变）和治疗特征（过早停用抗血小板治疗）均可增加支架血栓风险。内皮化受损及延迟愈合也可能影响支架血栓的发生，尤其在 ACS 置入支架时。

采用阿司匹林 + 氯吡格雷双联抗血小板策略后，金属裸支架血栓少见，据估计不到 1%，1 个月后更罕见[77]。药物洗脱支架支架血栓在双联抗血小板治疗时也不常见，但是可能发生在支架置入后数月至数年。PREMIER 注册研究[78]中，500 例置入药物洗脱支架的心肌梗死患者出院时联用阿司匹林与噻吩并吡啶，随访 11 个月。总计 68 例（13.6%）在出院后 30 天内停用了噻吩并吡啶类药物，这些患者在 11 个月随访期内死亡（7.5% vs 0.7%，校正风险比 9.0，95% 置信区间 0.2 ～ 60.5，P ＜ 0.0001）和再住院（23% vs 14%，校正风险比 1.5，95% 置信区间 0.78 ～ 3.0，P=0.08）增加。

杜克心血管数据库的一项观察性研究[79]包括 3165 例置入金属裸支架和 1501 例置入药物洗脱支架并且在 6 和 12 个月无事件（死亡、心肌梗死和血管重建）的患者，均接受随访。根据自评的氯吡格雷应用状况分为 4 组：置入金属裸支架应用氯吡格雷、置入金属裸支架不用氯吡格雷、置入药物洗脱支架应用氯吡格雷和置入药物洗脱支架不用氯吡格雷。分析结果显示，在置入金属裸支架患者，氯吡格雷不影响 24 个月时死亡和心肌梗死发生率，而置入药物洗脱支架患者连续应用氯吡格雷降低了死亡率（0% vs 3.5%，95% 置信区间 5.9 ～ 1.1，P=0.004）及死亡和心肌梗死联合发生率（0.0% vs4.5%，95% 置信区间 7.1 ～ 1.9，P<0.001）（图 20-6）。

关于药物洗脱支架置入后长期阿司匹林 + 氯吡格雷最佳疗程的资料仍在不断完善。美国心脏病学会科学报告强调了连续双联抗血小板至少 12 个月的重要性，并教育医师和患者了解过早停用双联抗血小板的潜在风险[80]。ISAR-SAFE 和 ISAR-REBOUND/ISAR-CAUTION 研究分别探讨双联抗血小板的最佳持续时间和停用氯吡格雷的优

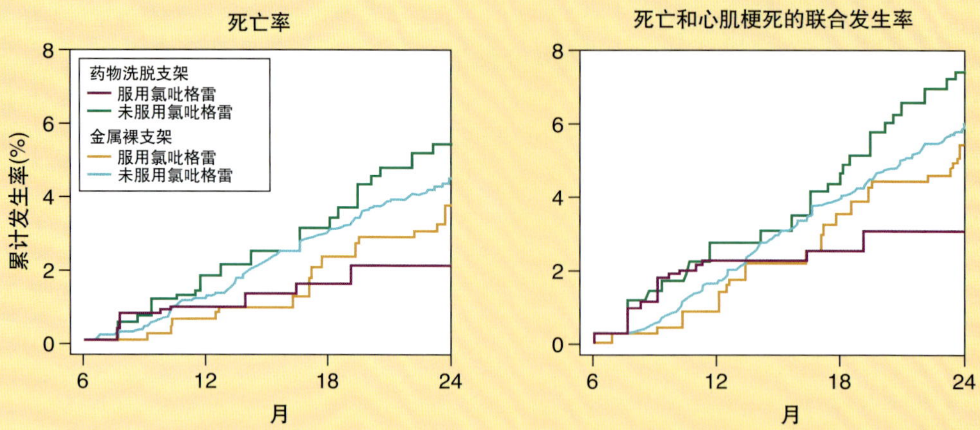

存在风险患者数								
药物洗脱支架	637	618	303	290	637	613	300	287
服用氯吡格雷	579	532	267	245	579	526	262	238
未服用氯吡格雷								
金属裸支架	417	413	397	387	417	412	394	382
服用氯吡格雷	1976	1948	1896	1852	1976	1941	1879	1825
未服用氯吡格雷								

图20-6　6个月校正累积死亡率及死亡和心肌梗死累积发生率。
From Eisenstein EL, Anstrom KJ, Kong DF, et al: Clopidogrel use and long-term clinical outcomes after drug-eluting stent implantation. JAMA 2007;297:159-168.

选策略（即刻停用还是逐渐减量）。

三联抗栓治疗　当冠状动脉置入支架患者需要口服维生素 K 拮抗剂时（心房颤动、机械心瓣膜置换和其他需要长期维生素 K 拮抗剂治疗的指征），很有挑战性。支架置入后如果停用氯吡格雷可能发生支架血栓，而停用维生素 K 拮抗剂则增加卒中风险（心房颤动和置入机械心瓣膜患者）。然而，如果采用维生素 K 拮抗剂 + 阿司匹林、维生素 K 拮抗剂 + 氯吡格雷或者三联抗栓治疗时出血风险增加。

CRUSADE 注册研究阐释了目前联合抗栓治疗的实践模式[81]。研究人群包括 2003 年 5 月至 2006 年 6 月期间入组的 103 742 例患者。总计 7201 例 ACS 患者（7%）在入院时接受维生素 K 拮抗剂治疗，5673 例患者具有完整的预后和药物治疗资料，其中 1357 例（24%）出院时未口服维生素 K 拮抗剂。与持续口服维生素 K 拮抗剂患者相比，停用维生素 K 拮抗剂的患者住院期间严重出血和输血风险增加，更可能在 PCI 时置入支架。总共 59% 的患者联合应用阿司匹林、氯吡格雷和维生素 K 拮抗剂。

多变量回归分析显示，出院时影响是否继续应用维生素 K 拮抗剂的决策与下列因素独立相关：出院时应用氯吡格雷（比值比 3.11，95% 置信区间 2.44 ~ 3.95）、输注红细胞（比值比 1.72，95% 置信区间 1.18 ~ 2.52）、非白种人（比值比 1.47，95% 置信区间 1.15 ~ 1.89）、既往卒中（比值比 1.22，95% 置信区间 1.01 ~ 1.49）和 PCI 无论是否置入支架（比值比 1.04，95% 置信区间 0.83 ~ 1.30）。而通过 CHADS2 评分估计的卒中险与出院时维生素 K 拮抗剂治疗无关。相反，如果采用以下因素评估出血风险：年龄 65 岁、既往卒中、出血史、血细胞比容＜30%、糖尿病和血清肌酐超过 1.5mg/dl，评分高危患者出院时口服维生素 K 拮抗剂的可能性很小。因此，CRUSADE 注册研究经验提示，能够影响临床医师决定是否继续口服维生素 K 拮抗剂的主要因素是感知的出血风险而非血栓风险。

GRACE 注册研究[82]中，800 例接受 PCI 和支架置入的患者（其中 130 例置入药物洗脱支架）在出院时给予维生素 K 拮抗剂 + 双联（580 例）或单一（220 例）抗血小板治疗，其中 482 例有支架类型（金属裸支架或药物洗脱支架）的资料。置入药物洗脱支架患者中大约 22% 出院时采用维生素 K 拮抗剂 + 单一抗血小板治疗。单一抗血小板治疗在欧洲比美国更常见（34% vs 17%，P<0.001）。住院期间严重出血和 6 个月死亡和心肌梗死联合终点无差异。6 个月时，1/4 到 1/3 的患者仅口服维生素 K 拮抗剂而无抗血小板药物。在最初单一抗血小板治疗患者中，联合应用维生素 K 拮抗剂与阿司匹林或噻吩并吡啶预后相似。对 Mayo Clinic 出院的 66 例 PCI 置入支架并且有口服维生素 K 拮抗剂指征的患者进行观察，发现有 6 例患者（9.2%）在严重出血后需要医疗关注[83]。

一项以人群为基础的观察性队列研究[84]总共包括 21 443 例老年 STEMI 存活患者。其中 1428 例（7%）因出血住院。与单用阿司匹林比较，联合抗血小板治疗、维生素 K 拮抗剂 + 抗血小板治疗和三联抗栓治疗时出血发生率增加大约 2 倍。但是，当以每患者年为单位时总体的风险较低。

对芬兰西部 6 所医院的 PCI 数据库进行回顾性分析[85]，其中 239 例患者具有长期口服维生素 K 拮抗剂的适应证。

以相似数量接受 PCI 而无维生素 K 拮抗剂指征的患者为对照，发现华法林治疗是 12 个月死亡、心肌梗死、靶血管重建和支架血栓联合终点的独立预测因素（比值比 1.7，95% 置信区间 1.0 ~ 3.0，P=0.05），同时增加了严重出血（比值比 3.4，95% 置信区间 1.2 ~ 9.3，P=0.02）。置入支架患者中 48% 采用三联抗栓治疗。联用维生素 K 拮抗剂和阿司匹林的患者支架血栓发生率最高。以双联抗血小板替代维生素 K 拮抗剂治疗的患者卒中发生率最高(8.8%)。病例对照研究显示，支架置入后停用氯吡格雷时支架血栓风险增加，而停用维生素 K 拮抗剂时卒中险增加。维生素 K 拮抗剂联合阿司匹林或氯吡格雷或者三联抗栓治疗均可引发出血。

在目前缺乏随机对照试验的情况下，如果有口服维生素 K 拮抗剂的明确指征（例如心房颤动和既往卒中史），应该频繁监测 INR，尽可能就诊于有经验的抗凝诊所，目标值应设在治疗范围的低限。同理，联合用药时阿司匹林应采用最低有效剂量。临床医师可以考虑应用质子泵抑制剂，尤其在有胃炎和消化性溃疡病史的患者。同时补充维生素 K 能否使 INR 值更加稳定以降低出血风险还需要进一步研究。

接受 PCI 且需要置入支架的患者，应该考虑置入金属裸支架，目的是使三联抗栓时间缩至最短（通常 4 周），之后联合应用维生素 K 拮抗剂和阿司匹林 [86]。尽管现有资料（12 个月）表明联用阿司匹林与氯吡格雷的疗程可以更短，但是 4 周代表了最短的双联抗血小板时间，正好是支架血栓的风险期。除非血栓风险很高且出血风险较低，临床医师应尽可能避免四联抗栓治疗（低分子肝素、维生素 K 拮抗剂、阿司匹林和噻吩并吡啶）。

血小板糖蛋白 Ⅱb/Ⅲa 抑制剂

Boersma 等 [87] 利用患者水平资料进行了一项系统性总结，包括 31 402 例 NSTEMI 患者，其中 1000 例接受了糖蛋白Ⅱb/Ⅲa 抑制剂随机治疗。总之，5 天死亡和心肌梗死发生率显著降低，降低绝对值为 1.2%（5.7% vs 6.9%），死亡和心肌梗死的相对风险降低 16%（比值比 0.84，95% 置信区间 0.77 ~ 0.93，P=0.0003）（图 20-7）。Boersma 等对 3 项研究（CAPTURE[89]、PRISM-PLUS[90] 和 PURSUIT[91]）进行的一项荟萃分析也显示，PCI 术前、PCI 术后或未行 PCI 的患者应用糖蛋白Ⅱb/Ⅲa 受体抑制剂均可改善临床预后。新近，ACUITY 试验 [92] 比较了 PCI 上游与延迟糖蛋白Ⅱb/Ⅲa 受体抑制剂给药策略。

尽管延迟给药使严重出血减少（4.9% vs 6.1%，P=0.009），但是该策略在 30 天死亡、心肌梗死和缺血导致的非计划血管重建终点上不优于上游给药策略（7.9% vs 7.1%，相对风险 1.12，95% 置信区间 0.97 ~ 1.29，P=0.44）。EARLY-ACS 研究 [93] 在 9492 例采用有创策略的 UA/NSTEMI 患者中比较早期常规给予依替巴肽与延迟条件性给药。主要联合终点（96 小时死亡、心肌梗死、需要紧急血管重建的复发缺血和 PCI 期间血栓并发症需要紧急依替巴肽治疗）在早期依替巴肽组为 9.3%，延迟治疗组为 10%（比值比 0.92，95% 置信区间 0.80 ~ 1.06，P=0.23）。两组 30 天死亡或心肌梗死发生率分别为 11.2% 和 12.3%（比值比 0.89，95% 置信区间 0.79 ~ 1.01，P=0.08）。早期依替巴肽治疗具有更高的出血发生率和红细胞输注率。

新兴血小板靶向药物治疗

对性能优良（包括更强的血小板抑制及药效学上起效和失效迅速）抗血小板药物的研发进展迅速。不久的将来会有 1 种以上新型抗血小板药物进入患者治疗领域。

普拉格雷是第三代噻吩并吡啶类 P2Y12 受体拮抗剂。有研究 [94] 在计划行 PCI 的 13 608 例中高危 ACS 患者中比较普拉格雷与氯吡格雷。主要有效性终点（心血管死亡、非致死性心肌梗死和非致死性卒中）在氯吡格雷组为 12.1%，普拉格雷组为 9.9%（风险比 0.81，95% 置信区间 0.73 ~ 0.90，P<0.001）。此外，氯吡格雷组心肌梗死（9.7% vs7.4%，P<0 .001）、紧急靶血管重建（3.7% vs 2.5%，P<0.001）和支架血栓（2.4% vs 1.1%，P<0.001）显著减少。而普拉格雷组严重出血（1.8% vs 2.4%，风险比 1.32）和致死性出血（0.1% vs 0.4%）增加（见图 20-8，表 20-4）。事后分析显示，在 3 个患者亚组普拉格雷与氯吡格雷相比无获益或可能有害：年龄>65 岁（无净临床获益）、体重<60kg（无净临床获益）、脑血管病史（既往缺血性卒中或短暂性缺血发作）（净有害）。

PLATO 试验 [94a] 将 18 624 例 STEMI 和 UA/NSTEMI 患者随机给予替卡雷洛（负荷量 180mg，之后 90mg 2 次 / 日）或者氯吡格雷（负荷量 300 ~ 600mg，之后 75mg 1 次 / 日）。主要终点（12 个月血管性死亡、心肌梗死和卒中联合终点）在替卡雷洛组和氯吡格雷组分别为 9.8% 和 11.7%（风险比 0.84%，95% 置信区间 0.77 ~ 0.92，P < 0.001）。与氯吡格雷组相比，替卡雷洛组血管性死亡减少（4.5% vs 5.9%，P<0.001），而非 CABG 相关性严重出血增加（4.5% vs 3.8%，P=0.03）。

SCH530348 是完全合成的天然喜巴辛的 3- 苯基吡啶类似物。它是一种强效选择性 PAR-1 受体抑制剂，阻止了凝血酶介导的血小板活化。口服给药吸收迅速，生物利用度高。它经胆汁和消化道代谢与清除，半衰期 126 ~ 129 小时。

TRA-PCI 试验 [95] 将 1030 例接受非紧急 PCI 或者冠状动脉造影 + 计划 PCI 的患者随机分为 SCH530348 组（负荷量 10、20 或 40mg）或安慰剂组。接受 PCI 的患者给予维持量 0.5、1.0 或 2.5mg/d，共 60 天。主要终点（TIMI 严重和轻微出血）在 10、20 和 40mg 组分别为 1.6%、2.5% 和 4.0%，而安慰剂组为 3.3%（P=0.5786）。给予维持量期间，TIMI 严重和轻微出血在 0.5、1.0 和 2.5mg 组分别为 2.2%、3.6% 和 2.9%（P=0.7561）。

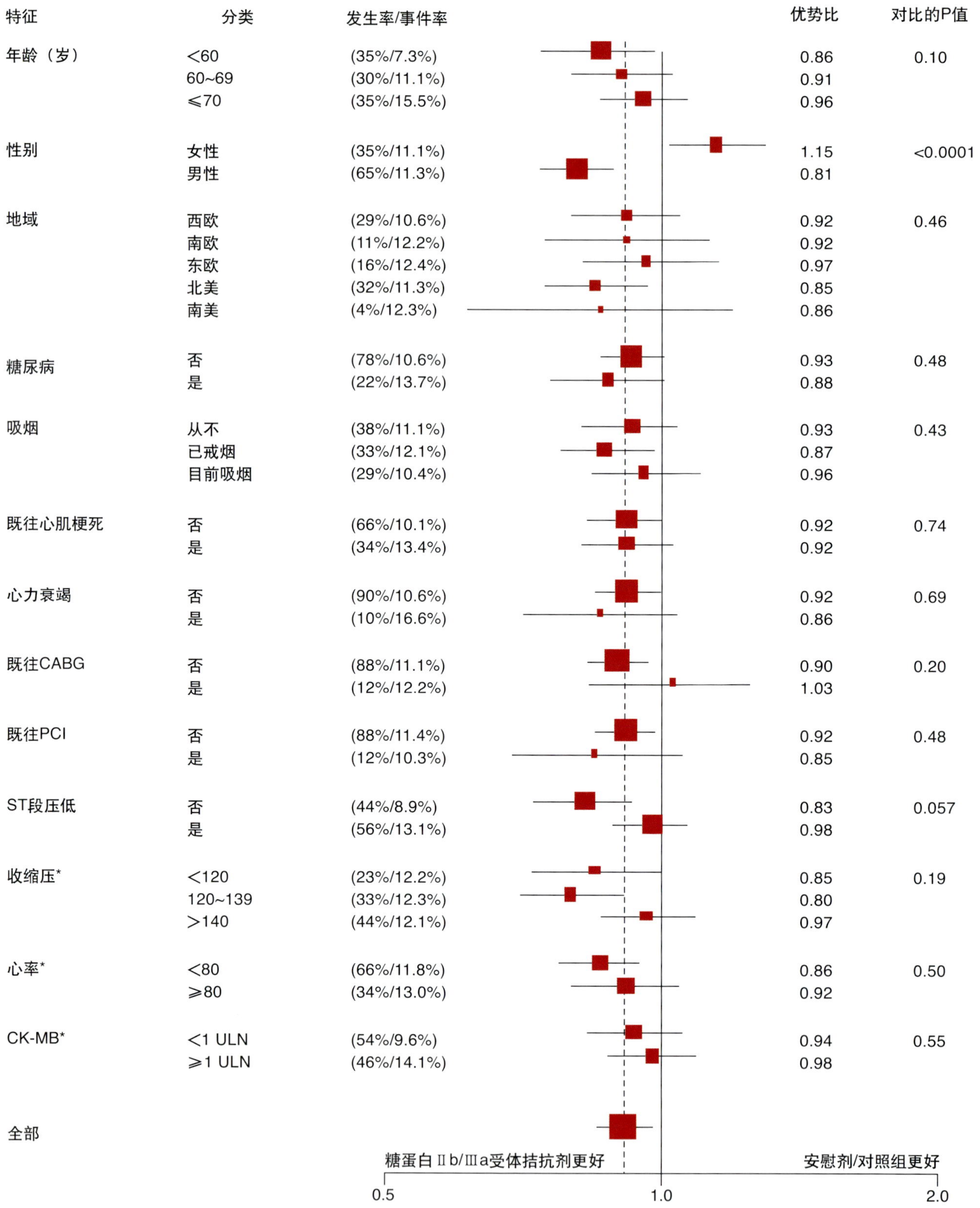

图 20-7　ACS患者接受血小板GPⅡb/Ⅲa抑制剂临床试验的系统性总结。在多个患者和临床亚组获益一致。
From Harrington RA, Becker RC, Cannon CP, et al: Antithrombotic therapy for non-ST-segment elevation acute coronary syndromes: American College of Chest Physicians Evidence-Based Clinical Practice Guidelines. Chest 2008;133:670S-707S.

血小板功能检测工具与临床预后

ACS 治疗的患者特异性或个体化给药方案承认药物治疗存在固有的基因型、表型和药理学变异性。尽管有大量成熟的生物标志物和遗传药理学研究可以很好定义并识别出存在出血并发症、缺血性/血栓性事件、药物失败和

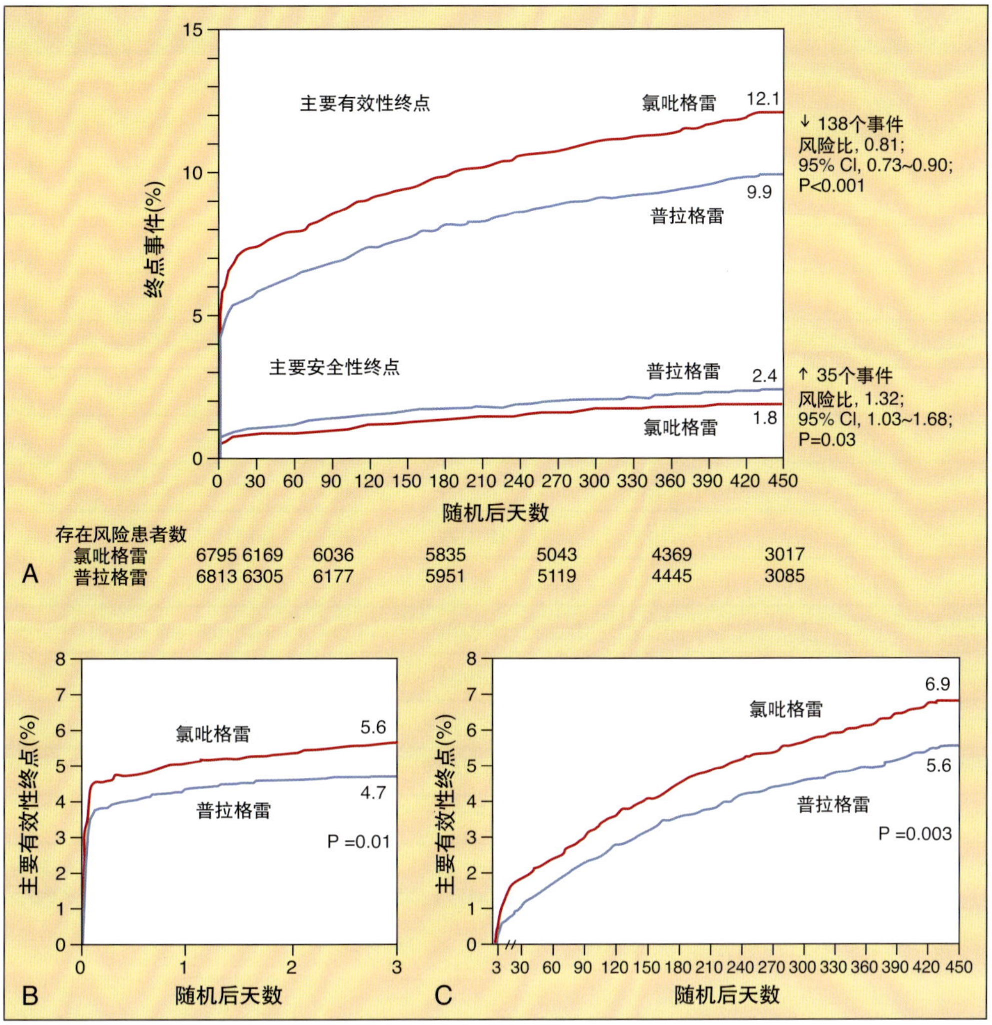

图20-8　TRITON-TIMI 38研究中氯吡格雷与普拉格雷治疗患者的主要有效性与安全性终点(A)；随机后3天主要有效性终点(B)；随机后3天至15个月的主要有效性终点 (C) 。
From Wiviott SD, Braunwald E, McCabe CH, et al: Prasugrel versus clopidogrel in patients with acute coronary syndromes. N Engl J Med 2007;357:2001-2015.

脱靶毒性风险的患者，血小板功能检测工具也可能具有影响治疗的意义，条件是容易操作且可以提供直接影响治疗决策的信息 [96]。

对于冠心病患者，检测血小板功能的目的包括监测抗血小板治疗和预测临床预后。例如，尽管阿司匹林使高危患者血栓事件风险降低大约 25%，但是在长期随访期间仍有 10% ～ 20% 的患者会发生血栓事件。这些患者可能需要其他抗血小板治疗（氯吡格雷或其他药物）。一个关键问题是评估血小板功能的标准化实验室方法能否预测阿司匹林或氯吡格雷的临床“抵抗”（见表 20-5）。

血小板功能检测与临床预后相关

试图阐明血小板功能检测和药物治疗导致血小板功能减低与临床预后相关性的研究主要集中于受体信号通路或对拮抗剂的反应性（活化或聚集）。评估血小板功能最常采用的方法是测量血小板对一定浓度拮抗剂的聚集反应程度，也可以测量血小板与纤维蛋白之间的相互作用。此外，还可以通过检测血小板、可溶性 P- 选择素、尿血栓烷代谢物和其他标志物评估血小板活化程度。上述检测方法主要用于评估血小板功能与 PCI 后支架血栓或主要心血管不良事件之间的关系。

专门设计用于研究体内反应变异性与临床抵抗（预后）相关性的研究纳入的患者数量不多 [97-116]。

国际血栓和止血学会阿司匹林抵抗工作组 [117] 发表声明，抵抗的临床定义应该根据治疗依赖性实验室检测与临床预后相关性的资料。同时指出，阿司匹林抵抗的正确处理方法尚不清楚，因为还没有研究去探讨依据抵抗的实验室结果更改治疗能否带来临床获益。除了工作组强烈支持的临床试验外，目前不建议检测阿司匹林或氯吡格雷抵抗或根据检测结果更改治疗。

在设计研究抗血小板药物抵抗的临床试验时，必须充分回答两个关键问题：

（1）对于需要抗血小板治疗的特定患者，哪一种简便、便宜、快速并且重复性好的血小板功能检测方法（或联合检验）可以更好预测临床预后？

表20-4 TRITON-TIMI 38研究：出血相关终点

终点	普拉格雷(N=6741)	氯吡格雷(N=6716)	风险比(95% CI)	普拉格雷P值
	患者数量(%)			
非CABG相关的TIM严重出血（主要安全性终点）	146 (2.4)	111 (1.8)	1.32 (1.03～1.68)	0.03
与器械操作相关	45 (0.7)	38 (0.6)	1.18 (0.77～1.82)	0.45
自发性	92 (1.6)	61 (1.1)	1.51 (1.09～2.08)	0.01
与创伤相关	9 (0.2)	12 (0.2)	0.75 (0.32～1.78)	0.51
威胁生命的[*]	85 (1.4)	56 (0.9)	1.52 (1.08～2.13)	0.01
与器械操作相关	28 (0.5)	18 (0.3)	1.55 (0.86～2.81)	0.14
自发性[†]	50 (0.9)	28 (0.5)	1.78 (1.12～2.83)	0.01
与创伤相关	7 (0.1)	10 (0.2)	0.70 (0.27～1.84)	0.47
致死性	21 (0.4)	5 (0.1)	4.19 (1.58～11.11)	0.002
非致死性	64 (1.1)	51 (0.9)	1.25 (0.87～1.81)	0.23
颅内	19 (0.3)	17 (0.3)	1.12 (0.58～2.15)	0.74
TIMI严重和轻微出血	303 (5.0)	231 (3.8)	1.31 (1.11～1.56)	0.002
需要输血[**]	244 (4.0)	182 (3.0)	1.34 (1.11～1.63)	<0.001
CABG相关性TIMI严重出血[‡]	24 (13.4)	6 (3.2)	4.73 (1.90～11.82)	<0.001

数据显示的是接受至少一种研究药物剂量的患者和停用该研究药物后7天内发生终点事件或发生在一个较长的时期内（如果当地的研究者认为终点事件与研究的药物相关）。百分率为15个月的终点事件发生率的Kaplan-Meier评估。患者可能发生一种以上终点事件。CABG，冠状动脉搭桥

[*] 威胁生命的出血常见部位是消化道、颅内、穿刺部位以及腹膜后。

[†] 氯吡格雷组有1例患者在接受研究药物期间发生致命性消化道出血，但没有化验血红蛋白，因此不能采用TIMI严重出血标准（包括威胁生命和致命性出血）。

[**] 输血定义为输全血或浓缩红细胞。

[‡] CABG术前接受至少1剂量普拉格雷或氯吡格雷的患者，发生CABG相关严重出血的患者总数分别为179和189。率为OR而非HR，采用Cochran-Mantel-Haenszel检验进行评估。

From Wiviott SD, Braunwald E, McCabe CH, et al: Prasugrel versus clopidogrel in patients with acute coronary syndromes. N Engl J Med 2007;357:2001-2015.

（2）当根据检验结果更改治疗时，个体患者的预后改善了吗？

研究的根本目的是为检验结果确定绝对或相对阈值（上限和下限），类似于根据 INR 值调整华法林剂量。为抗血小板治疗制订一种等效检验方法相当复杂，因为同时应用几种作用机制不同的药物，并且有多种检测平台。

也需要探讨临床试验，对已知药物抵抗或药物失败患者进行剂量调整或者采用药效学不同的药物进行补充治疗能否获益。例如，如果冠心病患者在口服阿司匹林期间发生事件，那么在二级预防时增加阿司匹林剂量，增加噻吩并吡啶或采用以上两种方法可能更有效，而不是简单替换药物。

阿司匹林反应变异性

几项研究[111, 112]显示，阿司匹林治疗患者如果存在较高的血小板反应性血管事件风险增加（见表 20-6）。Eikelboom 等[113, 118]分析 HOPE 试验结果发现，尿 11- 脱氢 TXB_2 水平（检测血小板 TXA_2 生成的方法）升高与之后缺血事件风险增加相关。Chen 等研究[116]显示，通过 Ultegra 快速血小板功能检测 ASA 方法测出的高血小板反应性与 PCI 患者围术期心肌坏死相关。CHARISMA 研究[118]评价了阿司匹林反应变异性的潜在临床影响。3261 例阿司匹林治疗患者在基线时被随机分为安慰剂组或氯吡格雷组，测量尿 11- 脱氢 TXB_2 浓度至少 1 个月。结果显示，与血栓烷产生最低四分位浓度水平相比，最高四分位浓度水平增加了卒中、心肌梗死和心血管死亡的风险（校正风险比 1.66，95% 置信区间 1.66，95% 置信区间 1.06 ～ 2.61，P=0.003）。在 11- 脱氢 TXB_2 浓度最高四分位患者，氯吡格雷没有降低心血管事件风险。

Gum 等[114, 115]入选 326 例已经口服阿司匹林 325mg 1 周以上的稳定冠心病患者，采用透光凝集（LTA）方法，评价阿司匹林抵抗与平均随访 1.8 年期间死亡、心肌梗死和卒中联合终点之间的相关性。总之，5.2% 的患者存在阿司匹林抵抗（10μmol/L ADP 诱导的血小板聚集

表20-5 目前的血小板功能临床试验

				能够监测		
优势	**优势**	**缺点**	**能否预测预后**	**阿司匹林**	**噻吩并吡啶**	**GPⅡb/Ⅲa抑制剂**
通过血小板栓阻止血流（PFA，在高剪切应力下）						
出血时间	体内、生理性	非特异性、非敏感性、操作者间误差较大、留有瘢痕	否	否	否	否
PFA-100	简便、快速、标本量少、无须标本制备、全血方法	无须仪器校正、依赖vWF和血细胞比容	是	是	NR	NR
血小板-血小板聚集						
血小板聚集率：浊度法	“金标准”	可重复性差、昂贵、标本量大、需要标本制备、耗时	是	是*†	是†	是
血小板聚集率：阻抗法	全血测定	昂贵、标本量大、需要标本制备、耗时	是	是*	是†	是
VerifyNow	简便、快速、即时检验、标本量少、无须标本制备、全血	无须校正仪器	是	是‡	是§	是‖
Plateletworks	少量样本制备	没有广泛研究	否	是*	是†	是
剪切力诱导的血小板黏附						
Impact cone和plate(let) analyzer	简单、快速、即时检验、标本少、高剪切力、全血	没有广泛应用	否	是*	是†	NR
血小板在血凝块剪切弹力中的作用						
血栓弹力图	POC、全血、血小板凝块形成和凝血块溶解数据	研究有限	是	是*	是†	是
基础：血小板表面活化依赖性改变						
血小板表面P-选择素、血小板表面活化型GPⅡb/Ⅲa、白细胞-血小板聚集	标本少、全血	标本制备、昂贵、需要流式细胞仪和有经验的工作人员	是	是*	是	是
激活依赖的信号						
VASP磷酸化	标本量少、全血、P2Y12依赖性	标本制备、昂贵、需要流式细胞仪和有经验的工作人员	是	否	是	否
血小板活化依赖性释放						
血小板来源的微颗粒	标本量少、全血	标本制备、昂贵、需要流式细胞仪和有经验的工作人员	否	否	否	否
血清TXB_2	COX-1依赖性	间接、非血小板特异性	否	是	否	否
尿11-脱氢-TXB_2	COX-1依赖性	间接、非血小板特异性、依赖肾功能	是	是	否	否
血浆可溶性CD40配基	多数CD40配基来自血小板	血浆制备可造成血小板人为活化	是	否	否	否
血浆GPⅤ	血小板特异性	血浆制备可造成血小板人为活化、仅反映凝血酶介导的血小板活化	否	否	否	否
α-颗粒构成**	反映血小板分泌	血浆制备可造成血小板人为活化、内皮细胞液分泌P-选择素	否	否	否	否

COX，环氧化酶；CV，变异系数；GP，糖蛋白；Hct，血细胞比容；NR，不推荐；PFA，血小板功能分析仪；VASP，血管舒张剂刺激磷蛋白；vWF，血管性假性血友病因子。

From Gurbel PA, Becker RC, Mann KG, et al: Platelet function monitoring in patients with coronary artery disease. J Am Coll Cardiol 2007;50:1822-1834.

率≥70%，0.5mmol/L AA 诱导的聚集率≥20%）。随访期间，阿司匹林抵抗患者中24%发生事件，而非抵抗患者中10%发生事件（P=0.03）。但是阿司匹林抵抗（分类及连续变量）与临床事件各组分之间的相关性未达统计学显著性。校正危险因素后，阿司匹林是长期不良事件的独立预测因素。

一些研究[119, 120]采用PFA-100分析仪测量阿司匹林介导的血小板抑制，发现阿司匹林抵抗患者事件率增加。但这种测量方法存在一定局限性，例如与其他血小板功能检测方法相关性差、依赖vWF因子水平和血小板计数。PFA-100方法也采用胶原和肾上腺素作为拮抗剂，两者对COX-1活性（阿司匹林靶点）均缺乏特异性。所有已发表的阿司匹林抵抗研究[121, 122]的最大局限性是缺乏系列的血小板功能检测方法，尤其是血小板抵抗程度随时间波动，而且受阿司匹林剂量的影响。虽然尚未探讨依据血小板功能检测结果的个体化给药策略，CURRENT-OASIS 7研究可能提供有价值的信息[123]。

氯吡格雷反应变异性

已经发表的探讨血小板ADP反应性（提示氯吡格雷反

表20-6 阿司匹林反应性与临床预后的关系

研究	n	患者	方法	结果
Mueller[112]	100	PVD	血小板聚集率（全血）	再闭塞率增加87%
Eikelboom[113]	976	高危 CAD	尿11-脱氢TxB_2	随TxB_2增加，MI、卒中、死亡增加
Gum[114, 115]	325	稳定CAD	透光率集合度测定（LTA）	MI、卒中、死亡增加3.12倍
Chen[116]	151	PCI	RPFA	心肌坏死增加2.9倍
Grotemeyer[111]	180	Post-CVA	血小板聚集率	血管事件增加10倍

CAD，冠心病；CVA，脑血管意外；MI，心肌梗死；PCI，经皮冠状动脉介入治疗；PVD，外周血管疾病；RPFA，快速血小板功能分析仪；Tx，血栓烷。
From Gurbel PA, Becker RC, Mann KG, et al: Platelet function monitoring in patients with coronary artery disease. J Am Coll Cardiol 2007;50:1822-1834.

20

应）与缺血事件复发相关性的研究包括接受 PCI 的患者，多数采用 LTA 测量血小板功能（见表 20-7）[97-100, 102, 104, 106, 108]。这些小样本研究发现，氯吡格雷诱导的血小板抑制与治疗后血小板反应性、围术期心肌坏死、支架血栓和复发缺血事件之间存在相关性。

Matetzky 等 [98] 连续监测 60 例直接 PCI 置入支架的心肌梗死患者，所有患者均接受氯吡格雷、阿司匹林和依替巴肽。连续 10 例接受无支架 PCI 没有给予氯吡格雷的患者作为对照。通过 LTA（5μmol/L ADP 和 10μmol/L AA）和锥板分析（测量血小板的表面覆盖百分比和表面结合聚集物的平均体积）两种方法测量血小板聚集率。按照 6 天与基线时（氯吡格雷给药前）相比 ADP 诱导的血小板聚集率下降百分比将患者分为四组，反应的差异较大，平均聚集率从最低四分位基线值 103% 到最高四分位基线值 33%（各组间 P<0.01）。AA 诱导的聚集率及聚集物体积测定显示该差异持续存在。6 个月随访期间，8 个严重心脏事件中有 7 个发生在氯吡格雷抵抗组；最低四分位患者中 40% 缺血事件复发。据报道，通过锥板分析仪测量的血小板抑制与临床预后之间缺乏相关性。

CLEAR-PLATELETS 研究 [103] 中，120 例置入支架并接受氯吡格雷 300mg 或 600mg 或依替巴肽的患者系列测量 ADP 诱导的聚集率 18 ～ 24 小时。根据 CK-MB 定义，心肌梗死与非心肌梗死患者相比平均血小板反应性显著升高，提示存在一个平均血小板聚集率的阈值，有可能作为未来研究的参考值。

已有研究探讨了血小板反应性与支架血栓之间的关系。多数研究 [102, 107-110] 报告，通过不同方法测得的治疗后高血小板反应性与支架血栓相关。但是发生与未发生支架

表20-7 对ADP/氯吡格雷无反应患者的血小板反应性与临床预后的关系

研究	n	结果	临床相关性
Matetzky	60	氯吡格雷无反应；STEMI患者给予氯吡格雷负荷量	缺血事件（6个月）
Geisler	379	术前血小板聚集率↑，CAD患者给予氯吡格雷负荷量	缺血事件（3个月）
Gurbel	192	术后血小板聚集率↑，择期PCI时给予氯吡格雷负荷量	缺血事件（6个月）
Gurbel	120	围手术期平均血小板聚集率↑，择期PCI时给予氯吡格雷负荷量±依替巴肽	住院期间PCI后心肌坏死，炎症标志物释放
Bliden	100	术前血小板聚集率增加↑，择期PCI前给予氯吡格雷维持量	缺血事件(12个月)
Cuisset	106	术前血小板聚集率↑，NSTEMI ACS患者PCI术前给予氯吡格雷	缺血性事件(1个月)
Lev	120	氯吡格雷和阿司匹林无反应；择期PCI术后即刻给予氯吡格雷负荷量	住院期间PCI术后心肌坏死
Hochholzer	802	术前血小板聚集率↑，择期PCI术前给予氯吡格雷	缺血事件(1个月)
Barragan	36	通过VASP-P监测P2Y12反应率↑	支架血栓
Gurbel	120	通过VASP-P测量P2Y12反应率↑，ADP-刺激的GP IIb/IIIa表达	支架血栓
Ajzenberg	49	剪切应力诱导的血小板聚集↑	支架血栓
Wong	264	通过VerifyNow P2Y12测量的血小板抑制↓	支架血栓
Buonamici	804	治疗后血小板聚集率↑	支架血栓

From Gurbel PA, Becker RC, Mann KG, et al: Platelet function monitoring in patients with coronary artery disease. J Am Coll Cardiol 2007;50:1822-1834.el PA, Becker RC, Mann KG, et al: Platelet function monitoring in patients with coronary artery disease. J Am Coll Cardiol 2007;50:1822-1834.

血栓的患者检测结果差异较大。需要进一步的研究证据支持治疗后高 ADP 血小板反应性与支架术后缺血事件之间存在相关性。Hochholzer 等[101]研究了 802 例置入支架并给予氯吡格雷 600mg 的患者，发现治疗后血小板聚集率超过中位数的患者 30 天严重不良心脏事件风险增加了 6.7 倍。另一项研究[102]包括 804 例置入支架的患者，发现治疗后血小板聚集率≥ 70%（10μmol/L ADP）的患者支架血栓更常见。Bonello 等[124]在 162 例患者中探讨根据 VASP 磷酸化结果个体化给予氯吡格雷负荷量的效果。

给予首剂氯吡格雷 600mg 后 24 小时计算 VASP 指数。将所有 VASP 指数> 50% 的患者随机分为对照组（行 PCI 治疗无再次氯吡格雷）和试验组（可接受 600mg 氯吡格雷直到 3 次，每 24 小时增加一次，目标是 VASP 指数<50%）。87 例患者中有 67 例（86%）经剂量调整后成功达到了特定的实验室治疗目标。30 天随访期间记录到 8 个主要不良事件，VASP 指导组未发生事件。

糖蛋白Ⅱb/Ⅲa 受体抑制剂反应变异性

GOLD 研究[125]显示，血小板功能抑制与主要心脏不良事件之间存在相关性。该研究包括 500 例接受 PCI 患者，采用 VerifyNow 糖蛋白Ⅱb/Ⅲa 方法。总之，25% 的患者在给予糖蛋白Ⅱb/Ⅲa 受体抑制剂后 10 分钟血小板抑制率没有达到 95% 以上，这些患者主要心脏不良事件发生率显著增加（抑制率≥ 95%：14.4% vs 6.4%；P=0.006）。多变量分析显示，给予糖蛋白Ⅱb/Ⅲa 受体抑制剂后 10 分钟血小板抑制率≥ 95% 与主要心脏不良事件风险降低 50% 独立相关。

治疗后血小板反应性和长期缺血事件

已有初步证据表明可能存在血小板反应性阈值。PREPARE POST-STENTING 研究[97]是第一个探讨治疗后 ADP 诱导的高血小板反应性与出院后发生缺血事件相关性的研究，结果显示，围术期 20μmol/L ADP 诱导的血小板聚集率阈值 50% 与 6 个月随访期间缺血事件发生率相关。同样，另一项研究[105]发现，20μmol/L ADP 诱导的血小板聚集率 40% 与支架血栓发生率相关。同一个研究小组的第 3 项研究[108]发现，在支架置入前接受长期氯吡格雷和阿司匹林的患者，围术期 5μmol/L ADP 诱导的血小板聚集率大约 40% 与之后 12 个月缺血事件发生率相关。该研究还发现，PCI 术前血小板反应性测量可能是长期缺血事件的潜在标志物。与患者预后相关性最强的测量血小板功能的时间点和方法正在研究中。

现有资料可能为未来研究提供“可以检验”的治疗后血小板反应性水平，与确定华法林的治疗性 INR 范围类似。现有资料提示，采用阿司匹林和氯吡格雷治疗对于缺血事件的足够防护可能通过治疗后绝大多数患者低至中度的血小板反应水平反映出来。同样，这些结果对于双联抗血小板治疗期间出血风险具有重要意义，双联抗血小板治疗可能伴随治疗后血小板反应性水平显著降低。目前，出血程度与 ADP 诱导的聚集率之间的关系尚不明确。今后需要进一步研究以明确口服抗血小板药物是否存在一个“治疗窗”，类似于 INR 可以作为评价华法林治疗有效性和安全性的参数。

小　结

血小板在动脉粥样硬化性冠心病（包括 ACS）的发生、发展和临床表现中的重要作用毫无争议。数十年的研究加上大规模临床试验的证据，在支持抗血小板治疗临床获益的同时，也强调了患者特征在决定出血事件风险中的重要性。开发更强效的抗血小板药物可能缩窄联合药物治疗的安全窗口，并引出一个新的研究领域——获得性血管功能障碍，源于血小板介导的修复功能异常。

（宋　莉）

参考文献

1. Kleiman NS, Freedman JE, Tracy PB, et al: Platelets: Developmental biology, physiology and translatable platforms for preclinical investigation and drug development. Platelets 2008;19:239-251.
2. Clarke MC, Savill J, Jones DB, et al: Compartmentalized megakaryocyte death generates functional platelets committed to caspase-independent death. J Cell Biol 2003;160:577-587.
3. Kaluzhny Y, Ravid K: Role of apoptotic processes in platelet biogenesis. Acta Haematol 2004;111:67-77.
4. Shim MH, Hoover A, Blake N, et al: Gene expression profile of primary human CD34+CD38lo cells differentiating along the megakaryocyte lineage. Exp Hematol 2004;32:638-648.
5. Macaulay IC, Tijssen MR, Thijssen-Timmer DC, et al: Comparative gene expression profiling of in vitro differentiated megakaryocytes and erythroblasts identifies novel activatory and inhibitory platelet membrane proteins. Blood 2007;109:3260-3269.
6. McRedmond JP, Park SD, Reilly DF, et al: Integration of proteomics and genomics in platelets: A profile of platelet proteins and platelet-specific genes. Mol Cell Proteomics 2004;3:133-144.
7. Buckwalter JA, Blythe WB, Brinkhous KM: Effect of blood platelets on prothrombin utilization of dog and human plasmas. Am J Physiol 1949;159:316-321.
8. Bouchard BA, Catcher CS, Thrash BR, et al: Effector cell protease receptor-1, a platelet activation-dependent membrane protein, regulates prothrombinase-catalyzed thrombin generation. J Biol Chem 1997;272:9244-9251.
9. Brummel KE, Paradis SG, Branda RF, et al: Oral anticoagulation thresholds. Circulation 2001;104:2311-2317.
10. Monroe DM: Platelets and Thrombin Generation. Arterioscler Thromb Vasc Biol 2002;22:1381-1389.
11. Becker RC, Andreotti F: Preoteomics, metabolomics and progenitor cells in acute coronary syndromes. J Thromb Thrombolysis 2006;22:85-88.
12. Weiss HJ: Platelet physiology and abnormalities of platelet function (first of two parts). N Engl J Med 1975;293:531-541.
13. Carvalho D, Savage CO, Black CM, et al: IgG antiendothelial cell autoantibodies from scleroderma patients induce leukocyte adhesion to human vascular endothelial cells in vitro. Induction of adhesion molecule expression and involvement of endothelium-derived cytokines. J Clin Invest 1996;97:111-119.
14. Dubois C, Panicot-Dubois L, Gainor JF, et al: Thrombin-initiated platelet activation in vivo is vWF independent during thrombus formation in a laser injury model. J Clin Invest 2007;117:953-960.
15. Brass EP, Forman WB, Edwards RV, et al: Fibrin formation: The

role of the fibrinogen-fibrin monomer complex. Thromb Haemost 1976;36:37-48.
16. Clemetson JM, Polgar J, Magnenat E, et al: The platelet collagen receptor glycoprotein VI is a member of the immunoglobulin superfamily closely related to FcalphaR and the natural killer receptors. J Biol Chem 1999;274:29019-29024.
17. Greco NJ, Jamieson GA: High and moderate affinity pathways for alpha-thrombin-induced platelet activation. Proc Soc Exp Biol Med 1991;198:792-799.
18. Seiler SM, Goldenberg HJ, Michel IM, et al: Multiple pathways of thrombin-induced platelet activation differentiated by desensitization and a thrombin exosite inhibitor. Biochem Biophys Res Commun 1991;181:636-643.
19. Coughlin SR, Vu TK, Hung DT, et al: Characterization of a functional thrombin receptor. Issues and opportunities. J Clin Invest 1992;89:351-355.
20. Dale GL: Coated-platelets: An emerging component of the procoagulant response. J Thromb Haemost 2005;3:2185-2192.
21. Moers A, Nieswandt B, Massberg S, et al: G13 is an essential mediator of platelet activation in hemostasis and thrombosis. Nat Med 2003;9:1418-1422.
22. Holmsen H, Day HJ: The selectivity of the thrombin-induced platelet release reaction: Subcellular localization of released and retained constituents. J Lab Clin Med 1970;75:840-855.
23. Holmsen H, Robkin L, Day HJ: Effects of antimycin A and 2-deoxyglucose on secretion in human platelets. Differential inhibition of the secretion of acid hydrolases and adenine nucleotides. Biochem J 1979;182:413-419.
24. Kenney DM, Chao FC: Microtubule inhibitors alter the secretion of beta-glucuronidase by human blood platelets: Involvement of microtubules in release reaction II. J Cell Physiol 1978;96:43-52.
25. Deuel TF, Keim PS, Farmer M, et al: Amino acid sequence of human platelet factor 4. Proc Natl Acad Sci USA 1977;74:2256-2258.
26. Heldin CH, Westermark B: Platelet-derived growth factor: Three isoforms and two receptor types. Trends Genet 1989;5:108-111.
27. Wenger RH, Wicki AN, Walz A, et al: Cloning of cDNA coding for connective tissue activating peptide III from a human platelet-derived lambda gt11 expression library. Blood 1989;73:1498-1503.
28. Rand MD, Kalafatis M, Mann KG: Platelet coagulation factor Va: The major secretory platelet phosphoprotein. Blood 1994;83:2180-2190.
29. Viskup RW, Tracy PB, Mann KG: The isolation of human platelet factor V. Blood 1987;69:1188-1195.
30. Schwarz HP, Heeb MJ, Wencel-Drake JD, et al: Identification and quantitation of protein S in human platelets. Blood 1985;66:1452-1455.
31. Erickson LA, Ginsberg MH, Loskutoff DJ: Detection and partial characterization of an inhibitor of plasminogen activator in human platelets. J Clin Invest 1984;74:1465-1472.
32. Keenan JP, Solum NO: Quantitative studies on the release of platelet fibrinogen by thrombin. Br J Haematol 1972;23:461-466.
33. Cruz MA, Chen J, Whitelock JL, et al: The platelet glycoprotein Ib-von Willebrand factor interaction activates the collagen receptor alpha2beta1 to bind collagen: Activation-dependent conformational change of the alpha2-I domain. Blood 2005; 105:1986-1991.
34. Ruggeri ZM, Orje JN, Habermann R, et al: Activation-independent platelet adhesion and aggregation under elevated shear stress. Blood 2006;108:1903-1910.
35. Yap CL, Hughan SC, Cranmer SL, et al: Synergistic adhesive interactions and signaling mechanisms operating between platelet glycoprotein Ib/IX and integrin alpha IIbbeta 3. Studies in human platelets and transfected Chinese hamster ovary cells. J Biol Chem 2000;275:41377-41388.
36. Hoffman M: A cell-based model of hemostasis. Thromb Haemost 2001;85: 958-965.
37. De Cristofaro R, De Candia E: Thrombin domains: Structure, function and interaction with platelet receptors. J Thromb Thrombolysis 2003;15:151-163.
38. Giesen PLA, Rauch U, Bohrmann B, et al: Blood-borne tissue factor: Another view of thrombosis. Proc Nat Acad Sci U S A 1999;96:2311-2315.
39. McEver RP: Adhesive interactions of leukocytes, platelets, and the vessel wall during hemostasis and inflammation. Thromb Haemost 2001;86:746-756.
40. Savage B, Sixma JJ, Ruggeri ZM: Functional self-association of von Willebrand factor during platelet adhesion under flow. Proc Natl Acad Sci USA 2002;99:425-430.
41. Walsh PN: Roles of platelets and factor XI in the initiation of blood coagulation by thrombin. Thromb Haemost 2001;86:75-82.
42. Knudsen JB, Bastain W, Sefton CM, et al: Pharmacokinetics of ticlopidine during chronic oral administration to healthy volunteers and its effects on antipyrine pharmacokinetics. Xenobiotica 1992;22:579-589.
43. Dalvie DK, O'Connell TN: Characterization of novel dihydrothienopyridinium and thienopyridinium metabolites of ticlopidine in vitro: Role of peroxidases, cytochromes p450, and monoamine oxidases. Drug Metab Dispos 2004;32:49-57.
44. Yoneda K, Iwamura R, Kishi H, et al: Identification of the active metabolite of ticlopidine from rat in vitro metabolites. Br J Pharmacol 2004;142:551-557.
45. Weinberger J: Adverse effects and drug interactions of antithrombotic agents used in prevention of ischaemic stroke. Drugs 2005;65:461-471.
46. Caplain H, Thebault JJ, Necciari J: Clopidogrel does not affect the pharmacokinetics of theophylline. Semin Thromb Hemost 1999;25(Suppl 2):65-68.
47. Hochholzer W, Trenk D, Frundi D, et al: Time dependence of platelet inhibition after a 600-mg loading dose of clopidogrel in a large, unselected cohort of candidates for percutaneous coronary intervention. Circulation 2005;111:2560-2564.
48. Jakubowski JA, Payne CD, Brandt JT, et al: The platelet inhibitory effects and pharmacokinetics of prasugrel after administration of loading and maintenance doses in healthy subjects. J Cardiovasc Pharmacol 2006;47:377-384.
49. Rehmel JL, Eckstein JA, Farid NA, et al: Interactions of two major metabolites of prasugrel, a thienopyridine antiplatelet agent, with the cytochromes P450. Drug Metab Dispos 2006;34:600-607.
50. Williams ET, Jones KO, Ponsler GD, et al: The biotransformation of prasugrel, a new thienopyridine prodrug, by the human carboxylesterases 1 and 2. Drug Metab Dispos 2008;36:1227-1232.
51. Jakubowski JA, Matsushima N, Asai F, et al: A multiple dose study of prasugrel (CS-747), a novel thienopyridine P2Y12 inhibitor, compared with clopidogrel in healthy humans. Br J Clin Pharmacol 2007;63:421-430.
52. Steinhubl S, Roe MT: Optimizing platelet P2Y12 inhibition for patients undergoing PCI. Cardiovasc Drug Rev 2007;25:188-203.
53. Greenbaum AB, Grines CL, Bittl JA, et al: Initial experience with an intravenous P2Y12 platelet receptor antagonist in patients undergoing percutaneous coronary intervention: Results from a 2-part, phase II, multicenter, randomized, placebo- and active-controlled trial. Am Heart J 2006;151:e681-689.
54. Husted S, Emanuelsson H, Heptinstall S, et al: Pharmacodynamics, pharmacokinetics, and safety of the oral reversible P2Y12 antagonist AZD6140 with aspirin in patients with atherosclerosis: A double-blind comparison to clopidogrel with aspirin. Eur Heart J 2006;27:1038-1047.
55. Fredrickson BJ, Turner NA, Kleiman NS, et al: Effects of abciximab, ticlopidine, and combined abciximab/ticlopidine therapy on platelet and leukocyte function in patients undergoing coronary angioplasty. Circulation 2000;101:1122-1129.
56. A comparison of aspirin plus tirofiban with aspirin plus heparin for unstable angina. Platelet Receptor Inhibition in Ischemic Syndrome Management (PRISM) Study Investigators. N Engl J Med 1998;338:1498-1505.
57. Phillips DR, Scarborough RM: Clinical pharmacology of eptifibatide. Am J Cardiol 1997;80:11B-20B.
58. Van't Hof AW, Ten Berg J, Heestermans T, et al: Prehospital initiation of tirofiban in patients with ST-elevation myocardial infarction undergoing primary angioplasty (On-TIME 2): a multicentre, double-blind, randomised controlled trial. Lancet 2008;372:537-546.
59. Ivandic BT, Kurz K, Keck F, et al: Tirofiban optimizes platelet inhibition for immediate percutaneous coronary intervention in high-risk acute coronary syndromes. Thromb Haemost 2008;100:648-654.
60. Marzocchi A, Manari A, Piovaccari G, et al: Randomized comparison between tirofiban and abciximab to promote complete ST-resolution in primary angioplasty: Results of the facilitated angioplasty with tirofiban or abciximab (FATA) in ST-elevation myocardial infarction trial. Eur Heart J 2008;29:2972-2980.
61. Harrington RA, Kleiman NS, Kottke-Marchant K, et al: Immediate and reversible platelet inhibition after intravenous administration of a peptide glycoprotein IIb/IIIa inhibitor during percutaneous coronary intervention. Am J Cardiol 1995;76:1222-1227.
62. Fuster V, Ryden LE, Cannom DS, et al: ACC/AHA/ESC 2006 Guidelines

for the Management of Patients with Atrial Fibrillation: a report of the American College of Cardiology/American Heart Association Task Force on Practice Guidelines and the European Society of Cardiology Committee for Practice Guidelines (Writing Committee to Revise the 2001 Guidelines for the Management of Patients With Atrial Fibrillation): Developed in collaboration with the European Heart Rhythm Association and the Heart Rhythm Society. Circulation 2006;114:e257-e354.

63. Estes NA 3rd, Halperin JL, Calkins H, et al: ACC/AHA/Physician Consortium 2008 clinical performance measures for adults with nonvalvular atrial fibrillation or atrial flutter: A report of the American College of Cardiology/American Heart Association Task Force on Performance Measures and the Physician Consortium for Performance Improvement (Writing Committee to Develop Clinical Performance Measures for Atrial Fibrillation): Developed in collaboration with the Heart Rhythm Society. Circulation 2008;117:1101-1120.
64. Becker RC, Meade TW, Berger PB, et al: The primary and secondary prevention of coronary artery disease: American College of Chest Physicians Evidence-Based Clinical Practice Guidelines (8th Edition). Chest 2008;133:776S-814S.
65. ISIS-2 Investigators, Group SISoISC: Randomized trial of intravenous streptokinase, oral aspirin, both, or neither among 17,187 cases of suspected acute myocardial infarction: ISIS-2. Lancet 1988;2:349-360.
66. Sabatine MS, Cannon CP, Gibson CM, et al: Addition of clopidogrel to aspirin and fibrinolytic therapy for myocardial infarction with ST-segment elevation. N Engl J Med 2005;352:1179-1182.
67. Chen ZM, Jiang LX, Chen YP, et al: Addition of clopidogrel to aspirin in 45,852 patients with acute myocardial infarction: Randomised placebo-controlled trial. Lancet 2005;366:1607-1621.
68. Collaborative meta-analysis of randomised trials of antiplatelet therapy for prevention of death, myocardial infarction, and stroke in high risk patients. BMJ 2002;324:71-86.
69. Campbell CL, Smyth S, Montalescot G, et al: Aspirin dose for the prevention of cardiovascular disease: A systematic review. JAMA 2007;297:2018-2024.
70. Yusuf S, Zhao F, Mehta S, et al: Effects of clopidogrel in addition to aspirin in patients with acute coronary syndromes without ST-segment elevation. N Engl J Med 2001;345:494-502.
71. Yusuf S, Mehta S, Zhao F, et al: Early and late effects of clopidogrel in patients with acute coronary syndromes. Circulation 2003;107:966-972.
72. Steinhubl S, Berger P, Mann J, et al: Early and sustained dual oral antiplatelet therapy following percutaneous coronary intervention: A randomized controlled trial. JAMA 2002;288:2411-2420.
73. Mehta S, Yusuf S, Peters R, et al: Effects of pretreatment with clopidogrel and aspirin followed by long-term therapy in patients undergoing percutaneous coronary intervention: The PCI-CURE study. Lancet 2001;358:527-533.
74. Peters RJ, Mehta SR, Fox KA, et al: Effects of aspirin dose when used alone or in combination with clopidogrel in patients with acute coronary syndromes: Observations from the Clopidogrel in Unstable angina to prevent Recurrent Events (CURE) study. Circulation 2003;108:1682-1687.
75. Tolleson TR, Newby LK, Harrington RA, et al: Frequency of stent thrombosis after acute coronary syndromes (from the SYMPHONY and 2nd SYMPHONY trials). Am J Cardiol 2003;92:330-333.
76. Finn AV, Nakazawa G, Joner M, et al: Vascular responses to drug eluting stents: Importance of delayed healing. Arterioscler Thromb Vasc Biol 2007;27: 1500-1510.
77. Finn AV, Kolodgie FD, Harnek J, et al: Differential response of delayed healing and persistent inflammation at sites of overlapping sirolimus- or paclitaxel-eluting stents. Circulation 2005;112:270-278.
78. Spertus JA, Kettelkamp R, Vance C, et al: Prevalence, predictors, and outcomes of premature discontinuation of thienopyridine therapy after drug-eluting stent placement: Results from the PREMIER Registry. Circulation 2006;113:2803-2809.
79. Eisenstein EL, Anstrom KJ, Kong DF, et al: Clopidogrel use and long-term clinical outcomes after drug-eluting stent implantation. JAMA 2007;297:159-168.
80. Grines CL, Bonow RO, Casey DE Jr, et al: Prevention of premature discontinuation of dual antiplatelet therapy in patients with coronary artery stents: A science advisory from the American Heart Association, American College of Cardiology, Society for Cardiovascular Angiography and Interventions, American College of Surgeons, and American Dental Association, with representation from the American College of Physicians. Circulation 2007;115:813-818.
81. Wang TY, Robinson LA, Ou FS, et al: Discharge antithrombotic strategies among patients with acute coronary syndrome previously on warfarin anticoagulation: Physician practice in the CRUSADE registry. Am Heart J 2008;155:361-368.
82. Nguyen MC, Lim YL, Walton A, et al: Combining warfarin and antiplatelet therapy after coronary stenting in the Global Registry of Acute Coronary Events: Is it safe and effective to use just one antiplatelet agent? Eur Heart J 2007;28:1717-1722.
83. Orford JL, Fasseas P, Melby S, et al: Safety and efficacy of aspirin, clopidogrel, and warfarin after coronary stent placement in patients with an indication for anticoagulation. Am Heart J 2004;147:463-467.
84. Buresly K, Eisenberg MJ, Zhang X, et al: Bleeding complications associated with combinations of aspirin, thienopyridine derivatives, and warfarin in elderly patients following acute myocardial infarction. Arch Intern Med 2005;165:784-789.
85. Karjalainen PP, Porela P, Ylitalo A, et al: Safety and efficacy of combined antiplatelet-warfarin therapy after coronary stenting. Eur Heart J 2007;28:726-732.
86. Khurram Z, Chou E, Minutello R, et al: Combination therapy with aspirin, clopidogrel and warfarin following coronary stenting is associated with a significant risk of bleeding. J Invasive Cardiol 2006;18:162-164.
87. Boersma E, Harrington RA, Moliterno DJ, et al: Platelet glycoprotein IIb/IIIa inhibitors in acute coronary syndromes: A meta-analysis of all major randomised clinical trials. Lancet 2002;359:189-198.
88. Boersma E, Akkerhuis KM, Theroux P, et al: Platelet glycoprotein IIb/IIIa receptor inhibition in non-ST-elevation acute coronary syndromes: Early benefit during medical treatment only, with additional protection during percutaneous coronary intervention. Circulation 1999;100:2045-2048.
89. Randomised placebo-controlled trial of abciximab before and during coronary intervention in refractory unstable angina: The CAPTURE Study. Lancet 1997;349:1429-1435.
90. Inhibition of the platelet glycoprotein IIb/IIIa receptor with tirofiban in unstable angina and non-Q-wave myocardial infarction. Platelet Receptor Inhibition in Ischemic Syndrome Management in Patients Limited by Unstable Signs and Symptoms (PRISM-PLUS) Study Investigators. N Engl J Med 1998;338:1488-1497.
91. Inhibition of platelet glycoprotein IIb/IIIa with eptifibatide in patients with acute coronary syndromes. The PURSUIT Trial Investigators. Platelet glycoprotein IIb/IIIa in unstable angina: Receptor suppression using integrilin therapy. N Engl J Med 1998;339:436-443.
92. Stone GW, Bertrand ME, Moses JW, et al: Routine upstream initiation vs deferred selective use of glycoprotein IIb/IIIa inhibitors in acute coronary syndromes: The ACUITY Timing trial. JAMA 2007;297:591-602.
93. Giugliano RP, White JA, Bode C, et al for the Early ACS Investigators. Early versus delayed, provisional eptifibatide in acute coronary syndromes. N Engl J Med 2009;360:2176-2190.
94. Wiviott SD, Braunwald E, McCabe CH, et al: Prasugrel versus clopidogrel in patients with acute coronary syndromes. N Engl J Med 2007;357:2001-2015.
94a. Wallentin L, Backer RC, Budaj A, et al for the PLATO Investigators. Ticagrelor versus clopidogrel in patients with acute coronary syndromes. N Engl J Med 2009;361:1045-1057.
95. Becker RC, Moliterno DJ, Jennings L, et al: Safety and tolerability of SCH 530348 in patients undergoing non-urgent percutaneous coronary intervention: A randomised, double-blind, placebo-controlled phase II study. Lancet 2009;373:919-928.
96. Gurbel PA, Becker RC, Mann KG, et al: Platelet function monitoring in patients with coronary artery disease. J Am Coll Cardiol 2007;50:1822-1834.
97. Gurbel PA, Bliden KP, Guyer K, et al: Platelet reactivity in patients and recurrent events post-stenting: Results of the PREPARE POST-STENTING Study. J Am Coll Cardiol 2005;46:1820-1826.
98. Matetzky S, Shenkman B, Guetta V, et al: Clopidogrel resistance is associated with increased risk of recurrent atherothrombotic events in patients with acute myocardial infarction. Circulation 2004;109:3171-3175.
99. Lev EI, Patel RT, Maresh KJ, et al: Aspirin and clopidogrel drug response in patients undergoing percutaneous coronary intervention: The role of dual drug resistance. J Am Coll Cardiol 2006;47:27-33.
100. Geisler T, Langer H, Wydymus M, et al: Low response to clopidogrel is associated with cardiovascular outcome after coronary stent implantation. Eur Heart J 2006;27:2420-2425.
101. Hochholzer W, Trenk D, Bestehorn HP, et al: Impact of the degree of peri-

interventional platelet inhibition after loading with clopidogrel on early clinical outcome of elective coronary stent placement. J Am Coll Cardiol 2006;48:1742-1750.

102. Buonamici P, Marcucci R, Migliorini A, et al: Impact of platelet reactivity after clopidogrel administration on drug-eluting stent thrombosis. J Am Coll Cardiol 2007;49:2312-2317.

103. Gurbel PA, Bliden KP, Zaman KA, et al: Clopidogrel loading with eptifibatide to arrest the reactivity of platelets: Results of the Clopidogrel Loading With Eptifibatide to Arrest the Reactivity of Platelets (CLEAR PLATELETS) study. Circulation 2005;111:1153-1159.

104. Gurbel PA, Bliden KP, Tantry US: Effect of clopidogrel with and without eptifibatide on tumor necrosis factor-alpha and C-reactive protein release after elective stenting: Results from the CLEAR PLATELETS 1b study. J Am Coll Cardiol 2006;48:2186-2191.

105. Bliden KP, DiChiara J, Tantry US, et al: Increased risk in patients with high platelet aggregation receiving chronic clopidogrel therapy undergoing percutaneous coronary intervention: Is the current antiplatelet therapy adequate? J Am Coll Cardiol 2007;49:657-666.

106. Cuisset T, Frere C, Quilici J, et al: High post-treatment platelet reactivity identified low-responders to dual antiplatelet therapy at increased risk of recurrent cardiovascular events after stenting for acute coronary syndrome. J Thromb Haemost 2006;4:542-549.

107. Barragan P, Bouvier JL, Roquebert PO, et al: Resistance to thienopyridines: Clinical detection of coronary stent thrombosis by monitoring of vasodilator-stimulated phosphoprotein phosphorylation. Catheter Cardiovasc Interv 2003;59:295-302.

108. Gurbel PA, Bliden KP, Samara W, et al: Clopidogrel effect on platelet reactivity in patients with stent thrombosis: Results of the CREST Study. J Am Coll Cardiol 2005;46:1827-1832.

109. Ajzenberg N, Aubry P, Huisse MG, et al: Enhanced shear-induced platelet aggregation in patients who experience subacute stent thrombosis: A case-control study. J Am Coll Cardiol 2005;45:1753-1756.

110. Wong G, Price M, Valencia R, et al: Measurement of Clopidogrel inhibition with a point-of-care assay identifies patients at risk for stent thrombosis after percutaneous coronary intervention. Presented at TCT, October 23-27, 2006, Washington DC. 2006.

111. Grotemeyer KH, Scharafinski HW, Husstedt IW: Two-year follow-up of aspirin responder and aspirin nonresponder. A pilot-study including 180 post-stroke patients. Thromb Res 1993;71:397-403.

112. Mueller MR, Salat A, Stangl P, et al: Variable platelet response to low-dose ASA and the risk of limb deterioration in patients submitted to peripheral arterial angioplasty. Thromb Haemost 1997;78:1003-1007.

113. Eikelboom JW, Hirsh J, Weitz JI, et al: Aspirin-resistant thromboxane biosynthesis and the risk of myocardial infarction, stroke, or cardiovascular death in patients at high risk for cardiovascular events. Circulation 2002;105:1650-1655.

114. Gum PA, Kottke-Marchant K, Poggio ED, et al: Profile and prevalence of aspirin resistance in patients with cardiovascular disease. Am J Cardiol 2001;88:230-235.

115. Gum PA, Kottke-Marchant K, Welsh PA, et al: A prospective, blinded determination of the natural history of aspirin resistance among stable patients with cardiovascular disease. J Am Coll Cardiol 2003;41:961-965.

116. Chen WH, Lee PY, Ng W, et al: Aspirin resistance is associated with a high incidence of myonecrosis after non-urgent percutaneous coronary intervention despite clopidogrel pretreatment. J Am Coll Cardiol 2004;43:1122-1126.

117. Michelson AD, Cattaneo M, Eikelboom JW, et al: Aspirin resistance: Position paper of the Working Group on Aspirin Resistance. J Thromb Haemost 2005;3:1309-1311.

118. Eikelboom JW, Hankey GJ, Thom J, et al: Incomplete inhibition of thromboxane biosynthesis by acetylsalicylic acid: Determinants and effect on cardiovascular risk. Circulation 2008;118:1705-1712.

119. Marcucci R, Paniccia R, Antonucci E, et al: Usefulness of aspirin resistance after percutaneous coronary intervention for acute myocardial infarction in predicting one-year major adverse coronary events. Am J Cardiol 2006;98:1156-1159.

120. Poulsen TS, Jorgensen B, Korsholm L, et al: Prevalence of aspirin resistance in patients with an evolving acute myocardial infarction. Thromb Res 2007;119:555-562.

121. Gurbel PA, Bliden KP, DiChiara J, et al: Evaluation of dose-related effects of aspirin on platelet function: Results from the Aspirin-Induced Platelet Effect (ASPECT) study. Circulation 2007;115:3156-3164.

122. Helgason CM, Bolin KM, Hoff JA, et al: Development of aspirin resistance in persons with previous ischemic stroke. Stroke 1994;25:2331-2336.

123. Mehta SR, Bassand JP, Chrolavicius S, et al: Design and rationale of CURRENT-OASIS 7: A randomized, 2 × 2 factorial trial evaluating optimal dosing strategies for clopidogrel and aspirin in patients with ST and non-ST-elevation acute coronary syndromes managed with an early invasive strategy. Am Heart J 2008;156:1080-1088.

124. Bonello L, Camoin-Jau L, Arques S, et al: Adjusted clopidogrel loading doses according to vasodilator-stimulated phosphoprotein phosphorylation index decrease rate of major adverse cardiovascular events in patients with clopidogrel resistance: A multicenter randomized prospective study. J Am Coll Cardiol 2008;51:1404-1411.

125. Steinhubl SR, Talley JD, Braden GA, et al: Point-of-care measured platelet inhibition correlates with a reduced risk of an adverse cardiac event after percutaneous coronary intervention: Results of the GOLD (AU-Assessing Ultegra) multicenter study. Circulation 2001;103:2572-2578.

126. Ieiri I, Kimura M, Irie S, et al: Interaction magnitude, pharmacokinetics and pharmacodynamics of ticlopidine in relation to CYP2C19 genotypic status. Pharmacogenet Genomics 2005;15:851-859.

127. Pezawas L, Meyer-Lindenberg A, Drabant EM, et al: 5-HTTLPR polymorphism impacts human cingulate-amygdala interactions: A genetic susceptibility mechanism for depression. Nat Neurosci 2005;8:828-834.

128. Berglund U, Lindahl T: Enhanced onset of platelet inhibition with a loading dose of ticlopidine in ASA-treated stable coronary patients. Int J Cardiol 1998;64:215-217.

129. Asai F, Jakubowski JA, Naganuma H, et al: Platelet inhibitory activity and pharmacokinetics of prasugrel (CS-747), a novel thienopyridine P2Y12 inhibitor: A single ascending dose study in healthy humans. Platelets 2006;17:209-217.

130. Caplain H, Donat F, Gaud C, Necciari J: Pharmacokinetics of clopidogrel. Semin Thromb Hemost 1999;25(Suppl 2):25-28.

131. Cattaneo M: ADP receptors: Inhibitory strategies for antiplatelet therapy. Timely Top Med Cardiovasc Dis 2006;10:E22.

132. Steinhubl S, Roe MT: Optimizing platelet P2Y(12) inhibition for patients undergoing PCI. Cardiovasc Drug Rev 2007;25:188-203.

133. Farid NA, Smith RL, Gillespie TA, et al: The disposition of prasugrel, a novel thienopyridine, in humans. Drug Metab Dispos 2007;35:1096-1104.

134. Frelinger A III, Jakubowski J, YouFu L, et al: The active metabolite of prasugrel (CS-747) inhibits ADP-stimulated thrombo-inflammatory markers of platelet activation: Modulation by other blood cells and calcium, but not by aspirin. J Am Coll Cardiol 2006;98(suppl):1023-1161.

135. Frelinger A III, Jakubowski J, YouFu L, et al: The active metabolite of prasugrel inhibits platelet procoagulant activities. Circulation 2006;114(Suppl):3293.

136. Jernberg T, Payne CD, Winters KJ, et al: Prasugrel achieves greater inhibition of platelet aggregation and a lower rate of non-responders compared with clopidogrel in aspirin-treated patients with stable coronary artery disease. Eur Heart J 2006;27:1166-1173.

137. Wiviott SD, Antman EM, Winters KJ, et al: Randomized comparison of prasugrel (CS-747, LY640315), a novel thienopyridine P2Y12 antagonist, with clopidogrel in percutaneous coronary intervention: Results of the Joint Utilization of Medications to Block Platelets Optimally (JUMBO)-TIMI 26 trial. Circulation 2005;111:3366-3373.

138. Chattaraj SC: Cangrelor AstraZeneca. Curr Opin Investig Drugs 2001;2:250-255.

139. Fugate SE, Cudd LA: Cangrelor for treatment of coronary thrombosis. Ann Pharmacother 2006;40:925-930.

140. Jacobsson F, Swahn E, Wallentin L, Ellborg M: Safety profile and tolerability of intravenous AR-C69931MX, a new antiplatelet drug, in unstable angina pectoris and non-Q-wave myocardial infarction. Clin Ther 2002;24:752-765.

141. Tantry US, Bliden KP, Gurbel PA: Azd6140. Expert Opin Investig Drugs 2007;16:225-229.

第21章

抗血小板药物抵抗

Wai-Hong Chen 和 Daniel I. Simon

粥样硬化性血管疾病可以出现血栓性并发症。血小板在血栓性并发症的发病过程中起着非常重要的作用。口服抗血小板药物是药物治疗预防该血栓性疾病和缺血事件的基石。阿司匹林和氯吡格雷是临床上最常用的抗血小板药物，通过抑制 TXA_2 和 ADP 诱导的血小板活化发挥疗效。临床实践证实，人体对抗血小板药物的反应存在个体差异，即存在抗血小板药物抵抗或无反应。抗血小板药物抵抗或无反应是指抗血小板药物不能预防血管的血栓事件，或有关血小板功能检测的实验室检查表明抗血小板药物的疗效不足。

血小板功能的实验室检测方法有透光凝集法、阻抗法、尿 TXA_2 代谢产物检测、流式细胞计数、纤维蛋白原凝集试验、血栓弹力图和切应力诱导的血小板功能检测。采用这些检测方法，文献中阿司匹林抵抗发生率为 5% ～ 60%，氯吡格雷抵抗发生率为 17% ～ 32%[1, 2]。透光凝集法目前被视为血小板功能检测的金标准，但是就定量抗血小板药物抵抗而言，血小板功能抑制率与持续血小板活性何者更优尚无定论。有关阿司匹林和氯吡格雷抵抗的机制尚不清楚，分子、细胞水平的变化和临床因素均可导致阿司匹林和氯吡格雷抵抗[1, 3]（见图 21-1 和图 21-2）。例如，药物治疗的依从性不足可能是一项重要原因[4, 5]。增加氯吡格雷的剂量或者增强肝脏细胞色素 P-450（CYP450）的活性均可以增加氯吡格雷的活性代谢产物，从而增强氯吡格雷的血小板抑制作用（见图 21-3）[6-8]。与氯吡格雷抵抗相关的因素还包括充血性心力衰竭、体重＞100kg、心肌梗死和糖尿病[9]。基因多态性也与氯吡格雷抵抗有关，例如与氯吡格雷代谢相关的基因变异（CYP4502C19*2 等位基因）可以导致酶的功能缺失，以致氯吡格雷转化为有活性的代谢产物减少，这与 ACS 和 PCI 术后患者的心血管不良事件相关（见图 21-4）[11-13]。CYP2C19*2 等位基因在普通人群中的分布很普遍，白人人群中约为 30%，非洲裔美国人中约为 40%，东方人群中至少有 55%[13, 14]，所以在将来的临床试验中，需要对此做进一步研究。药物之间的相互作用也可以影响氯吡格雷的抗血小板作用。一些质子泵抑制剂（PPI）有抑制 CYP450 活性的作用，导致氯吡格雷有活性代谢产物的浓度降低，削弱了氯吡格雷的临床疗效。一项研究对 16 700 例在冠状动脉支架术后接受氯吡格雷治疗的患者作回顾性分析发现，服用 PPI（奥美拉唑、埃索美拉唑、潘妥拉唑和兰索拉唑）与未服用 PPI 相比，随访 1 年时的心血管事件风险增加（风险比 1.51，95% 置信区间 1.39 ～ 1.64，$P<0.0001$）[15]。不仅如此，另有研究也证实在服用氯吡格雷同时服用 PPI 可以增加不良事件[16, 17]。基于这些研究，氯吡格雷药物的说明书中增加了有关慎用有抑制 CYP2C19（例如奥咪拉唑等）作用药物的条款。

与氯吡格雷的研究相比，有关阿司匹林剂量是否可影响阿司匹林抵抗的研究很少[18]，但是有研究表明，糖尿病患者增加阿司匹林的剂量可能会改善阿司匹林抵抗[19]。在慢性期，阿司匹林的制剂类型并不影响其对血小板的抑制作用，但是在第一周，肠溶制剂却可减弱低剂量阿司匹林（81mg）的血小板抑制作用[20]。

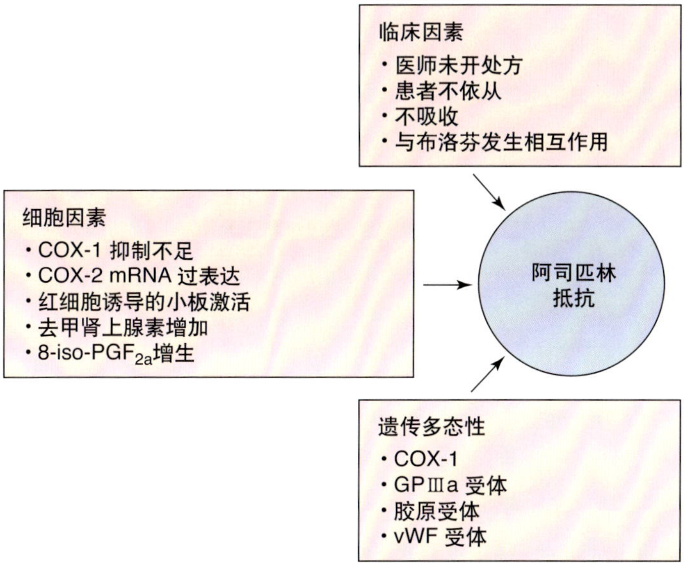

图21-1 阿司匹林抵抗的可能机制。COX，环氧合酶（cyclooxygenase）；GP，糖蛋白（glycoprotein）；vWF，von Willebrand 因子。From Bhatt DL:Aspirin resistance: More than just a laboratory curiosity. J Am Coll Cardiol 2004;43:1127-1129.

阿司匹林抵抗与临床结果

本章总结了有关阿司匹林抵抗的诸多研究，其中多数是前瞻性研究。虽然这些研究认为阿司匹林抵抗与不良事

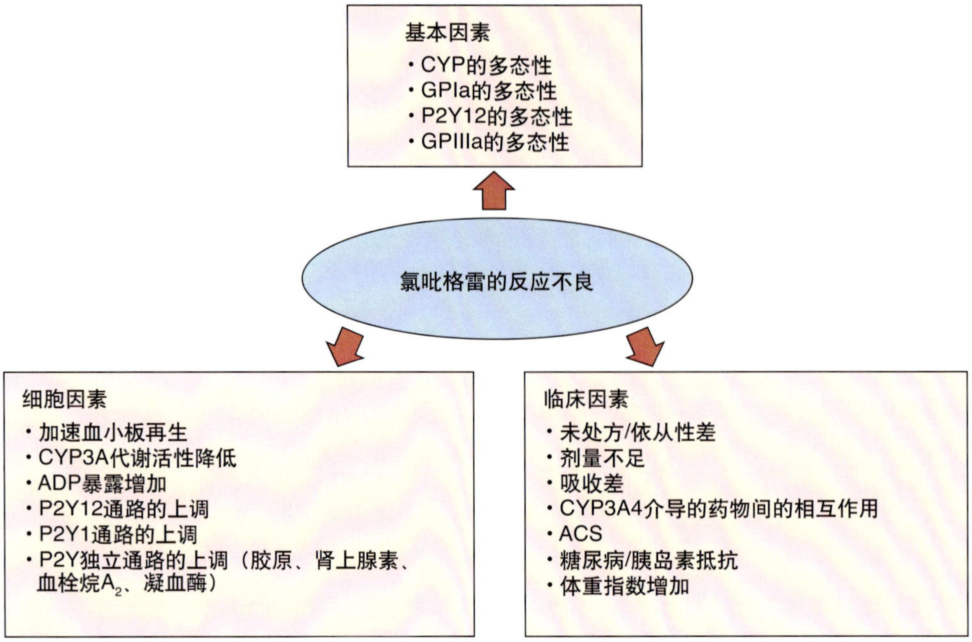

图 21-2　产生氯吡格雷效应个体差异的机制。ADP, 二磷酸腺苷；CYP, 细胞色素P-450；GP, 糖蛋白。
From Angiolillo DJ, Fernandez-Ortiz A, Bernardo E, et al: Variability in individual responsiveness to clopidogrel: Clinical implications, management, and future perspectives. J Am Coll Cardiol 2007;49:1505-1516.

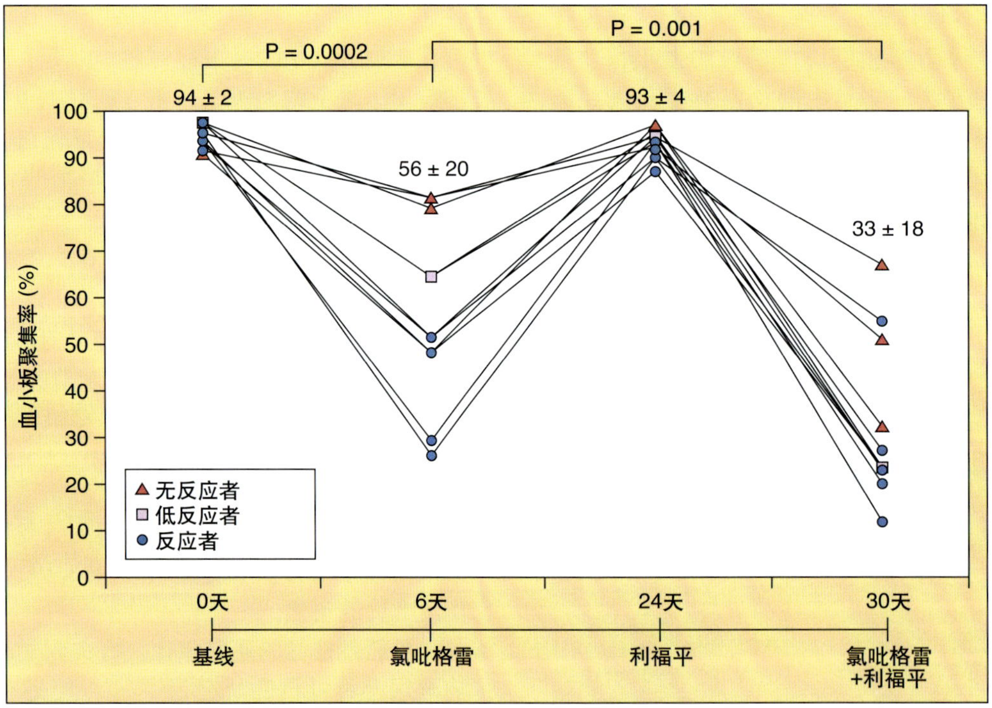

图 21-3　10例健康志愿者服用氯吡格雷、利福平、氯吡格雷和利福平后的血小板聚集率。
From Lau WC, Gurbel PA, Watkins PB, et al: Contribution of hepatic cytochrome P-450 3A_4 metabolic activity to the phenomenon of clopidogrel resistance. Circulation 2004;109:166-171.

件相关，但是各项研究均有缺陷，例如入选患者的例数较少，样本较小；研究设计不足以控制混杂因素；各试验阿司匹林的剂量有较大差别；未确认抗血小板药物治疗的依从性；对阿司匹林抵抗的定义并不一致。

Grotemeyer 等的研究入选 180 例卒中患者，对阿司匹林抵抗的定义是口服阿司匹林 500mg 后 12 小时血小板反应指数≥ 1.25（即阿司匹林无反应），并且在随访中给予患者阿司匹林（500mg，3 次 / 日）治疗，将卒中、心肌梗死或血管性死亡作为主要终点。入选患者中有 33% 为阿司匹林抵抗。24 个月的随访中，有 174 例（96%）患者

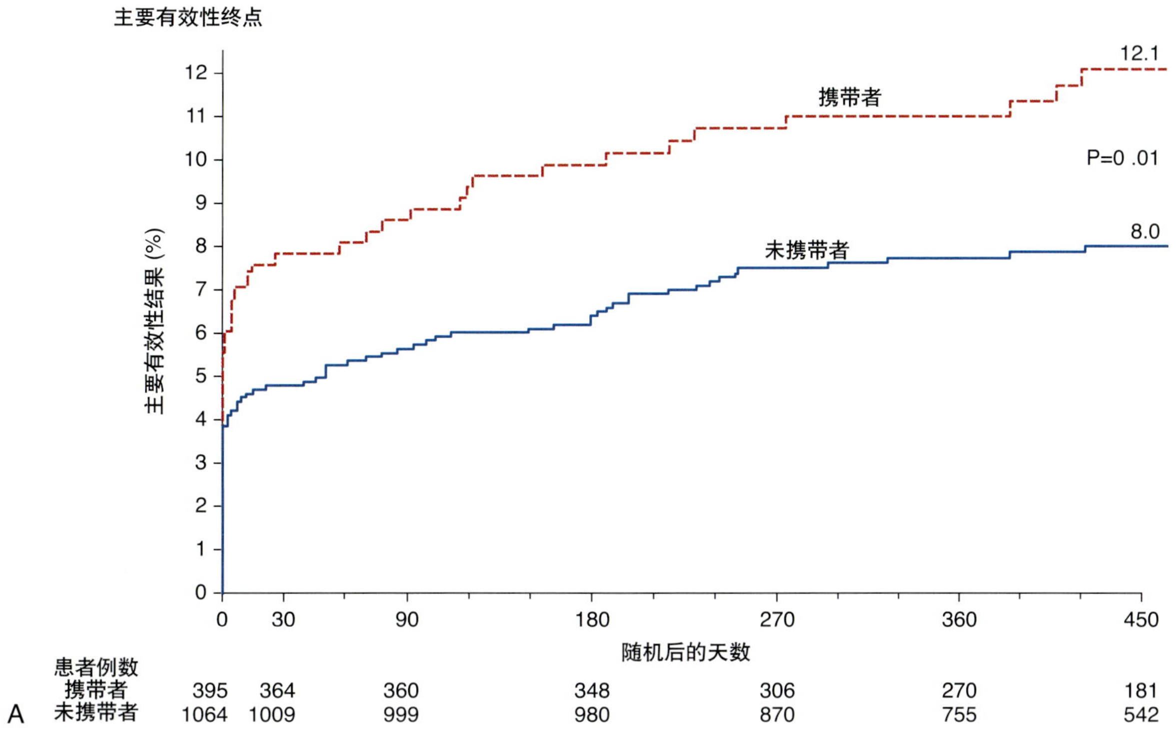

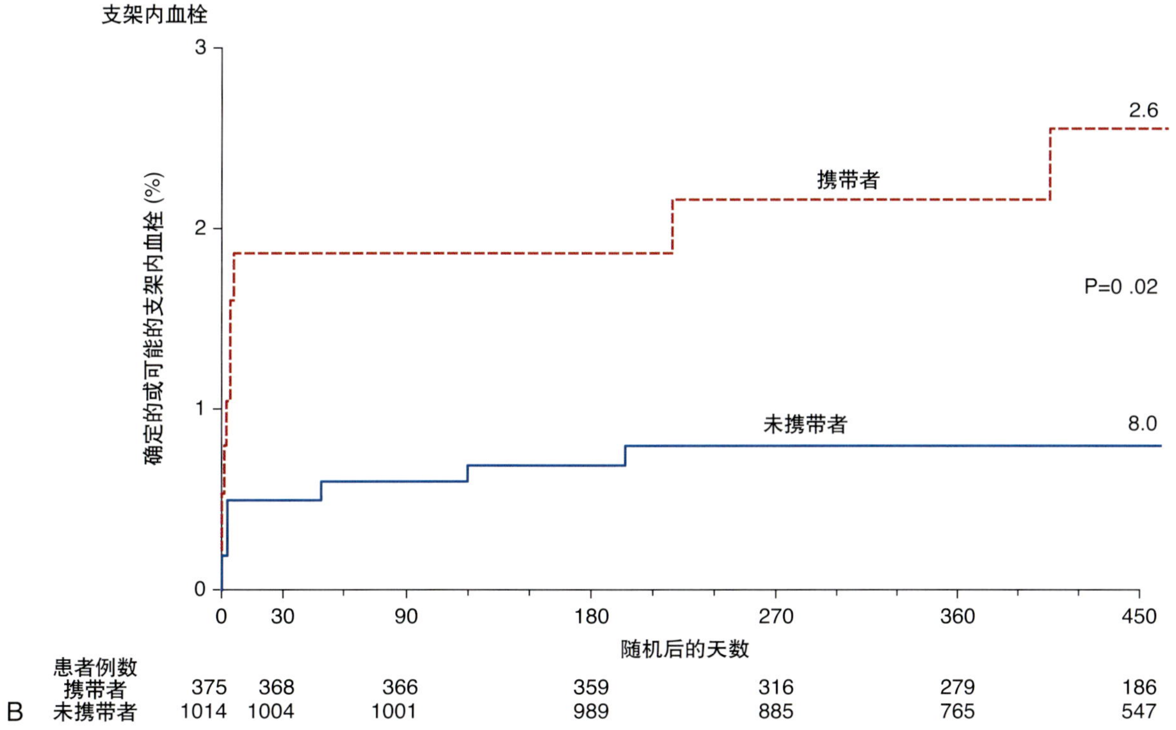

图21-4 A. CYP2C19基因变异与氯吡格雷疗效或发生支架内血栓的相关性。1459例患者中，心血管死亡、心肌梗死或卒中等复合终点事件在CYP2C19功能缺失基因携带患者中的发生率为12.1%，而在非携带患者的发生率为8.0%（前者HR 1.53；95%置信区间1.07～2.19）。B. 1389例冠状动脉支架术后患者服用氯吡格雷，确定的或可能的支架内血栓在CYP2C19功能缺失基因携带患者的发生率为2.6%，而在非携带患者为0.8%（HR 3.09；95% 置信区间 1.19～8.00）

From Mega JL, Close SL, Wiviott SD, et al: Cytochrome P-450 polymorphisms and response to clopidogrel. N Engl J Med 2009;360:354-362.

接受了完全随访，有 29 例患者发生了主要终点事件：其中 5 例（4.4%）为非阿司匹林抵抗患者，24 例（40%）为阿司匹林抵抗患者（P ＜ 0.0001）[1, 21]。

Mueller 等入选 100 例因间歇性跛行择期作经皮球囊扩张术的患者，每天给予阿司匹林 100mg。利用校正的全血集合度，Mueller 等将阿司匹林的正常反应性定义为 ADP 和胶原激活的血小板功能下降≥ 20%。发现研究人群有对阿司匹林反应性的波动。阿司匹林抵抗的发生率在每个检测时间点的患病率约为 60%。随后 52 周的随访中，有 8 例阿司匹林抵抗患者发生血管成形部位的再次闭塞，而非阿司匹林抵抗者无 1 例发生该事件（风险增加 87%，P=0.0093）[22]。

Eikelboom 等入选 HOPE（Heart Outcomes Prevention Evaluation）数据库中的 976 例服用阿司匹林治疗的患者进行病例对照研究。这些患者有明确的心血管疾病，或是心血管疾病高危患者。该研究根据尿 11- 脱氢血栓烷 B_2 的水平（体内血栓烷生成的标志）判断患者对阿司匹林的反应性，并采用四分位法将检测结果分为四个范围。随访 5 年发现，复合终点事件（心肌梗死、卒中和心血管病死亡）的风险在最高四分位范围患者比最低四分位范围的患者增加 1.8 倍（比值比 1.8，95% 置信区间 1.2 ～ 2.7，P=0.009，图 21-5），心肌梗死的风险（比值比 2.0，95% 置信区间 1.2 ～ 2.7，P=0.006）和心血管死亡的风险（比值比 3.50，95% 置信区间 1.7 ～ 7.4，P<0.001）也有增加[23]。

Gum 等的研究入选 326 例稳定的心血管疾病患者，每日给予阿司匹林 325mg，最多服用 7 日，将阿司匹林抵抗定义为 10μm ADP 诱导的血小板聚集率>70%，0.5mg/ml 花生四烯酸诱导的血小板聚集率>20%，发现其中有 17 例患者为阿司匹林抵抗（5.2%）。平均随访 1.8 年后，有 4 例（24%）阿司匹林抵抗的患者发生严重不良事件（死亡、心肌梗死或卒中），而非阿司匹林抵抗的患者中有 30 例（10%）发生严重不良事件（P=0.03）。进一步做生存分析发现，两类患者的 Kaplan-Meier 生存曲线在晚期分离，但意义尚不明确（见图 21-6）。多因素分析显示，除了年龄、充血性心力衰竭和血小板计数增加以外，阿司匹林抵抗也是预测不良事件的独立危险因素（风险比 4.14，95% 置信区间 1.42 ～ 12.06，P=0.009）[24]。

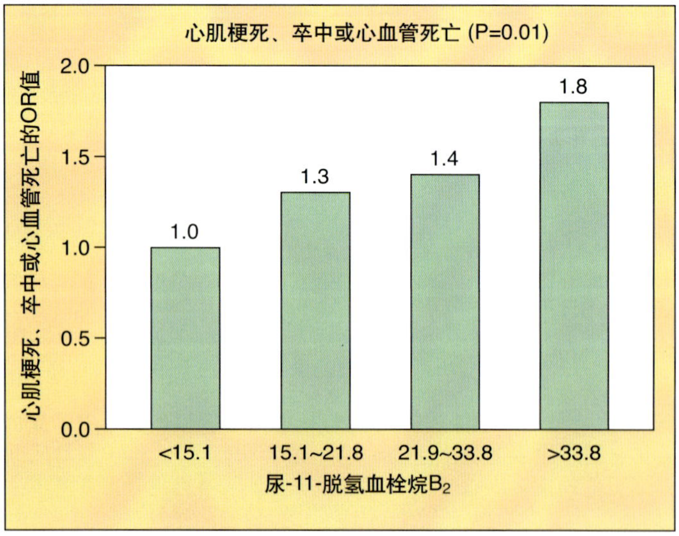

图 21-5 尿11-脱氢血栓烷B_2与心肌梗死、卒中、心血管死亡等复合终点事件相关。

From Eikelboom JW, Hirsh J, Weitz JI, et al: Aspirin-resistant thromboxane biosynthesis and the risk of myocardial infarction, stroke, or cardiovascular death in patients at high risk for cardiovascular events. Circulation 2002;105:1650-1655.

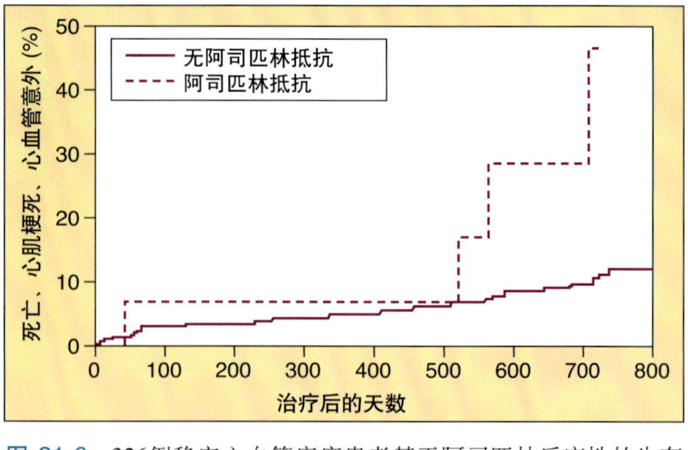

图 21-6 326例稳定心血管疾病患者基于阿司匹林反应性的生存分析。

From Gum PA, Kottke-Marchant K, Welsh PA, et al: A prospective, blinded determination of the natural history of aspirin resistance among stable patients with cardiovascular disease. J Am Coll Cardiol 2003;41:961-965.

Chen 等入选择期 PCI 患者（阿司匹林 80 ～ 300mg/d，⩾ 7 天）研究阿司匹林抵抗。研究采用 VerifyNow Aspirin 法，将阿司匹林反应单位（ARU）> 550 定义为阿司匹林抵抗。151 例患者中证实 29 例（19.2%）有阿司匹林抵抗。尽管 PCI 术前至少 12 小时已给予氯吡格雷负荷量 300mg，并且术中也已应用肝素抗凝，但根据 CK-MB 水平判断，阿司匹林抵抗患者发生 PCI 相关心肌梗死的风险增加 2.9 倍[25]。

Chen 等不仅在 468 例稳定冠心病患者分析了阿司匹林抵抗（VerifyNow Aspirin 法）的患病率后，并且对这些患者进行了为期 379±200 天的随访，发现阿司匹林抵抗患者（128 例，27.4%）发生包括心血管死亡、心肌梗死、需要住院的 UA、卒中、短暂性脑缺血发作在内的复合终点的风险比非阿司匹林抵抗患者显著升高（15.6% vs 5.3%；风险比 3.12，95% 置信区间 1.65 ～ 5.91，P < 0.001）[26, 27]。Cox 比例风险回归分析显示，阿司匹林抵抗、糖尿病、心肌梗死病史、低血红蛋白与长期随访的严重不良事件相关（风险比 2.46，95% 置信区间 1.27 ～ 4.76，P=0.007）。

图 21-7 列出了有关阿司匹林抵抗和心血管死亡风险的相关分析[28]。该项分析研究中共有 20 项研究入选了阿司匹林 75 ～ 325mg 治疗的 2930 例心血管疾病患者，但仅有 14 项研究有确定的治疗依从性。分析发现，根据体外血小板功能检测和阿司匹林抵抗的定义（不同研究的标准并不统一），有 28% 的患者可以确定为阿司匹林抵抗。与非阿司匹林抵抗患者相比，阿司匹林抵抗患者发生心血管事件（比值比 3.85，95% 置信区间 3.08 ～ 4.80）、死亡（比值比 5.9，95% 置信区间 2.28 ～ 15.72）或 ACS（比值比 4.06，95% 置信区间 2.96 ～ 5.56）的风险均显著增加。

研究	发生事件患者例数/阿司匹林抵抗患者例数	发生事件患者例数/阿司匹林敏感患者例数	体重 (%)	OR (95% CI)
Grotemeyer et al	24/60	5/114	2.65	14.53 (5.16 ~ 40.89)
McCabe et al	2/22	1/25	1.09	2.40 (0.20 ~ 28.45)
Mueller et al	8/41	0/55	0.44	28.16 (1.57 ~ 503.85)
Buchanan et al	15/158	9/131	11.41	1.42 (0.60 ~ 3.36)
Andersen et al	9/25	11/46	6.35	1.79 (0.62 ~ 5.17)
Grundmann et al	12/12	23/41	0.55	19.68 (1.09 ~ 354.69)
Gum et al	4/17	30/309	3.06	2.86 (0.88 ~ 9.33)
Chen et al	19/29	47/122	7.97	3.03 (1.30 ~ 7.08)
Cotter et al	1/19	3/52	1.01	2.04 (0.19 ~ 22.13)
Faraday et al	1/2	1/28	0.09	27.00 (0.89 ~ 821.79)
Stejskal et al	61/73	1/30	0.30	142.42 (18.28 ~ 1188.69)
Borna et al	17/20	15/44	1.80	10.96 (2.77 ~ 43.40)
Chen et al	10/22	17/95	4.47	3.82 (1.42 ~ 10.29)
Gurbel et al	27/45	11/146	2.66	18.41 (7.82 ~ 43.35)
Hobikoglu et al	42/69	62/135	21.02	1.83 (1.02 ~ 3.30)
Yilmaz et al	7/8	7/20	0.64	13.00 (1.32 ~ 128.11)
Zhang et al	41/67	67/189	17.43	2.87 (1.62 ~ 5.10)
Berrouschot et al	1/30	8/210	2.48	0.87 (0.11 ~ 7.22)
Poston et al	7/49	9/146	4.97	2.54 (0.89 ~ 7.22)
Pamukcu et al	8/52	20/182	9.63	1.47 (0.61 ~ 3.57)
总数(95% CI)	810	2120	100.00	3.85 (3.08 ~ 4.80)

异质性检验：

$\chi^2 = 60.69$, df = 19, $P < 0.001$, $I^2 = 68.7\%$

总体效应测试 = 11.93, $P < 0.001$

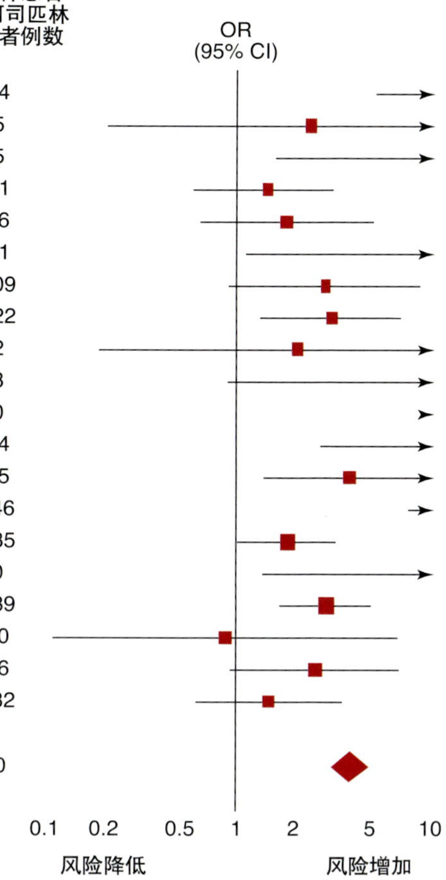

图 21-7 阿司匹林抵抗患者发生心血管事件的风险。20项研究中的2930例心血管疾病患者服用阿司匹林75~325mg/d治疗，其中阿司匹林抵抗患者与非阿司匹林抵抗患者相比，发生心血管事件的风险增加（OR，3.85；95%置信区间, 3.08～4.80）

From Krasopoulos G, Brister SJ, Beattie WS, Buchanan MR: Aspirin "resistance" and risk of cardiovascular morbidity: Systematic review and meta-analysis. BMJ 2008;336:195-198. References in this fi gure pertain to references in article cited.

氯吡格雷抵抗与临床结果

有关氯吡格雷反应性与临床事件的最早研究由 Barragan 等完成。研究采用 VASP 法评定血小板功能，这一指标与噻吩吡啶类药物对血小板的抑制作用呈负相关。研究中有 16 例冠状动脉支架术后发生亚急性支架内血栓的患者 [9 例服用噻氯匹定（抵克力得），7 例服用氯吡格雷]。发生亚急性支架内血栓的患者与 30 例非亚急性支架内血栓患者（22 例服用噻氯匹定，8 例服用氯吡格雷）相比，血小板的活性有显著差异（63.28% ± 9.56% vs 39.80% ± 10.9%，P ＜ 0.001）[29]。

Matetzky 等在 60 例因 STEMI 作直接 PCI 术的患者对氯吡格雷反应性的意义做了评价。抗栓策略包括入院时给予阿司匹林 300mg、肝素和依替巴肽，PCI 结束时给予氯吡格雷 300mg，术后 3 个月每日氯吡格雷 75mg。研究根据术后 6 天时对 ADP（5μmol/L）诱导血小板聚集率的抑制程度（与入院时相比），采用四分位法将患者分为四组，将位于最低四分范围的患者定义为氯吡格雷抵抗（15 例）。随访 6 个月发现，15 例氯吡格雷抵抗患者中有 6 例（40%）发生了 7 起缺血性心血管事件（ACS、急性外周动脉闭塞和缺血性卒中导致的死亡），而第 2 四分范围患者中仅有 1 例（6.7%），第 3、4 四分范围患者中无 1 例发生临床事件（见图 21-8）[30]。

PREPARE POST-STENTING 研究采用透光凝集法检测血小板聚集率（20μmol/L ADP），评价 192 例患者出院前的抗血小板疗效。这些患者均非急诊 PCI 患者，氯吡格雷的负荷量分别是 300mg（75 例）或 600mg（60 例）。术后 6 个月时，发生不良事件（心血管死亡、心肌梗死、UA 或卒中）的患者相比于未发生不良事件的患者，其血小板聚集率显著升高 [（63 ± 12）% vs（56 ± 15）%，P=0.02][31]。

Lev 等观察了 150 例择期 PCI 患者对阿司匹林和氯吡格雷的反应性。这些患者的抗血小板治疗策略是阿司匹林 81 ～ 325mg/d（持续≥ 1 周），PCI 术即刻给予氯吡格雷负荷量 300mg 并给予维持量 75mg/d。参考既往研究中的定义，该研究将阿司匹林抵抗定义为符合以下 3 条中的 2 条 [24, 25]：① 0.5mg/ml 花生四烯酸诱导的血小板聚集率＞ 20%；② 5μmol/L ADP 诱导的血小板聚集率＞ 70%；③ 根据 VerifyNow Aspirin 法血小板 ARU ≥ 550。研究还将氯吡格雷抵抗定义抗血小板药物治疗后 5μmol/L 或 20μmol/L ADP 诱导的血小板聚集率比基线水平降低程度

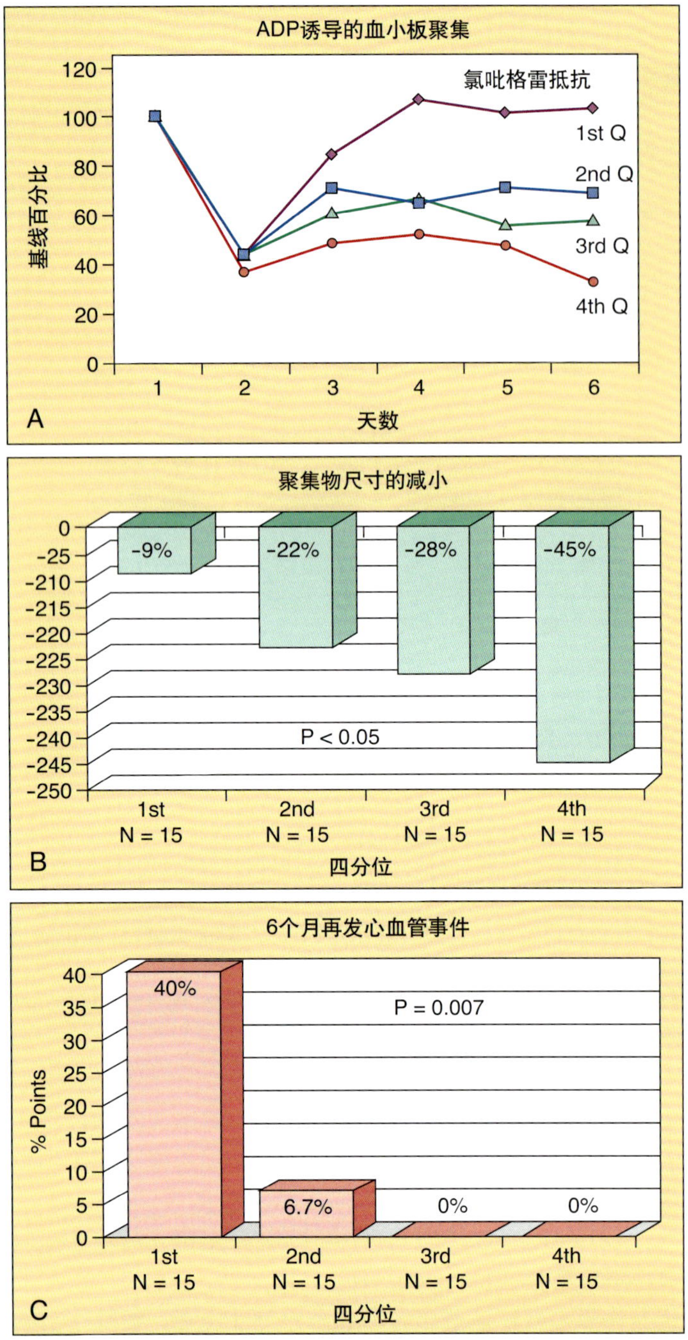

图21-8 根据氯吡格雷对血小板的抑制程度采用四分位法将患者分类(A)对ADP诱导的血小板聚集的抑制程度；(B)术后6天时，血小板聚集抑制程度变化百分比；(C) 随访6个月时严重不良心血管事件的发生率

From Matetzky S, Shenkman B, Guetta V, et al: Clopidogrel resistance is associated with increased risk of recurrent atherothrombotic events in patients with acute myocardial infarction. Circulation 2004;109:3171-3175.

≤ 10%。为了减少肝素对血小板的激活作用产生混杂影响，PCI 术中应用比伐卢定进行抗栓治疗。研究结果示阿司匹林和氯吡格雷抵抗的发生率为 12.7% 和 24%，阿司匹林抵抗患者中有 9 例（47.4%）同时为氯吡格雷抵抗。与非阿司匹林抵抗患者相比，阿司匹林抵抗患者术后 CK-MB 升高的发生率显著增加（38.9% vs 18.3%；P=0.04）；在阿司匹林和氯吡格雷双抵抗患者及氯吡格雷抵抗患者，CK-MB 升高发生率更高，远高于非双药抵抗的患者（44.4% vs 15.8%； P=0.05）和非氯吡格雷抵抗患者（32.4% vs 17.3%，P=0.06）[32]。

Cuisset 等的研究入选 106 例冠状动脉支架术的 UA/NSTEMI 患者。根据 PCI 术前 10μmol/L ADP 诱导的血小板聚集程度采用四分位法将这些患者分为 4 个四分范围，并定义最高的四分位范围患者为氯吡格雷抵抗患者。血样采取时的氯吡格雷用法为氯吡格雷治疗（75mg/d）≥ 5 天（21 例），或至少在抽血 12 小时前已接受氯吡格雷负荷量 300mg。随访 1 个月时，氯吡格雷抵抗患者中有 9 例（39%）发生心血管死亡、支架内血栓、缺血性卒中或复发 ACS，而在其余患者，仅有 3 例出现上述不良事件（4%）（比值比 22.4，95% 置信区间 4.6 ~ 109）。研究结果提示，不仅传统心血管危险因素和 P- 选择素、C 反应蛋白后可以预测心血管事件，氯吡格雷抵抗也可以预测心血管事件（比值比 41.6，95% 置信区间 4.74 ~ 364）。还对 292 例 UA/NSTEMI 患者在冠状动脉支架术后进行随访。这些患者在 PCI 12 小时前随机口服氯吡格雷负荷量 600mg 或 300mg。与 300mg 负荷量相比，口服 600mg 负荷量的患者在 PCI 前血小板聚集率较低（10μmol/L ADP 诱导血小板聚集率 50%±19% vs 61%±16%，P ＜ 0.0001），治疗后血小板聚集率较低（15% vs 25%，P=0.04），并且随访 1 个月时的心血管事件较少（心血管死亡、支架内血栓、缺血性卒中或 ACS）（5% vs 12%，P=0.02）。术后持续的高血小板活性是心血管事件的独立危险因素（比值比 13.82，95% 置信区间 5.30 ~ 36.04，P ＜ 0.0001）[12, 33]。

Geisler 等的研究采用 10μmol/L ADP 诱导的血小板聚集率评价血小板功能，并将血小板抑制率＜30% 定义为氯吡格雷抵抗。研究入选 379 例患者，这些患者在 PCI 术前至少 6 小时已服用氯吡格雷负荷量 600mg，其中 54% 为稳定心绞痛，46% 为 ACS。氯吡格雷抵抗患者（5.8%）在术后 3 个月内发生不良事件（非致死性心肌梗死、非致死性卒中和心血管死亡）的风险增加（22.7% vs 5.6%，P=0.004）。多因素分析发现，氯吡格雷抵抗与术后 3 个月心血管事件相关（风险比 3.71，95% 置信区间 1.08 ~ 12.69，P=0.037）[34]。

EXCELSIOR 研究入选接受择期冠状动脉支架治疗的 802 例低危患者。这些患者在术前数小时服用 600mg 负荷量氯吡格雷。研究设计在 PCI 术前检测血小板功能，根据光学凝集度法（5μmol/L ADP 为诱导剂）测得的血小板活性将患者分为 4 个四分范围。严重不良心脏事件（死亡、心肌梗死和靶病变重建）发生率在最低的两个 4 个四分范围为 0.5%，第三个四分范围 3.1%，最高的四分范围为 3.5%（P=0.034）。血小板聚集率高于中位数的患者术后 30 天发生严重不良心脏事件的风险增加 6.7 倍（95% 置信区间 1.04 ~ 29.41，P=0.003）。多因素分析示血小板聚集率为术后 30 天时严重不良事件的独立危险因素（血小板聚集率每增加 1.32%，风险增加 10%，95% 置信区间 1.04 ～ 1.61，P=0.026）[35]。

RECLOSE 研究根据不同的氯吡格雷反应性评价了药物洗脱支架术后 6 个月时的心血管事件，将氯吡格雷抵抗定义为服用 600mg 氯吡格雷后 12 小时血小板聚集率＞ 70%（透光凝集法，10μmol/L ADP），以 6 个月时确定 / 可能的急性、亚急性和晚期支架内血栓为主要终点。支架内血栓发生率在所有入选患者的发生率为 3.1%（总体 804 例）。支架内血栓在氯吡格雷抵抗患者的发生率为 8.6%，在非氯吡格雷抵抗患者的发生率为 2.3%（P ＜ 0.001）。多因素分析显示发生支架内血栓的危险因素有氯吡格雷抵抗（风险比 3.08，95% 置信区间 1.32 ～ 7.16，P=0.009）、LVEF（风险比 0.95，95% 置信区间 0.92 ～ 0.98，P=0.001）、支架总长度（风险比 1.01，95% 置信区间 1.00 ～ 1.02，P=0.010）和 STEMI（风险比 2.41，95% 置信区间 1.04 ～ 5.63，P=0.041）[36]。

Bliden 等的研究入选 100 例非急诊冠状动脉支架术患者，以透光凝集法测定（5μmol/L ADP）血小板活性，并定义抗栓治疗（氯吡格雷，75mg/d，1 个月）后血小板聚集率≥ 50% 为血小板活性增高。研究中有 22% 的入选患者为血小板活性增高。1 年随访有 23 例患者发生缺血事件（心血管死亡，心肌梗死、UA、靶血管血管重建或非靶血管血管重建），这些患者中有 70% 被证实有血小板活性增高。而在无缺血事件的患者，仅有 8% 发生缺血事件。多因素分析显示，血小板活性增高是与发生缺血事件相关的唯一变量（比值比 34.6，95% 置信区间 8.3 ～ 144.2，P ＜ 0.001）[37]。

Cuisset 等入选 190 例 UA/NSTEMI 患者，在冠状动脉支架术前 12 小时给予氯吡格雷负荷量 600mg，并在服药至少 12 小时后于导管室经动脉鞘管抽取血样检测血小板活性，将血小板聚集率＞ 70%（10μmol/L ADP）定义为治疗后血小板活性增高。22% 的患者为治疗后血小板活性增高，与无血小板活性增高患者，其围术期心肌梗死（血肌钙蛋白 I 水平＞ 0.4ng/ml）的发生率显著增加（43% vs 24%，比值比 2.43，95% 置信区间 1.18 ～ 4.97，P=0.0143）[38]。

Angiolillo 等观察了 2 型糖尿病患者的抗血小板药物抵抗。抗血小板药物用法为 PCI 术后阿司匹林 100mg/d，氯吡格雷 75mg/d，6 ～ 9 个月。研究以透光凝集（20μmol/L ADP）法检测血小板功能并据此将患者分为 4 个四分范围，将最高的四分范围定义为血小板活性增高。最高四分范围患者有 37.7% 发生心血管死亡、心肌梗死或卒中，而其余三个四分范围分别有 15.2%、12.2% 和 12.2% 的患者发生上述不良事件（P=0.005）。多因素分析示缺血事件最强的预测因素是血小板活性增高（风险比 3.35，95% 置信区间 1.68 ～ 6.66，P=0.001）。以最高血小板聚集率的 62% 作为临界值是预测缺血事件最强的预测因素（37.8% vs 13.2%，比值比 3.96，95% 置信区间 1.8 ～ 8.7，P ＜ 0.001）[39]。

前述研究中所采用的血小板功能检测方法耗时耗力，不适用于临床。以下三项研究采用即时检测法评价血小板功能，并证实氯吡格雷抵抗与 PCI 后的缺血事件相关。Price 等入选 380 例择期植入药物洗脱支架患者（氯吡格雷 75mg/d，≥ 5 天），采用 VerifyNow 嘌呤 G 蛋白偶联 P2Y12 受体分析（VerifyNow P2Y12）测量血小板活性（术前动脉鞘中抽取血样，血小板活性以 P2Y12 反应单位 PRU 表示）。结果示血小板活性在入选患者中呈正态分布（184 ± 85），共有 10 例（2.6%）患者发生复合终点事件（心血管死亡、心肌梗死或支架内血栓）。以 PRU 值≥ 235（敏感性 78%，95% 置信区间 46 ～ 94；特异性 68%，95% 置信区间 67 ～ 69；阴性预测值 99%，95% 置信区间 98 ～ 100）为临界值可以预测心血管事件。术后血小板活性高于该临界值的患者心血管病死亡率较高（2.8% vs 0%，P=0.04），支架内血栓（4.6% vs 0%，P=0.004），复合终点事件（6.5% vs 1.0%，P=0.008）[9]。

ARMYDA-PRO 研究采用 VerifyNow P2Y12 法，检测 160 例 UA/NSTEMI 患者或稳定心肌缺血综合征患者血小板活性。所有的患者在 PCI 术 6 小时前接受 600mg 负荷剂量的氯吡格雷（120 例）或氯吡格雷 75mg/d（≥ 5 天）。研究发现，PCI 前血小板活性在第四个四分位范围的患者其术后 30 天时的心源性死亡、心肌梗死和靶血管重建率显著高于最低四分位范围的患者（20% vs 3%，P=0.034）。多因素分析显示，第四个四分位范围患者 PCI 前的 PRU 与术后 30 天的心脏事件风险显著相关（比值比 6.1，95% 置信区间 1.1 ～ 18.3，P=0.033）。研究认为，PCI 前 PRU ≥ 240 作为是临界值可以预测心脏事件的风险（曲线下面积 0.69，95% 置信区间 0.56 ～ 0.81，P=0.016，敏感性 81%，特异性 53%），与 Price 等的结果相近[40]。

Sibbing 等的研究是观察氯吡格雷反应性和临床事件相关性样本量最大的前瞻性研究[41]，共入选 1608 例接受药物洗脱支架置入的患者，PCI 前由动脉鞘抽取血样。研究中无论是首次服用氯吡格雷的患者抑或接受维持量治疗的患者均在 PCI 前 2 小时内接受 600mg 的负荷量的氯吡格雷。采用多极血小板凝集法检测血小板活性，并以聚集单位（AU）和 AU 曲线下面积（AU·min）对血小板活性定量。研究将最高五分位范围定义为氯吡格雷抵抗。氯吡格雷抵抗患者术后 30 天确定的支架内血栓的发生率显著增加（2.2% vs 0.2%，比值比 9.4，95% 置信区间 3.1 ～ 28.4，P ＜ 0.0001），并且包括死亡或确定的支架内血栓在内的复合终点事件的发生率增加（3.1% vs 0.6%，比值比 5.1，95% 置信区间 2.2 ～ 11.6，P ＜ 0.001）。预测支架内血栓的最佳临界值为 468 AU·min，其敏感性为 70%，特异性为 84%，曲线下面积为 0.78（95% 置信区间 0.60 ～ 0.96，P=0.001）。

总之，多项临床试验已证实氯吡格雷抵抗的临床意义（见表 21-1），并且已有荟萃分析总结了有关氯吡格

21

表 21-1 研究氯吡格雷抵抗与不良事件相关性的前瞻性临床研究

研究对象	氯吡格雷剂量	氯吡格雷抵抗的定义	氯吡格雷抵抗发生率	不良临床事件
ST抬高心肌梗死患者(n=60)[26]	负荷量300mg 维持量75mg	LTA法 (5μmol/L ADP)；聚集率降低的最低四分范围	25%	40% 比 6.7% (P=0.007) (急性冠状动脉综合征,急性外周动脉栓塞，缺血性卒中导致的死亡)
非急诊冠状动脉支架术的患者 (n =192)[27]	负荷量300mg (n=75), 600mg (n=60)，维持量75 mg	LTA (20μmol/L ADP)；最高的聚集率四分范围	未明确	有不良事件患者血小板聚集率为63%±12%（6个月时的心血管死亡、心肌梗死、不稳定型心绞痛、卒中），而无不良事件患者的血小板聚集率为56%±15% (P=0.02)
择期冠状动脉支架术患者(n=150)[28]	负荷量300mg 维持量75mg	LTA (5μmol/L和 20μmol/L ADP)；聚集率降低＜10%	24%	PCI后CKMB增加的风险增加2.3倍(P=0.06)
不稳定心绞痛/非ST抬高心肌梗死患者 (n=106)[29]	负荷量300mg 维持量 75mg (n=85), 75mg＞5天 (n=21)	LTA (10μmol/L ADP)；最高的聚集率四分范围	22%	1个月时不良事件（心血管死亡、支架内血栓形成、缺血性卒中或复发急性冠状动脉综合征）的风险增加22.4倍
不稳定心绞痛/非ST抬高心肌梗死冠状动脉支架术患者(n=292)[34]	负荷量 300mg (n=146), 600mg (n=146) 维持量 75mg	LTA (10μmol/L ADP)；聚集率＞70%	LD 600mg 15% LD 300mg 25%	1个月时不良事件（心血管死亡、支架内血栓、缺血性卒中或复发急性冠状动脉综合征）的风险增加13.8倍
接受冠状动脉支架术治疗的有症状的冠心病患者(n=379)[30]	负荷量 600mg 维持量 75mg	LTA (20μmol/L ADP); 聚集率＞70%	5.8%	3个月时不良事件（心血管死亡、心肌梗死或卒中）的风险增加3.7倍
择期冠状动脉支架术患进行(n=802)[31]	负荷量 600mg 维持量 75mg	LTA (20μmol/L ADP)；未定义氯吡格雷抵抗	未明确	血小板聚集程度大于中位数的患者在30天时不良事件（死亡、心肌梗死和靶病变血运重建）的风险增加6.7倍(P=0.003)
接受冠状动脉支架治疗的非急诊冠状动脉支架术患者(n=100)[33]	75 mg/d，≥1 月	LTA (5μmol/L ADP)；血小板聚集率＞50%	22%	12个月时不良事件（心血管死亡、心肌梗死、不稳定心绞痛、靶血管血运重建）的风险增加35倍
接受冠状动脉支架治疗的不稳定心绞痛/非ST抬高心肌梗死患者 (n=190)[34]	负荷量 600mg 维持量 75mg	LTA (10μmol/L ADP)；血小板聚集率＞70%	22%	PCI后血肌钙蛋白I升高的风险增加2.4倍
冠状动脉支架术治疗术后6～9月后的2型糖尿病患者(n=173)[35]	75mg/d，3～6个月	LTA (20μmol/L ADP)；血小板聚集率的最高四分范围	26%	2年时不良事件（心血管死亡、心肌梗死或卒）的风险增加3.4倍
择期冠状动脉支架术的患者(n=380)[12]	负荷量600mg或每日75 mg，≥5天	PRU ≥235	32%	6月时不良事件（心血管死亡、心肌梗死或支架内血栓）的风险增加6.5%比 1.0% (P=0.008)
非急诊冠状动脉支架术患者(n=160)[36] (ARMYDA-PRO)	负荷量600mg 或每日75mg，≥5天	PRU 位于最高四分范围	25%	心源性死亡、心肌梗死或靶血管血运重建的风险增加6倍
急诊或非急诊冠状动脉支架术的患者(n=1608)[37]	负荷量600mg 维持量为前3天，每日150mg，以后每日75 mg	PRU 位于最高四分范围	20% 13%	30天时确定的支架内血栓的发生风险增加11倍 风险增加3.1倍
急诊或非急诊DES支架术患者[32]	负荷量600mg 维持量75mg	LTA (10μmol/L ADP)；血小板聚集率＞70%		确定的/可能的支架内血栓

LD，负荷剂量；MD，维持剂量。

雷抵抗和心血管事件相关性的研究结果[2]。该荟萃分析共纳入25项研究，入选3688例患者，同时分析了罹患有心血管疾病并接受75～325mg/d治疗的阿司匹林患者。25项研究中仅有14项明确了治疗的依从性。分析结果显示，氯吡格雷抵抗患病率为21%（95%置信区间17%～25%），氯吡格雷抵抗患者发生心血管不良事件的风险是非氯吡格雷抵抗患者的8.0倍（95%置信区间3.4～19.0）。

抗血小板药物抵抗的治疗策略

Bonello 等的前瞻性随机试验就是否应根据氯吡格雷反应性进行治疗调整做了探讨。研究入选 162 例因稳定或 UA/NSTEMI 行 PCI 治疗的患者，按照（氯吡格雷负荷量 600mg）PCI 术后 24 小时 VASP 值是否 > 50% 随机分为对照组或治疗调整组。在治疗调整组，每 24 小时可以再次给予 600mg 的氯吡格雷负荷量（≤ 3 次），并在再次给药 12 小时后测定 VASP 指数，直至 VASP 指数 > 50%。如果 VASP 指数不能降至 50% 以下，则不再给予负荷量而实施 PCI。调整治疗组的 78 例患者中，有 11 例（14%）在第四次负荷量后不能将 VASP 降至 50% 以下。对照组有 8 例（10%）患者在 1 个月时发生复合终点事件（心血管死亡、血管造影证实的支架内血栓形成、复发的 ACS 和再次血管重建），而调整治疗组无不良事件发生（P=0.007）；两组患者的出血风险并无显著差异（5% vs 4%，P=1）。扩大样本后（429 例），与对照组相比，调整治疗组患者在 30 天时确定的支架内血栓的发生率显著降低（0.5% vs 4.2%，P<0.01），严重心血管事件风险降低（0.5% vs 8.9%，P<0.01），出血发生率相近（3.7% vs 2.8%，P=0.8）[42, 43]。

阿司匹林或氯吡格雷抵抗的患者改用替代的抗血小板药物可能有益，例如普拉格雷。后者是是第三代噻吩吡啶类药物，经肝脏细胞色素依赖的转化途径转化后生成作用更强和更持续的活性代谢产物。该药的个体差异较小，仅有极少数病例表现为药物抵抗[44, 45]。与氯吡格雷相比（负荷量 300mg，维持量 75mg），ACS 患者做 PCI 治疗后服用普拉格雷（负荷量 60mg，维持量 10mg）发生缺血事件的风险更低（心血管死亡、非致死性心肌梗死、非致死性卒中：普拉格雷组 9.9% vs 氯吡格雷 12.1%；风险比 0.81，95% 置信区间 0.73 ~ 0.90，P < 0.001），但是发生严重出血的风险也增加（普拉格雷 2.4% vs 氯吡格雷 1.8%；风险比 1.32，95% 置信区间 1.03 ~ 1.68，P=0.03）[46]。此外，P2Y12 受体拮抗剂，如替卡格雷和 elinogrel，也可用于改善抗血小板治疗的疗效（对血小板聚集的抑制程度可达 80% 以上），同时起效快（数秒至 60 分钟），个体差异小，这些药物正在进行Ⅱ / Ⅲ期临床试验。

小　结

很多研究均证实，抗血小板药物在人群中存在疗效的个体差异。越来越多的证据证实，对抗血小板药物低反应性或无反应性（抵抗）的实验室检测可以在不同临床特点的患者（稳定或不稳定的粥样硬化患者，PCI 或外周动脉 PCI）预测不良事件的风险。现有的研究仍有很多缺陷，例如研究入选的样本相对较小，实验设计不足以排除混杂因素，对抗血小板药物抵抗的定义也不一致，有关阿司匹林的研究中，阿司匹林的剂量并不一致，并且治疗的依从性也未获确认。目前还需要进行更大样本的研究以了解血小板功能检测判断抗血小板药物抵抗的临床意义，需要选择定义抗血小板药物抵抗的统一标准，需要探索血小板功能检测一致和可重复的方法，并将这些检测结果与临床事件相联系，修改相应的抗血小板药物治疗策略来改善临床预后（例如增加抗血小板药物的剂量，增加或改用第二种抗血小板药物）。分子生物学技术的遗传学检测可以弥补实验室对血小板功能的检测的不足。与基因多态性相关的功能缺失可以通过改变抗血小板药物的药代动力学和药效学特点，产生药物抵抗，导致发生心血管事件的风险增加，例如 CYP2C19*2 等位基因携带者发生支架内血栓形成的风险比非携带者增加 3 倍[10-13]。

正在进行 GRAVITAS 试验和 ASCET 研究，旨在探讨是否根据血小板功能检测结果调整氯吡格雷负荷量可以改善 PCI 患者预后的临床试验。前者是多中心、双盲和随机临床试验，将就增加氯吡格雷剂量的有效性和安全性（75mg/d vs 150mg/d）得出明确结论[47]。后者入选经血管造影证实的稳定冠心病患者，目的是在阿司匹林抵抗患者评价改用氯吡格雷是否优于继续使用阿司匹林，从而改善临床预后[48]。除此之外，还应进一步研究以明确是否需要根据指南的建议常规监测血小板功能。专家认为，正如根据血压、血脂及凝血指标调整降压、降脂和抗凝药物的剂量，将来需要根据体外血小板功能的检测调整抗血小板药物的治疗，这在心血管疾病治疗中可能有重要意义。

（郑　斌）

参考文献

1. Bhatt DL: Aspirin resistance: More than just a laboratory curiosity. J Am Coll Cardiol 2004;43:1127-1129.
2. Snoep JD, Hovens MM, Eikenboom JC, et al: Clopidogrel nonresponsiveness in patients undergoing percutaneous coronary intervention with stenting: A systematic review and meta-analysis. Am Heart J 2007;154:221-231.
3. Angiolillo DJ, Fernandez-Ortiz A, et al: Variability in individual responsiveness to clopidogrel: Clinical implications, management, and future perspectives. J Am Coll Cardiol 2007;49:1505-1516.
4. Tantry US, Bliden KP, Gurbel PA: Overestimation of platelet aspirin resistance detection by thrombelastograph platelet mapping and validation by conventional aggregometry using arachidonic acid stimulation. J Am Coll Cardiol 2005;46:1705-1709.
5. Gurbel PA, Bliden KP, DiChiara J, et al: Evaluation of dose-related effects of aspirin on platelet function: Results from the Aspirin-Induced Platelet Effect (ASPECT) study. Circulation 2007;115:3156-3164.
6. von Beckerath N, Taubert D, Pogatsa-Murray G, et al: Absorption, metabolization, and antiplatelet effects of 300-, 600-, and 900-mg loading doses of clopidogrel: Results of the ISAR-CHOICE (Intracoronary Stenting and Antithrombotic Regimen: Choose Between 3 High Oral Doses for Immediate Clopidogrel Effect) Trial. Circulation 2005;112:2946-2950.
7. von Beckerath N, Kastrati A, Wieczorek A, et al: A double-blind, randomized study on platelet aggregation in patients treated with a daily dose of 150 or 75 mg of clopidogrel for 30 days. Eur Heart J 2007; 28:1814-1819.
8. Lau WC, Gurbel PA, Watkins PB, et al: Contribution of hepatic cytochrome P450 3A4 metabolic activity to the phenomenon of clopidogrel resistance. Circulation 2004;109:166-171.
9. Price MJ, Endemann S, Gollapudi RR, et al: Prognostic significance

of post-clopidogrel platelet reactivity assessed by a point-of-care assay on thrombotic events after drug-eluting stent implantation. Eur Heart J 2008;29:992-1000.
10. Trenk D, Hochholzer W, Fromm MF, et al: Cytochrome P450 2C19 681G>A polymorphism and high on-clopidogrel platelet reactivity associated with adverse 1-year clinical outcome of elective percutaneous coronary intervention with drug-eluting or bare-metal stents. J Am Coll Cardiol 2008;51:1925-1934.
11. Frere C, Cuisset T, Morange PE, et al: Effect of cytochrome p450 polymorphisms on platelet reactivity after treatment with clopidogrel in acute coronary syndrome. Am J Cardiol 2008;101:1088-1093.
12. Simon T, Verstuyft C, Mary-Krause M, et al: Genetic determinants of response to clopidogrel and cardiovascular events. N Engl J Med 2009;360:363-375.
13. Mega JL, Close SL, Wiviott SD, et al: Cytochrome p-450 polymorphisms and response to clopidogrel. N Engl J Med 2009;360:354-362.
14. Freedman JE, Hylek EM: Clopidogrel, genetics, and drug responsiveness. N Engl J Med 2009;360:411-413.
15. Stanek E, Aubert R, Flockhart D, et al: A national study of the effect of individual proton pump inhibitors on cardiovascular outcomes in patients treated with clopidogrel following coronary stenting: The clopidogrel Medco outcomes study. Presented at Society for Cardiovascular Angiography and Interventions, Las Vegas, NV May 6, 2009.
16. Ho PM, Maddox TM, Wang L, et al: Risk of adverse outcomes associated with concomitant use of clopidogrel and proton pump inhibitors following acute coronary syndrome. JAMA 2009;301:937-944.
17. Juurlink DN, Gomes T, Ko DT, et al: A population-based study of the drug interaction between proton pump inhibitors and clopidogrel. CMAJ 2009;180:713-718.
18. Antithrombotic Trialists' Collaboration: Collaborative meta-analysis of randomised trials of antiplatelet therapy for prevention of death, myocardial infarction, and stroke in high risk patients. BMJ 2002;324:71-86.
19. DiChiara J, Bliden KP, Tantry US, et al: The effect of aspirin dosing on platelet function in diabetic and nondiabetic patients: An analysis from the aspirin-induced platelet effect (ASPECT) study. Diabetes 2007;56:3014-3019.
20. Coleman JL, Alberts MJ: Effect of aspirin dose, preparation, and withdrawal on platelet response in normal volunteers. Am J Cardiol 2006;98:838-841.
21. Grotemeyer KH, Scharafinski HW, Husstedt IW: Two-year follow-up of aspirin responder and aspirin non responder. A pilot-study including 180 post-stroke patients. Thromb Res 1993;71:397-403.
22. Mueller MR, Salat A, Stangl P, et al: Variable platelet response to low-dose ASA and the risk of limb deterioration in patients submitted to peripheral arterial angioplasty. Thromb Haemost 1997;78:1003-1007.
23. Eikelboom JW, Hirsh J, Weitz JI, et al: Aspirin-resistant thromboxane biosynthesis and the risk of myocardial infarction, stroke, or cardiovascular death in patients at high risk for cardiovascular events. Circulation 2002;105:1650-1655.
24. Gum PA, Kottke-Marchant K, Welsh PA, et al: A prospective, blinded determination of the natural history of aspirin resistance among stable patients with cardiovascular disease. J Am Coll Cardiol 2003;41:961-965.
25. Chen WH, Lee PY, Ng W, et al: Aspirin resistance is associated with a high incidence of myonecrosis after non-urgent percutaneous coronary intervention despite clopidogrel pretreatment. J Am Coll Cardiol 2004;43:1122-1126.
26. Lee PY, Chen WH, Ng W, et al: Low-dose aspirin increases aspirin resistance in patients with coronary artery disease. Am J Med 2005;118:723-727.
27. Chen WH, Cheng X, Lee PY, et al: Aspirin resistance and adverse clinical events in patients with coronary artery disease. Am J Med 2007;120:631-635.
28. Krasopoulos G, Brister SJ, Beattie WS, et al: Aspirin "resistance" and risk of cardiovascular morbidity: Systematic review and meta-analysis. BMJ 2008;336:195-198.
29. Barragan P, Bouvier JL, Roquebert PO, et al: Resistance to thienopyridines: Clinical detection of coronary stent thrombosis by monitoring of vasodilator-stimulated phosphoprotein phosphorylation. Catheter Cardiovasc Interv 2003;59:295-302.
30. Matetzky S, Shenkman B, Guetta V, et al: Clopidogrel resistance is associated with increased risk of recurrent atherothrombotic events in patients with acute myocardial infarction. Circulation 2004;109:3171-3175.
31. Gurbel PA, Bliden KP, Guyer K, et al: Platelet reactivity in patients and recurrent events post-stenting: Results of the PREPARE POST-STENTING Study. J Am Coll Cardiol 2005;46:1820-1826.
32. Lev EI, Patel RT, Maresh KJ, et al: Aspirin and clopidogrel drug response in patients undergoing percutaneous coronary intervention: The role of dual drug resistance. J Am Coll Cardiol 2006;47:27-33.
33. Cuisset T, Frere C, Quilici J, et al: High post-treatment platelet reactivity identified low-responders to dual antiplatelet therapy at increased risk of recurrent cardiovascular events after stenting for acute coronary syndrome. J Thromb Haemost 2006;4:542-549.
34. Geisler T, Langer H, Wydymus M, et al: Low response to clopidogrel is associated with cardiovascular outcome after coronary stent implantation. Eur Heart J 2006;27:2420-2425.
35. Hochholzer W, Trenk D, Bestehorn HP, et al: Impact of the degree of peri-interventional platelet inhibition after loading with clopidogrel on early clinical outcome of elective coronary stent placement. J Am Coll Cardiol 2006;48:1742-1750.
36. Buonamici P, Marcucci R, Migliorini A, et al: Impact of platelet reactivity after clopidogrel administration on drug-eluting stent thrombosis. J Am Coll Cardiol 2007;49:2312-2317.
37. Bliden KP, DiChiara J, Tantry US, et al: Increased risk in patients with high platelet aggregation receiving chronic clopidogrel therapy undergoing percutaneous coronary intervention: Is the current antiplatelet therapy adequate? J Am Coll Cardiol 2007;49:657-666.
38. Cuisset T, Frere C, Quilici J, et al: High post-treatment platelet reactivity is associated with a high incidence of myonecrosis after stenting for non-ST elevation acute coronary syndromes. Thromb Haemost 2007;97:282-287.
39. Angiolillo DJ, Bernardo E, Sabate M, et al: Impact of platelet reactivity on cardiovascular outcomes in patients with type 2 diabetes mellitus and coronary artery disease. J Am Coll Cardiol 2007;50:1541-1547.
40. Patti G, Nusca A, Mangiacapra F, et al: Point-of-care measurement of clopidogrel responsiveness predicts clinical outcome in patients undergoing percutaneous coronary intervention results of the ARMYDA-PRO (Antiplatelet therapy for Reduction of MYocardial Damage during Angioplasty-Platelet Reactivity Predicts Outcome) study. J Am Coll Cardiol 2008;52:1128-1133.
41. Sibbing D, Braun S, Morath T, et al: Platelet reactivity after clopidogrel treatment assessed with point-of-care analysis and early drug-eluting stent thrombosis. J Am Coll Cardiol 2009;53:849-856.
42. Bonello L, Camoin-Jau L, Arques S, Boyer C, et al: Adjusted clopidogrel loading doses according to vasodilator-stimulated phosphoprotein phosphorylation index decrease rate of major adverse cardiovascular events in patients with clopidogrel resistance: A multicenter randomized prospective study. J Am Coll Cardiol 2008;51:1404-1411.
43. Bonello L, Camoin-Jau L, Armero S, et al: Tailored clopidogrel loading dose according to platelet reactivity monitoring to prevent acute and subacute stent thrombosis. Am J Cardiol 2009;103:5-10.
44. Jakubowski JA, Payne CD, Brandt JT, et al: The platelet inhibitory effects and pharmacokinetics of prasugrel after administration of loading and maintenance doses in healthy subjects. J Cardiovasc Pharmacol 2006;47:377-384.
45. Weerakkody GJ, Jakubowski JA, Brandt JT, et al: Greater inhibition of platelet aggregation and reduced response variability with prasugrel versus clopidogrel: An integrated analysis. J Cardiovasc Pharmacol Ther 2007;12:205-212.
46. Wiviott SD, Trenk D, Frelinger AL, et al: Prasugrel compared with high loading- and maintenance-dose clopidogrel in patients with planned percutaneous coronary intervention: The Prasugrel in Comparison to Clopidogrel for Inhibition of Platelet Activation and Aggregation-Thrombolysis in Myocardial Infarction 44 trial. Circulation 2007;116:2923-2932.
47. Price MJ, Berger PB, Angiolillo DJ, et al: Evaluation of individualized clopidogrel therapy after drug-eluting stent implantation in patients with high residual platelet reactivity: Design and rationale of the GRAVITAS trial. Am Heart J 2009;157:818-824, 824 e811.
48. Pettersen AA, Seljeflot I, Abdelnoor M, Arnesen H: Unstable angina, stroke, myocardial infarction and death in aspirin non-responders. A prospective, randomized trial. The ASCET (ASpirin non-responsiveness and Clopidogrel Endpoint Trial) design. Scand Cardiovasc J 2004;38:353-356.

第 22 章

抗凝药物

Shannon M. Bates 和 Jeffrey I. Weitz

血栓形成在缺血性心脏病中的作用

通常以治疗决策为目的将急性冠状动脉综合征（ACS）分为不稳定型心绞痛（UA）、NSTEMI 和 STEMI，其临床表现均是由动脉粥样硬化性斑块破裂并在其表面形成血栓所致[1-3]。在高剪切应力条件下，动脉血栓由少量纤维蛋白聚集到一起的血小板团块组成[4]。斑块破裂后，血小板通过组成型表达受体黏附到新近暴露的内膜下基质成分，主要是胶原和血管性假性血友病因子（vWF）（图 22-1）。黏附的血小板被活化后，通过合成 TXA_2 和释放 ADP，招募更多的血小板。活化的血小板可以诱导糖蛋白Ⅱb/Ⅲa（血小板表面数量最多的受体之一）的构象改变。通过与纤维蛋白原结合，或者在高剪切应力条件下由 vWF 和发生构象改变的活化糖蛋白Ⅱb/Ⅲa 与相邻血小板发生交联，最终导致血小板聚集[5]。

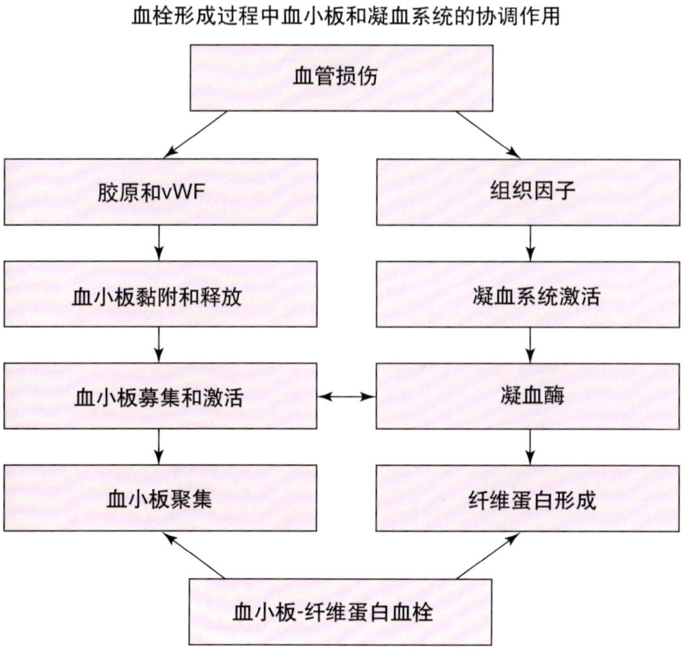

图22-1 血小板和凝血系统在血栓形成过程中的协同作用。血管壁损伤即刻引发了血小板活化和聚集，并激活凝血系统。内皮下胶原和血小板表面黏附的vWF启动了血小板活化。黏附的血小板活化后释放ADP和TXA_2，从而激活周围的血小板并将其招募到损伤部位。血小板活化后，其表面GP Ⅱb/Ⅲa发生构象改变并与纤维蛋白原结合，从而介导血小板聚集。同时损伤部位暴露的组织因子激活凝血系统。组织因子触发凝血酶生成。作为一种强力血小板活化剂，凝血酶增强了血小板被募集到损伤部位的数量和速度。同时凝血酶将纤维蛋白原转变为纤维蛋白，纤维蛋白丝交织成网状将血小板团块聚集在一起，形成血小板/纤维蛋白血栓。

血管壁损伤后，组织因子表达细胞也暴露于血液中[5]。动脉粥样斑块核心充满脂质的巨噬细胞富含组织因子[3]，因此在斑块破裂部位容易形成血栓。暴露的组织因子与血浆中少许活化因子Ⅶ（Ⅶa）和未活化因子Ⅶ结合。因子Ⅶ与组织因子结合后引发自激活，从而增加局部因子Ⅶa 的浓度[6]。

因子Ⅶa/ 组织因子复合物也被称为外源性 tenase 复合体，可以激活因子Ⅸ和Ⅹ，从而生成因子Ⅸa 和Ⅹa。因子Ⅸa 与活化血小板表面的因子Ⅷa 结合形成内源性 tenase 复合体，该复合体也可激活因子Ⅹ。由外源性和内源性 tenase 复合体激活生成的因子Ⅹa 装配在活化血小板表面，参与组成凝血酶原酶复合体（因子Ⅹa、Ⅴa 和钙），后者将凝血酶原转变为凝血酶。凝血酶将纤维蛋白原转变为纤维蛋白，同时激活因子ⅩⅢ，ⅩⅢa 与纤维蛋白网络形成交联，从而稳定血小板 / 纤维蛋白血栓。此外，凝血酶也通过几种不同的机制促进血栓延展。凝血酶通过反馈激活因子Ⅴ和Ⅷ进一步扩增自身的数量，同时它也是一种强力的血小板激动剂[5]。最终在破裂的动脉粥样硬化斑块表面形成血栓使血流受阻。

动脉血栓形成涉及血小板聚集和凝血系统激活两个方面。因此目前多数预防和治疗策略主要是抑制凝血酶产生和血小板聚集。冠状动脉发生血栓性闭塞后可以通过机械或者药物方法恢复血流。通过球囊血管成形术（置入或不置入冠状动脉支架）可以达到机械性再灌注，而药物再灌注是指使用溶栓药物以降解冠状动脉血栓的纤维蛋白成分。

抗栓治疗是 ACS 治疗的基石。抗栓药物分为三类：抗血小板药物、抗凝药物及溶栓药物（见图 22-2）。其中抗血小板药物抑制血小板活化和（或）聚集，而抗凝药物是以一个或多个凝血因子为靶点，从而减少纤维蛋白形成。溶栓药物的作用是降解纤维蛋白。

本章重点阐述抗凝药物。现有抗凝药物包括胃肠外制剂和口服活性制剂。胃肠外制剂包括普通肝素、低分子肝素和磺达肝癸钠。尽管低分子肝素和磺达肝癸钠优于普通

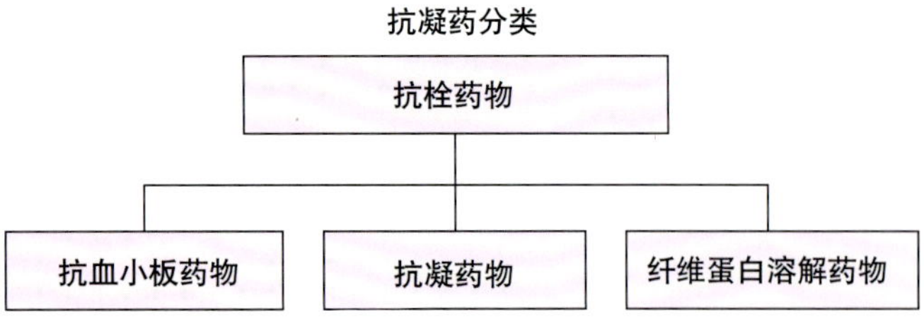

图22-2　抗栓药物分类。

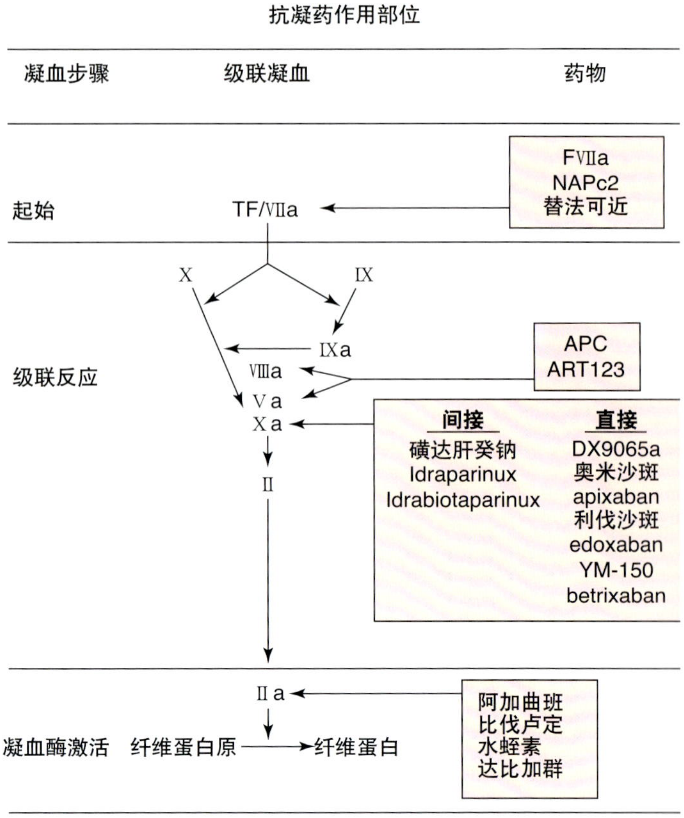

图22-3　抗凝药物作用部位。因子Ⅶ/TF复合物形成后启动凝血过程。该复合物激活因子Ⅸ和Ⅹ。因子Ⅸa与其激活的辅因子（因子Ⅷa）共同激活因子Ⅹ，从而使凝血延展。因子Ⅹa与其辅因子（因子Ⅴa）结合使凝血酶原转变为凝血酶。之后凝血酶将纤维蛋白原转变为纤维蛋白。如图所示，多种抗凝药物作用于这些通路中的不同步骤。

肝素，但是仍需要胃肠外给药。目前批准的唯一可以长期口服的抗凝药物是维生素 K 拮抗剂。尽管有效，但是维生素 K 拮抗剂也有一定局限性：治疗窗窄，剂量 - 反应关系难以预测，为达到治疗效果必须频繁监测。本章主要总结 ACS 治疗中应用的抗凝药物及其作用机制，并回顾支持这些抗凝药物应用的近期临床试验，尤其关注新近开发的抗凝药物及其应用前景。

抗凝药物

现有抗凝药物包括胃肠外制剂和口服制剂。胃肠外制剂起效迅速，通常用于动脉血栓栓塞的初始治疗，而口服制剂适用于长期治疗。抗凝药物可以抑制凝血启动或血栓延展。以因子Ⅶa/ 组织因子复合物为靶点的药物可以阻止凝血启动，而以因子Ⅸa 和 Ⅹa 为靶点的药物或者灭活因子Ⅴa 或Ⅷa（血液凝固的辅因子）可以阻止凝血延展。凝血酶抑制剂通过阻止纤维蛋白形成，阻滞凝血酶介导的因子Ⅴ和Ⅷ的反馈激活，从而减少凝血酶诱导的血小板聚集（见图 22-3）。

凝血酶抑制剂

通过灭活酶本身或阻止其凝血蛋白前体生成，可以抑制凝血酶的促凝效应。间接凝血酶抑制剂如普通肝素和低分子肝素通过激活天然凝血酶抑制剂 - 抗凝血酶发挥作用。而直接凝血酶抑制剂直接与凝血酶结合，阻止其与底物的相互作用，从而发挥抗凝作用。目前研究最广泛的直接凝血酶抑制剂是水蛭素和比伐卢定。

间接凝血酶抑制剂

普通肝素

作用机制

普通肝素通过激活抗凝血酶发挥抗凝作用[7]。戊糖序列随机分布于肝素链中，其长度占总链长的 1/3，介导肝素与抗凝血酶的相互作用（见图 22-4）。普通肝素与抗凝血酶结合后，抗凝血酶反应中心环的构象发生改变，从一种慢反应凝血酶和因子Ⅹa 抑制剂转变为一种作用迅速的凝血酶和因子Ⅹa 抑制剂。为增强抗凝血酶的凝血酶抑制作用，普通肝素必须同时与凝血酶和抗凝血酶结合，从而形成凝血酶 / 抗凝血酶 / 普通肝素三联复合物[8-9]。仅有包含戊糖的链（至少包含另外 13 个糖单位）并且分子量≥ 5400 或具有足够的长度才能产生上述桥联反应。而桥联反应对于增强抗凝血酶灭活因子Ⅹa 却非必需。

适应证

STEMI 溶栓　迄今，已有 3 个大规模多中心随机试验评估了溶栓后皮下注射普通肝素在阿司匹林治疗患者中的作用[10-12]。总之，研究结果显示，大剂量皮下普通肝素（12 500U 2 次 / 日，溶栓开始后 4 ～ 12 小时开始给药）未能显著降低长期死亡率，但是在用药期间死亡减少。此外，普通肝素使严重出血轻微增加。在链激酶溶栓患者中，以静脉普通肝素取代皮下普通肝素在降低死亡率和非致死性卒中方面并无优势[12]。主要依据显示早期死亡率降低的资料，ACCP 指南对于链激酶溶栓患者应用静脉普通肝素的建议级别较低[13]。

在给予其他溶栓药物（例如阿替普酶、阿尼普酶、瑞替普酶和替奈普酶）患者中，小规模开放性试验[14-16]和 GUSTO Ⅰ试验[17]结果支持早期常规给予静脉普通肝素。建议在此类患者应用普通肝素 48 小时，而在高危系统性

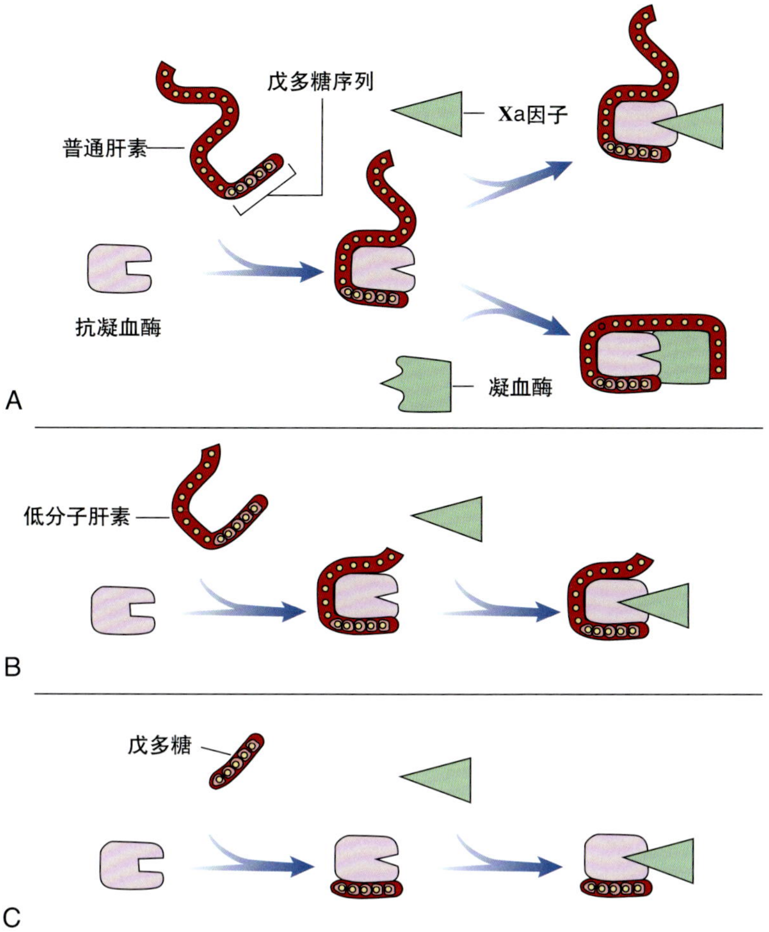

图22-4 肝素、LMWH和磺达肝癸钠（合成型戊糖）的作用机制。A, 肝素依赖其戊糖序列与AT结合，从而诱导AT反应中心环发生构象改变，加速其与因子Ⅹa的相互作用。为增强凝血酶抑制，UFH必须同时与AT和凝血酶结合。仅有至少18个糖单位组成的肝素链（相应分子量5400）才具有足够的长度发生桥联反应。UFH平均分子量15 000，其链长足以产生桥联反应。B, LMWH通过AT抑制因子Ⅹa的程度强于抑制凝血酶。LMWH平均分子量为4500~5000，因此至少50%的LMWH由于链太短不能在AT和凝血酶之间形成桥联反应。C, 戊糖通过AT仅加速因子Ⅹa抑制，因为戊糖链太短不能桥联AT和凝血酶。

或静脉血栓栓塞患者中可以考虑持续应用普通肝素 48 小时以上 [13]。新近的荟萃分析 [18, 19] 显示，联合应用溶栓药物和大剂量阿司匹林时，静脉普通肝素没有降低死亡率。此外，由于接受静脉普通肝素患者严重出血风险增加（尽管采用的肝素剂量仅超过以往试验中剂量的 20%），TIMI-9A[20] 和 GUSTO Ⅱ a 试验 [21] 被提前终止，强调此背景下大剂量普通肝素可能有害。这种顾虑反映在此后的建议中，在接受溶栓患者中采用按体重调整剂量的给药方案以降低普通肝素抗凝强度 [13, 22]。

除非存在特殊禁忌证，冠状动脉内溶栓未接受大剂量普通肝素的患者应该给予低剂量普通肝素以预防血栓形成，直到可以活动为止 [13]。

UA/NSTEMI 关于 UA/NSTEMI 患者应用普通肝素的建议相当混乱并且存在争议。由于各试验之间治疗策略差异较大、患者群不一致且样本量小，因此很难进行资料间的比较。一些小规模试验 [23-25] 显示，此类患者在阿司匹林基础上加用普通肝素获益有限。对这些小规模试验进行荟萃分析 [26] 显示，UA 患者在阿司匹林基础上加用静脉普通肝素使心肌梗死和死亡的相对风险降低 33%，尽管差异无统计学意义，但是提示可能有益。因此，目前的实践指南支持在 UA 患者中联用阿司匹林和静脉普通肝素 [27]。

PCI 自开展 PCI 以来，即应用静脉普通肝素防止动脉损伤部位形成血栓，同时减少术中导管和导丝血栓 [28, 29]。目前尚无证据支持在非复杂 PCI 术后常规应用普通肝素 [30, 31]。

普通肝素的局限性

在 UA/NSTEMI 患者中，中断普通肝素治疗可导致成功 PCI 后缺血事件复发 [32, 33] 和即刻血管闭塞，尽管在阿司匹林基础上加用大剂量肝素，但是发生率仍可以达到 10%[28]。停用普通肝素后血栓过程的再度激活，至少部分程度上是由于普通肝素 / 抗凝血酶复合物难以灭活与纤维蛋白结合的凝血酶 [34, 35]、纤维蛋白降解产物 [34] 和血栓内部活化血小板上结合的因子Ⅹa[36, 37]。通过激活凝血酶原，结合型因子Ⅹa 增加了与纤维蛋白结合的凝血酶数量 [36]。由于凝血酶与纤维蛋白结合后仍然保持酶的催化活性并免于失活[34]，因此可以通过局部活化的血小板导致血栓延展并放大凝血反应[39]。

普通肝素可以与内皮细胞、血浆蛋白或斑块破裂部位活化血小板释放的蛋白发生非特异性结合[40-42]，从而导致生物利用度降低、半衰期因剂量而改变和抗凝反应难以预测[43]。因此，当给予治疗剂量普通肝素时必须谨慎进行实验室监测。

普通肝素的优势

与其他抗凝药物比较，普通肝素存在以下优势：首先，其抗凝效应可以被鱼精蛋白迅速、完全中和，如果遇到出血或者紧急搭桥手术的情况该特性很重要。其次，普通肝素不经肾脏清除，因此可用于肾功能不全患者。

剂　量

普通肝素的抗凝效应存在较大个体间差异，因此必须进行实验室监测，确保达到足够的抗凝强度。通常采用激活的部分凝血酶原时间（aPTT）进行监测[44]。治疗性 aPTT 范围（规定了抗凝效应的上限和下限）因采用的 aPTT 试剂和凝血计不同而异[45]。已有几项研究结果显示，应用监测曲线调整普通肝素剂量提高了疗效[44, 46]。

总之，ACS 治疗建议的普通肝素剂量低于静脉血栓栓塞的治疗剂量。普遍认为静脉血栓栓塞的治疗性 aPTT 范围对应的普通肝素水平为 0.3 ~ 0.7 抗 Xa U/ml（通过鱼精蛋白滴定为 0.2 ~ 0.4 U/ml）[47]，但是冠状动脉适应证的治疗性 aPTT 范围尚不清楚，可能比静脉血栓栓塞治疗范围大约低 10%。ACC 指南建议，UA/NSTEMI 患者静脉普通肝素的起始剂量为 60 ~ 70U/ml，最大剂量 5000U，之后初始的维持剂量为 12 ~ 15 U/ml（最大剂量 1000U/h）[22, 27]。STEMI 溶栓患者应该接受更低剂量。溶栓开始时建议的普通肝素剂量为 60U/kg，最大剂量为 4000U，之后初始的维持剂量为 12U/(kg·h)，最大剂量为 1000U[13, 48]。建议溶栓后普通肝素持续应用 48 小时。普通肝素预防剂量为 5000 ~ 7500U 皮下注射，每日两次[13]。

PCI

由于 PCI 期间需要即时检验结果并且采用大剂量普通肝素可超出 aPTT 测量范围，因此接受 PCI 患者的普通肝素抗凝监测采用活化凝血时间（ACT）而非 aPTT。接受 PCI 而不同时应用糖蛋白 Ⅱb/ Ⅲa 受体抑制剂的患者应该在术前接受普通肝素 60 ~ 100U/kg，PCI 期间应该补充普通肝素，维持 ACT 在 250 ~ 350 秒。建议在非复杂 PCI 术后 4 ~ 6 小时拔除鞘管。术后是否继续应用普通肝素应当根据手术结束时是否存在血栓或较大血管夹层而定。同时应用糖蛋白 Ⅱb/ Ⅲa 受体抑制剂的患者，普通肝素剂量应减至 50 ~ 70U/kg，递增给药维持 ACT 在 200 ~ 250 秒[28]。

副作用

普通肝素的主要并发症是出血。出血的绝对风险与普通肝素总量、患者年龄、出血倾向、合并应用溶栓药物、抗血小板药物和口服抗凝药物相关[49]。低危患者在阿司匹林基础上加用普通肝素时严重出血风险为 1% ~ 5%，而在同时接受溶栓治疗患者卒中险高达 19%[50]。

另外一个并发症是肝素诱导的血小板减少症（HIT），通常在应用普通肝素后 5 ~ 15 天发生，而之前接受过普通肝素的患者可以在数小时内发生[51]。据估计，发生 HIT 的患者动脉或静脉血栓发生率可以达到 50%。静脉血栓更为常见，但是动脉血栓包括心肌梗死、缺血性卒中和肢体缺血也可发生。

普通肝素与血小板结合后导致血小板活化[52]并且释放血小板因子 4，从而引发 HIT。普通肝素与血小板因子 4 结合后其构象发生改变，诱导了肝素 / 血小板因子 4 复合物抗体的形成[53, 54]。与此同时，这些抗体（通常为 IgG 型）与肝素 / 血小板因子 4 复合物和血小板表面的 Fc 受体结合，导致血小板活化。通过免疫复合物介导血小板活化、形成血小板微颗粒，从而触发血栓形成。这些微颗粒作为凝血因子装配的磷脂表面，能够促进凝血酶产生[55]，从而触发血栓形成。

应用普通肝素超过 1 个月时，可能导致骨质疏松[43, 56]。过敏反应[57]、脱发、皮肤坏死[58]和低醛固酮血症[59]是普通肝素治疗的罕见并发症。

禁忌证和药物相互作用

活动性出血或存在严重出血倾向的高危患者不应给予治疗剂量普通肝素（见框 22-1），有 HIT 病史患者也禁忌使用普通肝素。

同时应用口服抗凝药物、抗血小板制剂、溶栓药物和糖蛋白 Ⅱb/ Ⅲa 受体抑制剂增加出血风险[13, 49]。

框22-1　抗凝治疗禁忌证

绝对禁忌证
- 活动性出血
- 严重出血倾向
- 严重血小板减少
- 近期神经外科手术、眼科手术（白内障手术除外）或颅内出血

相对禁忌证
- 中度血小板减少
- 出血倾向
- 大脑转移性肿瘤
- 近期严重创伤
- 近期大型腹部手术（1或2天之内）
- 两周内消化道或泌尿生殖道出血
- 心内膜炎
- 重度高血压
- 入院时收缩压＞200mmHg和（或）舒张压＞120mmHg

低分子肝素

作用机制

对于大多数适应证低分子肝素已经取代了普通肝素。低分子肝素是通过化学或酶学解聚方法产生的肝素片段，形成的葡萄糖胺聚糖链平均分子量大约 5000Da[60]。与普通肝素一样，低分子肝素通过其戊糖序列激活抗凝血酶发挥抗凝作用，戊糖序列在这些短肝素链中所占比例大约为 20%（见图 22-4）[7]。低分子肝素的抗凝血酶活性弱于抗因子 Xa 活性，因为其中长度足以桥联抗凝血酶和凝血酶的肝素链不到 50%[8, 61]。抗凝血酶催化因子 Xa 不需要在因子 Xa 与抗凝血酶之间形成桥联，因此低分子肝素中较短的包含戊糖的链保持了其抑制因子 Xa 的能力。

肝素分子与内皮细胞和血浆蛋白的亲和力依赖于链的长短，较长肝素链与较短肝素链相比亲和力更高。因此，与普通肝素相比，低分子肝素很少与血浆蛋白[62, 63]和内皮细胞[64]结合，从而具有更加可以预测的剂量反应关系[65, 66]和更长的半衰期。鉴于上述药代动力学优势，低分子肝素无须常规监测。表 22-1 总结了低分子肝素与普通肝素相比的优势。低分子肝素主要经肾脏清除，因此在肾功能衰竭患者中生物半衰期延长[67]，给予肾功能不全患者治疗剂量时需要监测[67]。在肾功能不全患者，应该调整低分子肝素的剂量达到抗因子 Xa 浓度峰值在 0.5 ～ 1.2U/ml，根据每天一次或两次给药和低分子肝素种类而定。建议肥胖患者也需要监测，尽管根据体重调整剂量通常可以达到治疗性抗因子 Xa 水平。

适应证

心肌梗死溶栓 在 STEMI 患者中应用低分子肝素的经验有限。在溶栓患者中进行的 4 项小规模试验[68-71]显示，与安慰剂相比，低分子肝素减少了再次梗死，但严重出血（包括颅内出血）风险增加。CREATE 试验[72]将 15 570 例发病 12 小时内就诊的 STEMI 和新发左束支阻滞患者随机分为按体重调整瑞肝素钠组和安慰剂组，常规进行溶栓和抗血小板治疗。结果显示，低分子肝素降低了 7 天死亡、心肌梗死和卒中主要联合终点。此外，瑞肝素钠组出血性卒中轻微增加，威胁生命出血和严重出血发生率也增加。而总的净临床获益（7 天死亡、心肌梗死、卒中和威胁生命出血）有利于瑞肝素钠[72]。

表22-1 LMWH与UFH相比的优势

优势	效应	临床预后
生物利用度高	皮下注射后达到更高药物浓度	皮下给药用于预防和治疗
蛋白结合率低	更加可以预测的抗凝反应	无须常规监测
与内皮细胞和巨噬细胞结合减少	主要经肾脏清除	更长的血浆半衰期允许每日一次给药
与成骨细胞结合减少	破骨细胞激活减少	骨质疏松发生率降低，长期治疗导致的肝素相关骨质疏松和骨折风险降低
与血小板及血小板因子-4亲和力降低	由于血小板因子-4释放减少血小板激活减少；肝素-血小板因子-复合物形成减少	HIT发生率降低

许多小型至中等规模试验[73-78]在不适合溶栓的 STEMI 患者中对比了依诺肝素与普通肝素。总体来讲，依诺肝素降低了再次梗死率，增加了严重出血，没有降低总死亡率[79]。年龄 > 75 岁的患者严重出血更为常见[74]，推测可能是因为初始给药不按体重调整静脉依诺肝素剂量和没有根据肾功能调整给药剂量。鉴于此，ExTRACT TIMI 25 试验[80][在 STEMI 溶栓患者中比较依诺肝素（中位数 7 天）与普通肝素（中位数 2 天）] 在年龄 > 75 岁的患者中取消了初始静脉依诺肝素 30mg，同时皮下依诺肝素剂量由 1mg/kg 每日 2 次（最大剂量 100mg）减为 0.75mg/kg 每日 2 次（最大剂量 75mg）。如果基线肌酐水平升高再次调整剂量。结果显示，依诺肝素组主要有效性终点（30 天全因死亡和非致死性再次梗死）发生率显著低于普通肝素组。当两种给药方案均积极时，依诺肝素组在 48 小时的获益也很明显。此外，依诺肝素组 30 天严重和轻微出血显著增加，而两组颅内出血无显著差异，净临床获益（30 天死亡、非致死性心肌梗死和严重出血）有利于依诺肝素组。

UA/NSTEMI 一些随机试验[81-86]在阿司匹林治疗的 NSTEMI 患者中评价了低分子肝素的作用。结果显示，急性期在阿司匹林基础上加用达肝素钠优于安慰剂，但是在预防死亡和心肌梗死方面与普通肝素类似[82]。而与普通肝素相比，依诺肝素短期治疗降低了死亡、心肌梗死和复发心绞痛的风险，该效应可以持续 1 年以上[83, 85, 87]。另外一种低分子肝素那屈肝素在 UA/NSTEMI 患者中未被证实优于普通肝素[85]。

达肝素钠[82]、那屈肝素[85]和依诺肝素[83, 84]各研究结果之间存在差异的原因尚不清楚。制备达肝素钠和那屈肝素采用的化学解聚方法不同于依诺肝素，这三种低分子肝素具有不同的分子量分布。但是上述差异难以解释依诺肝素更加有利的结果，因为达肝素钠研究[82]与依诺肝素研究[83, 84]相比，采用了更加积极的低分子肝素策略（按照抗 Xa 和抗 Ⅱa 单位）。尽管各研究中普通肝素给药方案相似，但是在 1 项评价依诺肝素的研究[84]中，普通肝素平均维持时间短于低分子肝素。此外，与达钠肝素研究[82]相比，依诺肝素研究[83, 84]中普通肝素组患者事件率较高。尽管依诺肝素的有利结果可能是偶然现象，但由于有两项阳性结果[83, 84]支持，因此偶然性很小。一项单中心开放性随机研究在 438 例 NSTEMI 患者中比较两种低分子肝素：依诺肝素 100U/kg，2 次 / 日与亭扎肝素 175 U/kg，1 次 / 日，在常规治疗基础上用药 7 天。结果显示，在预防主要终点（7 天死亡、心肌梗死、顽固性心肌缺血和 UA 复发）方面，依诺肝素优于亭扎肝素[88, 89]，该优势可以持续到 30 天。依诺肝素的优势主要体现在 7 天和 30 天心绞痛复发显著减少，30 天心肌梗死也减少。两组间出血发生率相似[88]。

总之，在 UA/NSTEMI 患者中，低分子肝素至少与普通肝素同样安全有效。根据上述研究结果、临床应用的方便性和 HIT 风险减低，此背景下低分子肝素与普通肝素相比似乎是更佳选择[13]。

已有 4 项研究[81, 82, 84, 86]评估了低分子肝素在 UA 患者中的延期使用。其中前 2 项研究[81, 82]在达肝素钠使用 6 天后减为每天一次延期使用，结果与阿司匹林相比没有带来任何额外获益。FRISC Ⅱ研究[86]显示，与安慰剂相比，尽管达肝素钠较高剂量 2 次 / 日使用 3 个月显著降低了 30 天死亡和心肌梗死风险，但在更长期随访中未能保持该获益。与之相似，除住院情形外，门诊患者连续应用皮下依诺肝素每天一次也没能发现额外获益[84]。根据上述结果和延长抗凝期间出血风险增加，在门诊患者应用低分子肝素存在争议。

一些研究评估了低分子肝素与糖蛋白Ⅱb/Ⅲa 受体抑制剂联合应用。最初研究[90-92]结果显示，在 UA/NSTEMI 患者中联合应用低分子肝素和糖蛋白Ⅱb/Ⅲa 受体抑制剂至少与联合应用普通肝素和糖蛋白Ⅱb/Ⅲa 受体抑制剂同样安全有效。随后一项多中心开放性非劣性研究[93]也证实了这一结果，该研究纳入 2026 例接受替罗非班的 NSTEMI 患者，随机给予依诺肝素（1mg/kg 每日 2 次 皮下注射）和普通肝素。结果显示，7 天时主要联合终点（死亡、复发心肌梗死和顽固性心肌缺血）依诺肝素不劣于（但也不优于）普通肝素。两组出血发生率均很低并且相似。

PCI 在 UA/NSTEMI 的治疗中低分子肝素正在取代普通肝素，其中很多患者需要接受 PCI 治疗。此背景下短期低分子肝素替代普通肝素的经验越来越丰富。这种替代治疗似乎没有降低 PCI 手术的安全性和有效性[94-98]。

由于 PCI 期间低分子肝素监测很困难，已经确立了低分子肝素经验性给药方案。SYNERGY 研究[98]将超过 10 000 例高危 UA/NSTEMI 计划行早期 PCI 的患者随机分为普通肝素组和依诺肝素组（1mg/kg，Q12h），常规应用阿司匹林、氯吡格雷和糖蛋白Ⅱ b/ Ⅲ a 受体抑制剂。依诺肝素组可以在给药后任一时间行心导管检查，距低分子肝素末次给药至少 6 ～ 8 小时拔除鞘管。如果球囊扩张距依诺肝素末次给药时间＜ 8 小时，PCI 期间不再补充低分子肝素。如果球囊扩张距依诺肝素末次给药时间≥ 8 小时，术前给予静脉依诺肝素 0.3mg/kg。如给予静脉依诺肝素，距补充给药至少 4 ～ 6 小时拔除鞘管。普通肝素给药方案依据指南。结果显示，随机后 30 天主要有效性终点（全因死亡和非致死性心肌梗死）依诺肝素不劣于（但也不优于）普通肝素，而依诺肝素组大出血发生率仅轻微增加。

PCI 术后短期应用低分子肝素似乎没有降低早期缺血事件[99]和再狭窄[100-103]发生率，因此，不建议为此目的延期使用低分子肝素。

剂　量

总之，给予治疗剂量低分子肝素时，可以每日一次或两次皮下注射，按照体重调整剂量，无须实验室监测[104]。然而，对于大多数低分子肝素，在 ACS 患者中仅仅评价了其每天两次给药方案。达肝素钠建议剂量为 120 抗 -Xa U/kg 2 次 / 日[81, 86]，依诺肝素建议剂量为 100 抗 -Xa U/kg（1mg/kg）2 次 / 日[83, 84]。在 PCI 术前接受依诺肝素的患者，如果依诺肝素末次给药时间在术前 8 ～ 12 小时，建议静脉补充 0.3mg/kg[98]。对于 STEMI 溶栓患者，如果年龄＜ 75 岁且肾功能正常，建议依诺肝素静脉初始剂量 30mg[80]。如果年龄≥ 75 岁，不建议给予初始剂量，皮下依诺肝素减为 75 U/kg，每 12 小时 1 次。根据 CREATE 试验[72]结果，如果在溶栓患者中应用瑞肝素，建议每 12 小时给药一次。如果体重＜ 50kg，建议剂量 3436U。如果体重 50 ～ 75kg，建议剂量 5153U。如果体重＞ 75kg，建议剂量 6871U。疗程 7 天。

副作用及药物相互作用

在 UA/NSTEMI 患者对比低分子肝素与普通肝素的试验[81-84]结果表明，低分子肝素没有增加严重出血风险。TIMI-11A 试验[105]中，依诺肝素皮下给药超过 1mg/kg（100U/kg）2 次 / 日的患者严重出血风险增加。这些结果提示，依诺肝素皮下注射 1mg/kg 2 次 / 日可能是该背景下的最大安全给药剂量。在溶栓患者中进行的研究[72, 74, 79]表明，低分子肝素与普通肝素相比严重出血仅轻微增加，尤其在年龄＞ 75 岁或肾功能不全患者[74]。

硫酸鱼精蛋白是中和大剂量普通肝素时广泛采用的解毒剂。它适用于 CABG 患者并对抗出血，可以完全阻止低分子肝素对凝血酶的抑制效应。因为只有较长的低分子肝素链才能与硫酸鱼精蛋白结合，因此低分子肝素的抗 -Xa 活性不能被完全逆转[106]。尽管动物模型实验[107]显示，使用硫酸鱼精蛋白可以降低高浓度低分子肝素导致的出血风险，但是在人类缺少类似研究。

一项随机试验[108]显示，接受预防剂量低分子肝素与接受低剂量普通肝素患者相比，肝素诱导生成的 IgG 量少，HIT 发生率低，可能是因为低分子肝素与血小板因子 4 亲和力较低，生成的肝素 / 血小板因子 4 复合物减少，从而导致血小板激活[52]及血小板因子 4 释放减少。

肝素与成骨细胞结合[109]和激活破骨细胞依赖于链的长度。在动物模型[110, 111]中，应用低分子肝素与普通肝素相比没有显著骨量减少。与实验室结果一致，小规模随机研究也显示，低分子肝素与普通肝素相比骨折发生率降低[112]，骨密度下降减少[113]。需要指出，长期应用低分子肝素发生骨折的风险缺少大规模研究证实。

禁忌证

低分子肝素不应该用于存在抗凝治疗绝对禁忌证的患者（见表22-1）。合并应用口服抗凝药物、抗血小板药物和溶栓药物时出血风险增加[49]。

应用低分子肝素引发HIT的风险低于普通肝素[108]，但是低分子肝素与HIT抗体之间存在较强的体外交叉反应[114]。此外，在以往非暴露患者和有HIT病史患者，低分子肝素可以引起血小板减少性紫癜[115-117]。因此低分子肝素不用于HIT确诊患者。

低分子肝素经肾脏清除，因此严重肾功能不全（肌酐清除率< 30ml/min）患者最好避免使用低分子肝素[67, 104]。众多低分子肝素中亭扎肝素最不易在肾功能不全患者中发生蓄积，因为其平均分子量最大，与其他低分子肝素相比经肾脏排泄最少。

磺达肝癸钠

磺达肝癸钠是第一代合成型戊糖类似物，与抗凝血酶具有很高的亲和力[118, 119]。由于其分子链太短不能在抗凝血酶和凝血酶之间形成桥联，因此磺达肝癸钠仅通过抗凝血酶加速因子Xa灭活，而对凝血酶没有影响（见图22-4）。除抗凝血酶外，磺达肝癸钠与血浆蛋白仅有极少量的非特异性结合[120]。磺达肝癸钠皮下注射后生物利用度接近100%，清除与剂量无关，半衰期大约17小时[118]。磺达肝癸钠不被代谢，几乎完全经肾脏清除[119]。

适应证

有4项Ⅲ期试验[121-125]在髋部骨折手术或择期髋或膝关节置换术患者中对比了磺达肝癸钠与低分子肝素，结果证实了磺达肝癸钠在血栓预防方面的有效性。MATISSE DVT[126]和MATISSE PE[127]试验结果显示，对于深静脉血栓和肺栓塞的初始治疗磺达肝癸钠与低分子肝素同样安全有效。

BT5 STEMI 在STEMI患者中进行的一项随机开放性剂量发现试验[128]显示，磺达肝癸钠+阿替普酶与普通肝素+阿替普酶相比血管造影开通率相似。之后一项包括12 092例急性STEMI患者的随机双盲试验[129]中，在传统治疗（安慰剂或普通肝素）基础上加用磺达肝癸钠直至8天，显著降低了30天主要终点（死亡和再次梗死）。但是在直接PCI患者中，磺达肝癸钠与依诺肝素相比导管血栓发生率和冠状动脉并发症增加。如果在直接PCI术前补充普通肝素，两组导管血栓的差异不再显著。选择普通肝素合适剂量的目的不仅是为了避免导管相关并发症，也是为了避免出血风险，但是目前最适剂量尚不清楚。因此，尽管建议磺达肝癸钠用于STEMI溶栓患者，但是不建议用于直接PCI患者。

UA/NSTEMI 在UA/NSTEMI患者中进行的小规模研究[130]显示，磺达肝癸钠与依诺肝素或普通肝素同样有效。在此类患者中也进行了一项大规模Ⅲ期试验[131]。OASIS 5试验将20 078例UA/NSTEMI患者随机分为磺达肝癸钠组和依诺肝素组。两组9天时主要终点（死亡、心肌梗死及顽固性心肌缺血）发生率相似。但是与依诺肝素相比，磺达肝癸钠组导管血栓发生率增加。如果在PCI期间补充普通肝素可以在很大程度上避免导管血栓。磺达肝癸钠组严重出血发生率显著降低，9天时主要有效性和严重出血的联合终点也有利于磺达肝癸钠。磺达肝癸钠组30天和180天死亡率显著降低。依诺肝素组90%以上的死亡发生在出血患者。在OASIS 5和OASIS 6试验中，与低分子肝素标准治疗剂量相比，磺达肝癸钠剂量较小（预防性）可能解释其出血减少[129, 131]。

PCI 在小规模ASPIRE研究[132]中，择期或紧急PCI患者被随机分为普通肝素组和磺达肝癸钠组（2.5mg或5mg静脉给药）。结果显示磺达肝癸钠组出血风险有降低趋势。尽管两组在死亡、心肌梗死、紧急血管重建和应急糖蛋白Ⅱb/Ⅲa受体抑制剂的联合终点上无差异，但是磺达肝癸钠组即刻血管闭塞和造影血栓增加。综合OASIS 5和OASIS 6结果，磺达肝癸钠不应作为ACS计划行早期PCI患者的一线治疗。

剂　量

由于皮下注射生物利用度接近100%、抗凝反应变异性小和半衰期长的特点，磺达肝癸钠可以固定剂量每天一次皮下注射给药而无须抗凝监测。用于血栓预防的建议剂量为2.5mg 1次/日。对于深静脉血栓和肺栓塞的治疗：体重50～100kg的建议剂量为7.5mg 1次/日，体重< 50kg的建议剂量为5mg 1次/日，体重> 100kg的建议剂量为10mg 1次/日。ACS患者的建议剂量为2.5mg 1次/日。

在临床试验中没有对磺达肝癸钠进行抗凝监测，因此不建议常规监测。如果需要确定磺达肝癸钠的抗凝活性，可以测量抗Xa。迄今还没有确定磺达肝癸钠的治疗性抗Xa范围。

副作用与药物相互作用

磺达肝癸钠与血小板因子4亲和力较低。尽管磺达肝癸钠可以诱导产生血小板因子4-肝素复合物的IgG抗体，但是这些抗体很少引起HIT[133]。有1例双侧膝关节置换术后接受磺达肝癸钠的患者发生类似HIT的报告[134]。

迄今，关于磺达肝癸钠对骨代谢影响的研究限于体外培养的成骨细胞。结果显示，磺达肝癸钠对成骨细胞[135]或破骨细胞[136]活性没有影响。磺达肝癸钠不与普通肝素解毒剂—硫酸鱼精蛋白结合。如果发生难以控制的出血，重组因子Ⅶ可能有效[137]。

禁忌证

磺达肝癸钠不应用于存在抗凝治疗绝对禁忌证的患者（见表 22-1）。同时应用口服抗凝药物、抗血小板药物和溶栓药物时出血风险增加[49]。严重肾功能不全（肌酐清除率< 30ml/min）患者最好避免使用磺达肝癸钠，因为其完全经肾脏清除。尽管人类体外子叶模型[138]显示磺达肝癸钠不通过胎盘，但是在 5 个母亲接受治疗的新生儿体内测出了抗因子 Xa 活性，大约为母体血浆浓度的 1/10[139]。尽管在妊娠妇女有成功报道[140, 141]，但是在妊娠期间支持或反对应用磺达肝癸钠的证据质量较低，没有排除对胎儿的潜在不良影响。

直接凝血酶抑制剂

直接凝血酶抑制剂与凝血酶结合后阻止其与底物的相互作用，从而抑制纤维蛋白形成和凝血酶介导的凝血因子Ⅴ、Ⅷ和ⅩⅢ的激活和血小板聚集。该类药物与肝素相比具有潜在的生物学和药代动力学优势。与普通肝素和低分子肝素不同，直接凝血酶抑制剂不仅抑制液相凝血酶，还可以灭活纤维蛋白结合的凝血酶[34]。因此，它可以更有效地防止血栓扩大。此外，直接凝血酶抑制剂不与血浆蛋白结合，也不能被血小板因子 4 中和[142, 143]，因此可以产生比普通肝素更加可以预测的抗凝效应。

体内外研究[144]显示，直接凝血酶抑制剂是一种比普通肝素更强效的抗栓药物。尽管已经在临床试验中接受了广泛评估，但是它在 ACS 治疗中的作用尚不清楚。一项荟萃分析[145]纳入 11 项比较直接凝血酶抑制剂（水蛭素、比伐卢定、阿加曲班、依诺加群和依非加群）与普通肝素的随机试验，总共包括 35 970 例 ACS 患者。结果显示，与普通肝素相比，直接凝血酶抑制剂治疗结束和 30 天死亡和心肌梗死风险降低，主要归于心肌梗死风险降低。亚组分析显示，直接凝血酶抑制剂在 ACS 试验和 PCI 试验中均可获益。水蛭素和比伐卢定降低了死亡和心肌梗死风险，但是单价直接凝血酶抑制剂例如阿加曲班、依诺加群和依非加群却没有。分析该类药物的严重出血预后发现，水蛭素与普通肝素相比严重出血增加，而比伐卢定和单价直接凝血酶抑制剂出血风险降低。已获批准的直接凝血酶抑制剂的特征见表 22-2。

水蛭素

作用机制

水蛭素是一种含有 65 个氨基酸的多肽，最初是从医用水蛭的唾液腺中分离出来。作为一种强效、特异性凝血酶抑制剂，水蛭素通过其球形氨基末端域与凝血酶活化部位结合，通过羧基末端域与凝血酶的底物识别位点（外结合位点 1）结合[146, 147]。目前在北美和欧洲有两种市售重组水蛭素。与天然水蛭素不同，重组水蛭素 63 位的酪氨酸残基缺少一个硫酸化基团。尽管这种变化使其与凝血酶的亲和力降低 10 倍，但是重组水蛭素仍可与凝血酶紧密结合，形成几乎不可逆的复合物[148]。通常认为这种不可逆性是个缺点，因为目前尚无该药导致出血的解毒剂。水蛭素不经消化道吸收，因此必须静脉或者皮下注射给药[143]。它主要经肾脏清除，少量经肝脏代谢[143, 149]。静脉给药的血浆半衰期为 40 分钟，皮下注射给药半衰期大约为 120 分钟[143]。

表 22-2　水蛭素、比伐卢定和阿加曲班的特性

特性	水蛭素	比伐卢定	阿加曲班
分子量	7000	1980	527
凝血酶作用位点	激活部位和外结合位点1	激活部位和外结合位点1	激活部位
主要清除机制	肾脏	肝肾以外部位蛋白水解	肝脏
静脉给药后血浆半衰期（分钟）	40	25	45

适应证

来匹卢定已获准用于 HIT 治疗，而地西卢定在欧洲和美国被批准用于择期髋关节成形术后患者的血栓预防。也有研究对水蛭素作为 STEMI 溶栓的辅助治疗和在 UA/NSTEMI 和 PCI 患者中替代肝素进行探讨。

STEMI 溶栓　由于颅内出血风险不可接受，已有 3 项关于水蛭素作为溶栓辅助治疗的试验[20, 21, 150]被提前终止。之后的 3 项研究[151-153]评价了较低剂量水蛭素。尽管有 1 项研究[152]显示了水蛭素在 24 小时和 48 小时的短期获益，在链激酶溶栓患者进行的 1 项回顾性亚组分析[153]显示水蛭素使 30 天死亡和再次梗死发生率降低 35%，但总体而言，30 天时水蛭素并不比肝素更加有效[153, 154]。水蛭素作为组织型纤溶酶原激活剂的辅助治疗也没有显示有益效应。

尽管有批评者指出，上述研究中水蛭素剂量偏低、起始用药延迟和疗程太短而难以获得临床有效性证据，但是在预防不良临床预后方面水蛭素也不优于普通肝素。

UA/NSTEMI　已有两项大规模试验在 UA/NSTEMI 患者中对比了水蛭素与普通肝素。GUSTO- Ⅱ b 试验[155]结果显示，水蛭素组与普通肝素组的死亡和心肌梗死发生率无显著差异，尽管水蛭素在早期有短暂获益。另外水蛭素使中度出血风险增加。OASIS-2 研究[156]表明，3 天治疗期间水蛭素比普通肝素更加有效，治疗终止后并无额外获益或获益丧失。7 天和 35 天心血管死亡和新发心肌梗死在水蛭素组仍存优势，但统计学差异不显著。然而，汇总 4 项 UA/NSTEMI 患者水蛭素试验[145, 151, 152, 156]结果显示，水蛭素组 72 小时和 7 天心血管死亡及心肌梗死发生率显著降低，该效应在 7 天后持续存在，但是随时间延长逐渐减弱 [157]。

PCI 在 PCI 期间，水蛭素与普通肝素相比在死亡、非致死性心肌梗死、需要 CABG、支架置入或再次血管重建方面仅有短暂获益 [145, 158]。因此，除临床试验外，不建议 PCI 期间单独应用水蛭素。

剂 量

水蛭素的治疗窗口很窄，因此有必要进行抗凝监测，尤其与溶栓药物联合应用时 [20, 21, 150]。一般采用 aPTT 进行治疗监测，将剂量调整至 aPTT 达到靶值（参考值的 1.5 ~ 2 倍）。应该在治疗前、静脉应用水蛭素后 4 小时、每次更改剂量后 4 小时测定 aPTT，之后至少每天一次 [159]。如果 aPTT 低于治疗范围，输注速度应该增加 20%。如果超出治疗范围，应该停药 2 小时。如果复测 aPTT 在治疗范围，重新开始输注的速度应该减为之前的一半 [160]。然而，采用 aPTT 监测存在一些问题，例如药物反应的个体差异性 [161] 和 aPTT 与水蛭素血浆浓度之间缺乏线性相关。虽然 Ecarin 凝血时间与水蛭素浓度呈线性相关，但是该检测方法尚未标准化，不能进行常规测量。

在 UA/NSTEMI 患者中，静脉注射水蛭素 0.4mg/kg 之后以 0.15mg/（kg·h）速度输注 72 小时，调整剂量至维持 aPTT 60 ~ 100 秒 [156]。

副作用

尽管比伐卢定与调整剂量普通肝素相比严重出血风险增加 [145, 156, 157]，但是卒中和威胁生命的出血没有增加 [156, 157]。目前缺乏水蛭素的特效解毒剂。给予凝血活酶复合物浓缩剂 [162]、血液透析及血液滤过 [163] 可以逆转水蛭素导致的出血。将流出血液中凝血酶生成抑制率作为活性指数，重组因子Ⅶ a 可以逆转直接凝血酶抑制剂在健康志愿者中的抗凝效应 [164]。但是重组因子Ⅶ a 能否在患者中减少直接凝血酶抑制剂引起的出血尚不清楚。

来匹卢定治疗患者中 40% 可产生水蛭素抗体。尽管大部分水蛭素抗体无临床意义，但是有些可以延长来匹卢定的血浆半衰期，导致药物蓄积。此外，携带抗体的患者再次接触水蛭素时可能发生过敏反应。

禁忌证与药物相互作用

水蛭素不用于存在抗凝治疗禁忌证的患者（见表 22-1）。该药经肾脏清除，因此在肾功能不全患者需要调整剂量并谨慎监测 [143, 159]。研究证实，水蛭素可以通过兔和大鼠的胎盘 [165]。尽管有一些妊娠期间成功应用水蛭素的个案报道 [165]，尚无充足的资料评价水蛭素在妊娠妇女中的安全性。当与抗血小板药物和溶栓药物联合应用时出血风险增加。水蛭素与糖蛋白 Ⅱ b/ Ⅲ a 受体抑制剂、普通肝素及低分子肝素联合应用时的相互影响还没有充分研究。

比伐卢定

作用机制

与水蛭素一样，比伐卢定也是一种合成型二价凝血酶抑制剂 [166]，是由 20 个氨基酸组成的多肽。它含有一个活化部位靶向基团（D-Phe-Pro-Arg-Pro），通过四聚甘氨酸环连接到水蛭素羧基末端的十二肽类似物上 [166]，与凝血酶表面的外结合位点 1 发生相互作用 [167]。与水蛭素不同的是，比伐卢定仅对凝血酶的活化部位产生短暂抑制，因为一经结合，凝血酶即切断比伐卢定氨基末端的精氨酸 - 脯氨酸连接 [167, 168]。如果缺乏氨基末端片段，与外结合部位 1 结合的比伐卢定的羧基末端部分将是一种更弱的凝血酶抑制剂 [167]。

比伐卢定静脉注射的血浆半衰期为 25 分钟 [169]。如此短的半衰期可能赋予比伐卢定与水蛭素相比更好的安全性。仅有极少量比伐卢定经肾脏排泄，提示其清除主要通过肝脏代谢及其他部位的蛋白水解 [169]。比伐卢定必须经胃肠外给药。

适应证

STEMI 溶栓 链激酶溶栓试验 [169-171] 初步显示了比伐卢定的应用前景。HERO-2 试验 [172] 是一项开放性随机试验，在 17 073 例 STEMI 链激酶溶栓患者中比较比伐卢定与普通肝素。尽管两组 30 天死亡率（主要终点）无差异，比伐卢定降低了 96 小时再次梗死发生率（事先设定的次级终点）。死亡、心肌梗死和非致死性致残性卒中的联合净临床获益终点有利于比伐卢定。与其他直接凝血酶抑制剂的研究结果一致，比伐卢定使心肌梗死减少但是对死亡率没有影响 [145]。另外，比伐卢定组中度出血风险轻微增加，严重出血和颅内出血也有增加趋势。事后亚组分析显示，比伐卢定导致过多出血可能是因为没有像普通肝素那样依据 aPTT 调整剂量。目前尚无研究在 tPA 和第三代静脉溶栓药物治疗患者中评价比伐卢定。

UA/NSTEMI 早期的剂量范围研究 [173-175] 显示，比伐卢定可有效用于 UA 患者且耐受性良好。但是这些结果还需要在大规模临床试验中证实。TIMI 8 试验在 UA/NSTEMI 患者中随机比较普通肝素和比伐卢定，计划入组 5320 例患者。但然而，仅入选 133 例患者后发起人便终止了该研究 [176]。

PCI 已有研究在接受 PCI 的 UA 患者中探讨比伐卢定能否替代普通肝素。目前已经批准比伐卢定可用于该适应证。比伐卢定血管成形术研究 [177] 的初步结果显示，在接受 PCI 患者中比伐卢定不优于普通肝素，但是与大剂量普通肝素相比比伐卢定组出血减少。对于梗死后心绞痛接受 PCI 的患者（事先定义的高危亚组）比伐卢定优于普通肝素。然而，对该研究结果进行二次分析时采用更新的心肌梗死定义，发现在减少 6 个月死亡、心肌梗死和血管重建方面比伐卢定比普通肝素更有效[178]。而且，比伐卢定与普通肝素相比出血并发症的相对风险显著降低。根据该二次分析及近期荟萃分析[145, 179]结果，比伐卢定似乎成为PCI患者普通肝素的有效替代药物。

REPLACE-2研究[180]是一项比较比伐卢定和普通肝素与糖蛋白Ⅱb/Ⅲa受体抑制剂联合应用的Ⅲ期试验，纳入6010例接受PCI患者。随机分为比伐卢定+临时糖蛋白Ⅱb/Ⅲa受体抑制剂（阿昔单抗或依替巴肽）组与普通肝素+糖蛋白Ⅱb/Ⅲa受体抑制剂（阿昔单抗或依替巴肽）组。PCI期间静脉注射比伐卢定0.75mg/kg之后以1.75mg/（kg·h）的速度静脉输注。比伐卢定组仅有7%需要糖蛋白Ⅱb/Ⅲa受体抑制剂。结果显示，比伐卢定组主要终点（30天死亡、心肌梗死、紧急血管重建和严重出血的联合终点）无显著性降低，但是严重出血发生率显著降低。

ACUITY研究[181]在计划早期PCI的13 819例NSTEMI患者中比较三种抗栓策略。将入选患者随机分为三组：比伐卢定+临时性糖蛋白Ⅱb/Ⅲa受体抑制剂组、比伐卢定+糖蛋白Ⅱb/Ⅲa受体抑制剂组和静脉普通肝素/依诺肝素+糖蛋白Ⅱb/Ⅲa受体抑制剂组。由研究者判断是否需要联用阿司匹林和氯吡格雷，研究药物使用期间57%的患者接受PCI治疗。在冠状动脉造影前开始给予比伐卢定，静脉注射0.1mg/kg之后静脉输注0.25mg/（kg·h）。PCI术前再次静脉注射0.5mg/kg，PCI术中以1.75mg/（kg·h）速度静脉输注。结果显示，如果在术前或术后至少30分钟后给予氯吡格雷，对于30天死亡、心肌梗死和非计划血管重建联合终点，比伐卢定+临时糖蛋白Ⅱb/Ⅲa受体抑制剂组和比伐卢定+糖蛋白Ⅱb/Ⅲa受体抑制剂组不劣于静脉普通肝素/依诺肝素组。尽管在临床严重出血方面比伐卢定+糖蛋白Ⅱb/Ⅲa受体抑制剂不劣于普通肝素+糖蛋白Ⅱb/Ⅲa受体抑制剂，但对于该终点比伐卢定+临时糖蛋白Ⅱb/Ⅲa优于普通肝素。

比伐卢定也在STEMI患者中接受了评价。HORIZONS STEMI试验[182]将3600例STEMI患者在发病12小时内随机分为比伐卢定[静脉注射0.75mg/kg后静脉输注1.75mg/（kg·h）]+临时糖蛋白Ⅱb/Ⅲa抑制剂组或者普通肝素（60U/kg，之后调整剂量达目标ACT 200～250秒）+糖蛋白Ⅱb/Ⅲa受体抑制剂组。所有患者均接受PCI治疗，比伐卢定组7.2%接受了糖蛋白Ⅱb/Ⅲa抑制剂。与普通肝素+糖蛋白Ⅱb/Ⅲa受体抑制剂比较，比伐卢定没有降低主要终点（全因死亡、再次梗死、靶血管重建和卒中），但是使严重出血风险降低40%（从8.3%降至4.9%，$P<0.0001$）。此外，比伐卢定也降低了心血管死亡风险（1.8% vs 2.9%，$P=0.035$）。

因此，对于ACS患者比伐卢定似乎是一种有效的抗凝药物，尤其在接受PCI的患者。比伐卢定可能避免糖蛋白Ⅱb/Ⅲa受体抑制剂的使用，并因此降低出血风险。但是极高危患者仍然需要糖蛋白Ⅱb/Ⅲa受体抑制剂。

剂 量

与水蛭素不同，没有证据显示在PCI患者中应用比伐卢定需要抗凝监测，因为根据体重调整剂量[术中静脉注射0.75mg/kg后以1.75mg/（kg·h）速度静脉输注]时安全性较好[180-182]。而HERO-2研究[169]结果显示，如果比伐卢定作为STEMI链激酶溶栓+阿司匹林的辅助治疗，应该调整比伐卢定的剂量使aPTT达1.5～2.5倍。

副作用

研究显示，比伐卢定的主要获益在于降低严重出血风险。与水蛭素不同，比伐卢定无免疫源性。但是在体外，比伐卢定可与水蛭素抗体发生交叉反应，该交叉反应的临床意义尚不清楚。

禁忌证与药物相互作用

比伐卢定的禁忌证见表22-1。比伐卢定与抗血小板药物、其他抗凝药物及溶栓药物联合应用时出血风险增加。

活化部位靶点的直接凝血酶抑制剂

阿加曲班

阿加曲班是一种羧酸衍生物，可与凝血酶的活化部位进行非共价键结合[183]。半衰期20～60分钟，以剂量依赖方式延长aPTT。阿加曲班主要在肝脏代谢，其血浆浓度不受肾功能影响[183]。在HIT患者，阿加曲班可以有效替代普通肝素，并已获准用于HIT。在STEMI溶栓患者初步评价阿加曲班，发现其与普通肝素出血风险类似[184, 185]。还没有在ACS患者中进行决定性的临床试验。

希美加群

希美加群是一种不带电荷的亲脂性药物，仅有微弱的内源性凝血酶抑制活性，属美拉加群（作于于活化部位的凝血酶抑制剂）的前体药物。它通过胃肠道吸收生物利用度高，并通过快速生物转化成为美拉加群[186, 187]。口服给药后产生可以预测的抗凝反应，很少或不需要抗凝监测。已有研究在非瓣膜性心房颤动患者中评价希美加群防治静脉血栓栓塞和心源性栓塞的疗效与安全性，还有研究在近期心肌梗死患者中评价希美加群预防复发缺血事件的疗效与安全性[188]。尽管最初的研究结果令欧洲暂时批准希美加群用于大型整形手术患者以预防血栓形成，但由于增加肝毒性，该药最终被撤离国际市场[188, 189]。尽管结果令人失望，但是希美加群研究显示，口服抗凝药物有效且不需要监测。

达比加群酯

达比加群酯是一种双重前体药物，经胃肠道吸收生物利用度大约6%[190]。一经吸收，达比加群酯即被酯酶水解为其活性代谢产物 - 达比加群（BIBR 953）。后者是一种可逆性抑制剂，作用于凝血酶的活化部位。细胞色素 P-450（CYP450）不影响该药代谢。因此，达比加群很少与通过 CYP450 代谢的药物发生相互作用 [191]。达比加群血浆浓度达峰时间为 1.5 小时，单次给药后半衰期为 8 小时，重复给药后半衰期为 17 小时 [190]。因此，有些适应证可能需要每天一次给药。达比加群以原型经肾脏排泄，因此禁忌用于肾功能衰竭患者 [190]。

在髋或膝关节成形术患者中进行的血栓预防Ⅱ期和Ⅲ期研究 [191-194] 显示了达比加群的应用前景。欧洲和加拿大已经批准了达比加群酯的上述适应证。PETRO Ⅱ期研究 [195] 及其开放性扩展研究 PETRO-EX[196] 评价了达比加群酯预防心房颤动相关卒中的能力。PETRO 研究 [195] 将 502 例心房颤动患者随机分入 3 个达比加群剂量组 [单用或与阿司匹林（81 ～ 325mg/d）联用] 和华法林组，疗程 12 周。结果显示，达比加群酯中间剂量组（150mg 2 次 / 日）优于华法林，最低剂量组（50mg　2 次 / 日）无效，而最高剂量组（300mg 2 次 / 日）严重出血风险增加。RELY Ⅲ期研究 [196] 将 18 113 例心房颤动患者随机分入达比加群酯两个盲法剂量组（150mg 2 次 / 日或 110mg，2 次 / 日）或者开放标签调整剂量华法林组（INR 靶值 2.0 ～ 3.0）。结果显示，华法林组主要有效性终点（卒中和系统性栓塞）年发生率为 1.69%，110mg 达比加群组为 1.53%（非劣性 $P < 0.001$），而 150mg 达比加群组为 1.11%（非劣性和优效性 $P < 0.001$）。华法林组严重出血年发生率为 3.36%，110mg 达比加群组为 2.71%（P=0.003），而 150mg 达比加群组为 3.11%（P=0.31）。出血性卒中发生率在两个达比加群剂量组均低于华法林组。在达比加群酯组没有发现肝脏转氨酶升高的证据 [191-193, 195]。在 ACS 患者缺血事件复发预防Ⅱ期研究中也评价了达比加群。

凝血启动抑制剂

发生破裂的动脉粥样斑块内的组织因子启动了血栓形成过程，因此研究人员已经致力于开辟另外的治疗途径，即开发以因子Ⅶ / 组织因子复合物为靶点的药物以阻止凝血启动 [4]。目前最趋于成熟阶段的药物包括重组型组织因子途径抑制物、替法可近和线虫类抗凝肽（线虫型抗凝蛋白 C2）。活化部位阻滞的因子Ⅶ a（因子Ⅶ ai）也在人群中接受了评价。

替法可近

组织因子途径抑制物或替法可近可与因子Ⅶa/ 组织因子结合的因子 Xa 组成复合物，从而抑制凝血酶产生 [197]。循环血液中仅有少量游离型组织因子途径抑制物，其中多数与脂蛋白相关或者与内皮结合，其余组织因子途径抑制物储存在血小板内 [198]。在普通肝素或低分子肝素作用下，长度完整的组织因子途径抑制物从内皮中释放出来，可能是因为普通肝素和低分子肝素可替代组织因子途径抑制物与内皮的氨基葡聚糖结合。组织因子途径抑制物静脉给药半衰期较短，因为它可被一种未知蛋白酶迅速分解为无功能的截短形式。在猪模型 [199] 中，组织因子途径抑制物减少了损伤诱导的内膜增生，并抑制了体外平滑肌细胞迁移。在败血症动脉模型 [200-202] 中，组织因子途径抑制物减轻了凝血功能障碍并提高了存活率。

替法可近属组织因子途径抑制物的重组体，已经在败血症患者中接受了评价。由于Ⅱ期试验 [203] 结果喜人，一项在严重败血症患者中比较替法可近与安慰剂的大规模Ⅲ期临床试验 [204] 已经启动。两组间主要有效性终点（28 天死亡率）相似，但替法可近组出血发生率增加。近期完成的一项Ⅲ期临床试验在严重社区获得性肺炎中比较两种剂量替法可近与安慰剂。该药还没有在血栓防治研究中接受评价。

线虫型抗凝蛋白 c2（NAPc2）

NAPc2 是从犬钩虫中分离出的一种抗凝蛋白。它可与因子 X 和 Xa 的非催化部位结合，从而抑制因子Ⅶ a/ 组织因子复合物内部的因子Ⅶ a[205]。因此，从功能上讲，NAPc2 的作用更像组织因子途径抑制物。由于 NAPc2 可与因子 X 和 Xa 结合，皮下注射后半衰期大约 50 小时。一项Ⅱ期试验 [206] 显示，NAPc2 在择期膝关节置换术后血栓栓塞预防中具有应用前景。目前有关该药的研究主要集中在动脉血栓。在 ANTHEM-TIMI 32 剂量范围试验 [207] 中，203 例 UA/NSTEMI 患者被随机给予静脉 rNAPc2（剂量范围 1.5 ～ 10μg/kg）或者安慰剂，每 48 小时给药一次，共 3 次。所有患者均接受阿司匹林、普通肝素 / 依诺肝素和早期血管重建，鼓励应用氯吡格雷和糖蛋白Ⅱ b/ Ⅲ a 受体抑制剂。结果显示，rNAPc2（剂量≥ 7.5μg/kg）降低了凝血酶原片段 1.2 的水平，并减少了心肌缺血发作（连续心电监测）。尽管 rNAPc2 耐受性良好，研究中所有严重出血均发生在 rNAPc2 最高剂量组（10μg/kg）。在第二项多中心、随机、安慰剂对照的剂量递增试验 [208] 中，辅助性 NAPc2（剂量范围 3.5 ～ 10μg/kg）使 PCI 患者凝血酶原片段 1.2 的水平降低。NAPc2 3.5 ～ 7.5μg/kg 剂量组的出血发生率与安慰剂相当，而 10μg/kg 剂量组出血增加。

活化部位阻滞的因子Ⅶ a（F Ⅶ ai）

F Ⅶ ai 是一种重组型 F Ⅶ a，其活化部位被不可逆性阻滞，是组织因子依赖性因子 IX 和 X 激活的竞争性抑制剂。在体外试验和动物模型研究 [209-214] 中，静脉输注 F Ⅶ ai 可以防止人工表面及受损血管的血栓形成。根据这些喜人成果，一项研究 [215] 在 491 例择期 PCI 患者中比较 F Ⅶ ai（剂量范围 50 ～ 400μg/kg，有或无辅助性普通肝素）与单用普通肝素。结果显示，F Ⅶ ai 单用或者与普通肝素联用没有显著降低主要终点（7 天或住院期间死亡、心肌梗死、需要紧急血管重建、即刻血管闭塞和紧急使用糖蛋白Ⅱb/Ⅲa受体抑制剂的联合终点）发生率。两组间严重出血发生率相似。因此没有进一步开发该药治疗动脉血栓。

凝血扩展抑制剂

以因子Ⅸa或Xa为靶点的药物或者灭活其各自辅因子（因子Ⅷa和Va）的药物可以抑制凝血扩展。

因子Ⅸa抑制剂

因子Ⅸa对于凝血扩展是必须的[216]。胃肠外及口服因子Ⅸa抑制剂正在研发之中。RB006是一种经胃肠外给药的RNA适体，与因子Ⅸa具有很高亲和力[217]。Ⅰ期研究[218]显示，RB006可迅速产生抗凝反应，证据是aPTT呈剂量依赖性延长。已有研究探讨在CABG时利用互补的寡核苷酸RB007迅速中和其抗凝效应[219]。

TP889是一种具有口服活性的直接因子Ⅸ抑制剂。已有研究[220]证实，TP889在静脉和动脉血栓动物模型中具有抗栓治疗潜能。然而，在髋部骨折术后接受6～10天标准预防的患者中进行的一项Ⅱ期随机试验[221]显示，TTP889（300mg 1次/日，9日）与安慰剂相比没有降低主要有效性终点（研究结束时静脉造影检出的深静脉血栓及治疗期间症状性静脉血栓栓塞）。此外，TTP889组无严重出血事件，仅发生2例临床相关的非严重出血事件。尽管该结果提示评估的剂量可能不适当，但没有证据显示TTP889最高血浆浓度组与较低浓度组相比静脉血栓栓塞事件减少。因此已经停止对TTP889的研发。

新型因子Xa抑制剂

抑制因子Xa的药物干扰了凝血酶原向凝血酶的转变，从而减少纤维蛋白形成[5]。直接和间接因子Xa抑制剂均在研究当中。直接因子Xa抑制剂直接与因子Xa的活化部位结合，并阻止其与底物的相互作用，代表药物包括天然因子Xa抑制剂的重组类似物及合成型小分子Xa。除了游离因子Xa，直接因子Xa抑制剂还可以作用于血小板结合的因子Xa。这种特点可能赋予其优于间接因子Xa抑制剂如磺达肝癸钠的潜力。更新一代间接因子Xa抑制剂包括新型戊糖衍生物，后者包括依达肝素、SSR12517E和SR123781A。

天然抑制剂

天然因子Xa抑制剂壁虱抗凝肽（TAP）[223]和antistasin[224]最初分别是从软体壁虱和墨西哥水蛭中分离出来。目前两者均有重组体形式。TAP是一种含有60个氨基酸的多肽，可与因子Xa形成化学配比复合物[223]。TAP似乎分两个步骤与因子Xa结合，第一步是由酶的非催化部位介导的低亲和力反应，而第二步是由酶活化部位介导的高亲和力反应，最终形成稳定的酶抑制复合物。antistasin是一种含有119个氨基酸的多肽，也是一种高亲和力、起效缓慢的可逆性因子Xa抑制剂[225]。动物模型研究[226-228]显示，TAP与antistasin可以减少动脉血栓并防止再狭窄。由于两药均有抗原性，因此还没有进行人体试验。

合成型抑制剂

合成型因子Xa抑制剂包括胃肠外制剂（如DX-9065a和奥米沙班）和几种口服活性制剂（包括阿匹沙班、利伐沙班、LY-517717和YM-150）。

DX-9065a

DX-9065a[229]是一种合成型非肽类低分子肝素，属可逆性因子Xa抑制剂，经肾脏清除。尽管可以经胃肠道吸收[230]，但要发挥抗栓作用必须大剂量给药，因此需要胃肠外给药。

DX-9065a已经在UA/NSTEMI和PCI患者中接受了评价。在ACS试验中，402例患者随机接受按体重调整剂量普通肝素或DX-9065a两种剂量之一[231]。所有患者均接受阿司匹林，建议早期介入策略。结果显示，3个治疗组间主要有效性终点（死亡、心肌梗死、紧急血管重建和缺血的联合终点）无差异。DX-9065a治疗患者严重出血发生率不到1%，而普通肝素治疗患者严重出血发生率为3.3%。在PCI患者试验[232]中，175例患者随机接受开放标签DX-9065a或者普通肝素，分4个连续阶段。尽管各个阶段血栓事件均罕见，但是DX-9065a最低剂量组因导管血栓事件使入组提前结束。严重出血事件罕见，无明显剂量反应。尽管有应用前景，DX-9065a还需要接受进一步临床评估。

奥米沙班

奥米沙班是一种非竞争性因子Xa抑制剂，需静脉给药，半衰期2～3小时[233]。一项Ⅱ期研究[234]在稳定冠心病患者中比较奥米沙班与安慰剂，连续24小时静脉输注。发现在常规药物治疗基础上加用奥米沙班没有增加出血，同时奥米沙班使抗Xa活性迅速而持续增加。之后一项双盲平行组对照剂量发现研究[235]入选非紧急PCI患者，静脉注射奥米沙班0.14mg/kg之后0.2mg/kg静脉输注。与普通肝素相比，奥米沙班降低了凝血酶原片段1+2的水平，而且没有增加出血风险。一项Ⅱ期试验[235a]在中高危UA/NSTEMI并计划行早期PCI的患者中比较奥米沙班与普通肝素，发现安全性和有效性终点均有利于中间剂量奥米沙班。

阿匹沙班

阿匹沙班是一种具有高度亲和力和高度选择性的可逆性因子Xa抑制剂。其口服生物利用度高，半衰期大约12

小时[236]。其吸收不受食物影响，抗凝反应可以预测。它可以通过粪便和肾脏清除，经肾脏排出占25%[236]。

根据在膝关节置换患者中比较6种剂量阿匹沙班与依诺肝素/华法林的Ⅱ期试验[237]结果，在膝关节置换患者中进行的两项Ⅲ期试验和在髋关节置换患者中进行的另外一项研究[238]比较了阿匹沙班2.5mg 2次/日与依诺肝素。同样剂量阿匹沙班也在内科患者血栓预防中接受评估。已经完成的一项深静脉血栓治疗的Ⅱ期剂量发现研究[239]显示，与传统治疗相比，阿匹沙班20mg/d降低了症状性静脉血栓栓塞及血栓负荷增加（通过随访下肢超声和肺部扫描评估）的主要联合终点。阿匹沙班组与标准治疗组严重出血发生率无显著差异。阿匹沙班治疗无肝毒性证据。正在进行的两项Ⅲ期试验在非瓣膜性心房颤动患者中评价阿匹沙班预防卒中和系统性栓塞的疗效与安全性。ARISTOTLE试验比较阿匹沙班与华法林，华法林剂量调整至INR 2～3。AVERRROES试验在心房颤动至少存在一项卒中危险因素且不适合维生素K拮抗剂治疗的患者中比较阿匹沙班与阿司匹林。已经完成在癌症患者中进行的阿匹沙班血栓预防Ⅱ期研究。正在进行一项在ACS患者中探讨阿匹沙班二级预防作用的Ⅲ期试验。

利伐沙斑

利伐沙斑是另外一种高度选择性因子Xa抑制剂，口服生物利用度80%，半衰期大约9小时[240]，75%经肾脏清除[240]。

4项Ⅱ期试验[241-245]在接受膝或髋关节成形术患者中评价了利伐沙斑在血栓预防方面的疗效与安全性。根据这些结果，在大型整形外科手术患者中进行的Ⅲ期试验采用利伐沙斑10mg 1次/日的给药剂量。RECORD 1研究[246]中，利伐沙斑和依诺肝素在全髋关节置换患者中应用5周，而在RECORD 2研究[247]中，髋关节成形术患者随机接受利伐沙斑（35±1天）或者依诺肝素（10～14天，之后给予安慰剂）。RECORD 3研究[248]入选全膝关节成形术患者，随机给予依诺肝素或利伐沙斑10～14天。该3项研究均是通过静脉造影检出深静脉血栓（主要有效性终点）。结果显示，与依诺肝素组相比，利伐沙斑组非致死性症状性静脉血栓栓塞和全因死亡减少。两组间出血并发症无显著差异。根据这些试验结果，欧洲和加拿大已批准伐沙斑用于髋或膝关节置换术患者的血栓预防。

有两项剂量范围试验[249, 250]也评价了利伐沙斑在近端深静脉血栓治疗中的作用。根据这些研究结果，目前正在进行静脉血栓栓塞治疗Ⅲ期研究比较利伐沙斑（15mg 2次/日，3周，之后20mg 1次/日）与标准治疗。在卒中高危心房颤动患者中进行的卒中预防研究采用的利伐沙斑剂量是20mg 1次/日。

大鼠颈动脉损伤模型研究[251]显示，利伐沙斑可有效预防动脉血栓性闭塞。一项Ⅲ期研究在ACS患者中对比利伐沙斑+阿司匹林与阿司匹林+噻吩并吡啶类药物的安全性与疗效，目前正在入组患者。

LY-517717

LY-517717是一种直接因子Xa抑制剂。其口服生物利用度高，半衰期25小时，可以每天一次给药。一项Ⅱ期非劣性研究[252]中，511例髋或膝关节成形术患者被随机给予LY-517717l六种剂量之一或者依诺肝素每天一次皮下注射。两种治疗均给药6～10次。LY-517717三个较低剂量组的随机因缺乏有效性被提前终止，而三个较高剂量组的有效性与依诺肝素类似。所有研究组严重出血均罕见。需要进一步研究以明确该药的有效性、安全性和最佳剂量。

YM-150

YM-150是一种具有口服活性的抗因子Xa抑制剂。它可以每天一次给药。一项剂量递增试验[253]入选174例择期髋关节成形术患者，未报告严重出血事件，临床相关的非严重出血无剂量反应趋势。而有效性（治疗7～10天结束时双侧静脉造影检出的静脉血栓栓塞或者客观证实的症状性深静脉血栓或肺栓塞）存在明显的剂量反应关系。尽管深静脉血栓的点估计值在两个YM-150高剂量组有利于依诺肝素，但由于样本量偏小难以得出确切结论。计划在择期髋关节成形术患者中再设计一项Ⅱ期试验，在全膝关节置换术患者中进行的Ⅱ期试验正在进行当中。在心房颤动患者中进行的安全性和耐受性试验已经完成。

依多沙班（edoxaban）（DU-176b）

依多沙班也是一种具有口服活性的小分子直接因子Xa抑制剂。一项开放性Ⅱ期剂量发现试验评价了依多沙班对于全髋关节置换术后静脉血栓栓塞预防的安全性与疗效，该研究结果尚未发表。根据心房颤动患者的Ⅱ期试验资料，一项规模较大的Ⅲ期试验正在比较两种剂量（30mg或60mg 1次/日）依多沙班与华法林在卒中预防上的疗效与安全性。

贝曲沙班（betrixaban）（PRT-054021）

一项Ⅱ期研究[254]包括200例单侧膝关节置换术后患者，比较了两种剂量PRT-054021（15mg 2次/日或40mg 2次/日）与依诺肝素（30mg 2次/日），疗程10～15天。发现该口服活性药物具有良好的安全性和有效性。正在计划进行其他静脉血栓栓塞防治研究和心房颤动患者研究。

依达肝素

依达肝素是磺达肝癸钠的高甲基化衍生物，与抗凝血酶亲和力极高，因此半衰期与抗凝血酶相似，长达80小时[255]。由于半衰期长，依达肝素可以每周一次皮下给药。

根据Ⅱ期剂量发现试验[256]（在近端深静脉血栓患者中比较依达肝素与华法林）显示的应用前景，又在深静脉血栓和肺栓塞患者中进行了两项非劣性Ⅲ期试验[257]。将入选患者随机分为依达肝素组（2.5mg 每周一次）或者传统治疗组（低分子肝素或普通肝素，之后给予调整剂量维生素 K 拮抗剂），疗程 3 ~ 6 个月。尽管在深静脉血栓试验中依达肝素与传统治疗相比复发静脉血栓栓塞发生率类似，但在肺栓塞试验中，依达肝素的疗效不如传统治疗。该疗效差异是由于依达肝素组早期致死性和非致死性复发性肺栓塞增加及总体死亡率增加。两项研究中依达肝素与传统治疗相比出血发生率相当或者降低。

一项延期治疗研究[258]评价了依达肝素的长期有效性，已经完成 6 个月初始治疗（依达肝素或维生素 K 拮抗剂）的深静脉血栓或肺栓塞患者被随机分入依达肝素组或者安慰剂组，每周给药一次，疗程 6 个月。结果显示，尽管依达肝素可有效预防静脉血栓栓塞事件复发，但是增加了严重出血风险（包括 3 例致命性颅内出血）。因此，依达肝素延期治疗的净临床获益至多为临界性。

AMADEUS 研究[259]在心房颤动患者中对比每周一次依达肝素与维生素 K 拮抗剂。在入组 4576 例患者后，由于依达肝素组出血增加该研究被提前终止。颅内出血在依达肝素组也更常见。依达肝素在老年及肾功能不全患者中似乎具有更高的出血风险，提示在这些患者中需要减量。鉴于上述结果，不可能再继续研发依达肝素，应该转向生物素化依达肝素。

生物素化依达肝素（SSR12517E）

依达肝素的生物素化形式与依达肝素具有相同的药代动力学和药效学特征。与依达肝素一样，生物素化依达肝素可以每周一次皮下注射给药。两者惟一的差别在于生物素化依达肝素的抗凝活性可以被静脉抗生物素蛋白迅速中和。抗生物素蛋白是从蛋清中提取的大型四聚体蛋白，可与生物素化依达肝素形成 1 : 1 配比的复合物，经肾脏清除。目前生物素化依达肝素正在肺栓塞和心房颤动患者中接受Ⅲ期试验评估。

SR123781A

SR123781A 是正十六烷，是由抗凝血酶结合的合成型五碳糖及凝血酶结合的四碳糖通过一个中央硫化的七碳糖连接而成[260]。SR123781A 与抗凝血酶具有较高的亲和力[259]。除通过抗凝血酶催化因子Ⅹa 外，SR123781A 的链长足以在抗凝血酶与凝血酶之间形成桥联，从而加速凝血酶抑制。因此，与肝素一样，SR12378A 可以同时抑制因子Ⅹa 和凝血酶。与肝素不同的是，SR123781A 不与血小板因子 4 及纤维蛋白结合，因此不会引发 HIT。另外，它不能与纤维蛋白和凝血酶形成三联复合物，因此使凝血酶免于抑制[262]。SR123781A 皮下给药生物利用度几乎达 100%。通过监测 aPTT 和抗因子Ⅹa 活性，发现该药存在剂量反应关系。SR123781A 主要经肾脏清除。一项在择期髋关节成形术患者中评价 SR173781A 的Ⅱ期试验已经完成，该结果尚未发表，好像还没有对 SR123781A 进行更深入的研究。

因子Ⅷa 和Ⅴa 抑制剂

因子Ⅷa 和Ⅴa 分别是内源性 tenase 和凝血酶原酶的主要辅因子，在凝血扩展中发挥重要作用。两个辅因子均可被活化的蛋白 C 灭活。蛋白 C 是一种天然抗凝物质，凝血酶与血栓调节蛋白结合后即形成可以激活蛋白 C 的复合物。增强蛋白 C 抗凝通路的策略包括：补充蛋白 C、活化蛋白 C 浓缩物或者可溶性血栓调节蛋白。

重组人类活化蛋白（α-Drotrecogin ）（活化型）

目前有来自血浆和重组两种形式的蛋白 C 及活化蛋白 C。一项Ⅲ期试验[263]显示，与安慰剂比较，静脉重组人类活化蛋白可以降低严重败血症患者的死亡率，而不增加严重出血发生率。该研究结果推动了重组型激活蛋白 C 被批准用于死亡高危（急性期生理和慢性健康评估（APACHE）评分≥ 25 分）的严重败血症患者或至少两个器官衰竭的成年患者。自批准适应证以来，由于缺乏疗效且增加出血，已有两项临床试验（其中一项[264]入选败血症和死亡低危成人患者，另外一项入选败血症和死亡低危儿童患者[265]）被提前终止。上述结果表明，重组人类活化蛋白在败血症患者的作用似乎有限。

ART-123

与膜结合型血栓调节蛋白一样，可溶性血栓调节蛋白可与凝血酶组成复合物，诱导凝血酶活化部位的构象改变，从而使凝血酶丧失促凝血活性并转变为强效蛋白 C 激活剂。ART-123 是重组型可溶性血栓调节蛋白，皮下注射后生物利用度接近 100%，半衰期 2 ~ 3 天[266]。许多动物模型研究[267, 268]显示，ART-123 可有效抗栓。一项Ⅱ期试验[269]评估了可溶性血栓调节蛋白在择期髋关节成形术后血栓预防中的作用。结果显示，疗效（静脉造影检出深静脉血栓和症状性静脉血栓栓塞的联合终点）与安全性（严重出血）均存在剂量反应关系。ART-123 在弥散性血管内凝血患者中显示了诱人前景[270]，目前正在败血症和弥散性血管内凝血患者中接受评价。

维生素 K 拮抗剂

作用机制

香豆素类衍生物是维生素 K 拮抗剂，能够干扰维生素 K 与维生素 K 2,3 环氧化物之间的循环转变[271]。维生素 K 是谷氨酸残基翻译后羧基化的辅因子，这些谷氨酸残基位于维生素 K 依赖性凝血因子（Ⅱ、Ⅶ、Ⅸ、Ⅹ）

和抗凝蛋白（蛋白C和蛋白S）的氨基末端[271]。γ羧基化是具有活化磷脂表面的凝血蛋白与钙离子发生相互作用的必要条件。羧化酶在催化维生素K依赖性辅因子的羧基化时需要还原型维生素K。在反应过程中，还原型维生素K被氧化成维生素K环氧化物，后者在维生素K环氧化物还原酶作用下再循环转变为维生素K。维生素K拮抗剂抑制维生素K环氧化物还原酶，并轻度抑制维生素K还原酶（见图22-5）。当还原型维生素K耗尽时，维生素K依赖性蛋白的羧基化过程受阻。香豆素类衍生物的抗栓作用发挥延迟72～96小时，可能反映因子Ⅱ（凝血酶原）和Ⅹ的水平较低。

适应证

尽管口服抗凝药物用于缺血性心脏病已接近半个世纪，但是其作用仍存争议。

STEMI 研究[272-278]显示，心肌梗死后高强度抗凝（INR靶值2.8～4.8）降低了死亡率和具有重要临床意义的血管结局，但是显著增加了严重出血，包括出血性卒中。中等强度口服抗凝（INR 2.0～3.0）与安慰剂[279, 280]

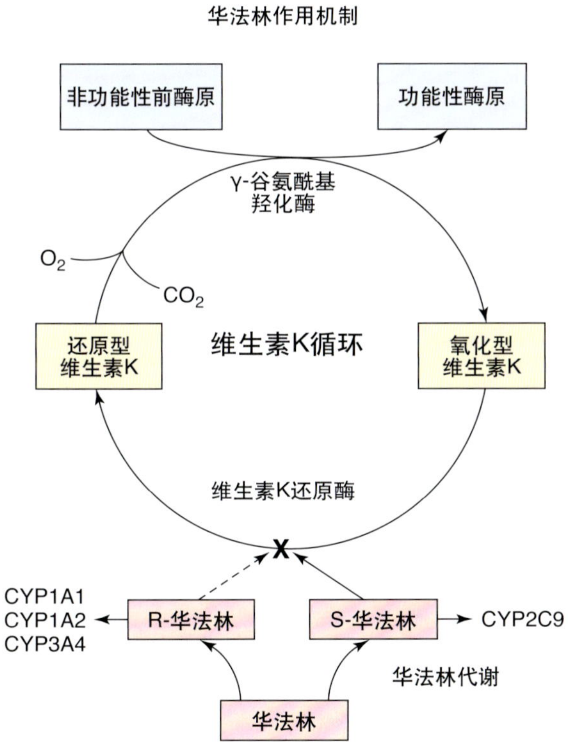

图22-5 华法林作用机制：华法林是S和R对映异构体的外消旋混合物，其中S-华法林活性最高。通过阻滞维生素K环氧化物还原酶，华法林抑制氧化型维生素K转变成还原型维生素K，从而抑制因子Ⅱ、Ⅶ、Ⅸ和Ⅹ的维生素K依赖性γ羧基化。因为还原型维生素K作为γ谷氨酰羧化酶的辅因子催化γ羧基化过程，从而将促酶原转变成酶原，这些酶原能够与钙离子结合，并与带负电荷的磷脂表面发生相互作用。S-华法林通过CYP2C9代谢，因此该酶的遗传多态性可能影响华法林代谢。维生素K还原酶C19亚单位(VKORC1)也可能影响CYP2C9对华法林抑制的易感性，从而影响华法林给药剂量。

和阿司匹林[277, 281]相比在减少复发缺血事件上更有效。

对于近期心肌梗死患者，在阿司匹林基础上给予固定小剂量华法林（1mg或3mg）[282]或低强度华法林（INR靶值＜2.0）[283]与单用阿司匹林比较似乎没有增加临床获益。尽管联合应用阿司匹林和长期中等强度华法林与单用阿司匹林比较似乎减少了死亡、新发心肌梗死及卒中，但代价是出血及治疗复杂性增加[156, 277, 278, 281, 283, 284]。

尽管心肌梗死后阿司匹林及口服抗凝药物均比安慰剂有效，但是口服抗凝治疗增加了严重出血风险、治疗费用及复杂性，因此对于大多数患者阿司匹林仍是最佳选择。口服抗凝药物仅仅作为血栓栓塞风险增加患者（如前壁心肌梗死前3个月、心肌梗死合并严重左心功能不全、充血性心力衰竭、既往栓塞、附壁血栓和心房颤动）及不能耐受阿司匹林患者的替代治疗[277, 278]。

缺血性心脏病的一级预防 与联合应用低强度华法林和阿司匹林75mg 1次/日结果一致，低强度华法林（INR靶值1.5）可以预防高危男性患者的致死性和非致死性缺血性心脏病[285]。联合治疗似乎比单用华法林或阿司匹林更有效。但是华法林的不良反应比阿司匹林多，并且抗凝监测费时费力。因此，不建议低剂量华法林（有或无阿司匹林）用于心肌梗死一级预防。但对于不能耐受阿司匹林的患者，华法林可能是一种有益的替代药物。此外，在缺血事件高危患者可以考虑联合用药。

外周动脉疾病 外周动脉疾病患者存在心肌梗死、卒中和心血管死亡的风险。抗血小板药物如阿司匹林和氯吡格雷可以降低上述风险。WAVE试验[286]探讨在抗血小板治疗基础上加用华法林能否增加获益。总计2161例患者被随机给予抗血小板单药治疗或者抗血小板药物+华法林（INR 2.0～3.0）联合治疗。结果显示，联合治疗组心肌梗死、卒中和心血管死亡风险为12.2%，单用阿司匹林组风险为13.3%（相对风险0.92，95%置信区间0.73～1.16；P=0.48）。联合治疗与单用抗血小板治疗相比致命性出血更常见（4.0% vs 1.2%，相对风险3.41，95%置信区间1.84～6.35，P＜0.001）。根据以上结果，在抗血小板治疗基础上加用华法林似乎未能改善疗效，反而增加致命性出血风险。

剂　量

凝血酶原时间（PT）对于四种维生素K依赖性凝血因子中的3种（因子Ⅱ、Ⅶ和Ⅴ）的减少很敏感。目前市售的凝血活酶试剂对这3种凝血因子减少的敏感性存在差异，因此采用PT报告的标准化方法监测华法林用量是否足够。国际化标准比值（INR）是基于每一种凝血活酶试剂的国际化敏感指数（ISI），该指数根据世界卫生组织提供的国际化参考试剂得出的维生素K依赖性凝血因子的敏感性进行标准化。通过公式将PT转换为INR（=实测PT/正常PT均值）[271]。

维生素K的治疗窗较窄，剂量反应关系差异较大[271]。

因此，应用此类药物可能发生严重出血，必须通过实验室方法严密监测其抗凝效应。达到治疗性 INR 靶值所需的华法林总量个体间差异较大。华法林给药剂量的个体间差异可能反映了如下差异：年龄、体重、肝功能、饮食、酒精摄入、伴随用药和伴发疾病 [271]。细胞色素 P-450 CYP2C9 系统的单核苷酸多态性（单核苷酸多态）、编码维生素 K 环氧化物还原酶 1 基因（VKORC1）和华法林的作用靶酶（见图 22-5）均可影响达到及维持治疗性 INR 所需要的华法林剂量 [287]。然而，在谨慎进行 INR 监测和剂量调整基础上检测上述基因型是否有益尚不明确。

研究 [271] 显示，高强度和中等强度华法林治疗和中等强度华法林 + 阿司匹林联合治疗均可减少心肌梗死后不良血管事件，但是出血并发症随 INR 值升高而增加。固定小剂量华法林和低强度抗凝策略（INR ＜ 2.0）在该患者群没有表现出有效性。在决策单独应用华法林还是联用阿司匹林时应该反复权衡未来缺血和出血事件风险、患者治疗依从性和高质量华法林监测的可获得性。尽管对于大多数冠心病患者阿司匹林可能始终是一线用药，但在高危及应用阿司匹林期间缺血事件复发的患者，应用华法林可能有益。

副作用

出血是华法林治疗最常见的并发症。影响出血风险的因素包括：抗凝强度、联用阿司匹林、非甾体类抗炎药物及其他影响止血的药物、出血病史、高龄、卒中史和存在严重伴发疾病 [49]。当 INR 2.0 ～ 3.0 时，严重出血年发生率为 1% ～ 3%[45]。华法林导致的皮肤坏死是一种罕见并发症，通常在先天性或获得性蛋白 C 和蛋白 S 缺乏患者应用华法林后迅速发生 [288]，可能是因为在凝血酶原水平降低之前这些抗凝蛋白水平已迅速下降。为避免这种并发症，已知蛋白 C 和蛋白 S 缺乏患者应该首先给予治疗剂量肝素，之后给予维持量而非负荷量华法林。

禁忌证与药物相互作用

存在抗凝治疗禁忌证的患者不应给予华法林（见表 22-1）。华法林具有致畸性，在妊娠期间应尽可能避免使用 [289]。多种药物可能影响患者对华法林的反应 [290]，因此药物浓度的变化会敦促进行更加频繁的抗凝监测。

小结与展望

研究表明，大量新型抗凝药物在 ACS 患者中具有显著的临床应用潜能。但是仅有低分子肝素、磺达肝癸钠和比伐卢定引入临床实践。尽管其他抗凝药物也有一定应用前景，但是在 ACS 患者中的作用还没有阐释清楚。抗凝治疗中最迫切的需求是以固定剂量给药而无须常规抗凝监测的口服制剂替代华法林。因此，目前的研究热点是新型口服抗凝药物，其中发展最快的是口服直接凝血酶抑制剂和因子 Xa 抑制剂。达比加群酯和利伐沙班已在欧洲和加拿大获准应用于接受髋或膝关节置换术患者。RELY 研究结果展现了达比加群这一新型制剂的应用前景和在心房颤动患者卒中预防方面替代华法林的潜力。未来的挑战是在目前研发的众多抗凝药物中明确哪些可以提供最大有效性并且具有最高安全性。

（宋　莉）

参考文献

1. Fuster V: Elucidation of the role of plaque instability and rupture in acute coronary events. Curr Opin Cardiol 1996;11:351-360.
2. Falk E, Shah PK, Fuster V: Coronary plaque disruption. Circulation 1995;92:657-671.
3. Fuster V, Badimon L, Badimon JJ, et al: The pathogenesis of coronary artery disease and the acute coronary syndromes. N Engl J Med 1992;326:242-250.
4. Freiman DG: The structure of thrombi. In Colman RW, Hirsh J, Marder V, et al (eds): Hemostasis and Thrombosis: Basic Principles and Clinical Practice. 2nd ed. Philadelphia, JB Lippincott, 1987, pp 1123-1135.
5. Davie EW: Biochemical and molecular aspects of the coagulation cascade. Thromb Haemost 1995;75:1-6.
6. Yamamoto M, Nakagaki T, Kisiel W: Tissue factor-dependent autoactivation of human blood coagulation factor. J Biol Chem 1992;267:19089-19094.
7. Rosenberg RD, Bauer KA: The heparin-antithrombin system: A natural anticoagulant mechanism. In Colman RW, Hirsh J, Marder VJ, Salzman EW (eds): Hemostasis and Thrombosis: Basic Principles and Clinical Practice. 3rd ed. Philadelphia, JB Lippincott, 1994, pp 837-860.
8. Danielsson A, Raub E, Lindahl U, et al: Role of ternary complexes in which heparin binds both antithrombin and proteinase, in the acceleration of the reactions between antithrombin and thrombin or factor Xa. J Biol Chem 1986;261:15467-15473.
9. Jordan RE, Oostra GM, Gardner WT, et al: The kinetics of hemostatic enzyme antithrombin interactions in the presence of low molecular weight heparin. J Biol Chem 1980;255:100081-100090.
10. Gruppo Italiano per lo Studio della Sopravvivenza nell'Infarto Miocardico: GISSI-2: A factorial randomised trial of alteplase versus streptokinase and heparin versus no heparin among 12,490 patients with acute myocardial infarction. Lancet 1990;336:65-71.
11. The International Study Group: In-hospital mortality and clinical course of 20,891 patients with suspected acute myocardial infarction randomised between alteplase and streptokinase with or without heparin. Lancet 1990;336:71-75.
12. ISIS-3 Collaborative Group: ISIS-3: a randomized comparison of streptokinase vs. tissue plasminogen activator vs. anistreplase and of aspirin plus heparin vs. aspirin alone among 41,299 cases of suspected acute myocardial infarction. Lancet 1992;339:753-770.
13. Menon V, Harrington RA, Hochman JS, et al: Thrombolysis and adjunctive therapy in acute myocardial infarction: The Seventh ACCP Conference on Antithrombotic and Thrombolytic Therapy. Chest 2004;126:549S-575S.
14. Hsia J, Hamilton WP, Kleiman N, et al: A comparison between heparin and low-dose aspirin as adjunctive therapy with tissue-plasminogen activator for acute myocardial infarction. N Engl J Med 1990;323:1433-1437.
15. Bleich SD, Nichols TC, Schumacher RR, et al: Effect of heparin on coronary artery patency after thrombolysis with tissue plasminogen activator in acute myocardial infarction. Am J Cardiol 1990;66:1412-1417.
16. de Bono DP, Simoons ML, Tijssen J, et al for the European Cooperative Study Group (ECSG): Effect of early intravenous heparin on coronary artery patency, infarct size, and bleeding complications after alteplase thrombolysis: results of a randomized double-blind European Cooperative Study Group Trial. Br Heart J 1992;62:122-128.
17. The GUSTO Investigators: An international randomised trial comparing four thrombolytic strategies for AMI. N Engl J Med 1993;329:673-682.

18. Mahaffey KW, Granger CB, Collins R, et al: Overview of randomized trials of intravenous heparin in patients with acute myocardial infarction treated with thrombolytic therapy. Am J Cardiol 1996;77:550-556.
19. Collins R, MacMahon S, Flather M, et al: Clinical effects of anticoagulant therapy in suspected acute myocardial infarction: Systematic overview of randomised trials. Br Med J 1996;313:652-659.
20. Antman EM for the TIMI-9A Investigators: Hirudin in acute myocardial infarction. Safety report from the thrombolysis and thrombin inhibition in myocardial infarction (TIMI) 9A trial. Circulation 1994;90:1624-1630.
21. The Global Use of Strategies to Open Occluded Coronary Arteries (GUSTO) IIa Investigators: Randomized trial of intravenous heparin versus recombinant hirudin for acute coronary syndromes. Circulation 1994;90:1631-1637.
22. Ryan TJ, Antman EM, Brooks NH, et al: ACC/AHA guidelines for the management of patients with acute myocardial infarction. A report of the ACC/AHA taskforce on practice guidelines. J Am Coll Cardiol 1999;34:890-891.
23. The RISC Group: Risk of myocardial infarction and death during treatment with low dose aspirin and intravenous heparin in men with unstable artery disease. Lancet 1990;336:827-830.
24. Holdright D, Patel D, Cunningham D, et al: Comparison of the effect of heparin and aspirin vs. aspirin alone on transient myocardial ischemia and in-hospital prognosis in patients with unstable angina. J Am Coll Cardiol 1994;24:39-45.
25. Gurfinkel EP, Manos EK, Mejail RI, et al: Low-molecular-weight heparin versus regular heparin or aspirin in the treatment of unstable angina and silent ischemia. J Am Coll Cardiol 1994;24:39-45.
26. Oler A, Whooley MA, Oler J, et al: Adding heparin to aspirin reduces the incidence of myocardial infarction and death in patients with unstable angina: A meta-analysis. JAMA 1996;26:313-318.
27. Harrington RA, Becker RC, Ezekowitz M, et al: Antithrombotic therapy for coronary artery disease. The Seventh ACCP Conference on Antithrombotic and Thrombolytic Therapy. Chest 2004;126:513S-548S.
28. Popma JJ, Berger P, Ohman EM, et al: Antithrombotic therapy during percutaneous coronary intervention. The Seventh ACCP Conference on Antithrombotic and Thrombolytic Therapy. Chest 2004;126:576S-599S.
29. Grayburn PA, Willard JE, Brickner ME, et al: In vivo thrombus formation on a guidewire during intravascular ultrasound imaging: Evidence for inadequate heparinization. Cathet Cardiovasc Diagn 1991;23:141-143.
30. Ellis SB, Roubin GS, Wilentz J, et al: Effect of 18- to 24-hour heparin administration for prevention of restenosis after uncomplicated coronary angioplasty. Am Heart J 1989;117:777-782.
31. Friedman HZ, Cragg DR, Glazier SM, et al: Randomized prospective evaluation of prolonged versus abbreviated intravenous heparin therapy after coronary angioplasty. J Am Coll Cardiol 1994;24:1214-1219.
32. Theroux P, Waters D, Lam J, et al: Reactivation of unstable angina after the discontinuation of heparin. N Engl J Med 1992;327:141-145.
33. Oldgren J, Grip L, Wallentin L: Reactivation after cessation of thrombin inhibition in unstable coronary artery disease, regardless of aspirin dose. Circulation 1996;94:I-431 (abstract 2515).
34. Weitz JI, Hudoba M, Massel D, et al: Clot-bound thrombin is protected from inhibition by heparin-antithrombin III but is susceptible to inactivation by antithrombin III-independent inhibitors. J Clin Invest 1990;86:385-391.
35. Hogg PJ, Jackson CM: Fibrin monomer protects thrombin from inactivation by heparin-antithrombin III: Implications for heparin efficacy. Proc Natl Acad Sci USA 1989, 86:3619-3623.
36. Eisenberg PR, Siegel JE, Abendschein DR, et al: Importance of factor Xa in determining the procoagulant activity of whole-blood clots. J Clin Invest 1993;91:1877-1883.
37. Marciniak E: Factor Xa inactivation by antithrombin III. Evidence for biological stabilization of factor Xa by factor V-phospholipid complex. Br J Haematol 1973;24:391-400.
38. Kumar R, Beguin S, Hemker HC: The effect of fibrin clots and clot-bound thrombin on the development of platelet procoagulant activity. Thromb Haemost 1995;74:962-968.
39. Kumar R, Beguin S, Hemker HC: The influence of fibrinogen and fibrin on thrombin generation B evidence for feedback activation of the clotting system by clot-bound thrombin. Thromb Haemost 1994;72:713-721.
40. Lane DA: Heparin binding and neutralizing proteins. In: Lane DA, Lindahl U, editors. Heparin: chemical and biological properties and clinical applications. Boca Raton, FL: CRC Crit Rev Biochem 1989;1787-1793.
41. Lane DA, Pejler J, Flynn AM, et al: Neutralization of heparin related saccharides by histidine-rich glycoprotein and platelet factor 4. J Biol Chem 1984;261:3980-3986.
42. Young E, Prins M, Levine MN, et al: Heparin binding to plasma proteins, an important mechanism for heparin resistance. Thromb Haemost 1992;67:639-643.
43. Hirsh J: Heparin. N Engl J Med 1991;324:1565-1574.
44. Hirsh J, Fuster V: Guide to anticoagulant therapy. I: Heparin. Circulation 1994;89:1449-1468.
45. D'Angelo A, Seveso MP, D'Angelo SV, et al: Effect of clot-detection methods and reagents on activated partial thromboplastin time (aPTT): Implications in heparin monitoring by aPTT. Am J Clin Pathol 1990;94:297-306.
46. Raschke RA, Reilly BM, Guidry JR, et al: The weight-based heparin dosing nomogram compared with standard care: A randomized controlled trial. Ann Intern Med 1993;119:874-881.
47. Basu D, Gallus A, Hirsh J, et al: A prospective study of the value of heparin treatment with the activated partial thromboplastin time. N Engl J Med 1972;387:324-327.
48. Antman E, Beasley J, Califf R, et al: American College of Cardiology/American Heart Association Task Force on Practice Guidelines. ACC/AHA Guidelines for the management of patients with unstable angina and non ST-segment elevation myocardial infarction. J Am Coll Cardiol 2000;36:970-1062.
49. Levine M, Raskob GE, Beyth RJ, et al: Hemorrhagic complications of anticoagulant treatment. The Seventh ACCP Conference on Antithrombotic and Thrombolytic Therapy. Chest 2004;236:287S-310S.
50. Boveill EG, Tracy RP, Knatterud GL, et al: Hemorrhagic events during therapy with recombinant tissue plasminogen activator, heparin and aspirin for unstable angina (Thrombolysis in Myocardial Ischemia-IIIB trial). Am J Cardiol 1997;391-396.
51. Hirsh J, Raschke R: Heparin and low-molecular-weight heparin. The Seventh ACCP Conference on Antithrombotic and Thrombolytic Therapy. Chest 2004;126:188S-203S.
52. Salzman EW, Rosenberg RD, Smith MN, et al: Effect of heparin and heparin fractions on platelet aggregation. J Clin Invest 1980;65:64-73.
53. Amiral J, Bridey F, Wolf M, et al: Antibodies to macromolecular platelet factor 4-heparin complexes in heparin induced thrombocytopenia: A study of 44 cases. Thromb Haemost 1995;73:21-28.
54. Kelton JG, Smith JW, Warkentin TE, et al: Immunoglobulin G from patients with heparin-induced thrombocytopenia binds to a complex of heparin and platelet factor 4. Blood 1994;83:3232-3239.
55. Warkentin TE, Hayward CPM, Boshkov LK, et al: Sera from platelets with heparin-induced thrombocytopenia generate platelet-derived microparticles with procoagulant activity: An explanation for the thrombotic complications of heparin-induced thrombocytopenia. Blood 1994;84:3691-3699.
56. Ginsberg JS, Kowalchuk G, Hirsh J, et al: Heparin effect on bone density. Thromb Haemost 1990;64:286-289.
57. Curry N, Bandana EJ, Pirofsky B: Heparin sensitivity: Report of a case. Arch Intern Med 1973;132:744-745.
58. White RW, Sadd JR, Nensel RE: Thrombotic complications of heparin therapy, including six cases of heparin-induced skin necrosis. Ann Surg 1979;190:595-608.
59. O'Kelly R, Magee F, McKenna J: Routine heparin therapy inhibits adrenal aldosterone production. J Clin Endocrinol Metab 1983;56:108-112.
60. Ofosu FA, Barrowcliffe TW: Mechanisms of action of low-molecular-weight heparins and heparinoids. Balliere's Clin Hematol 1990;3:505-529.
61. Andersson LO, Barrowcliffe TW, Holmer E, et al: Molecular weight dependence of the heparin potentiated inhibition of thrombin and activated factor X: Effect of heparin neutralization in plasma. Thromb Res 1979;15:531-541.
62. Young E, Wells PS, Holloway S, et al: Ex-vivo and in-vitro evidence that low-molecular-weight heparins exhibit less binding to plasma proteins than unfractionated heparin. Thromb Haemost 1994;71:300-304.
63. Young E, Cosmi B, Weitz J, Hirsh J: Comparison of the non-specific binding of unfractionated heparin and low-molecular-weight heparin (enoxaparin) to plasma proteins. Thromb Haemost 1993;70:625-630.
64. Barzu T, Molho P, Tobelem G, et al: Binding and endocytosis of heparin by human endothelial cells in culture. Biochem Biophys Acta 1985;845:196-203.

65. Bara L, Billaud E, Gramond G, et al: Comparative pharmacokinetics of a low-molecular-weight heparin (PK 10169) and unfractionated heparin after intravenous and subcutaneous administration. Thromb Res 1985;30:630-636.
66. Handeland GF, Abilgaard U, Holm HA, et al: Dose-adjusted heparin treatment of deep venous thrombosis: A comparison of unfractionated and low-molecular-weight heparin. Eur J Clin Pharmacol 1990;30:107-112.
67. Cadroy Y, Pourrat J, Baladre MF, et al: Delayed elimination of enoxaparin in patients with chronic renal insufficiency. Thromb Res 1991;63:385-390.
68. Frostfeldt G, Ahlberg G, Gustafsson G, et al: Low molecular weight heparin (dalteparin) as adjuvant treatment of thrombolysis in acute myocardial infarction—a pilot study: Biochemical markers in acute coronary syndromes (BIOMACS II). J Am Coll Cardiol 1999;33:627-633.
69. Simoons ML, Krzeminska-Pakula M, Alonso A, et al: Improved reperfusion and clinical outcome with enoxaparin as an adjunct to streptokinase thrombolysis in acute myocardial infarction—the AMI-SK study. Eur Heart J 2002;23:1282-1290.
70. Glick A, Kornowski R, Michowich Y, et al: Reduction of reinfarction and angina with use of low-molecular-weight heparin therapy after streptokinase (and heparin) in acute myocardial infarction. Am J Cardiol 1996;77:1145-1148.
71. Kontny F, Dale J, Abildgaard U, Pedersen TR on behalf of the FRAMI Study Group: Randomized trial of low molecular weight heparin (Dalteparin) in prevention of left ventricular thrombus formation and arterial embolism after acute myocardial infarction: The Fragmin in Acute Myocardial Infarction (FRAMI) Study. J Am Coll Cardiol 1997;30:962-969.
72. The CREATE Trial Group Investigators: Effects of reviparin, a low-molecular-weight heparin, on mortality, reinfarction, and strokes in patients with acute myocardial infarction presenting with ST-segment elevation. JAMA 2005;293:427-436.
73. Ross AM, Molhoek P, Lundergan C, et al: Randomized comparison of enoxaparin, a low-molecular-weight heparin, with unfractionated heparin adjunctive to recombinant tissue plasminogen activator thrombolysis and aspirin. Second Trial of Heparin and Aspirin Reperfusion Therapy (HART II). Circulation 2001;104:648-652.
74. Wallentin L, Goldstein P, Armstrong PW, et al: Efficacy and safety of tenecteplase in combination with the low-molecular-weight heparin enoxaparin or unfractionated heparin in the prehospital setting: The assessment of the safety and efficacy of a new thrombolytic regimen (ASSENT)-3 PLUS randomized trial in acute myocardial infarction. Circulation 2003;108:135-142.
75. The InTIME-II Investigators: Intravenous n-PA for the Treatment of Infarcting Myocardium Early. InTIME-II, a double-blind comparison of single-bolus lanoteplase vs. accelerated alteplase for the treatment of patients with acute myocardial infarction. Eur Heart J 2000;21:2005-2013.
76. Antman EM, Louwerenburg HW, Baars HF, et al: Enoxaparin as adjunctive antithrombin therapy for ST-segment elevation myocardial infarction. Results of the ENTIRE-Thrombolysis in Myocardial Infarction (TIMI) 23 trial. Circulation 2002;105:1642-1649.
77. Baird SH, Menown IBA, McBride SJ, et al: Randomized comparison of enoxaparin with unfractionated heparin following fibrinolytic therapy for acute myocardial infarction. Eur Heart J 2002;23:627-632.
78. Cohen M, Gensini GF, Maritz F, et al: The safety and efficacy of subcutaneous enoxaparin versus intravenous unfractionated heparin and tirofiban versus placebo in the treatment of acute ST-segment elevation myocardial infarction patients ineligible for reperfusion (TETAMI). A randomized trial. J Am Coll Cardiol 2003;42:1348-1356.
79. Yusuf S, Mehta SR, Diaz R, et al: Challenges in the conduct of large simple trials of important generic questions in resource-poor settings: The CREATE and ECLA trial program evaluating GIK (glucose, insulin, and potassium) and low-molecular-weight heparin in acute myocardial infarction. Am Heart J 2004;148:1068-1078.
80. Antman EM, Morrow DA, McCabe CH, et al: Enoxaparin versus unfractionated heparin with fibrinolysis for ST-elevation myocardial infarction. N Engl J Med 2006;354:1477-1488.
81. Fragmin during instability in coronary artery disease (FRISC) Study Group: Low-molecular-weight heparin during instability in coronary artery disease. Lancet 1996;347:561-568.
82. Klein W, Buchwald A, Hillis SE, et al: for the FRIC Investigators. Comparison of low-molecular-weight heparin with unfractionated heparin acutely and with placebo for 6 weeks in the management of unstable coronary artery disease: Fragmin in unstable coronary artery disease study (FRIC). Circulation 1997;96:61-68.
83. Cohen M, Demers C, Gurfinkel EP, et al: for the efficacy and safety of subcutaneous enoxaparin in non-Q-wave coronary events Study Group. A comparison of low-molecular-weight heparin with unfractionated heparin for unstable coronary artery disease. N Engl J Med 1997;337:447-452.
84. Antman E, McCabe CH, Gurfinkel EP, et al for the TIMI 11B Investigators: Enoxaparin prevents death and cardiac ischemic events in unstable angina/non-Q-wave myocardial infarction. Circulation 1999;100:1593-1601.
85. The FRAX.I.S. Study Group: Comparison to two treatment durations (6 days and 14 days) of a low molecular weight heparin with a 6-day treatment of unfractionated heparin in the initial management of unstable angina or non-Q wave myocardial infarction: FRAX.I.S. Eur Heart J 1999;20:1553-1562.
86. Fragmin and fast Revascularisation during Instability in Coronary artery disease (FRISC II) Investigators: Long-term low-molecular-mass heparin in unstable coronary artery disease: FRISC II prospective randomised multicentre study. Lancet 1999;354:701-707.
87. Goodman S, Bigonzi F, Radley D, et al: for the ESSENCE Group. One-year follow-up of the ESSENCE trial (enoxaparin versus heparin in unstable angina and non-Q-wave myocardial infarction). Eur Heart J 1998;50 (Abstract P477).
88. Michalis LK, Katsouras CS, Papamichael N, et al: Enoxaparin versus tinzaparin in non–ST-segment elevation acute coronary syndromes: The EVET Trial. Am Heart J 2003;146:304-310.
89. Katsouras C, Michalis LK, Papmichael N, et al: Enoxaparin versus tinzaparin in non-ST-segment elevation acute coronary syndromes (EVET) trial at 6 months. Am Heart J 2005;150:385-391.
90. Cohen M, Theroux P, Borzak S, et al on behalf of the ACUTE II investigations: Randomized double-blind safety study of enoxaparin versus unfractionated heparin in patients with non-ST-segment elevation acute coronary syndromes treated with tirofiban and aspirin: The ACUTE II Study. Am Heart J 2002;144:470-477.
91. James S, Armstrong P, Califf R, et al: Safety and efficacy of abciximab combined with dalteparin in acute coronary syndromes. Eur Heart J 2002;23:1538-1545.
92. Goodman SG, Fitchett D, Armstrong PW, et al: Randomized evaluation of the safety and efficacy of enoxaparin versus unfractionated heparin in high-risk patients with non ST-segment elevation acute coronary syndromes receiving the glycoprotein IIb/IIIa inhibitor, eptifibatide. Circulation 2003;107:238-244.
93. Blazing MA, De Lemaos JA, White HD, et al for the A to Z investigators: Safety and efficacy of enoxaparin vs. unfractionated heparin in patients with non-ST-segment elevation acute coronary syndromes who receive tirofiban and aspirin. JAMA 2004;292:55-64.
94. Preisack M, Bonan R, Meisner C, et al: Incidence and outcome and prediction of early clinical events following percutaneous transluminal coronary angioplasty: A comparison between treatment of reviparin with unfractionated heparin/placebo (results of a substudy of the REDUCE trial). Eur Heart J 1998;19:1232-1238.
95. Collet JP, Montalescot G, Drobinski G, et al: PTCA without heparin and without coagulation monitoring in unstable angina patients pre-treated with subcutaneous enoxaparin. Circulation 1999;100 (suppl-I):I-188 (abstract).
96. Young J, Kereiakes D, Grines C, et al for the National Investigators Collaborating on Enoxaparin investigators: Low-molecular-weight heparin therapy in percutaneous interventions. J Invasive Cardiol 2000;12(Suppl E):E14-E18.
97. Gore JM, Spencer FA, Goldberg RJ, et al on behalf of the GRACE Investigators: Use of heparins in non-ST-elevation acute coronary syndromes. Am J Med 2007;120:63-71.
98. Ferguson JJ, Califf RM, Antman EM, et al: Enoxparin vs. unfractionated heparin in high-risk patients with non-ST-segment elevation acute coronary syndromes managed with an intended early invasive strategy: Primary results of the SYNERGY randomized trial. JAMA 2004;292:45-54.
99. Berger PB, Mahaffey KW, Meier SJ, et al: Safety and efficacy of only 2 weeks of ticlopidine therapy in patients at increased risk of coronary stent thrombosis: Results from the Antiplatelet Therapy alone versus Lovenox plus Antiplatelet therapy in patients at increased risk of Stent Thrombosis

(ATLAST) trial. Am Heart J 2002;143:841-846.

100. Cairns JA, Gill J, Morton B, et al: Fish oils and low-molecular-weight heparin for the reduction of restenosis after percutaneous transluminal coronary angioplasty: The EMPAR study. Circulation 1996;94:1553-1560.

101. Lablanche JM, McFadden E, Meneveau N, et al: Effect of nadroparin, a low-molecular-weight heparin, on clinical and angiographic restenosis after coronary balloon angioplasty. The FACT study. Circulation 1997;96:3396-3402.

102. Karsch KR, et al: LMWH in Prevention of Restenosis after PTCA, the REDUCE Trial. J Am Coll Cardiol 1996;28:1437-1443.

103. Faxon DP, Spiro TE, Minor S, et al: Low molecular weight heparin in prevention of restenosis after angioplasty: Results of enoxaparin restenosis (ERA) trial. Circulation 1994;90:908-914.

104. Weitz JI: Low-molecular-weight heparins. N Engl J Med 1997;337:688-698.

105. The Thrombolysis in Myocardial Infarction (TIMI) 11A Trial Investigators: Dose ranging trial of enoxaparin for unstable angina: Results of the TIMI 11A. J Am Coll Cardiol 1997;29:1474-1482.

106. Woltzt M, Weltermann A, Nieszpaur-Los M, et al: Studies on the neutralizing effects of protamine on unfractionated and low-molecular-weight heparin (Fragmin) at the site of activation of the coagulation system in man. Thromb Haemost 1995;73:439-443.

107. Van Ryn-McKenna J, Cai L, Ofosu FA, et al: Neutralization of enoxaparin-induced bleeding by protamine sulfate. Thromb Haemost 1990;63:271-274.

108. Warkentin TE, Levine MN, Hirsh J, et al: Heparin-induced thrombocytopenia in patients treated with low-molecular-weight heparin or unfractionated heparin. N Engl J Med 1995;332:1330-1335.

109. Bhandari M, Hirsh J, Weitz JI, et al: The effects of standard and low molecular weight heparin on bone nodule formation in vitro. Thromb Haemost 1998;80:413-417.

110. Shaughnessy SG, Young E, Deschamps P, et al: The effects of low-molecular-weight and standard heparin on calcium loss from fetal rat calvaria. Blood 1995;86:1368-1373.

111. Muir JM, Andrew M, Hirsh J, et al: Histomorphometric analysis of the effects of standard heparin on trabecular bone in vivo. Blood 1996;88:1314-1320.

112. Monreal M, Lafoz E, Olive A, et al: Comparison of subcutaneous unfractionated heparin with low-molecular-weight heparin (Fragmin) in patients with venous thromboembolism and contraindications to Coumadin. Thromb Haemost 1994;71:7-11.

113. Pettila V, Leinohen P, Markkola A, et al: Postpartum bone mineral density in women treated with thromboprophylaxis with unfractionated heparin or LMW heparin. Thromb Haemost 2002;87:182-186.

114. Chong BH, Ismail F, Cade J, et al: Heparin-induced thrombocytopenia: Studies with a new low-molecular-weight heparinoid, Org 10172. Blood 1989;73:1592-1596.

115. Leroy J, Leclerc MN, Delahousse B, et al: Treatment of heparin-associated thrombocytopenia and thrombosis with low-molecular-weight heparin (CY 216). Semin Thromb Haemost 1985;11:327-329.

116. Vitoux JF, Mathier JF, Roncata M, et al: Heparin-associated thrombocytopenia treatment with low-molecular-weight heparin. Thromb Haemost 1986;55:37-39.

117. Horellou MH, Conrad J, Lecrubier C, et al: Persistent heparin-induced thrombocytopenia despite therapy with low-molecular-weight heparin. Thromb Haemost 1986;55:37-39.

118. Boneu B, Necciari J, Cariou R, et al: Pharmacokinetics and tolerance of the natural pentasaccharide (SR90107A/ORG31540) with high affinity to antithrombin III in man. Thromb Haemost 1995;74:1468-1473.

119. Walenga J, Jeske W, Bara L, et al: Biochemical and pharmacological rationale for the development of a synthetic heparin pentasaccharide. Thromb Res 1997;86:1-36.

120. Paolucci F, Clavies M, Donat F, et al: Fondaparinux sodium mechanism of action: Identification of specific binding to purified and human plasma-derived proteins. Clin Pharmacokinet 2002;41:11-18.

121. Eriksson BI, Bauer KA, Lassen MR, et al for the Steering Committee of the Pentasaccharide in Hip Fracture Surgery Study: Fondaparinux compared with enoxaparin for the prevention of venous thromboembolism after hip-fracture surgery. N Engl J Med 2001;345:1340-1342.

122. Turpie AG, Bauer KA, Eriksson BI, Lassen MR for the PENTATHALON 2000 Study Steering Committee: Postoperative fondaparinux versus postoperative enoxaparin for the prevention of venous thromboembolism after elective hip replacement surgery: A randomized double-blind trial. Lancet 2002;359:1721-1726.

123. Bauer KA, Eriksson MD, Lassen MR, et al for the Steering Committee of the Pentasaccharide in Major Knee Surgery Study: Fondaparinux compared with enoxaparin for the prevention of venous thromboembolism after major elective knee surgery. N Engl J Med 2001;345:1305-1310.

124. Eriksson BI, Bauer KA, Lassen MR, et al for the Steering Committee of the Pentasaccharide in Hip Fracture Surgery: Fondaparinux compared with enoxaparin for the prevention of venous thromboembolism after hip fracture surgery. N Engl J Med 2001;345:1298-1304.

125. Turpie AGG, Bauer KA, Eriksson BI, Lassen MR: Fondaparinux vs enoxaparin for the prevention of venous thromboembolism in major orthopedic surgery: A meta-analysis of 4 randomized double-blind studies. Arch Intern Med 2002;162:1833-1840.

126. Buller HR, Davidson BL, Decousus H, et al: Fondaparinux or enoxaparin for the initial treatment of symptomatic deep venous thrombosis: A randomized trial. Ann Intern Med 2004;140:867-873.

127. Buller HR, Davidson BL, Decousus H, et al: Subcutaneous fondaparinux versus intravenous unfractionated heparin in the initial treatment of pulmonary embolism. N Engl J Med 2003;349:1695-1702.

128. Coussement PK, Bassand JP, Convens C, et al for the PENTALYSE Investigators: A synthetic factor Xa inhibitor (ORG31540/SR9017A) as an adjunct to fibrinolysis in acute myocardial infarction. Eur Heart J 2001;22:1716-1724.

129. Yusuf S, Mehta SR, Chrolavicius S, et al: Effects of fondaparinux on mortality and reinfarction in patients with acute ST-segment elevation myocardial infarction: The OASIS 6 randomized trial. JAMA 2006;295:1519-1530.

130. Simoons ML, Bobbink IW, Boland J, et al for the PENTUA Investigators (2004): A dose-finding study of fondaparinux in patients with non-ST-segment elevation with acute coronary syndromes. J Am Coll Cardiol 2004;43:2183-2190.

131. Fifth Organization to Assess Strategies in Acute Ischemic Syndromes Investigators; Yusuf S, Mehta SR, Chrolavicius S, et al: Comparison of fondaparinux and enoxaparin in acute coronary syndromes. N Engl J Med 2006;354:1461-1476.

132. Mehta SR, Steg PG, Granger CB, et al: Randomized, blinded trial comparing fondaparinux with unfractionated heparin in patients undergoing contemporary percutaneous coronary intervention: Arixtra Study in Percutaneous Coronary Intervention: A Randomized Evaluation (ASPIRE) pilot trial. Circulation 2005;111:1390-1397.

133. Warkentin TE, Cook RJ, Marder VJ, et al: Antiplatelet factor 4/heparin antibodies in orthopedic surgery patients receiving antithrombotic prophylaxis with fondaparinux or enoxaparin. Blood 2005;106:3791-3796.

134. Warkentin TE, Maurer BT, Aster RH: Heparin-induced thrombocytopenia associated with fondaparinux (letter). N Engl J Med 2007;356:2653-2654.

135. Matziolis G, Perka C, Disch A, et al: Effects of fondaparinux compared with dalteparin, enoxaparin and unfractionated heparin on human osteoblasts. Calcif Tissue Int 2003;73:379-393.

136. Handschin A, Trentz O, Hoerstrup S, et al: Effect of low molecular weight heparin (dalteparin) and fondaparinux (Arixtra) on human osteoblasts in vitro. Br J Surg 2005;92:177-183.

137. Blijsterveld N, Moons A, Boekholdt S, et al: Ability of recombinant factor VIIa to reverse the anticoagulant effect of the pentasaccharide fondaparinux in healthy volunteers. Circulation 2002;106:2550-2554.

138. Labrange F, Vergnes C, Brun JL, et al: Absence of placental transfer of pentasaccharide (fondaparinux, Arixtra) in the dually perfused human cotyledon in vitro. Thromb Haemost 2002;87:831-835.

139. Dempfle CE: Minor transplacental passage fondaparinux in vivo. N Engl J Med 2004;350:1914-1915 (letter).

140 Harenberg J: Treatment of a woman with lupus and thromboembolism and cutaneous intolerance of heparins using fondaparinux during pregnancy. Thromb Res 2007;119:385-388.

141. Mazzolai L, Hohfeld P, Spertini F, et al: Fondaparinux is a safe alternative in case of heparin intolerance during pregnancy. Blood 2006;108:1569-1570.

142. Fox I, Dawson A, Loyonds P, et al: Anticoagulant activity of Hirulog, a direct thrombin inhibitor, in humans. Thromb Haemost 1993;69:157-163.

143. Stringer KA, Lindenfeld J: Hirudins: Antithrombin anticoagulants. Ann Pharmacother 1992;26:1535-1540.

144. Heras M, Chesebro JH, Webster MWI, et al: Hirudin, heparin and placebo during deep arterial injury in the pig: The in vivo role of thrombin in platelet-mediated thrombosis. Circulation 1990;82:1476-1484.
145. The Direct Thrombin Inhibitor Trialists' Collaborative Group: Direct thrombin inhibitors in acute coronary syndromes: Principal results of a meta-analysis based on individual patient's data. Lancet 2002;359:294-302.
146. Stone SR, Maraganore JM: Hirudin interactions with thrombin. In Berliner LJ (ed): Thrombin: Structure and Function. New York, Plenum Press, 1992;219-228.
147. Rydel TJ, Ravichandran KG, Tulinsky A, et al: The structure of a complex of recombinant hirudin and human α-thrombin. Science 1990;249:277-280.
148. Hosteenge J, Stone JR, Donella-Deane A, et al: The effect of substituting phosphotyrosine for sulphotyrosine on the activity of hirudin. Eur J Biochem 1990;188:55-59.
149. Walenga JM, Pifarre R, Fareed J: Recombinant hirudin as an antithrombotic agent. Drugs Future 1990;14:267-280.
150. Neuhaus KL, von Essen R, Tebbe U, et al: Safety observations from the pilot phase of the randomized r-Hirudin for Improvement of Thrombolysis (HIT-III) Study. A study of the Arbeitsgemeinschaft Leitender Kardiologischer Krankenausarzte (ALKK). Circulation 1994;90:1638-1642.
151. Antman EM for the TIMI 9B Investigators: Hirudin in acute myocardial infarction: Thrombolysis and Thrombin Inhibition in Myocardial Infarction (TIMI) 9B trial. Circulation 1996;94:911-921.
152. The Global Use of Strategies to Open Occluded Coronary Arteries (GUSTO) IIb Investigators: A comparison of recombinant hirudin with heparin for the treatment of acute coronary syndromes. N Engl J Med 1996;335:775-782.
153. Neuhaus KL, Molhoek GP, Zeymer U, et al: Recombinant hirudin (lepirudin) for the improvement of thrombolysis with streptokinase in patients with acute myocardial infarction: Results of the HIT-4 trial. J Am Coll Cardiol 1999;34:966-973.
154. Simes R, Granger C, Antman E, et al: Impact of hirudin versus heparin on mortality and (re)infarction in patients with acute coronary syndromes: A prospective meta-analysis of the GUSTO IIb and TIMI 9B trials. Circulation 1996;94(suppl 1):1-430(abstract).
155. Metz BK, White HD, Granger CB, et al for the Global Use of Strategies to Open Occluded Coronary Arteries in Acute Coronary Syndromes (GUSTO)-IIb Investigators: Randomized comparison of direct thrombin inhibition versus heparin in conjunction with fibrinolytic therapy for acute myocardial infarction: Results from the GUSTO-IIb trial. J Am Coll Cardiol 1998;31:1493-1498.
156. OASIS-2 Investigators: Effects of recombinant hirudin (lepirudin) compared with heparin on death, myocardial infarction, refractory angina, and revascularisation procedures in patients with acute myocardial ischaemia without ST elevation: A randomised trial. Lancet 1999;353:429-438.
157. Fox KAA: Implications of the organization to assess strategies for ischemic syndromes-2 (OASIS-2) study and the results in the context of other trials. Am J Cardiol 1999;84 (suppl 5):26M-31M.
158. Serruys PW, Herrman J-PR, Simon R, for the HELVETICA Investigators: A comparison of hirudin with heparin in the prevention of restenosis after coronary angioplasty. N Engl J Med 1995;333:757-763.
159. Greinacher A, Lubenow N: Recombinant hirudin in clinical practice: Focus on lepirudin. Circulation 2001;103:1479-1484.
160. Greinacher A, Volpel H, Janssens U, et al: Recombinant hirudin (lepirudin) provides safe and effective anticoagulation in patients with the immunologic type of heparin-induced thrombocytopenia: A prospective study. Circulation 1999;99:73-80.
161. Hafner G, Rupprecht HJ, Luz M, et al: Recombinant hirudin as a periprocedural antithrombotic in coronary angioplasty for unstable angina pectoris. Eur Heart J 1996;17:1207-1215.
162. Irami MS, Harvey JW, Sexon RG: Reversal of hirudin-induced bleeding diathesis by prothrombin complex concentrate. Am J Cardiol 1995;75:422-423.
163. Vanholder R, Dhondt A: Recombinant hirudin: Clinical pharmacology and potential applications in nephrology. Biol Drugs 1999;11:417-429.
164. Sorenson B, Ingerslev J: A direct thrombin inhibitor studied by dynamic whole blood clot formation. Hemostatic response to ex-vivo addition of recombinant factor VIIa or activation of prothrombin complex concentrate. Thromb Haemost 2006;93:446-453.
165. Lindhoff-Last E, Bauersachs R: Heparin-induced thrombocytopenia—alternative anticoagulation in pregnancy and lactation. Semin Thromb Hemost 2002;28:439-445.
166. Maraganore JM, Bourdon P, Jablonski J, et al: Design and characterization of hirulogs: A novel class of bivalent peptide inhibitors of thrombin. Biochemistry 1990;29:7095-7101.
167. Witting JI, Bourdon P, Brezniak DV, et al: Thrombin-specific inhibition by slow cleavage of hirulog-1. Biochem J 1992;282:737-743.
168. Lyle TA: Small molecular inhibitors of thrombin. Perspect Drug Discov Design 1993;1:453-460.
169. White HD, Aylward PE, Frey MJ, et al: for the Hirulog Early Reperfusion/Occlusion (HERO) Trial Investigators. Randomized, double-blind comparison of hirulog versus heparin in patients receiving streptokinase and aspirin for acute myocardial infarction (HERO). Circulation 1997;96:2155-2161.
170. Lindon RM, Theroux P, Bonana R, et al: A pilot early angiographic patency study using a direct thrombin inhibitor as adjunctive therapy to streptokinase in acute myocardial infarction. Circulation 1994;89:1567-1572.
171. Theroux P, Perez-Villa F, Waters D, et al: A randomized double-blind comparison of two doses of hirulog or heparin as adjunctive therapy to streptokinase to promote early patency of the infarct-related artery in acute myocardial infarction. Circulation 1994;91:2132-2139.
172. White H for The Hirulog and Early Reperfusion or Occlusion (HERO)-2 Trial Investigators: Thrombin-specific anticoagulation with bivalirudin versus heparin in patients receiving fibrinolytic therapy for acute myocardial infarction: The HERO-2 randomised trial. Lancet 2001;358:1855-1863.
173. Sharma GVRK, Lapsley DE, Vita JA, et al: Usefulness and tolerability of hirulog, a direct thrombin inhibitor in unstable angina pectoris. Am J Cardiol 1993;72:1357-1360.
174. Lindon RM, Theroux P, Juneau M, et al: Initial experience with a direct antithrombin, hirulog, in unstable angina: Anticoagulant, antithrombotic and clinical effects. Circulation 1993;88(part 1):1495-1501.
175. Fuchs J, Cannon CP, and the TIMI 7 Investigators: Hirulog in the treatment of unstable angina: Results of the Thrombin Inhibition in Myocardial Ischemia (TIMI) 7 trial. Circulation 1995;92:727-733.
176. Antman EM, McCabe CH, Braunwald E: Bivalirudin as a replacement for unfractionated heparin in non ST-elevation myocardial infarction: Observations from the TIMI 8 trial. Am Heart J 2002;143:229-234.
177. Bittl JA, Strony J, Brinker J, et al: for the Hirulog Angioplasty Study Investigators. Treatment with bivalirudin (hirulog) as compared with heparin during coronary angioplasty for unstable or post-infarction angina. N Engl J Med 1995;333:764-769.
178. Bittl JA, Chairman BR, Feit F, et al: Bivalirudin versus heparin during coronary angioplasty for unstable or post-infarction angina: Final report reanalysis of the Bivalirudin Angioplasty Study. Am Heart J 2001;142:952-959.
179. Kong DF, Topol EJ, Bittl JA, et al: Clinical outcomes of bivalirudin for ischemic heart disease. Circulation 1999;100:2049-2053.
180. Lincoff AM, Bittl JA, Harrington RA, et al: Bivalirudin and provisional glycoprotein IIb/IIIa blockade compared with heparin and planned glycoprotein IIb/IIIa blockade during percutaneous coronary intervention: REPLACE-2 randomized trial. JAMA 2003;289:853-863.
181. Stone GW, McLaurin BT, Cox DA, et al for the ACUITY Trial investigators: Bivalirudin for patients with acute coronary syndromes. N Engl J Med 2006;355:2203-2216.
182. Stone G: HORIZONS AMI: A prospective, randomized comparison of bivalirudin vs heparin plus glycoprotein IIb/IIIa inhibitors during primary coronary angioplasty in acute myocardial infarction: 30 day results. 19th Transcatheter Cardiovascular Therpeutics Meeting (Late Breaking Trial Session). 2007; Washington DC.
183. Fitzgerald D, Murphy N: Argatroban: A synthetic thrombin inhibitor of low relative molecular mass. Coronary Artery Dis 1996;7:455-458.
184. Vermeer F, Vahanian A, Fels PW, et al for the ARGAMI Study Group: Argatroban and alteplase in patients with acute myocardial infarction: The ARGAMI Study. J Thromb Thrombolysis 2000;10:233-240.
185. Kaplinsky E: Direct antithrombin-argatroban in acute myocardial infarction (ARGAMI-2). In late breaking clinical trials edited by Alderman A. J Am Coll Cardiol 1998;32:1-7.
186. Eriksson UG, Johansson L, Frison L, et al: Single and repeated oral dosing of H376/95, a prodrug of the direct thrombin inhibitor melagatran, to young healthy male subjects. Blood 1999;94:26a (abstract #101).

187. Gustafsson D, Nystrom J-E, Carlsson S, et al: Pharmacodynamic properties of H376/95, a prodrug of the direct thrombin inhibitor melagatran, intended for oral use. Blood 1999;94:26a (abstract #102).
188. Testa L, Andreotti F, Biondi Zoccai GG, et al: Ximelagatran/melagatran against conventional anticoagulation: A meta-analysis based on 22,639 patients. Int J Cardiol 2007;122:117-124.
189. Lee WM, Larey D, Olsson R, et al: Hepatic findings in long-term clinical trials of ximelagatran. Drug Safety 2005;28:351-370.
190. Blech S, Ebner T, Ludwig-Schwellinger E, et al: The metabolism and disposition of the oral direct thrombin inhibitor, dabigatran, in humans. Drug Metab Dispos 2008;36:386-399.
191. Eriksson BI, Dahl OD, Buller HR, et al: A new direct thrombin inhibitor, dabigatran etexilate, compared with enoxaparin for prevention of thromboembolic events following total hip or knee replacement: The BISTRO II randomized trial. J Thromb Haemost 2005;3:103-111.
192. Eriksson BI, Dahl OE, Rosencher N, et al: Oral anticoagulant, dabigatran etexilate, vs. enoxaparin for the prevention of venous thromboembolism after total knee replacement surgery: The RE-MODEL trial. J Thromb Haemost 2007;5:2178-2185.
193. Eriksson BI, Dahl OD, Rosencher N, et al: Dabigatran etexilate versus enoxaparin for prevention of venous thromboembolism after total hip replacement: A randomized, double-blind non-inferiority trial. Lancet 2007;370:949-956.
194. Caprini JA, Hwang E, Hantel S, et al: The oral direct thrombin inhibitor, dabigatran etexilate, is effective and safe for prevention of major venous thromboembolism following major orthopedic surgery. J Thromb Haemost 2007;5(Suppl 2):O-W-050.
195. Ezekowitz M, Reilly PA, Nehmiz G, et al: Dabigatran with or without aspirin compared with warfarin alone in patients with nonvalvular atrial fibrillation (PETRO Study). Am J Cardiol 2007;100:1419-1426.
196. Connolly S, Ezekowitz M, Yusuf S, et al: Dabigatran versus warfarin in patients with atrial fibrillation. N Engl J Med 2009;361:1139-1151.
197. Girard TJ, MacPhail LA, Likert KM, et al: Inhibition of factor VIIa-tissue factor coagulation activity by a hybrid protein. Science 1990;248:1421-1424.
198. Broze GJ, Jr: Tissue factor pathway inhibitor. Thromb Haemost 1995;74:90-93.
199. Oltrona L, Speidel CM, Recchia D, et al: Inhibition of tissue factor-mediated coagulation markedly attenuates stenosis after balloon-induced arterial injury in minipigs. Circulation 1997;96:646-652.
200. Creasey AA, Chang AC, Feigen L, et al: Tissue factor pathway inhibitor reduces mortality from Escherichia coli septic shock. J Clin Invest 1993;91:2850-2856.
201. Elsayed YA, Nakagawa K, Kamikubo YI, et al: Effects of recombinant human tissue factor pathway inhibitor on thrombus formation and its in vivo distribution in a rat DIC model. Am J Clin Pathol 1996;106:574-583.
202. Bajaj MS, Bajaj SP: Tissue factor pathway inhibitor: Potential therapeutic applications. Thromb Haemost. 1997;78:471-477.
203. Creasey AA, Reihart K: Tissue factor pathway inhibitor activity in severe sepsis. Crit Care Med 2001;29 (Suppl 7):S126-S129.
204. Abraham E, Reinhart K, Opal S, et al: Efficacy and safety of tifacogin (recombinant tissue factor pathway inhibitor) in severe sepsis: A randomized controlled trial. JAMA 2003;290:238-247.
205. Stassens P, Bergum PW, Gansemans Y, et al: Anticoagulant repertoire of the hookworm Ancylostoma caninim. Proc Natl Acad Sci USA 1996;93:2149-2154.
206. Lee A, Agnelli G, Buller H, et al: Dose-response study of recombinant factor VIIa/tissue factor inhibitor recombinant nematode anticoagulant protein c2 in prevention of postoperative venous thromboembolism in patients undergoing total knee replacement. Circulation 2001;104:74-78.
207. Giugliano RP, Wiviott SD, Stone PH for the ANTHEM-TIMI 32 investigators: Recombinant nematode anticoagulant protein c2 in patients with non-ST-segment elevation acute coronary syndromes. J Am Coll Cardiol 2007;49:2398-2407.
208. Moons AH, Peters RJ, Bijsterveld NR, et al: Recombinant nematode anticoagulant protein c2, an inhibitor of the tissue factor/factor VIIa complex, in patients undergoing elective coronary angioplasty. J Am Coll Cardiol 2003;41:2147-2153.
209. Banner DW, D'Arcy A, Chene C, et al: The crystal structure of the complex of blood coagulation factor VIIa with soluble tissue factor. Nature 1996;380:41-46.
210. Harker LA, Hanson SR, Kelly AB: Antithrombotic strategies targeting thrombin activities, thrombin receptors and thrombin generation. Thromb Haemost 1997;78:736-741.
211. Arnljots B, Ezban M, Hedner U: Prevention of experimental arterial thrombosis by topical administration of active site-inactivated factor VIIa. J Vasc Surg 1997;25:341-346.
212. Golino P, Ragni M, Cirillo P, et al: Antithrombotic effects of recombinant human, active site-blocked factor VIIa in a rabbit model of recurrent and arterial thrombosis. Circ Res 1998;82:39-46.
213. Jang Y, Guzman LA, Lincoff AM, et al: Influence of blockade at specific levels of the coagulation cascade on restenosis in a rabbit atherosclerotic femoral artery injury model. Circulation 1995;92:3041-3050.
214. Giesen PL, Rauch U, Bohrmann B, et al: Blood-borne tissue factor: Another view of thrombosis. Proc Natl Acad Scie USA 1999;96:2311-2315.
215. Lincoff AM: First clinical investigation of a tissue factor inhibitor administered during percutaneous coronary revascularization: A randomized, double-blind, dose-escalation trial assessing safety and efficacy of FFR-FVIIa in percutaneous transluminal coronary angioplasty (ASIS) trial. J Am Coll Cardiol 2000;36:312 (abstract).
216. Hoffman M, Monroe DM, Oliver JA, et al: Factors IXa and Xa play distinct roles in tissue-dependent initiation of coagulation. Blood 1995;86:1794-1801.
217. Rusconi CP, Scardino E, Layzer J, et al: RNA aptamers as reversible antagonists of coagulation factor IXa. Nature 2002;419:90-104.
218. Dyke CK, Steinhubl SR, Kleiman SN, et al: First-in-human experience of an antidote-controlled anticoagulant using RNA aptamer technology: A phase 1a pharmacodynamic evaluation of a drug antidote pair for the controlled regulation of factor IXa activity. Circulation 2006;114:2490-2497.
219. Nimjee SM, Keys JR, Pitoc GA, et al: A novel antidote-controlled anticoagulant reduces thrombin generation and inflammation and improves cardiac function in cardiopulmonary bypass surgery. Mol Ther 2006;14:408-415.
220. Rothlein R, Shen JM, Naser N, et al: TTP889, a novel orally active partial inhibitor of factor IXa inhibits clotting in two a/v shunt models without prolonging bleeding times. Blood 2005;106:188 (abstract).
221. Eriksson BI, Dahl OE, Lassen MR, et al for the FIXIT Study Group: Partial factor IXa inhibition with TTP889 for prevention of venous thromboembolism: An exploratory study. J Thromb Haemost 2008;6:457-463.
222. Eisengberg PR, Siegel JE, Abendschein DR, et al: Importance of factor Xa in determining the procoagulant activity of whole-blood clots. J Clin Invest 1993;91:1877-1883.
223. Vlasuk GP: Structural and functional characterization of tick anticoagulant peptide (TAP): a potent and selective inhibitor of blood coagulation factor Xa. Thromb Haemost 1993;70:212-216.
224. Tuszyuski G, Gasic TB, Gasic GJ: Isolation and characterization of antistasin. J Biol Chem 1987;262:9718-9723.
225. Dunwidddie C, Thornberry NA, Bull HG, et al: Antistasin: a leech-derived inhibitor of factor Xa: Kinetic analysis of enzyme inhibition and identification of the reactive site. J Biol Chem 1989;264;16694-16699.
226. Beimond BJ, Friederich PW, Levi M, et al: Comparison of sustained antithrombotic effects of inhibitors of thrombin and factor Xa in experimental thrombosis. Circulation 1996;93:153-160.
227. Orvim U, Barstad RM, Vlasuk GP, et al: Effect of selective factor Xa inhibition on arterial thrombus formation triggered by tissue factor/factor VIIa or collagen in an ex vivo model of shear-dependent human thrombogenesis. Arterioscler Thromb Vasc Biol 1995;15:2188-2194.
228. Ragosta M, Gimple LW, Gertz SD, et al: Specific factor Xa inhibition reduces restenosis after balloon angioplasty of atherosclerotic femoral arteries in rabbits. Circulation 1994;89:1262-1271.
229. Herbert JM, Bernat A, Dol F, et al: DX-9065a, a novel synthetic, selective and orally active inhibitor of factor Xa: in vitro and in vivo studies. J Pharmacol Exper Ther 1996;276:1030-1038.
230. Murayama N, Tanaka M, Kunitada S, et al: Tolerability, pharmacokinetics and pharmacodynamics of DX-9065a, a new synthetic potent anticoagulant and specific factor Xa inhibitor, in healthy male volunteers. Clin Parmacol Ther 199;66:258-264.
231. Alexander JH, Yang H, Becker RC, et al: First experience with direct, selective factor Xa inhibition in patients with non-ST-elevation acute coronary syndromes: Results of the XaNADU-ACS Trial. J Thromb Haemost 2005;3:436-438.
232. Alexander JH, Cyke CK, Yang H, et al: Initial experience with factor Xa inhibition in percutaneous coronary intervention: the XaNADU-PCI

pilot. J Thromb Haemost 2004;2:234-241.
233. Paccaly A, Ozooux ML, Chu V, et al: Pharmacodynamic markers in the early clinical assessment of otamixaban, a direct factor Xa inhibitor. Thromb Haemost 2005;94:1156-1163.
234. Hinder M, Frick A, Jordaan P, et al: Direct and rapid inhibition of factor Xa by otamixaban: A pharmacokinetic and pharmacodynamic investigation in patients with coronary artery disease. Clin Pharmacol Ther. 2006;80:691-702.
235. Cohen M, Bhatt DL, Alexander JH et al on behalf of the SEPIA-PCI Trial investigators: Randomized, double-blind dose-ranging study of otamixaban, a novel parenteral direct factor Xa inhibitor, percutaneous coronary intervention. The SEPIA-PCT Trial. Circulation 2007;115:2642-2651.
235a. Sabatine MS, Antman EM, Widimsky P, et al: Otamixaban for the treatment of patients with non–ST-elevation acute coronary syndromes (SEPIA-ACS1 TIMI 42): a randomised, double-blind, active-controlled, phase 2 trial. Lancet 2009;11:787-795.
236. Kan H, Bing H, Grace JI, et al: Preclinical pharmacokinetic and metabolism of apixaban, a potent and selective factor Xa inhibitor. Blood 2006;108:273a, (abstract 910).
237. Lassen MR, Davidson BL, Gallus A, et al: The efficacy of safety of apixaban, an oral direct factor Xa inhibitor, as thromboprophylaxis in patients following total knee replacement. J Thromb Haemost 2007;5:2368-2375.
238. Feng Y, Li LY, Shenker A, Pfiser M, Yu Z: Exposure-clinical outcome modeling and simulation to facilitate dose selection of apixaban in subjects undergoing elective total knee replacement surgery. J Thromb Haemost 2007;5(Suppl 2):P-M-663.
239. Buller HR for the Botticelli Investigators. Late-breaking clinical trial: a dose finding study of the oral direct factor Xa inhibitor apixaban in the treatment of patients with acute symptomatic deep vein thrombosis. J Thromb Haemsot 2007;5(Suppl 2):O-S-003.
240. Kubitza D, Becka M, Wensing G, et al: Safety and pharmacodynamics of BAY 59-7959—an oral direct factor Xa inhibitor—after multiple dosing in healthy male subjects. Eur J Clin Pharmacol 2005;61:873-880.
241. Eriksson BI, Borris LC, Dahl OE, et al: Dose-escalation study of rivaroxaban (BAY 59-7939)—an oral direct factor Xa inhibitor—for the prevention of venous thromboembolism in patients undergoing total hip replacement. Thromb Res 2007;120:685-693.
242. Eriksson BI, Borris L, Dahl OE, et al: Oral direct factor Xa inhibition with BAY 59-7939 for the prevention of venous thromboembolism after total hip replacement. J Thromb Haemost 2006;4:121-128.
243. Turpie AG, Fisher WD, Bauer KA, et al: Bay 59-7939: an oral direct factor Xa inhibitor for the prevention of venous thromboembolism in patients after total knee replacement. A phase II dose-ranging study. J Thromb Haemost 2005;3:2479-2486.
244. Fisher W, Eriksson B, Bauer KA, at al: Rivaroxaban for thromboprophylaxis after orthopedic surgery: Pooled analysis of two studies. Thromb Haemost 2007;97:931-937.
245. Eriksson BI, Borris LC, Dahl OE, et al: A once daily, oral, direct factor Xa inhibitor, rivaroxaban (BAY 59-7939) for thromboprophylaxis after total hip replacement. Circulation 2006;114:2374-2381.
246. Eriksson BI, Borris LC, Friedman RJ, et al: Oral rivaroxaban compared with subcutaneous enoxaparin for extended thromboprophylaxis after total hip arthroplasty: The RECORD 1 Trial. Blood 2007;110:9a (abstract #6).
247. Kakkar AK, Brenner B, Dahl OE, et al: Extended thromboprophylaxis with rivaroxaban compared with enoxaparin after total hip arthroplasty: The RECORD 2 Trial. Blood 2007;110:97a (abstract #307).
248. Lassen MR, Turpie AGG, Rosencher N, et al: Rivaroxaban—an oral direct factor Xa inhibitor—for thromboprophylaxis after total knee arthroplasty: the RECORD 3 Trial. Blood 2007:110:97a (abstract #308).
249. Agnelli G, Gallus A, Goldhaber S, et al: Treatment of acute, symptomatic, proximal deep vein thrombosis with the oral, direct factor Xa inhibitor rivaroxaban (BAY 59-7939) —the ODIXa-DVT (Oral Direct Factor Xa Inhibitor BAY 59-7939 in Patients with Acute Symptomatic Deep Vein Thrombosis) Study. Circulation 2007;116: 180-187.
250. Buller HR, on behalf of the EINSTEIN-DVT study group: Once-daily treatment with an oral direct factor Xa inhibitor—rivaroxaban (BAY 59-7939)-in patients with acute, symptomatic deep vein thrombosis. The EINSTEIN-DVT dose-finding study. Eur Heart J 2006;27(suppl):761 (abstract P4568).
251. Haertlein B, Parry TJ, Chen C, et al: Rivaroxaban—an oral direct factor Xa inhibitor—prevents arterial thrombotic occlusion in electrically injured rat carotid arteries. Blood 2007;110:69b (abstract #4003).
252. Agnelli G, Haas SK, Ginsberg JS, et al: A phase II study of the oral factor Xa inhibitor LY517717 for the prevention of venous thromboembolism following hip or knee replacement. J Thromb Haemost 2007;5:746-753.
253. Eriksson BI, Turpie AG, Lassen MR, et al: YM 150, an oral direct factor Xa inhibitor, as prophylaxis for venous thromboembolism in patients with elective primary hip replacement surgery. A dose escalation study. Blood 2005;106:530a (abstract #1865).
254. Turpie AG, Gent M, Bauer K, et al: Evaluation of the factor Xa (Fxa) inhibitor, PRT054021 against enoxaparin in a randomized trial for the prevention of venous thromboembolic events after total knee replacement (EXPERT). J Thromb Haemost 2007;5 (abstract P-T-652).
255. Hebert JM, Herault JP, Bernat A, et al: Biochemical and pharmacological properties of SANORG 34006, a potent and long-acting pentasaccharide. Blood 1998;91:4197-4205.
256. The Persist Investigators: A novel long-acting synthetic factor Xa inhibitor (SanOrg34006) to replace warfarin for secondary prevention in deep vein thrombosis. A phase II evaluation. J Thromb Haemost 2004;2:47-53.
257. The Van Gogh Investigators: Idraparinux versus standard therapy for venous thromboembolic disease. N Engl J Med 2007;359:1094-1104.
258. The Van Gogh Investigators: Extended prophylaxis of venous thromboembolism with idraparinux. N Engl J Med 2007;357:1105-1112.
259. Amadeus Investigators: Comparison of idraparinux with vitamin K antagonists for prevention of thromboembolism in patients with atrial fibrillation: A randomised, open-label, non-inferiority trial. The Lancet 2008;371:315-321.
260. Hebert JM, Herault JP, Bernat A, et al: SR123781A, A synthetic heparin mimetic. Thromb Haemost 2001;85:852-860.
261. Becker DL, Fredenburgh JC, Stafford AR, et al: Exosites 1 and 2 are essential for protection of fibrin-bound thrombin from heparin-catalyzed inhibition by antithrombin and heparin cofactor II. J Biol Chem 1999;274;6226-6233.
262. Herault JP, Cappelle M, Bernat A, et al: Effect of SANORG 123781A, a synthetic hexadecasaccharide, on clot-bound thrombin and factor Xa in vitro and in vivo. J Thromb Haemost 2003;1:1959-1965.
263. Bernard GR, Vincent JL, Laterre PF, et al: Efficacy and safety of recombinant activated protein C for severe sepsis. N Engl J Med 2001;344:699-709.
264. Abraham E, Laterre PF, Garg R, et al: Drotrecogin alpha (activated) for adults with severe sepsis and a low risk of death. N Engl J Med 2005;353:1332-1341.
265. Nadel S, Goldstein B, Williams MD, et al for the RESOLVE study group: Drotrecogin alpha (activated) in children with severe sepsis: a multicentre phase III randomized controlled trial. Lancet 2007;369:836-843.
266. Parkinson JF, Grinnell BW, Moore RE, et al: Stable expression of a secretable deletion mutation of recombinant human thrombomodulin in mammalian cells. J Biol Chem 1990;265:12602-12610.
267. Gomi L, Zushi M, Honda G, et al: Antithrombotic effect of recombinant human thrombomodulin on thrombin-induced thromboembolism in mice. Blood 1990;75:1369-1399.
268. Aoki Y, Ohishi R, Takei R, et al: Effects of recombinant human soluble thrombomodulin (rhs-TM) on a rat model of disseminated intravascular coagulation with decreased levels of plasma antithrombin III. Thromb Haemost 1994;71:452-455.
269. Kearon C, Comp P, Douketis JD, et al: Dose-response study of recombinant human soluble thrombomodulin (ART-123) in the prevention of venous thromboembolism after total hip replacement. J Thromb Haemost 2005;3:962-968.
270. Saito H, Maruyama I, Shimazak S, et al: Efficacy and safety of recombinant human soluble thrombomodulin (ART-123) in disseminated intravascular coagulation: results of a phase III randomized double-blind clinical trial. J Thromb Haemost 2007;5:31-34.
271. Ansell J, Hirsh J, Poller L: The pharmacology and management of the vitamin K antagonists: the Seventh ACCP Conference on Antithrombotic and Thrombolytic Therapy. Chest 2004;126:204S-234S.
272. Sixty-Plus Reinfarction Study Research Group: A double-blind trial to assess long-term anticoagulant therapy in elderly patients after myocardial infarction. Lancet 1980;ii:989-994.
273. Smith P, Arnesen H, Holme I: The effect of warfarin on mortality and reinfarction after myocardial infarction. New Engl J Med

1998;323:147-152.
274. Anticoagulants in the Secondary Prevention of Events in Coronary Thrombosis (ASPECT) Research Group: The effect of long-term oral anticoagulant treatment on mortality and cardiovascular morbidity after myocardial infarction. Lancet 1994;343:499-503.
275. Breddin K, Loew D, Ledner K, et al: Secondary prevention of myocardial infarction: A comparison of acetylsalicylic acid, placebo, and phenprocoumon. Haemostasis 1980;9:325-344.
276. Van Es RF, Jonker JJ, Verheugt FW, et al: Aspirin and coumadin after acute coronary syndromes (the ASPECT-2) study: A randomized controlled trial. Lancet 2002;360:109-113.
277. Anand S: Oral anticoagulants in patients with coronary artery disease: An inexpensive and effective strategy. Thromb Res 2003;109:149-161.
278. Harrington RA, Becker RC, Ezekowitz M, et al: Antithrombotic therapy for coronary artery disease: the Seventh ACCP Consensus Conference on Antithrombotic and Thrombolytic Therapy. Chest 2004;126:513S-548S.
279. Ebert RV: Long-term anticoagulant therapy after myocardial infarction. JAMA 1969;207:2263-2267.
280. Medical Research Council Working party: An assessment of long-term anticoagulant administration after myocardial infarction. BMJ 1964;2:837-843.
281. Hurlen M, Abdelnoor M, Smith P, et al: Warfarin, aspirin, or both after myocardial infarction. N Engl J Med 2002;347:969-974.
282. Coumadin Aspirin Reinfarction Study (CARS) Investigators: Randomized double-blind trial of fixed low-dose warfarin with aspirin after myocardial infarction. Lancet 1997;389-396.
283. Fiore LD, Ezekowitz M, Brophy MT, et al for the CHAMP study group: Department of Veterans Affairs Cooperative Studies Program: Clinical trial comparing combined warfarin and aspirin with aspirin alone in survivors of acute myocardial infarction. Primary results of the CHAMP study. Circulation 2002;105:557-563.
284. Anand SS, Yusuf S, Pogue J, et al: Long-term oral anticoagulant therapy in patients with unstable angina or suspected non-Q-wave myocardial infarction: Organisation to Assess Strategies for Ischemic Syndrome (OASIS) pilot study results. Circulation 1998;98:1064-1070.
285. The Medical Research Council's General Practice Research Framework: Thrombosis prevention trial: randomised trial of low-intensity oral anticoagulation with warfarin and low-dose aspirin in the primary prevention of ischaemic heart disease in men at increased risk. Lancet 1998;351:233-241.
286. The Warfarin Antiplatelet Vascular Evaluation Trial Investigators: Oral anticoagulant and antiplatelet therapy and peripheral arterial disease. N Engl J Med 2007;357:217-227.
287. Yin T, Miyata T: Warfarin dose and the pharmacogenomics of CYP2C9 and VKORC1—rationale and perspectives. Thromb Res 2007;120:1-10.
288. Broekmans AW, Bertina RM, Loeliger EA, et al: Protein C and the development of skin necrosis during anticoagulant therapy (letter). Thromb Haemostas 1983;49:251.
289. Bates SM, Greer IA, Hirsh J, Ginsberg JS: Use of antithrombotic agents during pregnancy. The Seventh ACCP Conference on Antithrombotic and Thrombolytic Therapy. Chest 2004;126:627S-644S.
290. Wells PS, Holbrook AM, Crowther M, et al: Interactions of warfarin with drugs and food. Ann Intern Med 1994;121:676-683.

第 23 章

β- 受体阻滞剂、钙通道阻滞剂、雷诺嗪、硝酸酯类和一氧化氮释放药物在急性冠状动脉综合征中的应用

Patrick Commerford 和 Lionel H. Opie

目前，对急性冠状动脉综合征（ACS）的处理多关注在抗栓和抗血小板药物和血管重建方式和时机的选择。除了一些值得注意的例外，多年来，很少评估 β- 受体阻滞剂、钙通道阻滞剂和通过其他机制缓解缺血症状的药物。许多建议基于小样本研究，而这些研究是在广泛应用血管重建（介入治疗或溶栓）作为治疗之前实施的，同时也是在新型抗凝药物和口服和静脉抗血小板药物得到使用之前，而这些药物对治疗 ACS 起革命性作用。同样重要的是要认识到在早期研究实施的同时，其治疗策略随后证明是有害的，因此抛弃了这种治疗策略，这可能混淆了对研究结果的解释。例如，在 ISIS-I 研究中，对照组有较多的患者接受了钙通道阻滞剂 [1] 治疗，而现在该治疗已废弃不用。ACS 定义的改变同样致使信息解释困难，对于解释旧的研究也有问题。

过去认为不稳定型心绞痛（UA）和心肌梗死的临床表现综合征有本质区别，各种研究也正是基于此。现在认识到，需要做出重要的治疗决定时，很难区分二者，特别是在早期的几个小时。更准确的说，UA 和心肌梗死各是连续事件的一部分，任何具体患者的诊断可能随时间、重复的实验室检测或 ECG 的演变而改变。通常不能直接将早期知识以及应用 β- 受体阻滞剂、钙通道阻滞剂和其他药物治疗的临床经验应用于现代 ACS 治疗。

药理学性质

β- 受体阻滞剂主要通过降低心肌耗氧起作用，同时通过负性变时和负性肌力作用降低心率、每搏输出量和血压。鲜为人知的降低血液游离脂肪酸水平对代谢的影响是改善缺血心肌的新陈代谢。实验性研究表明，β- 受体阻滞剂提高室颤阈值，证实其也有抗心律失常作用，临床研究表明其可降低心源性猝死的相对风险 [2]。舒张期延长使心率减缓，进而增加冠状动脉舒张期血供，因此增加心肌灌注。心肌梗死后应用 β- 受体阻滞剂配合其他药物治疗改善左室功能，可能逆转不良心室重构 [3, 4]。

钙通道阻滞剂都是强效的血管扩张剂。减轻后负荷可降低心肌需氧量，同时冠状动脉扩张能增加供氧。非二氢吡啶类药物，如维拉帕米和地尔硫卓，有负性肌力作用，可轻度降低心率。

硝酸酯类药物通过在平滑肌细胞内形成一氧化氮，进而通过刺激鸟苷酸环化酶形成血管扩张剂 cGMP 起作用 [5]。它们通过多种不同机制发挥抗缺血作用，是强效的血管和外周静脉池扩张剂，减少静脉回流，减少心室容量负荷从而降低心室壁张力，进而降低心肌需氧量。降低主动脉收缩压有类似的益处。左室舒张末压降低提高跨心肌灌注梯度压，心内膜下冠状动脉灌注改善心肌供氧。对外周的这些影响可能比其直接扩张大的冠状动脉和小动脉的作用更重要，缓解心外膜冠状动脉痉挛或动态狭窄，扩张侧支循环，这能直接改善心肌供氧。

与本章讨论的其他药物不同，雷诺嗪缓解心肌缺血而对心率和血压无显著影响 [6]。它有两种作用机制。首先，强调其作用机制为部分脂肪酸氧化抑制剂，这和曲美他嗪类似。再者，最近更加强调其抑制心肌复极的内向钠电流（I_{Na}）晚期。这个电流在心肌缺血时更加活跃，可增加细胞内钠离子，进而提高钙离子浓度。细胞内钙离子增加可能使舒张功能受损，导致突发室性心律失常。

β- 受体阻滞剂的性质

有时将 β- 受体阻滞剂分为几代。第一代药物，例如普萘洛尔，非选择性阻断所有 β- 受体（β_1 和 β_2）。第二代药物，例如阿替洛尔、美托洛尔、醋丁洛尔、比索洛尔和其他，小剂量应用时可相对选择性阻断 β_1- 受体（只要分布在心肌）。第三代药物有血管扩张作用，通过以下 3 种机制起作用：①增加 α- 肾上腺素能受体阻断作用，例如拉贝洛尔和卡维地洛；②释放一氧化氮，例如奈必洛尔（详见“一氧化氮释放药物”节）；③增加内在拟交感活性，目前较少应用，例如吲哚洛尔。其他无扩血管作用的 β- 受体阻滞剂通过不可逆激活 α- 肾上腺素能受体有促进全身血管和冠状动脉血管收缩的倾向。

不同的 β- 受体阻滞剂在药物代谢动力学方面有显著差异，其半衰期分布范围广，脂溶性和水溶性各不相同。很少有令人信服的证据表明其中任一性质有显著的治疗优势。单纯的临床逻辑思维倾向于在血流动力学不稳定的

ACS 患者应用短效药物，但是，矛盾的是现有的获益证据多来源于长效药物。

钙通道阻滞剂的性质

钙通道阻滞剂按传统分为以下几种：①血管活性作用占主导地位的二氢吡啶类药物，其中硝苯地平是第一代药物，氨氯地平和非洛地平是第二代药物；②心脏活性作用占主导的非二氢吡啶类药物，同时也称为减缓心率药物。两种钙通道阻滞剂，尤其是二氢吡啶类药物，抑制血管长效钙离子通道，减少钙离子内流，导致血管扩张。另一种已深入试验性研究的血管作用过程是增加血管内皮产生的一氧化氮，这个过程能通过一氧化氮的舒血管和抗血小板作用起保护作用。维拉帕米和地尔硫卓具有轻度的降低心率和负性肌力作用，这种作用与外周血管扩张作用共同降低心肌耗氧。ACS 患者应用二氢吡啶类药物时，尤其是应用短效硝苯地平，其显著的外周血管扩张作用将刺激交感神经反射性心动过速，这也许能解释硝苯地平导致不良反应发生的原因。

β- 受体阻滞剂在 ACS 患者的应用

β- 受体阻滞剂在 STEMI 患者中的应用

STEMI 患者应用 β- 受体阻滞剂在降低发病率和死亡率方面获益的证据最优。1999 年发表的一项全面的系统回顾和荟萃回归分析表明，长期试验中患者死亡率降低 29%，而短期试验中死亡率轻度降低 4%[7]。死亡率降低的获益部分原因是猝死发生率的降低。大部分指南仍然建议心肌梗死后患者应用 β- 受体阻滞剂治疗 [8, 9]。已全面深入回顾同期的有关心肌梗死后患者应用 β- 受体阻滞剂治疗的证据基础和实践考虑 [10]。该建议基于的许多该时期的关键研究是在抗血小板药物、溶栓和直接 PCI 成为常规治疗之前实施的。心肌梗死后患者应用 β- 受体阻滞剂获益的证据是如此之好，以至于认为给出院患者开具 7 天该药处方是医疗品质的标志。现在，这一治疗已广泛接受并普遍实施，使得它不再成为医疗品质的有用标志 [11]。

虽然早期的研究结果有利并且随后应用在发生心肌梗死的患者的恢复期，但是，关键的问题仍然是：

（1）早期静脉应用 β- 受体阻滞剂的作用是什么？

（2）直接 PCI 的患者是否从应用 β- 受体阻滞剂治疗中获益？

（3）心肌梗死后早期发生心力衰竭的患者应用 β- 受体阻滞剂的作用是什么？

（4）传统的 β- 受体阻滞剂禁忌证是否仍适用于 STEMI 患者？

（5）如果早期口服 β- 受体阻滞剂的证据确实适用于目前的实践，那么可供选择的药物和剂量是什么？

早期应用 β- 受体阻滞剂　20 世纪 80 ～ 90 年代，许多试验研究在怀疑 STEMI 的患者早期静脉随后口服 β- 受体阻滞剂的治疗方案（见表 23-1）。总的来说，这些研究的结论解释为，在相对低风险的患者应用该治疗安全和有一定效果，1000 例接受治疗的患者可预防 6 例死亡（ISIS-I）[1]。对于早期应用 β- 受体阻滞剂治疗（尤其是静脉应用）和标准治疗之间一直存在不确定性，意见各不相同 [12, 13]，实践也有较大区别 [14]。尚无大规模研究早期口服 β- 受体阻滞剂对比安慰剂疗效间的差异（见表 23-1）。

除静脉应用外，所有药物均口服。除 HINT 研究外，所有研究均怀疑或支持 STEMI 患者早期应用 β- 受体阻滞剂。

COMMIT 研究　这些考虑促进了 COMMIT 研究的实施，该研究入选发病 24 小时内的患者 45 852 例，将其随机分为 2 组，1 组静脉并随后口服美托洛尔，另一组应用安慰剂 [15]。

大部分患者是 STEMI 或左束支传导阻滞，大约 50% 接受了溶栓治疗。允许纳入伴随轻微心力衰竭的患者，其中 20% 入院时评估为 Killip Ⅱ级，5% 为 Killip Ⅲ级。之前用过 β- 受体阻滞剂的患者未列入排除标准。如果心率能控制在 50 次 / 分以上并且收缩压在 90mmHg 以上，则分次给予美托洛尔，每次 5mg 2 ～ 3 分钟内静推，直到总量达 15mg。随后，给予美托洛尔 50mg 口服，在第一天每 6 小时给一次，然后以每日 200mg 缓释剂维持。

这个最大的在 STEMI 患者早期静脉应用 β- 受体阻滞剂的研究中，不管是首要终点事件死亡，还是死亡、再次梗死和心脏骤停的复合终点事件发生率，都未因给予美托洛尔而降低。每 1000 例平均接受 15 天治疗的患者中，美托洛尔组较安慰剂组少 1 例死亡患者（7.7% vs 7.8%），少 5 例再发心肌梗死的患者，少 5 例发生心室颤动的患者。相反，美托洛尔组发生心源性休克、心力衰竭、持续性低血压和心动过缓的事件增多（共发生 88 次事件）。休克最经常发生在开始治疗的 24 小时内，并且年龄＞ 70 岁、收缩压＜ 120mmHg、心率＞ 110 次 / 分或有心力衰竭症状的患者心源性休克发生率较高。研究者指出，虽然结论倾向于在低危发生休克的患者组中有净获益，但是，不能可靠地识别在哪类特定的患者中早期给予 β- 受体阻滞剂治疗的获益超过不良反应。这种获益呈时间依赖性，与早期发生心源性休克风险相比，发生再次梗死和心室颤动的风险逐渐降低。美托洛尔的安全性和有效性的总效应由当日和第 1 天的显著不利转变为随后的显著获益。

这是一项大规模安慰剂对照双盲研究，其中 GUSTO-I 分析结论建议应当将早期静脉应用 β- 受体阻滞剂的建议从标准中删除，并建议仅在血流动力学稳定的情况下应用 β- 受体阻滞剂 [9, 16]。但是同期的试验性研究表明静脉应用 β- 受体阻滞剂减少心肌梗死面积 [17]。

然而，值得讨论 COMMIT 研究并不能证实所有结论，而且研究的有些方面容易受到批评。COMMIT 研究中，所有患者均静脉和口服给予大剂量美托洛尔，包括有些心力衰竭患者和已经在应用一种 β- 受体阻滞剂治疗的患者。

表23-1 ACS患者应用β-受体阻滞剂的研究及结论

研究（日期）	入选标准	药物和剂量	结论
Ryden（1983）[62]	1395例怀疑或随后证实MI的患者	美托洛尔15mg IV (3 × 5 mg) 然后100mg Q12h 连续应用3个月	较低室颤发生率(P<0.05)
Norris (1984)[63]	735例症状发生4h内怀疑MI的患者	普萘洛尔7mg 5min内IV（根据体重调整） 然后治疗开始后第1、3、7、11、15、19、23、27h分别口服40mg	较低室颤发生率(P=0.006)
MIAMI (1985)[64]	5778例确定或怀疑AMI的患者	美托洛尔15mg IV (3 × 5 mg) 然后100mg Q12h，连续应用16天	总体无差异，但是，高危组患者死亡率降低29%（回顾性分析）
ISIS-1 (1986)[1]	16027例发病12h内怀疑MI的患者	阿替洛尔5～10 mg IV立刻给予 然后100mg/d，连续口服7天	第一天的血管性死亡率降低（P<0.003）；第2～365天（P<0.01）
HINT (1986)[35]	338例不稳定型心绞痛患者	美托洛尔100 mg，2次/日	48h内MI；OR 1.07（95% CI 0.54～2.09）
Kirshenbaum (1988)[65]	16例肺毛细血管楔压15～25mmHg的AMI/UA患者	艾司洛尔直到300μg/（kg·min） IV直到48h	心率-收缩压乘积下降, 同样肺毛细血管楔压下降, 药物作用超过30分钟。16例中的4例, 停止用药(少尿, 低血压)
Roberts TIMI II-B (1991)[19]	1434例患者；β-受体阻滞剂早期IV给予，然后口服至720mg，其中714例患者延迟6天给予；所有患者均早期应用t-PA	早期：美托洛尔15mg IV (3 × mg)；然后12h内给予100mg；然后200mg/d，分次给予；延迟给予：第6天始，起始剂量50mg，然后100mg，bid	出院时的死亡率和射血分数无差异；早期给药组早期再梗和心绞痛复发发生率较低；颅内出血发生率有降低趋
van de Werf (1993)[66]	292例发病持续≤5h的患者（分为阿替洛尔、安慰剂和烯丙尼定组）	阿替洛尔组：5～10mg IV；然后25～50 mg bid	除非致死性肺水肿（阿替洛尔组6% 比 安慰剂组0%）外，临床事件发生率无差异。
COMMIT (2005)[15]	5852例发病24h内怀疑MI的患者；观察美托洛尔对于心脏血管作用的异质性	美托洛尔直到15 mg IV；然后200 mg/d，平均口服15天	死亡率相当（7.7%）；每1000例接受治疗的患者中，<5例发生再梗，<5例发生室颤 比 >11例心源性猝死

除静脉应用外，所有药物均口服。除HINT外，所有研究均怀疑或支持AMI患者早期应用β-受体阻滞剂。

入选患者的特征和连续地静脉给予β-受体阻滞剂的治疗方案是在假设患者收缩压不低于90mmHg并且心率不低于50次/分的基础上，这可能有害，进而不能证明其可获益。临床实践中应当谨慎，不用于伴随心力衰竭、极度心动过缓或低血压的STEMI患者，也不用于已经应用β-受体阻滞剂治疗的患者。STEMI[9]和NSTEMI[8, 18]治疗指南均建议不应给予有湿罗音或S_3奔马律的急性期患者静脉β-受体阻滞剂，大多数医师会避免静脉给予有肺水肿（Killip Ⅲ级）的患者β-受体阻滞剂。最新的STEMI治疗指南仍然强调尽早尝试给予STEMI患者β-受体阻滞剂[9]。但是，一项仅有的对比早期（症状发生后平均3.3小时）静脉给予β-受体阻滞剂和6天后给予口服β-受体阻滞剂的研究表明，虽然早期再次梗死和胸痛再发发生率降低，但是1年的死亡率没有显著差异[19]。所以，指南不再建议常规静脉给予β-受体阻滞剂，而是强调仔细筛选无禁忌证患者的重要性、持续监测患者并发症的必要性和小心谨慎给予合适的起始剂量[8, 9, 18]。超短效β-受体阻滞剂例如艾司洛尔的应用吸引人[20]，但是尚未经大规模研究检验，也未经临床广泛应用。

直接PCI和β-受体阻滞剂 尽早发现患者并且具备必要的人员和器械时，直接PCI是STEMI患者的治疗选择，其结果良好。必要的紧迫性能缩短“进门-球囊”时间，这意味着不经意地忽略了非直接与PCI相关的潜在获益。另外，住院时间的缩短和医师和患者认为疾病已治愈的观念导致忽略预防性治疗的重要性。尽管没有好的前瞻性随机试验评估在直接PCI的患者应用β-受体阻滞剂有益，但是观察性分析证实了这一点，并且建议PCI前静脉应用和术后继续口服[21]。有关直接PCI的CADILLAC研究的回顾性分析表明，通过术前静脉给予β-受体阻滞剂，死亡减少了30例，死亡率从2.8%降到1.5%，并且与基线资料相比，7个月时心功能有较明显改善[22]。患者心肌梗死前未应用β-受体阻滞剂限制了这些获益。术前应用β-受体阻滞剂将避免接受直接PCI的患者术中发生室性心动过速和心室颤动[23]。观察性研究证实，直接PCI成功的患者接受β-受体阻滞剂降低6个月，死亡率从6.6%降到2.2%[24]。LVEF低或多支病变的患者获益最大。这些观察性研究建议，一条新的有效治疗STEMI途径的出现将促进对联合β-受体阻滞剂治疗疗效的全面研究，使经过选择的合适患者能最大获益。

β-受体阻滞剂和STEMI相关的左室功能不全和心力衰竭 在引入目前的再灌注治疗标准之前、在心力衰竭和左室功能不全患者应用ACEI获益和确定慢性心力衰竭患者应用β-受体阻滞剂显著获益之前，较早时期的研究证实患者STEMI后应用β-受体阻滞剂获益（见表23-1）。早期的研究中，谨慎的医师在评估β-受体阻滞剂在STEMI患者中应用的效果时基本排除了许多心力衰竭或无症状左心功能不全的患者。3 项回顾性分析（SAVE、SOLVD 和 AIRE）表明，应用 β- 受体阻滞剂治疗的患者事件发生率较低，β- 受体阻滞剂能够并且应该应用于心力衰竭和左室功能不全的 STEMI 后患者。CAPRICORN 研究结果再次强调了这一观点 [28]。该研究将心肌梗死 21 天内、LVEF 低（< 40%）并且应用 ACEI 治疗的患者随机分为不同剂量卡维地洛组或安慰机组。卡维地洛降低全因死亡率和非致死性心肌梗死发生率。平均随访 1.3 年的结果表明卡维地洛组全因死亡率为 12%，而安慰剂组为 15%。大约一半的患者接受了溶栓或直接 PCI 的再灌注治疗。早期即可观察到这一疗效，卡维地洛组 30 天内死亡率降低，而这一时期是再次梗死、猝死和全因死亡发生的极度危险期 [29]。长期的随访表明可保持 30 天类似疗效。

指南建议所有无禁忌证的 STEMI 患者尽早并维持应用 β- 受体阻滞剂治疗 [9]。但是，问题仍然是它们使用不够，尤其是在有心力衰竭的患者中 [30, 31]。这可反映医师对这些药物能加重心力衰竭的顾虑。CAPRICORN 研究的结果应当能减轻这些顾虑，并且鼓励心肌梗死后心力衰竭的患者在应用其他合适的药物治疗的同时，更加广泛的应用 β- 受体阻滞剂。β- 受体阻滞剂能加重心力衰竭，一般认为血流动力学不稳定的患者禁忌应用该药。在心肌梗死后恢复期患者，特殊药物如卡维地洛以逐渐加量的方式合适地应用，配合其他合适的治疗，安全和有益。卡维地洛在恢复期患者以逐渐加量方式治疗的唯一副作用是低血压，导致在一部分患者被迫停用该药。

临床医师通常以相对禁忌证和潜在的副作用为由而不给 STEMI 患者处方使用 β- 受体阻滞剂，这可部分解释为什么该药使用不足。观察性注册研究分析大量有相对禁忌证的心肌梗死患者资料证实，应用 β- 受体阻滞剂治疗有生存获益，这些相对禁忌证包括慢性肺疾病、糖尿病、外周血管疾病、心力衰竭和左心功能不全 [32]。

对于滥用可卡因导致的 STEMI，一般认为 β- 受体阻滞剂是禁忌证 [33]。

β- 受体阻滞剂应用于 UA/NSTEMI 患者

STEMI 患者应用 β- 受体阻滞剂的早期研究很多，获益的证据很充分。与此相比，这些药物应用于 UA/NSTEMI 患者的随机研究证据很少。虽然同期获益证据较少，但是目前的指南建议无禁忌证的患者尽早口服 β- 受体阻滞剂治疗，建议胸痛持续状态的患者静脉应用，尤其是伴随心动过速或高血压的患者 [8, 18]。

观察性资料表明，症状发生 24 小时内给予 β- 受体阻滞剂（但不专门通过静脉）的应用较少，尤其是在老年和合并心力衰竭的患者 [34]。这些建议基于专家意见、临床实践和早期小样本非决定性研究。20 年前发表的 HINT 研究是最大规模的评估 β- 受体阻滞剂在 NSTEMI 患者中疗效的研究 [35]。那项研究将 338 例未经 β- 受体阻滞剂治疗的患者随机分为安慰剂组、硝苯地平组或美托洛尔组。美托洛尔组患者较少发生缺血事件，但是没有统计学差异。最近但样本量较小的研究评估卡维地洛对比安慰剂配合阿司匹林、硝酸酯类和肝素治疗的疗效。卡维地洛减少缺血事件发生次数和持续时间，而且 48 小时动态监测显示减少发生缺血事件的患者人数 [36]。这一获益的临床相关性不明确。NSTEMI-ACS 患者应用 β- 受体阻滞剂获益的总体证据仍难以令人信服。一篇有关 STEMI 患者双盲随机试验的现代综述提示，这种治疗将降低大约 13% 的心肌梗死进展的风险 [37]。

目前，一些可用来指导实践的较好的观察性研究证据来自于接受 PCI 治疗的 ACS 患者应用不同抗血小板药物的研究结果分析 [38]。1 个月时，未接受 β- 受体阻滞剂治疗的患者中有较高的死亡率（2% vs 0.6%）。死亡率降低的获益持续到 6 个月，这个时期，未经 β- 受体阻滞剂治疗的患者死亡率为 3.7%，而接受 β- 受体阻滞剂治疗的患者死亡率为 1.7%。大规模的注册研究评估目前的临床实践表明，大部分 NSTEMI 患者症状发生 24 小时内接受了 β- 受体阻滞剂治疗 [39]。该治疗与较低的住院死亡率和较低的 6 个月时死亡率相关。前 24 小时内未应用 β- 受体阻滞剂与随后较低的该药使用率相关。

2001—2004 年，在美国 509 家医院进行的一项规模非常大的注册研究入选 72 054 例 NSTEMI 患者，分析 β- 受体阻滞剂的一般临床应用表明，急性期应用（> 80% 的患者应用）与住院期间较低死亡率相关（3.9% vs 6.9%，$P < 0.001$）[34]。研究者得出结论认为，大部分 NSTEMI 患者常规治疗时在急性期接受了 β- 受体阻滞剂治疗，但是，一些亚组患者仍然未应用该治疗。虽然缺少前瞻性研究证据，但是考虑到在几乎所有亚组患者中临床结果得到改善，在这些患者中广泛应用似乎有了保证。早期综述 [40] 和 GRACE 注册研究 [41] 也反映了国际临床实践中有类似的 β- 受体阻滞剂使用率。

因而，与决定心脏疾病的重要治疗方案的其他证据相比，在 UA/NSTEMI 患者应用 β- 受体阻滞剂的总体证据基础除了注册研究外是不存在的。但是，几乎所有指南建议应用 β- 受体阻滞剂。考虑到在心肌梗死后患者长期应用 β- 受体阻滞剂获益的证据和其有效缓解稳定型心绞痛患者的症状，目前不太可能在任何随机试验中检验这些建议，仍将作为无禁忌证患者的标准治疗。

钙通道阻滞剂在 ACS 患者中的临床实践

钙通道阻滞剂起先作为抗缺血药物并应用于 ACS 患者，当时认为可以限制心肌坏死程度 [42]。数十年前认为冠状动脉痉挛在 ACS 发病机制中起重要作用，而该类药物的强效血管扩张作用认为是符合逻辑的治疗方案 [43, 44]。目前的观点认为冠状动脉痉挛在 ACS 发病机制中并非占主导地位。毫无疑问，这类药物有抗缺血作用 [45]，而且在有其他药物使用禁忌证时适当应用能缓解症状。但是，在 ACS 情况下，该类药物除能缓解症状外，没有其他获益，因此仍应关注其安全性。尚不明确，为什么临床结果与基于试验结果的预期不相符。可能的原因是 β- 受体阻滞剂降低心率因而降低心肌耗氧（在 ACS 患者中起关键作用）。与之不同，钙通道阻滞剂对心率没有持续性影响。有些药物通过扩张血管作用引起交感神经反射性心动过速，有些药物通过窦房结轻度降低心率，较 β- 受体阻滞剂作用弱，但是其同样有负性心力作用。

有限的几项关于 NSTEMI-ACS 患者应用钙通道阻滞剂的研究结果总结在表 23-2 中。研究有限，不充分，而且没有获益的证据。因此，大多数指南不建议将钙通道阻滞剂作为 UA/NSETMEI 患者的一线用药，建议该类药物仅用于在应用 β- 受体阻滞剂而不能控制症状或有 β- 受体阻滞剂禁忌证的情况下 [34]。

早期关于 ACS 的研究证实短效硝苯地平有害，增加死亡率 [35]，虽然联合美托洛尔能显著获益，而这种获益在单用美托洛尔时未能得到。没有随访数据支持硝苯地平联合美托洛尔的疗效，因此，一般建议应当避免应用短效硝苯地平。强效扩血管作用、低血压和反射性心动过速可能是其导致有害的机制。

非二氢吡啶类钙通道阻滞剂维拉帕米和地尔硫卓减慢心率，因而理论上更引人关注其在 ACS 患者应用，但是并未表明比安慰剂效果好。在 UA 患者，静脉给予地尔硫卓 1 年的结果优于静脉给予硝酸甘油 [46, 47]。静脉给予硝酸甘油患者组的无事件生存率降低（34.4% vs 45%，P < 0.04）。但是这是小样本研究，还需重复试验研究。在一项观察性研究中，与 β- 受体阻滞剂相比，UA 患者长期应用地尔硫卓增加校正死亡率，增加再住院和死亡风险，但是无统计学差异 [48]。在 NSTEMI 患者，症状发生第 24 ～ 72 小时开始口服地尔硫卓并维持 14 天降低再次心肌梗死或严重心绞痛的发生 [49]。一项较大的研究评估在 STEMI 或 NSTEMI 患者对比症状发生后的 2 周内应用地尔硫卓（240mg 1 次 / 日）与安慰剂的疗效 [50]。平均随访 25 个月的结果表明，该治疗不能降低死亡率。在左心功能正常的亚组患者中，地尔硫卓降低心脏事件发生率，在左心功能受损的患者中，增加心脏事件发生率和心源性死亡率。对于接受溶栓治疗的 STEMI 患者，额外增加地尔硫卓治疗不能获益 [51]。

研究表明，STEMI 患者入院 1 周后给予维拉帕米 360mg/d 治疗降低总死亡率和心脏事件发生率，但是无统计学差异 [52]。获益仅限于没有心力衰竭的患者。对有关心肌梗死后患者研究的综述表明，在标准治疗的基础上，与安慰剂相比，加用地尔硫卓和维拉帕米治疗降低发生再次梗死的风险，但是可能不能降低死亡率 [53]。

这些研究结果与同期的临床实践的相关性是可疑的。心肌梗死患者 1 周后很少仍然在医院并接受新的药物治疗。目前所有对于 ACS 患者治疗策略的强调是在早期阶段（症状发生数小时内），在这种形势下，应用钙通道阻滞剂似乎没有可用的证据。钙通道阻滞剂（地尔硫卓）应当用于缓解个别有 β- 受体阻滞剂禁忌证患者的症状。ACS 有其他适应证时，例如控制血压，则有理由（但没有证据支持）选择新型药物（氨氯地平和非洛地平），但是应在应用 β- 受体阻滞剂预防反射性心动过速的基础上。

硝酸酯类在 ACS 患者中的应用

临床表现为因心肌缺血导致的胸痛综合征而就诊于急诊或初级护理医师的患者，通常给予舌下含服硝酸甘油作为急诊治疗。通常建议，在没有禁忌证时，如果症状持续，重复给予 3 次剂量，每次间隔 5 分钟。这一成熟实践的理论基础是硝酸酯类的这种用法缓解症状、降低后负荷和减少肺淤血（如果存在），在有些痉挛因素占主导地位的患者可缓解痉挛。对短效硝酸酯类的反应对于诊断也有帮助。在应用该药前应询问患者是否用过 5- 磷酸二酯酶抑制剂。如果 24 小时内用过西地那非（长效制剂可能会更长时间），硝酸酯类可能会导致严重低血压。

表23-2 包括UA在内的ACS患者应用CCB的研究结果数据

研究	入选标准	药物和剂量	结果
DAVIT 1 (1984)[67]	3498例收入CCU的AMI患者	维拉帕米0.1mg/kg IV；然后120mg口服，随后120mg tid，维持6个月	对6个月时的死亡率或再发心梗无影响
HINT (1986)[35]	515例不稳定型心绞痛患者	硝苯地平10mg Q4h；美托洛尔或安慰剂200mg Qd	仅用硝苯地平组：48h内MI发生率加倍；硝苯地平前应用美托洛尔组：48h内MI发生率减低；OR为0.56 (CI 0.30～0.99)
Göbel (1995)[46]	129例不稳定型心绞痛患者	地尔硫卓25mg IV 5min 然后5～15 mg/h直到最大剂量25mg/h 与持续48h滴注硝酸甘油对比	地尔硫卓组患者顽固性心绞痛发生率降低；1年随访较低的事件发生率
DATA (1998)[68]	59例应用t-PA治疗的早期STEMI患者	地尔硫卓10mg IV推注；然后10mg/h，持续48h；然后口服4周	35天时死亡、再发心梗和缺血再发的复合终点事件发生率降低了78%（P=0.027）
Theroux (1985)[69]	100例不稳定型心绞痛患者	地尔硫卓直到120mg tid；或普萘洛尔直到80mg tid	症状、再发心梗或死亡发生率间无差异

虽然在 UA 患者静脉应用硝酸酯类是标准治疗，但是目前临床实践没有关于该药的研究。应用此药是为缓解疼痛或控制血压，临床经验表明该药能有效达到此目标。没有同期的证明其有任何获益的研究。早期的极少数研究，在急性期[46]和 1 年的随访中[47]静脉应用硝酸酯类的疗效低于地尔硫卓。

静脉应用硝酸甘油（美国已停用此方法）通常以 5 ～ 10μg/min 起始，根据临床情况和缓解疼痛的目的逐渐加量，最大可达 200μg/min，偶尔可达 1000μg/min。除了缓解疼痛外，另一个可替代的目标是降低血压 10%。持续滴注的维持时间可达 36 小时。注意硝酸酯类已经被聚氯乙烯管吸收（40% ～ 80%），但是不会被聚乙烯和玻璃吸收。硝酸酯类输液器应用无吸收材料，保证患者接受了经计算的剂量。

另一个可供选择的药物是静脉应用单硝酸异山梨酯（未经美国批准）。不应当应用硝酸甘油贴剂和硝酸甘油膏。除了以上指出的最初的急诊应用或第一次应用，在这种情况下，没有硝酸酯类间歇应用的治疗，也没有通过增加剂量抵抗硝酸酯类耐受的治疗。

雷诺嗪应用于 ACS 患者

雷诺嗪降低心绞痛发作频率，改善慢性稳定型心绞痛患者的耐受。雷诺嗪新颖的作用机制和较少对血流动力学影响使其成为表现 ACS 患者有吸引力的治疗。MERLIN 研究将 6560 例症状发作 48 小时内的 NSTEMI 患者随机分为 2 组，在传统治疗的基础上，一组静脉及随后口服雷诺嗪治疗，1 组应用安慰剂治疗[54]。雷诺嗪治疗 1 年的结果证明并不降低有效性的首要终点（心血管性死亡、心肌梗死或再发心肌缺血的复合终点）。进一步的分析显示，应用雷诺嗪治疗的患者再发心肌缺血发生的风险相对降低 13%，降低对于增加抗心绞痛治疗药物的需求。雷诺嗪安全，持续心电监测表明不增加有症状的心律失常。接受雷诺嗪治疗的患者 7 天内室性心动过速、室上性心动过速和室性停搏发生率显著降低[55]。对于之前有慢性心绞痛的亚组患者（3565 例），获益与总体患者相同，但是 8 个月后的运动耐力较好[56]。这些结果可能意味着临床实践中在最优的抗心绞痛治疗的基础上仍有症状的 NSTEMI 患者和无合适血管重建策略的患者，该药可作为附加用药。

曲美他嗪在某些方面与雷诺嗪类似。与安慰剂比较，在 STEMI 患者溶栓前或溶栓时静脉弹丸式应用并随后静脉持续滴注 48 小时的治疗不降低死亡率[57]。

一氧化氮释放剂

一氧化氮释放剂理论上可行，但是应用于 ACS 患者未得到证实，并且与对其他血管性疾病治疗类似，未能达到预期的治疗效果[58, 59]。可能，最吸引人的是新药物奈必洛尔，一种 β_1- 受体阻滞剂，并且一氧化氮释放作为其一种作用机制。一氧化氮释放剂成分通过增加血管一氧化氮合酶活性介导血管扩张[60]。SENIORS 是仅有的一项研究奈必洛尔在心力衰竭的老年患者疗效的研究，在这个研究中，它降低包括住院和死亡的复合终点的发生率，但是死亡率没有显著降低[61]。虽然没有奈必洛尔应用于 UA 患者的研究，但是很明确，在目前没有 β- 受体阻滞剂应用于 ACS 患者的临床实践研究的背景下，它应该是最吸引人研究的 β- 受体阻滞剂。

小　结

ACS 患者供氧失衡，与针对增加氧供的治疗策略的发展相比，针对降低氧需求的治疗策略进展的微弱进步让人失望。迫使进行一项新的大规模研究复审如何在 STEMI 患者静脉应用 β- 受体阻滞剂。指南现在强调在尽可能多的患者口服应用 β- 受体阻滞剂的重要性，强调剂量的调整和仔细评估患者，保证没有禁忌证。对于在 ACS 临床情况下应用硝酸酯类和钙通道阻滞剂的理解没有大的进步，应用于缓解疼痛和降低血压。代谢性调节药物例如雷诺嗪在 NSTEMI 患者有保护性辅助作用，而有一氧化氮释放作用的 β- 受体阻滞剂奈必洛尔在 ACS 患者的疗效仍需研究。

（刘　臣　颜红兵）

参考文献

1. ISIS-1 collaborative group. Randomised trial of intravenous atenolol among 16,027 cases of suspected acute myocardial infarction: ISIS-1. Lancet 1986;2:57-66.
2. Nuttall SL, Toescu V, Kendall MJ: β-blockers have key role in reducing morbidity and mortality after infarction. BMJ 2000;320:581.
3. Galcerá-Tomás J, Castillo-Soria FJ, Villegas-Garcia M, et al: Effects of early use of atenolol or captopril on infarct size and ventricular volume: A double-blind comparison in patients with acute anterior myocardial infarction. Circulation 2001;103:813-819.
4. Doughty RN, Whalley GA, Walsh HA, et al on behalf of the CAPRICORN echo substudy investigators: Effects of carvedilol on left ventricular remodeling after acute myocardial infarction; the CAPRICORN Echo Substudy. Circulation 2004;109:201-206.
5. Münzell T, Daiber A, Mülsch A: Explaining the phenomenon of nitrate tolerance. Circ Res 2005;97:618-628.
6. Chaitman BR: Ranolazine for the treatment of chronic angina and potential use in other cardiovascular conditions. Circulation 2006;113:2462-2472.
7. Freemantle N, Cleland J, Young P, et al: β Blockade after myocardial infarction: Systematic review and meta regression analysis. BMJ 1999;318:1730-1737.
8. Bertrand ME, Simoons ML, Fox KAA, et al: Management of acute coronary syndromes in patients presenting without persistent ST-segment elevation. The task force on the management of acute coronary syndromes of the European Society of Cardiology. Eur Heart J 2002;23:1809-1840.
9. Kushner FG, Hand M, Smith SC Jr, et al: 2009 Focused Updates: ACC/AHA Guidelines for the Management of Patients With ST-Elevation Myocardial Infarction (updating the 2004 Guideline and 2007 Focused Update) and ACC/AHA/SCAI Guidelines on Percutaneous Coronary Intervention (updating the 2005 Guideline and 2007 Focused Update):

a report of the American College of Cardiology Foundation/American Heart Association Task Force on Practice Guidelines. Circulation 2009;120:2271-2306.

10. Fonarow GC: Practical considerations of β -blockade in the management of the post-myocardial infarction patient. Am Heart J 2005;149:984-993.
11. Lee TH: Eulogy for a quality measure. N Engl J Med 2007;357: 1175-1177.
12. Owen A: Intravenous β blockade in acute myocardial infarction. BMJ 1998;317: 226-227.
13. Pfisterer M, Cox JN, Granger CB, et al: Atenolol use and clinical outcomes after thrombolysis for acute myocardial infarction: the GUSTO-1 experience. J Am Coll Cardiol 1998;32:634-640.
14. Rogers WJ, Canto JG, Lambrew CT, et al: Temporal trends in the treatment of over 1.5 million patients with myocardial infarction in the U.S. from 1990 through 1999. The national registry of myocardial infarction 1, 2 and 3. J Am Coll Cardiol 2000;36:2056-2063.
15. Chen ZM, Pan HC, Chen YP, et al: Early intravenous then oral metoprolol in 45,852 patients with acute myocardial infarction: randomized placebo controlled trial. Lancet 2005;366:1622-1632.
16. Bates ER: Role of intravenous β -blockers in the treatment of ST-elevation myocardial infarction. Of mice (dogs, pigs) and men. Circulation 2007;115:2904-2906.
17. Ibanez B, Prat-González S, Speidl WS, et al: Early metoprolol administration before coronary reperfusion results in increased myocardial salvage: analysis of ischemic myocardium at risk using cardiac magnetic resonance. Circulation 2007;115:2909-2916.
18. Anderson JL, Adams CD, Antman EM, et al: ACC/AHA 2007 guidelines for the management of patients with unstable angina/non-ST-elevation myocardial infarction: a report of the American College of Cardiology/ American Heart Association task force on practice guidelines (Writing committee to revise the 2002 Guidelines for the management of patients with unstable angina/non-ST-elevation myocardial infarction). J Am Coll Cardiol 2007;50:652-726.
19. Roberts R, Rogers WJ, Mueller HS, et al: For the TIMI Investigators: Immediate versus deferred β -blockade following thrombolytic therapy in patients with acute myocardial infarction: Results of the Thrombolysis in Myocardial Infarction (TIMI) II-B study. Circulation 1991;83:422-437,
20. Mitchell RG, Stoddard MF, Ben-Yehuda O, et al: Esmolol in acute ischemic syndromes. Am Heart J 2002;144:107-112.
21. Faxon DP: Beta-blocker therapy and primary angioplasty. What is the controversy? J Am Coll Cardiol 2004;43:1788-1790.
22. Halkin A, Grines CL, Cox DA, et al: Impact of intravenous beta-blockade before primary angioplasty on survival in patients undergoing mechanical reperfusion therapy for acute myocardial infarction. J Am Coll Cardiol 2004;43:1780-1787.
23. Mehta RH, Harjai KJ, Grines C, et al: Sustained ventricular tachycardia or fibrillation in the cardiac catheterization laboratory among patients receiving primary percutaneous coronary intervention: incidence, predictors and outcomes. J Am Coll Cardiol 2004;43:1765-1772.
24. Kernis SJ, Harjai KJ, Stone GW, et al: Does beta-blocker therapy improve clinical outcomes of acute myocardial infarction after successful primary angioplasty? J Am Coll Cardiol 2004;43:1773-1779.
25. Vantrimpont P, Rouleau JL, Wun C-C et al for the SAVE Investigators: Additive beneficial effects of beta-blockers to angiotensin-converting enzyme inhibitors in the Survival and Ventricular Enlargement (SAVE) study. J Am Coll Cardiol 1997;29:229-236.
26. Exner DV, Dries DL, Waclawiw MA, et al: Beta-adrenergic blocking agent use and mortality in patients with asymptomatic and symptomatic left ventricular systolic dysfunction: A post hoc analysis of the Studies of Left Ventricular Dysfunction. J Am Coll Cardiol 1999;33:916-923.
27. Spargias KS, Hall AS, Greenwood DC, Ball SG: β blocker treatment and other prognostic variables in patients with clinical evidence of heart failure after acute myocardial infarction: evidence from the AIRE study. Heart 1999;81:25-32.
28. Dargie HJ, Colucci W, Ford I, et al: Effect of carvedilol on outcome after myocardial infarction in patients with left-ventricular dysfunction: the CAPRICORN randomised trial. Lancet 2001;357:1385-1390.
29. Fonarow GC, Lukas MA, Robertson M, et al: Effects of carvedilol early after myocardial infarction: Analysis of the first 30 days in carvedilol post-infarct survival control in left ventricular dysfunction (CAPRICORN). Am Heart J 2007;154:637-644.
30. Spencer FA, Meyer TE, Gore JM, et al: Heterogeneity in the management and outcomes of patients with acute myocardial infarction complicated by heart failure. Circulation 2002;105:2605-2610.
31. Wu AH, Parsons L, Every NR, Bates ER: Hospital outcomes in patients presenting with congestive heart failure complicating acute myocardial infarction. J Am Coll Cardiol 2002;40:1389-1394.
32. Gottlieb SS, McCarter RJ, Vogel RA: Effect of beta-blockade on mortality among high-risk and low-risk patients after myocardial infarction. N Engl J Med 1998;339: 489-497.
33. Kloner RA, Hale S: Unravelling the complex effects of cocaine on the heart. Circulation 1993;87:1046-1047.
34. Miller CD, Roe MT, Mulgund J, et al: Impact of acute beta-blocker therapy for patients with non-ST-segment elevation myocardial infarction. Am J Med 2007;120: 685-692.
35. HINT Study: Early treatment of unstable angina in the coronary care unit: A randomised, double-blind, placebo-controlled comparison of recurrent ischaemia in patients treated with nifedipine or metoprolol or both. Holland Inter-university Nifedipine Trial (HINT). Br Heart J 1986;56;400-413.
36. Brunner M, Faber TS, Greve B, et al: Usefulness of carvedilol in unstable angina pectoris. Am J Cardiol 2000;85:1173-1178.
37. Yusuf S, Wittes J, Friedman L: Overview of results of randomized clinical trials in heart disease. II. Unstable angina, heart failure, primary prevention with aspirin, and risk factor modification. JAMA 1988;260:2259-2263.
38. Ellis K, Tcheng JE, Sapp S, et al: Mortality benefit of beta blockade in patients with acute coronary syndromes undergoing coronary intervention: Pooled results from the Epic, Epilog, Epistent, Capture and Rapport trials. J Interven Cardiol 2003;16: 299-305.
39. Emery M, López-Sendón J, Steg PG, et al for the GRACE Investigators: Patterns of use and potential impact of early â-blocker therapy in non-ST-elevation myocardial infarction with and without heart failure: the Global Registry of Acute Coronary Events. Am Heart J 2006;152:1015-1021.
40. Yusuf S, Peto R, Lewis J, et al: Beta blockade during and after myocardial infarction: an overview of the randomized trials. Prog Cardiovasc Dis 1985;27:335-371
41. Oliveira GB, Avezum A, Anderson FA, et al: Use of proven therapies in non-ST-elevation acute coronary syndromes according to evidence-based risk stratification. Am Heart J 2007;153:493-499.
42. Braunwald E: Mechanism of action of calcium-channel blocking agents. N Engl J Med 1982;307:1618-1627.
43. Oliva PB, Breckenridge JC: Arteriographic evidence of coronary arterial spasm in acute myocardial infarction. Circulation 1977;56:366-374.
44. Maseri A, L'Abbate A, Baroldi G, et al: Coronary vasospasm as a possible cause of myocardial infarction. A conclusion derived from the study of "preinfarction" angina. N Engl J Med 1978;299:1271-1277.
45. Opie LH: Anti-ischemic properties of calcium-channel blockers. Lessons from cardiac surgery. J Am Coll Cardiol 2003;41:1506-1509.
46. Göbel EJ, van Gilst WH, de Kam PJ. et al: Long-term follow-up after early intervention with intravenous diltiazem or intravenous nitroglycerin for unstable angina pectoris. Eur Heart J 1998;19:1208-1213.
47. Göbel EJ, Hautvast RW, van Gilst WH et al: Randomised, double-blind trial of intravenous diltiazem versus glyceryl trinitrate for unstable angina pectoris. Lancet 1995;346:1653-1657.
48. Smith NL, Reiber GE, Psaty BM, et al: Health outcomes associated with beta-blocker and diltiazem treatment of unstable angina. J Am Coll Cardiol 1998;32:1305-1311.
49. Gibson RS, Boden WE, Theroux P, et al: Diltiazem and reinfarction in patients with non-Q-wave myocardial infarction. N Engl J Med 1986;315:423-429.
50. Moss AJ, Abrams J, Bigger T, et al: The effect of diltiazem on mortality and reinfarction after myocardial infarction. The multicenter diltiazem postinfarction trial research group. N Engl J Med 1988;319:385-392.
51. Boden WE, van Gilst WH, Scheldewaert RG, et al: Diltiazem in acute myocardial infarction treated with thrombolytic agents: A randomized placebo-controlled trial. Incomplete Infarction Trial of European Research Collaborators Evaluating Prognosis post-Thrombolysis (INTERCEPT). Lancet 2000;355:1751-1756.
52. Davit 2 Study: Effect of verapamil on mortality and major events after acute myocardial infarction (the Danish Verapamil Infarction Trial-II) The Danish Study Group on Verapamil in Myocardial Infarction. Am J Cardiol 1990;66:779-785.
53. Yusuf S, Held P, Furberg C: Update of effects of calcium antagonists in myocardial infarction or angina in light of the second Danish Verapamil Infarction Trial (DAVIT-II) and other recent studies. Am J Cardiol

1991;67:1295-1297.

54. Morrow DA, Scirica BM, Karwatowska-Prokopczuk E, et al: Effects of ranolazine on recurrent cardiovascular events in patients with non–ST-elevation acute coronary syndromes. The MERLIN-TIMI 36 randomized trial. JAMA 2007;297:1775-1783.
55. Scirica BM, Morrow DA, Hod H, et al: Effect of ranolazine, an antianginal agent with novel electrophysiological properties, on the incidence of arrhythmia in patients with non-ST-segment-elevation acute coronary syndrome. Results from the metabolic efficiency with ranolazine for less ischemia in non-ST-elevation acute coronary syndrome-thrombolysis in myocardial infarction 36 (MERLIN-TIMI 36) randomized controlled trial. Circulation 2007;116:1647-1652.
56. Wilson SR, Scirica BM, Braunwald E, et al: Efficacy of ranolazine in patients with chronic angina observations from the randomized, double-blind, placebo-controlled MERLIN-TIMI (Metabolic Efficiency With Ranolazine for Less Ischemia in Non-ST-Segment Elevation Acute Coronary Syndromes) 36 Trial. J Am Coll Cardiol 2009;53:1510-1516.
57. The EMIP-FR Group: Effect of 48-h intravenous trimetazidine on short-and long-term outcomes of patients with acute myocardial infarction, with and without thrombolytic therapy. Eur Heart J 2000;21:1537-1546.
58. Herman AG, Moncada S: Therapeutic potential of nitric oxide donors in the prevention and treatment of atherosclerosis. Eur Heart J 2005;26;1945-1955.
59. Miller MR, Megson IL: Recent developments in nitric oxide donor drugs. Br J Pharmacol 2007;151:305-321.
60. Broeders MA, Doevendans PA, Bekkers BC, et al: Nebivolol: A third-generation β-blocker that augments vascular nitric oxide release. Endothelial β2-adrenergic receptor-mediated nitric oxide production. Circulation 2000;102:677-684.
61. Flather MD, Shibata MC, Coats AJ, et al: Randomized trial to determine the effect of nebivolol on mortality and cardiovascular admissions in elderly patients with heart failure (SENIORS). Eur Heart J 2005;26:215-225.
62. Ryden L, Ariniego R, Arnman K, et al: A double-blind trial of metoprolol in acute myocardial infarction. N Engl J Med 1983;308:614-618.
63. Norris RM, Brown MA, Clarke ED, et al: Prevention of ventricular fibrillation during acute myocardial infarction by intravenous propranolol. Lancet 1984;2:883-886
64. MIAMI Trial Research Group: Metoprolol in Acute Myocardial Infarction (MIAMI): A randomized placebo-controlled international trial. Eur Heart J 1985;6:199-226.
65. Kirshenbaum JM, Kloner RF, McGowan N, Antman EM: Use of an ultra short-acting beta-receptor blocker (esmolol) in patients with acute myocardial ischemia and relative contraindications to beta-blockade therapy. J Am Coll Cardiol 1988;12:773-780.
66. Van de Werf F, Janssens L, Brzostek T, et al: Short-term effect of early intravenous treatment with a beta-adrenergic blocking agent or a specific bradycardiac agent in patients with acute myocardial infarction receiving thrombolytic therapy. J Am Coll Cardiol 1993;22:407-416.
67. DAVIT 1 Study: Danish Study Group of Verapamil in Myocardial Infarction: Verapamil in acute myocardial infarction. Eur Heart J 1984;5:516-528.
68. Theroux P, Gregoire J, Chin C, et al: Intravenous diltiazem in acute myocardial infarction. Diltiazem as adjunctive therapy to activase (DATA) trial. J Am Coll Cardiol 1998;32:620-628.
69. Theroux P, Taeymans Y, Morissette D, et al: A randomized study comparing propranolol and diltiazem in the treatment of unstable angina. J Am Coll Cardiol 1985;5:717-722.

第 24 章

三磷酸腺苷 - 钾敏感通道、腺苷和预适应

Fabrizio Tomai 和 Leonardo de Luca

缺血预适应是指短时间内缺血后使得心肌能够增加对随后的缺血事件的耐受能力。此术语首次由 Murry 等所命名。Murry 等在犬动物模型上造成连续 4 次、持续 5 分钟的冠状动脉闭塞后，可使得随后持续 40 分钟的冠状动脉闭塞导致的梗死面积减少 75%[1]。如今，在其他一些动物模型中也观察到这个经典的缺血预适应模型[2]。

虽然缺血预适应最初是指短期心肌缺血后会使得梗死面积有所减少[1]，但是研究者们随后进一步扩展了这个定义，将其在缺血 - 再灌注心律失常和心肌顿抑方面的益处也归入其中[3]。然而，对于缺血预适应造成心律失常事件的减少，究竟是由于直接的抗心律失常效应还是缺血心肌细胞延迟死亡的结果，目前仍是有争议的问题[1, 3]。关于缺血预适应对缺血后收缩功能障碍的有益影响，Cohen 等的研究表明，在家兔模型中，缺血预适应增强了局部高危心肌收缩功能的恢复，同样认为这也许是缺血心肌细胞延迟死亡的结果，而一些反映坏死程度的指标如梗死面积及心肌酶，也确实体现了心肌收缩功能的恢复有所增强[4]。

对于一系列缺血事件后产生缺血耐受的原理，目前的认识仍有限。Downey 等[5]提出了假设，认为是一些激动剂（包括腺苷、缓激肽、类罂粟碱、乙酰胆碱、儿茶酚胺和氧自由基）与表面受体的结合后导致蛋白激酶 C 活化，这似乎是复杂的激酶反应链中的首要步骤，最终结果是使得线粒体上 ATP 敏感的钾离子通道开放，而这或许就是产生缺血预适应的触发机制，抑或是中间介导或产生最终效应的机制[5, 6]。线粒体钾离子通道的开放具有保护性，但其开放原因仍不确定。因此提出了 3 种假设：①线粒体肿胀和呼吸功能优化；②线粒体钙超载程度下降；③线粒体活性氧簇产物的刺激作用[7]。图 24-1 显示了缺血预适应在细胞水平的假设机制。

目前公认预适应的保护效应是短暂的，持续时间＜ 2 小时[2, 5]。然而，在不同的动物中都观察到了发生在预适应刺激后 24 小时的保护效应，可持续大约 48 小时，即所谓的第二保护窗或延迟预适应[8, 9]。这个时间长度与第二保护窗产生的机制，即为基因编码的细胞保护蛋白被激活的过程，二者在时限上相符[8, 9]。与早期预适应相似，同样也有预适应后出现延迟抗梗死效应和延迟抗心律失常效应的报道[10]。此外，Bolli 小组报道了延迟预适应可以对抗心肌顿抑，并且不依赖于心肌梗死的发生。

人类心肌缺血预适应的证据

缺血预适应对试验性的心肌梗死表现出强大的保护能力，确实，这种内源性的心肌保护在所有试验动物中都观察得到。因此，似乎可以合理地假设，这种形式的内源性保护也许在临床上也会发生。那么，在试图减少心肌梗死面积方面，考虑开发可产生内源性保护的药物就会变得十分重要。然而，并不能将缺血预适应在试验室中的发现直接推测应用在人类身上。实际上，受伦理上的限制，人体的临床试验并不能像在试验室中那样将心肌梗死面积大小作为判断终点来进行缺血预适应试验。因此，可应用其他的终点事件来替代，包括收缩功能、缺血性 ECG 改变或细胞损害的生化指标等来评价。这些指标已经用来评价关于预适应的临床试验，而这些临床上非典型缺血预适应的机制可能与试验室模型中减少梗死面积的机制不尽相同。一些已经发表的临床研究报道的另一个重要局限性是在人体中缺血预适应会增加冠状动脉侧支循环血流的范围，这在冠状动脉闭塞造成的严重缺血中是一项重要的影响因素，但是它并不能被准确量化。然而，人体外的研究排除了冠状动脉侧支血流造成的各种混杂影响，提示人类心肌细胞可以预适应[12-15]。Carr[12]等报道，表面灌注等容收缩期人离体心房肌小梁时，可由于低氧、缺血和 A_1、A_3 腺苷受体活化所导致的基质消耗产生预适应。也证实蛋白激酶 C 活化和 ATP 敏感的钾离子通道（K_{ATP}）的开放可诱导由于低氧和基质消耗引起的心肌收缩功能障碍产生预适应，另外，这种蛋白激酶 C 活化产生的预适应可被 K_{ATP} 阻滞剂所阻断[13]。Cleveland 等[14]报道在长期口服降糖药的糖尿病患者中并没有发现任何产生心肌保护的证据，因此也预示着可能会有严重临床并发症。Morris 和 Yellon[15]证实，在人心房肌小梁的试验中，ACEI 可促使阈下的预适应刺激产生保护作用，其机制可能是由于缓激肽分解受到抑制，导致缓激肽的 B_2 受体受体活化增强而产生的。这也许对于解释应用 ACEI 患者发生致命的缺血事件降低的机制有所帮助[16-19]。离体灌注人心房肌小梁模型的应用限制在于它适用低氧触发的保护作用，而不是缺血所触发的恢复收缩功能的预保护作用，此外，此模型反映的是心房而非心室组织的情况。

总之，关于临床上缺血预适应是否确实存在和在不同

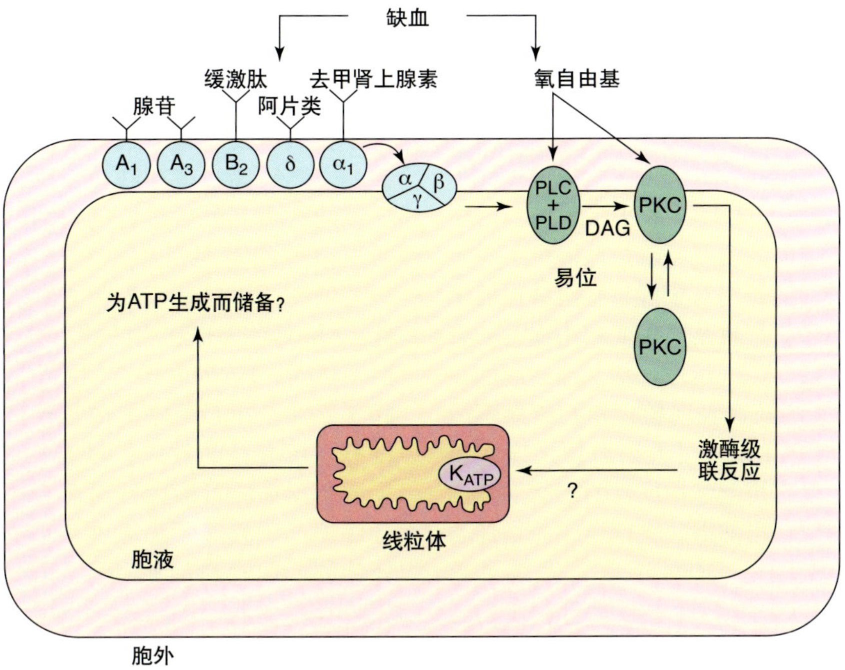

图24-1　图表显示预适应在细胞水平的机制。缺血导致腺苷、缓激肽、阿片类、去甲肾上腺素和自由基的释放，这些物质共同刺激磷脂酶C（PLC）和（或）D（PLD）的产生，并激活蛋白激酶C（PKC）。这一过程是复合激酶瀑布的第一步，最终导致线粒体ATP敏感性钾通道（K_{ATP}）的开放，后者是缺血预适应保护机制的最终介质。

情况下介导产生缺血预适应的机制尚未明确，在人的离体试验中未能得出准确结论。因此，一些研究聚焦在以下临床情况中来探讨发生在人体内的缺血预适应：①梗死前心绞痛；②运动诱发的心肌缺血（预热现象）；③ PCI；④ CABG[20-23]。

梗死前心绞痛

一些研究显示，与无梗死前心绞痛的患者相比，心肌梗死之前有心绞痛症状的患者的梗死面积更小，而且在溶栓治疗后的院内预后更好 [24-26]。至少有 3 个机制可以解释这种差异：①冠状动脉侧支循环；②再灌注率；③缺血预适应。Kloner 等 [24] 发现，在心肌梗死后 90 分钟经冠状动脉造影评价冠状动脉侧支血管形成程度相似的情况下，48 小时内曾有心绞痛的心肌梗死患者院内死亡率低，心肌梗死面积也小于无心绞痛的患者。说明梗死前心绞痛的预适应也许会使得心肌更加能够耐受随后较长时间的缺血发作。另外，关于梗死前心绞痛保护作用，Andreotti 等 [25] 提出了另一种非常有吸引力的假设，研究者比较了心肌梗死前一周内伴随 / 不伴随 UA 患者的梗死面积，将血管再通的速率也考虑在内，有趣的是心肌梗死前伴随心绞痛的患者与不伴随心绞痛的患者相比，溶栓治疗可以使得再灌注更加快速而心肌梗死面积更小，意味着梗死前心绞痛患者在梗死面积方面的获益或许是依赖于更加快速的冠状动脉内血栓溶解速度，而不是缺血预适应。在此项研究中同样发现伴随或不伴随梗死前心绞痛的患者在侧支形成方面无显著差异，说明侧支形成也许并没有在梗死前心绞痛的获益方面扮演重要角色。Ishihara 等 [26] 证实心肌梗死前 24 小时出现前驱心绞痛的患者再灌注的频率更高，说明之前的溶栓治疗可使这些患者的梗死相关动脉获益更大。另外，还报道梗死前 24 小时内，并非更早前发生的前驱心绞痛症状与较好的 5 年预后独立相关。

预热现象

预热现象是临床上另一种缺血预适应，指超过半数的冠心病患者在首次运动试验后有所改善。Okazaki[27] 等发现前降支单支病变的患者，在首次及第二次运动负荷试验之后心大静脉的血流量相似，提示预热现象并不伴随着总心肌血流量而增加。有趣的是在第二次运动试验中心肌耗氧量却降低了，说明代谢能力有所增加，这也是预适应的一个特征。预热现象在时程上与典型的缺血预适应（即持续不超过 60 ~ 90 分钟）相一致，这点也证明预热现象在预适应中扮演了一定的作用 [28]。的确，稳定心绞痛的患者在三次连续的运动试验后，首次运动试验中观察到的预热现象可能是对缺血适应的结果，而在第二次运动试验后 2 小时内观察到的预热现象则是外周一些组织得到了锻炼的结果 [28]。然而，关于预热现象细胞机制的研究并不完全支持这项假设。例如，关于 K_{ATP} 通道是否参与了预热现象的答案并不确定。实际上，K_{ATP} 通道可被格列本脲阻滞，之前在冠状动脉重建中试图应用一定剂量的格列本脲来阻止预热现象，从而阻断对缺血的预适应研究中所得出的结论并不一致 [30-33]。此外，腺苷受体被认为是试验性缺血预适应的关键媒介，但似乎在预热现象中并没有起到重要作用。的确，氨茶碱作为非选择性腺苷受体抑制剂，另外还有选择性抑制 A1 腺苷受体的苄胺茶碱，都并不能阻断预热现象[34, 35]。因此，为了更好的理解预热现象的机制，今后还需要更多的工作，包括在心肌灌注跨壁分布方面的研究和探索腺苷之外的触发缺血预适应的物质。

PCI

自从1976年应用以来，PCI为研究冠心病患者由于不同程度冠状动脉闭塞所造成的透壁心肌缺血提供了一个重要的模型。在PCI中进行的研究对于理解心肌缺血的病生理机制方面包括侧支循环、严重狭窄病变和小血　管功能方面都做出了巨大贡献[36-39]。最近，基于预适应的一些试验室表现，结合对ECG缺血表现较少和心绞痛不敏感患者的临床观察，使得PCI成为了人缺血预适应的研究模型。操作过程通常包括在再灌注期反复的冠状动脉内球囊扩张，第一个阶段的缺血可能因缺血预适应而增加心肌对随后的球囊扩张的耐受性。Deutsch等[40]发表了首个正式的研究结果，研究以评价PCI中心肌对缺血的适应性为目的，入选12例单纯前降支梗阻性狭窄的患者，行连续两次的持续90秒的球囊扩张。与首次球囊扩张相比，第二次闭塞的特点是主观心绞痛症状更少，ST段偏移减少，平均肺动脉压力更低，但是心脏静脉血流量有所降低而冠状动脉的楔压未改变。在其他血管成形术的研究中也观察到了以上结果[29, 41-44]，证实了心肌对于反复的缺血发作存在适应性的反应，即缺血预适应。值得注意，一些研究并没有观察到缺血的适应，也许是由于忽视了一些关键的方法学方面的问题，例如＜90秒的短期球囊扩张、存在球扩前缺血或选择了不恰当的终点[20, 45]。

血管成形术模型的局限性在于所观察到的心肌对于缺血的适应性在一定程度上至少不能排除侧支血管的影响[46-48]。然而，虽然侧支血管在首次冠状动脉球囊扩张时确实存在，但是，随后球扩时再形成更多的侧支却少见（大概有30%），并且只有在多次球扩后才发生[20, 45]。此外，ST段改变是否为保护状态的可靠指标仍有争议，一些入选PCI患者的研究显示，ST段偏移与代谢状态（例如乳酸堆积）、机械功能（例如局部室壁运动异常）和临床表现（例如心绞痛症状）相关[20, 45]。

反复球囊扩张后心肌对缺血的适应性是由缺血预适应介导的，最有说服力的证据是观察到通过一些制剂可以阻断或模拟心肌对缺血的适应性，特别是在缺血预适应的模型中。确实，在反复的冠状动脉闭塞中，格列本脲[29]、腺苷对抗物[41, 42]、酚妥拉明[44]、盐酸纳洛酮[52]和咖啡因[53]可阻断对缺血适应性，而腺苷[43]、依那普利[54]、吗啡硫酸盐[55]、缓激肽[56]和硝酸甘油[57, 58]可模拟缺血适应。

CABG

在CABG术中，应用主动脉交叉钳夹造成间断缺血已经被用于当做缺血预适应的临床模型。在此模型中，由于造成的是全面而不是局部缺血，所以排除了预适应模型中侧支循环造成的混杂影响。Yellon等[59]造成两次持续3分钟的缺血发作，之后每次紧跟2分钟的再灌注，在实施首次远端冠状动脉远端吻合术时进行10分钟的交叉夹闭，观察缺血对高能磷酸盐代谢的影响。10分钟的缺血刺激后进行的心肌活检显示，与之前无短暂缺血事件的对照组相比，有预缺血事件组的ATP含量显著增高，因此证明人类心肌有典型的预适应的生化特性。Murry[1]等也在犬的缺血预适应模型中观察到了此特性。然而，Perrault等[60]也报道在CABG中，夹闭主动脉3分钟，在心脏停搏前给予2分钟的温血再灌注，并没有显示有益的效应。尽管如此，Yellon[61]等的研究结果证明预适应可能会针对患者不可逆的心肌细胞损伤进行保护，研究显示患者在血管重建初始经历两次持续3分钟的心肌缺血后肌钙蛋白T水平的有所下降。另外，在CABG术中，腺苷[62-64]、阿卡地新[65]和缓激肽[66]能有效的提高术后左室功能。最后，其他研究显示，一些挥发性的麻醉剂，包括安氟醚及异氟醚，在心脏外科术后可以优化心肌的保护作用，这种作用或许是通过激活K_{ATP}通道来实现[67-71]。

ATP敏感的钾通道开放剂和腺苷在ACS中的应用

预适应药物的重要临床应用是在ACS患者减缓心肌坏死的进展，因此可增加有效再灌注的可用时间。然而，预适应的开发依赖于在缺血前应用预适应药物的可能性，在心肌梗死的低危患者例如慢性稳定性心绞痛的患者中的应用也有困难。相反，对于UA患者或近期心肌梗死的患者，继最初的缺血发作后，在随后的几个月内具有发生心肌梗死的高风险[72]。在这组患者中，在风险增高期应用模拟缺血预适应的药物也许能减低最终发展为STEMI患者的心肌坏死范围，因此可为再灌注治疗增加有效时间。然而，UA患者的心肌也许已经由于之前的缺血发作而产生了预适应，因而使预适应药物的潜在优势有所限制。另一个理论问题是对预适应药物产生的快速抗药反应的机制。Tsuchida等[73]在兔模型中持续灌注选择性A_1腺苷受体激动剂，发现会导致信号机制下调并且丧失保护机制。然而最近使用的不同给药方案获得了更多令人鼓舞的数据，10天内间歇给予兔同样的药物，在最后一剂的48小时后评估心肌的保护作用[74]。

几乎没有研究评价ACS患者应用预适应药物的保护作用（见表24-1和表24-2）。特别是到目前为止，观察的模拟预适应的药物仍是腺苷、阿卡地新和临床上唯一批准于心血管疾病可应用的K_{ATP}通道开放剂--尼可地尔。需要注意，腺苷是首个在缺血预适应试验中发现的可触发心脏保护作用的内源性的配体，而线粒体的K_{ATP}通道被认为是远端目标或是保护作用的效应器。

表24-1 急性冠脉综合征中关于尼可地尔的研究

临床背景	再灌注治疗	药物	潜在机制	结果	参考文献
不稳定型心绞痛	—	IV尼可地尔	预适应	↓ 缺血发作或心律失常	Patel et al[75]
不稳定型心绞痛	PTCA	IV尼可地尔	预适应	↓ 肌钙蛋白T和I的水平	Kim et al[76]
急性心肌梗死	溶栓或PTCA	IC尼可地尔	↓ 再灌注损伤	↑ 左室功能	Sakata et al[78]
急性心肌梗死	溶栓	Oral尼可地尔	↓ 再灌注损伤	↓ 心律失常	Sen et al[79]
急性心肌梗死	PTCA	IV尼可地尔	↓ 再灌注损伤	↑ 左室功能和住院期间结局	Ito et al[80]
急性心肌梗死	PTCA	IV尼可地尔	↓ 再灌注损伤	↓ 心血管相关死亡率或因慢性心衰再次入院	Ishii et al[82]
急性心肌梗死	PTCA	IV尼可地尔	↓ 再灌注损伤	与安慰剂相比左室体积和左室射血分数没有差异	Kitakaze et al[83]

IC，冠脉内；PTCA，经皮腔内冠状动脉成形术。

表24-2 急性冠脉综合征中关于腺苷的研究

临床背景	再灌注治疗	药物	潜在机制	结果	参考文献
急性心肌梗死	PTCA	IV 腺苷	↓ 再灌注损伤	↓ 梗死面积	Garratt et al[85]
急性心肌梗死	溶栓	IV 腺苷	↓ 再灌注损伤	↓ 梗死面积 (前壁梗死)	Mahaffey et al[86]
急性心肌梗死	PTCA	IC 腺苷	↓ 再灌注损伤	↑ 左室功能和住院期间结局	Marzilli et al[88]
急性心肌梗死	溶栓或PTCA	IV 腺苷	↓ 再灌注损伤	与安慰剂相比主要终点没有差异（新发心衰，因心衰再次入院，或死亡）	Ross et al[89]
急性心肌梗死	PTCA	AMP579	↓ 再灌注损伤	↓ 梗死面积(前壁梗死)	Kopecky et al[91]

IC，冠脉内；PTCA，经皮腔内冠状动脉成形术。AMP579是一种腺苷受体激动剂。

尼可地尔

评价尼可地尔对 UA 患者心脏保护作用的第一个临床试验（CESAR 2 研究）是由 Patel 等共同完成的 [75]。这个研究表明，除了标准化最大程度抗心绞痛治疗外，尼可地尔的 KATP 通道开放作用可使心肌缺血发作和心律失常的发生率明显降低 [75]。值得注意，因为大部分患者已经口服或静脉使用硝酸酯类药物进行治疗，口服尼可地尔产生的有益效应不太可能是由于它的扩血管效应。因而，在尼可地尔试验组观察到的的保护作用可能是由于发生了使缺血事件发生明显减少的药物性预适应 [75]。最近，Kim 等 [76] 对 200 例 UA 患者随机静脉给予消心痛和尼可地尔。96 例患者在输注相应的药物后的 12 ~ 48 小时内进行了 PCI。与消心痛相比，PCI 后 6 小时、12 小时和 24 小时尼可地尔可明显减低肌钙蛋白 T 和肌钙蛋白 I 的水平 [76]。

在这种情况下，需要进行更大样本量的随机试验来评价尼可地尔对预后有效作用和不良反应。

正如上文中所提到的，之前对缺血预适应的研究是探讨在持续的、潜在致命性的缺血刺激（如 UA 患者）前给予预适应药物的可能性。然而，一些学者提出，在细胞内钙振荡和自由基生成减少的缺血－再灌注期，预适应的心脏保护作用可能也是有效的 [77]。这迅速提示了可对尼可地尔在 STEMI 后的潜在心脏保护特性进行观察。Sakata 等 [78] 调查了成功行溶栓或直接 PCI 患者冠状动脉内注射尼可地尔的效果，之后经超声心动图进行评估。发现与对照组相比，尼可地尔治疗组患者梗死心肌的血流量和 1 个月时局部室壁运动均得到改善。Sen 等 [79] 将口服尼可地尔作为 STEMI 患者常规治疗方法外的辅助药物，评价其安全性和有效性，也得到了相似的结果。发现 STEMI 时尼可地尔安全和易耐受，与对照组相比并不增加不良反应。还发现了一种趋势，即尼可地尔可延缓心内膜下心肌梗死的患者 Q 波的发展，并且尼可地尔治疗组心律失常的发生率也有所降低。Ito 等 [80] 研究了行 PCI 的 STEMI 患者静脉输注尼可地尔的效果。发现静脉用尼可地尔联合冠状动脉成形术与单独进行 PCI 相比，可获得更好的功能性和住院期临床预后。然而，值得注意，在 STEMI 时，尼可地尔的心脏保护作用也可能与微血管灌注的改善有关，而不是心肌预适应，这是由尼可地尔治疗组患者的无复流现象比对照组少所得到的提示 [78, 80]。

最近，Ishii 等 [81] 证明，尼可地尔在 PCI 之前发挥的药物性心脏保护作用与前驱心绞痛患者的缺血预适应相似。在有前驱心绞痛的 STEMI 患者中观察了静脉应用尼可地尔的心脏保护作用和预适应效益。研究入选 368 例在首次 STEMI 时行 PCI 的患者，PCI 前随机应用尼可地尔 12mg 或静脉用安慰剂。受试者分为 1 ~ 4 组：52 例有前驱心绞痛的患者给予安慰剂，129 例无前驱心绞痛的患者给予尼可地尔，56 例有前驱心绞痛的患者给予尼可地尔，131 例无前驱心绞痛的患者给予安慰剂。前驱心绞痛组和尼可地尔组对预防 PCI 后冠状动脉微血管损害的作用相似。给予安慰剂的无前驱心绞痛组的无主要心脏事件的 5 年频率明显低于其他 3 个组 [81]。5 年时，对直接 PCI 后患者额外静脉给予尼可地尔可使心血管死亡率或因充血性心力衰竭再入院率下降，同时与安慰剂组相比多方面改善心外膜血流量和微血管的功能 [82]。

最近发表的单盲、前瞻性 J-WIND 试验随机安排了 276 例 STEMI 患者接受静脉尼可地尔（首剂 0.067mg/kg 推注，随后以 1.67μg/（kg·min）连续输注 24 小时）治疗，269 例患者给予相同剂量的安慰剂 [83]。平均随访期为 2.7 年，显示静脉尼可地尔不影响 LVEF，而口服尼可地尔可增加左心室慢性期和急性期的 LVEF[83]。这些研究提供了尼可地尔对 STEMI 的安全性和耐受性的证据。此外，这些研究表明静脉或口服此药作为标准再灌注治疗外的辅助药物可以改善缺血心肌的微血管灌注，从而可能改善左心室的功能。

腺　苷

腺苷或阿卡地新是一种腺苷调节剂，在 PCI 和 CABG 中已表现出心脏的保护作用 [20]，然而目前还没有对 UA 患者的临床试验。因此，对于 UA 患者，腺苷及其类似物的预适应治疗性探索还需要进行研究。

值得说明，动物实验中腺苷除了在心肌缺血预适应中的作用，还可通过抑制中性粒细胞活化性、抑制氧自由基的形成和改善冠状动脉微血管功能来达到减弱缺血 - 再灌注损伤的作用，使得梗死面积减小、左心室功能改善和冠状动脉血流量增强 [84]。这引发了腺苷对 STEMI 患者的潜在心脏保护作用的研究。Garratt 等 [85] 研究了静脉腺苷和利多卡因在接受直接 PCI 的 STEMI 患者中的效果。对于没有发生不可接受并发症风险的患者通过静脉给予中等剂量腺苷，与历史对照相比，腺苷治疗组患者在 6 周随访中梗死面积更小。这些发现被更大规模的多中心随机试验（STEMISTAD）所证实，即静脉腺苷在辅助治疗溶栓时有减小心肌梗死面积的作用 [86]。心肌梗死 6 天后通过 SPECT 发现，前壁心肌梗死患者使用腺苷后使心肌梗死面积减少 67%。然而，腺苷并未使非前壁心肌梗死患者最终心肌梗死面积减小，或住院发病率或死亡率得以改善 [86]。但是试验研究仍表明，在冠状动脉闭塞前给予腺苷对梗死面积的改善作用明显和持久。在再灌注前给予腺苷，效果虽存在但是减弱了，在再灌注中给予腺苷无效并且不合理。在 STEMISTAD[86] 试验中并没有观察到腺苷对临床预后的有益影响，可能与对 50% 患者给予腺苷延迟有关（在溶栓治疗后）。在近期的一个对 STEMI 患者实施直接 PCI 的小型随机试验中，这个缺陷已被克服，此试验中恰在球囊扩张前给予静脉腺苷 [88]。在这个研究中，给予静脉腺苷预防了无复流现象，改善心室功能，并且与更好临床病程相关 [88]。

STEMISTAD- Ⅱ [89] 试验入选 2118 例实施溶栓治疗或直接 PCI 的急性前壁心肌梗死患者，评估接受 3 小时静脉输注 50 或 70μg/（kg·min）腺苷或安慰剂后的临床效果。主要治疗终点是随机分组 24 小时后新发生的充血性心力衰竭、因心力衰竭首次再入院治疗或 6 个月内的全因死亡。对 243 例患者进行了 ^{99m}Tc 甲氧基异丁基异睛标记的心肌断层显像，从而测量梗死面积 [89]。对于主要治疗终点，安慰剂组和 50μg/（kg·min）腺苷组、70μg/（kg·min）腺苷组没有差别。值得注意，腺苷组和安慰剂组相比，梗死面积中位数有减小趋势。最终梗死面积中位数与药物的量效关系为高剂量组 11%，低剂量组 23%，该结果与不良临床事件减少相符合 [89]。此外，组间分析显示，在急性前壁心肌梗死发生的前 3.17 小时中静脉给予腺苷作为一种再灌注疗法的辅助方法，可以提高早期及晚期的生存率，并可降低临床复合终点 - 即死亡或 6 个月内的心力衰竭的发生率 [90]。由于本研究的主要局限性在于样本数量太少，无法确认观察到的腺苷降低临床复合终点具有统计学显著性，为了证明更高剂量的腺苷输注是否可以提高无事件存活率，需要进行一项更有力度的针对相对安全低价的静脉用腺苷作为再灌注疗法的辅助治疗的研究。

在随机安慰剂对照的 ADMIRE 试验中，在直接 PCI 前静脉给予与腺苷 A_1 和 A_2 受体高亲和力的腺苷激动剂 AMP579，与急性前壁心肌梗死患者的梗死面积减少和心肌恢复增加的趋势有关 [91]。

最近，发表了来自 IREF 试验的术前缺血多中心研究组（McSPI）的数据 [92]。该研究随机使 2698 例行 CABG 的患者接受静脉输注的安慰剂或腺苷 [0.1mg/（kg·min）；维持 7 小时] 和在停搏液中的安慰剂或腺腺苷（5μg/ml），评估腺苷在 STEMI 患者再灌注后减少长期死亡率中的安全性和有效性。腺苷治疗对心肌梗死前 30 天的主要益处是使死亡率降低 4.3 倍，从 27.8% 到 6.5%（P=0.006）。不同的亚组中腺苷的效果相似，多变量分析证实了这些结论 [92]。这个研究成功的使预适应的概念向前迈进，成为一种从试验室到临床的疗法。但是，需要大规模临床试验来证明腺苷或其激动剂在 ACS 时的心脏保护作用。

心脏保护的紧急策略

远隔缺血预适应

另一种心脏保护可通过远隔缺血预适应实现，即一个部位或器官短暂的缺血会保护远段组织或器官免于持续的缺血，这种方法依从性更好，有创范围更小。Przyklenk 等 [93] 发现短暂的回旋支闭塞会使随后前降支持续闭塞造成的梗死面积减少。这个概念在之后的研究中进行了更深入的探讨，例如在非心脏组织（肾脏 [94]、肠管 [95] 或骨骼肌 [96]）中的缺血，同样可以保护心肌细胞对抗随后的梗死事件。远隔缺血预适应也可以通过增量调节细胞保护基因并且抑制促炎性反应的途径来改变心肌的基因表达，而促炎性反应的基因有可能是缺血－再灌注损伤的病生理机制之一[97]。而且，在猪 CABG 试验模型中[98]和儿童先天性心脏病的矫正外科手术中[99]已经开始应用远隔缺血预适应的方法来减少心肌损伤。最近，Hausenloy[100]等进行了一项单盲随机对照研究，57 例行 CABG 术的成人在诱导麻醉后被分为远隔缺血预适应组或对照组，远隔缺血预适应包括通过置入上肢的自动扩张装置达到 200mmHg，从而造成 3 次持续 5 分钟的右上肢缺血，期间通过球囊放气给予 5 分钟的再灌注。远隔缺血预适应显著降低在术后 6 小时、12 小时、24 小时和 48 小时血清肌钙蛋白 T 的水平[100]。晚近，一项随机对照研究入选 242 例行 PCI 的患者，结果显示远隔缺血预适应可使术后 24 小时肌钙蛋白 I、胸痛和术中抬高的 ST 段水平中值下降并且降低 6 个月内主要的心脏及脑血管事件的发生率（表 24-2）[101]。这种保护作用呈时间依赖性，在扩张次数少的患者中受益更大[101]。此项大样本的随机研究显示，造成远隔缺血预适应是一种简单、安全、无创并且费用较低的操作过程，可能会影响行支架置入术后稳定冠心病患者的预后。

Ali[102]等将入选的 82 例患者随机分为伴远隔缺血预适应的腹主动脉瘤修复术组及常规手术作为对照组来评价心肌和肾脏损伤的发生率。将钳闭髂总动脉 10 分钟作为远隔缺血预适应的刺激因素，随后进行 10 分钟的再灌注，并重复二个周期，结果发现远隔缺血预适应使心肌损伤的发生率降低 27%（以肌钙蛋白 I 水平评价），使肾脏损伤降低 23%（以血清肌酐水平评价），并且独立于其他变量[102]。

这些数据强烈提示远隔缺血预适应可能给予心肌保护，因此期待大型临床试验来进一步研究在其他情况下的远隔预适应，例如成人及儿童心脏外科手术中[103]。

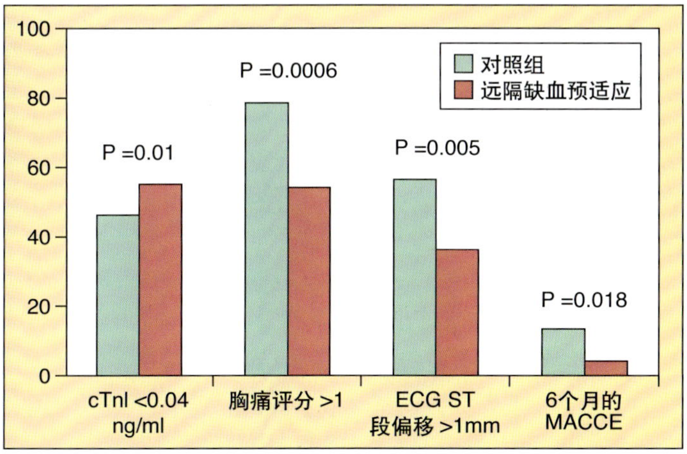

图24-2 随机接受远隔缺血预适应（IPC，n=104）或对照组（n=98）的患者在行择期经皮冠状动脉介入治疗后6个月时 cTnI <0.04ng/ml、胸部不适、ECG ST段偏移、主要心脑不良事件（MACCE）的发生率。

From Hoole SP, Heck PM, Sharples L, et al: Cardiac remote preconditioning in coronary stenting (CRISP Stent) study. A prospective, randomized, control trial. Circulation 2009;110:820-827.

后适应

虽然使冠状动脉迅速得到灌注是处理 STEMI 患者的关键，然而，从灌注初始至缺血结束的整个过程中，急性的血流灌注会带来潜在的加剧损伤的风险。再灌注损伤可能会抵消在心肌外科手术、PCI 或心脏移植中的获益。

早期用来减弱再灌注损伤的策略来源于心脏外科术，因为术中保护心肌不发生缺血－再灌注损伤是手术的重要方面[104]。外科心脏保护策略集中于纠正再灌注时的一些条件（心肺分流、再灌注压力、搏动和体温）或再灌注液的构成（pH，渗透压，酶作用底物如葡萄糖氨基酸和辅助药物等）来减少心肌梗死面积[105]。

一项重要的早期观察发现，再灌注损伤可以被缓慢进行性的复流所纠正，称为后适应[106, 107]。后适应的理论来源于十余年前 Zhi-Qing Zhao 对于预适应的应用中，即再灌注的初始应用产生预适应的刺激方法，因此而观察到改善了再灌注。

初期进行的试验是在 5 分钟冠状动脉闭塞后并随即给予 5 分钟完全的再灌注，并重复数次，但是这种过程并不能减少心肌梗死的面积。试验终止了将近 10 年的时间。在此期间进行了关于再灌注损伤的研究，发现在再灌注的起始有一些急性反应：①在再灌注开的数分钟内产生了氧化产物[108]；②粒细胞活化并黏附余冠状动脉血管内皮；③随着再灌注的持续冠状动脉血管内皮的损伤加重[109]；④钙稳态失衡导致细胞组织结构的急性损害[110]。这些再灌注后急性损伤再次使研究者开始注意后适应的问题，并且由于损伤的快速性抑制了在缺血－再灌注周期后数秒至数分钟的后适应（犬 30 秒，兔和鼠为 10 秒）。试验室研究显示这种累积的间断再灌注或许可以减少梗死面积，有助于缺血后心功能的恢复，减轻危险缺血区域的水肿，并且可以避免血流灌注中的缺陷，即无复流现象的发生[106, 111]。后适应现象可减弱再灌注损伤的触发因素，例如氧化剂、炎性细胞因子、中性粒细胞和细胞凋亡前调节器，不仅减少对心肌细胞的损伤，减少梗死面积和细胞凋亡的发生，也保护了冠状动脉血管内皮系统。

在所有已试验的动物中都发现了后适应的作用，可能猪是例外[107]。在一些发表的文献中建议在 STEMI 行 PCI 患者中应用后适应，但是问题也接踵而来，例如重复球囊扩张对靶病变血管的损伤、粥样硬化斑块可能移位和冠状动脉夹层等。

最近，Staat 等[112]对人体的后适应进行了前瞻性多中心随机试验。入选 30 例因 STEMI 预行 PCI 的患者，随机分为对照组和后适应组。在通过直接支架置入行再灌注后，对照组不再进行进一步的介入操作，而后适应组在 4 次持续 1 分钟的球囊扩张后，球囊再去充盈复流 1 分钟。与对照组相比，后适应组 CK 释放显著降低，心肌梗死面积减少 36%。作为心肌再灌注的标志，心肌呈色分级在后适应组有所增加[112]。值得注意，与对照组相比，后适应组1年时LVEF显著增加了7%[113]。此项研究首次证明在人体STEMI时，在PCI中行后适应可对心脏有保护作用，并且支持再灌注损伤是一种临床确实存在的现象而不仅是试验室中发生的特例。

最近的研究在保护心脏的机制方面有所提示，显示目前有可能通过激活激酶信号途径来保护再灌注心肌[114]。预适应和后适应两者均激活同样的关键途径，即包括其中包括磷酸肌醇3-激酶-Akt和细胞外信号调节激酶[114, 115]。上游途径也许是活化G蛋白配对的受体，从而启动触发许多下游事件包括内皮一氧化氮和酶磷酸化和细胞凋亡的抑制[114, 115]。药物制剂，例如胰高血糖素样肽-1、促红细胞生成素、阿托伐他汀和脑钠肽[116]，所有这些都可以通过激活这些酶的途径减少梗死面积。

在产生缺血后适应过程中，后适应保护途径的激活似乎聚集在线粒体，特别是通过抑制线粒体透过性转运孔道的开放[117]。此外，后适应的保护作用或许直接或间接的归因于抗炎或抗氧化作用、细胞内有害代谢产物例如氢离子、乳酸盐水平的降低或腺苷的延迟代谢，这是已经确定的介导预适应的基质[118]。最新的首次在人体的研究[119]显示远隔后适应和预适应的机制类似，可以保护缺血再灌注时的内皮损伤，其保护作用依赖于K_{ATP}通道的活化。

仍需大型的临床试验在确定这些新的心脏保护策略确实能够提高STEMI患者的临床预后。这些保护策略或许也可使在CABG术中、心脏移植术中、心脏骤停复跳中发生急性心肌缺血－再灌注损伤的患者受益。

小　结

一些证据表明，在人体外心房肌小梁中观察到心肌对于缺血的适应，在不同的临床情况下，对于缺血的预适应主要或者至少部分是由腺苷受体兴奋和ATP敏感的K通道开放介导的。这些发现提示，对于心肌梗死的高危患者（例如UA或新近梗死患者），药物可诱导出这种内源性保护，体现了在治疗方面的前景。在这方面，首个入选UA患者的临床试验显示，在标准的最大程度抗心绞痛治疗基础上应用尼可地尔，使心肌缺血和快速性心律失常的发生率显著降低[75]。然而，目前并没有大型临床试验评定预适应模拟药物例如腺苷和尼可地尔可应用于UA患者。除了腺苷和尼可地尔，另一种有望于应用于UA患者治疗的药物是钠－氢交换抑制剂，例如卡立泊来德和依尼泊胺。在新近的一些实验室研究中[122-124]和在ACS和心脏外科手术中[125-128]证明钠－氢交换抑制剂具有心脏保护作用，其机制为减少了缺血心肌细胞中钠离子的内流，最终抑制了钠－钙交换。而心肌细胞钙超载会导致心肌细胞代谢及结构的破坏，包括造成心肌收缩带坏死和在线粒体内形成磷酸钙化合物的沉淀。

对于STEMI患者，应用保护心脏的新策略（如后适应）和在缺血发作起始给予药物的治疗也许是减少再灌注损伤的有效治疗[129]。在此方面，K_{ATP}通道的开放剂和腺苷都表现出了心脏保护作用（或许并不依赖其模拟预适应的效应），特别是在再灌注前用药，从而使得这种方法在直接PCI中的应用可行[80, 81, 88, 89]。

（李晓枫）

参考文献

1. Murry CE, Jennings RB, Reimer KA: Preconditioning with ischemia: A delay of lethal cell injury in ischemic myocardium. Circulation 1986;74:1124-1136.
2. Yellon DM, Baxter GF, Garcia-Dorado D, et al: Ischaemic preconditioning: Present positions and future directions. Cardiovasc Res 1998;37:21-33.
3. Shiki K, Hearse DJ: Preconditioning of ischemic myocardium: Reperfusion-induced arrhythmias. Am J Physiol 1987;253:H1470-H1476.
4. Cohen MV, Liu GS, Downey JM: Preconditioning causes improved wall motion as well as smaller infarcts after transient coronary occlusion in rabbits. Circulation 1991;84:341-349.
5. Cohen MV, Baines CP, Downey JM: Ischemic preconditioning: from adenosine receptor to KATP channel. Annu Rev Physiol 2000;62:79-109.
6. Gross GJ, Peart JN: KATP channels and myocardial preconditioning: An update. Am J Physiol Heart Circ Physiol 2003;285:H921-H930.
7. O'Rourke B: Myocardial KATP channels in preconditioning. Circ Res 2000;87:845-855.
8. Yellon DM, Baxter GF: A "second window of protection" or delayed preconditioning phenomenon: Future horizons for myocardial protection? J Mol Cell Cardiol 1995;27:1023-1034.
9. Bolli R: The late phase of preconditioning. Circ Res 2000;87:972-983.
10. Vegh A, Papp JG, Parrat JR: Prevention by dexamethasone of the marked antiarrhythmic effects of preconditioning induced 20 h after rapid cardiac pacing. Br J Pharmacol 1994;113:1081-1082.
11. Sun JZ, Tang XL, Knowlton AA, et al: Late preconditioning against myocardial stunning: An endogenous protective mechanism that confers resistance to postischemic dysfunction 24 hours after brief ischemia in conscious pigs. J Clin Invest 1995;95:388-403.
12. Carr CS, Hill RJ, Masamune H, et al: Evidence for a role for both A1 and A3 receptors in protection of isolated human atrial muscle against simulated ischemia. Cardiovasc Res 1997;36:52-59.
13. Speechly-Dick ME, Grover GJ, Yellon DM: Does ischemic preconditioning in the human involve protein kinase C and the ATP-dependent K+ channel? Studies of contractile function after simulated ischemia in an atrial in vitro model. Circ Res 1995;77:1030-1035.
14. Cleveland JC, Meldrum DR, Cain BS, et al: Oral sulfonylurea hypoglicemic agents prevent ischemic preconditioning in human myocardium. Two paradoxes revisited. Circulation 1997;96:29-32.
15. Morris SD, Yellon DM: Angiotensin-converting enzyme inhibitors potentiate preconditioning through bradykinin B2 receptor activation in human heart. J Am Coll Cardiol 1997;29:1599-1606.
16. SOLVD (Study of Left Ventricular Dysfunction): Effect of enalapril on mortality and development of heart failure in asymptomatic patients with reduced left ventricular ejection fractions. N Engl J Med 1992;327:685-691.
17. SAVE (Survival and Ventricular Enlargement): Effects of captopril on ischemic events after myocardial infarction. Circulation 1994;90:1731-1738.
18. GISSI-3 (Gruppo Italiano per lo Studio della Sopravvivenza nell'Infarto Miocardico III): Effects of lisinopril and transdermal glycerin trinitrate singly and together on 6 week mortality and ventricular function after acute myocardial infarction. Lancet 1994;343:1115-1122.
19. ISIS-4 (Fourth International Study of Infarct Survival): A randomized factorial trial assessing early oral captopril, oral mononitrate, and intravenous magnesium sulphate in 58,050 patients with suspected acute myocardial infarction. Lancet 1995; 345:669-685.
20. Tomai F, Crea F, Chiariello L, et al: Ischemic preconditioning in humans.

Circulation 1999;100:559-563.
21. Yellon DM, Dana A: The preconditioning phenomenon. A tool for the scientist or a clinical reality? Circ Res 2000;87:543-550.
22. Yellon DM, Baxter GF: Protecting the ischaemic and reperfused myocardium in acute myocardial infarction: Distant dream or near reality? Heart 2000;83:381-387.
23. Nakano A, Cohen MV, Downey JM: Ischemic preconditioning. From basic mechanisms to clinical applications. Pharmachol Ther 2000;86:263-275.
24. Kloner RA, Shook T, Przyklenk K, et al, for the TIMI 4 investigators: Previous angina alters in hospital outcome in TIMI 4. A clinical correlate to preconditioning? Circulation 1995;91:37-47.
25. Andreotti F, Pasceri V, Hackett DR, et al: Preinfarction angina as a predictor of more rapid coronary thrombolysis in patients with acute myocardial infarction. N Engl J Med 1996;334:7-12.
26. Ishihara M, Sato H, Tateishi H, et al: Implications of prodromal angina pectoris in anterior wall acute myocardial infarction: Acute angiographic findings and long-term prognosis. J Am Coll Cardiol 1997;30:970-975.
27. Okazaki Y, Kodama K, Sato H, et al: Attenuation of increased regional myocardial oxygen consumption during exercise as a major cause of warm-up phenomenon. J Am Coll Cardiol 1993;21:1597-1604.
28. Tomai F, Crea F, Danesi A, et al: Mechanisms of the warm-up phenomenon. Eur Heart J 1996;17:1022-1027.
29. Tomai F, Crea F, Gaspardone A, et al: Ischemic preconditioning during coronary angioplasty is prevented by glibenclamide, a selective ATP-sensitive K+ channel blocker. Circulation 1994;90:700-705.
30. Tomai F, Danesi A, Ghini AS, et al: Blockade of ATP-sensitive K+ channels prevents the warm-up phenomenon. Eur Heart J 1999;20:196-202.
31. Ovunc K: Effects of glibenclamide, a KATP channel blocker, on warm-up phenomenon in type II diabetic patients with chronic stable angina pectoris. Clin Cardiol 2000;23:535-539.
32. Correa SD, Schaefer S: Blockade of KATP channels with glibenclamide does not abolish preconditioning during demand ischemia. Am J Cardiol 1997;79:75-78.
33. Bogaty P, Kingma JG, Robitaille M, et al: Attenuation of myocardial ischemia with repeated exercise in subjects with chronic stable angina. Relation to myocardial contractility, intensity of exercise and the adenosine triphosphate-sensitive potassium channel. J Am Coll Cardiol 1998;32:1665-1671.
34. Bogaty P, Kingma JG, Guimon J, et al: Myocardial perfusion imaging findings and the role of adenosine in the warm-up angina phenomenon. J Am Coll Cardiol 2001;37:463-469.
35. Tomai F, Crea F, Danesi A, et al: Effects of A1 adenosine receptor blockade on the warm-up phenomenon. Cardiologia 1997;42:385-392.
36. Rentrop KP, Cohen M, Blanke H, et al: Changes in collateral filling immediately following controlled coronary artery occlusion by an angioplasty balloon in man. J Am Coll Cardiol 1985;5:587-592.
37. Cohen M, Rentrop KP: Limitation of myocardial ischemia by collateral circulation during sudden controlled coronary artery occlusion in human subjects: A prospective study. Circulation 1996;74:469-476.
38. Tomai F, Crea F, Gaspardone A, et al: Determinants of myocardial ischemia during percutaneous transluminal coronary angioplasty in patients with significant narrowing of a single coronary artery and stable or unstable angina pectoris. Am J Cardiol 1994;74:1089-1094.
39. El-Tamini H, Davies GT, Sritara P, et al: Inappropriate constriction of small coronary vessels as a possible cause of a positive exercise test early after successful coronary angioplasty. Circulation 1991;84:2307-2312.
40. Deutsch E, Berger M, Kussmaul WG, et al: Adaptation to ischemia during percutaneous transluminal coronary angioplasty. Clinical, hemodynamic, and metabolic features. Circulation 1990;82:2044-2051.
41. Claeys MJ, Vrints CJ, Bosmans JM, et al: Aminophylline inhibits adaptation to ischemia during angioplasty. Role of adenosine in ischemic preconditioning. Eur Heart J 1996;17:539-544.
42. Tomai F, Crea F, Gaspardone A, et al: Effects of A1 adenosine receptor blockade by bamiphylline on ischemic preconditioning during coronary angioplasty. Eur Heart J 1996;17:846-853.
43. Leesar MA, Stoddard M, Ahmed M, et al: Preconditioning of human myocardium with adenosine during coronary angioplasty. Circulation 1997;95:2500-2507.
44. Tomai F, Crea F, Gaspardone A, et al: Phentolamine prevents adaptation to ischemia during coronary angioplasty. Role of α-adrenergic receptors in ischemic preconditioning. Circulation 1997;96:2171-2177.
45. Tomai F: Ischemic preconditioning during coronary angioplasty. In: Marber MS, Yellon DM (eds): Ischemia: Preconditioning and Adaptation. Oxford, UK: UCL Molecular Pathology Series, BIOS Scientific Publishers Limited, 1996, pp 163-185.
46. Kyriakidis MK, Petropoulakis PN, Tentolouris CA, et al: Relation between changes in blood flow of the contralateral coronary artery and the angiographic extent and function of recruitable collateral vessels arising from this artery during balloon coronary occlusion. J Am Coll Cardiol 1994;23:869-878.
47. Billinger M, Fleisch M, Eberli FR, et al: Is the development of myocardial tolerance to repeated ischemia in humans due to preconditioning or to collateral recruitment? J Am Coll Cardiol 1999;33:1027-1035.
48. Tomai F, Crea F, Gioffrè PA: Preconditioning , collateral recruitment and adenosine (letter). J Am Coll Cardiol 2000;35:259-260.
49. Shattock MJ, Lawson CS, Hearse DJ, et al: Electrophysiological characteristics of repetitive ischemic preconditioning in the pig heart. J Mol Cell Cardiol 1996;28:1339-1347.
50. Cohen MV, Yang X, Downey JM: Attenuation of S-T segment elevation during repetitive coronary occlusions truly reflects the protection of ischemic preconditioning and is not an epiphenomenon. Basic Res Cardiol 1997;92:426-434.
51. Birincioglu M, Yang XM, Critz SD, et al: S-T segment voltage during sequential coronary occlusion is an unreliable marker of preconditioning. Am J Physiol 1999;277:H2435-H2441.
52. Tomai F, Crea F, Gaspardone A, et al: Effects of naloxone on myocardial ischemic preconditioning in humans. J Am Coll Cardiol 1999;33:1863-1869.
53. Riksen NP, Zhou Z, Oyen WJ, et al: Caffeine prevents protection in two human models of ischemic preconditioning. J Am Coll Cardiol 2006;48:700-707.
54. Leesar MA, Jneid H, Tang XL, Bolli R: Pretreatment with intracoronary enalaprilat protects human myocardium during percutaneous coronary angioplasty. J Am Coll Cardiol 2007;49:1607-1610.
55. Xenopoulos NP, Leesar M, Bolli R: Morphine mimics ischemic preconditioning in human myocardium during PTCA. J Am Coll Cardiol 1998;31(Suppl. A):65 A.
56. Leesar MA, Stoddard MF, Manchikalapudi S, et al: Bradykinin-induced preconditioning in patients undergoing coronary angioplasty. J Am Coll Cardiol 1999;34:639-650.
57. Leesar MA, Stoddard MF, Dawn B, et al: Delayed preconditioning-mimetic action of nitroglycerin in patients undergoing coronary angioplasty. Circulation 2001;103:2935-2941.
58. Jneid H, Chandra M, Alshaher M, et al: Delayed preconditioning-mimetic actions of nitroglycerin in patients undergoing exercise tolerance tests. Circulation 2005;111:2565-2571.
59. Yellon DM, Alkhulaifi AM, Pugsley WB: Preconditioning the human myocardium. Lancet 1993;342:276-277.
60. Perrault LP, Menaschè P, Bel A, et al: Ischemic preconditioning in cardiac surgery. A word of caution. J Thorac Cardiovasc Surg 1996;112:1378-1386.
61. Jenkins DP, Pugsley WB, Alkhulaifi AM, et al: Ischemic preconditioning reduces troponin T release in patients undergoing coronary artery bypass surgery. Heart 1997;77:314-318.
62. Mentzer RM, Rahko PS, Molina-Viamonte V, et al: Safety, tolerance, and efficacy of adenosine as an additive to blood cardioplegia in humans during coronary artery bypass surgery. Am J Cardiol 1997;79(12A):38-43.
63. Vinten-Johansen J, Zhao ZQ, Corvera JS, et al: Adenosine in myocardial protection in on-pump and off-pump cardiac surgery. Ann Thorac Surg 2003;75:S691-S699.
64. Vaage J, Valen G: Preconditioning and cardiac surgery. Ann Thorac Surg 2003;75:S709-S714.
65. Menasché P, Jamieson WRE, Flameng W, et al: Acadesine: A new drug that may improve myocardial protection in coronary artery bypass grafting (CABG). J Thorac Cardiovasc Surg 1995;110:1096-1106.
66. Wei M, Wang X, Kuukasjärvi P, et al: Bradykinin preconditioning in coronary artery bypass grafting. Ann Thorac Surg 2004;78:492-497.
67. Tomai F, De Paulis R, Penta de Peppo A, et al: Beneficial impact of isoflurane during coronary artery bypass surgery on troponin I release. G Ital Cardiol 1999;29:1007-1014.
68. Penta de Peppo A, Polisca P, Tomai F, et al: Recovery of LV contractility in man is enhanced by preischemic administration of enflurane. Ann

Thorac Surg 1999;68:112-118.
69. Belhomme D, Peynet J, Louzy M, et al: Evidence for preconditioning by isoflurane in coronary artery bypass graft surgery. Circulation 1999;100(suppl II):II 340-II 344.
70. Haroun-Bizri S, Khoury SS, Chehab IR, et al: Does isoflurane optimize myocardial protection during cardiopulmonary bypass? J Cardiothorac Vasc Anesth 2001;15:418-421.
71. De Hert SG, Turani F, Mathur S, et al: Cardioprotection with volatile anesthetics: Mechanisms and clinical implications. Anesth Analg 2005;100:1584-1593.
72. Mulcahy R, Al Awadhi AH, de Buitleor M, et al: Natural history and prognosis of unstable angina. Am Heart J 1985;109:753-758.
73. Tsuchida A, Thompson R, Olsson RA, et al: The anti-infarct effect of an adenosine A1-selective agonist is diminished after prolonged infusion as is the cardioprotective effect of ischaemic preconditioning in rabbit heart. J Mol Cell Cardiol 1994;26:303-311.
74. Dana A, Baxter GF, Walker JM, et al: Prolonging the delayed phase of myocardial protection: Repetitive adenosine A1 receptor activation maintains rabbit myocardium in a preconditioned state. J Am Coll Cardiol 1998;31:1142-1149.
75. Patel DJ, Purcell HJ, Fox KM: Cardioprotection by opening of the KATP channel in unstable angina. Is this a clinical manifestation of myocardial preconditioning? Results of a randomized study with nicorandil. Eur Heart J 1999;20:51-57.
76. Kim JH, Jeong MH, Yun KH, et al: Myocardial protective effects of nicorandil during percutaneous coronary intervention in patients with unstable angina. Circ J 2005;69:306-310.
77. Opie LH: Preconditioning: We do not need more experiments, because our current knowledge already permits us to develop pharmacological agents. Basic Res Cardiol 1997;92(suppl 2):46-47.
78. Sakata Y, Kodama K, Komamura K, et al: Salutary effect of adjunctive intracoronary nicorandil administration on restoration of myocardial blood flow and functional improvement in patients with acute myocardial infarction. Am Heart J 1997;133:616-621.
79. Sen S, Neuss H, Berg G, et al: Beneficial effects of nicorandil in acute myocardial infarction: A placebo-controlled, double blind pilot safety study. Br J Cardiol 1998;5:208-220.
80. Ito H, Taniyama Y, Iwakura K, et al: Intravenous nicorandil can preserve microvascular integrity and myocardial viability in patients with reperfused anterior wall myocardial infarction. J Am Coll Cardiol 1999;33:654-660.
81. Ishii H, Ichimiya S, Kanashiro M, et al: Effect of intravenous nicorandil and preexisting angina pectoris on short- and long-term outcomes in patients with a first ST-segment elevation acute myocardial infarction. Am J Cardiol 2007;99:1203-1207.
82. Ishii H, Ichimiya S, Kanashiro M, et al: Impact of a single intravenous administration of nicorandil before reperfusion in patients with ST-segment-elevation myocardial infarction. Circulation 2005;112:1284-1288.
83. Kitakaze M, Asakura M, Kim J, et al: J-WIND investigators. Human atrial natriuretic peptide and nicorandil as adjuncts to reperfusion treatment for acute myocardial infarction (J-WIND): Two randomised trials. Lancet 2007;370:1483-1493.
84. Sommerschild HT, Kirkebøen KA: Adenosine and cardioprotection during ischaemia and reperfusion—an overview. Acta Anaesthesiol Scand 2000;44:1038-1055.
85. Garratt KN, Holmes DR, Molina-Viamonte V, et al: Intravenous adenosine and lidocaine in patients with acute myocardial infarction. Am Heart J 1998;136:196-204.
86. Mahaffey KH, Puma JA, Barbagelata NA, et al: Adenosine as an adjunct to thrombolytic therapy for acute myocardial infarction. Results of a multicenter, randomized, placebo-controlled trial: The acute myocardial infarction study of adenosine (AMISTAD) trial. J Am Coll Cardiol 1999;34:1711-1720.
87. Miura T, Tsuchida A: Adenosine and preconditioning revisited. Clin Exp Pharmacol Physiol 1999;26:92-99.
88. Marzilli M, Orsini E, Marraccini P, et al: Beneficial effects of intracoronary adenosine as an adjunct to primary angioplasty in acute myocardial infarction. Circulation 2000;101:2154-2159.
89. Ross AM, Gibbons RJ, Stone GW, AMISTAD-II Investigators: A randomized, double-blinded, placebo-controlled multicenter trial of adenosine as an adjunct to reperfusion in the treatment of acute myocardial infarction (AMISTAD-II). J Am Coll Cardiol 2005;45:1775-1780.
90. Kloner RA, Forman MB, Gibbons RJ, et al: Impact of time to therapy and reperfusion modality on the efficacy of adenosine in acute myocardial infarction: the AMISTAD-2 trial. Eur Heart J 2006;27:2400-2405.
91. Kopecky SL, Aviles RJ, Bell MR, et al: A randomized, double-blinded, placebo-controlled, dose-ranging study measuring the effect of an adenosine agonist on infarct size reduction in patients undergoing primary percutaneous transluminal coronary angioplasty: the ADMIRE (AmP579 Delivery for Myocardial Infarction REduction) study. Am Heart J 2003;146:146-152.
92. Mangano DT, Miao Y, Tudor IC, et al: Investigators of the Multicenter Study of Perioperative Ischemia (McSPI) Research Group; Ischemia Research and Education Foundation (IREF). Post-reperfusion myocardial infarction: Long-term survival improvement using adenosine regulation with acadesine. J Am Coll Cardiol 2006;48:206-214.
93. Przyklenk K, Bauer B, Ovize M, et al: Regional ischemic 'preconditioning' protects remote virgin myocardium from subsequent sustained coronary occlusion. Circulation 1993;87:893-899.
94. Pell TJ, Baxter GF, Yellon DM, Drew GM: Renal ischemia preconditions myocardium: role of adenosine receptors and ATPsensitive potassium channels. Am J Physiol 1998;275:H1542-H1547.
95. Gho BC, Schoemaker RG, van den Doel MA, et al: Myocardial protection by brief ischemia in noncardiac tissue. Circulation 1996;94:2193-2200.
96. Addison PD, Neligan PC, Ashrafpour H, et al: Noninvasive remote ischemic preconditioning for global protection of skeletal muscle against infarction. Am J Physiol Heart Circ Physiol 2003;285:H1435-H1443.
97. Konstantinov IE, Arab S, Li J, et al: The remote ischemic preconditioning stimulus modifies gene expression in mouse myocardium. J Thorac Cardiovasc Surg 2005;130:1326-1332.
98. Kharbanda RK, Li J, Konstantinov IE, et al: Remote ischaemic preconditioning protects against cardiopulmonary bypass-induced tissue injury: A preclinical study. Heart 2006;92:1506-1511.
99. Cheung MM, Kharbanda RK, Konstantinov IE, et al: Randomised controlled trial of the effects of remote ischemic preconditioning on children undergoing cardiac surgery: First clinical application in humans. J Am Coll Cardiol 2006;47:2277-2282.
100. Hausenloy DJ, Mwamure PK, Venugopal V, et al: Effect of remote ischaemic preconditioning on myocardial injury in patients undergoing coronary artery bypass graft surgery: A randomised controlled trial. Lancet 2007;370:575-579.
101. Hoole SP, Heck PM, Sharples L, et al: Cardiac remote preconditioning in coronary stenting (CRISP Stent) study. A prospective, randomized, control trial. Circulation 2009;119:820-827.
102. Ali ZA, Callaghan CJ, Lim E, et al: Remote ischemic preconditioning reduces myocardial and renal injury after elective abdominal aortic aneurysm repair: A randomized controlled trial. Circulation. 2007;116(11 Suppl):I98-I105.
103. Kloner RA: Clinical application of remote ischemic preconditioning. Circulation 2009;119:776-778.
104. Buckberg GD: Myocardial protection: An overview. Semin Thorac Cardiovasc Surg 1993;5:98-106.
105. Vinten-Johansen J, Edgerton TA, Howe HR, et al: Immediate functional recovery and avoidance of reperfusion injury with surgical revascularization of short-term coronary occlusion. Circulation 1985;72:431-439.
106. Okamoto F, Allen BS, Buckberg GD, et al: Reperfusion conditions: importance of ensuring gentle versus sudden reperfusion during relief of coronary occlusion. J Thorac Cardiovasc Surg 1986;92:613-620.
107. Vinten-Johansen J, Yellon DM, Opie LH: Postconditioning: A simple, clinically applicable procedure to improve revascularization in acute myocardial infarction. Circulation 2005;112:2085-2088.
108. Zweier JL, Flaherty JT, Weisfeldt ML: Direct measurement of free radicals generated following reperfusion of ischemic myocardium. Proc Natl Acad Sci USA 1987;84:1404-1407.
109. Tsao PS, Aoki N, Lefer DJ, et al: Time course of endothelial dysfunction and myocardial injury during myocardial ischemia and reperfusion in the cat. Circulation 1990;82:1402-1412.
110. Piper HM, Schafer AC: The first minutes of reperfusion: A window of opportunity for cardioprotection. Cardiovasc Res 2004;61:365-371.
111. Sato H, Jordan JE, Zhao ZQ, et al: Gradual reperfusion reduces infarct size and endothelial injury but augments neutrophil accumulation. Ann Thorac Surg 1997;64:1099-1107.

112. Staat P, Rioufol G, Piot C, et al: Postconditioning the human heart. Circulation 2005;112:2143-2148.
113. Thibault H, Piot C, Staat P, et al: Long-term benefit of postconditioning. Circulation 2008;117:1037-1044.
114. Tsang A, Hausenloy DJ, Mocanu MM, Yellon DM: Postconditioning: A form of "modified reperfusion" protects the myocardium by activating the phosphatidylinositol 3-kinase-Akt pathway. Circ Res 2004;95:230-232.
115. Yang XM, Proctor JB, Cui L, et al: Multiple, brief coronary occlusions during early reperfusion protect rabbit hearts by targeting cell signaling pathways. J Am Coll Cardiol 2004;44:1103-1110.
116. Hausenloy DJ, Yellon DM: New directions for protecting the heart against ischaemia-reperfusion injury: Targeting the reperfusion injury salvage kinase (RISK) pathway. Cardiovasc Res 2004;61:448-460.
117. Crisostomo PR, Wairiuko GM, Wang M, et al: Preconditioning versus postconditioning: Mechanisms and therapeutic potentials. J Am Coll Surg 2006;202:797-812.
118. Yellon DM, Hausenloy DJ: Myocardial reperfusion injury. N Engl J Med 2007;357:1121-1135.
119. Loukogeorgakis SP, Williams R, Panagiotidou AT, et al: Transient limb ischemia induces remote preconditioning and remote postconditioning in humans by a K(ATP)-channel dependent mechanism. Circulation 2007;116:1386-1395.
120. Hausenloy DJ, Yellon DM: The evolving story of "conditioning" to protect against acute myocardial ischaemia-reperfusion injury. Heart 2007;93:649-651.
121. Andreka G, Vertesaljai M, Szantho G, et al: Remote ischaemic postconditioning protects the heart during acute myocardial infarction in pigs. Heart 2007;93:749-752.
122. Bugge E, Munch-Ellingsen J, Ytrehus K: Reduced infarct size in the rabbit heart in vivo by ethylisopropyl-amiloride. A role for Na+/H+ exchange. Basic Res Cardiol 1996;91:203-209.
123. Gumina RJ, Mizumura T, Beier N, et al: A new sodium/hydrogen exchange inhibitor, EMD 85131, limits infarct size in dogs when administrated before or after coronary artery occlusion. J Pharmacol Exp Ther 1998;286:175-183.
124. Linz W, Albus U, Crause P, et al: Dose-dependent reduction of myocardial infarct mass in rabbits by the NHE-1 inhibitor cariporide (HOE 642). Clin Exp Hypertens 1998;20:733-749.
125. Théroux P, Chaitman BR, Danchin N, et al: Inhibition of the sodium-hydrogen exchanger with cariporide to prevent myocardial infarction in high-risk ischemic situations. Main results of the GUARDIAN trial. Circulation 2000;102:3032-3038.
126. Davies JE, Digerness SB, Killingsworth CR, et al: Multiple treatment approach to limit cardiac ischemia-reperfusion injury. Ann Thorac Surg 2005;80:1408-1416.
127. Zeymer U, Suryapranata H, Monassier JP, et al: The Na+/H+ exchange inhibitor eniporide as an adjunct to early reperfusion therapy for acute myocardial infarction: Results of the evaluation of the safety and cardioprotective effects of eniporide in acute myocardial infarction (ESCAMI) trial. J Am Coll Cardiol 2001;38:1644-1650.
128. Rupprecht HJ, vom Dahl J, Terres W, et al: Cardioprotective effects of the Na+/H+ exchange inhibitor cariporide in patients with acute anterior myocardial infarction undergoing direct PTCA. Circulation 2000;101:2902-2908.
129. Kloner RA, Rezkalla SH: Cardiac protection during acute myocardial infarction: Where do we stand in 2004? J Am Coll Cardiol 2004;44:276-286.

第 25 章

急性冠状动脉综合征药物治疗的目标：炎症与免疫

E. Marc Jolicoeur 和 Christopher B. Granger

在发现急性冠状动脉血栓阻塞冠状动脉阻塞和时间依赖的心肌坏死之前，就已经认识到炎症和心肌梗死的相关性[1]。作为对损伤的反应，免疫系统在清除坏死细胞和细胞间质碎片中起重要作用，从而启动瘢痕形成的过程。免疫和炎症系统的作用与炎症细胞向受损心肌的移动相一致。炎症对于梗死的愈合至关重要。曾经假设梗死扩展是一个常见的适应不良过程，例如再灌注损伤的病程。过去 20 年，再灌注损伤的临床前期和临床研究曾经是研究的热点问题。然而也存在不同的观点，例如在临床心肌梗死过程中再灌注损伤是否起重要作用，在什么时候发挥作用等调节 ACS 后数小时的炎症反应还没有证实的临床获益。再灌注损伤的动物模型显示，新近梗死心肌的自发再灌注可以触发几项强烈的炎症信号途径，导致过多的细胞死亡和不良的心肌重构。炎症是再灌注损伤中的一个主要因素，临床试验已经检验了几项辅助的抗炎策略。本章重点介绍针对近期心肌梗死患者炎症与免疫系统的临床观察。

再灌注损伤过程中炎症的不良作用

虽然进一步的血管重建和优化的药物治疗改善 STEMI 后的临床终点，但是死亡率和致残率还很高。当代一组 STEMI 患者的队列研究显示，GRACE[2] 的注册研究中住院死亡率是 7%，MONICA 研究是 28%[3]。迄今，唯一能够减少梗死面积的方法是早期血管重建，或溶栓或直接 PCI。虽然恢复梗死心肌的前向血流对于预防不可逆损伤至关重要，但是再灌注本身可以加重组织损伤，甚至超过单独缺血导致的损伤。随即将临床观察溶栓与对照发现，溶栓后第一天溶栓组的死亡率更高，可能反映了缺血再灌注损伤这个现象，认为能够加重最初缺血导致的损伤。

如果再灌注损伤发生在心肌梗死患者，再灌注治疗的总体获益（挽救心肌）= 及时再灌注减少的心肌坏死带 - 受损心肌恢复血流导致的矛盾性损伤（再灌注损伤）。反过来再灌注损伤可以分为两种：血管再灌注损伤和细胞再灌注损伤。血管再灌注损伤导致“无复流”，表现为梗死相关动脉开通以后下游心肌的灌注没有重建。认为导致血管损伤的因素包括中性粒细胞淋巴细胞导致的毛细血管的栓塞和炎症微血栓导致的远端的栓塞。细胞再灌注损伤是一个复杂的现象，涉及几个受损的信号转导途径，其中急性炎症反应起重要作用。超氧自由基的过度激活、细胞内钙超载、线粒体通透性转换孔的开放和凋亡导致细胞损伤。急性炎症反应分为不同的组分：补体系统的激活、中性粒细胞淋巴细胞心肌浸润和 Toll- 样受体介导的信号途径。再灌注损伤总结见表 25-1。

有几篇系统综述对再灌注损伤发生的机制[4] 和针对细胞和“致死性”再灌注损伤[5, 6] 潜在中介因素的干预措施进行了阐述。冠状动脉重建中用于减少炎症的策略内容的讨论见斑块钝化章节（见第 26 章）。本章集中讨论 ACS 后发生在心肌的炎症与免疫过程以及针对这些病理过程的药物和 PCI。试图降低再灌注损伤的许多心血管保护策略的临床结果都令人失望，因此需要详细了解炎症与免疫系统所起的作用。如果再灌注损伤现象具有临床意义，那么任何调整炎症反应的干预措施都有可能降低梗死面积、促进梗死愈合和降低死亡率的作用。

缺血与再灌注的炎症免疫反应

Reimer 和 Jennings 最初阐述 STEMI 波状假设时，关于中性粒细胞、补体瀑布和样 Toll- 受体介导心肌损伤的信号途径所知甚少。有趣的是同时出现了心肌梗死后心肌保护这个概念[8]。自那以后在临床试验中评估了 10 种以上的抗炎症策略，来限制缺血和再灌注损伤的不良后果（见表 25-2）。除了皮质激素，临床试验检验策略都是基于梗死心肌中与再灌注损伤相关的早期炎症反应有害这个假设，因此应该下调炎症反应。

透壁心肌梗死后心脏的愈合有 3 个相互重叠的阶段：炎症阶段、增生阶段和成熟阶段[9]。炎症阶段从坏死的肌

表25-1	再灌注损伤的组成
总的心肌挽救 =	**[坏死核心的减小]–[再灌注损伤]**
再灌注损伤 =	[血管再灌注损伤] + [细胞再灌注损伤] + [细胞凋亡]
血管再灌注损伤 =	[炎症细胞阻塞毛细血管] + [炎症微血栓] + [远端栓塞]
细胞再灌注损伤 =	[活性氧自由基] + [细胞内钙超载] + [线粒体通透性转运孔蛋白的开放] + [急性炎症反应]
急性炎症反应 =	[补体系统激活] + [Toll-样受体介导的通路] [多形核白细胞浸润]

表25-2 关于急性冠脉综合征炎症和免疫的随机临床试验的节选

试验，年份 (n=例数)	药物，剂量，研究设计	症状发生到用药时间	血管重建	一级终点	备注
非甾体类抗炎药 (NSAID)					
TAMI-4试验[34], 1989, (n=50) STEMI	• 伊洛前列素IV, 2ng/(kg·min) × 48 h • 开放标签	—	溶栓	应用伊洛前列素7天时左室射血分数降低	在该剂量下联合应用rt-PA 和伊洛前列素不会改善早期或晚期随访的冠状动脉开通率
NUT-2[37], 2002, (n=120) UA/NSTEMI	• 美洛昔康 15mg IV 一次，然后 15 mg PO QD × 30日 • 开放标签	—	—	应用美洛昔康90天死亡，心梗和再发心绞痛的联合终点有显著改善	没有发现美洛昔康治疗相关的不良并发症。试验在NSTEMI患者早期有创PCI治疗被广泛接受之前完成
皮质激素					
SoluMedrol Sterile Powder AMI[44], 1986, (n=1118) STEMI	• 甲强龙 IV, 30 mg/kg q3h × 2 比 安慰剂 • 双盲	6h内(组1) 或 6～12h (组2)	—	28天死亡率组间没有差异	甲强龙与心脏破裂和心脏室壁瘤无关
他汀类药物					
ARMYDA-ACS[50], 2007, (n=171) NSTEMI	• 阿托伐他汀 PO, 80mg 比 安慰剂 • 双盲	PCI前7天	PCI	使用阿托伐他汀后死亡，心梗和计划外的血管重建的联合终点事件减少	高危ACS患者被研究排除在外
腺苷和激动剂					
AMISTAD[67], 1999, (n=236) STEMI	• 腺苷 IV, 70 μg/(kg·min) × 3h 比 安慰剂 • 开放标签	6h内	溶栓	使用腺苷后7天用^{99m}Tc SPECT评价的梗死面积缩小了33%	梗死面积的减小在前壁梗死的患者中更显著，腺苷组的患者有不良临床事件增多的趋势
Marzilli et al[204], 2000, (n=54) STEMI	• 腺苷 IC, 4 mg 大于 1min 比 安慰剂 • 单盲	3h内	直接PCI	使用腺苷后无复流发生减少；死亡，心梗和慢性心衰的联合终点更好	冠脉内注射腺苷安全并且耐受良好，没有缓慢性心律失常出现；使用腺苷PCI末TIMI 3级血流的出现率显著增加
ATTACC[69], 2003, (n=608) STEMI	• 腺苷 IV 10 μg/（kg·min） × 6h 比 安慰剂 • 双盲	6h内	溶栓	出院时超声心动图LVEF组间没有差异	间断分析显示腺苷无明显效果，因此停止入选。腺苷组1年的心血管死亡率为8.9%，安慰剂组为 12.1% (P=0.2)
ADMIRE[75], 2003, (n=311) STEMI	• 腺苷激动剂AmP579 IV 15 比 30 比 45 μg/kg 比 安慰剂 × 6h • 双盲	6h内	直接PCI	5～9天^{99m}Tc SPECT评价的梗死面积组间没有差异	
AMISTAD II[68], 2005, (n=2118) STEMI	• 腺苷IV 50 比 70μg/(kg·min) × 3h 比 安慰剂 • 双盲	6h内	溶栓 58.3% 直接PCI 40.2%	6个月死亡、慢性心衰和再入院的无事件生存率组间没有差异	腺苷70 μg/(kg·min)治疗组的患者与安慰剂相比有着更小的梗死面积(左室11% 比 27%, P=0.02)
P选择素抑制剂					
RHAPSODY[86], 2003, (n=598) STEMI	• rPSGL-Ig IV, 5 mg 比 25mg 比 75 mg 比 安慰剂 • 双盲	6h内	溶栓	ST段回落时间与rPSGL-Ig的剂量成正比	7天^{99m}Tc SPECT评价的梗死面积和30天 LVEF组间没有差异
PSALM[84], 2006, (n=88) STEMI	• rPSGL-Ig IV, 75 比 150mg 比 安慰剂 • 开放标签	6h内	溶栓	30天^{13}NH^{3} 心肌血流和18FDG代谢活性组间没有差异	随着更大规模的试验证实药物无效后此试验在早期终止了。ST段回落和LVEF 改善没有看到差异
CD11/CD18整合素受体封闭					
LIMIT AMI[87], 2001, (n=394) STEMI	• rhuMAb CD18 IV, 0.5 比 2.0mg/kg 比 安慰剂 • 双盲	12h内	溶栓	90min校正TIMI帧计数或TIMI 3级血流率组间没有差异	治疗对梗死面积和心电图ST段回落率不起作用。使用rhuMab CD18有导致更多的细菌感染的趋势
FESTIVAL[205], 2001, (n=60) STEMI	• Hu23F2G IV, 0.3 比 1.0 mg/kg 比 安慰剂 • 双盲	6h内	直接PCI	5～9天^{99m}Tc SPECT评价的梗死面积组间没有差异	一例患者发现有抗Hu23F2G 抗体.组间不良事件（包括感染）没有显著差异
HALT AMI[182], 2002, (n=420) STEMI	• Hu23F2G IV, 0.3 比1.0 mg/kg 比 安慰剂 • 双盲	6h内	直接PCI	5～9天^{99m}Tc SPECT评价的梗死面积组间没有差异	前壁心梗或症状发生2h内的亚组中患者梗死面积没有显著差异。30天临床事件非常低

表25-2　关于急性冠脉综合征炎症和免疫的随机临床试验的节选（续表）

试验，年份 (n=例数)	药物，剂量，研究设计	症状发生到用药时间	血管重建	一级终点	备注
补体抑制剂 COMMA,[106] 2003 (n=960) STEMI	• C5抑制剂 pexelizumab IV, 单独推注 比 推注 + 输注 比 安慰剂。B, 2mg/kg; I, 0.05mg/kg × 20h • 双盲	6h内	直接PCI	72h CK-MB AUC组间没有差异	pexelizumab 推注+输注与安慰剂相比90天死亡率显著降低(1.8% 比 5.9%, P=0.014)
COMPLY,[105] 2003 (n=943) STEMI	• C5抑制剂 pexelizumab, 与COMMA相同 • 双盲	6h内	溶栓	72h CK-MB AUC组间没有差异	平均溶栓后10分钟给予辅助使用pexelizumab。对临床结局无明显作用
APEX-AMI,[98] 2007 (n=5745) STEMI	• C5抑制剂 pexelizumab 比 安慰剂。B, 2mg/kg; I, 0.05 mg/kg × 20h • 双盲	6h内	直接PCI	30天死亡率组间没有差异	此试验最初预期入选8500例患者。死亡、休克或心衰的联合终点组间没有差异
Thielmann,[104] 2006 (n=57) STEMI	• C1酯酶抑制剂berinert 比 安慰剂。B, 40UI/kg IV; I, 20 UI/kg × 6h, • 开放标签	症状发生24h内	急诊CABG术	24h TnI AUC组间没有差异	症状发生6h内使用C1酯酶抑制剂治疗的患者TnI水平的最大峰值显著降低
ITF-1697 PARI MI,[110] 2004 (n=402) STEMI	• ITF-1697 IV, 剂量测定, 推注, 继以输注 [0.1, 0.5, 1.0, or 2.0μg/(kg·min)] 比 安慰剂 × 24 h • 双盲	12h内	直接PCI	30天α-羟丁酸脱氢酶 AUC 梗死面积和临床结局组间没有差异	ITF-1697不影响校正的TIMI血流、灌注分级或ST段回落评价的PCI后的灌注情况
促红细胞生成素 Lipsic et al,[129] 2006 (n=22) STEMI	• darbepoetin-α IV, 300 μg • 开放标签	6h内	直接PCI	CK和CK-MB峰值组间没有差异，但是darbepoetin 组在数值上更高一些	30天随访中没有记录到不良事件。4个月时,组间LVEF相似 [EPO（52% ± 3%）比 安慰剂（48% ± 5%）]
Liem et al,[127] 2007 (n=51) NSTEMI	• epoetin-α IV, 40 000IU 比 安慰剂 • 开放标签	第一次TnI阳性的8h内	—	72h CK-MB AUC组间没有差异	1年再梗死率相似。作者描述在使用促红细胞生成素后的几个小时中有血压增高
Binbrek et al,[131] (n=236) STEMI	• β-epoetin IV, 30 000IU 比 标准治疗 • 开放标签	6h内	替奈普酶	CK-MB 克数(相当于梗死面积) 组间没有差异	离院前超声心动图测量的LVEF组间相似
FX06 F.I.R.E.,[157] 2009 (n=234) STEMI	• FX06 400mg IV 比 安慰剂 • 双盲	6h内	直接PCI	5天的晚期钆增强的CMR梗死面积组间没有差异	5天时, FX06与CMR测量的坏死核心区的显著减小有关。40天时, 这种差异就不再显著了
环孢素和类似物 Piot et al,[162] 2008 (n=58) STEMI	• 环孢素 IV, 2.5mg/kg 比 安慰剂 • 单盲	12h内	直接PCI	使用环孢素治疗的患者72h CK AUC明显更佳, 然而TnI AUC 并不如此	在一个27例患者的亚研究中, 环孢素治疗患者的MRI测量的心梗面积缩小20%

B，推注；C1-INH，补体C1抑制剂；CK，肌酸激酶；CMR，心脏核磁；I，输注；IC，冠脉内；IV，静脉内；ECG，心电图；FDG，氟脱氧葡萄糖(18F)；HBDH，α-羟丁酸脱氢酶；MRI，核磁共振成像；PO，口服，rt-PA；重组组织型纤溶酶原激活剂，rhuMAb；重组人类单克隆抗体；rPSGL-Ig；重组血小板选择蛋白糖蛋白配基-免疫球蛋白；TnI，肌钙蛋白I；UA，不稳定心绞痛。

细胞释放配体，正常情况下这些配体在细胞内与免疫系统相隔离。免疫系统识别这些细胞内配体，例如热休克蛋白或纤维结合素片段，可以激活几条免疫炎症途径，例如Toll样受体介导途径[10]、核因子-κB[11]和补体瀑布。在所有涉及愈合过程的免疫系统组分中，只有少数几个显示对再灌注损伤有特殊意义。

中性粒细胞、淋巴细胞是抵抗外源抗原的第一道屏障，在组织损伤后的急性急性炎症反应中起重要作用。冠状动脉持续堵塞后，中性粒细胞淋巴细胞在心肌中聚集，24小时内达到高峰，之后在1周的过程中逐渐减少[1]。在缺血和再灌注的实验模型中，中性粒细胞淋巴细胞的积聚超过没有再灌注的梗死心肌[12]。例如犬再灌注的心脏与没有再灌注的心脏相比，中性粒细胞的数目增加80%[12]。中性粒细胞在再灌注心肌中聚集，可能通过其细胞毒性装备导致进一步的梗死（见图25-1）[13, 14]。在刺激因素激活下，中性粒细胞进入呼吸爆发，导致过氧化物和氧自由基

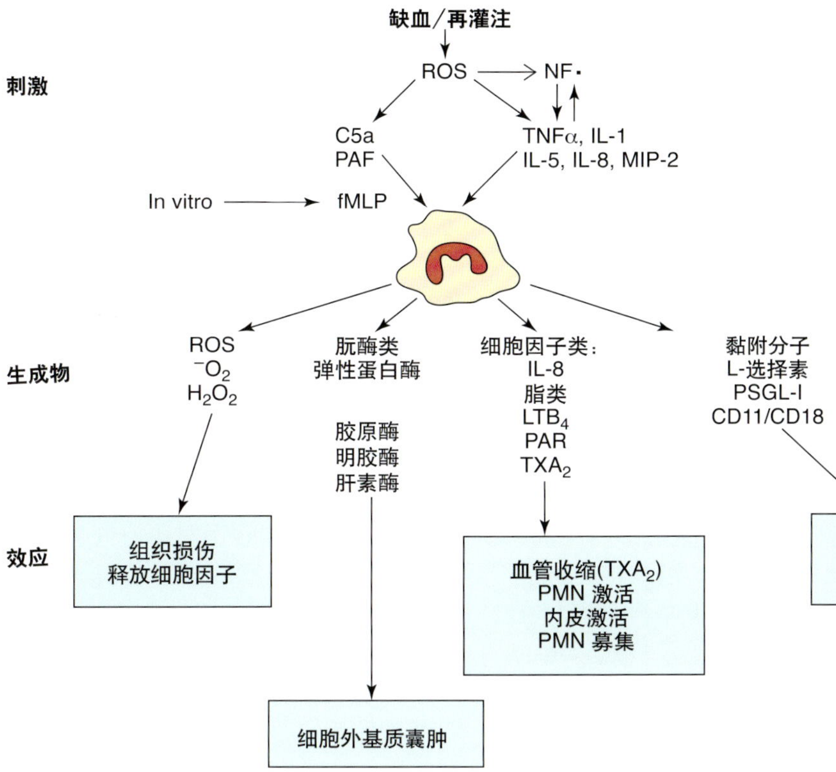

图25-1 中性粒细胞的激活。中性粒细胞激活及中性粒细胞衍生物参与致死性心肌缺血再灌注损伤的原理图。中性粒细胞或冠状动脉内皮细胞产生的活性氧刺激缺血再灌注心肌迅速释放促炎介质，并通过NF-κB增加介质的转录。这些介质激活中性粒细胞产生活性氧、蛋白酶、各种细胞因子和脂质介质，并上调细胞表面黏附分子的表达以及促进内皮细胞和心肌细胞之间的作用。CD，分化群；H_2O_2，过氧化氢；Isch，缺血；LTB_4，白三烯B_4；MIP-2，巨噬细胞炎性蛋白2；n-fMLP，N-甲酰基肽；O_2^-，超氧阴离子；-OH，羟基；Rep，再灌注；ROS，活性氧；TXA_2，血栓烷A_2。

Reproduced with permission from Vinten-Johansen J: Involvement of neutrophils in the pathogenesis of lethal myocardial reperfusion injury. Cardiovasc Res 2004;61:481-497.

的产生，这些是致死性细胞损伤的主要中介因素[15, 16]。除了直接的细胞毒性，氧自由基诱导血管收缩和加重缺血后冠状动脉内皮功能异常。同样，中性粒细胞产生的氧化物能够抑制心肌细胞和肌浆网钙转运，加重心室功能异常[17]。活化的中性粒细胞淋巴细胞脱颗粒使细胞间隙暴露于几种蛋白水解酶，可以直接导致心肌细胞损害。例如胶原酶和弹性蛋白酶可以分解细胞间质分子，形成趋化学性肽片段，后者随后使单核细胞趋化至坏死心肌。促炎症反应的花生四烯酸代谢产物可以进一步聚集单核细胞及其他炎症细胞，放大和维持炎症反应。除了细胞毒性作用，中性粒细胞阻塞微循环，促成无复流现象。中性粒细胞淋巴细胞细胞体积较大，与红细胞相比顺应性较差。一旦激活，中性粒细胞淋巴细胞变得不易变形，并且成簇黏附在内皮细胞，从而形成微循环栓塞[18]。最后中性粒细胞释放的蛋白酶和氧自由基直接激活补体瀑布[19-21]，进一步加速炎症反应和细胞损伤。

补体系统是内在免疫系统的一部分，对感染因素具有重要的保护作用。凝集素途径是激活补体的经典备用途径，能够使 C3 分裂为 C3a+C5a 这 2 个过敏毒素，聚集炎症细胞，并转化为 C3b，减弱吞噬作用（见图 25-2）。补体系统一旦激活可以放大炎症反应并维持炎症反应，

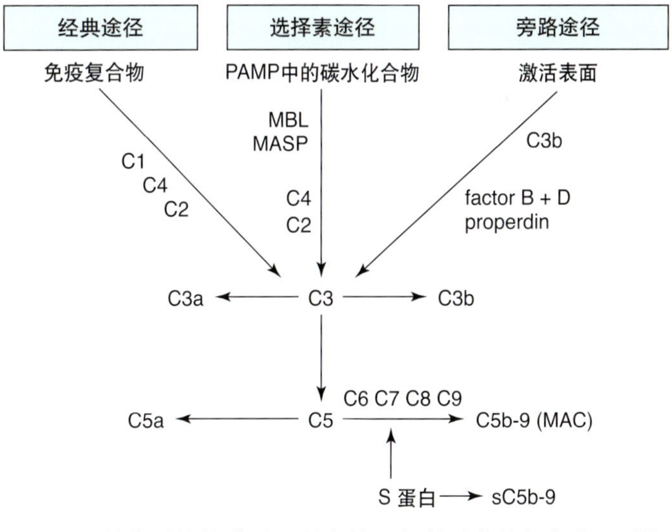

图25-2 补体系统的激活。所有的三条激活途径都生成C3裂解片段，产生过敏毒素（C3a, C5a）使炎性细胞募集，介导细胞吞噬（C3b），以及产生膜攻击复合物（MAC: C5b-9）导致细胞溶解。补体系统的调节尤其重要，每一步都由许多的抑制物控制。MASP，甘露聚糖结合凝集素相关丝氨酸蛋白酶；MBL，甘露聚糖结合凝集素；PAMP，病原相关分支模式。

Reproduced with permission from Haahr-Pedersen S, Bjerre M, Flyvbjerg A, et al: Level of complement activity predicts cardiac dysfunction after acute myocardial infarction treated with primary percutaneous coronary intervention. J Invasive Cardiol 2009;21:13-19.

利于外源抗原的清除。在补体瀑布的末端，C5 的裂解片段启动膜攻击复合体 C5b-9 的形成，复合体经跨膜通道通过渗透性溶解导致直接的组织损伤。这个过程在生物体需要抵抗微生物入侵时有利，补体诱导的炎症反应非特异的放大再缺血再灌注损伤这个具体的情况下对宿主有害。再灌注之后在缺血心脏补体的迅速聚集提示发生再灌注损伤[22]。在体研究提示，在心肌梗死抑制补体瀑布可以减少促炎作用的补体降解产物（sC5b-9）[23, 24]，减少心肌中多形核白细胞的趋化作用，减少心肌的坏死[24]和凋亡[24]。

抗炎与免疫抑制剂的临床观察

阿司匹林和非甾体抗炎药物

血小板和炎症系统的相互作用多样。因此难怪抑制血小板功能的干预因素也有显著的抗炎作用。阿司匹林在 STEMI 中对死亡率的获益令人瞩目[25]。除了抗血小板的作用，阿司匹林也发挥抗炎作用，可能对心肌梗死后死亡率的获益有一定贡献[26, 27]。在动物模型，阿司匹林触发脂氧素（LXA4）的合成，后者有力地抑制缺血和再灌注损伤过程中淋巴细胞的趋化[28]。另一方面，由于非甾体抗炎药物对内皮和动脉粥样斑块的不良影响[29]，对非甾体抗炎药物进行了广泛研究。在狗的研究中，布洛芬显示能够减少梗死面积和梗死组织中淋巴细胞的聚集[30]。另一方面已经明确认识到吲哚美辛减弱梗死组织的愈合，导致室壁瘤的形成[31]。

在阿司匹林之前的时代，Sajadieh 等试图评价非甾体抗炎药物的效果进行了一个回顾性研究，DAVIT Ⅱ试验在随机前应用非甾体抗炎药物[32]。作者假设除了阿司匹林，非甾体抗炎药物也可能改善 STEMI 的预后。经过年龄、性别和高血压的校正后，心肌梗死前非甾体抗炎药物应与死亡率下降（危害比 0.59，95% 置信区间 0.28 ~ 1.25，P=0.17）和心脏事件下降（危害比 0.67，95% 置信区间 0.37 ~ 1.19，P=0.17）的相关性不具有显著性。但是也可以认为是由于混杂因素导致的结果。

前列腺环素（PGI2）是类花生酸家族的一个成员，通过抑制血小板活性和动脉血管扩张预防血栓的形成。实验条件下，前列腺环素促进纤溶，减少心肌梗死后心肌钝抑[33]。这些早期的研究成为 TIMI 4 试验[34]溶栓和血管成形的基石，这个试验在 50 例 STEMI 患者联合应用伊洛前列素（合成的前列腺素类似物）与 rt-PA。与单独应用 rt-PA 比较，联合应用伊洛前列素 [2ng/（kg·min），48h] 和 rt-PA 对 90 分钟梗死相关血管的通畅率（分别为 44% 和 66%，P=0.26）和 7 天 LVEF（分别是 +2.9% 和 2.3%，P=0.05）的改善都没有影响。

长期应用环氧化酶 -2 抑制剂（COX-2）可能与心血管风险增加相关[35]。相反，选择性 COX-2 抑制剂在啮齿类动物心肌梗死后减少巨噬细胞浸润，维持心室功能[36]。至少有一项试验提示应用 COX-2 抑制剂对 ACS 患者短期保护作用。NUT-2 研究将 30 例 NSTEMI 患者随机分为 30 天美洛昔康（选择性环 COX-2 抑制剂）组或安慰剂组，结果住院后 90 天内发生心绞痛复发、心肌梗死或死亡率降低（分别是 21.7% 和 48.3%，P=0.004，120 例）[37]。这个小规模研究中的获益主要是来自安慰剂治疗患者心绞痛复发率较高。对研究人员和患者都没有采用盲法。这些发现还有待于大规模双盲临床试验的确认。

皮质激素类

皮质激素对免疫系统的有多方面的作用，是 STEMI 研究采用的第一批免疫调节剂[38]。皮质激素对心血管系统的作用不利，例如血脂障碍和高血压[39]。自从 20 世纪 80 年代，几项病例对照研究显示，应用皮质激素增加 STEMI 后数天左室游离壁破裂的风险[39-41]。皮质激素阻止心肌愈合的机制还不完全清楚，可能与瘢痕形成延迟有关，长期皮质激素治疗的患者发生外周肌病时的变性过程类似[39]。皮质类甾醇依赖性的梗死范围交感神经支配减弱可以导致愈合减慢[42]。另一方面，皮质激素的免疫抑制效能可以调节炎症反应，对短期效果有利。

在 ACS 患者已经检验了皮质激素的效果[43]。Muna 随机试验对新发心绞痛患者比较甲泼尼龙和安慰剂。与安慰剂相比，甲泼尼龙降低 48 小时 C 反应蛋白水平，但是对随后的冠状动脉事件没有影响。事实上，在安慰剂对照患者人群无事件生存似乎有更好的趋势。这个试验评价类固醇对临床事件效果的统计学力度不够。1986 年，甲泼尼龙 STEMI 研究是一个双盲安慰剂对照研究，1118 例新近有心肌梗死合并心力衰竭的患者检测单剂量甲泼尼龙（静脉注射 30mg/kg）降低 28 天死亡率[44]。就研究设计来说，试验假设甲泼尼龙的效果依赖于从症状发作到治疗的时间。如果在症状发作 6 小时内给药，甲泼尼龙与安慰剂对照相比对死亡率没有影响（分别是 11.7% 和 9.9%，P=NS）。然而，如果在症状发作 6 小时后给药，甲泼尼龙制剂显著降低 48 小时死亡率（分别是 10.4% 和 14.7%，P=0.04）和 6 个月死亡率（P=0.03）。有趣的是甲泼尼龙组与安慰剂组患者发生心脏室壁瘤（分别是 1.2% 和 0.5%，P=0.45）和心脏破裂（分别是 1.7% 和 2.5%，P=0.47）的概率相当。

新近一项荟萃分析 11 个对照试验 2646 例患者的结果显示，STEMI 后数小时应用皮质激素可以使死亡率下降 26%（比值比 0.74，95% 置信区间 0.59 ~ 0.94，P=0.02）[45]。排除非随机试验进行敏感性分析，类固醇对死亡率的获益就不再存在（比值比 0.95，95% 置信区间 0.72 ~ 1.26）。重要的是在心脏破裂与皮质激素之间没有明确相关，对传统认为类固醇减弱心肌梗死的愈合提出了质疑。然而，目前还没有试验是在现代溶栓和有创血管重建的年代进行的，现有的证据提示皮质激素在 STEMI 没有绝对有利或有害的证据。

他汀类

在整个 ACS 疾病谱中，与阿司匹林相类似，长期他汀治疗改善患者预后[46-48]。然而，ACS 后早期他汀治疗的短期获益也相当。在新近的一项荟萃分析中，急性冠状动脉事件发作后 14 天内启动他汀治疗并不减少 4 个月死亡、心肌梗死或卒中[49]。很少有研究评价 ACS 前他汀治疗的保护作用。在这方面 ARMYDA 试验对他汀作用机制提供了有趣的认识。ARMYDA 试验在 PCI 之前至少 12 小时口服 80mg 阿托伐他汀，显著减少 30 天死亡、心肌梗死和未预期的再次血管重建的联合终点（阿托伐他汀组 5%，安慰剂组 17%，P=0.01），主要是降低围术期心肌梗死产生的作用[50]。阿托伐他汀导致 PCI 术后 C 反应蛋白增加的比率较低（阿托伐他汀组 63% ± 114%，安慰剂组 147%±274%）。校正其主要临床预测因素（NSTEMI、LVEF < 40%、应用糖蛋白 Ⅱ b/ Ⅲ a 受体抑制剂和 β- 受体阻滞剂）后，阿托伐他汀仍然是良好临床结果的主要预测因素。ARMYDA 亚组研究显示，接受阿托伐他汀治疗的患者 PCI 术后 24 小时可溶性细胞间质黏附分子和内皮细胞选择素水平的增加程度较低，提示他汀对淋巴细胞和内皮细胞存在相互影响[51]。

ACS 患者他汀的急性获益不能只用胆固醇降低效应来解释，胆固醇降低需要相对长期的治疗。所谓他汀的多重效应最少部分来自对炎症系统的调节作用[52, 53]。动物实验提示，他汀能够降低梗死面积，与内皮细胞表达的血小板选择蛋白降低和淋巴细胞表达的 CD18 降低有关，导致再灌注心肌中中性粒细胞浸润减少[54, 55]。稳定内皮细胞功能、扩张微循环和免疫调节作用似乎有利于他汀改善缺血再灌注后心肌细胞的存活。

腺苷和腺苷激动剂

腺苷是一种内源性嘌呤核苷，可以对抗再灌注损伤涉及的几种代谢、生化和炎症途径（见图 25-3）。腺苷和其受体似乎是心肌对抗缺血刺激的内源性保护机制的重要因

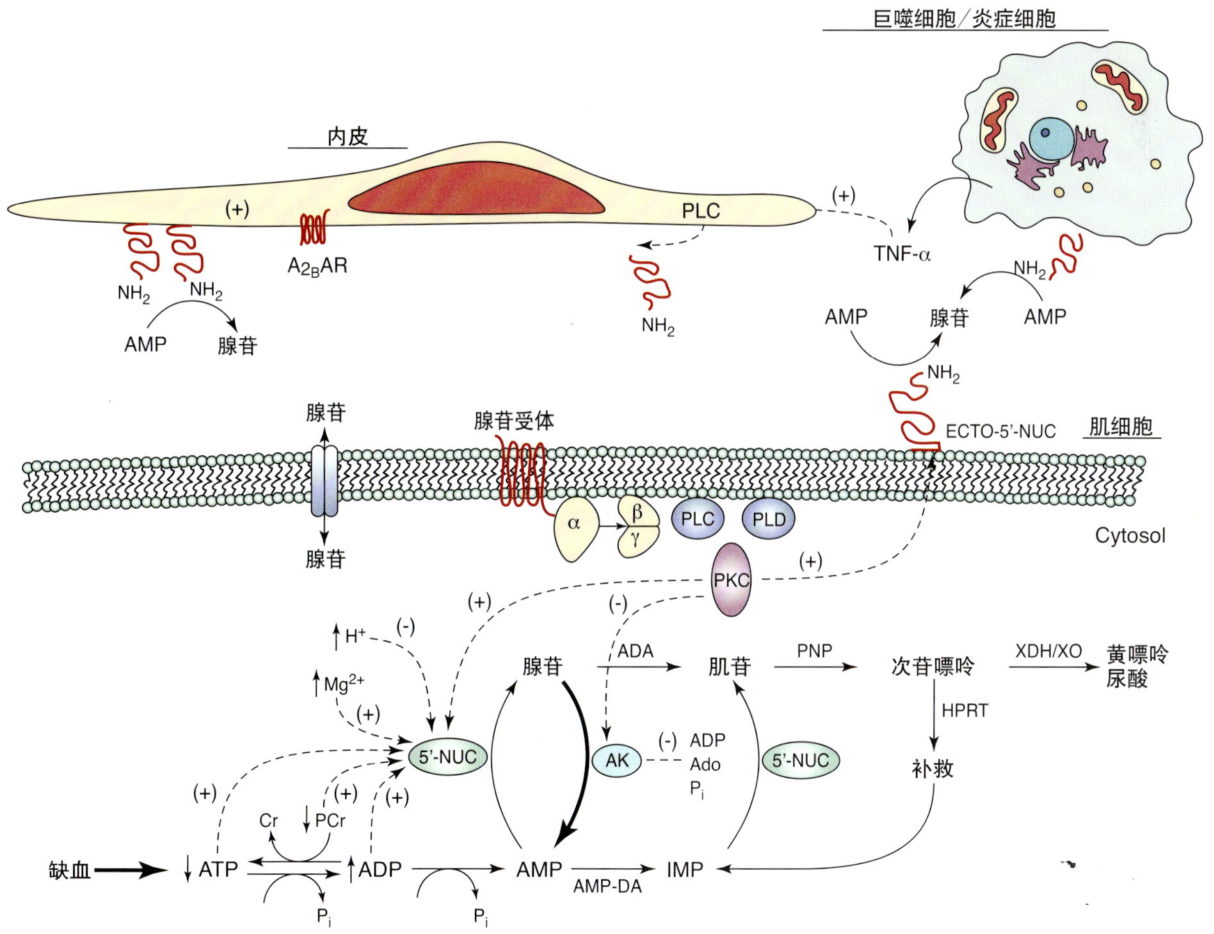

图25-3 腺苷影响的抗炎途径。心脏的腺苷合成和分解途径及其在缺血再灌注时的调节作用的小结。虚箭头代表调节过程，加号（+）和减号（－）分别表示再次获能/缺血时的激活或抑制途径。腺苷分解为肌苷、次黄嘌呤、黄嘌呤和尿酸的过程在心肌细胞内进行，而去氨基化在细胞外进行，这些反应在血管细胞内的活性很高。AK，腺苷激酶；AMP-DA，AMP脱氨酶；Cr，肌酐；ECTO-5′-NUC，ecto-5′-核苷酸酶；HPRT，次黄嘌呤转磷酸核糖基酶；5′-NUC，5′-核苷酸酶；PCr，磷酸肌酸；Pi，无机磷酸盐；PKC，蛋白激酶C；PLC，磷脂酶C；PLD，磷脂酶D；PNP，嘌呤核苷磷酸化酶；TNF-α，肿瘤坏死因子-α；XDH/XO，黄嘌呤脱氢酶/黄嘌呤氧化酶。

Reproduced with permission from Headrick JP, Hack B, Ashton KJ: Acute adenosinergic cardioprotection in ischemic-reperfused hearts. Am J Physiol Heart Circ Physiol 2003;285:H1797-H1818.

素[57]。缺氧时心肌和内皮细胞自然释放腺苷，后者使心肌细胞耐受缺血的时间延长[58]。这种现象称为预适应，目前还不能完全理解，但是可以抑制氧自由基的形成[59]，使心肌细胞和内皮细胞呈高磷酸化状态[60]，增加一氧化氮的生物活性[61]。同样重要的是腺苷通过调节炎症反应产生的心脏保护效应。腺苷通过限制活性氧的生成、抑制中性粒细胞对内皮细胞的黏附，并且可能通过下调 CD11/CD18 的表达[63]显著抑制中性粒细胞的效应[62]。除了对中性粒细胞的效应，腺苷还能通过感受组织的损伤起到代谢转换器的作用，减少炎症细胞因子的产生，例如肿瘤坏死因子 -α、白介素 -12 或巨噬细胞炎症蛋白 -1α[64]。在动物再灌注损伤模型，腺苷抑制冠状动脉血流，缩小梗死面积，改善左室功能的恢复[6]。

对腺苷和腺苷激动剂的心血管保护作用在不同的临床情况下进行了评价，包括 ACS、高危 PCI[65] 和 CABG[66]。STEMISTAD Ⅰ试验[67]和 STEMISTAD- Ⅱ[68]试验评价了腺苷在 STEMI 中的作用。STEMISTAD-I 试验应用 SPECT ^{99m}Tc- 甲氧异腈显示 236 例患者腺苷组与安慰剂组比较梗死面积下降 33%（P=0.03）。在前壁心肌梗死的亚组人群，差别更明显，梗死面积减少 67%（分别占左室的 15% 和 45.5%，P=0.01）。由于不良临床事件数目较少，腺苷治疗患者发生死亡（分别是 10 例和 6 例）和充血性心力衰竭（分别是 13 例和 8 例）的例数相对较多。这些结果促使了 STEMISTAD- Ⅱ[68]试验的启动，Ⅲ期随机双盲安慰剂对照设计临床研究，在 2118 例前壁 STEMI 患者进一步比较腺苷与安慰剂。该试验结果显示腺苷与安慰剂比较并无优势，延长无事件生存（死亡、住院心力衰竭和 6 个月因心力衰竭再次住院）（分别是 84% 和 82%，P=0.43）。有趣的是一个亚组研究显示，与安慰剂治疗患者比较，应用腺苷治疗的患者平均梗死面积有降低的趋势（分别占左室的 17% 和 27%，P=0.07）。另外应用大剂量腺苷 [70μg/（kg·min）] 治疗的患者梗死面积较小（占左室面积的 11%），提示效果呈剂量相关性（与安慰剂比较，P=0.02）。如前人所注意到的，梗死面积与心力衰竭或死亡的发生显著相关。目前还不能解释腺苷对梗死面积的实际效果与临床事件的不一致性，但是可能与试验规模的统计学力度不够。然而，也有人认为应该采用梗死面积作为替代指标来评价调查新药的临床效果。

STEMISTAD 试验提示的获益并没有得到 ATTACC[69] 试验的确认。ATTACC 试验中有 608 例 STEMI 溶栓患者随机接受低剂量腺苷 [10μg/（kg·min）] 或安慰剂。大剂量腺苷 [40μg/（kg·min）] 治疗出现不良事件时选择低剂量腺苷。该试验条件下，腺苷治疗组和安慰剂治疗组之间 LVEF（分别是 44% 和 45%，P=NS）和室壁运动指数（分别是 1.53 和 1.50，P=NS）类似。由于没有获益，在入选不到原计划 2/3 患者后停止了患者的入选。12 个月心血管死亡率在腺苷组是 8.9%，安慰剂组是 12.1%（比值比 0.71，95% 置信区间 0.4 ～ 1.2，P=0.2）。与 STEMISTAD-Ⅰ试验一样，前壁 STEMI 亚组患者的梗死面积似乎有降低趋势（比值比 0.53，95% 置信区间 0.23 ～ 1.24，P=0.09）。对该结果的解释应该考虑到入选的提前终止[70]。

与 STEMISTAD 和 ATTACC 试验同步进行的还有一系列试验，评价在 STEMI 过程中辅助应用腺苷激动剂的效果。腺苷激动剂 AMP579 对腺苷 A_1 受体和 A_2 受体都有亲和性。A_1 受体在介导腺苷的抗缺血作用中起主要作用[71]。另一方面 A_2 受体的作用更有争议，似乎能够减少中性粒细胞黏附[72]和再灌损伤中后续破坏[73]。在再灌注损伤的动物模型显示，与腺苷相比，AMP579 对心脏的保护效应有绝对优势，可能是由于中性粒细胞诱导的血管和心肌组织损伤[74]。ADMIRE 试验在接受直接 PCI 的 STEMI 患者设计 AMP579 最有效的治疗方案[75]。311 例患者在 6 个小时内随机静脉接受 3 个不同剂量的 AMP579 或安慰剂。校正梗死相关动脉、再灌注时间和最初 TIMI 血流后，梗死面积和挽救心肌指数没有差异。4 周和 6 个月不良事件率也类似。ADMIRE 没有证明 AmP579 对梗死面积或临床终点的获益。

总之，本节提供的临床试验没有显示及时再灌注治疗同时辅助腺苷治疗具有明确的获益。然而需要其他的研究来充分探讨腺苷对梗死面积和微循环功能良好影响的因果关系。

抗淋巴细胞治疗

内皮作为保护器官组织和血液循环中某些物质的自然屏障。内皮对淋巴细胞在心肌中的浸润起协调作用（见图 25-3）。缺氧时内皮细胞经历转录和非转录调节，例如急性炎症时的表现[76]。中性粒细胞淋巴细胞正常情况下可以转移至缺血组织。一旦到位，中性粒细胞淋巴细胞可以导致直接组织损伤，在再灌注中放大炎症反应[77]。STEMI 过程中，微血管的损害和内皮屏障的断裂使中性粒细胞淋巴细胞流入坏死核心，并且包裹存活心肌。同样，中性粒细胞淋巴细胞可以分泌不同的因子，破坏内皮屏障，导致组织水肿[78]。

淋巴细胞通过一系列步骤转移到组织中，涉及内皮细胞表达的锚定分子。最初通过内皮细胞受体血小板选择蛋白扑捉表达血小板选择蛋白糖蛋白配体 1 的循环中性粒细胞。由于亲和力较低，在紧密结合之前允许中性粒细胞减慢其在内皮细胞表面的路径和滚动速度。这个过程通过淋巴细胞 $β_2$ 整合素 CD11a/CD18 与内皮细胞细胞间细胞黏附分子 1 的相互连接进行介导。一旦与内皮细胞紧密结合，淋巴细胞转移到缺血组织，释放毒性活性氧簇和其他促炎物质。

心肌梗死后，针对淋巴细胞的药物治疗可以归纳为 3 个不同的治疗靶点：抑制淋巴细胞黏附分子的合成（例如 CD11a/CD18）、抑制受体与内皮细胞黏附分子的结合、抑制炎症介质的释放（例如血小板活化因子和白细胞三烯 B_4）。新近在 STEMI 患者检测了血小板选择蛋白和 CD11a/CD18。

血小板选择蛋白抑制剂

P- 血小板选择蛋白是一个黏附分子，在淋巴细胞通过血管壁转移的过程中起关键作用。淋巴细胞可以持续表达配体血小板选择蛋白、P 型选凝素糖蛋白配体 1。血小板黏附到内皮细胞的过程中涉及血小板选择蛋白，并且在动脉粥样化形成的过程中起重要作用。令人信服的研究已经显示，缺乏 P- 血小板选择蛋白的动物不容易形成动脉粥样硬化斑块 [79]。在动物实验之后，通过单克隆抗体干预 P- 血小板选择蛋白与 P 型选凝素糖蛋白配体 1 的相互作用，预期易化溶栓，通过控制淋巴细胞向坏死区域的移动减少梗死面积 [80-83]。由于其抗栓和抗炎效果，P- 血小板选择蛋白抑制在 STEMI 过程中似乎是一个有前景的靶点。

PSALM 试验在症状发作 6 小时以内并且应用阿替普酶治疗的 STEMI 患者检测了血小板选择蛋白糖蛋白配体 - 免疫球蛋白（rPSGL-Ig）[84]。合成的血小板选择蛋白拮抗剂与有 Fc 片段的 P 型选凝素糖蛋白配体 1 氨基末端（人 IgG1 的活化中心）高亲和力配体相结合。将患者随机分为接受单剂量静脉负荷 75mg rPSGL-Ig、150mg rPSGL-Ig 或安慰剂。该研究检测 rPSGL-Ig 对降低梗死面积的潜在获益，采用 PET 来定量梗死区域的心肌血流，根据全身平衡血池进行标准化。在试验被倡导者提前终止以前总共有 88 例患者入选。在第 5 天，应用安慰剂或大剂量、小剂量治疗 rPSGL-Ig 患者的标准化梗死面积没有差异（分别是 9.1% 和 3.8%，4.3%）。较大规模 RHAPSODY 试验在将近 600 例溶栓患者没有显示辅助 rPSGL-Ig 对 ST 段回落和降低梗死面积有任何好处 [85, 86]，因此终止了 PSALM 试验。RHAPSODY 试验显示 rPSGL-Ig 对 LVEF 没有改善，对 30 天或 180 天死亡、卒中和心肌梗死也没有获益。同样，从动物研究的资料中预期什么呢？采用 rPSGL-Ig 治疗患者的心肌再灌注都有显著延迟，表现为 ST 段回落时间显著延迟（P=0.008）。哺乳动物炎症途径的多种多样可能是选择性地抑制血小板选择蛋白缺乏有效性的解释 [79]。

CD11/CD18 整合素受体阻滞剂

中性粒细胞早在心肌梗死开始后 8 小时就在坏死心肌积聚 [13]。β2 整合素 CD11a/CD18 与胞间黏附分子结合后淋巴细胞就开始转移。与血小板选择蛋白抑制剂的原理类似，2 项随机试验检验了阻断 CD11a/CD18 整合素受体与胞间黏附分子结合的效果。LIMIT-STEMI 试验在 394 例 STEMI 患者，检验 rhuMAb CD18（一个合成的人 CD18 亚单位整合素黏附受体单克隆抗体）的安全性和有效性 [87]。这个随机双盲试验在溶栓同时同步给予 rhuMAb CD18，比较 2 个静脉剂量（0.5mg/kg 和 2.0mg/kg）与安慰剂的效果。各组间溶栓后 90 分钟 TIMI 帧数计数（主要终点）和 3 小时 ST 段回落患者的比率没有差异。心肌梗死面积（通过 ^{99m}Tc- 甲氧异腈 SPECT 评价）与不良临床事件也类似。与安慰剂比较，全身应用试验药物导致 24 小时循环中白细胞达峰值，72 小时快速恢复，对其他血细胞成分没有明显影响。

Hu23F2G 是直接针对所有 CD11/CD18 整合素受体亚型的人类抗体。HALT-MI 试验评价 Hu23F2G 是否能够减少接受直接 PCI 的 STEMI 患者的梗死面积。HALT-MI 试验随机将 420 例 STEMI 患者在直接 PCI 之前分为 Hu23F2G（0.3mg/kg 或 1.0mg/kg）组或安慰剂组。左室梗死面积作为研究的主要终点，通过 SPECT 进行测量。试验药物在 1 ～ 2 分钟内弹丸式静脉注射。研究显示，在健康志愿者试验所用的 Hu23F2G 剂量可以在 12 ～ 24 小时使高达 80% CD11/CD18 整合素受体达到饱和。这个意向性治疗人群中，0.3mg/kg 组、1.0mg/kg 组和安慰剂组的最终梗死面积类似（分别是 16%、17.20% 和 16.4%，P=0.080）。24 小时 CK-MB 曲线下面积衡量的梗死面积也类似。没有检测到 30 天不良临床事件概率的差异。在活性药物治疗组轻微感染（主要是泌尿道感染）更常见。总之 LIMIT-STEMI 和 HALT-MI 试验显示在 STEMI 患者阻断 CD18 缺乏良性心脏效果。

从心肌梗死开始到应用 CD11/CD18 整合素受体阻滞剂时间飞快地流逝，CD11/CD18 整合素受体在动物与人的差异也很大。这些差异曾经是动物实验与临床试验差异的解释。大部分动物实验在冠状动脉结扎 45 ～ 60 分钟就开始给予研究药物。LIMIT-STEMI 试验症状发作的平均时间是 2.7 小时。人类的这个延迟可能已经导致内皮细胞屏障损害的程度更大。假设真是这样的话，内皮通透性的增加可能反过来导致中性粒细胞自由进入受损的心肌，因此省略了常规巨噬细胞抗原复合体 -1 细胞间黏附机制。有趣的是在实验心肌梗死延迟给予 CD11/CD18 整合素受体阻滞剂没有观察到有益效果 [89-96]。

补体抑制剂

补体抑制剂和补体抑制剂类抗炎药物 pexelizumab 是 ACS 中研究最多的药物之一。为了 pexelizumab 的研究不同的随机研究总共入选了＞ 15 000 例缺血性心脏病患者 [97]。pexelizumab 是有限几个经 STEMI Ⅲ期临床试验检验的抗炎药物之一 [98]。

在 STMEI 患者曾经评估了 2 个补体系统抑制剂：经典途径通路通过抑制 C1 酯酶和最后共同通路抑制 C5。C1 酯酶抑制剂在 STEMI 翻译模型能够显著减少再灌注损伤 [99, 100]。2002 年 de Zwaan 等报告了从人血浆中纯化的 C1 抑制剂的效果，新近发生 STEMI 后持续应用 48 小时 [101]。症状发作后 6 小时后开始应用试验药物。在这个队列研究中观察到补体活性的降低呈剂量依赖性。与未治疗的对照患者相比，成功溶栓再灌注的患者亚组肌钙蛋白和 CK-MB 曲线下面积显著降低（分别是 36% 和 57%，P=0.001）。在这个试验之前静脉 C1 抑制剂只用于遗传性血管性水肿患者，在新近 STEMI 患者应用 100U/kg 以下的剂量安全。治疗窗似乎较窄，接受 200U/kg C1 抑制剂的猪冠状动脉再灌注之前就发生了广泛血栓[102]。在严重心脏手术过程中曾经应用了 300U/kg C1 抑制剂来减少毛细血管渗漏，但有 9 例患者由于静脉血栓发生死亡后 C1 抑制剂的安全性引起了人们的关注[101, 103]。

新近在 57 例 STEMI 经急诊 CABG 获得再灌注的患者检验了另外一个 C1 酯酶抑制剂[104]。患者随机接受抑制剂或匹配的安慰剂。所有的手术都采用标准的心脏停跳技术。各组间肌钙蛋白 I 血清水平的峰值没有差异，显示 C1 酯酶抑制剂在这个小规模研究中没有获益。一个亚组分析提示症状发作 6 小时内治疗可以缩小梗死面积。在活性药物治疗组，24 小时血浆 C1 抑制程度增高，同时 C3c 和 C4 补体片段浓度下降，从而确认了 C1 抑制剂的作用。没有报告药物相关的不良事件。值得注意的是没有观察到术后凝血和血栓形成。30 天各组间死亡、卒中和肾功能衰减率相当。

pexelizumab 是人工合成的人 C5 单克隆抗体。pexelizumab 可以通过抑制 C5 转化为 C5a（一种过敏毒素）和 C5b（C5b-9 膜攻击复合体的前体），阻断补体瀑布触发的炎症反应的扩大。COMPLY 试验是一个 Ⅱ 期临床研究，评价 pexelizumab 对溶栓 STEMI 患者的效果[105]。试验随机将 943 例患者随机分为单剂量 pexelizumab 弹丸负荷（2.0mg/kg）、pexelizumab 弹丸注射联合持续静脉维持 [0.05mg/（kg·h）× 20h] 或匹配的安慰剂治疗组。通过 CK-MB 曲线下面积测定平均梗死面积，治疗没有改变梗死面积，也没有改变 90 天包括死亡、心力衰竭、心源性休克或卒中联合终点事件（弹丸组是 18.4%，弹丸 + 静脉维持组是 19.7%，安慰剂组是 18.6%）。

与 COMPLY 试验同时进行的还有 COMMA 试验，评价 pexelizumab 是否能够减少直接 PCI 再灌注治疗患者的梗死面积[106]。为了达到这个目的，960 例患者随机接受单剂量弹丸负荷（2.0mg/kg），pexelizumab 弹丸注射（2.0mg/kg）联合持续静脉维持 [0.05mg/（kg·h）×20h] 或安慰剂治疗。在第一个设备启动之前给予 pexelizumab 负荷剂量或匹配的安慰剂。虽然 pexelizumab 能够有效抑制血浆活性，但没有降低梗死面积（通过 CK-MB 曲线下面积进行评估，P=0.89）。同样弹丸负荷联合持续静脉输注组 90 天死亡、新发心力衰竭或心力衰竭加重、卒中的复合终点发生率是 8.5%，安慰剂组是 11.1%（相对风险 0.77，95% 置信区间 0.46 ～ 1.29）。有趣的是 pexelizumab 弹丸负荷联合持续静脉输注组死亡率较安慰剂组显著下降（相对风险 0.30，95% 置信区间 0.11 ～ 0.81）、心源性休克减少（相对风险 0.55，95% 置信区间 0.23 ～ 1.29）。6 个月死亡率的差异依然显著（相对风险 0.43，95% 置信区间 0.20 ～ 0.9）。pexelizumab 单剂量治疗患者的死亡率界于弹丸负荷联合持续静脉输注组与安慰剂组之间，提示存在剂量依赖效应。COMMA 试验显示，pexelizumab 改善生存，但不降低梗死面积，这个矛盾促使研究人员假设该研究药物通过降低全身的炎症反应和（或）者其他影响愈合的效应（例如减少凋亡）影响死亡率。COMMA 试验中，基线、24 小时和 72 小时血浆 C 反应蛋白水平与死亡率相关。与安慰剂相比，pexelizumab 治疗患者应用药物后 24 小时循环 C 反应蛋白（25.5mg/L，17.1mg/L，P=0.03）和白介素 -6（63.8 pg/ml，51.0pg/ml，P=0.04）水平较低[107]。一项Ⅲ期临床试验（APEX-STEMI）进一步确认了该假设与 COMMA 研究中发现的死亡率获益关系。

APEX STEMI 试验比较了作为直接 PCI 辅助治疗 pexelizumab（负荷剂量 + 维持剂量）与安慰剂的差别[98]。APEX STEMI 是一项多中心双盲安慰剂对照的Ⅲ期临床试验，入选前壁 STEMI 或下壁 STEMI 且胸前导联 ST 段压低的患者。由于另外一项大规模在搭桥手术患者进行的 pexelizumab 研究结果是阴性的，因此 APEX STEMI 在早期被提前终止。APEX STEMI 显示，pexelizumab 组 30 天全因死亡率与安慰剂组相似（分别是 4.1% 和 3.9%，危害比 1.04，95% 置信区间 0.80 ～ 1.35，P=0.78），死亡、休克和心力衰竭的联合终点也相似（分别是 9.0% 和 9.2%，危害比 0.98，95% 置信区间 0.83 ～ 1.16，P=0.81）。虽然试图入选高危患者，实际观察到的事件概率较低，说明这个试验统计学力度不足以发现治疗的获益（Ⅱ类错误）[106, 108]。然而，新近一项包括 COMPLY、COMMA 和 APEX-STEMI 试验的荟萃分析（7019 例）显示，pexelizumab 在 STEMI 患者缺乏实际临床获益[97]。这一项分析中，在 PCI 或药物再灌注治疗的基础上 pexelizumab 不能改变死亡（比值比 0.79，95% 置信区间 0.61 ～ 1.03，P=0.11）、心肌梗死（比值比 1.04，95% 置信区间 0.89 ～ 1.22，P=0.14）、卒中（比值比 0.95，95% 置信区间 0.66 ～ 1.38，P=0.8）或充血性心力衰竭（比值比 1.0，95% 置信区间 0.82 ～ 1.22，P=0.99）的概率。还显示，对 CABG 患者（另外一种缺血 / 再灌注的临床情况）给予 pexelizumab，死亡率显著下降（比值比 0.74，95% 置信区间 0.58 ～ 0.94，P=0.01）。这个明显矛盾的可能解释是给予 pexelizumab 的时间不同和（或）者在这 2 种再灌注损伤的临床情况下补体的作用不同[97]。

ITF－1697

ITF-1697 是一个化学修饰的赖氨酸 - 脯氨酸四肽（甘油 - 赖氨酸 - 脯氨酸 - 精氨酸），与 C 反应蛋白 113-116 序列相互作用。ITF-1697 发挥抗过敏素活性[109]，曾经在 2 项不同的心肌梗死临床试验中进行了检验[110, 111]。虽然在 2004 年这项试验面世之前，实际上没有正式发表临床前的信息，据说 ITF-1697 能够减少再灌注损伤，通过预防中性粒细胞的黏附和渗出，限制血管通透性的增加和减少无复流时的微循环栓塞[110]。PARI-MI 试验，对适合 PCI 的 STEMI 患者比较辅助 ITF-16974 治疗与安慰剂进行比较。就梗死面积、PCI 后冠状动脉血流或临床终点而言，PARI-STEMI 都没有发现剂量依赖获益。

新出现的抗炎治疗

促红细胞生成素

过去 10 年，红细胞生成素逐渐从促进血细胞生成这个严格的概念扩展到更广泛的作用，包括抗缺氧[112]。红细胞生成素似乎在心脏的发育过程中起对抗损伤的重要作用。胚胎形成过程中，红细胞生成素受体失活导致心脏形态发生学的缺陷[113]。心肌细胞表达红细胞生成素受体的发现促使研究人员去探索缺血张力下红细胞生成素的保护作用[114]。已经发现，在动物缺血再灌注模型中采用人合成红细胞生成素治疗能够减少梗死面积[115]，改善左室功能[116, 117]。红细胞生成素通过加强从骨髓中动员内皮前体细胞，刺激新生血管形成[118]。同样，红细胞生成素通过 PI3K-Akt- 依赖途径抑制缺氧诱导的心肌细胞凋亡[117, 119]，有利于心肌愈合。在心肌中红细胞生成素还有强大的抗炎作用，研究显示可以直接抑制白介素 -6、肿瘤坏死因子 -α 和单核细胞趋化蛋白[120, 121]，通过诱导 AP-1 阻断再灌注损伤的急性炎症成分[122]。在心肌梗死动物模型，红细胞生成素显著减少炎症细胞浸润和纤维化[123, 124]，减少慢性充血性心力衰竭[125]。

还不清楚红细胞生成素是否对人类缺血再灌注损伤具有保护作用。新近在直接 PCI 患者发现内源性红细胞生成素水平增高与梗死面积较小相关[126]。目前几个小规模 ACS 患者临床试验正在评估合成红细胞生成素的效果。一项初步研究评估单剂量阿法依泊汀 -α 治疗 UA/NSTEMI 患者，与安慰剂对照没有发现心肌损害显著减少[127]。相反，应用红细胞生成素后数小时内出现了收缩压升高（阿法依泊汀 -α 组是 +10 ± 16mmHg，安慰剂组是 −6 ± 16mmHg，P=0.007）。这对短期治疗来说是一个令人吃惊的发现[128]。在接受直接 PCI 治疗的 STEMI 患者，单次静脉大剂量达依泊汀 α[129] 或者促红细胞生成素[130] 安全，耐受良好。2009 年 Binbrek 等报告了 β-EPO（替奈普酶之前单次静脉注射 30 000U）与标准治疗效果的比较，236 例因 STEMI 入院的患者，症状发作 6 小时以内。与对照组比较，红细胞生成素组梗死面积指数实际上一样（分别为 12.4 ± 0.9 和 13.2 ± 0.1 CK-MB 克当量，以均数 ± 标准误表示，P=NS）[131]。出院时，2 组 LVEF 相当。该试验结果提示需要大规模的临床试验来进一步确定结论，目前正在进行评估红细胞生成素在 STEMI 患者效果的试验[132-135]。

细胞治疗

心脏病细胞治疗公认的靶点是炎症。某些细胞亚群可能自然被诱导来抑制炎症。例如曾经在进展期炎症条件下（例如难治性 Crohn 病[136] 或类固醇抵抗的移植物抗宿主病[137, 138]）应用间充质干细胞获得了明显的成功。间充质干细胞或骨髓基质细胞在骨髓是少数的细胞群体，构成的生态环境是造血组织维持造血功能所需要。已有研究显示，移植间充质干细胞可以在多个实验模型下调炎症反应[138]，包括 STEMI。间充质干细胞分泌大量促血管生成的细胞因子和生长因子[139, 140]。在体实验过程中将间充质干细胞移植到缺血的环境，可以将细胞因子分泌到周围组织，认为有利于血管再生和减少凋亡[141]。除了可能的再生效应，曾经假设细胞因子和生长因子的旁分泌是缺血损伤时间充质干细胞心血管保护效应的机制之一[123, 142]。间充质干细胞不表达主要组织相容性复合物 II 类抗原和共刺激分子。基于这个原因，间充质干细胞能够与免疫细胞直接作用，调整抗炎环境，促进损伤细胞愈合和生存。间充质干细胞是否具有免疫耐受还有争议[143-145]。间充质干细胞应用于心脏患者的临床经验还有限，然而研究证明，与安慰剂相比，静脉给予异源的间充质干细胞（provacel）对新近 STEMI 患者提供更多保护[147]。有趣的是应用细胞治疗的患者一秒用力呼气量（FEV1）显著改善，提示可能的抗肺部炎症作用。目前正在进行大规模临床试验，评价间充质干细胞在 STEMI 患者的效果[148]。

不是每个细胞群体似乎都具有有益的抗炎作用。ASTSTEMI 试验应用骨髓单核细胞改善 STEMI 后左室功能并不优于安慰剂[149]。这个研究向冠状动脉内注射自体的骨髓单核细胞，导致循环白介素 -6 和肿瘤坏死因子 -α mRNA 表达水平一过性明显升高，伴随 STEMI 后数天 C 反应蛋白下降程度减少[150]。有趣的是研究人员曾经提示骨髓单核细胞治疗后心脏功能的改善与心肌梗死患者短暂的增加相关[151]。随着对心肌梗死后免疫系统在心脏修复中所起作用的更好理解，将会出现更好的以细胞治疗为基础的再生策略[152]。

FX06

FX06 是自然发生的纤维蛋白原产物，最初从实验室实验中研发，模仿 ACS 中的血栓形成[153]。FX06 是一个 28 氨基酸多肽，衍生自人纤维蛋白片段 E1 Bβ15-42 序列[153, 154]。纤维蛋白溶解过程中由纤溶酶释放，与血管内皮 - 钙黏蛋白结合，干扰淋巴细胞通过内皮的渗出[155]。目前还没有发现 FX06 受体，但已经提出了中性粒细胞和单核细胞表达的 CD11 受体。缺血再灌注动物模型研究显示，FX06 显著减少循环白介素 -6 的水平，减少淋巴细胞在受损心肌的浸润，因此减少梗死面积和随后的瘢痕形成[155, 156]。FX06 在健康志愿者的血浆半衰期是 11 ～ 17 分钟[156]。

F.I.R.E 试验入选 234 例接受直接 PCI 的 STEMI 患者，评价纤维蛋白片段、淋巴细胞和血管内皮 - 钙黏蛋白的相互作用[157]。将患者随机分为接受研究药物（静脉注射 2 次 200mg，1 次在冠状动脉导引导丝通过病变之前，1 次在 10 分钟后）和匹配的安慰剂。F.I.R.E 采用 5 天时的梗死面积作为主要终点，通过晚期钆增强心脏 MRI 测量梗死面积，经 TIMI 0/1 比率和直接 PCI 之前毛细血管的分布进行校正。值得注意，没有测定基线时的梗死面积。5天时各组间校正的梗死面积没有差异（FX06组是9.7%，安慰剂组是19.8%，P=0.48）。有趣的是坏死核心范围的面积存在显著差异（分别是1.8g和4.2g，P＜0.025，有利于FX06）。同样FX06导致心脏MRI测量的微血管阻塞的数目较低（分别是27.6%和37.5%，P=0.09）。4个月时各组间心脏MRI测量总晚期钆增强改善没有显著差异。总之，各组之间治疗相关的不良事件没有显著差异。

环孢素和其类似物

环孢素（环孢霉素A）作为免疫抑制药物在器官移植术后预防排斥反应已经几十年了。环孢素与亲环蛋白D形成一个复合物，抑制神经钙蛋白（白介素-2和其他淋巴因子的强效转录诱导物）。新近，研究显示环孢素和其类似物抑制线粒体通透转换通道的开放。该缺陷线粒体在器官移植再灌注损伤中起主要的不良作用[158, 159]。线粒体通透转换通道存在于线粒体内膜。正常情况下，这些通道非特性地通过小分子量的溶质。在缺血和再灌注损伤中，钙和活性氧导致这些通道的再次开放[160, 161]，导致线粒体通过解偶联氧化磷酸化去极化。呼吸链的解偶联导致细胞缺乏三磷酸腺苷，导致细胞死亡[161]。伴随线粒体释放促凋亡细胞色素C可能进一步导致心肌细胞死亡。

初步研究新近检验了抑制线粒体通透转换通道的药物在缺血再灌注过程中的作用。Piot等在接受直接PCI的STEMI患者检验再灌注的同时给予单剂量环孢素的有效性和安全性[162]。通过72小时CK曲线下面积测量梗死面积，与安慰剂治疗患者相比，环孢素治疗患者梗死面积显著减少（相对梗死面积降低40%，P=0.04）。在心脏MRI亚组研究，环孢素治疗患者的梗死面积也较低（相对梗死面积降低27%，P=0.04）。组间不良临床事件发生率相似。3个月时采用超声测量LVEF，2组结果类似（环孢素组50% ± 2%，安慰剂组47% ± 3%，P=0.32）。这个研究中，大部分患者用药后12小时血液中几乎测不到环孢素的浓度。

除了对线粒体通透转换通道的作用，环孢素对缺血-再灌注过程中心脏保护也有额外的作用。在体外，环孢素似乎有效降低中性粒细胞趋化性、毒性溶解酵素的释放和刺激因素作用下超氧负离子的生成[163]。环孢素调节诱导型一氧化氮合酶的表达，研究显示后者在缺血情况下可以保护心肌[164]。临床试验采用N-甲基-4-异亮氨酸环孢素（N1M811C）（环孢素的类似物，没有免疫抑制作用）将有助于阐述线粒体通透转换通道在再灌注损伤中所起的作用。

p38细胞分裂素（丝裂原）活化蛋白激酶抑制剂

p38细胞分裂素（丝裂原）活化蛋白激酶（MAPK）在炎症启动和放大的过程中起关键作用。心肌梗死后P38 MAPK活性增高，并且在此后的数个星期维持这个状态[165]。在体外，P38 MAPK参与了心肌细胞肥大和凋亡。在实验条件下，抑制P38 MAPK导致急性期梗死面积减少[166]。同样研究显示它还能改善STEMI后慢性期左室重构[167]。重要的是P38 MAPK抑制改变了慢性冠心病动物模型动脉粥样硬化发生的过程[168]。由于其对凝血系统和炎症系统的刺激，P38 MAPK是ACS治疗有吸引力的治疗靶点。

在人类，研究显示p38 MAPK通过增加内皮细胞和单核细胞的组织因子上调凝血过程[166, 169]。在I期临床试验，口服p38 MAPK抑制剂减弱了内毒素刺激导致的循环促炎细胞因子肿瘤坏死因子-α、白介素-6和白介素-8的波动[170, 171]。在慢性炎症状态下（例如风湿性关节炎和Crohn病[172, 173]）已经证明口服p38 MAPK抑制剂有少许获益。正在进行评估p38 MAPK作为ACS患者心血管保护靶点的临床试验。

缺血再灌注临床研究存在的问题

作为辅助性抗炎治疗，动物模型研究的结果一致能够减少梗死面积，但临床试验缺乏获益，这之间存在的不一致对心肌保护临床研究的设计和实施和人缺血-再灌注过程中炎症系统的作用提出了几个问题。

ACS的治疗在过去几十年得到了改善，这使新出现治疗方法很难显示临床获益。例如在新近STEMI试验安慰剂治疗患者30天死亡率低至4%[98]。研究人员选用替代终点来评估，在抗炎治疗病例主要采用梗死面积的降低。哺乳动物是复制炎症路径，这可能是单靶点药物治疗缺乏临床获益的原因。同样，ACS患者的常规治疗，例如阿司匹林、他汀类[54]和糖蛋白Ⅱb/Ⅲa受体抑制剂[174]也调节炎症系统，因此可能会淡化了新型抗炎治疗的效果。

通过这些年的研究，关于诠释实验预测临床效果的可靠性受到了很多批评（见表25-3），例如实验模型不能重复人病理生理过程，并且缺乏存在合并疾病的动物。在衰老小鼠，炎症抑制与肉芽组织形成延迟及梗死后不良重构相关[152]。大多数诠释实验采用年轻动物，可能不能准确反映老年人所面临的病理过程。另外，人慢性炎症性疾病能够使在动物中研究药物的效果钝化[175]。

动物实验应用的缺血再灌注一般是机械结扎冠状动脉，不涉及血小板的激活和血栓形成这些炎症反应的关键因素。动物急性机械冠状动脉闭塞不能足够地模仿临床真实性，患者往往在冠状动脉闭塞前经历梗死前心绞痛[176]或形成广泛的侧支循环[177]。最后，翻译模型中用到的机械闭塞有时间局限性，一般是45～60分钟，与临床持续（或动态）的血栓栓塞闭塞不同[178]，后者一般持续＞2小时[98]。新近，号召大家采用所谓翻译研究模仿临床试验，哺乳动物（包括灵长类）随机接受盲法研究，由独立的研究人员工作网完成[6, 179, 180]。只有当多中心研究提示获益，研究药物才能进入I期临床试验。

就有效性而言，还不明确研究心肌保护的最合适终点。认为给予研究药物之前和之后梗死面积的变异是合适

表25-3 动物模型与急性心梗患者的临床研究间的主要区别

特征	动物模型	临床研究	注释
受试对象	大多数研究使用同质的动物组，这组动物是健康、相对年轻且没有共存疾病的	研究对象是异质的、中年的患者群体，伴有共存疾病例如糖尿病、高血压和血脂异常，所有这些都可能影响心脏保护	鼓励使用年长的伴有共存疾病例，如糖尿病、高脂血症、动脉粥样硬化和高血压的动物模型去验证在这些背景下心脏保护是可能的
药物治疗	在大多数研究中，动物不接受其他药物治疗	患者可能接受影响心脏保护的不同药物治疗	确保患者不会接受妨碍心脏保护的药物治疗
急性心肌缺血期	在缺血30～60分钟这个相对较短的时期之后可以观察到心脏保护的益处	大多数患者缺血时间更长，从3h到12h，在同一研究内，患者之间缺血时间和严重性不同；这些因素可能影响心脏保护	考虑选择特定的患者组例，如症状发生早期(<3h)或前壁心梗 选择使用更多临床相关的动物模型例，如人类体积大小的猪去接受长时间的缺血
再灌注时间	大多数研究在再灌注后120分钟～3天这个相对较短的时间之后评估心脏保护	在患者中再灌注后的时期更长，给梗死愈合的效果和左室重构的发生留出时间	鼓励在动物中使用更长的再灌注研究时期
梗死模型	在大多数研究中，急性冠脉闭塞由健康冠状动脉用机械的方法导致	急性心肌梗死是一个急性炎症状态，大多数在这种状态下的患者，急性冠脉闭塞是由于在冠状动脉粥样硬化斑块破裂的部位血栓形成所致	考虑使用更多临床相关的动物模型，如动脉粥样硬化性心脏病的动物
干预措施	许多在心肌再灌注时施行的干预措施没有显示出明确的心脏保护作用	在实验性的研究中，如果干预措施没有显示出明确的心脏保护作用，它们在临床环境下也很可能没有心脏保护作用	在临床环境下，仅严格的使用实验性研究中显示明确有心脏保护作用的干预措施， 一个可能的方法是可以在动物模型多中心随机对照研究中使用某种干预措施*
干预时间	与缺血时间和心肌再灌注起始相关的干预时间在所有动物中是相似的	患者之间与缺血时间和心肌再灌注起始相关的干预时间不同，干预时间应该被动物研究所指导	考虑选择特定的患者组，例如在特定时间之后的一些患者，确保在心肌再灌注前实行干预
梗死面积	危险心肌的总量在30%～60%之间变化，为心脏保护提供了更大的空间	梗死面积表示为左室容量的13%～16%时（使用SPECT）似乎是正常范围，这可能会限制心脏保护的空间	鼓励使用更精确的梗死面积测量方法，使用延迟增强心脏核磁共振成像，它可以以缺血危险区域的百分数来表示梗死面积
心脏保护的终点	大多数研究使用左室功能的恢复或心肌梗死面积作为判断的终点	临床相关的终点是临床结局，例如在疾病和死亡方面的短期和长期效果	在动物研究中考虑更有力的终点，例如在左室功能和死亡方面的长期效果

* Data from Bolli R, Becker L, Gross G, et al: Myocardial protection at a crossroads: The need for translation into clinical therapy. Circ Res 2004;95:125-134, and Baxter GF, Hale SL, Miki T, et al: Adenosine A1 agonist at reperfusion trial (AART): Results of a three-center, blinded, randomized, controlled experimental infarct study. Cardiovasc Drugs Ther 2000;14:607-614.

Reproduced with permission from Yellon DM, Hausenloy DJ: Myocardial reperfusion injury. N Engl J Med 2007:357:1121-1135.

的替代终点，因为梗死的面积代表了大部分辅助抗炎药物公认的作用机制。具有讽刺意味的是成功减少梗死面积的辅助抗炎治疗[67]没有减少大规模临床试验中死亡、充血性心力衰竭和再次住院的发生[68]。原因还不清楚，但是Ⅲ期临床试验统计学力度不够不足以显示效果。与SPECT分析相对比，空间分辨率很高的心脏MRI可能在将来的试验中改善组间梗死面积差异识别的能力[181]。大部分临床研究中还存在一个问题，那就是影像学定量梗死面积缺乏基础梗死面积测量。出于实用性和安全性的考虑，大部分梗死面积的测量是在梗死后5～9天进行[182]。心肌坏死标志物（曲线下面积）能够通过提供补充信息加强影像学技术。

药理学在理解辅助抗炎药物试验观察到的中性结果中有辅助作用。大部分抗炎药物与STEMI后相对较长期的炎症反应相比，给予研究药物的时间都相对较短。某些研究仅在再灌注的时候冠状动脉内注射1次抗炎药物。这可能不足以提供持续的保护和总体的获益。考虑大多数挽救心肌发生在症状发作后2～6小时这个关键的时期，炎症调节的获益可能不在这个时期[183]。为抗炎药物提供更长窗口的原因是免疫和炎症系统参与了梗死心室的愈合。就药代动力学而言，一般认为药物在心肌中的分布式不均匀，呈多室模型。曾经假设STEMI过程中坏死导致自然屏障的破坏，例如内皮细胞屏障的破裂[87]。在这种假设下，受损心肌不再是单室模型，表观分布容积会增大。翻译模型中机械阻塞的时间限制性可能不足以模仿人类内皮屏障破坏的整个过程。

围绕人再灌注损伤本质的讨论

除了免疫-炎症系统的调整以外，还检验了其他途径在缺血/再灌注过程中的心肌保护作用，包括减少有害细胞间钙、抑制凋亡和增加氧传递[5]。面对临床试验一致的中性结果，对人心肌梗死再灌注损伤的存在和性质提出了质疑。除了上面引用的翻译研究和临床试验的局限性，已经观察到心肌细胞再灌注损伤的重要性。自从提出了再灌注损伤这个概念，再灌注损伤是否是细胞死亡的独立原因一直存在争议。Zahger 等在一项经典实验中在心肌梗死同时伴有或不伴有再灌注的动物，不能证明有任何再灌注损伤的征象[184, 185]。在该动物模型，首次用左颈动脉对前降支进行转流。因此同时在前降支近段和中段阻断，即转流接入位点之前。为预防前降支远端的灌注，也需要临时阻断转流血管。前降支阻断 180 分钟之后，开放转流动脉，允许选择性前降支远端的再灌注，但前降支近段没有再灌注。这个模型的优势是排除了其他研究常见的个体之间侧支循环的大部分差异。

已经对中性粒细胞在再灌注损伤中所起的作用争论了很长时间[186, 187]。再灌注损伤在无中性粒细胞的系统（例如离体心脏）也可以看到再灌注损伤，这成为反对中性粒细胞最有力的证据[14]。新近临床研究令人失望的结果产生了很多假设，再灌注导致的早期炎症反应可能并非有害，事实上可能需要，是心脏愈合的重要步骤[152]。越来越多的出版物正在更改炎症的作用，作为一种适应机制，正在被组织保存和及时的心脏修复所替代。

展　望

今后除了很多可能研究的炎症靶点，更好的患者选择和创新的抗炎治疗给药途径将可能为 ACS 患者辅助抗炎治疗提供靶点。需要更好理解炎症反应不同时间和炎症反应及其后续损伤和愈合的关系。

个体化药物治疗对重新定义如何研究新抗炎药物具有潜力。2004 年冰岛研究组发现 5- 脂（肪）氧合酶 - 活化蛋白编码基因的变异，该基因的变异的一般人群心肌梗死风险增加 2 倍[189]。在白三烯路径，5- 脂（肪）氧合酶导致白三烯 B_4（一种炎症介质）产生[190]。随后小规模随机安慰剂对照试验将在携带风险 5- 脂（肪）氧合酶基因的心肌梗死患者研究 5- 脂（肪）氧合酶抑制的效果。在携带风险 5- 脂（肪）氧合酶基因的心肌梗死患者给予 4 周抑制剂 DG-031，导致显著剂量依赖炎症生物标志物的抑制，后者与心肌梗死事件风险增加相关[191]。这个小规模队列研首次提示，根据基因型查找抗炎辅助治疗的靶点可以获得某些成功。同一研究组随后评估了 LTA4H 基因的单体型（编码）白三烯 A_4 水解酶，非裔美国人获得心肌梗死风险大大增高[192]。

对于某些药物，更好的给药方法成为一个有趣的选择。在众多辅助抗炎药物没有转化为临床获益的解释中，其中一个解释认为经冠状动脉或经静脉给药不能使心肌达到有效的药物浓度。直接 PCI 后，虽然梗死相关动脉恢复 TIMI 3 级血流，但是心肌组织实际上没有达到有效灌注[193]。其他路径（例如冠状静脉窦）可能提供希望[194]。冠状静脉窦是大静脉结构，从冠状动脉回收血液，数年来作为一种可能的给药途径，对心脏直接给予直接的治疗[195, 196]。概念证明研究已经显示经冠状静脉窦给药显著同型组织蓄积[197, 198]。冠状静脉窦与毛细血管之间缺乏所谓的阻力血管，这可能是经冠状静脉窦逆行灌注达到良好心肌生物分布的原因[199]。心肌梗死过程中经冠状静脉窦给药使治疗能够确定作用于心肌。经微创技术对冠状静脉窦进行介入操作只是一项简单的操作[194]。某些临床情况下在人经冠状静脉窦逆行输注心脏保护物质安全[200]。

心肌梗死治疗的扩展改善了心肌对缺血 / 再灌注的耐受性，加强心肌恢复，最终这为进一步改善患者的治疗提供了重要的机会。

（李世英）

参考文献

1. Mallory GK, White PD, Salcedo-Salgar J: The speed of healing of myocardial infarction: A study of the pathologic anatomy in seventy-two cases. Am Heart J 1939;18:647-671.
2. Fox KA, Goodman SG, Klein W, et al: Management of acute coronary syndromes. Variations in practice and outcome; findings from the Global Registry of Acute Coronary Events (GRACE). Eur Heart J 2002;23:1177-1189.
3. Wong CK, White HD: Has the mortality rate from acute myocardial infarction fallen substantially in recent years? Eur Heart J 2002;23:689-692.
4. Ferdinandy P, Schulz R, Baxter GF: Interaction of cardiovascular risk factors with myocardial ischemia/reperfusion injury, preconditioning, and postconditioning. Pharmacol Rev 2007;59:418-458.
5. Yellon DM, Hausenloy DJ: Myocardial reperfusion injury. N Engl J Med 2007;357:1121-1135.
6. Dirksen MT, Laarman GJ, Simoons ML, Duncker DJ: Reperfusion injury in humans: a review of clinical trials on reperfusion injury inhibitory strategies. Cardiovasc Res 2007;74:343-355.
7. Reimer KA, Jennings RB: The "wavefront phenomenon" of myocardial ischemic cell death. II. Transmural progression of necrosis within the framework of ischemic bed size (myocardium at risk) and collateral flow. Lab Invest 1979;40:633-644.
8. Braunwald E, Maroko PR: The reduction of infarct size—an idea whose time (for testing) has come. Circulation 1974;50:206-209.
9. Frangogiannis NG: The mechanistic basis of infarct healing. Antioxid Redox Signal 2006;8:1907-1939.
10. Frantz S, Ertl G, Bauersachs J: Mechanisms of disease: Toll-like receptors in cardiovascular disease. Nat Clin Pract Cardiovasc Med 2007;4:444-454.
11. Chandrasekar B, Freeman GL: Induction of nuclear factor kappaB and activation protein 1 in postischemic myocardium. FEBS Lett 1997;401:30-34.
12. Chatelain P, Latour JG, Tran D, et al: Neutrophil accumulation in experimental myocardial infarcts: Relation with extent of injury and effect of reperfusion. Circulation 1987;75:1083-1090.
13. Hansen PR: Role of neutrophils in myocardial ischemia and reperfusion. Circulation 1995;91:1872-1885.
14. Vinten-Johansen J: Involvement of neutrophils in the pathogenesis of lethal myocardial reperfusion injury. Cardiovasc Res 2004;61:481-497.
15. Weiss SJ: Tissue destruction by neutrophils. N Engl J Med 1989;320:365-376.
16. Badwey JA, Karnovsky ML: Active oxygen species and the functions of phagocytic leukocytes. Annu Rev Biochem 1980;49:695-726.
17. Rowe GT, Manson NH, Caplan M, Hess ML: Hydrogen peroxide and hydroxyl radical mediation of activated leukocyte depression of cardiac sarcoplasmic reticulum. Participation of the cyclooxygenase pathway. Circ Res 1983;53:584-591.
18. Worthen GS, Schwab B III, Elson EL, Downey GP: Mechanics of stimulated neutrophils: Cell stiffening induces retention in capillaries. Science 1989;245:183-186.
19. Perez HD, Ohtani O, Banda D, et al: Generation of biologically active, complement-(C5) derived peptides by cathepsin H. J Immunol 1983;131:397-402.

20. Shingu M, Nobunaga M: Chemotactic activity generated in human serum from the fifth component of complement by hydrogen peroxide. Am J Pathol 1984;117:201-206.
21. Pinckard RN, O'Rourke RA, Crawford MH, et al: Complement localization and mediation of ischemic injury in baboon myocardium. J Clin Invest 1980;66:1050-1056.
22. Shernan SK, Fitch JC, Nussmeier NA, et al: Impact of pexelizumab, an anti-C5 complement antibody, on total mortality and adverse cardiovascular outcomes in cardiac surgical patients undergoing cardiopulmonary bypass. Ann Thorac Surg 2004;77:942-949.
23. Fitch JC, Rollins S, Matis L, et al: Pharmacology and biological efficacy of a recombinant, humanized, single-chain antibody C5 complement inhibitor in patients undergoing coronary artery bypass graft surgery with cardiopulmonary bypass. Circulation 1999;100:2499-2506.
24. Vakeva AP, Agah A, Rollins SA, et al: Myocardial infarction and apoptosis after myocardial ischemia and reperfusion: Role of the terminal complement components and inhibition by anti-C5 therapy. Circulation 1998;97:2259-2267.
25. Antithrombotic Trialists' Collaboration: Collaborative meta-analysis of randomised trials of antiplatelet therapy for prevention of death, myocardial infarction, and stroke in high risk patients. BMJ 2002;324:71-86.
26. Ridker PM, Cushman M, Stampfer MJ, et al: Inflammation, aspirin, and the risk of cardiovascular disease in apparently healthy men. N Engl J Med 1997;336:973-979.
27. Solheim S, Arnesen H, Eikvar L, et al: Influence of aspirin on inflammatory markers in patients after acute myocardial infarction. Am Journal Cardiol 2003;92:843-845.
28. Chiang N, Gronert K, Clish CB, et al: Leukotriene B4 receptor transgenic mice reveal novel protective roles for lipoxins and aspirin-triggered lipoxins in reperfusion. J Clin Invest 1999;104:309-316.
29. Bishop-Bailey D, Mitchell JA, Warner TD: COX-2 in Cardiovascular Disease. Arterioscler Thromb Vasc Biol 2006;26:956-958.
30. Romson JL, Hook BG, Rigot VH, et al: The effect of ibuprofen on accumulation of indium-111-labeled platelets and leukocytes in experimental myocardial infarction. Circulation 1982;66:1002-1011.
31. Hammerman H, Kloner RA, Schoen FJ, et al: Indomethacin-induced scar thinning after experimental myocardial infarction. Circulation 1983;67:1290-1295.
32. Sajadieh A, Wendelboe O, Hansen JF, Mortensen LS: Nonsteroidal anti-inflammatory drugs after acute myocardial infarction. DAVIT Study Group. Danish Verapamil Infarction Trial. Am J Cardiol 1999;83:1263-1265, A9.
33. Simpson PJ, Mickelson J, Fantone JC, et al: Iloprost inhibits neutrophil function in vitro and in vivo and limits experimental infarct size in canine heart. Circ Res 1987;60:666-673.
34. Topol EJ, Ellis SG, Califf RM, et al: Combined tissue-type plasminogen activator and prostacyclin therapy for acute myocardial infarction. Thrombolysis and Angioplasty in Myocardial Infarction (TAMI) 4 Study Group. J Am Coll Cardiol 1989;14: 877-884.
35. Singh G, Wu O, Langhorne P, Madhok R: Risk of acute myocardial infarction with nonselective non-steroidal anti-inflammatory drugs: A meta-analysis. Arthritis Res Ther 2006;8:R153.
36. Saito T, Rodger IW, Hu F, et al:. Inhibition of cyclooxygenase-2 improves cardiac function in myocardial infarction. Biochem Biophys Res Commun 2000;273:772-775.
37. Altman R, Luciardi HL, Muntaner J, et al: Efficacy assessment of meloxicam, a preferential cyclooxygenase-2 inhibitor, in acute coronary syndromes without ST-segment elevation: The Nonsteroidal Anti-Inflammatory Drugs in Unstable Angina Treatment-2 (NUT-2) Pilot Study. Circulation 2002;106:191-195.
38. Sievers J, Johansson BW, Nilsson SE: The Corticosteroid Treatment Of Acute Myocardial Infarction. Cardiologia 1964;45:65-76.
39. Sholter DE, Armstrong PW: Adverse effects of corticosteroids on the cardiovascular system. Can J Cardiol 2000;16:505-511.
40. Roberts R, DeMello V, Sobel BE: Deleterious effects of methylprednisolone in patients with myocardial infarction. Circulation 1976;53(3 Suppl):I204-I206.
41. Silverman HS, Pfeifer MP: Relation between use of anti-inflammatory agents and left ventricular free wall rupture during acute myocardial infarction. Am J Cardiol 1987;59:363-364.
42. El-Helou V, Proulx C, Gosselin H, et al: Dexamethasone treatment of post-MI rats attenuates sympathetic innervation of the infarct region. J Appl Physiol 2008;104:150-156.
43. Azar RR, Rinfret S, Theroux P, et al: A randomized placebo-controlled trial to assess the efficacy of antiinflammatory therapy with methylprednisolone in unstable angina (MUNA trial). Eur Heart J 2000;21:2026-2032.
44. Methylprednisolone as an intervention following myocardial infarction. The Solu-Medrol Sterile Powder AMI Studies Group. J Int Med Res 1986;14(Suppl 1):1-10.
45. Giugliano GR, Giugliano RP, Gibson CM, Kuntz RE: Meta-analysis of corticosteroid treatment in acute myocardial infarction. Am J Cardiol 2003;91:1055-1059.
46. Schwartz GG, Olsson AG, Ezekowitz MD, et al: Effects of atorvastatin on early recurrent ischemic events in acute coronary syndromes: The MIRACL study: A randomized controlled trial. JAMA 2001;285:1711-1718.
47. de Lemos JA, Blazing MA, Wiviott SD, et al: Early intensive vs a delayed conservative simvastatin strategy in patients with acute coronary syndromes: Phase Z of the A to Z trial. JAMA 2004;292:1307-1316.
48. Ray KK, Cannon CP, McCabe CH, et al: Early and late benefits of high-dose atorvastatin in patients with acute coronary syndromes: Results from the PROVE IT-TIMI 22 trial. J Am Coll Cardiol 2005;46:1405-1410.
49. Briel M, Schwartz GG, Thompson PL, et al: Effects of early treatment with statins on short-term clinical outcomes in acute coronary syndromes: A meta-analysis of randomized controlled trials. JAMA 2006;295:2046-2056.
50. Patti G, Pasceri V, Colonna G, et al: Atorvastatin pretreatment improves outcomes in patients with acute coronary syndromes undergoing early percutaneous coronary intervention: results of the ARMYDA-ACS randomized trial. J Am Coll Cardiol 2007;49:1272-1278.
51. Patti G, Chello M, Pasceri V, et al: Protection from procedural myocardial injury by atorvastatin is associated with lower levels of adhesion molecules after percutaneous coronary intervention: Results from the ARMYDA-CAMs (Atorvastatin for Reduction of MYocardial Damage during Angioplasty-Cell Adhesion Molecules) substudy. J Am Coll Cardiol 2006;48:1560-1566.
52. Ray KK, Cannon CP: Early time to benefit with intensive statin treatment: Could it be the pleiotropic effects? Am J Cardiol 2005;96(5A):54F-60F.
53. Kinlay S, Schwartz GG, Olsson AG, et al: High-dose atorvastatin enhances the decline in inflammatory markers in patients with acute coronary syndromes in the MIRACL study. Circulation 2003;108:1560-1566.
54. Tiefenbacher CP, Kapitza J, Dietz V, et al: Reduction of myocardial infarct size by fluvastatin. Am J Physiol Heart Circ Physiol 2003;285: H59-H64.
55. Weber C, Erl W, Weber KS, Weber PC: HMG-CoA reductase inhibitors decrease CD11b expression and CD11b-dependent adhesion of monocytes to endothelium and reduce increased adhesiveness of monocytes isolated from patients with hypercholesterolemia. J Am Coll Cardiol 1997;30:1212-1217.
56. Stefanadi E, Tousoulis D, Antoniades C, et al: Early initiation of low-dose atorvastatin treatment after an acute ST-elevated myocardial infarction, decreases inflammatory process and prevents endothelial injury and activation. Int J Cardiol 2009;133:266-268.
57. Headrick JP: Ischemic preconditioning: Bioenergetic and metabolic changes and the role of endogenous adenosine. J Mol Cell Cardiol 1996;28:1227-1240.
58. Headrick JP, Hack B, Ashton KJ: Acute adenosinergic cardioprotection in ischemic-reperfused hearts. Am J Physiol Heart Circ Physiol 2003;285: H1797-H1818.
59. Narayan P, Mentzer RM Jr, Lasley RD: Adenosine A1 receptor activation reduces reactive oxygen species and attenuates stunning in ventricular myocytes. J Mol Cell Cardiol 2001;33:121-129.
60. Cross HR, Murphy E, Black RG, et al: Overexpression of A(3) adenosine receptors decreases heart rate, preserves energetics, and protects ischemic hearts. Am J Physiol Heart Circ Physiol 2002;283:H1562-H1568.
61. Zhao T, Xi L, Chelliah J, et al: Inducible nitric oxide synthase mediates delayed myocardial protection induced by activation of adenosine A(1) receptors: Evidence from gene-knockout mice. Circulation 2000;102:902-907.
62. Jordan JE, Zhao ZQ, Sato H, et al: Adenosine A2 receptor activation attenuates reperfusion injury by inhibiting neutrophil accumulation,

superoxide generation and coronary endothelial adherence. J Pharmacol Exp Ther 1997;280:301-309.
63. Wollner A, Wollner S, Smith JB: Acting via A2 receptors, adenosine inhibits the upregulation of Mac-1 (Cd11b/CD18) expression on FMLP-stimulated neutrophils. Am J Respir Cell Mol Biol 1993;9:179-185.
64. Bouma MG, van den Wildenberg FA, Buurman WA: Adenosine inhibits cytokine release and expression of adhesion molecules by activated human endothelial cells. Am J Physiol 1996;270(2 Pt 1):C522-C529.
65. Lee CH, Low A, Tai BC, et al: Pretreatment with intracoronary adenosine reduces the incidence of myonecrosis after non-urgent percutaneous coronary intervention: A prospective randomized study. Eur Heart J 2007;28:19-25.
66. Teoh LK, Grant R, Hulf JA, et al: The effect of preconditioning (ischemic and pharmacological) on myocardial necrosis following coronary artery bypass graft surgery. Cardiovasc Res 2002;53:175-180.
67. Mahaffey KW, Puma JA, Barbagelata NA, et al: Adenosine as an adjunct to thrombolytic therapy for acute myocardial infarction: Results of a multicenter, randomized, placebo-controlled trial: The Acute Myocardial Infarction STudy of ADenosine (AMISTAD) trial. J Am Coll Cardiol 1999;34:1711-1720.
68. Ross AM, Gibbons RJ, Stone GW, et al: A randomized, double-blinded, placebo-controlled multicenter trial of adenosine as an adjunct to reperfusion in the treatment of acute myocardial infarction (AMISTAD-II). J Am Coll Cardiol 2005;45:1775-1780.
25
69. Quintana M, Hjemdahl P, Sollevi A, et al: Left ventricular function and cardiovascular events following adjuvant therapy with adenosine in acute myocardial infarction treated with thrombolysis, results of the ATTenuation by Adenosine of Cardiac Complications (ATTACC) study. Eur J Clin Pharmacol 2003;59:1-9.
70. Lievre M, Menard J, Bruckert E, et al: Premature discontinuation of clinical trial for reasons not related to efficacy, safety, or feasibility. BMJ 2001;322:603-605.
71. Liu GS, Thornton J, Van Winkle DM, et al: Protection against infarction afforded by preconditioning is mediated by A1 adenosine receptors in rabbit heart. Circulation 1991;84:350-356.
72. Todd J, Zhao ZQ, Williams MW, et al: Intravascular adenosine at reperfusion reduces infarct size and neutrophil adherence. Ann Thorac Surg 1996;62:1364-1372.
73. Zhao ZQ, Todd JC, Sato H, et al: Adenosine inhibition of neutrophil damage during reperfusion does not involve K(ATP)-channel activation. Am J Physiol 1997;273 (4 Pt 2):H1677-H1687.
74. Budde JM, Velez DA, Zhao Z, et al: Comparative study of AMP579 and adenosine in inhibition of neutrophil-mediated vascular and myocardial injury during 24 h of reperfusion. Cardiovasc Res 2000;47:294-305.
75. Kopecky SL, Aviles RJ, Bell MR, et al: A randomized, double-blinded, placebo-controlled, dose-ranging study measuring the effect of an adenosine agonist on infarct size reduction in patients undergoing primary percutaneous transluminal coronary angioplasty: The ADMIRE (AmP579 Delivery for Myocardial Infarction REduction) study. Am Heart J 2003;146:146-152.
76. Kong T, Eltzschig HK, Karhausen J, et al: Leukocyte adhesion during hypoxia is mediated by HIF-1-dependent induction of beta2 integrin gene expression. Proc Natl Acad Sci U S A 2004;101:10440-10445.
77. Eltzschig HK, Collard CD: Vascular ischaemia and reperfusion injury. Br Med Bull 2004;70:71-86.
78. Luscinskas FW, Ma S, Nusrat A, et al: Leukocyte transendothelial migration: A junctional affair. Semin Immunol 2002;14:105-113.
79. Jung U, Ley K: Mice lacking two or all three selectins demonstrate overlapping and distinct functions for each selectin. J Immunol 1999;162:6755-6762.
80. Hayward R, Campbell B, Shin YK, et al: Recombinant soluble P-selectin glycoprotein ligand-1 protects against myocardial ischemic reperfusion injury in cats. Cardiovasc Res 1999;41:65-76.
81. Wang K, Zhou X, Zhou Z, et al: Recombinant soluble P-selectin glycoprotein ligand-Ig (rPSGL-Ig) attenuates infarct size and myeloperoxidase activity in a canine model of ischemia-reperfusion. Thromb Haemost 2002;88:149-154.
82. Hansen A, Kumar A, Wolf D, et al: Evaluation of cardioprotective effects of recombinant soluble P-selectin glycoprotein ligand-immunoglobulin in myocardial ischemia-reperfusion injury by real-time myocardial contrast echocardiography. J Am Coll Cardiol 2004;44:887-891.
83. Kumar A, Villani MP, Patel UK, et al: Recombinant soluble form of PSGL-1 accelerates thrombolysis and prevents reocclusion in a porcine model. Circulation 1999;99: 1363-1369.
84. Mertens P, Maes A, Nuyts J, et al: Recombinant P-selectin glycoprotein ligand-immunoglobulin, a P-selectin antagonist, as an adjunct to thrombolysis in acute myocardial infarction. The P-Selectin Antagonist Limiting Myonecrosis (PSALM) trial. Am Heart J 2006;152:125-128.
85. Shah PK: Myocardial infarction and ischemia. J Am Coll Cardiol 2003;42:375-377.
86. Tanguay JF, Krucoff MW, Gibbons RJ, et al: Efficacy of a novel P-selectin antagonist, rPSGL-Ig for reperfusion therapy in acute myocardial infarction: The RAPSODY trial. J Am Coll Cardiol 2003;41(abstract):404-405.
87. Baran KW, Nguyen M, McKendall GR, et al: Double-blind, randomized trial of an anti-CD18 antibody in conjunction with recombinant tissue plasminogen activator for acute myocardial infarction: Limitation of Myocardial Infarction Following Thrombolysis in Acute Myocardial Infarction (LIMIT AMI) Study. Circulation 2001;104: 2778-2783.
88. Yenari MA, Kunis D, Sun GH, et al: Hu23F2G, an antibody recognizing the leukocyte CD11/CD18 integrin, reduces injury in a rabbit model of transient focal cerebral ischemia. Exp Neurol 1998;153:223-233.
89. Arai M, Lefer DJ, So T, et al: An anti-CD18 antibody limits infarct size and preserves left ventricular function in dogs with ischemia and 48-hour reperfusion. J Am Coll Cardiol 1996;27:1278-1285.
90. Furman MI, Gore JM, Anderson FA, et al: Elevated leukocyte count and adverse hospital events in patients with acute coronary syndromes: Findings from the Global Registry of Acute Coronary Events (GRACE). Am Heart J 2004;147:42-48.
91. Aversano T, Zhou W, Nedelman M, et al: A chimeric IgG4 monoclonal antibody directed against CD18 reduces infarct size in a primate model of myocardial ischemia and reperfusion. J Am Coll Cardiol 1995;25:781-788.
92. Horwitz LD, Kaufman D, Kong Y: An antibody to leukocyte integrins attenuates coronary vascular injury due to ischemia and reperfusion in dogs. Am J Physiol 1997; 272(2 Pt 2):H618-H624.
93. Sharar SR, Mihelcic DD, Han KT, et al: Ischemia reperfusion injury in the rabbit ear is reduced by both immediate and delayed CD18 leukocyte adherence blockade. J Immunol 1994;153:2234-2238.
94. Simpson PJ, Todd RF III, Fantone JC, et al: Reduction of experimental canine myocardial reperfusion injury by a monoclonal antibody (anti-Mo1, anti-CD11b) that inhibits leukocyte adhesion. J Clin Invest 1988;81:624-629.
95. Jolly SR, Kane WJ, Hook BG, et al: Reduction of myocardial infarct size by neutrophil depletion: Effect of duration of occlusion. Am Heart J 1986;112:682-690.
96. Tanaka M, Brooks SE, Richard VJ, et al: Effect of anti-CD18 antibody on myocardial neutrophil accumulation and infarct size after ischemia and reperfusion in dogs. Circulation 1993;87:526-535.
97. Testa L, Van Gaal WJ, Bhindi R, et al: Pexelizumab in ischemic heart disease: A systematic review and meta-analysis on 15,196 patients. J Thorac Cardiovasc Surg 2008;136:884-893.
98. Armstrong PW, Granger CB, Adams PX, et al: Pexelizumab for acute ST-elevation myocardial infarction in patients undergoing primary percutaneous coronary intervention: A randomized controlled trial. JAMA 2007;297:43-51.
99. Buerke M, Murohara T, Lefer AM: Cardioprotective effects of a C1 esterase inhibitor in myocardial ischemia and reperfusion. Circulation 1995;91:393-402.
100. Horstick G, Heimann A, Gotze O, et al: Intracoronary application of C1 esterase inhibitor improves cardiac function and reduces myocardial necrosis in an experimental model of ischemia and reperfusion. Circulation 1997;95:701-708.
101. De Zwaan C, Kleine AH, Diris JH, et al: Continuous 48-h C1-inhibitor treatment, following reperfusion therapy, in patients with acute myocardial infarction. Eur Heart J 2002;23:1670-1677.
102. Horstick G, Berg O, Heimann A, et al: Application of C1-esterase inhibitor during reperfusion of ischemic myocardium: Dose-related beneficial versus detrimental effects. Circulation 2001;104:3125-3131.
103. Caliezi C, Wuillemin WA, Zeerleder S, et al: C1-Esterase inhibitor: an anti-inflammatory agent and its potential use in the treatment of diseases other than hereditary angioedema. Pharmacol Rev 2000;52:91-112.
104. Thielmann M, Marggraf G, Neuhauser M, et al: Administration of C1-esterase inhibitor during emergency coronary artery bypass surgery in acute ST-elevation myocardial infarction. Eur J Cardiothorac Surg

2006;30:285-293.
105. Mahaffey KW, Granger CB, Nicolau JC, et al: Effect of pexelizumab, an anti-C5 complement antibody, as adjunctive therapy to fibrinolysis in acute myocardial infarction: The COMPlement inhibition in myocardial infarction treated with thromboLYtics (COMPLY) trial. Circulation 2003;108:1176-1183.
106. Granger CB, Mahaffey KW, Weaver WD, et al: Pexelizumab, an anti-C5 complement antibody, as adjunctive therapy to primary percutaneous coronary intervention in acute myocardial infarction: The COMplement inhibition in Myocardial infarction treated with Angioplasty (COMMA) Trial. Circulation 2003;108:1184-1190.
107. Theroux P, Armstrong PW, Mahaffey KW, et al: Prognostic significance of blood markers of inflammation in patients with ST-segment elevation myocardial infarction undergoing primary angioplasty and effects of pexelizumab, a C5 inhibitor: A substudy of the COMMA trial. Eur Heart J 2005;26:1964-1970.
108. Eikelboom JW, O'Donnell M: Pexelizumab does not "complement" percutaneous coronary intervention in patients with ST-elevation myocardial infarction. JAMA 2007;297:91-92.
109. Di Pierro F, d'Atri G, Marcucci F, Leoni F: Use of type I and type IV hypersensitivity responses to define the immunopharmacological profile of drugs. J Pharmacol Toxicol Methods 1997;37:91-96.
110. Dirksen MT, Laarman G, van 't Hof AW, et al: The effect of ITF-1697 on reperfusion in patients undergoing primary angioplasty. Safety and efficacy of a novel tetrapeptide, ITF-1697. Eur Heart J 2004;25:392-400.
111. Syeda B, Kiss K, Modarressy K, et al: Assessment of the safety and efficacy of the novel tetrapeptide ITF-1697 on infarct size after primary PTCA in acute myocardial infarction: A randomised, placebo-controlled pilot trial. Drugs R D 2004;5:141-151.
112. Van der Meer P, Lipsic E, Henning RH, et al: Erythropoietin induces neovascularization and improves cardiac function in rats with heart failure after myocardial infarction. J Am Coll Cardiol 2005;46:125-133.
113. Wu H, Lee SH, Gao J, et al: Inactivation of erythropoietin leads to defects in cardiac morphogenesis. Development 1999;126:3597-3605.
114. Suzuki N, Ohneda O, Takahashi S, et al: Erythroid-specific expression of the erythropoietin receptor rescued its null mutant mice from lethality. Blood 2002;100:2279-2288.
115. Moon C, Krawczyk M, Ahn D, et al: Erythropoietin reduces myocardial infarction and left ventricular functional decline after coronary artery ligation in rats. Proc Natl Acad Sci U S A 2003;100:11612-11617.
116. Cai Z, Manalo DJ, Wei G, et al: Hearts from rodents exposed to intermittent hypoxia or erythropoietin are protected against ischemia-reperfusion injury. Circulation 2003;108:79-85.
117. Calvillo L, Latini R, Kajstura J, et al: Recombinant human erythropoietin protects the myocardium from ischemia-reperfusion injury and promotes beneficial remodeling. Proc Natl Acad Sci U S A 2003;100:4802-4806.
118. Heeschen C, Aicher A, Lehmann R, et al: Erythropoietin is a potent physiologic stimulus for endothelial progenitor cell mobilization. Blood 2003;102:1340-1346.
119. Tramontano AF, Muniyappa R, Black AD, et al: Erythropoietin protects cardiac myocytes from hypoxia-induced apoptosis through an Akt-dependent pathway. Biochem Biophys Res Commun 2003;308:990-994.
120. Chong ZZ, Kang JQ, Maiese K: Hematopoietic factor erythropoietin fosters neuroprotection through novel signal transduction cascades. J Cereb Blood Flow Metab 2002;22:503-514.
121. Maiese K, Li F, Chong ZZ: New avenues of exploration for erythropoietin. JAMA 2005;293:90-95.
122. Rui T, Feng Q, Lei M, et al: Erythropoietin prevents the acute myocardial inflammatory response induced by ischemia/reperfusion via induction of AP-1. Cardiovasc Res 2005;65:719-727.
123. Copland IB, Jolicoeur EM, Gillis MA, et al: Coupling erythropoietin secretion to mesenchymal stromal cells enhances their regenerative properties. Cardiovasc Res 2008;79:405-415.
124. Furlani D, Klopsch C, Gabel R, et al: Intracardiac erythropoietin injection reveals antiinflammatory potential and improved cardiac functions detected by Forced Swim Test. Transplant Proc 2008;40:962-966.
125. Li Y, Takemura G, Okada H, et al: Reduction of inflammatory cytokine expression and oxidative damage by erythropoietin in chronic heart failure. Cardiovasc Res 2006;71:684-694.
126. Namiuchi S, Kagaya Y, Ohta J, et al: High serum erythropoietin level is associated with smaller infarct size in patients with acute myocardial infarction who undergo successful primary percutaneous coronary intervention. J Am Coll Cardiol 2005;45:1406-1412.
127. Liem A, van de Woestijne AP, Bruijns E, et al: Effect of EPO administration on myocardial infarct size in patients with non-STE acute coronary syndromes; Results from a pilot study. Int J Cardiol 2009;131:285-287.
128. Vaziri ND, Zhou XJ, Smith J, et al: In vivo and in vitro pressor effects of erythropoietin in rats. Am J Physiol 1995;269(6 Pt 2):F838-F845.
129. Lipsic E, van der Meer P, Voors AA, et al: A single bolus of a long-acting erythropoietin analogue darbepoetin alfa in patients with acute myocardial infarction: A randomized feasibility and safety study. Cardiovasc Drugs Ther 2006;20:135-141.
130. Ferrario M, Arbustini E, Massa M, et al: High-dose erythropoietin in patients with acute myocardial infarction: A pilot, randomised, placebo-controlled study. Int J Cardiol 2009 Nov 9. (Epub ahead of print).
131. Binbrek AS, Rao NS, Al Khaja N, et al: Erythropoietin to augment myocardial salvage induced by coronary thrombolysis in patients with st segment elevation acute myocardial infarction. Am J Cardiol 2009;104:1035-1040.
132. Belonje AM, Voors AA, van Gilst WH, et al: Effects of erythropoietin after an acute myocardial infarction: Rationale and study design of a prospective, randomized, clinical trial (HEBE III). Am Heart J 2008;155:817-822.
133. Andreotti F, Agati L, Conti E, et al: Update on phase II studies of erythropoietin in acute myocardial infarction. Rationale and design of Exogenous erythroPoietin in Acute Myocardial Infarction: New Outlook aNd Dose Association Study (EPAMINONDAS). J Thromb Thrombolysis 2009;28:489-495.
134. National Insitute on Aging: Reduction of Infarct Expansion and Ventricular Remodeling With Erythropoietin After Large Myocardial Infarction (REVEAL). Clincaltrials gov 2009; NCT 00378352: last accessed on November 27, 2009.
135. Deutsches Herzzentrum Munich: Efficacy Study of Erythropoietin After Revascularization in Myocardial Infarction (REVIVAL-3). Clincaltrials gov 2009; NCT 00390832: Last accessed on November 27, 2009.
136. Newman RE, Yoo D, LeRoux MA, Danilkovitch-Miagkova A: Treatment of inflammatory diseases with mesenchymal stem cells. Inflamm Allergy Drug Targets 2009;8:110-123.
137. Ringden O, Uzunel M, Rasmusson I, et al: Mesenchymal stem cells for treatment of therapy-resistant graft-versus-host disease. Transplantation 2006;81:1390-1397.
138. Le Blanc K, Frassoni F, Ball L, et al: Mesenchymal stem cells for treatment of steroid-resistant, severe, acute graft-versus-host disease: A phase II study. Lancet 2008;371:1579-1586.
139. Kinnaird T, Stabile E, Burnett MS, Epstein SE: Bone-marrow-derived cells for enhancing collateral development: Mechanisms, animal data, and initial clinical experiences. Circ Res 2004;95:354-363.
140. Kinnaird T, Stabile E, Burnett MS, et al: Marrow-derived stromal cells express genes encoding a broad spectrum of arteriogenic cytokines and promote in vitro and in vivo arteriogenesis through paracrine mechanisms. Circ Res 2004;94:678-685.
141. Gnecchi M, He H, Liang OD, et al: Paracrine action accounts for marked protection of ischemic heart by Akt-modified mesenchymal stem cells. Nat Med 2005;11:367-368.
142. Dimmeler S, Zeiher AM, Schneider MD: Unchain my heart: The scientific foundations of cardiac repair. J Clin Invest 2005;115:572-583.
143. Beggs KJ, Lyubimov A, Borneman JN, et al: Immunologic consequences of multiple, high-dose administration of allogeneic mesenchymal stem cells to baboons. Cell Transplant 2006;15:711-721.
144. Poncelet AJ, Nizet Y, Vercruysse J, et al: Inhibition of humoral response to allogeneic porcine mesenchymal stem cell with 12 days of tacrolimus. Transplantation 2008;86:1586-1595.
145. Poncelet AJ, Denis D, Gianello P: Cellular xenotransplantation. Curr Opin Organ Transplant 2009;14:168-174.
146. Chen SL, Fang WW, Qian J, et al: Improvement of cardiac function after transplantation of autologous bone marrow mesenchymal stem cells in patients with acute myocardial infarction. Chin Med J (Engl) 2004;117:1443-1448.
147. Osiris therapeutics announces positive results in groundbreaking stem cell trial to treat heart disease. Available at http://investor.osiris.com/releasedetail.cfm?ReleaseID=235227.
148. Osiris Therapeutics: Prochymal (Human Adult Stem Cells) Intravenous Infusion Following Acute Myocardial Infarction (AMI). Clinicaltrials gov 2009;NCT 00877903: Last accessed on November 27, 2009.
149. Lunde K, Solheim S, Aakhus S, et al: Intracoronary injection of

mononuclear bone marrow cells in acute myocardial infarction. N Engl J Med 2006;355:1199-1209.
150. Solheim S, Seljeflot IR, Lunde K, et al: Inflammatory responses after intracoronary injection of autologous mononuclear bone marrow cells in patients with acute myocardial infarction. American Heart Journal 2008;155:55.
151. Sun J, Li SH, Liu SM, et al: Improvement in cardiac function after bone marrow cell thearpy is associated with an increase in myocardial inflammation. Am J Physiol Heart Circ Physiol 2009;296:H43-H50.
152. Frangogiannis NG: The immune system and cardiac repair. Pharmacol Res 2008;58:88-111.
153. Fareed J, Hoppensteadt DA, Leya F, et al: Useful laboratory tests for studying thrombogenesis in acute cardiac syndromes. Clin Chem 1998;44(8 Pt 2):1845-1853.
154. Kudryk B, Robinson D, Netre C, et al: Measurement in human blood of fibrinogen/fibrin fragments containing the B beta 15-42 sequence. Thromb Res 1982;25:277-291.
155. Petzelbauer P, Zacharowski PA, Miyazaki Y, et al: The fibrin-derived peptide Bbeta15-42 protects the myocardium against ischemia-reperfusion injury. Nat Med 2005;11:298-304.
156. Roesner JP, Petzelbauer P, Koch A, et al: The fibrin-derived peptide Bbeta15-42 is cardioprotective in a pig model of myocardial ischemia-reperfusion injury. Crit Care Med 2007;35:1730-1735.
157. Atar D, Petzelbauer P, Schwitter J, et al: Effect of intravenous FX06 as an adjunct to primary percutaneous coronary intervention for acute ST-segment elevation myocardial infarction: Results of the F.I.R.E. (Efficacy of FX06 in the Prevention of Myocardial Reperfusion Injury) Trial. J Am Coll Cardiol 2009;53:720-729.
158. Land W, Messmer K, Events E: The impact of ischemia/reperfusion injury on specific and non-specific, early and late chronic events after organ transplantation. Transplantation Reviews 1996;10:108-127.
159. Theruvath TP, Zhong Z, Pediaditakis P, et al: Minocycline and N-methyl-4-isoleucine cyclosporin (NIM811) mitigate storage/reperfusion injury after rat liver transplantation through suppression of the mitochondrial permeability transition. Hepatology 2008;47:236-246.
160. Crompton M, Costi A: A heart mitochondrial Ca2(+)-dependent pore of possible relevance to re-perfusion-induced injury. Evidence that ADP facilitates pore interconversion between the closed and open states. Biochem J 1990;266:33-39.
161. Javadov S, Karmazyn M: Mitochondrial permeability transition pore opening as an endpoint to initiate cell death and as a putative target for cardioprotection. Cell Physiol Biochem 2007;20:1-22.
162. Piot C, Croisille P, Staat P, et al: Effect of cyclosporine on reperfusion injury in acute myocardial infarction. N Engl J Med 2008;359:473-481.
163. Spisani S, Fabbri E, Muccinelli M, et al: Inhibition of neutrophil responses by cyclosporin A. An insight into molecular mechanisms. Rheumatology (Oxford) 2001;40:794-800.
164. Obasanjo-Blackshire K, Mesquita R, Jabr RI, et al: Calcineurin regulates NFAT-dependent iNOS expression and protection of cardiomyocytes: Co-operation with Src tyrosine kinase. Cardiovasc Res 2006;71:672-683.
165. Ren J, Zhang S, Kovacs A, et al: Role of p38alpha MAPK in cardiac apoptosis and remodeling after myocardial infarction. J Mol Cell Cardiol 2005;38:617-623.
166. Ma XL, Kumar S, Gao F, et al: Inhibition of p38 mitogen-activated protein kinase decreases cardiomyocyte apoptosis and improves cardiac function after myocardial ischemia and reperfusion. Circulation 1999;99:1685-1691.
167. See F, Thomas W, Way K, et al: p38 mitogen-activated protein kinase inhibition improves cardiac function and attenuates left ventricular remodeling following myocardial infarction in the rat. J Am Coll Cardiol 2004;44:1679-1689.
168. Morris JB, Olzinski AR, Bernard RE, et al: p38 MAPK inhibition reduces aortic ultrasmall superparamagnetic iron oxide uptake in a mouse model of atherosclerosis: MRI assessment. Arterioscler Thromb Vasc Biol 2008;28:265-271.
169. Branger J, van den Blink B, Weijer S, et al: Inhibition of coagulation, fibrinolysis, and endothelial cell activation by a p38 mitogen-activated protein kinase inhibitor during human endotoxemia. Blood 2003;101:4446-4448.
170. Fijen JW, Zijlstra JG, De BP, et al: Suppression of the clinical and cytokine response to endotoxin by RWJ-67657, a p38 mitogen-activated protein-kinase inhibitor, in healthy human volunteers. Clin Exp Immunol 2001;124:16-20.
171. Branger J, van den Blink B, Weijer S, et al: Anti-inflammatory effects of a p38 mitogen-activated protein kinase inhibitor during human endotoxemia. J Immunol 2002;168:4070-4077.
172. Damjanov N, Kauffman RS, Spencer-Green GT: Efficacy, pharmacodynamics, and safety of VX-702, a novel p38 MAPK inhibitor, in rheumatoid arthritis: Results of two randomized, double-blind, placebo-controlled clinical studies. Arthritis Rheum 2009;60:1232-1241.
173. Schreiber S, Feagan B, D'Haens G, et al: Oral p38 mitogen-activated protein kinase inhibition with BIRB 796 for active Crohn's disease: A randomized, double-blind, placebo-controlled trial. Clin Gastroenterol Hepatol 2006;4:325-334.
174. Coller BS: Potential non-glycoprotein IIb/IIIa effects of abciximab. Am Heart J 1999;138(1 Pt 2):S1-S5.
175. Galinanes M, Fowler AG: Role of clinical pathologies in myocardial injury following ischaemia and reperfusion. Cardiovasc Res 2004;61:512-521.
176. Solomon SD, Anavekar NS, Greaves S, et al: Angina pectoris prior to myocardial infarction protects against subsequent left ventricular remodeling. J Am Coll Cardiol 2004;43:1511-1514.
177. Berry C, Balachandran KP, L'Allier PL, et al: Importance of collateral circulation in coronary heart disease. Eur Heart J 2007;28:278-291.
178. Tanaka A, Kawarabayashi T, Nishibori Y, et al: No-reflow phenomenon and lesion morphology in patients with acute myocardial infarction. Circulation 2002;105:2148-2152.
179. Bolli R, Becker L, Gross G, et al: Myocardial protection at a crossroads: The need for translation into clinical therapy. Circ Res 2004;95:125-134.
180. Kloner RA, Rezkalla SH: Cardiac protection during acute myocardial infarction: Where do we stand in 2004? J Am Coll Cardiol 2004;44:276-286.
181. Granger CB, Patel MR: The Search for myocardial protection: Is there still hope? J Am Coll Cardiol 2007;50:406-408.
182. Faxon DP, Gibbons RJ, Chronos NA, et al; HALT-MI I: The effect of blockade of the CD11/CD18 integrin receptor on infarct size in patients with acute myocardial infarction treated with direct angioplasty: The results of the HALT-MI study. J Am Coll Cardiol 2002;40:1199-1204.
183. Gersh BJ, Stone GW, White HD, Holmes DR Jr: Pharmacological facilitation of primary percutaneous coronary intervention for acute myocardial infarction: Is the slope of the curve the shape of the future? JAMA 2005;293:979-986.
184. Ganz W: Direct demonstration in dogs of the absence of lethal reperfusion injury. J Thromb Thrombolysis 1997;4:105-107.
185. Zahger D, Yano J, Chaux A, et al: Absence of lethal reperfusion injury after 3 hours of reperfusion. A study in a single-canine-heart model of ischemia-reperfusion. Circulation 1995;91:2989-2994.
186. Reimer KA, Murry CE, Richard VJ: The role of neutrophils and free radicals in the ischemic-reperfused heart: Why the confusion and controversy? J Mol Cell Cardiol 1989;21:1225-1239.
187. Bolli R: Role of neutrophils in myocardial stunning after brief ischaemia: The end of a six year old controversy (1987-1993): Cardiovasc Res 1993;27:728-730.
188. Entman ML, Youker KA, Frangogiannis N, et al: Is inflammation good for the ischemic heart—perspectives beyond the ordinary. Z Kardiol 2000;89(Suppl 9):IX/82-IX/87.
189. Helgadottir A, Manolescu A, Thorleifsson G, et al: The gene encoding 5-lipoxygenase activating protein confers risk of myocardial infarction and stroke. Nat Genet 2004;36:233-239.
190. Ford-Hutchinson AW: Leukotriene B4 in inflammation. Crit Rev Immunol 1990;10:1-12.
191. Hakonarson H, Thorvaldsson S, Helgadottir A, et al: Effects of a 5-lipoxygenase-activating protein inhibitor on biomarkers associated with risk of myocardial infarction: A randomized trial. JAMA 2005;293:2245-2256.
192. Helgadottir A, Manolescu A, Helgason A, et al: A variant of the gene encoding leukotriene A4 hydrolase confers ethnicity-specific risk of myocardial infarction. Nat Genet 2006;38:68-74.
193. Stone GW, Peterson MA, Lansky AJ, et al: Impact of normalized myocardial perfusion after successful angioplasty in acute myocardial infarction. J Am Coll Cardiol 2002;39:591-597.
194. Boekstegers P, Kupatt C: Current concepts and applications of coronary venous retroinfusion. Basic Res Cardiol 2004;99:373-381.
195. Beck CS, Stanton E: Revascularization of heart by graft of systemic artery into coronary sinus. J Am Med Assoc 1948;137:436-442.
196. Pratt FH: The nutrition of the heart through the vessels of thebesius and

the coronary veins. AJP—Legacy 1898;1:86-103.

197. Haga Y, Hatori N, Nordlander M, et al: Coronary venous retroinfusion of felodipine reducing infarct size without affecting regional myocardial blood flow. Eur Heart J 1993;14:1386-1393.

198. Ryden L, Tadokoro H, Sjoquist PO, et al: Pronounced accumulation of metoprolol in ischemic myocardium after coronary venous retroinfusion. J Cardiovasc Pharmacol 1990;15:22-28.

199. Giordano FJ: Retrograde coronary perfusion: A superior route to deliver therapeutics to the heart?*. J Am Coll Cardiol 2003;42:1129-1131.

200. Boekstegers P, Giehrl W, von DG, Steinbeck G: Selective suction and pressure-regulated retroinfusion: An effective and safe approach to retrograde protection against myocardial ischemia in patients undergoing normal and high risk percutaneous transluminal coronary angioplasty. J Am Coll Cardiol 1998;31:1525-1533.

201. Kupatt C, Hinkel R, Horstkotte J, et al: Selective retroinfusion of GSH and cariporide attenuates myocardial ischemia-reperfusion injury in a preclinical pig model. Cardiovasc Res 2004;61:530-537.

202. Haahr-Pedersen S, Bjerre M, Flyvbjerg A, et al: Level of complement activity predicts cardiac dysfunction after acute myocardial infarction treated with primary percutaneous coronary intervention. J Invasive Cardiol 2009;21:13-19.

203. Baxter GF, Hale SL, Miki T, et al: Adenosine A1 agonist at reperfusion trial (AART): results of a three-center, blinded, randomized, controlled experimental infarct study. Cardiovasc Drugs Ther 2000;14:607-614.

204. Marzilli M, Orsini E, Marraccini P, Testa R: Beneficial effects of intracoronary adenosine as an adjunct to primary angioplasty in acute myocardial infarction. Circulation 2000;101:2154-2159.

205. Rusnak JM, Kopecky SL, Clements IP, et al: An anti-CD11/CD18 monoclonal antibody in patients with acute myocardial infarction having percutaneous transluminal coronary angioplasty (the FESTIVAL study). Am J Cardiol 2001;88:482-487.

第 26 章

斑块钝化与内皮治疗

Peter L. Thompson

不稳定斑块和内皮细胞功能受损在 ACS 中的关键作用见第 6 章和第 17 章。本章简述 ACS 患者中两者的机制和针对其可能的治疗方法。另外还将讨论一些已证实的能改善 ACS 预后的治疗方法，包括针对不稳定斑块的急性稳定斑块治疗、逆转内皮功能障碍和将来可能出现的一些治疗方法。

斑块钝化治疗的概念

如今对于造成冠状动脉粥样硬化斑块不稳定的病理生理过程已有详尽描述[1, 2]，并且对炎症反应起因和结果的研究也取得了重要进展[3]。不稳定斑块常含有较大的脂质池，巨噬细胞、泡沫细胞和 T 淋巴细胞含量较多，而胶原蛋白和平滑肌细胞数量较少[4, 5]。因此在纤维帽最薄处，巨噬细胞浸润[6]和承受最大剪切力的斑块边缘或肩部易发生破裂或糜烂[7, 8]。目前临床针对冠状动脉内血小板黏附、聚集和血栓形成应用积极的抗栓治疗来稳定 ACS 患者。与相对进步的抗栓治疗不同的是，目前确诊不稳定斑块的方法较少，并且只有很少的几种治疗方法能有效预防斑块破裂和增加斑块稳定性（见第 18 章）。然而，一旦不稳定斑块和稳定内皮与钝化斑块治疗之间的平衡倾向后两者时，ACS 的临床预后将明显改善。

许多因素与动脉粥样硬化斑块的稳定性和潜在的治疗靶点有关。影响斑块稳定性的因素如框 26-1 所示。

这些因素包括纤维帽的厚度、血管平滑肌细胞的功能、炎症反应的程度、脂质池的大小和金属蛋白酶导致的基质变性。

纤维帽厚度

组织病理学研究证实，不稳定斑块的一个典型特征为薄纤维帽，它能导致斑块破裂和糜烂[6]。破裂和糜烂非常重要，即使不发生斑块破裂剪切力也会对血管内皮造成机械性损伤[9]。因此，胶原蛋白沉积于纤维帽可增强斑块的稳定性，反之亦然。在不稳定斑块中控制此过程而不引起血管负性重构和影响其他组织、器官中基质合成是个巨大的挑战。

框26-1　斑块稳定和钝化治疗的潜在靶点

- 纤维帽的厚度
- 血管平滑肌细胞的合成作用
- 炎症反应的程度
- 脂质池的大小
- 金属蛋白酶引起的基质变性

血管平滑肌细胞功能

平滑肌细胞能够改变其表型，或为普通的可收缩细胞，或为可增殖和增加基质合成的合成表型[10]。平滑肌细胞转变为合成表型常合并胶原蛋白分泌增加，这是增强斑块稳定性的关键过程[11]。相反，不稳定的动脉粥样硬化斑块的典型特征包括血管平滑肌细胞数量减少、胶原蛋白含量减少和平滑肌细胞凋亡率增加。凋亡率是决定动脉粥样硬化斑块中血管平滑肌细胞数量的主要因素，受复合细胞、细胞基质和细胞因子之间的相互作用调节[12]。研究证实，UA 患者动脉粥样硬化斑块中血管平滑肌细胞的凋亡率高于稳定型心绞痛患者[13]，斑块肩部最容易发生破裂的部位也同样存在细胞凋亡[14]。一氧化氮的表达是决定血管平滑肌细胞凋亡率的关键因素。炎症反应过程中的许多细胞因子例如白介素 -1β、干扰素 -γ 和肿瘤坏死因子能增加一氧化氮表达[15]，后者再通过产生过氧亚硝酸盐和超氧自由基发挥作用。与肿瘤坏死因子有关的诱导凋亡的配体（肿瘤坏死因子相关凋亡诱导配体）可通过刺激巨噬细胞凋亡和血管平滑肌细胞向内生长来调节引起斑块不稳定的凋亡过程[16]。ACS 时肿瘤坏死因子相关凋亡诱导配体水平降低，研究显示，人重组肿瘤坏死因子相关凋亡诱导配体能改善鼠动脉粥样硬化[17]。

炎症反应程度

目前已认识到动脉粥样硬化是一个炎症反应过程[3]，不稳定斑块尤其如此，其特征为大量炎性细胞浸润其中[6]。对动脉粥样硬化斑块进行分析，结果显示 ACS 患者的斑块标本中巨噬细胞和 T 淋巴细胞含量高于难治性 UA 患者[18]。通过调节细胞黏附分子和迁移因子来抑制炎性细胞浸润于不稳定的粥样硬化斑块可能是一种稳定斑块的办法。

脂质池大小

除了纤维帽的厚度和细胞浸润的程度之外，脂质池的大小也同样能决定斑块的稳定程度。Davies 等证明，细胞外脂质的含量达 50% 时斑块发生破裂[19]。计算机模拟斑块模型证明，纤维帽的圆周张力强度是决定斑块破裂最重要的机械性压力因素[20, 21]。因此，任何能减小脂质池的方法都可以稳定斑块。

金属蛋白酶造成的基质变性

导致斑块破裂的基质变性可归因于基质金属蛋白酶的作用[22]。人类粥样硬化斑块中血管平滑肌细胞和巨噬细胞表达基质金属蛋白酶增加[23]。自然产生的金属蛋白酶组织抑制物可抑制基质金属蛋白酶的活性。外源性基质金属蛋白酶可很快被分解代谢和发生变性[24]。

内皮细胞的作用与内皮细胞功能障碍

血管内皮细胞是体内分布最广泛和最大的“器官”，其面积相当于一个足球场，重量相当于 5 个正常大小的心脏。内皮细胞存在于心血管系统内，成为血液和组织之间的屏障，内皮细胞之间通过紧密连接进行细胞间的相互联系和溶质、离子交换。此外，内皮细胞还具有多种功能，例如调节平滑肌细胞张力、参与止血、细胞增殖和血管壁的炎症、免疫机制[25]。Furchgott 经过研究证实，正常的血管调节功能必须在内皮细胞存在时才能发挥[26]。血管张力的调节依靠内皮细胞释放的舒张和收缩因子（见框 26-2）。

内皮细胞依赖性血管舒张 这依赖于至少 3 种内皮性舒张因子，每一种都是潜在的治疗靶点。第一种为 20 世纪 70 年代末期发现的强效内皮性舒血管物质前列环素[27]。20 世纪 80 年代又发现[28]了一种更不稳定、易于扩散和能介导内皮依赖性血管舒张的物质，最初称之为内皮细胞舒血管因子，如今此类物质被广泛证实为一氧化氮[29, 30]。一氧化氮由其前体 L- 精氨酸在一氧化氮合成酶的作用下合成。一氧化氮合成酶有三种同工酶：神经型 n-NOS、诱导型 i-NOS 和内皮型 e-NOS[31]，其中 e-NOS 在内皮细胞中广泛表达，不同的基因型为基因治疗提供了一些可能性[32]。一氧化氮的活性取决于细胞内钙离子浓度的升高，而例如乙酰胆碱或 P 物质等神经递质、缓激肽等激素或剪切力都可调节钙离子浓度。第三种舒血管因子为内皮细胞超极化因子，研究证实它能通过激活钾离子通道而致平滑肌细胞超极化[33]。

框26-2 内皮细胞依赖性血管活性物质

内皮细胞依赖性血管舒张
前列环素(PGI_2)
内皮细胞舒血管因子(EDRF)，一氧化氮(NO)
内皮细胞超极化因子(EDHF)

内皮细胞依赖性血管收缩
花生四烯酸家族（尤其是血栓烷A_2）
内皮素-1

内皮细胞依赖性血管收缩 血管收缩由两种直接作用的内皮细胞性收缩因子介导：花生四烯酸家族，尤其是 TXA_2 和内皮素[34]。血管系统中活性最强的内皮素为内皮素 -1，它可被许多内源性物质激活，例如白介素 -1、转化生长因子 β、剪切力和缺氧。内皮细胞血管腔表面上血管紧张素转换酶促进血管紧张素 II 产生过程的最后阶段也可增强血管收缩[35]。

除了调节血管的作用之外，内皮细胞还能分泌一系列促血栓形成和抗血栓形成因子，包括组织纤溶酶原激活剂和纤溶酶原激活抑制剂。内皮细胞通过生成前列环素和一氧化氮预防自发性血小板黏附聚集。

内皮细胞含有重要的机械感受器，能感应剪切力和静水压的变化。血流引导的血管舒张需要完好的内皮细胞功能[36]，这是目前广泛应用的检测内皮功能的血流介导舒张试验的基础[37]。

内皮功能障碍的概念已经过详细透彻的研究[38]。内皮细胞可被炎性细胞因子白介素 -1、肿瘤坏死因子 -α 和干扰素 -γ 等激活。内皮细胞激活后表达粒细胞黏附分子，生成组织因子，产生促凝环境。当内皮细胞损伤时导致内皮功能障碍，内皮不再能维持抗栓状态，并且一氧化氮生成量减少，内皮素 -1 合成增加，继而促进血管收缩[38]。内皮细胞损伤后产生的活性氧使一氧化氮耗竭，产生过氧亚硝酸盐，使内皮发生更严重的氧化损伤，进而加剧内皮功能障碍。脂类过氧化物的生成使一氧化氮进一步耗竭[39]。氧化 LDL 是巨噬细胞的化学趋化因子，使巨噬细胞促进内皮表面黏附分子表达[40]。逆转内皮功能障碍是将来治疗 ACS 患者的一个重要方法，目前一些用于 ACS 患者的干预方法已通过逆转内皮功能障碍获益。这些稍后将详加讨论。

针对斑块稳定性的治疗和纠正内皮功能障碍

降低 LDL- 羟甲基戊二酰辅酶 A 还原酶抑制剂（他汀类）

研究显示，他汀类除了降脂作用外还具有许多其他作用，因此在 ACS 患者的治疗中至关重要。动物实验评估他汀类可能通过以下方面稳定斑块：增加不稳定斑块中胶原蛋白含量[41]、减少巨噬细胞激活和基质金属蛋白酶表达[42]以及调节免疫功能。高脂血症患者血浆纤维蛋白原[43]和血栓生成因子水平降低[44, 45]。高脂血症患者经普伐他汀治疗 2.4 个月后即可发现原血小板血栓生成增加的趋势发生逆转[46]。高脂血症患者的内皮依赖性血管舒张功能早期即可得到改善[47-50]，且这些获益在 ACS 患者应用他汀类治疗 6 周后得以证实[51]。

对冠状动脉事件后稳定的患者进行临床研究显示，他汀类治疗毫无疑问的可降低未来心血管事件的风险及心血管病患者的死亡率[52-54]。在急性事件后应尽早开始二级预防治疗显得很合理[55]，用于判断他汀类在ACS患者中是否确实具有早期作用的“证据空白”新近也已得到补充。

小样本临床试验显示，STEMI或UA后2～10天开始他汀类治疗耐受良好，总胆固醇和LDL水平降低，内皮功能改善[56, 57]。这些早期试验并未评估远期预后。

回顾性研究显示，STEMI患者入院前或入院即刻给予他汀类治疗短期疗效显著[58-60]。尽管在这些观察性研究中使用了复杂的配对方法来计算医师选择降脂治疗方法的倾向，仍不能排除治疗方法偏倚的可能性，并且他汀的疗效并不能与其他降脂治疗的效果分开。新近已得到全面评价早期他汀治疗效果的随机试验资料。

冠状动脉事件后早期开始他汀治疗的随机临床试验和这些试验的荟萃分析见表26-1。

MIRACL研究是观察UA或非Q波STEMI患者早期应用他汀治疗是否能获益的第一个大规模临床试验[61]。此研究入选了3086例UA或非Q波STEMI患者，入院后24～96小时随机给予阿托伐他汀80mg/d或安慰剂。研究的主要终点为死亡、经心肺复苏的心脏骤停、非致死性心肌梗死或需再次住院治疗的有心肌缺血证据的心绞痛。主要终点的相对风险为0.84（P=0.048，95%置信区间0.701～0.999），UA患者再次住院（主要终点的一种）的相对风险为0.74（P=0.02，95%置信区间0.57～0.95）。死亡、非致死性心肌梗死和经心肺复苏的心脏骤停两组之间无统计学差异。出乎意料的是研究观察到卒中的发病率从1.6降至0.8（P=0.05，95%置信区间0.026～0.99）。MIRACL研究的主要终点仅具有统计学意义，并没有为ACS的现代早期他汀治疗提供确切依据[62]。

PROVE-IT研究入选了4162例因ACS入院的患者，在入院后10天内给予中等剂量即普伐他汀40mg或大剂量即阿托伐他汀80mg治疗，比较二者疗效。结果显示应用大剂量他汀患者即阿托伐他汀组获益明显，危害比降低了16%（P=0.005，95%置信区间5%～26%）[63]。

“A to Z”研究观察了ACS患者早期接受糖蛋白Ⅱb/Ⅲa受体拮抗剂（替罗非班）后再进行他汀（辛伐他汀）治疗对于稳定病情的作用。此研究将患者分为两组，一组2265例ACS患者先服用辛伐他汀40mg/d1个月后改为80mg/d，另一组2232例患者服用安慰剂4个月之后改为辛伐他汀20mg/d。最初的4个月内两组患者之间主要终点事件（心血管死亡、非致死性心肌梗死、因ACS再次入院和卒中）无统计学差异（危害比1.01，95%置信区间0.83～1.25，P=0.89），但4个月后高剂量辛伐他汀组患者主要终点事件显著降低（危害比0.75，95%置信区间0.60-0.95，P=0.02）[64]。可是服用辛伐他汀80mg/d的患者肌病发病率相对高于低剂量辛伐他汀组患者（P=0.02）。

有两项研究在ACS发生24小时内即开始他汀治疗。FLORIDA研究将极早期给予氟伐他汀80mg/d与安慰剂进行比较。在545例患者中他汀并没有改变动态ECG上表现的心肌缺血，与安慰剂组相比也没有改变任何重要临床事件，但由于不稳定性心肌缺血发病率低导致此研究缺乏说服力。PACT研究开展他汀治疗时间更早，在ACS发生后24小时内即给予他汀类药物，其主要终点为第一个月内事件的发生率。研究原计划入选10 000例患者，最终入选3408例患者后终止，这些患者随机分为普伐他汀组或安慰剂组。研究持续了4周，普伐他汀组相对风险降低了6.4%，但没有统计学显著性差异（95%置信区间13.2%～27.6%）[65]。

已发表的关于ACS后他汀治疗起始时间的研究如图26-1所示。

ACS患者早期他汀治疗的荟萃分析显示他汀对早期结果并没有任何益处。最初的4个月内死亡、卒中、心血管性死亡、致死性或非致死性心肌梗死和再次血管重建并没有减少[66]，但随着随访期的延长可见临床获益，4个月时开始出现并可持续至少2年[67]。只有高剂量的他汀才能带来益处，正如PROVE-IT研究所显示的那样，80mg阿托伐他汀优于40mg普伐他汀。将不同剂量他汀组患者的安全性进行荟萃分析未显示任何副作用[68]。根据这些

表26-1 急性冠脉综合征早期他汀治疗试验

试验	开始时间	病例数	药物	患者
MIRACL[61]	24～96h	3086	阿托伐他汀80mg 安慰剂	NSTEMI
PACT[65]	＜24h	3408	普伐他汀20～40mg 比安慰剂	STEMI和 NSTEMI
A to Z[64]	＜5天，平均3.7天	4497	替罗非班后辛伐他汀40mg比安慰剂	NSTEMI
PROVE-IT[63]	＜10天，平均7天	4162	普伐他汀40mg比阿托伐他汀80mg	NSTEMI
FLORIDA[62]	平均8天	540	氟伐他汀80mg比安慰剂	AMI

NSTEMI，非ST段抬高性心肌梗死；STEMI，ST段抬高性心肌梗死。

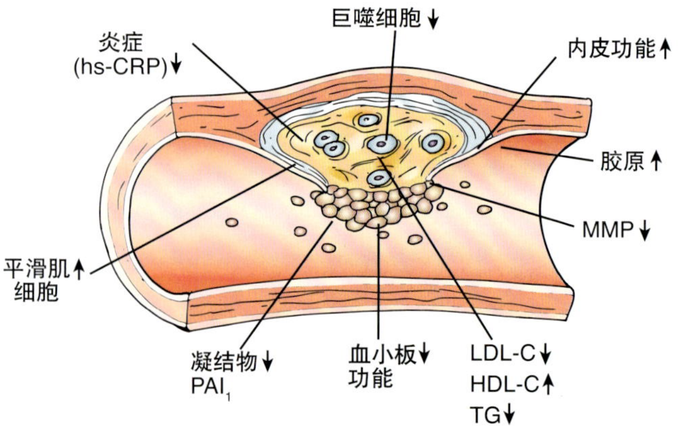

图26-1 他汀对不稳定斑块的潜在作用。

新近的研究，尽早开始他汀治疗被认为是 A 级证据水平，新近指南也建议入院时即给予他汀[69]。总之，有效性和无副作用等合理的原因均支持 ACS 入院后即开始应用他汀强化降低 LDL 治疗。

研究显示，PCI 前即刻他汀预负荷[70, 71]和再负荷[72]治疗能改善临床预后，说明他汀可能具有直接稳定斑块的作用，而此作用并不依赖于其降脂效应。

升高高密度脂蛋白（HDL）

已发现当内源性 HDL 水平升高或应用 HDL 类似物可使他汀降低 LDL 获得的益处增大，但迄今并未应用于临床。针对胆固醇酯转运蛋白抑制剂 torcetrapib 进行的 ILLUMINATE 研究因全因死亡率升高而被迫终止，这引起人们讨论升高 HDL 是否能给 ACS 患者带来益处，或 ILLUMINATE 研究的副作用是否由于血压升高的特异性分子效应所致[73]。目前正研究多种升高 HDL 的替代方法[74]。给 ACS 患者注射脂蛋白 A-1 的 Milano 试验引起血管内超声测定的动脉粥样硬化体积明显减小[75]。对 ACS 患者应用重组 HDL 的试验已经结束，但并未使动脉粥样硬化体积减小[76]。因此还需在 ACS 患者中进行更多的试验来研究重组 HDL 和 HDL 类似物和升高 HDL 的替代方法[77]。

血管紧张素转换酶抑制剂

已知人体内存在一个重要的组织肾素 - 血管紧张素系统，据估计血浆中有不到 10% 的血管紧张素转换酶[78]。肾素 - 血管紧张素系统在血管壁的主要作用如图 26-2 所示。

血管紧张素 II 对血管壁有一系列有害作用，包括刺激去甲肾上腺素生成和增加内皮素 -1 产生而引起血管收缩，这进一步促进血管紧张素 I 转变为血管紧张素 II。它还能促进炎性细胞因子、血栓形成因子和金属蛋白酶的释放。内皮细胞受体使氧化 LDL（1 型凝集素样受体）与血管紧张素 II 相互作用。血管紧张素 II 上调受体功能，这可被 ARB 和 ACEI 所阻断[79]。ACEI 能够阻断这些效应，从而发挥舒张血管、抗炎和抗增殖作用。

上述作用在临床上非常重要[80, 81]。许多临床研究显示 ACEI 可改善冠心病患者的冠状动脉内皮功能。奎那普利 40mg/d 能部分逆转冠心病患者冠状动脉内乙酰胆碱的缩血管效应[82]。但是在动脉粥样硬化的进展过程中此作用并没有这么显著[83]。

ACEI 改善缺血结果的作用已成为许多试验的研究内容，这些试验以稳定性冠心病患者和高危但并未确诊为 ACS 的患者作为研究对象。长期治疗能改善心脏缺血事件是基于其对冠状动脉粥样硬化的有益作用，而与大家普遍认识的改善高血压、心力衰竭和左室功能障碍的作用无关。这最初是在对心力衰竭和心肌梗死后试验的回顾性分析中提出的，这些研究显示 ACEI 除了推测的能改善左室功能障碍之外，还具有改善心肌缺血的作用[84-86]。在左室功能未受损的患者中使用 ACEI 的随机试验显示，包括许多糖尿病患者在内的高危患者死亡率和血管事件发生率降低（HOPE 试验）[87]，在高危心肌梗死后患者中也是如此（EUROPA 试验）[88]。而低危患者却没有显示此类受益（PEACE 试验）[89]。这 3 项试验的荟萃分析认为 ACEI 对低危患者同样有益[90]。目前没有 ACS 患者的相关数据，如从稳定性患者推测也不恰当。尚不清楚 ACEI 对内皮功能的有益作用能否被血管紧张素 II 受体拮抗剂等模拟。一个应用厄贝沙坦的预实验显示其能作用于早期粥样硬化患

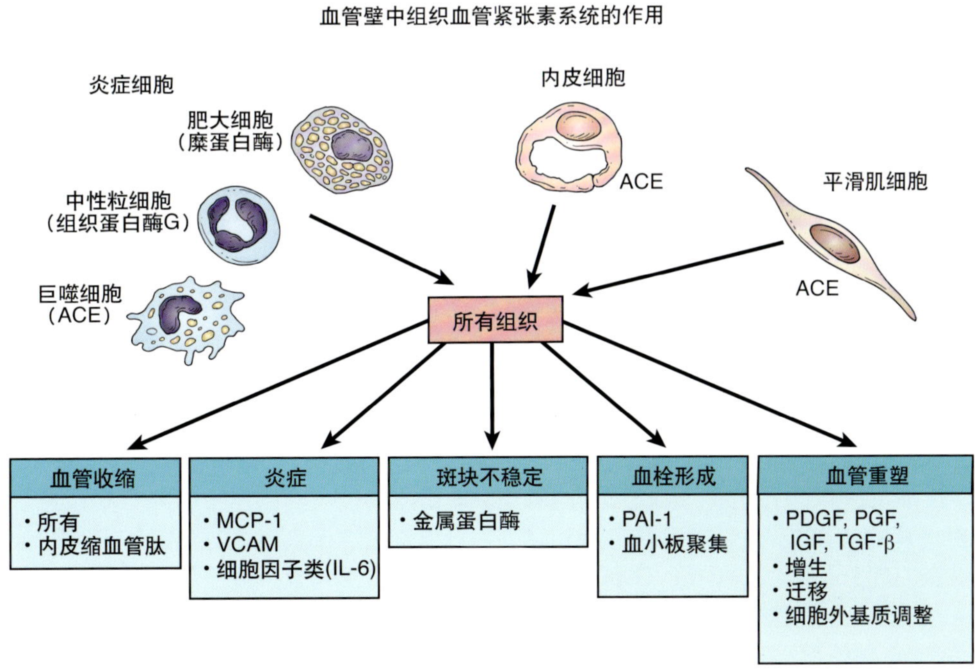

图26-2　组织血管紧张素系统对血管壁的作用。

者的细胞因子和黏附分子，可能有助于钝化斑块和恢复内皮功能[91]。

CHARM 研究表明 ACEI 不影响左室功能未受损的住院患者的死亡率或包括非致死性心肌梗死和非致死性卒中在内的综合结果[92]，大规模试验（ONTARGET）显示，ACEI 雷米普利和 ARB 替米沙坦在稳定性冠心病患者中作用相似[93]。随机临床试验大力支持 ACEI 应用于 ACS 和心肌梗死患者，但若患者不存在左室功能障碍则其疗效没有如此显著[94]，并且目前的资料并不支持 ACS 患者常规使用 ACEI[95]。ACS 早期使用 ACEI 应谨慎，应记住 ACEI 用于 STEMI 的第一个试验由于造成低血压而产生了副作用[96]。

阿司匹林与 ACEI 相互作用

有几项研究显示，若患者同时服用阿司匹林和 ACEI，则 ACEI 带来的益处减少，因为阿司匹林可抑制前列腺素[97, 98]。但回顾所有大规模的心肌梗死后试验，并没有证据支持二者之间有明显的临床相互作用[99, 100]。根据这些大样本的试验，ACS 时同时使用阿司匹林和 ACEI 也不可能会有明显的相互作用。但是，在急性冠状动脉再灌注患者试验和行 PCI 的患者抗血小板试验却显示二者之间具有相互作用[101]。经校正混杂因素后，阿司匹林和 ACEI 合用死亡率高于单用阿司匹林。尽管在稳定性患者中进行的大规模试验证实二者合用安全，但在 ACS 的加强治疗阶段二者之间可能存在的相互作用不容忽视。

免疫调节稳定斑块

理论上来说可直接针对不稳定斑块的炎症反应过程进行治疗，但这并未得到证实。

C 反应蛋白能否引起动脉粥样硬化不稳定一直是研究的热点问题[102]。已证实不稳定斑块中含有 C 反应蛋白，它能上调细胞因子[103]、细胞黏附分子[104]和基质金属蛋白酶[105]的表达，这些均可导致动脉粥样硬化斑块不稳定，同时 C 反应蛋白还能激活 CD40/CD40 配体，此乃动脉粥样硬化和血栓形成的重要环节[106]。由于观察到这些现象存在，人们一直热衷于寻找 C 反应蛋白的抑制剂，该物质可能具有稳定斑块的作用。有许多种 C 反应蛋白抑制剂，但应注意经治疗后循环系统中 C 反应蛋白水平下降并不意味着其作用受到抑制，也不代表对动脉粥样硬化有益。C 反应蛋白可能仅仅是炎症反应存在的一个标志。例如，罗非昔布能明显降低高敏 C 反应蛋白，因此曾应用它进行动脉粥样硬化 / 炎症反应试验，但由于血管副作用，数周后全球便停止使用罗非昔布[107]。新近发现并报道了一种直接针对 C 反应蛋白的分子[108]。1,6- 二（磷酸胆碱）已烷是一种特殊的小分子 C 反应蛋白抑制剂，给 STEMI 鼠注射人 C 反应蛋白时心肌梗死面积扩大、心脏功能失调，但 1,6- 二（磷酸胆碱）已烷可抵消 C 反应蛋白的这些作用。目前暂没有数据显示其对动脉粥样硬化的作用，它是否能稳定斑块取决于 C 反应蛋白对血管壁能否直接产生有害作用。

自肝脏释放 C 反应蛋白开始，炎性瀑布反应的上游部分含有多种特殊的细胞因子抑制物，可用于治疗如类风湿关节炎等炎症患者。

肿瘤坏死因子 -α 抑制剂可减轻炎症反应，目前临床上已用于治疗类风湿关节炎，但它们对于动脉粥样硬化性血管疾病的作用仍有待证实。肿瘤坏死因子 -α 抑制剂依那西普能明显降低代谢综合征患者的 C 反应蛋白水平[109]，但研究其调节心力衰竭患者炎症状态的试验出现不良反应早期即终止[110]。而且，肿瘤坏死因子 -α 对炎症反应还具有其他非血管性作用，因而应用它治疗动脉粥样硬化受到限制。一项荟萃分析入选了 3493 例接受抗肿瘤坏死因子 -α 抗体治疗的类风湿关节炎患者和 1512 例接受安慰剂治疗的患者，结果显示恶性肿瘤（比值比 3.3，95% 置信区间 1.2 ～ 9.1）和严重感染（比值比 2.0，95% 置信区间 1.3 ～ 3.1）的发生率升高。使用高剂量药物治疗的患者恶性肿瘤的发生率明显升高[111]。已证实了选择性白介素 -6 抑制剂对炎性疾病的作用[112, 113]，但迄今尚未将其用于治疗动脉粥样硬化。白介素 -1 是斑块不稳定早期释放的物质，能被特异的阻滞剂所抑制，目前正进行一项试验观察其对 ACS 患者炎症标志物的作用[114]。

自从应用基质金属蛋白酶来钝化斑块，基质金属蛋白酶抑制剂便具有了别的作用[115]。基质金属蛋白酶 9 特异性抑制剂不能有效预防心肌梗死后心脏负性重构[116]，但并未研究其是否具有稳定斑块的作用。目前已充分认识到 CD40 配体（即 CD154）可导致斑块不稳定。CD40 途径是粥样斑块内巨噬细胞和血管平滑肌细胞表达基质降解蛋白酶并最终导致斑块破裂的主要调节机制[117]。

阻断 CD40-CD40 配体之间的相互作用可能具有治疗意义，即以 CD40 配体抗体阻断 CD40 信号表达可使斑块稳定[118, 119]，但目前还未针对此进行临床试验。

脂蛋白相关水解磷脂酶 2 主要由巨噬细胞和淋巴细胞生成，与 LDL 相连接，具有促炎和致动脉粥样硬化作用。用选择性抑制剂（darapladib）抑制脂蛋白相关水解磷脂酶 2 是稳定斑块的一种前景可观的免疫调节方法。研究显示，darapladib 可减少 LP-PLA$_2$ 和炎症标志物水平，目前正进行试验评价其对 ACS 的作用[120]。

微管蛋白抑制剂秋水仙碱能降低稳定性冠心病患者的高敏 C 反应蛋白水平[121]，对与动脉粥样硬化有关的细胞具有直接的细胞内效应[122]，为一种价廉、应用广泛、无非甾体类抗炎药副作用的降低 C 反应蛋白的方法。正进行一项试验评价其对冠心病的作用[123]。

炎症瀑布反应更上游的物质是细胞信号转录因子，可促进促炎细胞因子和细胞黏附分子释放。其中最重要的为核因子 κB。已介绍了核因子 κB 途径的抑制物[124]，其中包括许多自然生成的物质[125]。

ACS 时应用稳定斑块的干预措施

β- 受体阻滞剂

β- 受体阻滞剂广泛应用于 ACS 患者。虽然没有证据证明标准的 β- 受体阻滞剂是通过稳定斑块还是通过作用于内皮细胞功能来发挥对 ACS 的有利作用，但其减小剪切力和弯曲应力的作用非常重要 [126]。第 3 代 β- 受体阻滞剂奈比洛尔能作用于体外内皮细胞功能标志物 [127]，但并没有确切数据显示这与 ACS 患者的治疗有关。研究显示在应用得更广泛的 β- 受体阻滞剂中，阿替洛尔与 ACEI 相比对高血压患者的内皮依赖性前臂血流无作用 [128]，对冠心病患者的内皮依赖性冠状动脉血管舒缩也无任何作用 [129]。

钙通道阻滞剂

目前并不确定钙通道阻滞剂对 ACS 患者是否有效 [130, 131]，只建议用其来缓解症状而非改善预后。尽管第三代钙通道阻滞剂具有一定的作用，并没有令人信服的证据显示临床试验中发现的钙通道阻滞剂的作用是通过钝化斑块抑或改善内皮功能障碍来实现 [132]。

硝酸盐类

ACS 患者普遍使用有机硝酸盐类药物。其作用类似于一氧化氮，可通过增加细胞内环一磷酸鸟苷浓度引起血管舒张，最终导致平滑肌细胞舒张和发挥抗血小板效应 [133]。当内皮受损时外源性硝酸酯类药物也可发挥作用。已研究了硝酸酯类药物对 STEMI 患者的作用，但对于 UA/NSTEMI 患者并没有明显获益。

抗氧化剂

活性氧的生成会对血管壁产生许多有害作用，因此有效的抗氧化治疗可能是稳定斑块的一种方法。大规模流行病学调查研究显示，动脉粥样硬化性疾病与低水平抗氧化维生素有关，但严格设计进行的试验却没有显示明显的获益 [134]。迄今为止，并没有研究证实 ACS 早期应用抗氧化剂治疗的效果如何。

雌激素

雌激素对血管壁的作用是通过非染色体和染色体机制介导的，其中任何一种作用都具有潜在的益处 [135, 136]。尽管如此，有明确的证据显示雌激素治疗并不能为冠心病后的患者带来益处 [137]。显然，应进行进一步的研究来解释雌激素对血管壁明显有益的生物学效应和临床试验得出的阴性结果之间的不一致性，以及利用雌激素对血管壁作用的替代方法能否为 ACS 患者带来更好的临床结果。

控制血糖

糖尿病时常出现内皮细胞功能受损 [138]。糖尿病通过何机制影响内皮功能并不十分清楚，但已知高等糖化代谢终产物、糖化和氧化 LDL 与活性氧均和高血糖有关 [139]。使用磺脲类或胰岛素加强血糖控制引起 2 型糖尿病患者微血管（而非大血管）并发症减少 [140]，使用二甲双胍治疗肥胖的 2 型糖尿病患者可减少血管终点事件 [141]。在 20 年随访期间这些作用的机制并不清楚，但不管应用什么治疗方法，加强糖尿病患者的代谢控制与逆转内皮功能障碍有关 [142]。噻唑烷二酮通过结合于血管壁上的过氧化物酶增殖剂激活受体从而对内皮功能发挥特殊作用 [143]，但是噻唑烷二酮（格列酮类）的安全性还有待证实 [144]。

戒　烟

有些证据显示，吸烟通过引起内皮功能障碍产生有害作用 [145]。被动吸烟也同样具有此作用 [146]。并无明确的证据证明吸烟对于 ACS 有何作用，但是目前的资料支持临床上普遍建议的 ACS 患者应立即永久戒烟。

饮食干预

证据显示，血脂异常与内皮功能受损有关 [147]。高脂饮食常伴有餐后血甘油三酯升高，这可在数小时内损伤内皮功能 [148]。当高脂饮食中含有丰富的抗氧化物质时这种效应可减小 [149]。动物实验显示，给高胆固醇血症的兔子低脂饮食饲养时比高脂饮食饲养者细胞浸润减少、基质金属蛋白酶活性降低、纤维帽内胶原蛋白含量增加 [150]。这提示低脂饮食可能通过此机制稳定 ACS 斑块。据推测，餐后状态对血管壁的作用引起斑块不稳定可诱发 ACS[151]。

抑制新生血管生成

由于不稳定粥样斑块的特征为易破裂的营养血管浸润和炎性细胞渗出，因此正在研究限制新生血管生成的可能办法 [152]。

PCI 在斑块钝化中的作用

ACS 时 PCI 应用广泛，并且新近在 ACS 时进行急性 PCI 估实了此种方法的可行性 [153]。迄今，ACS 患者 PCI 的靶血管为关键病变部位，即引起冠状动脉血流急性减少处。并不清楚 ACS 患者支架置入后带来的益处是通过稳定斑块或通过其他机制产生。应用药物洗脱支架进行 PCI 治疗不稳定但未阻塞血管的斑块，是将来治疗 ACS 患者的可行办法。尽管一系列的血管镜研究显示支架通过刺激新生内膜增殖来封闭不稳定斑块，但没有临床试验数据支持此种方法 [154]。

ACS 时环氧化酶 -2 抑制剂与非甾体类抗炎药

非甾体类抗炎药和环氧化酶 -2 抑制剂能有效抗炎和降低高敏 C 反应蛋白，甚至曾有学者建议用它们来稳定斑块 [155]。但曾有报道使用环氧化酶 -2 抑制剂的患者急性血栓事件发生率较高 [156]，导致禁用罗非昔布和慎用塞来昔布。有证据显示，环氧化酶-2抑制剂的副作用是由于其通过抑制前列环素生成而对内皮功能发挥作用进而增加血栓形成[157]。新近研究显示，所有的非甾体类抗炎药具有同样高的危险性[158, 159]。除非出现更多研究结果，否则 ACS 应慎用环氧化酶-2抑制剂和非甾体类抗炎药。

（陈　艺）

参考文献

1. Davies MJ, Thomas A: Thrombosis and acute coronary-artery lesions in sudden cardiac ischemic death. N Engl J Med 1984;310:1137-1140.
2. Gorlin R, Fuster V, Ambrose IA: Anatomic-physiologic links between acute coronary syndromes. Circulation 1986;74:6-9.
3. Ross R: Atherosclerosis: An inflammatory disease. N Engl J Med 1999;340:115-125.
4. Davies MJ, Richardson PD, Woolf N, et al: Risk of thrombosis in human atherosclerotic plaques: Role of extracellular lipid, macrophage, and smooth muscle cell content. Br Heart I 1993;69:377-381.
5. van der Wal AC, Becker AE, van der Loos CM, Das PK: Site of intimal rupture or erosion of thrombosed coronary atherosclerotic plaques is characterized by an inflammatory process irrespective of the dominant Plaque morphology. Circulation 1994;89:36-44.
6. Davies MJ: Stability and instability: Two faces of coronary atherosclerosis. Circulation 1996;94:2013-2020.
7. Burleigh MC, Briggs AD, Lendon CL, et al: Collagen types I and rn, collagen content, GAGs and mechanical strength of human atherosclerotic plaque caps: Span-wise variations. Atherosclerosis 1992;96:71-81.
8. Cheng GC, Loree HM, Kamm RD, et al: Distribution of circumferential stress in ruptured and stable atherosclerotic lesions. A structural analysis with histopathological correlation. Circulation 1993;87:1179-1187.
9. Virman R, Kolodgie FD, Burke AP, et al: Lessons from sudden coronary death. Arterioscler ThromB Vasc Biol 2000;20:1262-1275.
10. Chamley-Campbell J, Campbell G: What controls smooth muscle phenotype? Atherosclerosis 1981;40:347-357.
11. Ang AH, Tachas G, Campbell JH, et al: Collagen synthesis by cultured rabbit smooth muscle cell. Alteration with phenotype. Biochem J 1990;265:461-469.
12. Bennett MR: Apoptosis of vascular smooth muscle cells in vascular remodelling and atherosclerotic plaque rupture. Cardiovasc Res 1999;41:361-368.
13. Bauriedel G, Schmucking I, Hutter R, et al: Increased apoptosis and necrosis of coronary plaques in unstable angina. Z Kardiol 1997;86:902-910.
14. Geng Y, Libby P: Evidence for apoptosis in advanced human atheroma: Co-localization with interleukin 1b converting enzyme. Am J Pathol 1995;147:251-266.
15. Geng Y, Wu Q, Muszynzki M, et al: Apoptosis of vascular smooth-muscle cells induced by in vitro stimulation with interferon gamma, tumor necrosis factor-alpha, and interleukin 1 beta. Atheroscler Thromb Vasc Biol 1996;16:19-27.
16. Michowitz Y, Goldstein E, Roth A, et al: The involvement of tumor necrosis factor-related apoptosis-inducing ligand (TRAIL) in atherosclerosis. J Am Coll Cardiol 2005;45:1018-1024.
17. Secchiero P, Candido R, Corallini F, et al: Systemic tumor necrosis factor-related apoptosis-inducing ligand delivery shows antiatherosclerotic activity in apolipoprotein E-null diabetic mice. Circulation 2006;114:1522-1530.
18. Van der Wal AC, Becker AE, Koch KT, et al: Clinically stable angina is not necessarily associated with histologically stable atherosclerotic plaques. Heart 1996;76:112-117.
19. Davies MJ, Richardson P, Woolf N, et al: Risk of thrombosis in human atherosclerotic plaque: Role of extracellular lipid, macrophages and smooth muscle cell content. Br Heart J 1993;69:377-381.
20. Falk E: Why do plaques rupture? Circulation 1992;86(Suppl III):II30-III42.
21. Cheng GC, Loree HM, Kamm RD, et al: Distribution of circumferential stress in ruptured and stable atherosclerotic lesions: A structural analysis with histopathologic correlation. Circulation 1993;87:1179-1187.
22. Dollery CM, Mc Ewan JR, Henney AM: Matrix metalloporoteinases and cardiovascular disease. Circ Res 1995;77:863-868.
23. Galis ZS, Sukhova GK, Lark MW, Libby P: Increased expression of matrix metalloproteinases and matrix degrading activity in vulnerable regions of human atherosclerotic plaques. J Clin Invest 1994;94:2493-2503.
24. Rabbini R, Topol EJ: Strategies to achieve coronary arterial plaque stabilization. Cardiovasc Res 1999;41:402-412.
25. Rubanyi GM: The role of endothelium in cardiovascular homeostasis and diseases. J Cardiovasc Pharmacol 1993;22(Suppl 4):S1-S4.
26. Furchgott RF, Zawadzki JV: The obligatory role of endothelial cells in the relaxation of arterial smooth muscle by acetylcholine. Nature 1980;288:373-376.
27. Moncada S, Vane VR: Pharmacology and endogenous roles of prostaglandin endoperoxides, thromboxane A2 and prostacyclin. Pharmacol Rev 1979;30:293-331.
28. Vanhoutte PM, Rubanyi GM et al: Modulation of vascular smooth muscle contraction by the endothelium. Annu Rev Physiol 1986;48:307-320.
29. Kinlay S, Libby P, Ganz P: Endothelial function and coronary artery disease. Curr Opin Lipidol 2001;12:383-389.
30. Moncada S, Higgs A: The l-arginine-nitric oxide pathway. N Engl J Med 1993;329:2002-2012.
31. Wever RM, Luscher TF, Cosentino F, Rabelink TJ: Atherosclerosis and the two faces of endothelial nitric oxide synthase. Circulation 1998;97:108-112.
32. von der Leyen HE, Dzau VJ: Therapeutic potential of nitric oxide synthase gene manipulation. Circulation 2001;103:2760-2765.
33. Feletou M, Vanhoutte PM: The third pathway: Endothelium-dependent hyperpolarization. J Physiol Pharmacol 1999;50:525-534.
34. d'Uscio LV, Barton M, Shaw S, Luscher TF: Endothelin in atherosclerosis: importance of risk factors and therapeutic implications. J Cardiovasc Pharmacol 2000;35 (Suppl 2):S55-S59.
35. Luscher TF, Wenzel RR, Moreau P, Takase H: Vascular protective effects of ACE inhibitors and calcium antagonists: Theoretical basis for a combination therapy in hypertension and other cardiovascular diseases. Cardiovasc Drugs Ther 1995 Aug. 9(Suppl 3):509-523.
36. Holtz J, Forstermann U, Pohl U, et al: Flow-dependent, endothelium-mediated dilation of epicardial coronary arteries in conscious dogs: Effect of cyclo-oxygenase inhibition. J Cardiovasc Pharmacol 1984; 6:1161-1169.
37. Raitakari OT, Celermajer DS: Testing for endothelial dysfunction. Ann Med 2000;32:293-304.
38. Kinlay S, Libby P, Ganz P: Endothelial function and coronary artery disease. Curr Opin Lipidol 2001;12:383-389.
39. Forgione MA, Leopold JA, Loscalzo J: Roles of endothelial dysfunction in coronary artery disease. Curr Opin Cardiol 2000;15:409-415.
40. Henriksen T, Mahoney EM, Steinberg D: Interactions of plasma lipoproteins with endothelial cells. Ann NY Acad Sci 1982; 401:102-116.
41. Weissberg P, Clesham GJ, Bennett MR: Is vascular smooth muscle cell proliferation beneficial? Lancet 1996;347:305-307.
42. Aikawa M, Rabkin E, Sugiyama S, et al: An HMG-CoA reductase inhibitor, cerivastatin, suppresses growth of macrophages expressing matrix metalloproteinases and tissue factor in vivo and in vitro. Circulation 2001;103:276-283.
43. Tsuda Y, Satoh K, Kitadai M, et al: Effects of pravastatin sodium and simvastatin on plasma fibrinogen level and blood rheology in type II hyperlipoproteinemia. Atherosclerosis 1996;122:225-233.
44. Wada H, Mori Y, Kaneko T, et al: Hypercoagulable state in patients with hypercholesterolemia: effects of pravastatin. Clin Ther 1992;14:829-834.
45. Vaughan CJ, Murphy MB, Buckley BM: Statins do more than just lower cholesterol. Lancet 1996;348:1079-1082.
46. Lacoste J, Lam JYT, Hung J, et al: Hyperlipidemia and coronary disease: Correction of the increased thrombogenic potential with cholesterol reduction. Circulation 1995;92:3172-3177.
47. Egashira K, Hirooka Y, Kai H, et al: Reduction in serum cholesterol with pravastatin improves endothelium-dependent coronary vasomotion in patients with hypercholesterolemia. Circulation 1994;89:2519-2524.
48. O'Driscoll G, Green D, Taylor RR: Simvastatin, an HMG-coenzyme A reductase inhibitor, improves endothelial function within 1 month. Circulation 1997;95:1126-1131.
49. Perticone F, Ceravolo R, Maio R, et al: Effects of atorvastatin and vitamin C on endothelial function of hypercholesterolemic patients.

Atherosclerosis 2000;152:511-518.
50. Vita JA, Yeung AC, Winniford M, et al: Effect of cholesterol-lowering therapy on coronary endothelial vasomotor function in patients with coronary artery disease. Circulation 2000;102:846-851.
51. Dupuis J, Tardif JC, Cernacek P, Theroux P: Cholesterol reduction rapidly improves endothelial function after acute coronary syndromes. The RECIFE (Reduction of Cholesterol in Ischemia and Function of the Endothelium) trial. Circulation 1999;99:3227-3233.
52. Scandinavian Simvastatin Survival Study Group: Randomised trial of cholesterol lowering in 4444 patients with coronary heart disease: The Scandinavian Simvastatin Survival Study (4S) Lancet 1994;344:1383-1389.
53. Sacks FM, Pfeffer MA, Moye LA, et al: The effect of pravastatin on coronary events after myocardial infarction in patients with average cholesterol levels. Cholesterol and Recurrent Events Trial investigators. N Engl J Med 1996;335:1001-1009.
54. The Long-Term Intervention with Pravastatin in Ischemic Disease (LIPID) Study Group: Prevention of cardiovascular events and death with pravastatin in patients with coronary heart disease and a broad range of initial cholesterol levels. N Engl J Med 1996;339:1349-1357.
55. Arntz HR: Evidence for the benefit of early intervention with pravastatin for secondary prevention of cardiovascular events. Atherosclerosis 1999;147(Suppl 1):S17-S21.
56. den Hartog F, Verheugt F: Early HMG-CoA reductase inhibition in acute coronary syndromes: Preliminary data of the pravastatin in acute ischemic syndromes study (PAIS) (abstract). Eur Heart J 1998;19:2802.
57. Kesteloot H, Claeys G, Blanckaert N, Lesaffre E: Time course of serum lipids and apolipoproteins after acute myocardial infarction: modification by pravastatin. Acta Cardiol 1997;52:107-116.
58. Aronow HD, Topol EJ, Roe MT, et al: Effect of lipid-lowering therapy on early mortality after acute coronary syndromes: an observational study. Lancet 2001 357:1063-1068.
59. Stenestrand U, Wallentin L: Early statin treatment following acute myocardial infarction and 1-year survival. JAMA 2001;285:430-436.
60. Cannon CP, McCabe CH, Bentley J, Braunwald E: Early statin therapy is associated with markedly lower mortality in patients with acute coronary syndromes. Observations from OPUS-TIMI 16. (Abstract) J Am Coll Cardiol 2001;37(Suppl A):334A.
61. Schwartz GG, Olsson AG, Ezekowitz MD, et al; Myocardial Ischemia Reduction with Aggressive Cholesterol Lowering (MIRACL) Study Investigators: Effects of atorvastatin on early recurrent ischemic events in acute coronary syndromes: The MIRACL study: A randomized controlled trial. JAMA 2001;285:1711-1718.
62. Liem AH, van Boven AJ, Veeger NJ, et al; FLuvastatin On Risk Diminishment after Acute myocardial infarction study group: Effect of fluvastatin on ischaemia following acute myocardial infarction: a randomized trial. Eur Heart J 2002;23:1931-1937.
63. Cannon CP, Braunwald E, McCabe CH, et al: Intensive versus moderate lipid lowering with statins after acute coronary syndromes. Pravastatin or Atorvastatin Evaluation and Infection Therapy-Thrombolysis in Myocardial Infarction 22 Investigators. N Engl J Med 2004;350:1495-1504.
64. de Lemos JA, Blazing MA, Wiviott SD, et al; A to Z Investigators: Early intensive vs. a delayed conservative simvastatin strategy in patients with acute coronary syndromes: Phase Z of the A to Z trial. JAMA 2004;292:1307-1316.
65. Thompson PL, Meredith I, Amerena J, et al; Pravastatin in Acute Coronary Treatment (PACT) Investigators: Effect of pravastatin compared with placebo initiated within 24 hours of onset of acute myocardial infarction or unstable angina: The Pravastatin in Acute Coronary Treatment (PACT) trial. Am Heart J 2004;148:e2.
66. Briel M, Schwartz GG, Thompson PL, et al: Effects of early treatment with statins on short-term clinical outcomes in acute coronary syndromes: A meta-analysis of randomized controlled trials. JAMA 2006;295:2046-2056.
67. Hulten E, Jackson JL, Douglas K, et al: The effect of early, intensive statin therapy on acute coronary syndrome: A meta-analysis of randomized controlled trials. Arch Intern Med 2006;166:1814-1821.
68. Newman C, Tsai J, Szarek M, et al: Comparative safety of atorvastatin 80 mg versus 10牯mg derived from analysis of 49 completed trials in 14,236 patients. Am J Cardiol 2006;97:61-67.
69. Anderson JL, Adams CD, Antman EM, et al; American College of Cardiology; American Heart Association Task Force on Practice Guidelines (Writing Committee to Revise the 2002 Guidelines for the Management of Patients With Unstable Angina/Non ST-Elevation Myocardial Infarction); American College of Emergency Physicians; Society for Cardiovascular Angiography and Interventions; Society of Thoracic Surgeons; American Association of Cardiovascular and Pulmonary Rehabilitation; Society for Academic Emergency Medicine: ACC/AHA 2007 guidelines for the management of patients with unstable angina/non ST-elevation myocardial infarction. Circulation 2007;116: e148-e304.
70. Pasceri V, Patti G, Nusca A, et al; ARMYDA Investigators: Randomized trial of atorvastatin for reduction of myocardial damage during coronary intervention: results from the ARMYDA (Atorvastatin for Reduction of MYocardial Damage during Angioplasty) study. Circulation 2004;110:674-678.
71. Patti G, Pasceri V, Colonna G, et al: Atorvastatin pretreatment improves outcomes in patients with acute coronary syndromes undergoing early percutaneous coronary intervention: Results of the ARMYDA-ACS randomized trial. J Am Coll Cardiol 2007;49:1272-1278.
72. Di Sciascio G, Patti G, Pasceri V, et al: Efficacy of atorvastatin reload in patients on chronic statin therapy undergoing percutaneous coronary intervention. Results of the ARMYDA-RECAPTURE (Atorvastatin for Reduction of Myocardial Damage During Angioplasty) Randomized Trial. J Am Coll Cardiol 2009;54:558-565.
73. Tall AR, Yvan-Charvet L, Wang N: The failure of torcetrapib: Was it the molecule or the mechanism? Arterioscler Thromb Vasc Biol 2007;27:257-260.
74. Singh IM, Shishehbor MH, Ansell BJ: High-density lipoprotein as a therapeutic target: A systematic review. JAMA 2007;298:786-798.
75. Nissen SE, Tsunoda T, Tuzcu EM, et al: Effect of recombinant ApoA-I Milano on coronary atherosclerosis in patients with acute coronary syndromes: A randomized controlled trial. JAMA 2003;290:2292-2300.
76. Tardif JC, Gregoire J, L'Allier PL, et al: Effects of reconstituted high-density lipoprotein infusions on coronary atherosclerosis: A randomized controlled trial. JAMA 2007;297:1675-1682.
77. Davidson MH, Toth PP: High-density lipoprotein metabolism: Potential therapeutic targets. Am J Cardiol 2007;100(11A):n32-n40.
78. Dzau VJ, Bernstein K, Celermajer D, et al: The relevance of tissue angiotensin-converting enzyme: Manifestations in mechanistic and endpoint data. Am J Cardiol 2001;88(9 Suppl 1):1-20.
79. Morawietz H, Rueckschloss U, Niemann B, et al: Angiotensin II induces LOX-1, the human endothelial receptor for oxidized low-density lipoprotein. Circulation 1999;100:899-902.
80. Lonn EM, Yusuf S, Jha P, et al: Emerging role of angiotensin- converting enzyme inhibitors in cardiac and vascular protection. Circulation 1994;90:2056-2069.
81. Enseleit F, Hurlimann D, Luscher TF: Vascular protective effects of angiotensin converting enzyme inhibitors and their relation to clinical events. J Cardiovasc Pharmacol 2001;37(Suppl 1):S21-S30.
82. Mancini GB, Henry GC, Macaya C, et al: Angiotensin-converting enzyme inhibition with quinapril improves endothelial vasomotor dysfunction in patients with coronary artery disease. The TREND (Trial on Reversing ENdothelial Dysfunction) Study. Circulation 1996;94:258-265.
83. Cashin-Hemphill L, Holmvang G, Chan RC, et al: Angiotensin-converting enzyme inhibition as antiatherosclerotic therapy: No answer yet. QUIET Investigators. QUinapril Ischemic Event Trial. Am J Cardiol 1999;83:43-47.
84. Lonn EM, Yusuf S, Jha P, et al: Emerging role of angiotensin converting enzyme inhibitors in cardiac and vascular protection. Circulation 1994;90:2056-2069.
85. Rutherford JD, Pfeffer MA, Moye LA, et al: Effects of captopril on ischemic events after MI: results of the Survival and Ventricular Enlargement trial (SA YE investigators). Circulation 1994;90:1731-1738.
86. Yusuf S, Pepine CJ, Garces C, et al: Effect of enalapril on MI and unstable angina in patients with low ejection fractions. Lancet 1992;340:1173-1178.
87. Yusuf S, Sleight P, Pogue J, et al: Effects of an angiotensin-converting enzyme inhibitor, ramipril, on cardiovascular events in high-risk patients: The Heart Outcomes Prevention Evaluation study investigators. N Engl J Med 2000;342:145-153.
88. Fox KM: Efficacy of perindopril in reduction of cardiovascular events among patients with stable coronary artery disease: Randomised, double-blind, placebo-controlled, multicentre trial (the EUROPA study). Lancet

2003;362:782-788.

89. Braunwald E, Domanski MJ, Fowler SE, et al; PEACE Trial Investigators: Angiotensin-converting-enzyme inhibition in stable coronary artery disease. N Engl J Med 2004;351:2058-2068.
90. Dagenais GR, Pogue J, Fox K, et al: Angiotensin converting- enzyme inhibitors in stable vascular disease without left ventricular systolic dysfunction or heart failure: A combined analysis of three trials. Lancet 2006;368:581-588.
91. Navalkar S, Parthasarathy S, Santanam N, Khan BV: Irbesartan, an angiotensin type 1 receptor inhibitor, regulates markers of inflammation in patients with premature atherosclerosis. J Am Coll Cardiol 2001;37:440-444.
92. Yusuf S, Pfeffer MA, Swedberg K, et al; CHARM Investigators and Committees: Effects of candesartan in patients with chronic heart failure and preserved left-ventricular ejection fraction: The CHARM-Preserved Trial. Lancet 2003;362:777-781.
93. ONTARGET Investigators, Yusuf S, Teo KK, Pogue J, et al: Telmisartan, ramipril, or both in patients at high risk for vascular events. N Engl J Med 2008;358:1547-1559.
94. ACE Inhibitor MI Collaborative Group: Indications for ACE inhibitors in the early treatment of acute MI: Systematic overview of individual data from 100,000 patients in randomized trials. Circulation 1998;97:2202-2212.
95. Braunwald E, Antman EM, Beasley JW, et al: ACC/AHA guidelines for the management of patients with unstable angina and non-ST-segment elevation myocardial infarction: Executive summary and recommendations. A report of the American College of Cardiology/ American Heart Association task force on practice guidelines (committee on the management of patients with unstable angina). Circulation 2000;102:1193-1209.
96. Swedberg K, Held P, Kjekshus J, et al: Effects of the early administration of enalapril on mortality in patients with acute myocardial infarction. Results of the Cooperative New Scandinavian Enalapril Survival Study II (CONSENSUS II). N Engl J Med 1992;327:678-684.
97. Hall D, Zeider H, Rudolph W: Counteraction of the vasodilator effect of enalapril by aspirin in severe heart failure. J Am Coll Cardiol 1992;20:1549-1555.
98. Hour LH, Schipperheyn JJ, van der Laarse A, et al: Combining salicylate and enalapril in patients with coronary artery disease and heart failure. Br Heart J 1995;73:227-236.
99. Latini R, Tognoni G, Maggioni AP, et al: Clinical effects of early angiotensin-converting enzyme inhibitor treatment for acute myocardial infarction are similar in the presence and absence of aspirin: Systematic overview of individual data from 96,712 randomized patients. Angiotensin-converting Enzyme Inhibitor Myocardial Infarction Collaborative Group. J Am Coll Cardiol 2000;35:1801-1807.
100. Teo KK, Yusuf S, Pfeffer M, et al: Effects of long-term treatment with angiotensin-converting-enzyme inhibitors in the presence or absence of aspirin: A systematic review. Lancet 2002;360:1037-1043.
101. Peterson JG, Topol EJ, Sapp SK, et al: Evaluation of the effects of aspirin combined with angiotensin-converting enzyme inhibitors in patients with coronary artery disease. Am J Med 2000;109:371-377.
102. Tennent GA, Hutchinson WL, Kahan MC, et al: Transgenic human CRP is not pro-atherogenic, pro-atherothrombotic or pro-inflammatory in apoE-/- mice. Atherosclerosis 2008;196:248-255.
103. Bisoendial RJ, Kastelein JJ, Levels JH, et al: Activation of inflammation and coagulation after infusion of C-reactive protein in humans. Circ Res 2005;96:714-716.
104. Doronzo G, Russo I, Mattiello L, et al: C-reactive protein increases matrix metalloproteinase-2 expression and activity in cultured human vascular smooth muscle cells. J Lab Clin Med 2005;146:287-298.
105. Verma S, Devaraj S, Jialal I: Is C-reactive protein an innocent bystander or proatherogenic culprit? C-reactive protein promotes atherothrombosis. Circulation 2006;113:2135-2150.
106. Lin R, Liu J, Gan W, Yang G: C-reactive protein-induced expression of CD40-CD40L and the effect of lovastatin and fenofibrate on it in human vascular endothelial cells. Biol Pharm Bull 2004;27:1537-1543.
107. Bogaty P, Brophy JM, Noel M, et al: Impact of prolonged cyclooxygenase-2 inhibition on inflammatory markers and endothelial function in patients with ischemic heart disease and raised C-reactive protein: A randomized placebo-controlled study. Circulation 2004;110:934-939.
108. Pepys MB: Targeting C-reactive protein for the treatment of cardiovascular disease. Nature 2006;440:1217-1221.
109. Bernstein LE, Berry J, Kim S, et al: Effects of etanercept in patients with the metabolic syndrome. Arch Intern Med 2006;166:902-908.
110. Gullestad L, Aukrust P: Review of trials in chronic heart failure showing broad-spectrum anti-inflammatory approaches. Am J Cardiol 2005;95:17C-23C.
111. Bongartz T, Sutton AJ, Sweeting MJ, et al: Anti-TNF antibody therapy in rheumatoid arthritis and the risk of serious infections and malignancies: Systematic review and meta-analysis of rare harmful effects in randomized controlled trials. JAMA 2006;295:2275-2285.
112. Mihara M, Nishimoto N, Ohsugi &: The therapy of autoimmune diseases by anti-interleukin-6 receptor antibody. Expert Opin Biol Ther 2005;5:683-690.
113. Ito H: A pilot randomized trial of a human anti-interleukin-6 receptor monoclonal antibody in active Crohn's disease. Gastroenterology 2004;126:989-996
114. Crossman DC, Morton AC, Gunn JP, et al: Investigation of the effect of Interleukin-1 receptor antagonist (IL-1ra) on markers of inflammation in non-ST elevation acute coronary syndromes (The MRC-ILA-HEART Study). Trials 2008;9:8.
115. MacFadyen RJ: Can matrix metalloproteinase inhibitors provide a realistic therapy in cardiovascular medicine? Curr Opin Pharmacol 2007;7:171-178.
116. Hudson MP, Armstrong PW, Ruzyllo W, et al: Effects of selective matrix metalloproteinase inhibitor (PG-116800) to prevent ventricular remodeling after myocardial infarction: Results of the PREMIER (Prevention of Myocardial Infarction Early Remodeling) trial. J Am Coll Cardiol 2006;48:15-20.
117. Mach F, Schonbeck U, Bonnefoy JY, et al: Activation of monocyte/ macrophage functions related to acute atheroma complications by ligation of CD40: Induction of collagenase, stromelysin, and tissue factor. Circulation 1997;96:396-399.
118. Lutgens E, Lievens D, Beckers L, et al: CD40 and its ligand in atherosclerosis. Trends Cardiovasc Med 2007;17:118-123.
119. Schonbeck U, Mach F, Sukhova GK, et al: Regulation of matrix metalloproteinase expression in human vascular smooth muscle cells by T lymphocytes: A role for CD40 signalling in plaque rupture? Circ Res 1997;81:448-454.
120. Mohler ER 3rd, Ballantyne CM, Davidson MH, et al; Darapladib Investigators: The effect of darapladib on plasma lipoprotein-associated phospholipase A2 activity and cardiovascular biomarkers in patients with stable coronary heart disease or coronary heart disease risk equivalent: The results of a multicenter, randomized, double-blind, placebo-controlled study. J Am Coll Cardiol 2008;51:1632-1641.
121. Nidorf M, Thompson PL: Effect of colchicine (0.5 mg twice daily) on high-sensitivity C-reactive protein independent of aspirin and atorvastatin in patients with stable coronary artery disease. Am J Cardiol 2007;99:805-807.
122. Lagrue G, Wegrowski J, Rhabar K, et al: Effect of colchicine on atherosclerosis. I. Clinical and biological studies. Clin Physiol Biochem 1985;3:221-225.
123. Personal communication, Nidorf SM, 2010.
124. Fraser CC: Exploring the positive and negative consequences of NF-kappaB inhibition for the treatment of human disease. Cell Cycle 2006;5:1160-1163.
125. Nam NH: Naturally occurring NF-kappaB inhibitors. Mini Rev Med Chem 2006;6:945-951.
126. Frsihman WH, Lazar EJ: Reduction of mortality, sudden death and non-fatal re-infarction with beta-adrenaergic blockers in survivors of acute myocardial infarction: A new hypothesis regarding the cardioprotective action of beta-adrenergic blockade. Am J Cardiol 1990;66:66G-70G.
127. Brehm BR, Bertsch D, von Fallois J, Wolf SC: Beta-blockers of the third generation inhibit endothelin-1 liberation, mRNA production and proliferation of human coronary smooth muscle and endothelial cells. J Cardiovasc Pharmacol 2000;36:S401-S403.
128. Higashi Y, Sasaki S, Nakagawa K, et al: A comparison of angiotensin-converting enzyme inhibitors, calcium antagonists, beta-blockers and diuretic agents on reactive hyperemia in patients with essential hypertension: A multicenter study. J Am Coll Cardiol 2000;35:284-291.
129. Burger W, Hampel C, Kaltenbach M, et al: Effect of atenolol and celiprolol on acetylcholine-induced coronary vasomotion in coronary artery disease. Am J Cardiol 2000;85:172-177.
130. Held PH, Yusuf S, Furberg CD: Calcium channel blockers in acute

myocardial infarction and unstable angina: an overview. BMJ 1989;299:1187-1192.
131. Kizer JR, Kimmel SE: Epidemiologic review of the calcium channel blocker drugs. An up-to-date perspective on the proposed hazards. Arch Intern Med 2001;161:1145-1158.
132. Mason RP: Mechanisms of atherosclerotic plaque stabilization for a lipophilic calcium antagonist amlodipine. Am J Cardiol 2001;88(Suppl 1):2-6.
133. Anderson TJ, Meredith IT, Ganz P, et al: Nitric oxide and nitrovasodilators: Similarities, differences and potential interactions. J Am Coll Cardiol 1994;24:555-566.
134. Jha P, Flather M, Lonn E, et al: The antioxidant vitamins and cardiovascular disease. A critical review of epidemiologic and clinical trial data. Ann Intern Med 1995;123:860-872.
135. Mendelsohn ME, Karas RH: Estrogen and the blood vessel wall. Curr Opin Cardiol 1994;9:619-626.
136. Farhat MY, Lavigne MC, Ramwell PW: The vascular protective effects of estrogen. FASEB J 1996;10:615-624.
137. Gabriel SR, Carmona L, Roque M, et al: Hormone replacement therapy for preventing cardiovascular disease in post-menopausal women. Cochrane Database Syst Rev. 2005;(2):CD002229.
138. Guerci B, Kearney-Schwartz A, Bohme P, et al: Endothelial dysfunction and type 2 diabetes. Part 1: Physiology and methods for exploring the endothelial function. Diabetes Metab 2001;27:425-434.
139. Cooper ME, Bonnet F, Oldfield M, et al: Mechanisms of diabetic vasculopathy: An overview. Am J Hypertens 2001;14:475-486.
140. UK Prospective Diabetes Study (UKPDS) Group: Intensive blood-glucose control with sulphonylureas or insulin compared with conventional treatment and risk of complications in patients with type 2 diabetes (UKPDS 33). Lancet 1998;352:837-853.
141. Holman RR, Paul SK, Bethel MA, et al: 10-year follow-up of intensive glucose control in type 2 diabetes. N Engl J Med 2008;359:1577-1589.
142. Guerci B, Bohme P, Kearney-Schwartz A, et al: Endothelial dysfunction and type 2 diabetes. Part 2: Altered endothelial function and the effects of treatments in type 2 diabetes mellitus. Diabetes Metab 2001;27:436-447.
143. Parulkar AA, Pendergrass ML, Granda-Ayala R, et al: Non-hypoglycaemic effects of thiazolidinediones. Ann Intern Med 2001;134:61-71.
144. Nissen SE, Wolski K: Effect of rosiglitazone on the risk of myocardial infarction and death from cardiovascular causes. N Engl J Med 2007;356:2457-2471.
145. Raij L, DeMaster EG, Jaimes EA: Cigarette smoke-induced endothelium dysfunction: Role of superoxide anion. J Hypertens 2001;19:891-897.
146. Raitakari OT, Adams MR, McCredie RJ, et al: Arterial endothelial dysfunction related to passive smoking is potentially reversible in healthy young adults. Ann Intern Med 1999;130:578-581.
147. Vogel RA, Corretti MC, Gellman J: Cholesterol, cholesterol lowering, and endothelial function. Prog Cardiovasc Dis 1998;41:117-136.
148. Vogel RA, Corretti MC, Plotnick GD: Effect of a single high-fat meal on endothelial function in healthy subjects. Am J Cardiol 1997;79:350-354.
149. Vogel RA, Corretti MC, Plotnick GD: The postprandial effect of components of the Mediterranean diet on endothelial function. J Am Coll Cardiol 2000;36:1455-1460.
150. Aikawa M, Rabkin E, Okada Y, et al: Lipid lowering by diet reduces matrix metalloproteinase activity and increases collagen content of rabbit atheroma: A potential mechanism of lesion stabilization. Circulation 1998;97:2433-2444.
151. Anderson RA, Jones CJ, Goodfellow J: Is the fatty meal a trigger for acute coronary syndromes. Atherosclerosis 2001;159:9-15.
152. Doyle B, Caplice N: Plaque neovascularization and antiangiogenic therapy for atherosclerosis. J Am Coll Cardiol 2007;49:2073-2080.
153. Hoenig MR, Doust JA, Aroney CN, Scott IA: Early invasive versus conservative strategies for unstable angina & non-ST-elevation myocardial infarction in the stent era. Cochrane Database Syst Rev (3): CD004815, 2006.
154. Sakai S, Mizuno K, Yokoyama S, et al: Morphologic changes in infarct-related plaque after coronary stent placement: A serial angioscopy study. J Am Coll Cardiol 2003;42:1558-1565.
155. Bogaty P, Brophy JM, Noel M, et al: Impact of prolonged cyclooxygenase-2 inhibition on inflammatory markers and endothelial function in patients with ischemic heart disease and raised C-reactive protein: A randomized placebo-controlled study. Circulation 2004;110:934-939.
156. Mukherjee D, Nissen SE, Topol EJ: Risk of cardiovascular events associated with selective COX-2 inhibitors. JAMA 2001;286:954-959.
157. Funk CD, FitzGerald GA: COX-2 inhibitors and cardiovascular risk. J Cardiovasc Pharmacol 2007;50:470-479.
158. Hippisley-Cox J, Coupland C: Risk of myocardial infarction in patients taking cyclo-oxygenase-2 inhibitors or conventional non-steroidal anti-inflammatory drugs: Population based nested case-control analysis. BMJ 2005;330:1366.
159. Hennekens CH, Borzak S: Cyclooxygenase-2 inhibitors and most traditional non steroidal anti-inflammatory drugs cause similar moderately increased risks of cardiovascular disease. J Cardiovasc Pharmacol Ther 2008;13:41-50.

第 27 章

非 ST 段抬高急性冠状动脉综合征的血管重建治疗：适应证、时机与策略

Lars Wallentin

冠状动脉严重血流限制性狭窄或闭塞导致了 UA/NSTEMI 的缺血表现。占 ACS 病例大多数的心肌梗死的可能病理机制是罪犯病变处的血栓导致冠状动脉闭塞或血栓脱落造成远端栓塞。血栓成分受抗血小板和抗凝治疗的影响[1, 2]。尽管干预治疗，但是严重冠状动脉狭窄的存在会导致初始强化抗栓治疗终止后缺血复发的风险[3-6]。因此，以上为早期冠状动脉造影和血管重建治疗的理论基础。PCI 或 CABG 消除血流限制性病变或建立旁路，可能是辅助药物治疗达到迅速和长期稳定病情的合适手段。早期治疗的目的是减少严重心绞痛和心肌梗死的风险，避免心力衰竭进展和提高存活率（见框 27-1）[7-11]。尽管在多数情况下对血流限制性冠状动脉病变行早期血管重建是解决问题的好方法，但是需要强调，治疗策略应当取决于患者的初始反应和长期结果[11-13]。因此，最终的获益和风险不仅与病变特点相关，而且也与患者的特征、这些特征对疾病进展的影响和介入手术并发症的风险相关[14-16]。另外，还应当考虑治疗策略的卫生经济学，需要在早期介入手术增加花费和避免最终因缺血复发再次住院行晚期血管重建治疗的获益之间达到合适的平衡[17-19]。框 27-1 总结了 UA/NSTEMI 选择早期有创或早期无创治疗策略的影响因素和相关建议。根据最新的国际治疗指南，早期介入手术目前并不建议应用于所有的 UA/NSTEMI 患者而是建议应用于中到高危的患者[1, 2, 20]。因此，目前在 UA、NSTEMI 患者中，心脏事件发生后住院期间约有 65% ～ 90% 行早期冠状动脉造影检查，50% ～ 60% 行 PCI 治疗，5% ～ 10% 行 CABG 治疗[20-22]。这些建议主要是在汇总了比较早期常规治疗和缺血驱动选择性介入手术的大规模前瞻性随机试验的基础上得出[7-13, 23, 24]。这些试验的短期和长期结果也主要是目前 UA/NSTEMI 的血管重建治疗适应证、时机和策略的理论基础（见图 27-1）。

框 27-1　非ST抬高急性冠脉综合征早期有创和无创治疗策略选择的影响因素及建议

获益
- 生存率
- 再发心梗
- 晚期血管重建
- 晚期再入院
- 再发致残性心绞痛
- 需要抗心绞痛治疗
- 生活质量

风险
- 操作相关死亡率
- 操作相关心肌梗死
- 操作相关心脏外的副作用和发病率
- 再狭窄和需要再次血管重建
- 心绞痛再发

费用
- 操作相关的费用
- 住院时间
- 药物治疗费用
- 病假和退休抚恤金的费用
- 患者的选择
- 获益、风险和费用相关的风险指示和风险评分
- 最佳的血管重建方法
- 最佳的血管重建时间

实施策略的获益者

早期有创策略获益的证据

3 项大规模前瞻性随机试验（FRISC-2、TACTICS-TIMI-18 和 RITA-3）[7-13] 比较了早期常规介入手术策略和缺血驱动的保守策略，并且按照早期策略的不同进行了合适的分组（见图 27-2）。这 3 项试验是第一次让所有患者都接受了目前建议的强化抗栓治疗并且大多数血管重建策略选择了常规支架的 PCI 或 CABG（见表 27-1）。3 项试验显示，早期介入手术策略的死亡、心肌梗死和顽固性严重心绞痛的复合终点都优于早期无创策略。尽管存在更多的住院期间操作相关的心肌梗死和死亡早期风险[25]，但是前 2 项研究（FRISC-2 和 TACTICS-TIMI-18）显示，6 个月死亡和心肌梗死复合终点已经降低[10, 11]。这 2 项研究的 5 年长期随访结果显示，死亡和心肌梗死复合终点仍然降低，并且全部存活有改善的趋势（见图 27-3A ～ C）[7, 13]。综合早期模棱两可结果的试验，例如 TIMI- Ⅲ B[28]、VANQWISH[29]

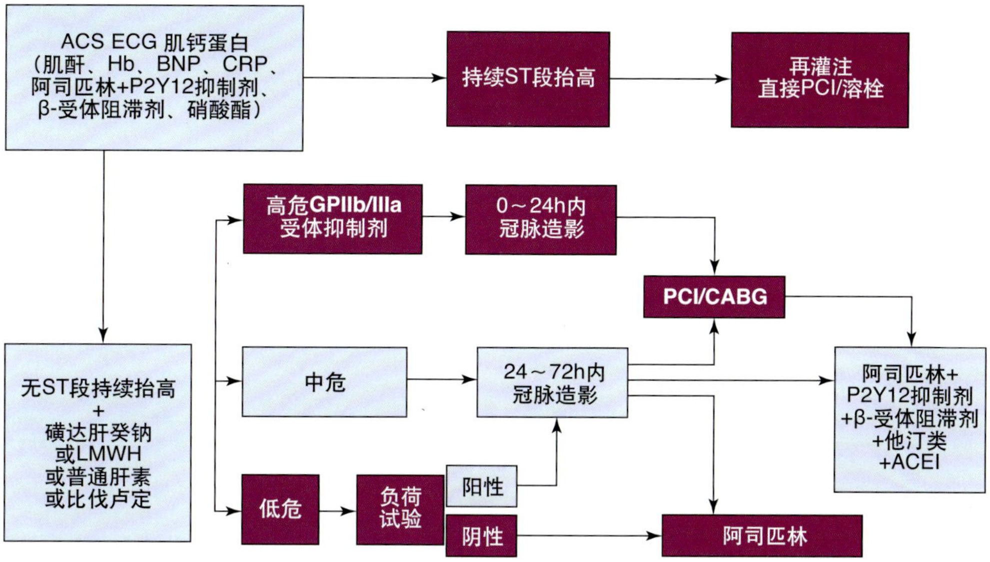

图27-1　急性冠状动脉综合征处理策略建议的概述。

和小样本 MATE[30]、VINO[31]、ISAR-COOL[32] 以及最新的 ICTUS 试验[23, 24] 的荟萃分析[2, 25-27]，也支持早期介入手术整体结果更优。令人费解，最新发表的 ICTUS 试验显示，对所有肌钙蛋白升高的 NSTEMI 患者行早期介入手术策略和只对静息或活动时有缺血表现的患者行选择性早期血管重建策略比较，并没有获益（见图 27-3D）[23, 24]。然而，对这一试验的不同结果的解释是有 44% 行无创策略的患者早期交叉到有创策略组（见表 27-1，图 27-5 和图 27-6），另外根据 ICTUS 研究开始时已经发表的试验结果在最终分析时将剔除行早期介入手术组的高危患者。这些试验结果的差异大多数可以解释为不同组的最终处理策略不同，例如某些试验的介入手术组患者早期血管重建率 < 50% 和（或）无创治疗组有 35% ～ 45% 的患者行早期血管重建（见表 27-1，图 27-5 和图 27-6）。因此，包括了所有不同设计试验的荟萃分析的结果显示，1 年死亡和心肌梗死复合终点只有 16% 的轻微减少，这并不奇怪[2]。只有在两组血管重建例数差别最大的试验中，存在 62% 的住院血管重建的差别，结果显示早期介入手术显著改善了生存[7-9]。另外，这些试验，特别是两组手术例数差别更大的试验，表明早期介入手术可以减少心绞痛症状[8-13, 33]、提高运动耐力和减轻运动诱发的缺血[34]、降低再次住院率[8-13]和改善生活质量[35-37]。可以通过包括诊断均为 UA/NSTEMI 并且接受目前指南建议的噻吩并吡啶、血小板糖蛋白Ⅱb/Ⅲa受体拮抗剂和冠状动脉支架治疗患者的 7 项随机试验，评估目前治疗环境下早期有创和选择性介入手术策略的效果。早期介入手术组 2 年随访死亡率相对减少了 25%，非致死性心肌梗死减少了 17%，顽固性心绞痛减少了 31%（见图 27 - 4A ～ C）[27]。

成本效益

多数卫生经济学分析显示，早期介入手术策略长期随访住院时间、再次住院、晚期手术、门诊复诊和药物治疗

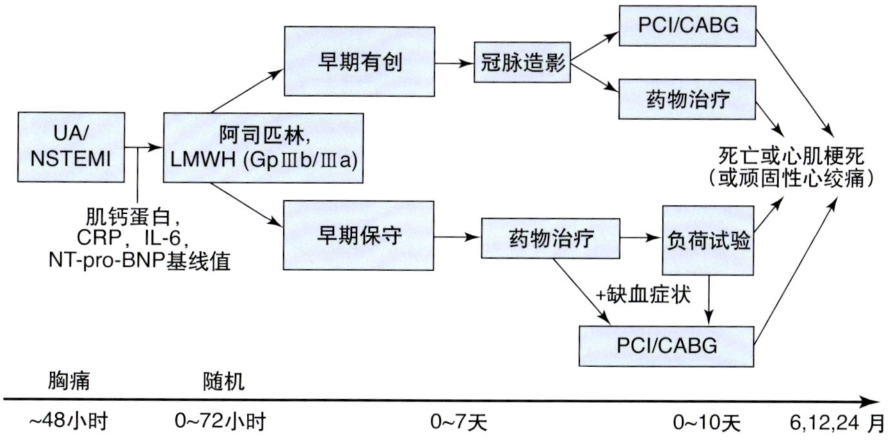

图27-2　非ST段抬高急性冠状动脉综合征比较有创或无创策略的4项大规模前瞻性随机临床试验（FRISC2, TACTICS-TIMI-18, RITA-3, ICTUS）的总述。UA，不稳定心绞痛；NSTEMI，非ST段抬高心肌梗死。

表27-1　不稳定冠心病中早期有创策略和早期无创策略的对比*

	FRISC Ⅱ[10]		TACTICS[11]		RITA3[12]		ICTUS[23]	
例数	2457		2220		1810		1200	
时期	1996—1998		1997—1999		1997—2001		2001—2003	
入院时基线资料								
诊断	NSTEMI/UA		NSTEMI/UA		UA		NSTEMI	
年龄中位数	65		62		62		62	
女性(%)	31		34		38		27	
糖尿病	12		28		13		13	
心梗病史	22		39		28		23	
ST段压低	46		39		37		48	
生化标志物升高	57		37		18		82	
	Ninv	Inv	Ninv	Inv	Ninv	Inv	Ninv	Inv
血管造影								
出院至7天之内(%)	10	96	51	97	16	96	53	98
6～12个月内(%)	47	98	61	98	48	97	67	99
冠心病的程度(有创组)								
0 v.d. (%)	—	14	—	13	—	22	—	—
1 v.d. (%)	—	30	—	—	—	33	—	—
2 v.d. (%)	—	26	—	—	—	24	—	—
3 v.d., LMD (%)	—	31	—	43	—	22	—	—
血管重建								
出院至10天之内(%)	9	71	36	60	10	44	40	76
6～12个月内 (%)	43	78	44	61	28	57	54	79
CABG 6～12个月 (%)	23	37	16	22	12	21	14	18
PCI 6～12个月 (%)	20	41	28	40	16	36	40	61
Non-revasc. 1～3 v.d. 10天 (%)	—	15	—	27	—	34	—	—
Non-revasc. 1～3 v.d. 12个月 (%)	—	8	—	26	—	21	—	—
6～12个月结局								
死亡或心梗或严重心绞痛(%)	42.2	13.2	19.4	15.9	14.5	9.6	21.2	22.7
所有患者死亡或心梗(%)	14.1	10.4	9.5	7.3	8.3	7.6	—	—
男性死亡或心梗(%)	15.8	9.6	—	—	10.1	7.0	—	—
女性死亡或心梗(%)	10.5	12.4	—	—	5.1	8.6	—	—
死亡(%)	3.9	2.2	3.5	3.3	3.9	4.6	2.5	2.5
自发心肌梗死(%)	11.3	4.2	—	—	5.7	3.3	4.6	3.7
操作相关心肌梗死(%)	2.1	5.4	—	—	0.4	1.7	5.4	11.3

* 回顾了四个大型随机试验其中包括超过1000例完成处理超过7年并且使用阿司匹林、肝素或低分子肝素和可用的糖蛋白Ⅱb/Ⅲa抑制剂以及支架后噻氯匹定进行基线治疗的患者。

UA, 不稳定心绞痛；NSTEMI，非ST抬高心肌梗死；v.d，冠脉受累；LMD，左主干受累；Ninv，无创；Inv，有创。

的花费更低，可能补偿初始治疗时更高的花费。FRISC-2研究 1 年的观察结果显示，常规导管检查必要时行血管重建治疗策略较只对严重缺陷或复发性心肌梗死患者行介入手术策略的花费要高 [17, 18]。然而，有创策略的花费可以通过更早（即入院 48 小时内）行有创手术来降低，因为更早治疗可以缩短住院天数 [38]。TACTICS 试验显示，与依据无创风险预测因素的适应证更广的早期血管重建的非常规导管检查相比，常规早期导管检查组的花费相差很小（见图 27-7）[19]。因而，如 FRISC-2 和 TACTICS 研究的估计，下一年中 40% ～ 50% 的患者需要行血管重建治疗，假设这些患者在入院 48 小时内完成早期常规介入手术，那么花费只有轻微增加。因此，如果有创策略没有过度的延误，从长期预后来看早期有创策略的成本效益最高。患者更愿意选择此种治疗方式，因为缩短了初次住院时间并且避免了因症状再发再次住院。因此，与最初的无创治疗方式相比，ACS 患者行早期介入手术有改善晚期生存率，提高生活质量而轻微增加医疗花费的趋势。关于比较早期有创和保守治疗策略的校正研究，真实世界的注册或药物临床试验也得出与既往前瞻性随机试验相似的结果 [39-41]。

选择行早期介入手术的患者风险分层

与大多数的治疗相似，早期介入手术的患者中高危患者风险降低的程度更大，症状更严重患者症状缓解的更明显。许多临床试验和实验室研究涉及 ACS 后新发事件的风险，详见框 27-2 和前述章节。患者的病史就可以提供许多预后信息，例如年龄、男性和糖尿病。慢性肾脏疾病、既往心肌梗死、既往严重心绞痛、充血性心力衰竭或用药情况等可能会增加患者的风险 [14-16, 42, 43]。病情的严重程度（如 12 ～ 24 小时之内发生的胸痛或尽管药物治疗仍反复发作胸痛）提示风险更高 [44, 45]。入院时 ECG 的缺血表现（ST 段压低）或入院后连续监测显示的 ST 段压低提示预后更差 [46-57]。氨基末端 B 型脑钠肽前体增高或超

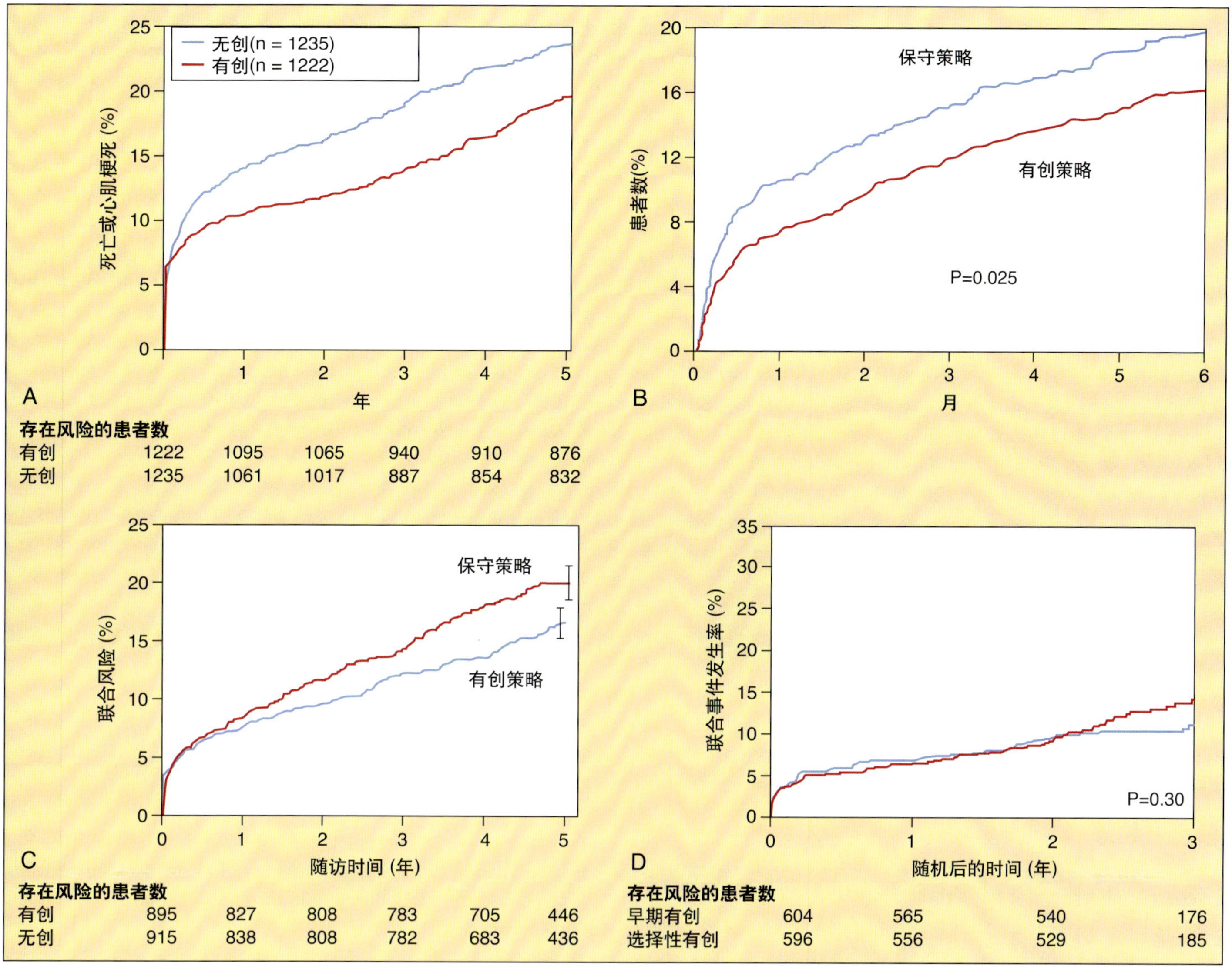

图27-3 4项关于非ST段抬高急性冠状动脉综合征的大规模前瞻性随机临床试验的最长时间的结果。A，FRISC-2研究主要终点 (死亡或心肌梗死) 5年的结果；B，TACTICS-TIMI 18研究主要终点 (死亡、心肌梗死或因急性冠状动脉综合征再次住院) 6个月的结果；C，RITA-3研究死亡或心肌梗死的复合终点平均5年的结果；D，ICTUS研究死亡或自发性心肌梗死的复合终点平均3年的结果。

A, From Lagerqvist B, Husted S, Kontny F, et al: 5-year outcomes in the FRISC-II randomised trial of an invasive versus a non-invasive strategy in non-ST-elevation acute coronary syndrome: A follow-up study. Lancet 2006;368:998-1004. B, From Cannon CP, Weintraub WS, Demopoulos LA, et al: Comparison of early invasive and conservative strategies in patients with unstable coronary syndromes treated with the glycoprotein IIb/IIIa inhibitor tirofiban. N Engl J Med 2001;344:1879-1887. C, From Fox KA, Poole-Wilson P, Clayton TC, et al: 5-year outcome of an interventional strategy in non-ST-elevation acute coronary syndrome: The British Heart Foundation RITA 3 randomised trial. Lancet 2005;366:914-920. D, From Hirsch A, Windhausen F, Tijssen JG, et al: Long-term outcome after an early invasive versus selective invasive treatment strategy in patients with non-ST-elevation acute coronary syndrome and elevated cardiac troponin T (the ICTUS trial): A follow-up study. Lancet 2007;369:827-835.

声心动图所评估的左室功能不全是另外的预后不良指标[39, 58-64]。新近发现中度肾功能不全（例如，肾小球率过滤＜ 90ml/min[16, 61, 65-71] 或胱蛋白酶抑制剂 C 增高[72]）提示预后更差。心肌梗死标志物的增高，例如肌钙蛋白，是再次心肌梗死发生率和死亡率增高的良好预测因素[45,54,61,73-85]。新近的研究发现炎症活动生物标志物，例如C反应蛋白[14,60,61,83,86-93]、白介素-6[94-97]、血小板活性（即CD40-配体]）[98-100] 和细胞应激和修复（即GDF15）[101,102]）增高，与预后更差相关。联合多项风险预测因素比任何单独的标志物可以提供更好的风险分层。因此，联合ST段压低可能预测严重的冠状动脉狭窄，肌钙蛋白增高提示冠状动脉血栓和（或）心肌梗死，氨基末端B型脑钠肽前体增高提示心脏功能减低，C反应蛋白增高提示炎症活动，GDF-15增高提示细胞应激等预测因素比上述任意的单一因素能够提供更好的预测信息。综合患者病史、临床表现、多项实验室指标的多因素分析所得出的关键因素风险评分，可以提供最重要的预后信息[14-16, 42]。由于大多数的预测因素在入院的短时间内就可方便并迅速获得，因此上述评分可以广泛应用于临床实践中选择那些患者适合行早期介入手术（见图27-8）。

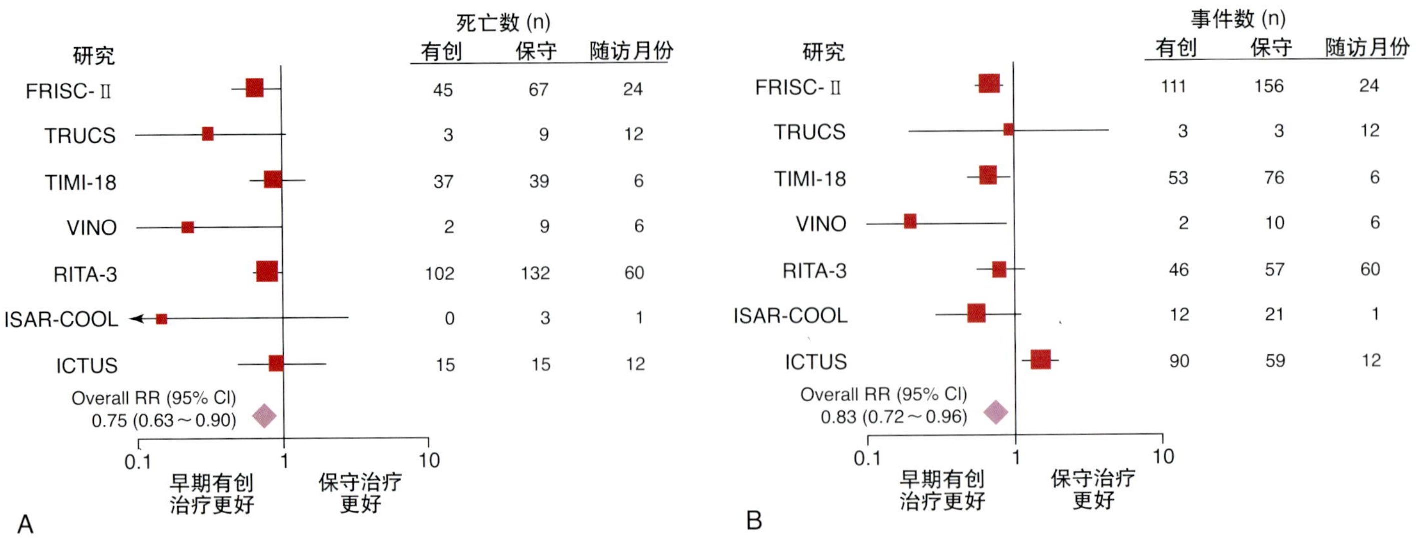

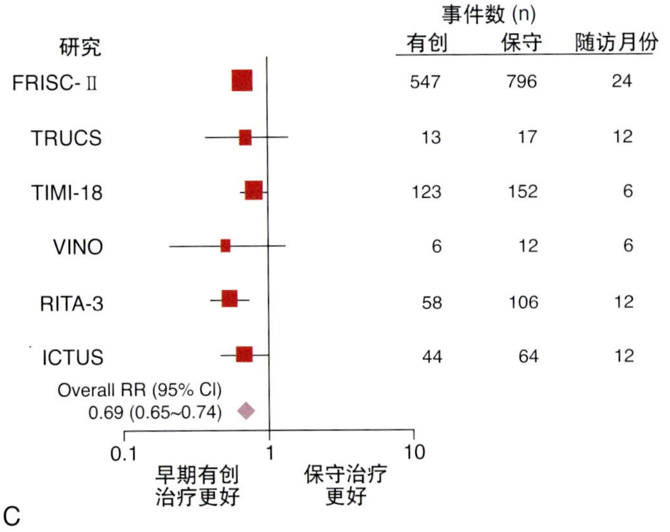

图27-4　A，平均随访2年的比较早期有创和早期保守策略的全因死亡率相对风险的荟萃分析；B，平均随访2年的比较早期有创和早期保守策略的非致死心肌梗死相对风险的荟萃分析；C，平均随访13个月的比较早期有创和早期保守策略的因顽固性心绞痛需要再次住院相对风险的荟萃分析。
From Bavry AA, Kumbhani DJ, Rassi AN, et al: Benefit of early invasive therapy in acute coronary syndromes: A meta-analysis of contemporary randomized clinical trials. J Am Coll Cardiol 2006;48:1319-1325.

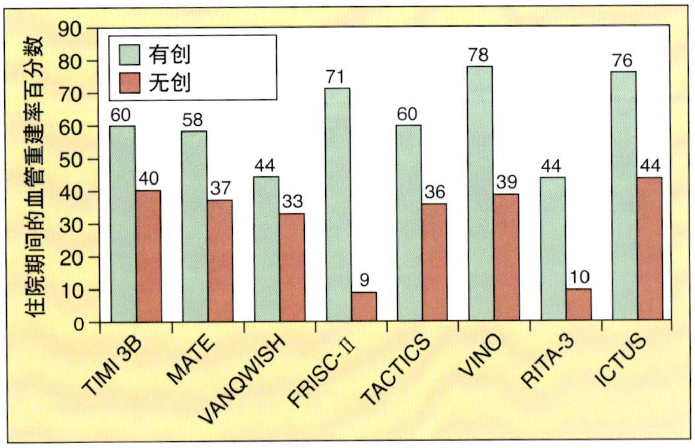

图27-5　非ST段抬高急性冠状动脉综合征比较早期有创和无创策略的前瞻性随机临床试验的住院血管重建比例。

介入手术有效性的风险分层

两项最大规模的随机试验，FRISC-2 和 TACTICS-TIMI-18 研究，比较了早期有创和选择性无创治疗的策略，有力地证实了早期介入手术的结果与风险分层相关，然而其他研究（RITA-3 和 ICTUS）提供的信息有限[13]。因此，本章主要应用这两项研究的结论作为目前早期血管重建治疗最合适指征的基础。

FRISC-2 和 TACTICS-TIMI-18 研究均显示绝对风险降低，根据大多数风险预测因素得出更高危患者有更多的后续冠状动脉事件（见图 27-8）[7, 11, 14]。老年患者行介入手术的风险更高。同样，年龄 > 65 岁患者的相对和绝对获益相对更大[7, 103]。观察性研究也得出相似的结论[41, 104]。然而，真实世界中的实践经验表明，早期血管重建策略很少应用于高龄患者[105-108]。另外，糖尿病患者明显增加了 ACS 的风险[14, 43, 109-112]。然而，糖尿病患者和非糖尿病患者的早期血管重建的风险降低比例相似。因此，糖尿病患者死亡和心肌梗死绝对风险降低更明显[43, 110]。尽管有以上成功的结论支持，但是在糖尿病患者并未充分开展早期血管重建治疗[109, 113]。左室功能不全[60]或肾功能不全[114]的患者早期介入手术的风险更高，但是相对风险降低类似，而绝对风险降低更明显。有严重缺血症状的患者，表现为静息时 ECG ST 段压低或 T 波改变，早期介入手术的获益明显大于没有上述表现的患者[46, 48, 115]。FRISC-2 和

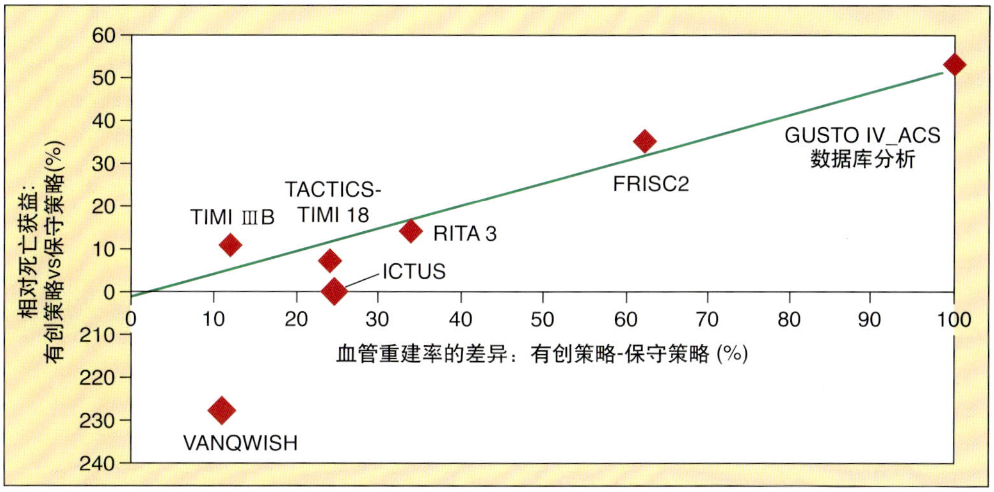

图27-6　根据随机两组的血管重建率梯度显示的不同血管重建策略的相对死亡率获益。

From Bassand JP, Hamm CW, Ardissino D, et al: Guidelines for the diagnosis and treatment of non–ST-segment elevation acute coronary syndromes. Eur Heart J 2007;28:1598-1660.

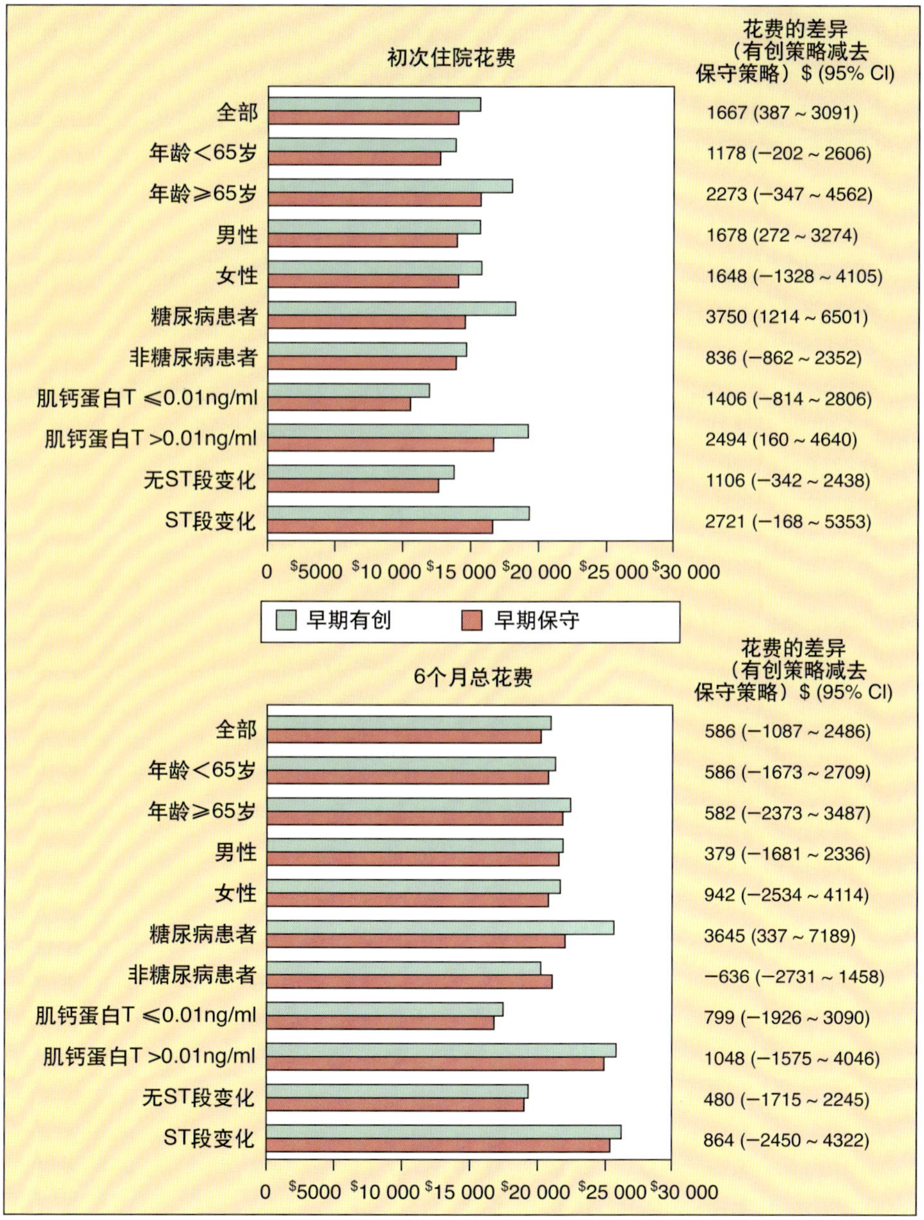

图27-7　TACTICS-TIMI-18研究全部和不同亚组初次住院和6个月时的花费。

From Mahoney EM, Jurkovitz CT, Chu H, et al: Cost and cost-effectiveness of an early invasive vs. conservative strategy for the treatment of unstable angina and non-ST-segment elevation myocardial infarction. JAMA 2002;288:1851-1858.

框27-2 急性冠脉综合征早期有创治疗患者的选择的风险指示的使用

- 年龄（>65岁）
- 冠脉危险因素：糖尿病，高脂血症，高血压，吸烟
- 肾功能不全［肾小球滤过率(GFR) <90ml/min, 甚至更差 <60ml/min 和最差<30ml/min］
- 既往心梗，既往心绞痛
- 心功能不全：NT-proBNP 升高(>300ng/L, 甚至更高危>1000ng/L)
- 休息时胸痛病史，或过去24h持续存在，或治疗后再发
- 心肌缺血：ST段压低(≥0.1mV, 甚至更高危≥0.2mV)
- 冠脉血栓：肌钙蛋白升高(troponin, T≥0.01, 甚至更高危≥0.5μg/L)
- 炎症：C反应蛋白升高(>10mg/L)
- 冠脉造影显示严重冠脉病变

TACTICS-TIMI-18 研究均显示，早期介入手术获益的患者中大多数入院时血清肌钙蛋白增高 [11, 47, 60, 84, 85]。无论肌钙蛋白增高的水平，所有患者的再发心肌梗死的风险相似，并且肌钙蛋白水平与死亡率呈线性相关 [81, 83]。因此，在考虑介入手术患者的优先次序时，任何肌钙蛋白增高的患者都有行介入手术的指征，并且肌钙蛋白水平越高，提示越需要行紧急介入手术。肌钙蛋白正常的患者风险很低，除非存在不能控制的心绞痛症状或其他临床或生化风险指标，可以不考虑行介入手术 [11, 47]。无论 C 反应蛋白的水平如何，介入手术的相对效果都相似，但是，这些炎症因子水平高的患者的绝对效果更大 [60]。然而，根据 FRISC-2 研究的结论，初始白介素 6 的水平是增加死亡率和早期介入手术效果的更加特异的指标 [96]。新近发现，GDF-15 水平的升高是 UA/NSTEMI 患者介入手术获益更大的独立预测因素 [101]。因此，将来联合临床症状、ECG 缺血表现、包括肌钙蛋白、肌酐清除率、氨基末端 B 型脑钠肽前体和 GDF15 等生物标志物水平等信息，是 UA/NSTEMI 患者早期介入手术的预测指标 [101, 116]。

风险评分与早期介入手术的效果相关

FRISC-2 和 TACTICS-TIMI-18 研究联合采用多种标志物均证明，介入手术策略的益处似乎局限于同时伴随肌钙蛋白升高和 ST 段抬高的患者。但是，依据肌钙蛋白和 ST 段压低的结果受其他因素调控，例如年龄、糖尿病、肾功能不全（肌酐清除率）、既往心肌梗死病史、左室功能不全（氨基末端 B 型脑钠肽前体）、既往和目前心绞痛症状的严重性、细胞压力（GDF15）和炎症活性（C 反应蛋白和白介素 6）。采用多变量途径，也许能识别最少的用于评估预后和选择介入手术评分的危险因素 [11, 14]。根据这些风险评分，得分较高的患者，即伴随多种危险因素的患者早期介入手术的获益最大（见图 27-8）。风险评分高的患者（≥ 5 个危险因素）生存率改善，同时发生（再次）心肌梗死的风险较低。风险评分中等的患者（3 ～ 4 个危险因素）主要是发生（再次）心肌梗死的风险降低。然而，早期介入手术因其围术期并发症发生风险并不能降低风险评分低的患者（0 ～ 2 个危险因素）发生死亡或心肌梗死的风险。但是，需要强调，低危和高危无症状患者介入手术能获得同样的症状缓解和生活质量改善 [8-13, 20, 33, 35]。因而，因为其有症状，许多情况下即使在低危患者仍有理由考虑介入手术。但是，在这样的患者介入手术的紧迫性较低，因为患者在等待治疗的过程中发生冠状动脉事件的风险较低。最后，需要强调，这些风险评分是通过回顾性分析获得，目前还没有风险评分在前瞻性随机试验中得到评估。

负荷试验用于风险分层

在低危患者，负荷试验可用于进一步的风险分层。在这些患者，运动导致大面积或多重区域心肌缺血或运动耐量降低的患者是一个新的高危群 [117-124]。低危群定义为耐受适度的运动量而没有缺血征象。在高危组有早期导管检查和血管重建治疗指征。在低危组患者，不应当实施早期介入手术，因为围术期风险多于该组患者从中得到的潜在获益 [125-127]。ICTUS 研究 [24] 采用的策略是根据静息时的临床症状和缺血表现初步决定行介入手术，再根据出院前的运动试验提示缺血再次决定介入手术，这一策略的长期结果与早期有创策略实施率高的医疗中心肌钙蛋白阳性患者中进行直接介入手术所得出的长期结果相似。

冠状动脉造影用于早期风险分层和治疗策略选择

许多情况下，冠状动脉造影检查可能提供风险分层和个体化治疗策略选择的最可靠信息。不仅仅是可以识别罪犯病变和其特征，同时导管检查可查明冠心病的程度、是否存在侧支循环、处于危险的心肌区域和左室功能 [128]。临床诊断为 ACS 的患者中，冠状动脉造影发现有 10% 是左主干病变，25% 是 3 支病变，25% 是 2 支病变，25% 是单支病变，15% 未见严重冠状动脉疾病（见表 27-1）。前面所列出的大部分危险因素，例如年龄、男性、糖尿病、既往心肌梗死病史、既往严重心绞痛、肾功能不全、左室功能不全（氨基末端 B 型脑钠肽前体升高）、ST 段压低、肌钙蛋白升高、GDF15 升高和负荷试验时高危反应，与多支病变或左主干病变发生率增高有关 [46, 81, 119, 120, 129-133]。但是，这些危险因素与冠心病严重程度之间的相关关系稍微弱。因而，从个体患者角度考虑，联合应用冠状动脉造影和无创风险因素作为决定早期介入手术的基础可能更可取。这种方式可能的不利方面是术者倾向于同时扩张冠状动脉造影识别的所有病变并置入支架，而不考虑从其他危险中所得到的最终信息。FRISC-2 研究表明，介入手术组患者起初的冠状动脉疾病严重程度与随后冠状动脉事件之间没有关系，介入手术将消除和冠状动脉病变严重程度相关的新事件发生风险。这些发现支持如下建议，在大多数 ACS 患者行早期冠状动脉造影以识别所有严重冠状动脉病变，这种风险能通过早期血管重建降低。

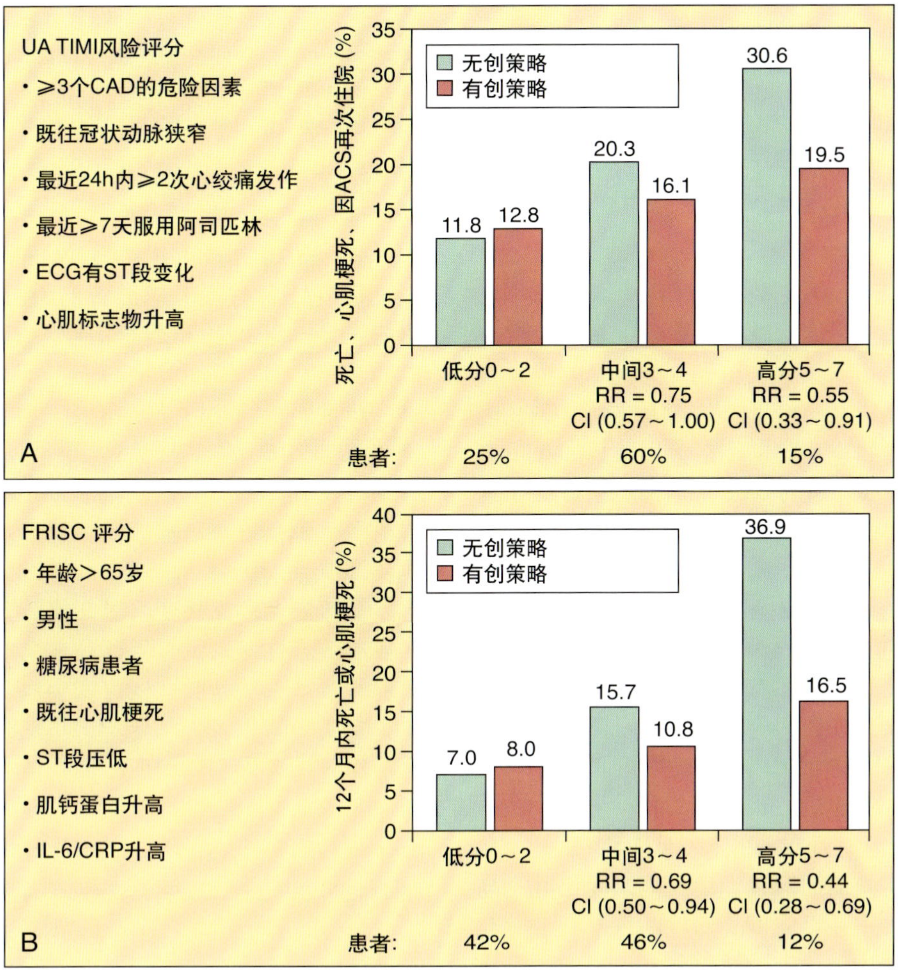

图27-8 A，TIMI-18/TACTICS研究中早期有创策略的结果和UA TIMI风险评分的关系；B，FRISC-2研究中早期有创策略的结果和FRISC-2评分的关系。

A, From Cannon CP, Weintraub WS, Demopoulos LA, et al: Comparison of early invasive and conservative strategies in patients with unstable coronary syndromes treated with the glycoprotein IIb/IIIa inhibitor tirofiban. N Engl J Med 2001;344:1879-1887. B, From Lagerqvist B, etal: FRISC score for selection of patients for an early invasive treatment strategy in unstable coronary artery disease. Heart 2005;91:1047-1052.

性别与介入手术的选择

FRISC-2 和 RITA-3 研究证明介入手术在男性效果显著优于女性[134, 135]。这种差异可部分解释为早期治疗组接受血管重建的女性患者所占比例较低，因为女性患者严重病变发生率较低。另一个原因可能是既往 CABG 女性患者围术期并发症发生风险较高，尤其是患有糖尿病和高龄患者[134, 135]。但是，介入手术在性别中的差异并未在 TACTICS-TIMI-18 研究[136]、ICTUS 研究和观察性研究中发现[41, 137]。对所有发表的前瞻性随机试验的荟萃分析表明，死亡、心肌梗死和再发严重心绞痛复合终点事件获益在性别间没有差异[138]。在女性，同时也在男性患者，这种获益仅限于高危患者，即肌钙蛋白升高和（或）静息 ECG 提示 ST 段压低的患者。为了适当评估女性 ACS 患者，似乎应用与男性相同的诊断性冠状动脉造影指征可取，即根据之前讨论的风险分层标准随后发生事件的中至高危患者。但是，在选择最合适的治疗策略时应当考虑到，与男性患者相比，女性患者长期预后较好和围术期风险较高。最后，因为女性患者获益和风险的不确定性，有理由在女性患者进行新的对比早期介入手术和传统保守治疗策略的前瞻性试验。

特殊情况

过去几年，慢性肾脏疾病似乎是预测 ACS 患者未来发生事件风险增高的重要指标[16, 61, 65-72]。多个研究证明，慢性肾脏疾病与更严重的动脉粥样硬化相关，增加未来发生事件的风险[70, 139, 140]。另外，慢性肾脏疾病同样增加多种药物发生并发症的风险，因为清除率较低导致剂量相对过大的风险。因此，慢性肾脏疾病是明确的在抗凝和抗血小板治疗时导致出血的危险因素，而这 2 种治疗在 ACS 治疗时是大量应用的[68, 141]。冠状动脉造影和 PCI 时对比剂的应用同样至少是导致暂时肾功能损害的危险因素[142]。肾功能的暂时衰退可能与发生药物副反应风险相关，而这些药物之前治疗时无副反应。最后，慢性肾脏疾病同样与增加需要外科操作如 CABG 等的风险相关。虽然副作用发生风险增加，个别研究[114, 143]和荟萃分析[144]都证明，肾功能降低的患者能从早期介入手术中获得与依据其他危险因素的中至高危患者同样的益处。因此，因为肌酐清除率降低而不行早期介入手术是没有理由，相反这应当是适应证，除非有其他禁忌证。

实施策略的时机

在 UA/NSTEMI 患者，新发事件的风险在起初几小时和几天内最高，以后的 2 ～ 3 个月逐渐降低。在未接受血管重建的患者，40% 的新发事件发生在开始的 2 周内，其余 40% 发生在 6 个月内，而 20% 发生在随后的半年内。因而，需要尽早实施预防新发事件的治疗。因此，如果没有尽早开始治疗，在怀疑或确定的 ACS 患者应当立即给予治疗，联合应用阿司匹林抑制血小板、P2Y12 受体抑制剂并且通过普通肝素、低分子肝素、磺达肝奎钠或比伐卢定抗凝[1, 2]。依据病史、临床症状和对治疗的反应，应当在入院时开始 ECG 和生物标志物的风险分层程序，并在起初的几小时内识别高危患者[1, 2]。对于高危患者，尤其是临床症状明显、症状再发、有缺血征象、心律失常或血流动力学不稳定的患者，应当加强抗栓治疗，通常额外增加阿昔单抗、依替巴肽或替罗非班抑制糖蛋白Ⅱ b/ Ⅲ a 受体[11, 145-148]，并且患者应当立即送往导管室行介入手术（见图 27-1）。

在症状或缺血征象减弱但因其他危险因素而仍处于高危的患者，应用该药物途径可立即实施诊断性冠状动脉造影和 PCI 而没有过度的风险[149]。建议住院 24 小时内对高危患者行介入手术，因为与晚期 PCI 相比，积极的治疗策略降低发生再缺血、再次梗死、卒中和死亡的风险。极早期介入手术的有利证据是一致的，依据 TIMACS 报道[150]的结果，将 3031 例患者随机分为早期和晚期介入手术组，先前的研究观察到早期介入手术似乎将防止患者在等待手术过程中发生缺血事件[32, 151, 152]，中危患者在加强抗栓治疗的条件下，推迟几天行诊断性冠状动脉造影检查和最终行血管重建治疗可能安全。正如几个随机研究所观察到的，介入手术给这些患者带来的长期获益可能不能弥补立即血管重建本身固有的风险[7, 11, 23]。

对未能通过 PCI 行完全血管重建的高危患者，应当维持联合应用阿司匹林、非口服抗凝药物和半衰期短的糖蛋白Ⅱ b/ Ⅲ a 受体抑制剂治疗直到实施 CABG[153]。如果接受噻吩并吡啶治疗的患者临床情况稳定，建议在停止该治疗后推迟外科手术 5 ～ 7 天，避免出血并发症发生率增高的风险[154, 155]。曾经认为，在接受 CABG 前斑块稳定几天并从心肌缺血中恢复有利于外科手术的总体结果，正如 FRISC-2 研究中表明这和并发症和死亡率发生率低相关[10]。但是，在决定 PCI 和 CABG 的最佳时机时需要考虑到减少开始治疗前的时间的获益、出血和其他围术期并发症之间有微妙的平衡。

最后，在症状已缓解的患者和低危患者，需要行负荷试验作为进一步的诊断性检查，因为围术期并发症风险可能超过考虑缺血事件再发而行介入手术的潜在获益。应用这种依据风险分层的治疗途径将使介入手术的应用和时机选择最优化，对患者和医疗制度都有益。

实施策略的方式

如何实施血管重建将取决于冠状动脉病变的范围和严重程度，同时应考虑患者的特征例如年龄、性别、肾功能、合并的疾病和药物治疗。冠状动脉造影结果包含了 PCI 或 CABG 适合性的决定性信息。UA/NSTEMI 患者中，严重的冠状动脉狭窄将表现为大约 30% 为单支病变，大约 30% 为 2 支病变，而大约 30% 为 3 支病变或左主干病变（见表 27-1）。无严重冠状动脉病变的患者比例大约为 10%。但是，与男性相比，这个比例在女性中较高，大约高 20% ～ 30%，在 5% ～ 10%。因此，与男性患者相比，女性患者多支病变（双 2 或 3 支病变）比例较低[134]。大多数前瞻性随机试验目标是在早期和晚期 PCI 时对所有识别的严重冠状动脉病变行完全血管重建。重要的是即使在多支病变的患者仍然要尝试识别罪犯病变，是为了在血管重建时作为首要靶病变。多数情况下，通过结合冠状动脉病变特征（偏心性、不规则、溃疡、显影不清和充盈缺损）、根据 ECG 判定的心肌缺血部位和室壁运动异常可能识别罪犯病变[156]。

在早期的前瞻性随机试验（FRISC-2、TIMI-18 和 RITA-3）实施后，PCI 在 UA/NSTEMI 患者的结果因药物洗脱支架的广泛应用联合应用更强的血小板抑制剂而得以进一步改善，同样 ICTUS 研究中更强的他汀和 ACEI 的应用也改善了其结果。目前，介入时出血并发症发生率可能因应用新型的抗凝药物，包括比伐卢定或磺达肝奎钠，代替普通肝素或低分子肝素而降低[159, 160]。因为口服抗凝药物、高龄、女性、低体重或肾功能不全而导致出血风险增加的患者，桡动脉途径也成为可替代的选择以降低出血风险（除非考虑到应用主动脉内球囊反搏）[161]。再者，近几年，发生早期和晚期血管突然闭塞和支架内血栓风险，已因术前尽早开始并维持至少 1 年的更强的联合较高负荷剂量阿司匹林和 P2Y12 受体的双重抗血小板治疗而降低[155, 162-166]。

UA/NSTEMI 患者支架内再狭窄发生率因药物洗脱支架的普遍应用也降低。虽然尚未在前瞻性研究中评估药物洗脱支架应用于 UA/NSTEMI 患者的安全性和有效性，但是，多个随机试验和注册研究的亚组分析表明这些支架在这种情况下可能同样有效[167]。虽然与行择期手术的稳定患者相比，UA/NSTEMI 患者行紧急手术发生支架内血栓的发生率较高，但是，与应用药物洗脱支架或金属裸支架之间无差异[155]。然而，金属裸支架应当用于可能要停止双重抗血小板治疗的情况（例如需要口服抗凝药或手术）。为了使支架内血栓发生风险最低，目前建议 UA/NSTEMI 患者双重抗血小板治疗应当维持至少 1 年，尤其是在置入药物洗脱支架后。目前尚无明确的证据表明 UA/NSTEMI 患者置入药物洗脱支架或金属裸支架在生存率、支架内血栓风险和再次梗死方面有任何的差异[167-171]。因此，支架选择应当依据对个体患者获益、潜在风险和花费的评估[172]。

评估PCI在UA/NSTEMI患者中疗效的主要问题是仍然经常发生围术期生物标志物升高，而这通常符合心肌梗死的标准。在新的心肌梗死诊断指南中，这些手术相关的事件是一个特殊的亚组，从自发事件中区别开来，这可能易于在未来试验中更合适地对比事件发生[173]。目前试验结果清楚地表明，早期介入手术在本质上降低随后自发心肌梗死发生率，但是代价是早期住院内发生与手术相关的心肌损伤，这通常无症状。

近几年，UA/NSTEMI患者通过CABG方式接受早期血管重建治疗的比例已降低，目前比例大约为10%。仍然需要强调，前瞻性随机试验中建议，CABG完全血管重建应用于大多数3支病变或左主干病变的患者[10-12, 23]。再者，这些研究中患者的生存获益，与先前的冠状动脉血管重建研究一样，主要见于多支病变的患者[174]。因此，在没有直接对比应用药物洗脱支架的PCI和CABG治疗3支病变和左主干病变患者的效果的前瞻性研究结果的情况下，CABG仍然是这些患者的首选。然而，在紧急情况下，CABG高出血风险和在不可逆转的双重抗血小板治疗情况下，通常导致选择PCI，避免推迟血管重建。虽然双重抗血小板治疗仅是早期CABG的相对禁忌证，但是目前建议术前停血小板抑制剂5～7天（本质上有发生新事件的风险）[154]。同样，其他导致CABG并发症的危险因素将影响手术指征，例如年龄、性别、糖尿病、肾功能不全、精神状况和一般情况。因此，在3支病变或左主干病变的患者，可能需要考虑多种选择（例如CABG治疗、应用药物洗脱支架行PCI治疗，或分期手术先处理罪犯病变随后评估是否需要对其他病变行血管重建）。对于具体患者最合适的血管重建方式的最后决定，应由医师根据所处的环境判断，同样也要考虑到患者的选择。在大多数1～2个病变的UA/NSTEMI患者，PCI是首选治疗。

（颜红兵）

参考文献

1. Anderson JL, Adams CD, Antman EM, et al: ACC/AHA 2007 guidelines for the management of patients with unstable angina/non ST-elevation myocardial infarction: A report of the American College of Cardiology/American Heart Association Task Force on Practice Guidelines (Writing Committee to Revise the 2002 Guidelines for the Management of Patients With Unstable Angina/Non ST-Elevation Myocardial Infarction): Developed in collaboration with the American College of Emergency Physicians, the Society for Cardiovascular Angiography and Interventions, and the Society of Thoracic Surgeons: endorsed by the American Association of Cardiovascular and Pulmonary Rehabilitation and the Society for Academic Emergency Medicine. Circulation 2007;116:e148-e304.
2. Bassand JP, Hamm CW, Ardissino D, et al: Guidelines for the diagnosis and treatment of non-ST-segment elevation acute coronary syndromes. Eur Heart J 2007;28:1598-1660.
3. Theroux P, Waters D, Lam J, et al: Reactivation of unstable angina after the discontinuation of heparin. N Engl J Med 1992;327:141-145.
4. Wallentin L: Low-molecular-weight heparin during instability in coronary artery disease, Fragmin during Instability in Coronary Artery Disease (FRISC) study group. Lancet 1996;347:561-568.
5. TRIM study group: A low molecular weight, selective thrombin inhibitor, inogatran, vs heparin, in unstable coronary artery disease in 1209 patients. A double-blind, randomized, dose-finding study. Eur Heart J 1997;18:1416-1425.
6. Lindahl B, Venge P, Wallentin L: Troponin T identifies patients with unstable coronary artery disease who benefit from long-term antithrombotic protection. Fragmin in Unstable Coronary Artery Disease (FRISC) Study Group. J Am Coll Cardiol 1997;29:43-48.
7. Lagerqvist B, Husted S, Kontny F, et al: 5-year outcomes in the FRISC-II randomised trial of an invasive versus a non-invasive strategy in non-ST-elevation acute coronary syndrome: A follow-up study. Lancet 2006;368:998-1004.
8. Lagerqvist B, Husted S, Kontny F, et al: A long-term perspective on the protective effects of an early invasive strategy in unstable coronary artery disease: Two-year follow-up of the FRISC-II invasive study. J Am Coll Cardiol 2002;40:1902-1914.
9. Wallentin L, Lagerqvist B, Husted S, et al: Outcome at 1 year after an invasive compared with a non-invasive strategy in unstable coronary-artery disease: The FRISC II invasive randomised trial. FRISC II Investigators. Fast Revascularisation during Instability in Coronary artery disease. Lancet 2000;356:9-16.
10. No authors listed: Invasive compared with non-invasive treatment in unstable coronary-artery disease: FRISC II prospective randomised multicentre study. FRagmin and Fast Revascularisation during InStability in Coronary artery disease Investigators. Lancet 1999;354:708-715.
11. Cannon CP, Weintraub WS, Demopoulos LA, et al: Comparison of early invasive and conservative strategies in patients with unstable coronary syndromes treated with the glycoprotein IIb/IIIa inhibitor tirofiban. N Engl J Med 2001;344:1879-1887.
12. Fox KA, Poole-Wilson PA, Henderson RA,et al: Interventional versus conservative treatment for patients with unstable angina or non-ST-elevation myocardial infarction: The British Heart Foundation RITA 3 randomised trial. Randomized Intervention Trial of Unstable Angina. Lancet 2002;360:743-751.
13. Fox KA, Poole-Wilson P, Clayton TC, et al: 5-year outcome of an interventional strategy in non-ST-elevation acute coronary syndrome: The British Heart Foundation RITA 3 randomised trial. Lancet 2005;366:914-920.
14. Lagerqvist B, Diderholm E, Lindahl B, et al: FRISC score for selection of patients for an early invasive treatment strategy in unstable coronary artery disease. Heart 2005;91:1047-1052.
15. Antman EM, Cohen M, Bernink PJ, et al: The TIMI risk score for unstable angina/non-ST elevation MI: A method for prognostication and therapeutic decision making. JAMA 2000;284:835-842.
16. Fox KA, Dabbous OH, Goldberg RJ, et al: Prediction of risk of death and myocardial infarction in the six months after presentation with acute coronary syndrome: Prospective multinational observational study (GRACE). BMJ 2006;333:1091. epub 2006 Oct 10.
17. Janzon M, Levin LA, Swahn E: Cost-effectiveness of an invasive strategy in unstable coronary artery disease; results from the FRISC II invasive trial. The Fast Revascularisation during InStability in Coronary artery disease. Eur Heart J 2002;23:31-40.
18. Janzon M, Levin LA, Swahn E. Cost-effectiveness of an invasive strategy in unstable coronary artery disease; results from the FRISC II invasive trial. The East Revascularisation during instability in Coronary artery disease. Eur Heart J 2002;23:31-40.
19. Mahoney EM, Jurkovitz CT, Chu H, et al: Cost and cost-effectiveness of an early invasive vs conservative strategy for the treatment of unstable angina and non-ST-segment elevation myocardial infarction. JAMA 2002;288:1851-1858.
20. Mandelzweig L, Battler A, Boyko V, et al: The second Euro Heart Survey on acute coronary syndromes: Characteristics, treatment, and outcome of patients with ACS in Europe and the Mediterranean Basin in 2004. Eur Heart J 2006;27:2285-2293.
21. Tricoci P, Lokhnygina Y, Berdan LG, et al: Time to coronary angiography and outcomes among patients with high-risk non ST-segment elevation acute coronary syndromes: results from the SYNERGY trial. Circulation 2007;116:2669-2677.

22. Mehta RH, Roe MT, Chen AY, et al: Recent trends in the care of patients with non-ST-segment elevation acute coronary syndromes: Insights from the CRUSADE initiative. Arch Intern Med 2006;166:2027-2034.
23. de Winter RJ, Windhausen F, Cornel JH, et al: Early invasive versus selectively invasive management for acute coronary syndromes. N Engl J Med 2005;353:1095-1104.
24. Hirsch A, Windhausen F, Tijssen JG, et al: Long-term outcome after an early invasive versus selective invasive treatment strategy in patients with non-ST-elevation acute coronary syndrome and elevated cardiac troponin T (the ICTUS trial): A follow-up study. Lancet 2007;369:827-835.
25. Mehta SR, Cannon CP, Fox KA, et al: Routine vs selective invasive strategies in patients with acute coronary syndromes: A collaborative meta-analysis of randomized trials. JAMA 2005;293:2908-2917.
26. Hoenig MR, Doust JA, Aroney CN, Scott IA: Early invasive versus conservative strategies for unstable angina & non-ST-elevation myocardial infarction in the stent era. Cochrane Database Syst Rev, 2006. 3:CD004815.
27. Bavry AA, Kumbhani DJ, Rassi AN, et al: Benefit of early invasive therapy in acute coronary syndromes: A meta-analysis of contemporary randomized clinical trials. J Am Coll Cardiol 2006;48:1319-1325.
28. Anderson HV, Cannon CP, Stone PH, et al: One-year results of the Thrombolysis in Myocardial Infarction (TIMI) IIIB clinical trial. A randomized comparison of tissue-type plasminogen activator versus placebo and early invasive versus early conservative strategies in unstable angina and non-Q wave myocardial infarction. J Am Coll Cardiol 1995;26:1643-1650.
29. Boden WE, O'Rourke RA, Crawford MH, et al: Outcomes in patients with acute non-Q-wave myocardial infarction randomly assigned to an invasive as compared with a conservative management strategy. Veterans Affairs Non-Q-Wave Infarction Strategies in Hospital (VANQWISH) Trial Investigators (see comments). N Engl J Med 1998;338:1785-1792.
30. McCullough PA, O'Neill WW, Graham M, et al: A prospective randomized trial of triage angiography in acute coronary syndromes ineligible for thrombolytic therapy. Results of the medicine versus angiography in thrombolytic exclusion (MATE) trial. J Am Coll Cardiol 1998;32:596-605.
31. Spacek R, Widimský P, Straka Z, et al: Value of first day angiography/angioplasty in evolving Non-ST segment elevation myocardial infarction: An open multicenter randomized trial. The VINO Study. Eur Heart J 2002;23:230-238.
32. Neumann FJ, Kastrati A, Pogatsa-Murray G, et al: Evaluation of prolonged antithrombotic pretreatment ("cooling-off" strategy) before intervention in patients with unstable coronary syndromes: A randomized controlled trial. JAMA 2003;290:1593-1599.
33. Mahoney EM, Jurkovitz C, Spertus J, et al: Changes in Seattle angina questionnaire scores following treatment for acute coronary syndromes: a follow-up evaluation from the TACTICS-TIMI18 trial. Eur Heart J, 2001;22:718, abstract.
34. Diderholm E, Andrén B, Frostfeldt G, et al: Effects of an early invasive strategy on ischemia and exercise tolerance among patients with unstable coronary artery disease. Am J Med 2003;115:606-612.
35. Janzon M, Levin LA, Swahn E. Invasive treatment in unstable coronary artery disease promotes health-related quality of life: results from the FRISC II trial. Am Heart J 2004;148:114-121.
36. Janzon M, Levin LA, Swahn E: Invasive treatment in unstable coronary artery disease promotes health-related quality of life: Results from the FRISC II trial. Am Heart J 2004;148:114-121.
37. Kim J, Henderson RA, Pocock SJ, et al: Health-related quality of life after interventional or conservative strategy in patients with unstable angina or non-ST-segment elevation myocardial infarction: One-year results of the third Randomized Intervention Trial of unstable Angina (RITA-3). J Am Coll Cardiol 2005;45:221-228.
38. Mahoney EM, Jurkovitz CT, Chu H, et al: TACTICS-TIMI 18 Investigators. Treat Angina with Aggrastat and Determine Cost of Therapy with an Invasive or Conservative Strategy-Thrombolysis in Myocardial Infarction. Cost and cost-effectiveness of an early invasive vs conservative strategy for the treatment of unstable angina and non-ST-segment elevation myocardial infarction. JAMA 2002;288: 1851-1858.
39. James SK, Lindbäck J, Tilly J, et al: Troponin-T and N-terminal pro-B-type natriuretic peptide predict mortality benefit from coronary revascularization in acute coronary syndromes: A GUSTO-IV substudy. J Am Coll Cardiol 2006;48:1146-1154.
40. Ottervanger JP, Armstrong P, Barnathan ES, et al: Association of revascularisation with low mortality in non-ST elevation acute coronary syndrome, a report from GUSTO IV-ACS. Eur Heart J 2004;25:1494-1501.
41. Stenestrand U, Wallentin L. Early revascularisation and 1-year survival in 14-day survivors of acute myocardial infarction: A prospective cohort study. Lancet 2002;359:1805-1811.
42. Boersma E, Pieper KS, Steyerberg EW, et al: Predictors of outcome in patients with acute coronary syndromes without persistent ST-segment elevation. Results from an international trial of 9461 patients. The PURSUIT Investigators. Circulation 2000;101:2557-2567.
43. Muller C, Neumann FJ, Ferenc M, et al: Impact of diabetes mellitus on long-term outcome after unstable angina and non-ST-segment elevation myocardial infarction treated with a very early invasive strategy. Diabetologia 2004;47:1188-1195.
44. Braunwald E: Unstable angina. A classification. Circulation 1989;80: 410-414.
45. Hamm CW, Braunwald E: A classification of unstable angina revisited. Circulation 2000;102:118-122.
46. Diderholm E, Andrén B, Frostfeldt G, et al: ST depression in ECG at entry indicates severe coronary lesions and large benefits of an early invasive treatment strategy in unstable coronary artery disease; the FRISC II ECG substudy. The Fast Revascularisation during InStability in Coronary artery disease. Eur Heart J 2002;23:41-49.
47. Diderholm E, Andrén B, Frostfeldt G, et al: The prognostic and therapeutic implications of increased troponin T levels and ST depression in unstable coronary artery disease: The FRISC II invasive troponin T electrocardiogram substudy. Am Heart J 2002;143:760-767.
48. Holmvang L, Clemmensen P, Lindahl B, et al: Quantitative analysis of the admission electrocardiogram identifies patients with unstable coronary artery disease who benefit the most from early invasive treatment. J Am Coll Cardiol 2003;41:905-915.
49. Holmvang L, Clemmensen P, Wagner G, Grande P: Admission standard electrocardiogram for early risk stratification in patients with unstable coronary artery disease not eligible for acute revascularization therapy: A TRIM substudy. ThRombin Inhibition in Myocardial Infarction. Am Heart J 1999;137:24-33.
50. Holmvang L, Andersen K, Dellborg M, et al: Relative contributions of a single-admission 12-lead electrocardiogram and early 24-hour continuous electrocardiographic monitoring for early risk stratification in patients with unstable coronary artery disease. Am J Cardiol 1999;83:667-674.
51. Westerhout CM,Fu Y, Lauer MS, et al: Short- and long-term risk stratification in acute coronary syndromes: the added value of quantitative ST-segment depression and multiple biomarkers. J Am Coll Cardiol 2006;48:939-947.
52. Abrahamsson P, Andersen K, Grip L, et al: Early assessment of long-term risk with continuous ST-segment monitoring among patients with unstable coronary syndromes. Results from 1-year follow-up in the TRIM study. J Electrocardiol 2001;34:103-108.
53. Jernberg T, Abrahamsson P, Lindahl B, et al: Continuous multilead ST-monitoring identifies patients with unstable coronary artery disease who benefit from extended antithrombotic treatment. Eur Heart J 2002;23:1093-1101.
54. Jernberg T, Lindahl B, Wallentin L: The combination of a continuous 12-lead ECG and troponin T; A valuable tool for risk stratification during the first 6 hours in patients with chest pain and a non-diagnostic ECG. Eur Heart J 2000;21:1464-1472.
55. Dellborg M, Andersen K: Key factors in the identification of the high-risk patient with unstable coronary artery disease—clinical findings, resting 12-lead electrocardiogram, and continuous electrocardiographic monitoring. Am J Cardiol 1997;80:35E-39E.
56. Kaul P, Fu Y, Chang WC, et al: Prognostic value of ST segment depression in acute coronary syndromes: Insights from PARAGON-A applied to GUSTO-IIb. PARAGON-A and GUSTO IIb Investigators. Platelet IIb/IIIa Antagonism for the Reduction of Acute Global Organization Network. J Am Coll Cardiol 2001;38:64-71.
57. Nyman I, Areskog M, Areskog NH, et al: Very early risk stratification by electrocardiogram at rest in men with suspected unstable coronary heart disease. The RISC Study Group. J Intern Med 1993;234:293-301.

58. Lindahl B, Lindbäck J, Jernberg T, et al: Serial analyses of N-terminal pro-B-type natriuretic peptide in patients with non-ST-segment elevation acute coronary syndromes: A Fragmin and fast Revascularisation during In Stability in Coronary artery disease (FRISC)-II substudy. J Am Coll Cardiol 2005;45:533-541.
59. Jernberg T, James S, Lindahl B, et al: NT-proBNP in unstable coronary artery disease—experiences from the FAST, GUSTO IV and FRISC II trials. Eur J Heart Fail 2004;6:319-325.
60. Jernberg T, Lindahl B, Siegbahn A, et al: N-terminal pro-brain natriuretic peptide in relation to inflammation, myocardial necrosis, and the effect of an invasive strategy in unstable coronary artery disease. J Am Coll Cardiol 2003;42:1909-1916.
61. James SK, Lindahl B, Siegbahn A, et al: N-terminal pro-brain natriuretic peptide and other risk markers for the separate prediction of mortality and subsequent myocardial infarction in patients with unstable coronary artery disease: A Global Utilization of Strategies To Open occluded arteries (GUSTO)-IV substudy. Circulation 2003; 108:275-281.
62. Morrow DA, de Lemos JA, Blazing MA, et al: Prognostic value of serial B-type natriuretic peptide testing during follow-up of patients with unstable coronary artery disease. JAMA 2005;294:2866-2871.
63. de Lemos JA, Morrow DA, Bentley JH, et al: The prognostic value of B-type natriuretic peptide in patients with acute coronary syndromes. N Engl J Med 2001;345:1014-1021.
64. Heeschen C, Hamm CW, Mitrovic V, et al: N-terminal pro-B-type natriuretic peptide levels for dynamic risk stratification of patients with acute coronary syndromes. Circulation 2004;110:3206-3212.
65. Santopinto JJ, Fox KA, Goldberg RJ, et al: Creatinine clearance and adverse hospital outcomes in patients with acute coronary syndromes: Findings from the global registry of acute coronary events (GRACE). Heart 2003;89:1003-1008.
66. Aviles RJ, Askari AT, Lindahl B, et al: Troponin T levels in patients with acute coronary syndromes, with or without renal dysfunction. N Engl J Med 2002;346:2047-2052.
67. Al Suwaidi J, Reddan DN, Williams K, et al: Prognostic implications of abnormalities in renal function in patients with acute coronary syndromes. Circulation 2002;106:974-980.
68. Fox KA, Bassand JP, Mehta SR, et al: Influence of renal function on the efficacy and safety of fondaparinux relative to enoxaparin in non ST-segment elevation acute coronary syndromes. Ann Intern Med 2007;147:304-310.
69. Masoudi FA, Plomondon ME, Magid DJ, et al: Renal insufficiency and mortality from acute coronary syndromes. Am Heart J 2004;147:623-629.
70. Go AS, Chertow GM, Fan D, et al: Chronic kidney disease and the risks of death, cardiovascular events, and hospitalization. N Engl J Med 2004;351:1296-1305.
71. Mueller C, Neumann FJ, Perruchoud AP, Buettner HJ: Renal function and long term mortality after unstable angina/non-ST segment elevation myocardial infarction treated very early and predominantly with percutaneous coronary intervention. Heart 2004;90:902-907.
72. Jernberg T, Lindahl B, James S, et al: Cystatin C: a novel predictor of outcome in suspected or confirmed non-ST-elevation acute coronary syndrome. Circulation 2004;110:2342-2348.
73. Hamm C, Ravkilde J, Gerhardt W, et al: The prognostic value of serum troponin T in unstable angina. N Engl J Med 1992;327:146-150.
74. Wu A, Abbas SA, Green S, et al: Prognostic value of cardiac troponin T in unstable angina pectoris. Am J Cardiol 1995;76:970-972.
75. Lindahl B, Venge P, Wallentin L: Relation between troponin T and the risk of subsequent cardiac events in unstable coronary artery disease. The FRISC study group. Circulation 1996;93:1651-1657.
76. Stubbs P, Collinson P, Moseley D, et al: Prospective study of the role of cardiac troponin T in patients admitted with unstable angina. BMJ 1996;313:262-264.
77. Newby LK, Christenson RH, Ohman EM, et al: Value of serial troponin T measures for early and late risk stratification in patients with acute coronary syndromes. The GUSTO-IIa Investigators. Circulation 1998;98:1853-1859.
78. Lindahl B, Toss H, Siegbahn A, et al: Markers of myocardial damage and inflammation in relation to long-term mortality in unstable coronary artery disease. FRISC Study Group. Fragmin during Instability in Coronary Artery Disease. N Engl J Med 2000;343:1139-1147.
79. Morrow DA, Rifai N, Tanasijevic MJ,et al: Clinical efficacy of three assays for cardiac troponin I for risk stratification in acute coronary syndromes: A Thrombolysis In Myocardial Infarction (TIMI) 11B Substudy. Clin Chem 2000;46:453-460.
80. Heidenreich PA, Alloggiamento T, Melsop K, et al: The prognostic value of troponin in patients with non-ST elevation acute coronary syndromes: A meta-analysis. J Am Coll Cardiol 2001;38:478-785.
81. Lindahl B, Diderholm E, Lagerqvist B, et al: Mechanisms behind the prognostic value of troponin T in unstable coronary artery disease: A FRISC II substudy. J Am Coll Cardiol 2001;38:979-986.
82. James S, Armstrong P, Califf R, et al: Troponin T levels and risk of 30-day outcomes in patients with the acute coronary syndrome: Prospective verification in the GUSTO-IV trial. Am J Med 2003;115:178-184.
83. James SK, Armstrong P, Barnathan E, et al: Troponin and C-reactive protein have different relations to subsequent mortality and myocardial infarction after acute coronary syndrome: A GUSTO-IV substudy. J Am Coll Cardiol 2003;41:916-924.
84. Venge P, Johnston N, Lagerqvist B, et al: Clinical and analytical performance of the liaison cardiac troponin I assay in unstable coronary artery disease, and the impact of age on the definition of reference limits. A FRISC-II substudy. Clin Chem 2003; 49(Pt 1):880-886.
85. Mueller C, Neumann FJ, Perruchoud AP, et al: Prognostic value of quantitative troponin T measurements in unstable angina/non-ST-segment elevation acute myocardial infarction treated early and predominantly with percutaneous coronary intervention. Am J Med 2004;117:897-902.
86. Liuzzo G, Biasucci LM, Gallimore JR, et al: The prognostic value of C-reactive protein and serum amyloid a protein in severe unstable angina. N Engl J Med 1994;331:417-424.
87. Crea F, Biasucci LM, Buffon A, et al: Role of inflammation in the pathogenesis of unstable coronary artery disease. Am J Cardiol 1997;80:10E-16E.
88. Haverkate F, Thompson SG, Pyke SD, et al: Production of C-reactive protein and risk of coronary events in stable and unstable angina. European Concerted Action on Thrombosis and Disabilities Angina Pectoris Study Group. Lancet 1997;349:462-466.
89. Toss H, Lindahl B, Siegbahn A, Wallentin L: Prognostic influence of increased fibrinogen and C-reactive protein levels in unstable coronary artery disease. FRISC Study Group. Fragmin during Instability in Coronary Artery Disease. Circulation 1997;96:4204-4210.
90. Morrow DA, Rifai N, Antman EM, et al: C-reactive protein is a potent predictor of mortality independently of and in combination with troponin T in acute coronary syndromes: A TIMI 11A substudy. Thrombolysis in Myocardial Infarction. J Am Coll Cardiol 1998;31:1460-1465.
91. Heeschen C, Hamm CW, Bruemmer J, Simoons ML: Predictive value of C-reactive protein and troponin T in patients with unstable angina: A comparative analysis. CAPTURE Investigators. Chimeric c7E3 AntiPlatelet Therapy in Unstable angina REfractory to standard treatment trial. J Am Coll Cardiol 2000;35:1535-1542.
92. Swahn E, von Schenck H, Wallentin L: Plasma fibrinogen in unstable coronary artery disease. Scand J Clin Lab Invest 1989;49:49-54.
93. James SK, Oldgren J, Lindbäck J, et al: An acute inflammatory reaction induced by myocardial damage is superimposed on a chronic inflammation in unstable coronary artery disease. Am Heart J 2005;149:619-626.
94. Biasucci LM, Vitelli A, Liuzzo G, et al: Elevated levels of interleukin-6 in unstable angina (see comments). Circulation 1996;94:874-877.
95. Ikeda U, Ito T, Shimada K: Interleukin-6 and acute coronary syndrome. Clin Cardiol 2001;24:701-704.
96. Lindmark E, Diderholm E, Wallentin L, Siegbahn A: Relationship between interleukin 6 and mortality in patients with unstable coronary artery disease: Effects of an early invasive or noninvasive strategy. JAMA 2001;286:2107-2113.
97. Malarstig A, Wallentin L, Siegbahn A: Genetic variation in the interleukin-6 gene in relation to risk and outcomes in acute coronary syndrome. Thromb Res 2007;119:467-473.
98. Malarstig A, Lindahl B, Wallentin L, Siegbahn A: Soluble CD40L levels are regulated by the -3459 A>G polymorphism and predict myocardial infarction and the efficacy of antithrombotic treatment in non-ST elevation acute coronary syndrome. Arterioscler Thromb Vasc Biol 2006;26:1667.

99. Heeschen C, Dimmeler S, Hamm CW, et al: Soluble CD40 ligand in acute coronary syndromes. N Engl J Med 2003;348:1104-1111.
100. Varo N, de Lemos JA, Libby P, et al: Soluble CD40L: Risk prediction after acute coronary syndromes. Circulation 2003;108:1049-1052.
101. Wollert KC, Kempf T, Lagerqvist B, et al: Growth differentiation factor 15 for risk stratification and selection of an invasive treatment strategy in non ST-elevation acute coronary syndrome. Circulation 2007;116:1540-1548.
102. Wollert KC, Kempf T, Peter T, et al: Prognostic value of growth-differentiation factor-15 in patients with non-ST-elevation acute coronary syndrome. Circulation 2007;115:962-971.
103. Cannon CP: Elderly Patients with Acute Coronary Syndromes: Higher Risk and Greater Benefit from Antithrombotic and Interventional Therapies. Am J Geriatr Cardiol 2000;9:265-270.
104. Bach RG, Cannon CP, Weintraub WS, et al: The effect of routine, early invasive management on outcome for elderly patients with non-ST-segment elevation acute coronary syndromes. Ann Intern Med 2004;141:186-195.
105. Skolnick AH, Alexander KP, Chen AY, et al: Characteristics, management, and outcomes of 5,557 patients age > or =90 years with acute coronary syndromes: Results from the CRUSADE Initiative. J Am Coll Cardiol 2007;49:1790-1797.
106. Alexander KP, Roe MT, Chen AY, et al: CRUSADE Investigators. Evolution in cardiovascular care for elderly patients with non-ST-segment elevation acute coronary syndromes: Results from the CRUSADE National Quality Improvement Initiative. J Am Coll Cardiol 2005;46:1479-1487.
107. Avezum A, Makdisse M, Spencer F, et al: Impact of age on management and outcome of acute coronary syndrome: Observations from the Global Registry of Acute Coronary Events (GRACE). Am Heart J 2005;149:67-73.
108. Alexander KP, Roe MT, Chen AY, et al: Evolution in cardiovascular care for elderly patients with non-ST-segment elevation acute coronary syndromes: Results from the CRUSADE National Quality Improvement Initiative. J Am Coll Cardiol 2005;46:1479-1487.
109. Franklin K, Goldberg RJ, Spencer F, et al: Implications of diabetes in patients with acute coronary syndromes. The Global Registry of Acute Coronary Events. Arch Intern Med 2004;164:1457-1463.
110. Norhammar A, Malmberg K, Diderholm E, et al: Diabetes mellitus: The major risk factor in unstable coronary artery disease even after consideration of the extent of coronary artery disease and benefits of revascularization. J Am Coll Cardiol 2004;43:585-591.
111. McGuire DK, Emanuelsson H, Granger CB, et al: Influence of diabetes mellitus on clinical outcomes across the spectrum of acute coronary syndromes. Findings from the GUSTO-IIb study. GUSTO IIb Investigators. Eur Heart J 2000;21:1750-1758.
112. Malmberg K, Yusuf S, Gerstein HC, et al: Impact of diabetes on long-term prognosis in patients with unstable angina and non-Q-wave myocardial infarction: Results of the OASIS (Organization to Assess Strategies for Ischemic Syndromes) Registry. Circulation 2000;102:1014-1019.
113. Norhammar A, Malmberg K, Rydén L, et al: Under utilisation of evidence-based treatment partially explains for the unfavourable prognosis in diabetic patients with acute myocardial infarction. Eur Heart J 2003;24:838-844.
114. Johnston N, Jernberg T, Lagerqvist B, Wallentin L: Early invasive treatment benefits patients with renal dysfunction in unstable coronary artery disease. Am Heart J 2006;152:1052-1058.
115. Jacobsen MD, Wagner GS, Holmvang L, et al: Quantitative T-wave analysis predicts 1 year prognosis and benefit from early invasive treatment in the FRISC II study population. Eur Heart J 2005;26:112-118.
116. Sabatine MS, Morrow DA, de Lemos JA, et al: Multimarker approach to risk stratification in non-ST elevation acute coronary syndromes: Simultaneous assessment of troponin I, C-reactive protein, and B-type natriuretic peptide. Circulation 2002;105:1760-1763.
117. Gibbons RJ, Balady GJ, Bricker JT, et al: ACC/AHA 2002 guideline update for exercise testing: summary article: A report of the American College of Cardiology/American Heart Association Task Force on Practice Guidelines (Committee to Update the 1997 Exercise Testing Guidelines). Circulation 2002;106:1883-1892.
118. Larsson H, Areskog M, Areskog NH, et al: The diagnostic and prognostic importance of ambulatory ST recording compared to a predischarge exercise test after an episode of unstable angina or non-Q wave myocardial infarction. Eur Heart J 1995;16: 888-893.
119. Karlsson JE, Björkholm A, Nylander E, et al: Additional value of thallium-201 SPECT to a conventional exercise test for the identification of severe coronary lesions after an episode of unstable coronary artery disease. Int J Card Imaging 1995;11:127-137.
120. Karlsson JE, Björkholm A, Nylander E, et al: ST-changes in ECG at rest or during exercise indicate a high risk of severe coronary lesions after an episode of unstable coronary artery disease. Int J Cardiol 1993;42:47-55.
121. Nyman I., Larsson H, Areskog M, et al: The predictive value of silent ischemia at an exercise test before discharge after an episode of unstable coronary artery disease. RISC Study Group. Am Heart J 1992;123:324-331.
122. Wilcox I, Freedman SB, Allman KC, et al: Prognostic significance of a predischarge exercise test in risk stratification after unstable angina pectoris. J Am Coll Cardiol 1991;18:677-683.
123. Stewart RE, Kander N, Juni JE, et al: Submaximal exercise thallium-201 SPECT for assessment of interventional therapy in patients with acute myocardial infarction. Am Heart J 1991;121(Pt 1):1033-1041.
124. Swahn E, Areskog M, Wallentin L: Prognostic importance of early exercise testing in men with suspected unstable coronary artery disease. Eur Heart J 1987;8:861-869.
125. Safstrom K, Lindahl B, Swahn E: Risk stratification in unstable coronary artery disease—exercise test and troponin T from a gender perspective. FRISC-Study Group. Fragmin during InStability in Coronary artery disease. J Am Coll Cardiol 2000;35: 1791-1800.
126. Pepine CJ: An ischemia-guided approach for risk stratification in patients with acute coronary syndromes. Am J Cardiol 2000;86:27M-35M.
127. Lindahl B, Andrén B, Ohlsson J, et al: Risk stratification in unstable coronary artery disease. Additive value of troponin T determinations and pre-discharge exercise tests. FRISK Study Group. Eur Heart J 1997;18:762-770.
128. Waxman S: Characterization of the unstable lesion by angiography, angioscopy, and intravascular ultrasound. Cardiol Clin 1999;17:295-305, viii.
129. Jurlander B, Farhi ER, Banas JJ Jr, et al: Coronary angiographic findings and troponin T in patients with unstable angina pectoris. Am J Cardiol 2000;85:810-814.
130. Heeschen C, van Den Brand MJ, Hamm CW, Simoons ML: Angiographic findings in patients with refractory unstable angina according to troponin T status. Circulation 1999;100:1509-1514.
131. Navarro Estrada JL, Rubinstein F, Bahit MC, et al: NT-probrain natriuretic peptide predicts complexity and severity of the coronary lesions in patients with non-ST-elevation acute coronary syndromes. Am Heart J 2006;151:1093.e1-7.
132. Mega JL, Morrow DA, Sabatine MS, et al: Correlation between the TIMI risk score and high-risk angiographic findings in non-ST-elevation acute coronary syndromes: Observations from the Platelet Receptor Inhibition in Ischemic Syndrome Management in Patients Limited by Unstable Signs and Symptoms (PRISM-PLUS) trial. Am Heart J 2005;149:846-850.
133. Karlsson JE, Björkholm A, Blomstrand P, et al: Ambulatory ST-recording has no additional value to exercise test for identification of severe coronary lesions after an episode of unstable coronary artery disease in men. Int J Card Imaging 1993;9:281-289.
134. Lagerqvist B, Säfström K, Ståhle E, et al: Is early invasive treatment of unstable coronary artery disease equally effective for both women and men? FRISC II Study Group Investigators. J Am Coll Cardiol 2001;38:41-48.
135. Clayton TC, Pocock SJ, Henderson RA, et al: Do men benefit more than women from an interventional strategy in patients with unstable angina or non-ST-elevation myocardial infarction? The impact of gender in the RITA 3 trial. Eur Heart J 2004;25: 1641-1650.
136. Glaser R, Herrmann HC, Murphy SA, et al: Benefit of an early invasive management strategy in women with acute coronary syndromes. JAMA 2002;288:3124-3129.
137. Mueller C, Neumann FJ, Roskamm H, et al: Women do have an improved long-term outcome after non-ST-elevation acute coronary

syndromes treated very early and predominantly with percutaneous coronary intervention: A prospective study in 1,450 consecutive patients. J Am Coll Cardiol 2002;40:245-250.
138. O'Donoghue M, Boden WE, Braunwald E, et al: Early invasive vs conservative treatment strategies in women and men with unstable angina and non-ST-segment elevation myocardial infarction: A meta-analysis. JAMA 2008;300:71-80.
139. Hostetter TH: Chronic kidney disease predicts cardiovascular disease. N Engl J Med 2004;351:1344-1346.
140. Sarnak MJ, Levey AS, Schoolwerth AC, et al: Kidney disease as a risk factor for development of cardiovascular disease: A statement from the American Heart Association Councils on Kidney in Cardiovascular Disease, High Blood Pressure Research, Clinical Cardiology, and Epidemiology and Prevention. Circulation 2003;108: 2154-2169.
141. Reddan DN, Szczech L, Bhapkar MV, et al: Renal function, concomitant medication use and outcomes following acute coronary syndromes. Nephrol Dial Transplant 2005;20:2105-2112.
142. Maeder M, Klein M, Fehr T, Rickli H: Contrast nephropathy: Review focusing on prevention. J Am Coll Cardiol 2004;44:1763-1771.
143. Januzzi JL, Cannon CP, DiBattiste PM, et al: Effects of renal insufficiency on early invasive management in patients with acute coronary syndromes (The TACTICS-TIMI 18 Trial). Am J Cardiol 2002;90:1246-1249.
144. Charytan DM, Wallentin L, Lagerqvist B, et al: Early angiography in patients with chronic kidney disease: A collaborative systematic review. Clin J Am Soc Nephrol 2009;4:1032-1043.
145. Kastrati A, Mehilli J, Neumann FJ, et al: Abciximab in patients with acute coronary syndromes undergoing percutaneous coronary intervention after clopidogrel pretreatment: The ISAR-REACT 2 randomized trial. JAMA 2006;295:1531-1538.
146. Mukherjee D, Topol EJ, Bertrand ME, et al: Mortality at 1 year for the direct comparison of tirofiban and abciximab during percutaneous coronary revascularization: Do tirofiban and ReoPro give similar efficacy outcomes at trial 1-year follow-up. Eur Heart J 2005;26:2524-2528.
147. PRISM-PLUS Study Investigators: Inhibition of the platelet glycoprotein IIb/IIIa receptor with tirofiban in unstable angina and non-Q-wave myocardial infarction. Platelet Receptor Inhibition in Ischemic Syndrome Management in Patients Limited by Unstable Signs and Symptoms. N Engl J Med 1998;338:1488-1497.
148. PURSUIT Investigators: Inhibition of platelet glycoprotein IIb/IIIa with eptifibatide in patients with acute coronary syndromes. The PURSUIT Trial Investigators. Platelet Glycoprotein IIb/IIIa in Unstable Angina: Receptor Suppression Using Integrilin Therapy. N Engl J Med 1998;339:436-443.
149. Montalescot G, Cayla G, Collet JP, et al: ABOARD Investigators. Immediate vs delayed intervention for acute coronary syndromes: A randomized clinical trial. JAMA 2009;302:947-954.
150. Mehta SR, Granger CB, Boden WE, et al: TIMACS Investigators. Early versus delayed invasive intervention in acute coronary syndromes. N Engl J Med 2009;360:2165-2175.
151. McCullough PA, Gibson CM, Dibattiste PM, et al: Timing of angiography and revascularization in acute coronary syndromes: An analysis of the TACTICS-TIMI-18 trial. J Interv Cardiol 2004;17:81-86.
152. Ronner E, Boersma E, Akkerhuis KM, et al: Patients with acute coronary syndromes without persistent ST elevation undergoing percutaneous coronary intervention benefit most from early intervention with protection by a glycoprotein IIb/IIIa receptor blocker. Eur Heart J 2002;23:239-246.
153. Solodky A, Behar S, Boyko V, et al: The outcome of coronary artery bypass grafting surgery among patients hospitalized with acute coronary syndrome: The Euro Heart Survey of acute coronary syndrome experience. Cardiology 2005;103:44-47.
154. Fox KA, Mehta SR, Peters R, et al: Benefits and risks of the combination of clopidogrel and aspirin in patients undergoing surgical revascularization for non-ST-elevation acute coronary syndrome: The Clopidogrel in Unstable angina to prevent Recurrent ischemic Events (CURE) Trial. Circulation 2004;110:1202-1208.
155. Wiviott SD, Braunwald E, McCabe CH, et al: Prasugrel versus clopidogrel in patients with acute coronary syndromes. N Engl J Med 2007;357:2001-2015.
156. Brener SJ, Milford-Beland S, Roe MT, et al: Culprit-only or multivessel revascularization in patients with acute coronary syndromes: An American College of Cardiology National Cardiovascular Database Registry report. Am Heart J 2008;155:140-146.
157. Smith SC Jr, Feldman TE, Hirshfeld JW Jr, et al: ACC/AHA/SCAI 2005 guideline update for percutaneous coronary intervention: A report of the American College of Cardiology/American Heart Association Task Force on Practice Guidelines (ACC/AHA/SCAI Writing Committee to Update 2001 Guidelines for Percutaneous Coronary Intervention). Circulation 2006;113:e166-e286.
158. Silber S, Albertsson P, Avilés FF, et al: Guidelines for percutaneous coronary interventions. The Task Force for Percutaneous Coronary Interventions of the European Society of Cardiology. Eur Heart J 2005;26:804-847.
159. Stone GW, White HD, Ohman EM, et al: Bivalirudin in patients with acute coronary syndromes undergoing percutaneous coronary intervention: A subgroup analysis from the Acute Catheterization and Urgent Intervention Triage strategy (ACUITY) trial. Lancet 2007;369:907-919.
160. Mehta SR, Granger CB, Eikelboom JW, et al: Efficacy and safety of fondaparinux versus enoxaparin in patients with acute coronary syndromes undergoing percutaneous coronary intervention: Results from the OASIS-5 trial. J Am Coll Cardiol 2007;50:1742-1751.
161. Brasselet C, Tassan S, Nazeyrollas P, et al: Randomised comparison of femoral versus radial approach for percutaneous coronary intervention using abciximab in acute myocardial infarction: Results of the FARMI trial. Heart 2007;93:1556-1561.
162. Eisenstein EL, Anstrom KJ, Kong DF, et al: Clopidogrel use and long-term clinical outcomes after drug-eluting stent implantation. JAMA 2007;297:159-168.
163. Bertrand ME, Rupprecht HJ, Urban P, et al: Double-blind study of the safety of clopidogrel with and without a loading dose in combination with aspirin compared with ticlopidine in combination with aspirin after coronary stenting : The clopidogrel aspirin stent international cooperative study (CLASSICS). Circulation 2000;102: 624-629.
164. Mehta SR, Yusuf S: Short- and long-term oral antiplatelet therapy in acute coronary syndromes and percutaneous coronary intervention. J Am Coll Cardiol 2003;41(4 Suppl S):79S-88S.
165. Mehta S, Yusuf S, Peters RJ, et al: Clopidogrel in Unstable angina to prevent Recurrent Events trial (CURE) Investigators . Effects of pretreatment with clopidogrel and aspirin followed by long-term therapy in patients undergoing percutaneous coronary intervention: the PCI-CURE study. Lancet 2001;358:527-533.
166. Schomig A, Schmitt C, Dibra A, et al: One year outcomes with abciximab vs. placebo during percutaneous coronary intervention after pre-treatment with clopidogrel. Eur Heart J 2005;26:1379-1384.
167. Stettler C, Wandel S, Allemann S, et al: Outcomes associated with drug-eluting and bare-metal stents: A collaborative network meta-analysis. Lancet 2007;370:937-948.
168. Spaulding C, Daemen J, Boersma E, et al: A pooled analysis of data comparing sirolimus-eluting stents with bare-metal stents. N Engl J Med 2007;356:989-997.
169. Pasceri V, Patti G, Speciale G, et al: Meta-analysis of clinical trials on use of drug-eluting stents for treatment of acute myocardial infarction. Am Heart J 2007;153:749-754.
170. Mauri L, Hsieh WH, Massaro JM, et al: Stent thrombosis in randomized clinical trials of drug-eluting stents. N Engl J Med 2007;356:1020-1029.
171. Kastrati A, Dibra A, Spaulding C, et al: Meta-analysis of randomized trials on drug-eluting stents vs. bare-metal stents in patients with acute myocardial infarction. Eur Heart J 2007;28:2706-2713.
172. Pfisterer M, Brunner-La Rocca HP,Kaiser C: The balance of risks and benefits of drug-eluting versus bare-metal stents. J Am Coll Cardiol 2008;51:972; author reply 972-973.
173. Thygesen K, Alpert JS, White HD, et al: Universal definition of myocardial infarction. Circulation 2007;116:2634-2653.
174. Yusuf S, Zucker D, Peduzzi P, et al: Effect of coronary artery bypass graft surgery on survival: Overview of 10-year results from randomised trials by the Coronary Artery Bypass Graft Surgery Trialists Collaboration. Lancet 1994;344:563-570.

第 28 章

PCI 与抗栓治疗

Jon-David R. Schwalm 和 Shamir R. Mehta

第 1 例 PCI 完成于 1977 年，自此 PCI 技术迅猛发展 [1]。PCI 治疗在支架工艺、输送系统和围术期治疗等多方面进展迅速，减少了各种并发症（例如血管急性闭塞、支架内血栓和再狭窄），不仅改善了临床预后，而且拓宽了治疗人群。

PCI 在稳定心绞痛、UA、NSTEMI 和 STEMI 治疗中的地位非常重要。2003 年，美国 PCI 例数已达 664 000 余例 [2]。曾有人认为在治疗 UA/NSTEMI 的治疗中保守治疗的策略优于介入手术，但是，近年随机临床试验的荟萃分析和相应指南均支持对 UA/NSTEMI 患者常规实施介入手术策略 [3-5]。

治疗 UA/NSTEMI 对临床医师来讲极富挑战性。对于这类疾病可供选择的抗栓治疗有很多，并且有循证证据支持，本章讨论 UA/NSTEMIPCI 围术期的抗栓治疗和循证依据。有关抗血小板治疗和抗凝治疗的特殊问题在有关章节讨论。

PCI 术前的抗栓治疗

抗血小板治疗

阿司匹林

无论是否行 PCI 术，阿司匹林用于治疗 UA/NSTEMI 是 I 类建议（证据水平 A）[6]。阿司匹林治疗 UA/NSTEMI 可以减少 46% 的复合终点事件（非致死性心肌梗死、非致死性卒中或心血管死亡）[7]。就 PCI 来讲，早期研究认为无论阿司匹林单药治疗抑或与其他药物联合使用均可显著降低再次血管重建和心肌梗死的风险 [8, 9]。建议在 UA/NSTEMI 患者初始治疗时使用非肠溶阿司匹林制剂（162 ~ 325 mg），以利于药物的迅速吸收 [6, 10]。虽然多项试验已证实 UA/NSTEMI 患者口服阿司匹林的益处，但就阿司匹林的最佳剂量来讲尚无定论。

为明确阿司匹林不同剂量的疗效，抗栓协作组（ATC）比较了多个临床试验的结果，这些临床试验比较了不同剂量阿司匹林与安慰剂疗效的差别 [7]。比较后发现，大剂量阿司匹林与小剂量相比（< 100mg/d）并无更多益处。依据这些结果，治疗中常使用小剂量阿司匹林。有两项研究评价不同阿司匹林剂量治疗 ACS 患者的差别，发现随着阿司匹林剂量增加，出血风险增加，但预后却无进一步改善 [11, 12]。

CURRENT-OASIS 7 试验入选 25 000 例 ACS 患者，比较不同剂量阿司匹林的疗效 [13]。入选患者在阿司匹林首剂给予 300mg 后，随机入大剂量阿司匹林组（≥ 300mg）或低剂量阿司匹林组（≤ 100mg），两组患者在 30 天时心血管死亡、心肌梗死或再次梗死死、卒中等主要终点事件并无显著差别（4.2% vs 4.4%，危害比 0.97，95% 置信区间，0.86 ~ 1.09；P=0.61）[13]。

噻吩吡啶类药物

噻吩吡啶类药物有噻氯匹定、氯吡格雷和普拉格雷，是治疗 UA/NSTEMI 和 PCI 患者的另一类抗血小板制剂，常与阿司匹林联用。

早期荟萃分析显示，与华法林相比，阿司匹林和噻氯匹定（抵克力得）联用可减少支架内血栓和出血 [14-19]。噻氯匹定的局限性在于对血液系统的影响，包括中性粒细胞减少症和粒细胞缺乏症，因此近年其应用有限，而氯吡格雷的不良反应较少，已取代噻氯匹定 [20]。对氯吡格雷过敏的患者，仍可予噻氯匹定治疗。

CAPRI 研究显示在有心肌梗死、卒中和周围血管病史患者的二级预防中，氯吡格雷单药治疗至少与阿司匹林相当 [21]。CURE 试验证实，在 UA/NSTEMI 患者口服阿司匹林的基础上，氯吡格雷与安慰剂相比可减少 20% 的复合终点事件（心血管死亡、心肌梗死和卒中）（见图 28-1）[6, 22]。氯吡格雷的益处很早即可出现，在负荷剂量后的 24 小时即可减少缺血事件，其益处还可减少 30 天至 1 年的复合终点事件（死亡、心肌梗死或卒中），这些结果提示氯吡格雷应至少口服 1 年 [23]。双重抗血小板治疗虽然增加出血风险，但并不致命。严重出血的风险似乎与阿司匹林的剂量相关，随着其剂量的增加，出血风险增加，但获益并不增加 [11]。

CURE 研究中氯吡格雷并不增加 CABG 患者的出血风险，但其多数患者在 CABG 术前已停用氯吡格雷 [22]。氯吡格雷术前停用 5 天以上（氯吡格雷的半衰期是 5 天）并不增加严重出血（CURE 试验标准）风险。如果术前 5 天内仍在使用氯吡格雷，严重出血风险将增加（相对风险 1.55，P=0.06）[22]。因此，如果 ACS 患者需要作 CABG

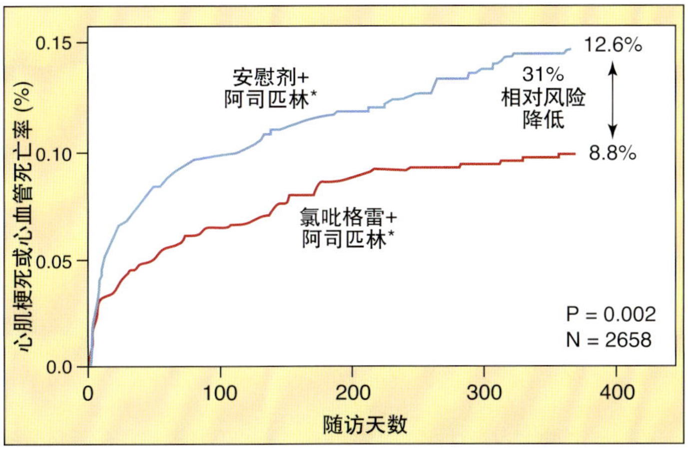

图28-1　PCI-CURE:ACS患者PCI术后从随机到随访结束时的MI和心血管死亡复合终点。
From Mehta SR, Yusuf S, Peters RJ, et al for the CURE Investigators: Effects of pretreatment with clopidogrel and aspirin followed by long-term therapy in patients undergoing percutaneous coronary intervention: the PCI-CURE study. Lancet 2001;358:527-533.

术，建议尽可能在术前 5 天停用氯吡格雷。仅有 8% 的 ACS 患者需要做 CABG，其中仅有＜ 1% ～ 2% 需要急诊手术，所以大多数患者可以在外科手术前及时停用氯吡格雷[24]。如果临床延迟使用氯吡格雷，在明确冠状动脉解剖后再给予氯吡格雷，这虽然可以在少数需要急诊外科手术的患者避免使用氯吡格雷，但却不能使＞ 95% 患者因早期抗血小板治疗而获益[23]。

急诊 CABG 术患者若正在口服氯吡格雷，其治疗应考虑以下几方面：首先，因为活性代谢产物的半衰期＜ 24 小时，应尽量将手术推迟至末次口服氯吡格雷 24 小时后；如果术中出血过多，需要输入血小板，应输入有功能的血小板；术后可以考虑应用氨甲环酸；如果仍有活动性出血，可以考虑输入红细胞、新鲜冷冻血浆或冷凝蛋白。由于经验不同，不同中心应用上述治疗的指征会有一些差别。

PCI-CURE、CREDO 和 PCI-CLARITY 研究评价了 PCI 前给予氯吡格雷治疗的益处[25-27]。PCI-CURE 和 PCI-CLARITY 是对 CURE 和 CLARITY 试验中的 PCI 患者所进行的亚组分析[22, 25, 27, 28]，而入选 CREDO 试验的多数为稳定心绞痛行 PCI 治疗患者[26]。PCI-CURE 试验显示，PCI 前开始给予氯吡格雷可将术后 30 天的心血管死亡、心肌梗死或急诊血管重建事件减少 30%；PCI-CLARITY 试验显示，PCI 前开始给予氯吡格雷可将术后 30 天的心血管死亡、心肌梗死或卒中减少 46%[25, 27]。CREDO 研究建议术前给予 300mg 负荷剂量的氯吡格雷，并且应在术前至少 6 小时给药，最好在术前 15 小时给药，以达到理想的血小板抑制作用[26]。体外实验和小样本随机临床试验均提示，600mg 负荷剂量的氯吡格雷用于稳定心绞痛和 UA/NSTEMI 患者的 PCI 术前治疗，可在 2 小时内达到理想的血小板抑制作用，改善临床预后，不增加出血风险[29-31]。鉴于 PCI 前给予氯吡格雷的显著临床益处，同时考虑到个别急诊 CABG 患者的出血风险，建议治疗初始时给予 300mg 负荷剂量的氯吡格雷。CURRENT OASIS 7 研究是一项随机双盲的临床试验，比较了大剂量氯吡格雷（负荷量 600mg，维持量 150mg/d，1 周；75mg/d）与标准剂量氯吡格雷（负荷量 300mg，维持量 75mg/d）的疗效[13]。研究中共有 25 086 例 ACS 患者入选，介入手术后随机入组。结果显示 4.2% 的大剂量氯吡格雷组患者发生主要终点事件（30 天的心血管死亡、心肌（再）梗死或卒中），在标准剂量组有 4.4% 的患者发生主要终点事件（危害比 0.94，95% 置信区间 0.83 ～ 1.06，P=0.30）；大剂量氯吡格雷组有 2.5% 的患者发生严重出血事件，而在标准剂量组患者有 2.0% 的患者发生严重出血事件（危害比 1.24，95% 置信区间 1.05 ～ 1.46，P=0.012）；PCI 患者（17 263 例）中，大剂量氯吡格雷也可使患者的次要终点显著减少（1.7% vs 2.4%，危害比 0.69，95% 置信区间 0.56 ～ 0.86，P ＜ 0.001）[13]。

观察性研究认为，氯吡格雷的不良药动学特点与不良缺血事件风险相关[32-44]。多数患者对于氯吡格雷有良好的反应性。实验室检查发现血小板聚集率呈正态分布，其中仅有少数患者呈低反应性或过度反应。由于存在氯吡格雷反应性的个体差异，临床应采用可靠的方法检测血小板功能。如果患者呈低反应性，应增加氯吡格雷的剂量，或给予替代的噻吩吡啶类药物治疗，例如普拉格雷。如果对氯吡格雷的反应性良好，可给予标准剂量氯吡格雷进行治疗。是否应常规行血小板功能检测以指导临床应用氯吡格雷还需要进一步的临床试验。正在进行的相关临床研究有 GRAVITAS 试验[45]。

普拉格雷是新开发的噻吩吡啶类药物。普拉格雷是药物前体，其药理作用依赖于其在体内经肝脏细胞色素 P-450 系统的代谢和转化。与氯吡格雷比较，普拉格雷转化成的活性产物更有效，活性更高，可以产生更快更强的抗血小板作用，同时普拉格雷的反应性在个体间并无太大差异[46]。这些药动学特点可能更有益于临床，特别是在 PCI 术前需要快速抑制血小板。TRITON-TIMI 38 试验入选 13 608 例 STEMI 或 NSTEMI-PCI 患者，证实普拉格雷比标准剂量的氯吡格雷，就 15 个月时的主要终点事件（心血管死亡、心肌梗死或卒中）来讲，有更多的临床益处（9.9% vs 12.1%，P ＜ 0.001）（见图 28-2）[47]。此外，普拉格雷还可将确定的 / 可能的支架内血栓的绝对风险降低 1.3%（P ＜ 0.001）（见图 28-3）。但是，普拉格雷患者的出血风险增加（TIMI 严重出血、危及生命的出血、致死性出血）。TRITON-TIMI 38 试验比较的是普拉格雷 60mg 负荷剂量与氯吡格雷 300mg 负荷剂量，普拉格雷是否比 600mg 负荷剂量和 150mg 维持剂量的氯吡格雷有更多的优势，临床获益更多，目前尚不得而知。该试验中并非 PCI 术前给药，可能会因此出现不利于氯吡格雷的结果。尽管如此，TRITON-TIMI 38 试验提示，更快和更强地抑制血小板可以产生更多的临床益处，但同时出血并发

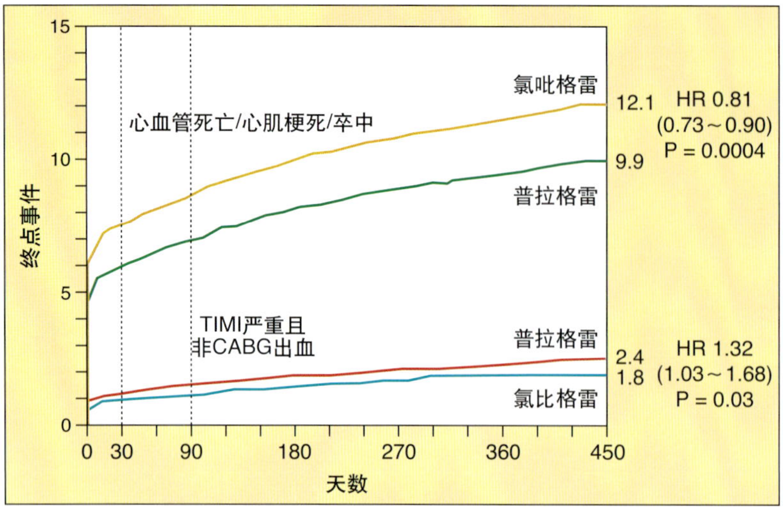

图28-2 Triton-TIMI 38: Kaplan-Meies累积生存曲线估计的随访期间主要有效终点和安全终点。
From Wiviott SD, Braunwald E, McCabe CH, et al for the Triton-TIMI 38 investigators: Prasugrel versus clopidogrel in patients with acute coronary syndromes. N Engl J Med 2007;357:2001-2015.

症增加。

替卡格雷是可逆性地直接抑制 ADP 受体（P2Y12）的药物，是一种新开发的有前途的抗血小板药物，用于治疗伴或不伴 ST 抬高的 ACS 患者。PLATO 试验随机将 18 624 例患者分入替卡格雷组（负荷量 180mg，90mg/ 次，2 次 / 日）或氯吡格雷组（负荷量 300 ～ 600mg，75mg/d）（见图 28-4）[47a]。不同于 TRITON 研究，试验设计在冠状动脉造影之前给药。约有 60% 的患者在住院期间行 PCI 治疗。结果显示，主要复合终点事件（血管性死亡、心肌梗死或卒中）在替卡格雷患者显著减少（9.8% vs 11.7%，P ＜ 0.001），这些益处不仅在试验早期即可出现（30 天内），而且可持续至试验的晚期阶段（30 天至 1 年）；替卡格雷不仅减少血管性死亡（4.0% vs 5.1%，P=0.001），而且减少心肌梗死事件（5.8% vs 6.9%，P=0.005）和确定的支架内血栓 1.3% vs 1.9%，P=0.009）；接受有创策略治疗患者的主要终点持续减少；严重出血发生率在替卡格雷组和氯吡格雷组患者并无显著差别（11.6% vs 11.2%；

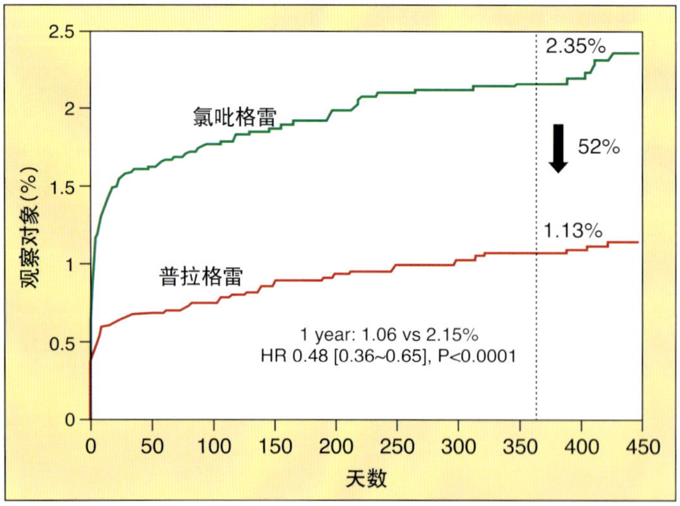

图28-3 Triton-TIMI 38:1年时明确的/可疑的支架内血栓发生率（N = 12 844）。
From Wiviott SD, Braunwald E, McCabe CH, etal for the Triton-TIMI 38 investigators: N Engl J Med 2007;357:2001-2015.

P=0.43），但替卡格雷却与未行 CABG 患者的严重出血风险增加相关（4.5% vs 3.8%，P=0.03）；替卡格雷与心室停搏＞ 3 秒（5.8% vs 3.6%，P=0.01）和呼吸困难症状相关（13.8% vs 7.8%，P ＜ 0.001），其中包括因呼吸困难而停药的患者（0.9% vs 0.1%，P ＜ 0.001）[47a]。这些结果与多数大样本研究的亚组分析一致，但对于南美患者，有关结果则有所不同（氯吡格雷治疗优于替卡格雷，P ＜ 0.05）[47a]，虽然这可能与概率有关，但还应考虑可能的解释（例如阿司匹林剂量的差异）。

糖蛋白Ⅱb/ Ⅲa 受体抑制剂

糖蛋白Ⅱb/ Ⅲa 受体抑制剂是用于 PCI 患者和治疗 UA/NSTEMI 患者的常用抗血小板药物。荟萃分析显示，糖蛋白Ⅱb/ Ⅲa 受体抑制剂在 12 000 余例 UA/NSTEMI 患者可显著减少死亡和非致死性心肌梗死[48]。还有证据提示，糖蛋白Ⅱb/ Ⅲa 受体抑制剂还可减少合并有糖尿病的 UA/NSTEMI 患者和 PCI 患者的死亡事件[49]。因为多数支持糖蛋白Ⅱb/ Ⅲa 受体抑制剂的证据均在临床应用氯吡格雷之前发表，所以有关在氯吡格雷基础上使用糖蛋白Ⅱb/ Ⅲa 受体抑制剂的意义存在争议[48, 49]。ISAR-REACT-2 试验证实，联合使用氯吡格雷和阿昔单抗（负荷量 0.25mg/kg，维持量 0.125μg/（kg·min），最大剂量 10μg/min）优于氯吡格雷单药治疗，但仅在肌钙蛋白阳性的 PCI 患者复合终点事件减少（30 天死亡、心肌梗死和靶血管血管重建）[50]。ISAR-REACT-2 试验的意义还在于证实了低至中度风险的 ACS 患者仅使用氯吡格雷和阿司匹林作为抗血小板药物治疗的安全性[50]。2005 年 ACC/AHA/SCAI PCI 指南建议，如果 PCI 术前未使用氯吡格雷，可在术前或术中应用糖蛋白Ⅱb/ Ⅲa 受体抑制剂（Ⅰ类建议，证据水平 A）[51]。2007 ACC/AHAACS 指南也建议在阿司匹林的基础上加用糖蛋白Ⅱb/ Ⅲa 受体抑制剂或氯吡格雷用于 UA/NSTEMI 低危患者 PCI 术前的治疗（Ⅰ类建议，证据水平 A）[6]。考虑到医疗费用的降低、PCI 术后氯吡格雷治疗的长期性、临床获益等诸方面，建

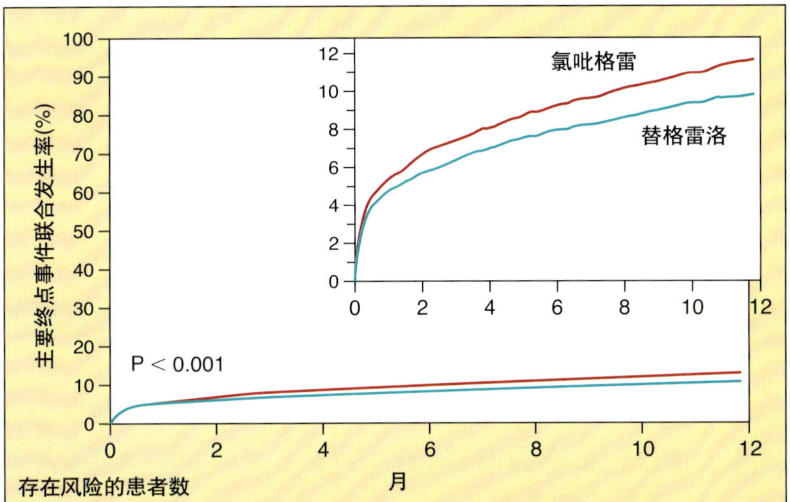

存在风险的患者数							
替格雷洛	9333	8628	8460	8219	6743	5161	4147
氯吡格雷	9291	8521	8362	8124	6650	5096	4047

图28-4 主要有效终点初次发生时间的Kaplan-Meies累积生存曲线。替卡格雷组的主要终点血管源性死亡、心肌梗死或卒中的复合终点发生率要显著低于氯吡咯雷组（12个月时9.8%比11.7%；风险比0.84；95%置信区间，0.77～0.92；P＜0.001）。

From Wallentin L, Becker RC, Budaj A, et al: Ticagrelor versus clopidogrel in patients with acute coronary syndromes. N Engl J Med 2009;361:1045–57.

议在UA/NSTEMI的低危患者和PCI患者应用氯吡格雷。然而，根据ISAR-REACT-2试验的结果，指南建议在高危的、肌钙蛋白阳性的、ACS PCI患者应用该两类药物并同时应用阿司匹林[6, 50]。应用糖蛋白Ⅱb/Ⅲa受体抑制剂之前应对患者进行筛选，因为大多数获益仅存在于肌钙蛋白阳性和合并有糖尿病的UA/NSTEMI患者。ACUITY TIMING试验进一步研究在UA/NSTEMI患者PCI围术期应用糖蛋白Ⅱb/Ⅲa受体抑制剂的时机，发现PCI术后给予糖蛋白Ⅱb/Ⅲa受体抑制剂和PCI术前给予糖蛋白Ⅱb/Ⅲa受体抑制剂就复合终点缺血事件来讲并无显著差别（P=0.13），但PCI术后给予糖蛋白Ⅱb/Ⅲa受体抑制剂的延迟策略却可减少30天严重出血事件（4.9 vs 6.1%，P=0.009）[52]。

治疗UA/NSTEMIPCI患者时有多种抗血小板策略。就目前的证据而言，理想的抗血小板策略应包括阿司匹林（至少160mg的负荷量和每日81mg的维持量）。现已证实，在所有的UA/NSTEMI患者，无论是否行PCI治疗，早期开始氯吡格雷治疗均有益（包括低、中和高危患者）。因此，对于大多数的UA/NSTEMI患者应早期或术前给予氯吡格雷负荷量（至少300mg）。以下情况可同时合用糖蛋白Ⅱb/Ⅲa受体抑制剂治疗UA/NSTEMI PCI患者：合并糖尿病、肌钙蛋白阳性的ACS和术前未口服氯吡格雷。

抗凝治疗

普通肝素

普通肝素是应用最为广泛的抗凝药物，用于UA/NSTEMI患者的保守治疗或介入手术（Ⅰ类建议，证据水平A）[6]。就ACS来讲，多数评价普通肝素的研究年限早于当今治疗ACS的时代。普通肝素经肾排泄很少，因此在肾功能减退的患者通常不需要调整剂量。与阿司匹林单药治疗相比，联合使用阿司匹林和普通肝素可以降低UA/NSTEMI患者50%的死亡率和复发的心肌梗死事件[53]。普通肝素的应用应当按体重给药（初始剂量60U/kg，随后12U/（kg·h），根据aPTT调整剂量）[54]。PCI术前使用普通肝素仅适用于ACS的患者。择期PCI患者并不需要在术前常规使用普通肝素。

低分子肝素

依诺肝素非常适用于治疗UA/NSTEMI（Ⅰ类建议，证据水平A）[6]。依诺肝素的益处在于可以减少肝素诱导的血小板减少、使用方便（每日两次皮下注射）和不需要监测凝血指标。但由于依诺肝素在肾脏清除，若用于有肾功能减退的患者，应对依诺肝素的剂量进行调整，禁用于严重肾功能不全的患者。早期临床试验证实，用于保守治疗的患者，依诺肝素可以比普通肝素更好地减少死亡、心肌梗死和复发心肌缺血[55-57]。这些临床研究选择了保守策略，完成于临床尚未应用氯吡格雷和糖蛋白Ⅱb/Ⅲa受体抑制剂的时代，因此用于指导现今临床工作的价值存在不足。还有临床试验证实依诺肝素与依替巴肽合用有益[58]。新近完成的临床试验包括A-Z和SYNERGY研究，入选同时PCI和抗血小板治疗的患者，未能证实依诺肝素相比于普通肝素的优势，并提示依诺肝素治疗的出血风险增加[59, 60]。

磺达肝癸钠

磺达肝癸钠是Xa因子抑制剂，可用于治疗UA/NSTEMI（Ⅰ类建议，证据水平B）[6]。磺达肝癸钠的用法是2.5mg/d（皮下注射1次）。OASIS-5研究为随机对照研究（20 078例），证实磺达肝癸钠就有效性来讲并不劣于依诺肝素，但却可减少50%的出血事件，降低死亡率，临床获益净值增加[61]。就出血事件而言，在不同程度的肾功能不全患者，磺达肝癸钠优于依诺肝素（该研究未包括血肌酐≥3mg/dl或265μmol/L的患者），并且在严重肾功能不全的患者获益最多[62]。OASIS 5 试验中的多数患者接受介入手术策略，在这当中有 40% 的患者行 PCI 治疗[61]。PCI 患者中，磺达肝癸钠治疗的患者复合终点事件比依诺肝素治疗的患者显著减少（包括死亡、心肌梗死、卒中、严重出血或任何与手术有关的并发症）(16.6% vs 20.6%，P < 0.001）[61]。即使是短期应用磺达肝癸钠治疗也有益，因为在随机后的第 1 天即可出现出血事件减少。由于磺达肝癸钠仅抑制 Xa 因子，对凝血酶无作用，建议在 PCI 时应静脉应用普通肝素 50 ~ 60IU/kg，目的在于避免因接触促凝物质而引起凝血系统激活，后者仅发生于 1% 的应用磺达肝癸钠的患者。OASIS 5 试验中，同时应用普通肝素并不增加出血风险[57]。因此，2007 ESC NSTEMI 诊断和治疗指南建议，无论是否做 PCI，在 UA/NSTEMI 患者优先于依诺肝素使用磺达肝癸钠[63]。ACC/AHA UA/NSTEMI 指南亦将磺达肝癸钠列为保守性治疗和介入手术策略的 I 类建议，建议在尚未进行冠状动脉造影，未能确定治疗策略或者是否血管重建的情况下，将之作为 UA/NSTEMI 早期治疗的理想药物（急诊室治疗）[6]。

直接凝血酶抑制剂

比伐卢定是直接凝血酶抑制剂，用于治疗 UA/NSTEMI 和 PCI 患者。REPLACE 2 和 ISAAR-REACT 3 试验分别评价了在稳定冠心病和 ACS PCI 患者应用比伐卢定的疗效[64, 65]。REPLACE 2 试验入选 6000 余例择期或急诊 PCI 的患者：就复合主要终点事件来讲（包括死亡、心肌梗死或急诊再次血管重建)，比伐卢定（必要时联用糖蛋白 Ⅱ b/ Ⅲ a 受体抑制剂）并不劣于普通肝素联用糖蛋白 Ⅱ b/ Ⅲ a 受体抑制剂；比伐卢定组患者严重出血的风险降低（2.4% vs 4.1%，P < 0.001）[64]。ISAAR-REACT 3 试验比较了比伐卢定单药治疗与普通肝素单药治疗在 ACSPCI 患者的疗效[65]。试验中所有患者均在 PCI 术前 2 小时前给予 600mg 负荷量氯吡格雷。比伐卢定组与普通肝素组患者的主要终点事件并无显著差别[65]。与普通肝素相比，比伐卢定组患者的严重出血事件较少，但研究结果不能排除受试验中普通肝素用量较大（远大于指南建议的上限剂量）的影响。

ACUITY 试验入选 UA/NSTEMI 患者接受介入手术的患者，比较比伐卢定单药治疗与比伐卢定联用糖蛋白 Ⅱ b/ Ⅲ a 受体抑制剂或普通肝素 / 依诺肝素联用糖蛋白 Ⅱ b/ Ⅲ a 受体抑制剂的疗效[52, 66]。1 年复合终点事件（包括死亡、心肌梗死和计划外的血管重建）在 3 组间并无显著差别，普通肝素 / 依诺肝素联用糖蛋白 Ⅱ b/ Ⅲa 受体抑制剂组的发生率为 15.4%，比伐卢定联用糖蛋白 Ⅱ b/ Ⅲa 受体抑制剂组为 16%，比伐卢定单药治疗组患者为 16.2% (P=0.29)。在术前给予氯吡格雷的患者，比伐卢定证实可以减少严重出血事件，这与既往研究结果一致，其临床获益不逊于普通肝素。依诺肝素联用糖蛋 Ⅱ b/ Ⅲa 受体拮抗剂[52, 66]。比伐卢定联合氯吡格雷治疗低至高危 ACS PCI 患者的疗效与普通肝素 / 依诺肝素联合糖蛋白 Ⅱ b/ Ⅲa 受体抑制剂相当，因此，在 UA/NSTEMI 介入手术策略的患者，建议使用比伐卢定（Ⅰ类建议，证据水平 B）[6]。当有肝素敏感或肝素诱导的血小板减少症时，比伐卢定可作为合理的替代药物。

UA/NSTEMI 患者的抗凝药物包括普通肝素、磺达肝癸钠、依诺肝素或比伐卢定等。确定抗凝策略时应考虑诸多临床因素，包括治疗策略、介入手术的时间、患者的个体出血风险、肾功能、PCI 前氯吡格雷的用量和 UA/NSTEMI 发病的总体风险。

PCI 围术期的抗栓治疗

抗血小板治疗

多数 PCI 患者在入院时即宜给予阿司匹林和氯吡格雷治疗。PCI 时可额外给予 300mg 氯吡格雷，达到足够的血小板抑制作用。研究证据提示，稳定冠心病患者择期 PCI 时给予 600mg 氯吡格雷不仅安全而且有效[67]。CURRENT-OASIS 7 试验证实了 ACS PCI 患者增加氯吡格雷剂量的益处。氯吡格雷剂量增加（负荷量 600mg，随后 2 ~ 7 天每日 150mg，此后每日 75mg）与标准剂量相比（300mg 负荷量，随后每日 75mg)，可以减少 30 天主要终点事件（包括心血管死亡、心肌梗死 / 再次梗死或卒中）(3.9% vs 4.5%，危害比 0.86，95% 置信区间 0.74 ~ 0.99，P=0.039)，减少 46% 的确定的支架内血栓 (0.7% vs 1.3%，危害比 0.54，95% 置信区间 0.39 ~ 0.74，P=0.0001）[13]。由于存在确定的临床益处，如 TRITON-TIMI 38 试验证实，普拉格雷可显著减少确定的 / 可能的支架内血栓，普拉格雷用于 UA/NSTEMI 患者 PCI 围术期的治疗可起到重要的抗血小板作用（见图 28-2 和图 28-3）。

至少有一项大样本随机临床试验提示可以延迟应用糖蛋白 Ⅱ b/ Ⅲ a 受体抑制剂[52, 68]。仅在高危 PCI 患者应用糖蛋白 Ⅱ b/ Ⅲ a 受体抑制剂，可增加临床益处，减少出血风险[69]。

抗凝治疗

PCI 时所用的 3 种抗凝药物（普通肝素、依诺肝素和比伐卢定）中，普通肝素是自 PCI 以来最常用的药物。PCI 时，普通肝素可以减少血栓形成和继发的血管急性闭塞[70]。合用糖蛋白 Ⅱ b/ Ⅲa 受体抑制剂时，应减少普通肝素的用量，维持激活的全血凝固时间在 200 ~ 250 秒即可，而非单用普通肝素时的 250 ~ 300 秒，目的是降低出血风险[71-73]。

STEEPLE 和 SYNERGY 试验旨在评价 PCI 围术期依诺肝素的用量[60, 74]。STEEPLE 试验中，择期 PCI 患者随机入依诺肝素（PCI 术前予静脉注射 0.5mg/kg 或 0.75mg/kg）或普通肝素组[74]。依诺肝素组中，0.5mg/kg 亚组的患者死亡率较高，而 0.75mg/kg 亚组患者的主要终点事件（严重出血和轻微出血）的发生率与普通肝素相比无显著差别 [74]。SYNERGY 试验入选 10 000 余例 UA/NSTEMI 患者，比较依诺肝素和普通肝素在早期介入手术策略的疗效 [60]。依诺肝素的用法为每日两次皮下注射（1mg/kg），如果在 PCI 术前 8 小时内曾给予依诺肝素，在 PCI 前不再追加依诺肝素；如果末次依诺肝素是在 PCI 术前 8 小时以上给药，PCI 时应经静脉追加 0.3mg/kg 的依诺肝素 [60]。SYNERGY 试验的结果示在此类患者依诺肝素不劣于普通肝素，但依诺肝素组 TIMI 轻微出血事件显著增加（9.1% vs 7.6%，P=0.008）[60]。SYNERGY 试验为开放标签的临床试验，研究者事先清楚治疗策略，依诺肝素出血事件增加的部分原因可能与部分患者交叉至普通肝素组有关，但这未能完全解释所有出血事件，部分原因仍可能是依诺肝素治疗的患者出血风险较普通肝素治疗显著增加。

OASIS 5 试验中的 PCI 患者，复合终点事件（死亡、心肌梗死和难治性缺血）在依诺肝素和磺达肝癸钠治疗的患者相似，冠状动脉并发症也相似，但磺达肝癸钠治疗的 PCI 患者严重出血的发生率显著减少（5.4% vs 2.8%，相对风险 0.51，95% 置信区间 0.40 ~ 0.66），与依诺肝素比较，磺达肝癸钠治疗使临床净获益增加 [61]。在因 UA/NSTEMI 接受磺达肝癸钠治疗的患者，建议在 PCI 时给予普通肝素，提高抗凝效果。OASIS 5 研究中，考虑到磺达肝癸钠治疗患者发生导管内血栓的可能，PCI 时给予普通肝素静脉注射（若同时合用糖蛋白 Ⅱ b/ Ⅲ a 受体抑制剂，肝素用量为 0.013ml/kg；若同时未合用糖蛋白 Ⅱ b/ Ⅲ a 受体抑制剂，肝素用量为 0.02ml/kg）[61]。正在进行的 FUTURA-OASIS 8 试验，研究磺达肝癸钠治疗的患者在 PCI 围术期普通肝素治疗的最佳剂量。

如果用比伐卢定取代普通肝素和糖蛋白 Ⅱ b/ Ⅲ a 受体拮抗剂，ACS PCI 患者在 PCI 术前应口服噻吩吡啶类药物治疗。当有肝素诱导血小板减少症病史时，可以以比伐卢定替代普通肝素。比伐卢定的用药方案如下：负荷量（静脉注射 0.75mg/kg）后持续静脉滴注 1.75mg/（kg·h）。应在负荷量给药后 5 分钟测量激活的全血凝固时间，必要时再追加 0.3mg/kg。

PCI 术后的抗栓策略

抗血小板治疗

PCI 术后的抗血小板策略对于预防支架内血栓形成非常重要。抗血小板治疗已被证实可以减少 UA/NSTEMI 患者的严重不良心脏事件。

PCI 术后阿司匹林应无限期地使用。新指南建议，在金属裸支架术后、西罗莫司洗脱支架术后和紫杉醇洗脱支架术后应分别坚持口服 162 ~ 325mg/d 的阿司匹林 1、3 和 6 个月 [5]。此后应每日坚持口服阿司匹林 75 ~ 162mg。目前尚无证据支持在支架术后应用更大剂量的阿司匹林优于小剂量阿司匹林。小剂量阿司匹林在减少严重不良心脏事件方面与大剂量阿司匹林疗效相似，并且出血并发症更少 [7]。PCI 术后不仅应用阿司匹林，而且需要同时口服氯吡格雷，出血风险进一步增加，因此 PCI 术后应予以小剂量阿司匹林（75 ~ 162mg/d）治疗 [22]。根据 CURRENT-OASIS 7 试验结果，PCI 术后的阿司匹林治疗既可选择小剂量（≤ 100mg）方案，也可选择大剂量（≥ 300mg）方案 [13]。

UA/NSTEMI 患者，无论其是否作 PCI，氯吡格雷（75mg/d）应持续应用 12 个月，以获得最佳的疗效，减少严重不良事件 [22]。在 ACS PCI 患者，7 天双倍剂量氯吡格雷方案对减少严重不良心脏事件和支架内血栓形成的疗效与标准剂量方案相仿 [13]。PCI 患者置入金属裸支架后，无论其临床表现如何，均建议氯吡格雷至少口服 1 个月，最好口服至 12 个月以上 [5]。在置入药物洗脱支架（包括西罗莫司洗脱支架和紫杉醇洗脱支架），建议氯吡格雷应至少口服 12 个月 [5]。多项随机临床试验和注册研究已认识到西罗莫司洗脱支架可以发生极晚期支架内血栓（> 1 年）[75-77]。停用氯吡格雷是发生支架内血栓的独立危险因素 [78]。因此，在 UA/NSTEMI 患者置入药物洗脱支架后应口服氯吡格雷至少 1 年，如果能够耐受，最好终生口服。

如果 PCI 时使用糖蛋白 Ⅱ b/ Ⅲ a 受体抑制剂，建议在术后持续静脉滴注 12 小时 [50]。单中心随机对照试验评价了在 PCI 患者（约 40% 为 ACS）弹丸式注射负荷量阿昔单抗和负荷量后持续静脉使用阿昔单抗维持治疗的疗效，发现两组严重不良事件并无显著差别，但弹丸式注射负荷量组患者的出血并发症较少，住院时间缩短，所以，在 PCI 时应考虑给予弹丸式注射负荷量阿昔单抗的方案 [79]。

抗凝治疗

多数 UA/NSTEMI 的稳定患者在 PCI 术前及术中均使用普通肝素，如果术中顺利，应停用抗凝治疗。术前使用磺达肝癸钠的 UA/NSTEMI 患者，术后仍可继续应用这一抗凝药物（2.5mg/d），直至出院或用至 8 天 [61]。应用比伐卢定治疗的患者，则需要依据冠状动脉解剖、出血风险和临床表现，在 PCI 术中及术后 4 小时持续静脉使用 [1.75mg/（kg·h）] 比伐卢定，必要时可以静脉持续使用至 20 小时 [0.2mg/（kg·h）]。

小　结

在 UA/NSTEMI PCI 患者应予阿司匹林（负荷量至少 160mg，维持量 81mg/d），氯吡格雷（至少负荷量 300mg，75mg/d）和抗凝药物（静脉普通肝素、比伐卢定、磺达肝癸钠或依诺肝素）治疗。在肾功能严重受损患者，应使用普通肝素（初始弹丸式静脉注射 60U/kg，随后 12U/（kg·h）持续静脉注射，调整 aPTT 至 50 ~ 70 秒）（见表 28-1）。

PCI 术前即刻，根据 PCI 前的抗凝治疗方案，可增

表28-1 辅助抗栓治疗的建议使用方法*

时间	抗栓治疗	注释
PCI前 (急诊室/诊断时)	**阿司匹林**(最小160 mg负荷和 81 mg/d) **氯吡格雷** 最小 300mg负荷和75 mg/d (考虑600mg负荷和150mg 1周, 然后 75mg/d) **抗凝**(任一方案): **普通肝素** (60 U/kg 推注, 12 U/kg·h 输注 目标 aPTT 50～70s) **磺达肝癸钠**(2.5 mg sc 每日) **依诺肝素** (1 mg/kg sc 每日2次)	阿司匹林过敏考虑单独应用氯吡格雷 氯吡格雷过敏考虑应用噻氯匹定 如果血清肌酐＞3 mg/dl (265 μmol/L), 普通肝素继续应用48～72 h和（或）PCI时停用
PCI期间(冠脉解剖确定后)	**普拉格雷** (60mg 负荷和 10mg/d) **抗凝:**† **普通肝素** 使用GP Ⅱb/Ⅲa • 50～70 U/kg (ACT 200s) 不使用 GP Ⅱb/Ⅲa • 70～100 U/kg (ACT 250～300s) 先前使用磺达肝癸钠 • 50～60 IU/kg ± GP Ⅱb/Ⅲa **比伐卢定** (0.75 mg/kg Ⅳ推注，1.75 mg/(kg·h) 操作过程中输注) **依诺肝素** (0.3 mg/kg Ⅳ如果从上次给药起＞8h) **阿昔单抗** (GP Ⅱb/Ⅲa) (0.25mg/kg Ⅳ 推注 然后 0.125μg/(kg·min) 维持 12h	如果没有预先使用氯吡格雷可以考虑应用 如果选择比伐卢定抗凝患者应预先使用氯吡格雷 有指征的患者：糖尿病，肌钙蛋白阳性的急性冠脉综合征以及没有预先使用氯吡格雷
PCI后	**阿司匹林** (最小81mg 每日用药，不确定) **氯吡格雷** (最小75mg 每日用药，服用1年) **普拉格雷** (10mg 每日用药，服用1年)	药物洗脱支架置入后考虑连续氯吡格雷治疗＞1年 如果没有使用氯吡格雷

ACT，激活全血凝固时间；aPTT，活化部分凝血活酶时间。
*关于应用有创策略的不稳定心绞痛/非ST抬高心肌梗死(UA/NSTEMI)患者的辅助抗栓治疗循证应用的建议使用方法。
†普遍推荐PCI前所选择的抗凝药物要持续作用贯穿整个操作过程，推荐补充普通肝素除外磺达肝癸钠。
From Wiviott S, Braunwald E, McCabe C, et al: Prasugrel versus clopidogrel in patients with acute coronary syndromes. N Engl J Med 2007;357:2001-2015.

加额外的抗栓治疗。如果之前以磺达肝癸钠作为抗凝治疗措施，可静脉内注射普通肝素（50 ～ 60IU/kg）（无论术前多久使用磺达肝癸钠）。如果之前在使用普通肝素抗凝治疗，则需要额外增加普通肝素将 ACT 控制在 200 ～ 250 秒（若同时使用糖蛋白Ⅱb/Ⅲa 受体抑制剂）或 250 ～ 300 秒（无同时使用糖蛋白Ⅱb/Ⅲa 受体抑制剂）。如果 PCI 8 小时前曾使用皮下依诺肝素，则需要静脉追加依诺肝素（0.3mg/kg）。如果在 PCI 前使用比伐卢定，则建议在 PCI 术中需要静脉使用 0.75mg/kg 负荷量，此后以 1.75mg/（kg·h）持续静脉滴注。糖蛋白Ⅱb/Ⅲa 受体抑制剂可作为合并糖尿病患者、肌钙蛋白阳性 ACS 患者，或术前未曾予噻吩吡啶类药物患者的辅助抗栓治疗方法。最后，PCI 前再次给予 300mg 的氯吡格雷负荷剂量证实可以进一步抑制血小板的功能（见表 28-1）。

PCI 后，患者应无限期持续口服阿司匹林（最低剂量 81mg/d）。氯吡格雷应至少持续 1 年。置入药物洗脱支架的患者，考虑到发生极晚期支架内血栓，氯吡格雷可以持续 1 年以上。

（郑　斌）

参考文献

1. Gruntzig A, Schneider HJ: [The percutaneous dilatation of chronic coronary stenoses—experiments and morphology]. Schweiz Med Wochensch 1977;107:1588.
2. Thom T, Haase N, Rosamond W, et al: Heart disease and stroke statistics-2006 update: A report from the American Heart Association Statistics Committee and Stroke Statistics Subcommittee. Circulation 2006;113:e85-e115.
3. Mehta SR, Cannon CP, Fox KA, et al: Routine vs. selective invasive strategies in patients with acute coronary syndromes: A collaborative meta-analysis of randomized trials. JAMA 2005;293:2908-2917.
4. Bavry AA, Kumbhani DJ, Rassi AN, et al: Benefit of early invasive therapy in acute coronary syndromes: A meta-analysis of contemporary randomized clinical trials. J Am Coll Cardiol 2006;48:1319-1325.
5. King SB, Smith SC, Hirshfeld, JW, et al: 2007 focused update of the ACC/AHA/SCAI 2005 guideline update for percutaneous coronary intervention: A report of the American College of Cardiology/American Heart Association task force on practice guidelines: 2007 writing group to review new evidence and update the ACC/AHA/SCAI 2005 guideline update for percutaneous coronary intervention, writing on behalf of the 2005 writing committee. Circulation 2008;117:261-295.
6. Anderson AL, Adams CD, Antman EM, et al: ACC/AHA 2007 guidelines for the management of unstable angina/non-ST-elevation myocardial infarction. J Am Coll Cardiol 2007;50:652-726.
7. Antithrombotic Trialists' Collaboration: Collaborative meta-analysis of randomized trials of antiplatelet therapy for prevention of death, myocardial infarction, and stroke in high risk patients. BMJ 2002;324:71-86.
8. Schwartz, L, Bourassa, MG, Lesperance J, et al: Aspirin and dipyridamole in the prevention of restenosis after percutaneous transluminal coronary angioplasty. N Engl J Med 1988;318:1714-1719.
9. Lembo NJ, Black AJ, Roubin GS, et al: Effect of pretreatment with aspirin versus aspirin plus dipyridamole on frequency and type of acute complications of percutaneous transluminal coronary angioplasty. Am J

Cardiol 1990;65:422-426.
10. Sagar KA, Smyth MR: A comparative bioavailability study of different aspirin formulations using on-line multidimensional chromatography. J Pharm Biomed Anal 1999;21:383-392.
11. Peters RJ, Mehta SR, Fox KA, et al: Effects of aspirin dose when used alone or in combination with clopidogrel in patients with acute coronary syndromes: Observations from the Clopidogrel in Unstable angina to prevent Recurrent Events (CURE) study. Circulation 2003;108:1682-1687.
12. Aronow HD, Califf RM, Harrington RA, et al: Relation between aspirin dose, all-cause mortality, and bleeding in patients with recent cerebrovascular or coronary ischemic events (from the BRAVO Trial). Am J Cardiol 2008;102:1285-1290.
13. Mehta SR, Bassard JP, Chrolavicius S, et al: Design and rationale of CURRENT-OASIS 7: a randomized, 2 × 2 factorial trial evaluating optimal dosing strategies for clopidogrel and aspirin in patients with ST and non-ST-elevation acute coronary syndromes managed with an early invasive strategy. Am Heart J 2008;156:1080-1088.
14. Mehta SR, Yusuf S; Clopidogrel in Unstable angina to prevent Recurrent Events (CURE) Study Investigators: The Clopidogrel in Unstable angina to prevent Recurrent Events (CURE) trial programme; Rationale, design and baseline characteristics including a meta-analysis of the effects of thienopyridines in vascular disease. Eur Heart J 2000;21:2033-2041.
15. Leon MB, Baim DS, Popma JJ, et al; for the Stent Anticoagulation Restenosis Study Investigators: A clinical trial comparing three antithrombotic-drug regimens after coronary artery stenting. N Engl J Med 1998;339:1665-1671.
16. Schomig A, Neuman FJ, Kastrati A, et al: A randomized comparison of antiplatelet and anticoagulant therapy after the placement of coronary-artery stents. N Engl J Med 1996;334:1084-1089.
17. Schuhlen H, Hadamitzky M, Walter H, et al: Major benefit from antiplatelet therapy for patients at high risk for adverse cardiac events after coronary Palmaz-Schatz stent placement. Analysis of a prospective risk stratification protocol in the Intracoronary Stenting and Antithrombotic Regimen (ISAR) Trial. Circulation 1997;95:2015-2021.
18. Bertrand ME, Legrand V, Boland J, et al: Randomized multicenter comparison of conventional anticoagulation versus antiplatelet therapy in unplanned and elective coronary stenting: The Full Anticoagulation versus Aspirin and Ticlopidine (FANTASTIC) study. Circulation 1998;98:1597-1603.
19. Urban P, Macaya C, Rupprecht HJ, et al; for the MATTIS Investigators: Randomized evaluation of anticoagulation versus antiplatelet therapy after coronary stent implantation in high-risk patients: The Multicenter Aspirin and Ticlopidine Trial after Intracoronary Stenting (MATTIS). Circulation 1998;98:2126-2132.
20. Love BB, Biller J, Gent M: Adverse haematological effects of ticlopidine. Prevention, recognition and management. Drug Saf 1998;19:89-98.
21. CAPRIE Steering Committee: A randomized, blinded trial of clopidogrel versus aspirin in patients at risk of ischemic events (CAPRIE). Lancet 1996;348:1329-1339.
22. Yusuf S, Zhao F, Mehta S, et al: Effects of clopidogrel in addition to aspirin in patients with acute coronary syndromes without ST-segment elevation. N Eng J Med 2001;345:494-502.
23. Yusuf S, Mehta SR, Zhao F, et al; on behalf of the CURE (Clopidogrel in Unstable angina to prevent Recurrent Events) Trial Investigators: Early and late effects of clopidogrel in patients with acute coronary syndromes. Circulation 2003;107:966-972.
24. Fox K, Poole-Wilson P, Henderson R, et al: Interventional versus conservative treatment for patients with unstable angina or non-ST-elevation myocardial infarction: The British Heart Foundation RITA 3 randomised trial. Lancet 2002;360:743-751.
25. Mehta SR, Yusuf S, Peters RJ, et al; for the Clopidogrel in Unstable angina to prevent Recurrent Events trial (CURE) Investigators: Effects of pretreatment with clopidogrel and aspirin followed by long-term therapy in patients undergoing percutaneous coronary intervention: The PCI-CURE study. Lancet 2001;358:527-533.
26. Steinhubl SR, Berger PB, Mann JT, et al: Early and sustained dual oral antiplatelet therapy following percutaneous coronary intervention: A randomized controlled trial. JAMA 2002;288:2411-2420.
27. Sabatine MS, Cannon CP, Gibson CM, et al: Effect of clopidogrel pretreatment before percutaneous coronary intervention in patients with ST-elevation myocardial infarction treated with fibrinolytics: The PCI-CLARITY study. JAMA 2005;294:1224-1232.
28. Sabatine MS, Cannon CP, Gibson CM, et al: Addition of clopidogrel to aspirin and fibrinolytic therapy for myocardial infarction with ST-segment elevation. N Engl J Med 2005;352:1179-1189.
29. Hochholzer W, Trenk D, Frundi D, et al: Time dependence of platelet inhibition after a 600-mg loading dose of clopidogrel in a large, unselected cohort of candidates for percutaneous coronary intervention. Circulation 2005;111:2560-2564.
30. Patti G, Colonna G, Pasceri V, et al: Randomized trial of high loading dose of clopidogrel for reduction of periprocedural myocardial infarction in patients undergoing coronary intervention: Results From the ARMYDA-2 (Antiplatelet therapy for Reduction of Myocardial Damage during Angioplasty) Study. Circulation 2005;111:2099-2106.
31. Cuisset T, Frere C, Quilici J, et al: Benefit of a 600-mg loading dose of clopidogrel on platelet reactivity and clinical outcomes in patients with non-ST-segment elevation acute coronary syndrome undergoing coronary stenting. J Am Coll Cardiol 2006;48:1339-1345.
32. Hochholzer W, Trenk D, Bestehorn HP, et al: Impact of the degree of peri-interventional platelet inhibition after loading with clopidogrel on early clinical outcome of elective coronary stent placement. J Am Coll Cardiol 2006;48:1742-1750.
33. Geisler T, Langer H, Wydymus M, et al: Low response to clopidogrel is associated with cardiovascular outcome after coronary stent implantation. Eur Heart J 2006;27:2420-2425.
34. Cuisset T, Frere C, Quilici J, et al: High post-treatment platelet reactivity identified low-responders to dual antiplatelet therapy at increased risk of recurrent cardiovascular events after stenting for acute coronary syndrome. J Thromb Haemost 2006;4:542-549.
35. Gurbel PA, Bliden KP, Guyer K, et al: Platelet reactivity in patients and recurrent events poststenting: Results of the PREPARE POST-STENTING Study. J Am Coll Cardiol 2005;46:1820-1826.
36. Buonamici P, Marcucci R, Migliorini A, et al: Impact of platelet reactivity after clopidogrel administration on drug-eluting stent thrombosis. J Am Coll Cardiol 2007;49:2312-2317.
37. Bliden KP, DiChiara J, Tantry US, et al: Increased risk in patients with high platelet aggregation receiving chronic clopidogrel therapy undergoing percutaneous coronary intervention: Is the current antiplatelet therapy adequate? J Am Coll Cardiol 2007;49: 657-666.
38. Matetzky S, Shenkman B, Guetta V, et al: Clopidogrel resistance is associated with increased risk of recurrent atherothrombotic events in patients with acute myocardial infarction. Circulation 2004;109:3171-3175.
39. Wang ZJ, Zhou YJ, Liu YY, et al: Impact of clopidogrel resistance on thrombotic events after percutaneous coronary intervention with drug-eluting stent. Thromb Res 2009;124:46-51.
40. Buch AN, Singh S, Roy P, et al: Measuring aspirin resistance, clopidogrel responsiveness, and post-procedural markers of myonecrosis in patients undergoing percutaneous coronary intervention. Am J Cardiol 2007;99:1518-1522.
41. Cuisset T, Hamilos M, Sarma J, et al: Relation of low response to clopidogrel assessed with point-of-care assay to periprocedural myonecrosis in patients undergoing elective coronary stenting for stable angina pectoris. Am J Cardiol 2008;101:1700-1703.
42. Patti G, Nusca A, Mangiacapra F, et al: Point-of-care measurement of clopidogrel responsiveness predicts clinical outcome in patients undergoing percutaneous coronary intervention results of the ARMYDA-PRO (Antiplatelet Therapy for Reduction of Myocardial Damage During Angioplasty-Platelet Reactivity Predicts Outcome) study. J Am Coll Cardiol 2008;52:1128-1133.
43. Price MJ, Endemann S, Gollapudi RR, et al: Prognostic significance of post-clopidogrel platelet reactivity assessed by a point-of-care assay on thrombotic events after drug-eluting stent implantation. Eur Heart J 2008;29:992-1000.
44. Marcucci R, Gori AM, Paniccia R, et al: Cardiovascular death and nonfatal myocardial infarction in acute coronary syndrome patients receiving coronary stenting are predicted by residual platelet reactivity to ADP detected by a point-of-care assay: A 12-month follow-up. Circulation 2009;119:237-242.
45. Price MJ, Berger PB, Angiolillo DJ, et al: Evaluation of individualized clopidogrel therapy after drug-eluting stent implantation in patients with high residual platelet reactivity: Design and rationale of the GRAVITAS trial. Am Heart J 2009;157:818-824.
46. Brandr JT, Payne CD, Wiviott SD, et al: A comparison of prasugrel

and clopidogrel loading doses on platelet function: magnitude of platelet inhibition is related to active metabolite formation. Am Heart J 2007;153:66.e9-e16.

47. Wiviott S, Braunwald E, McCabe C, et al: Prasugrel versus clopidogrel in patients with acute coronary syndromes. N Engl J Med 2007;357:2001-2015.

47a. Wallentin L, Becker RC, Budaj A, et al: Ticagrelor versus clopidogrel in patients with acute coronary syndromes. N Engl J Med 2009;361:1045-1057.

48. Boersma E, Akkerhuis KM, Theroux P, et al: Platelet glycoprotein IIb/IIIa receptor inhibition in non-ST-elevation acute coronary syndromes: early benefit during medical treatment only, with additional protection during percutaneous coronary intervention. Circulation 1999;100:2045-2048.

49. Roffi M, Chew DP, Mukherjee D, et al: Platelet glycoprotein IIb/IIIa inhibitors reduce mortality in diabetic patients with non-ST-segment-elevation acute coronary syndromes. Circulation 2001;104:2767-2771.

50. Kastrati A, Mehilli J, Neumann FJ, et al: Abciximab in patients with acute coronary syndromes undergoing percutaneous coronary intervention after clopidogrel pretreatment: The ISAR-REACT 2 randomized trial. JAMA 2006; 295:1531-1538.

51. Smith SC, Feldman TE, Hirshfeld JW, et al: ACC/AHA/SCAI 2005 Guideline update for percutaneous coronary intervention. Available at: http://www.acc.org/clinical/guideline/percutaneous/update/index.pdf.

52. Stone GW, White HD, Ohman EM, et al: Bivalirudin in patients with acute coronary syndromes undergoing percutaneous coronary intervention: A subgroup analysis from the Acute Catheterization and Urgent Intervention Triage strategy (ACUITY) trial. Lancet 2007;369:907-919.

53. Eikelboom JW, Anand SS, Malmberg K, et al: Unfractionated heparin and low-molecular-weight heparin in acute coronary syndrome without ST elevation: A meta-analysis. Lancet 2000;355:1936-1942.

54. Neri Serneri GG, Gensini GF, Poggesi L, et al: Effect of heparin, aspirin, or alteplase in reduction of myocardial ischemia in refractory unstable angina. Lancet 1990;335:615-618.

55. Cohen M, Demers C, Gurfinkel EP, et al, for the Efficacy and Safety of Subcutaneous Enoxaparin in Non-Q Wave Coronary Events Study Group. A comparison of low-molecular weight heparin with unfractionated heparin for unstable coronary artery disease. N Engl J Med 1997;337:447-452.

56. Goodman SG, Cohen M, Bigonzi F, et al: Randomized trial of low molecular weight heparin (enoxaparin) versus unfractionated heparin for unstable coronary artery disease: One-year results of the ESSENCE Study. Efficacy and Safety of Subcutaneous Enoxaparin in Non-Q Wave Coronary Events. J Am Coll Cardiol 2000;36:693-698.

57. Bozovich GE, Gurfinkel EP, Antman EM, et al: Superiority of enoxaparin versus unfractionated heparin for unstable angina/non-Q-wave myocardial infarction regardless of activated partial thromboplastin time. Am Heart J 2000;140:637-642.

58. Goodman SG, Fitchett D, Armstrong PW, et al: Randomized evaluation of the safety and efficacy of enoxaparin versus unfractionated heparin in high-risk patients with non-ST-segment elevation acute coronary syndromes receiving the glycoprotein IIb/IIIa inhibitor eptifibatide. Circulation 2003;107:238-244.

59. Blazing MA, de Lemos JA, White HD, et al: Safety and efficacy of enoxaparin vs unfractionated heparin in patients with non-ST-segment elevation acute coronary syndromes who receive tirofiban and aspirin: A randomized controlled trial. JAMA 2004;292:55-64.

60. Ferguson JJ, Califf RM, Antman EM, et al: Enoxaparin vs unfractionated heparin in high-risk patients with non-ST-segment elevation acute coronary syndromes managed with an intended early invasive strategy: Primary results of the SYNERGY randomized trial. JAMA 2004;292:45-54.

61. Yusuf S, Mehta SR, Chrolavicius S, et al: Comparison of fondaparinux and enoxaparin in acute coronary syndromes. N Engl J Med 2006;354:1464-1476.

62. Fox KA, Bassand JP, Mehta SR, et al: Influence of renal function on the efficacy and safety of fondaparinux relative to enoxaparin in non ST-segment elevation acute coronary syndromes. Ann Intern Med 2007;147:304-310.

63. Bassand JP, Hamm CW, Ardissino D, et al: Guidelines for the diagnosis and treatment of non-ST-segment elevation acute coronary syndromes. The Task Force for the Diagnosis and Treatment of Non-ST-Segment Elevation Acute Coronary Syndromes of the European Society of Cardiology. Eur Heart J 2007;28:1598-1660.

64. Lincoff AM, Bittl JA, Harrington RA, et al: Bivalirudin and provisional glycoprotein IIb/IIIa blockade compared with heparin and planned glycoprotein IIb/IIIa blockade during percutaneous coronary intervention: REPLACE-2 randomized trial. JAMA 2003;289:853-863.

65. Kastrati A, Neumann FJ, Mehilli J, et al: Bivalirudin versus unfractionated heparin during percutaneous coronary intervention. N Engl J Med 2008;359:688-698.

66. Stone GW, McLaurin BT, Cox DA, et al: Bivalirudin for patients with acute coronary syndromes. N Engl J Med 2006;355:2203-2216.

67. Widimsky P, Motovska Z, Simek S, et al: Clopidogrel pre-treatment in stable angina: For all patients > 6 h before elective coronary angiography or only for angiographically selected patients a few minutes before PCI? A randomized multicentre trial PRAGUE-8. Eur Heart J 2008;29:1495-1503.

68. Stone GW, Ware JH, Bertrand ME, et al: Antithrombotic strategies in patients with acute coronary syndromes undergoing early invasive management: One-year results from the ACUITY trial. JAMA 2007;298:2497-2506.

69. Stone GW, Bertrand ME, Moses JW, et al: Routine upstream initiation versus deferred selective use of glycoprotein IIb/IIa inhibitors in acute coronary syndromes. The ACUITY timing trial. JAMA 2007;297:591-602.

70. Popma JJ, Weitz J, Bittl JA, et al: Antithrombotic therapy in patients undergoing coronary angioplasty. Chest 1998;114:728S-741S.

71. Tolleson TR, O'Shea JC, Bittl JA, et al: Relationship between heparin anticoagulation and clinical outcomes in coronary stent intervention. observations from the ESPRIT trial. J Am Coll Cardiol 2003;41:386-393.

72. Platelet glycoprotein IIb/IIIa receptor blockade and low-dose heparin during percutaneous coronary revascularization. The EPILOG Investigators: N Engl J Med 1997;336:1689-1696.

73. Brener SJ, Moliterno DJ, Lincoff AM, et al: Relationship between activated clotting time and ischemic or hemorrhagic complications: Analysis of 4 recent randomized clinical trials of percutaneous coronary intervention. Circulation 2004;110:994-998.

74. Montalescot G, White HD, Gallo R, et al: Enoxaparin versus unfractionated heparin in elective percutaneous coronary intervention. N Engl J Med 2006;355:1006-1017.

75. Stettler C, Wandel S, Alleman S, et al: Outcomes associated with drug-eluting stents and bare-metal stents: A collaborative network meta-analysis. Lancet 2007;370:937-948.

76. Schomig A, Dibra A, Windecker S, et al: A meta-analysis of 16 trials of sirolimus-eluting stents versus paclitaxel-eluting stents in patients with coronary artery disease. J Am Coll Cardiol 2007;50:1373-1380.

77. Wenaweser P, Daemen J, Zwahlen M, et al: Incidence and correlates of drug-eluting stent thrombosis in routine clinical practice: 4-year results from a large 2-institutional cohort study. J Am Coll Cardiol 2008;52:1134-1140.

78. Eisentein EL, Anstrom KJ, Kong DF, et al: Clopidogrel use and long-term clinical outcomes after drug-eluting stent implantation. JAMA 2007;297:159-168.

79. Kini AS, Chen VH, Krishnan P, et al: Bolus-only versus bolus + infusion of glycoprotein IIb/IIIa inhibitors during percutaneous coronary intervention. Am Heart J 2008;156:513-519.

第 29 章

急性冠状动脉综合征的出血问题

Michael W. Tempelhof 和 Sunil V. Rao

过去 20 年，美国冠心病死亡率下降了 40%[1]。其中一半死亡率的降低得益于推广应用联合抗血小板药物、抗凝治疗和 ACS（UA/NSTEMI）高危患者的有创风险分层[2-4]。虽然这一 ACS 的处理策略将缺血事件的发生降至最低，但是也增加了出血风险和输血需求[5-8]。最新分析和随机对照试验显示，出血性并发症、输血和 ACS 患者不良结果之间存在独立关联性[9-13]。因此，既能减少缺血事件，又能使出血风险和输血需要降至最低的处理策略，将改善 ACS 患者的结果。临床试验表明，降低出血性并发症的抗栓治疗，对近期和长期生存率均有改善。本章主要论述 ACS 相关性出血性并发症和输血的临床重要性，并将逐一讨论 ACS 患者出血事件发生率、出血与临床结果的关联、出血和输血所造成不良后果的原因以及出血性并发症的处理和预防建议。

出血性并发症的发病率报告

出血定义的影响和治疗策略

临床试验报告中 ACS 期间大出血事件的发病率存在显著差异，从不足 1% ~ 14% 不等[14-27]。这种试验与登记的差异与许多因素有关。首先，当前尚无出血严重程度的标准定义。其次，出血发生率与有创血管重建术的应用增加直接相关。因此，采用保守治疗方法的试验所观察到的出血率相应较低。此外，抗凝和抗血小板治疗的临床试验使用不同的药物组合，这也会影响出血发生率的统计[8, 22]。最新的试验采用了更为积极的抗缺血疗法（同时应用多种抗血小板和抗栓药物），因而使 ACS 事件的出血发生率更高。最后，患者发生出血事件的个体倾向不同也会导致 ACS 期间所观察的出血发病率不同[26, 27]。

临床试验报告中 ACS 患者出血并发症的发病率不相一致，部分原因在于多种定义的存在。以往最常用的出血严重程度分级标准分别是 TIMI 和 GUSTO 分级[28, 29]。GUSTO 标准基于血流动力学不稳定或颅内出血等临床结果，将出血分为严重或危及生命的出血、中度出血、轻度出血和无出血。相比之下，虽然颅内出血是 TIMI 严重出血的一项重要表现，但 TIMI 标准主要是依据实验室参数（血红蛋白或血细胞比容）的改变而非临床事件，TIMI 分级将出血分为严重出血、不严重出血、微量出血和无出血。研究中使用不同的出血定义会影响报告中出血发生率（见表 29-1）。SYNERGY[25]、PURSUIT[8] 和 OASIS-5[20] 试验中的出血事件附加定义采用了 GUSTO 和 TIMI 分级标准的变异[27, 30, 31]或结合[32]，基本上都同时考虑了临床事件和实验室参数。FRISC[33]、ESSENCE[23]、CURE[22] 和 ACUITY[21] 试验则采用了其 ACS 试验专用的出血严重程度定义，例如输血阈值变化、血红蛋白减少量和临床干预程度。例如，在 CURE 试验中，Yusuf 等[22]将严重出血定义为任何可以导致低血压或需要输注 4U 以上红细胞的危及生命的临床事件；将不严重出血定义为任何导致研究用药中断的失血。ACUITY 试验中，研究者将严重出血定义为需要干预的穿刺点出血，直径＞ 5cm 的血肿和需要再次手术治疗的出血[21]。新近评估新型抗血小板药物普拉格雷和替卡格雷出血风险的试验业已完成。在对普拉格雷的评估中，TRITON TIMI 38 试验使用了之前 TIMI 出血分级标准，同时又将严重出血定义为危及生命的出血事件，即致命的、引起需要静脉给正性肌力药治疗的低血压、需外科干预的持续性出血、48 小时内需要输血（全血或悬浮红细胞）4 单位以上，或有症状的颅内出血（见表 29-1）[34]。PLATO 试验中所研究的替卡格雷，是作用于嘌呤 G 蛋白偶联 P2Y12 受体（ADP 受体）的可逆性抑制剂，该试验采用了另一种专用的出血分级标准（见表 29-1）[35]。由于该标准比 TRITON TIMI 38 试验更宽泛，所以严重出血报告率更高。鉴于 TIMI 和 GUSTO 标准的结合体与其他试验专用出血定义并存，故使得比较和确定 ACS 试验出血性并发症的发生率十分困难。

由于现有的 ACS 治疗方案多种多样，在 ACS 文献中使用了多种药物治疗，因而评估出血发病率已经较为复杂。CURE 试验中应用新型双联抗血小板药物（氯吡格雷和阿司匹林）治疗 ACS，缺血事件发生率降低（氯吡格雷组与安慰剂组相比，相对风险 0.80，95% 置信区间 0.72 ~ 0.90，P ＜ 0.001）而出血风险增加（氯吡格雷组 3.7%，安慰剂组 2.7%；相对风险 1.38，P=0.001）[22]。ACUITY 试验评估了 ACS 抗血小板治疗中加入抗栓治疗的重要性。单用比伐卢定组治疗 ACS 患者相比应用肝素联合糖蛋白 Ⅱ b/ Ⅲ a 抑制剂组，30 天严重出血发生率降低（3.0% vs 5.7%，相对风险 0.53，95% 置信区间 0.43 ~ 0.65，P ＜ 0.001），而且缺血发生率并无增加。

表29-1 急性冠状动脉综合征或介入治疗的临床试验关于出血的定义[77]

试验	患者人群	干预措施	出血定义
SYNERGY	NSTE-ACS	依诺肝素 比 普通肝素	TIMI & GUSTO
PURSUIT	NSTE-ACS	依替巴肽/普通肝素 比 普通肝素	TIMI & GUSTO
CURE	NSTE-ACS	阿司匹林 比 阿司匹林+氯吡格雷	**严重出血** • 有生命危险（致死性的，颅内的，需要外科干预，导致低血压，Hgb下降≥5 g/dl, 或需要≥4单位血液） • 其他严重出血发生（需要输血2或3单位，眼内出血） **轻微出血** • 导致研究药物停药
GUSTO IIb	NSTE-ACS	水蛭素 比 普通肝素	GUSTO
OASIS-2	NSTE-ACS	水蛭素 比 普通肝素	**严重出血** • 有生命危险（致死性的，颅内的，需要外科干预，≥4单位血液或血浆扩容剂）其他严重出血发生（需要输注2或3单位红细胞或等量全血或被判断失能） • 所有其他出血事件分类为minor
OASIS-5	NSTE-ACS	磺达肝癸钠 比 依诺肝素	**严重出血** • 致死性的，颅内的，腹膜后的, 眼内出血导致视力损害 • 输血校正后Hgb下降≥3g/dl • 输注2单位红细胞或等量全血 **轻微出血** • 任何其他临床显著的、不够严重出血标准的且导致研究药物中断、外科处理、或输血1个单位的出血
ACUITY	NSTE-ACS	单独应用比伐卢定 比 普通肝素 或 依诺肝素+GP Ⅱb/Ⅲa 比 比伐卢定+GP Ⅱb/Ⅲa	**严重出血** • 颅内或眼内出血, 需要干预的入径部位的出血, 直径至少5cm的血肿, Hgb水平下降至少4g/dl没有明显的出血源或存在明显的出血源Hgb水平下降至少3g/dl, 因出血再次手术, 或者输注血制品
CRUSADE	NSTE-ACS	输血	**严重出血** • 红细胞压积浓度的绝对降低，从基线降低12%, 颅内出血, 腹膜后出血, 或者由于出血导致输注红细胞
GRACE	NSTE-ACS		• 有生命危险的出血需要输注＞2单位红细胞, 导致红细胞压积降低＞10%, 发生脑内出血, 或者导致卒中或死亡
TRITON TIMI 38	NSTE-ACS		• 有生命危险的出血分类定义为TIMI严重出血事件，其包括致死性的、导致低血压需要静脉内正性肌力药物治疗、进行性出血需要外科干预、超过48h需要输血超过4个单位或以上（全血或袋装红细胞）、或者是有症状的颅内出血(ICH)
PLATO	NSTE-ACS		• 结合严重出血和有生命危险的出血事件定义为致死性出血, 颅内出血, 心包内出血伴有心包填塞, 由于出血所致的低血容量性休克或严重低血压病需要升压药物或外科手术, Hgb水平降低5.0g/dl或更多, 或者需要输注至少4个单位红细胞。其他严重出血定义为导致临床显著失能的出血或者是要么Hgb降低至少3g/dl但少于5g/dl，要么需要输注2～3个单位红细胞的出血 **轻微出血** • 任何需要医疗干预但是不够严重出血标准的出血

NSTE-ACS，非ST抬高急性冠脉综合征；GUSTO，开放闭塞的冠状动脉的策略的全球应用；TIMI，心肌梗死溶栓(定义见正文)。
Adapted From Rao SV, Eikelboom JA, et al: Bleeding and blood transfusion issues in patients with non-ST-segment elevation acute coronary syndromes. Eur Heart J2007;28:1193-1204.

另一主要问题是 ACS 试验中有创风险分层的使用。例如，CURE 试验对象既包括接受内科药物治疗的患者，也包括接受 PCI 和 CABG 的患者。相比之下，TRITON TIMI 38 试验则专为接受 PCI 的患者设计，很少有患者接受 CABG 或仅用药物治疗。同样地，ACUITY 试验也是包括接受快速有创风险分层的患者。是否接受有创手术对于出血风险和随后的出血事件报告有很大影响。因此，应仔细考虑 ACUITY 和 CURE 等类似试验评估 ACS 处理中新型药物的适用性。

预 后

已有几项研究阐述 ACS 患者中出血（不考虑定义）与死亡、卒中、心肌梗死、非计划血管重建等不良结果之间的关系（见表 29-1）[9, 10, 20, 21, 27, 31, 36]。例如，Moscucci 等调查了 GRACE 注册的 24 045 例 ACS 患者（包括 UA、NSTEMI 和 STEMI）并分析了 GRACE 严重出血与住院死亡率增加的关系[27]。Rao 等[9]研究分析了入选 PURSUIT、PARAGON B 和 GUSTO Ⅱb 试验中 26 452 例 ACS 患者，结果显示，出血严重程度与 30 天至 6 个月死亡风险之间存在逐步增加的关系。与此一致，新近来自 Eikelboom[10]、Manoukian[37] 和 Segev 等[31]的研究结果表明，ACS 患者不同定义的严重出血，无论与近期或是远期不良事件（例如卒中和支架血栓形成）之间均存在显著关系。

目前已发表的研究中仅有一项研究直接比较了不同出血定义的临床预后差异。Rao 等通过使用 GUSTO 和 TIMI 出血定义，对两项试验中 15 898 例 ACS 患者的出血并发症的严重性进行分析[9]，结果显示，当分别应用两个标准时，其中一项标准定义为出血事件的患者，而另一标准则不符合。此外，当分别检测时，不但 GUSTO 而且 TIMI 出血均与 30 天内死亡或心肌梗死风险增加有关。如果两标准应用于同一模型，随着 GUSTO 出血严重程度增加，则伴随死亡或心肌梗死风险逐步增加，而 TIMI 出血与预后不相关。基于这些资料，由临床事件所定义的出血对于预后的重要性可能比单纯血红蛋白浓度降低所定义的出血意义更大[9]。

同样值得关注，多项研究将输血作为出血定义的一部分。输血是便于收集和记录的临床事件。资料显示，约有 5% ～ 10% 的 ACS 患者接受输血治疗，其中美国的输血率高于其他国家[12, 38]。由于冠心病患者输血引起的反应缺少权威性数据[39]，因此“适当”输血是高度主观的，而输血可能会混淆出血与不良后果之间的关系。3 大观察性研究显示，输血与 ACS 患者近期死亡率相关[11, 12, 40]。Yang 等对 74 271 例 ACS 患者资料进行分析后发现，输血与住院死亡率显著相关[12]。Wu 等分析了 78 974 例老年急性心肌梗死患者，结果发现在血细胞比容基线高于 33% 的患者中，输血与 30 天死亡风险显著增高有关[40]。Rao 等研究了 24 111 例 UA/NSTEMI 患者并发现，如果患者红细胞压积最低点＞ 24%，输血与 30 天死亡风险显著增高有关[11]。Wu 和 Rao 的研究致使将血细胞比容阈值作为缺血性心脏病患者使用血制品标准的争议更为显著。实际上，两研究所强调的理念是过于积极的输血与恶性临床结果相关。但是发生损害的转折点仍有争议。根据现有资料，ACC/AHA 和 ESC 指南建议，只有 ACS 患者血红蛋白＜ 8g/dl 或血细胞比容＜ 24%（无进行性胸痛或活动性出血）时，输血才是合理的治疗。过去指南支持 ACS 患者血细胞比容＜ 24% 即可使用血制品，而现在认为这样并非有益，因此应避免通过常规输血来维持无症状患者血红蛋白水平。

出血机制与死亡率增加

尽管出血性并发症与不良缺血事件之间明显相关，但是二者之间的直接因果关系仍不明确。表 29-2 总结了各种可以解释出血并发症与近期、远期死亡率和病残率之间关系的公认机制。约有 15% ～ 40% ACS 住院患者并发贫血[41, 42]。世界卫生组织将贫血定义为血红蛋白＜ 13g/dl，而贫血是 ACS 患者严重心血管不良事件和死亡率的独立预测因素[42, 43]。合并贫血的 ACS 患者不良临床结果的病理生理机制是已缺氧心肌氧供减少而心肌需氧量增加，继而导致心率和心搏出量代偿性增加[44, 45]。

正常情况下，血红蛋白＞ 7g/dl 时无缺氧心肌组织的耗氧量和氧摄取量相对恒定。而冠状动脉阻塞时，轻度贫血（Hgb ＜ 10.0g/dl）会导致缺血。轻度贫血使血液黏稠度、血氧含量和后负荷均降低。缺氧心肌的氧供通常可由冠状动脉代偿性扩张反应而增加，而狭窄的冠状动脉缺乏血管扩张反应，因此心率和心肌收缩力代偿性增加以维持全身系统氧供。

出血可导致轻度贫血和组织低灌注状态，从而使 ACS 患者心肌缺血进一步恶化。随后代偿性心动过速和心肌收缩力增加可导致心肌氧供需失衡[42]。出血导致贫血程度越严重，ACS 患者发生缺血事件风险越大。出血可通过激活血小板和凝血级联反应增强炎症反应，从而促使缺血事件复发。

并发严重出血的 ACS 患者多已停用抗血小板和抗栓治疗。Spencer 等[26]认为，过早停止这些治疗可能是严重出血导致 ACS 患者发生缺血的原因之一。作者分析了 GRACE 数据库中入院 2 天内发生严重出血的 ACS 患者（506 例），通过与住院期间未发生出血的 ACS 患者相比较发现，发生出血的 ACS 患者在住院第一天后更少接受阿司匹林、噻吩吡啶类药物、普通肝素或低分子肝素治疗。现已证明这些药物对于预防缺血事件复发有效，因此停用此类药物将会导致不良结果。更为重要的是并发严重出血

表29-2 急性冠脉综合征治疗过程中使出血风险最小化的策略

血管穿刺路径策略	药物策略
桡动脉穿刺 股动脉穿刺前行股骨头荧光透视检查	**抗血小板治疗** 减少阿司匹林剂量(长期) 先前应用氯吡格雷后等待5～7天再进行搭桥手术. 先前应用普拉格雷后等待7天再进行搭桥手术 以下患者避免应用普拉格雷，年龄≥75岁、体重＜60 kg，或者先前有卒中/短暂缺血发作 肾脏清除的糖蛋白Ⅱb/Ⅲa 抑制剂剂量适当
	抗栓治疗 普通肝素和低分子肝素的剂量适当 接受药物处理的患者使用磺达肝癸钠 行PCI的患者使用比伐卢定

的 ACS 患者中，停用阿司匹林（比值比 7.55，95% 置信区间 4.43 ~ 12.88）、噻吩吡啶类药物（比值比 8.91，95% 置信区间 4.39 ~ 18.12）和普通肝素（比值比 1.91，95% 置信区间 1.09 ~ 3.36）者，较继续使用这些药物治疗者的死亡率更高。这些数据均已通过分析入选 PREMIER 注册研究的 ACS 患者得以证实，同时显示，院内出血与出院时阿司匹林和噻吩吡啶类药物使用减少之间的相关性[47]。并发严重出血的患者一般来说直到最初住院后 1 年才重新开始接受双联抗血小板治疗（见图 29-1）。这些资料可以解释严重出血与支架血栓形成风险增高之间的相关性[48]。

观察性研究显示，输血与 ACS 患者不良结果相关已引起人们的关注。通过机制研究发现，输注红细胞并不能改善氧供。库存血由于 2,3-DPG 含量较低，因此氧亲和力增强[8, 49]。并且库存红细胞形态和黏附性发生变化，导致血管阻塞风险可能增高[50-53]。最有效的血管扩张剂一氧化氮在库存红细胞中也明显减少[54]。一氧化氮为组织摄氧所必需[55]，缺少一氧化氮会导致血管收缩、血小板聚集和无效的氧气运输[51]。氧亲和力增强和氧运输无效的协同作用是导致 ACS 患者不良结果的原因之一。

预　防

随着抗血小板和抗栓治疗的不断进展与 PCI 的进步，ACS 患者缺血结果已有很大改善。最佳的 ACS 处理原则应是药物抗凝效果最大化，指征明确时行 PCI，同时使出血风险最小化。已有研究显示，出血事件减少与死亡、心肌梗死和卒中不良结果的改善存在相关性[20, 21, 56]。因此，减少出血并发症应成为 ACS 处理中优先考虑的问题。抗栓治疗之前即应评估出血风险。研究表明，高龄、女性、低体重和肾功能不全是出血性并发症的高危因素[13, 27, 37]。Nikolsky 等通过分析来自 REPLACE-2 试验中急诊或择期 PCI 患者的资料建立了一套评分系统[57]，但该评分系统辨别力不强，并且由于包含治疗变量而限制了其在指导治疗方面的应用。Subherwal 等利用 CRUSADE 注册研究建立了一套出血风险分层系统，可根据基准变量来评估院内出血风险[58]。这套系统现已可在线应用（http://www.crusadebleedingscore.org）。虽然仍需要进一步评价其有效性，但可能有助于靶向性治疗。

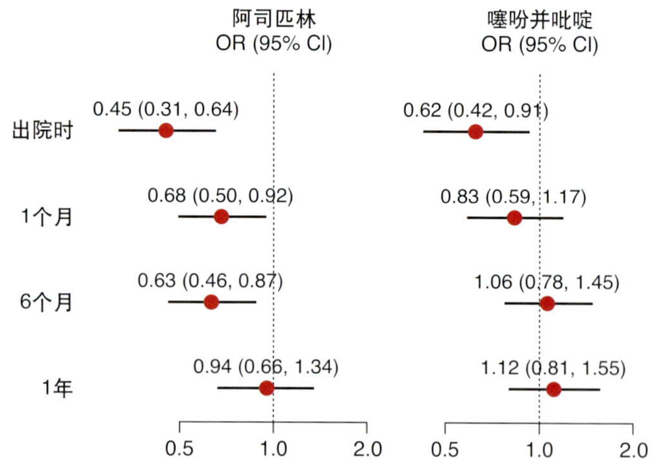

图29-1　住院期间严重出血与急性冠状动脉综合征患者长期使用阿司匹林和氯吡咯雷的相关性。

Adapted from Wang TY, Xiao L, Alexander KP, et al: Antiplatelet therapy use after discharge among acute myocardial infarction patients with in-hospital bleeding. Circulation 2008;118:2139-2145.

表 29-2 总结了现有的可降低出血风险的 ACS 处理策略，包括 PCI 的血管途径选择、谨慎的抗栓治疗剂量和使用出血风险低的抗栓药物。积极的抗凝和抗血小板治疗，尤其是使用糖蛋白 Ⅱb/ Ⅲa 抑制剂，可导致股动脉穿刺点并发症风险上升至 10%[36, 59-61]。股动脉穿刺前行股骨头荧光透视可减少穿刺点并发症的发生[62]。而选择桡动脉途径行 PCI 可明显减少出血和血管并发症的发生[63]。更重要的是桡动脉途径在减少并发症方面与使用血管封堵装置的股动脉通路相一致[64]。近期一项超过 7000 例患者的随机试验荟萃分析显示，桡动脉途径与血管并发症降低之间明显相关[65]。美国国家心血管注册登记中对超过 590 000 例手术进行分析研究时，进一步证明桡动脉途径在不影响手术成功率的情况下可降低出血和血管并发症[66]。出血并发症的降低是否可以改善生存率尚不明确，一项单中心注册研究显示二者相关[67]，而一项随机试验的荟萃分析则显示无相关性[65]。

除血管途径选择之外，给药不当和抗栓、抗血小板、糖蛋白 Ⅱb/ Ⅲa 抑制剂的剂量也是 ACS 患者出血可预防的原因[68]。近期关于 CURSADE 注册研究中超过 140 000 例 ACS 患者药物使用综述显示，42% 的患者住院期间至少有一次应用抗栓药物过量[69]。过量使用抗栓药物可直接导致出血率增加和住院时间延长。接受过量普通肝素、低分子肝素和糖蛋白 Ⅱb/ Ⅲa 抑制剂的危险因素包括高龄、女性、低体重、糖尿病和心力衰竭。作者同时表示，ACS 患者中 15% 的严重出血事件可以通过适当的出血风险评估和适当给予抗凝药物来预防。而女性中，应用抗栓药物过量可致出血风险高达 25%[68]。因此，应谨慎调整肾功能不全患者依替巴肽和低分子肝素等肾清除药物的剂量，静脉内应用普通肝素应基于体重并维持 APT 值在 50 ~ 70 秒范围内[70]。

实践与指南均支持对 ACS 患者给予阿司匹林和氯吡格雷治疗[70]。然而，使用双联抗血小板治疗与单用阿司匹林治疗相比，严重出血率增加 1%[22]。降低阿司匹林剂量可以降低出血风险。此后 CURE 试验中，Peters 等[71]对 12 562 例 ACS 患者的分析研究发现，严重出血发生率与阿司匹林剂量直接相关（单用阿司匹林剂量 100mg，1.9%；101 ~ 199mg，2.8%；200mg，3.7%；P=0.0001；阿司匹林 + 氯吡格雷，剂量 100mg，3.0%；101 ~ 199mg，3.4%；200mg，4.9%；P=0.0009）而阿司匹林的剂量并未显著影响疗效。新近发表的 CURRENT-OASIS 7 试验[72]比较了大剂量（600mg 负荷剂量后

150mg/d 持续 7 天）与标准剂量组（300mg 负荷剂量后 75mg/d）氯吡格雷与大剂量（300 ～ 325mg/d）和低剂量（75 ～ 100mg/d）阿司匹林。30 天时，阿司匹林大剂量组与低剂量组在疗效和安全性方面无差异。CURRENT 试验并未评估 30 天后阿司匹林剂量对于安全性的影响。因此，在发表更多数据之前，为使出血风险最小化，ACS 事件发生 30 天后给予低剂量阿司匹林应当是合理的 [73]。

使用氯吡格雷的严重出血风险与 CABG 有关。由于氯吡格雷不可逆性抑制 P2Y12 受体，只有在新生血小板生成，其抗血小板效应方能逆转。因此，研究表明，若实施 CABG 前 5 天未停用氯吡格雷，术中出血风险增加 [74]。为使该出血风险最小化，CABG 前应停用氯吡格雷 5 ～ 7 天。更为重要的是在此停药期间，缺血风险并未增加 [74]。

其他两项抗血小板策略值得关注。普拉格雷也是噻吩吡啶类药物。TRITON TIMI 38 试验显示，普拉格雷比氯吡格雷有更强的抑制血小板聚集的能力 [34]。通过对接受 PCI 的 ACS 患者 450 天随访发现，与氯吡格雷联合阿司匹林治疗比较，普拉格雷联合阿司匹林治疗使卒中、心肌梗死和死亡联合终点发生率降低 20%。但是 TIMI 严重出血包括致命性出血显著增加。已证实 3 类患者（＞75 岁、＜60kg 和曾患卒中或短暂性脑缺血发作）使用普拉格雷不仅无益而且会增加出血风险。可逆性 P2Y12 受体拮抗剂替卡格雷也比氯吡格雷具有更强的血小板抑制能力。PLATO 试验表明，ACS 患者应用替卡格雷联合阿司匹林比氯吡格雷联合阿司匹林更有效 [35]。与此同时，其总体严重出血发生率并未增加，而 CABG 相关性出血显著降低。这可能与替卡格雷可逆性抑制 P2Y12 受体有关。值得注意，相比使用氯吡格雷的患者，使用替卡格雷的患者非 CABG 相关性大出血风险增加，表明抗栓疗效增强与出血风险增加之间始终存在平衡关系。

近期关于抗凝药物比伐卢定 [75] 和磺达肝癸钠 [20] 的试验提供了降低出血率的新型药物疗法。比伐卢定是特异性凝血酶直接抑制剂，半衰期 25 分钟。美国现已批准对于接受球囊血管成形术的 UA 患者和接受择期或急诊 PCI 的患者给予比伐卢定治疗 [76]。REPLACE-2 试验入选 6010 例接受急诊或择期 PCI 的患者，接受普通肝素联合糖蛋白Ⅱb/Ⅲa 抑制剂或比伐卢定联合糖蛋白Ⅱb/Ⅲa 抑制剂临时性使用，治疗血管造影并发症 [30]。30 天时，两组在死亡、心肌梗死、靶血管血管重建和严重出血主要终点事件上统计学无显著差异。而使用比伐卢定的患者严重出血相对危险度降低 40%。虽然两组 12 个月生存率无显著差异，但是比伐卢定组 1 年时死亡率有降低趋势。作者推测这一趋势与院内出血率降低有关。ACUITY 试验研究了上述资料能否用于 UA/NSTEMI 患者群体 [75]。该试验将 13 819 例中高危 ACS 患者分为 3 组治疗：肝普通肝素或依诺肝素联合糖蛋白Ⅱb/Ⅲa 抑制剂、比伐卢定联合糖蛋白Ⅱb/Ⅲa 抑制剂和单用比伐卢定（临时性使用糖蛋白Ⅱb/Ⅲa 抑制剂）。3 组死亡、心肌梗死和血管重建发生率无显著差异，但单用比伐卢定组 ACUITY 严重出血明显降低。随访一年显示各组死亡率无显著差异。

另一种着力于降低 ACS 患者出血率的已研究药物是磺达肝癸钠。磺达肝癸钠是Ⅹa 因子的间接拮抗剂，血浆半衰期 17 ～ 21 小时。OASIS-5 试验将 20 078 例 ACS 患者随机分组接受磺达肝癸钠或依诺肝素治疗 6 天 [20]。9 天时心肌梗死、顽固性缺血或死亡主要结果两组间无统计学差异（5.8% vs 5.7%，风险比 1.01，95% 置信区间 0.90 ～ 1.13）。但是 9 天时磺达肝癸钠治疗组比依诺肝素治疗组严重出血（该试验专有定义）率显著降低（2.2% vs 4.1%，风险比 0.52，95% 置信区间 0.44 ～ 0.61）。随访 30 天，磺达肝癸钠组比依诺肝素组死亡率显著降低 17%（2.9% vs 3.5%，风险比 0.83，95% 置信区间 0.71 ～ 0.97）。随访 180 天，磺达肝癸钠组生存率依然较高。两组死亡率的差异主要源于出血率差异。OASIS-5 试验是唯一显示出血风险降低与生存率改善相关的试验。但试验也显示接受 PCI 的患者使用磺达肝癸钠有害，导管相关性血栓发生率高于依诺肝素组（1.3% vs 0.2%），因此，PCI 患者在介入治疗使用磺达肝癸钠时外用普通肝素是十分必要的。然而，追加普通肝素的适当剂量以预防导管血栓尚未明确。鉴于磺达肝癸钠的局限性，故接受 PCI 的 ACS 患者不应单用磺达肝癸钠。

小　结

过去 20 年，ACS 的治疗进展使得缺血后果得到很大改善。然而，与抗缺血相伴随的是出血和输血风险的增加。临床试验中出血定义的不同，导致难以比较不同疗法的出血风险。但是出血和输血与死亡、心肌梗死、卒中等不良事件风险增加之间的关系显而易见。基于此相关性，发生出血性并发症的患者往往停止治疗，同时，出血需要提前预防。高龄、女性和肾功能不全等出血并发症的高危患者，需要采取措施将出血风险最小化。若需使用有创治疗，应首先考虑选择桡动脉途径。此外，应谨慎确定抗栓和抗血小板治疗的药物剂量。最近关于比伐卢定和磺达肝癸钠的研究显示，这两种新型药物不仅能降低缺血并发症，还能降低出血风险。对于择期行 CABG 的患者，应在术前停用氯吡格雷 5 ～ 7 天。普拉格雷不宜用于年龄＞75 岁、体重＜60kg 和曾患卒中或短暂性脑缺血发作的患者，并且术前需停药 5 ～ 7 天。对于接受药物治疗的 ACS 患者，使用替卡格雷出血风险有一定程度的增高，但是可以显著降低 CABG 相关性出血。

（张佳慧　袁晋青）

参考文献

1. Ford ES, Ajani UA, Croft JB, et al: Explaining the decrease in U.S. deaths from coronary disease, 1980-2000. N Engl J Med 2007;356:2388-2398.
2. Capewell S, Beaglehole R, Seddon M, McMurray J: Explanation for the decline in coronary heart disease mortality rates in Auckland, New Zealand,

between 1982 and 1993. Circulation 2000;102:1511-1516.
3. Unal B, Critchley JA, Capewell S: Explaining the decline in coronary heart disease mortality in England and Wales, 1981-2000. Circulation 2004;109:1101-1107.
4. Braunwald E, Antman EM, Beasley JW, et al: ACC/AHA guidelines for the management of patients with unstable angina and non-ST-segment elevation myocardial infarction: Executive summary and recommendations: A report of the American College of Cardiology/American Heart Association Task Force on Practice Guidelines (Committee on Management of Patients with Unstable Angina)-Summary Article. J Am Coll Cardiol 2002;40:1366-1374.
5. Boersma E, Harrington RA, Moliterno DJ, et al: Platelet glycoprotein IIb/IIIa inhibitors in acute coronary syndromes: A meta-analysis of all major randomised clinical trials. Lancet 2002;359:189-198.
6. James S, Armstrong P, Califf R, et al: Safety and efficacy of abciximab combined with dalteparin in treatment of acute coronary syndromes. Eur Heart J 2002;23:1538-1545.
7. The PRISM-PLUS Study Investigators: Inhibition of the platelet glycoprotein IIb/IIIa receptor with tirofiban in unstable angina and non-Q-wave myocardial infarction. Platelet Receptor Inhibition in Ischemic Syndrome Management in Patients Limited by Unstable Signs and Symptoms (PRISM-PLUS) Study Investigators. N Engl J Med 1998;338:1488-1497.
8. The PURSUIT Trial Investigators: Inhibition of platelet glycoprotein IIb/IIIa with eptifibatide in patients with acute coronary syndromes. The PURSUIT Trial Investigators. Platelet Glycoprotein IIb/IIIa in Unstable Angina: Receptor Suppression Using Integrilin Therapy. N Engl J Med 1998;339:436-443.
9. Rao SV, O'Grady K, Pieper KS, et al: A comparison of the clinical impact of bleeding measured by two different classifications among patients with acute coronary syndromes. J Am Coll Cardiol 2006;47:809-816.
10. Eikelboom JW, Mehta SR, Anand SS, et al: Adverse impact of bleeding on prognosis in patients with acute coronary syndromes. Circulation 2006;114:774-782.
11. Rao SV, Jollis JG, Harrington RA, et al: Relationship of blood transfusion and clinical outcomes in patients with acute coronary syndromes. JAMA 2004;292:1555-1562.
12. Yang X, Alexander KP, Chen AY, et al; CRUSADE Investigators: The implications of blood transfusions for patients with non-ST-segment elevation acute coronary syndromes: Results from the CRUSADE National Quality Improvement Initiative. J Am Coll Cardiol 2005;46:1490-1495.
13. Rao SV, O'Grady K, Pieper KS, et al: Impact of bleeding severity on clinical outcomes among patients with acute coronary syndromes. Am J Cardiol 2005;96:1200-1206.
14. Popma JJ, Satler LF, Pichard AD, et al: Vascular complications after balloon and new device angioplasty. Circulation 1993;88:1569-1578.
15. Stone GW, Grines CL, Cox DA, et al: Comparison of angioplasty with stenting, with or without abciximab, in acute myocardial infarction. N Engl J Med 2002;346:957-966.
16. Memon MA, Blankenship JC, Wood GC, et al: Incidence of intracranial haemorrhage complicating treatment with glycoprotein IIb/IIIa receptor inhibition: A pooled analysis of major clinical trials. Am J Med 2000;109:213-217.
17. Kereiakes DJ, Lincoff AM, Miller DP, et al: Abciximab therapy and unplanned coronary stent development—favorable effects on stent use, clinical outcomes, and bleeding complications. Circulation 1998;97:857-864.
18. Brown DJ, Fann CS, Chang CJ: Meta-analysis of effectiveness and safety of abciximab versus eptifibatide or tirofiban in percutaneous coronary intervention. Am J Cardiol 2001;87:537-541.
19. Rabah M, Mason D, Muller DW, et al: Heparin After Percutaneous Intervention (HAPI): A prospective multicenter randomised trial of three heparin regimens after successful coronary intervention. J Am Coll Cardiol 1999;34:461-467.
20. Yusuf S, Mehta SR, Chrolavicius S, et al; Fifth Organization to Assess Strategies in Acute Ischemic Syndromes Investigators: Comparison of fondaparinux and enoxaparin in acute coronary syndromes. N Engl J Med 2006;354:1464-1476.
21. Stone GW, McLaurin BT, Cox DA, et al; ACUITY Investigators: Bivalirudin for patients with acute coronary syndromes. N Engl J Med 2006;355:2203-2216.
22. Yusuf S, Zhao F, Mehta SR, et al; Clopidogrel in Unstable Angina to Prevent Recurrent Events Trial Investigators: Effects of clopidogrel in addition to aspirin in patients with acute coronary syndromes without ST-segment elevation. N Engl J Med 2001; 345:494-502.
23. Cohen M, Demers C, Gurfinkel EP, et al: A comparison of low-molecular-weight heparin with unfractionated heparin for unstable coronary artery disease. Efficacy and Safety of Subcutaneous Enoxaparin in Non-Q-Wave Coronary Events Study Group. N Engl J Med 1997;337:447-452.
24. White HD, Braunwald E, Murphy SA, et al: Enoxaparin vs. unfractionated heparin with fibrinolysis for ST-elevation myocardial infarction in elderly and younger patients: Results from EXTRACT-TIMI 25. Eur Heart J 2007;28:1066-1071.
25. Ferguson JJ, Califf RM, Antman EM, et al; SYNERGY Trial Investigators: Enoxaparin vs unfractionated heparin in high-risk patients with non-ST-segment elevation acute coronary syndromes managed with an intended early invasive strategy: Primary results of the SYNERGY randomized trial. JAMA 2004;292:45-54.
26. Spencer FA, Moscucci M, Granger CB, et al; for the GRACE Investigators: Does comorbidity account for the excess mortality in patients with major bleeding in acute myocardial infarction? Circulation 2007;116:2793-2801.
27. Moscucci M, Fox KA, Cannon CP, et al: Predictors of major bleeding in acute coronary syndromes: The Global Registry of Acute Coronary Events (GRACE). Eur Heart J 2003;24:1815-1823.
28. Chesebro JH, Knatterud G, Roberts R, et al: Thrombolysis In Myocardial Infarction (TIMI) trial, phase I: A comparison between intravenous tissue plasminogen activator and intravenous streptokinase. Clinical findings through hospital discharge. Circulation 1987;76:142-154.
29. The GUSTO Investigators: An international randomized trial comparing four thrombolytic strategies for acute myocardial infarction. N Engl J Med 1993;329:673-682.
30. Lincoff AM, Bittl JA, Harrington RA, et al; REPLACE-2 Investigators: Bivalirudin and provisional glycoprotein IIb/IIIa blockade compared with heparin and planned glycoprotein IIb/IIIa blockade during percutaneous coronary intervention: REPLACE-2 randomized trial. JAMA 2003;289:853-863.
31. Segev A, Strauss BH, Tan M, et al; Canadian acute coronary syndromes registries investigators: Predictors and 1-year outcome of major bleeding in patients with non-ST-elevation acute coronary syndromes: Insights from the Canadian acute coronary syndrome registries. Am Heart J 2005;150:690-694.
32. Schulman S, Kearon C: Subcommittee on control of anticoagulation of the scientific and standardization committee of the International Society on Thrombosis and Haemostasis. Definition of major bleeding in clinical investigations of antihemostatic medicinal products in non-surgical patients. J Thromb Haemost 2005;3:692-694.
33. Fragmin and Fast Revascularization during Instability in Coronary artery disease Investigators: Long-term low-molecular-mass heparin in unstable coronary artery disease: FRISC II prospective randomized multicentre study. Lancet 1999;354:701-707.
34. Wiviott SD, Braunwald E, McCabe CH, et al: Prasugrel versus clopidogrel in patients with acute coronary syndromes. TRITON-TIMI 38 Investigators. N Engl J Med 2007;357:2001-2015.
35. Wallentin L, Becker RC, Budaj A, et al: Ticagrelor versus clopidogrel in patients with acute coronary syndromes. N Engl J Med 2009;361:1045-1057.
36. Kinnaird TD, Stabile E, Mintz GS, et al: Incidence, predictors, and prognostic implications of bleeding and blood transfusion following percutaneous coronary interventions. Am J Cardiol 2003;92:930-935.
37. Manoukian SV, Feit F, Mehran R, et al: Impact of major bleeding on 30-day mortality and clinical outcomes in patients with acute coronary syndromes: An analysis from the ACUITY Trial. J Am Coll Cardiol 2007;49:1362-1368.
38. Sunil V, Rao KC, Sun JL, et al: International variation in the use of blood transfusion in patients with non-ST-segment elevation acute coronary syndromes. Am J Cardiol 2008;101:25-29.
39. Hébert PC, Wells G, Tweeddale M, et al: Does transfusion practice affect mortality in critically ill patients? Transfusion Requirements in Critical Care (TRICC) Investigators and the Canadian Critical Care Trials Group. Am J Respir Crit Care Med 1997;155:1618-1623.
40. Wu WC, Rathore SS, Wang Y, et al: Blood transfusion in elderly patients

with acute myocardial infarction. N Engl J Med 2001;345:1230-1236.
41. Chesebro JH, Knatterud G, Roberts R, et al: Thrombolysis in Myocardial Infarction (TIMI) Trial, phase I: A comparison between intravenous tissue plasminogen activator and intravenous streptokinase: clinical findings through hospital discharge. Circulation 1987;76:142-154.
42. Sabatine MS, Morrow DA, Giugliano RP, et al: Association of hemoglobin levels with clinical outcomes in acute coronary syndromes. Circulation 2005;111:2042-2049.
43. Goncalves AG, Ferreira J, Aguiar C, et al: Prognostic value of baseline hemoglobin in acute coronary syndromes. Circulation 2002;106(suppl II):II-402.
44. Most AS, Ruocco NA Jr, Gewirtz H: Effect of a reduction in blood viscosity on maximal myocardial oxygen delivery distal to a moderate coronary stenosis. Circulation 1986;74:1085-1092.
45. Levy PS, Quigley RL, Gould SA: Acute dilutional anemia and critical left anterior descending coronary artery stenosis impairs end organ oxygen delivery. J Trauma 1996;41:416-423.
46. Nikolsky E, Aymong ED, Halkin A, et al: Impact of anemia in patients with acute myocardial infarction undergoing primary percutaneous coronary intervention: Analysis from the Controlled Abciximab and Device Investigation to Lower Late Angioplasty Complications (CADILLAC) Trial. J Am Coll Cardiol 2004;44:547-553.
47. Wang TY, Xiao L, Alexander KP, et al: Antiplatelet therapy use after discharge among acute myocardial infarction patients with in-hospital bleeding. Circulation 2008; 118:2139-2145.
48. Manoukian SV, Feit F, Mehran R, et al: Impact of major bleeding on 30-day mortality and clinical outcomes in patients with acute coronary syndromes: An analysis from the ACUITY Trial. J Am Coll Cardiol 2007;49:1362-1368.
49. Stamler JS, Jia L, Eu JP, et al: Blood flow regulation by S-nitrosohemoglobin in the physiological oxygen gradient. Science 1997;276:2034-2037.
50. Sugerman HJ, Davidson DT, Vibul S, et al: The basis of defective oxygen delivery from stored blood. Surg Gynecol Obstet 1970;131:733-741.
51. Tsai AG, Cabrales P, Intaglietta M: Microvascular perfusion upon exchange transfusion with stored red blood cells in normovolemic anemic conditions. Transfusion 2004;44:1626-1634.
52. Fortune JB, Feustel PJ, Saifi J, et al: Influence of hematocrit on cardiopulmonary function after acute hemorrhage. J Trauma 1987;27:243-249.
53. Marik PE, Sibbald WJ: Effect of stored-blood transfusion on oxygen delivery in patients with sepsis. J Am Med Assoc 1993;269:3024-3029.
54. Reynolds JD, Ahearn GS, Angelo M, et al: S-nitrosohemoglobin deficiency: A mechanism for loss of physiological activity in banked blood. Proc Natl Acad Sci U S A. 2007;104:17058-17062.
55. McMahon TJ, Moon RE, Luschinger BP, et al: Nitric oxide in the human respiratory cycle. Nat Med 2002;8:711-717.
56. Stone GW, for the HORIZONS Investigators: HORIZONS AMI: A prospective, randomized comparison of bivalirudin vs heparin plus glycoprotein IIb/IIIa inhibitors during primary angioplasty in acute myocardial infarction—30 day results. Presented at: TCT 2007, Washington DC, October 24, 2007.
57. Nikolsky E, Mehran R, Dangas G, et al: Development and validation of a prognostic risk score for major bleeding in patients undergoing percutaneous coronary intervention via the femoral approach. Eur Heart J 2007;28:1936-1945.
58. Subherwal S, Bach RG, Chen AY, et al: Baseline risk of major bleeding in non-ST-segment-elevation myocardial infarction: The CRUSADE (Can Rapid risk stratification of Unstable angina patients Suppress ADverse outcomes with Early implementation of the ACC/AHA Guidelines) bleeding score. Circulation 2009;119:1873-1882.
59. EPIC investigators: Use of a monoclonal antibody directed against the platelet glycoprotein IIb/IIIa receptor in high-risk coronary angioplasty. N Engl J Med 1994;330:956-961.
60. Aguirre FV, Topol EJ, Ferguson JJ, et al: Bleeding complications with the chimeric antibody to platelet glycoprotein IIb/IIIa integrin in patients undergoing percutaneous coronary intervention. Circulation 1995;91:2890-2892.
61. Ferguson JJ, Kereiakes DJ, Adgey AA, et al: Safe use of platelet GP IIb/IIIa inhibitors. Eur Heart J 1998;19:31-39.
62. Sherev DA, Shaw RE, Brent BN: Angiographic predictors of femoral access site complications: Implication for planned percutaneous coronary intervention. Catheter Cardiovasc Interv 2005;65:196-202.
63. Agostoni P, Biondi-Zoccai GG, de Benedictis ML, et al: Radial versus femoral approach for percutaneous coronary diagnostic and interventional procedures; Systematic overview and meta-analysis of randomized trials. J Am Coll Cardiol 2004;44:349-356.
64. Mann T, Cowper PA, Peterson ED, et al: Transradial coronary stenting: Comparison with femoral access closed with an arterial suture device. Catheter Cardiovasc Interv 2000;49:150-156.
65. Jolly SS, Amlani S, Hamon M, et al: Radial versus femoral access for coronary angiography or intervention and the impact on major bleeding and ischemic events: A systematic review and meta-analysis of randomized trials. Am Heart J 2009;157:132-140.
66. Rao SV, Ou FS, Wang TY, et al: Trends in the prevalence and outcomes of radial and femoral approaches to percutaneous coronary intervention: A report from the National Cardiovascular Data Registry. ACC Cardiovasc Interv 2008;1:379-386.
67. Chase AJ, Fretz EB, Warburton WP, et al: Association of the arterial access site at angioplasty with transfusion and mortality: The M.O.R.T.A.L study (Mortality benefit Of Reduced Transfusion after percutaneous coronary intervention via the Arm or Leg). Heart 2008;94:1530-1532.
68. Alexander KP, Chen AY, Newby LK, et al; CRUSADE (Can Rapid risk stratification of Unstable angina patients Suppress Adverse outcomes with Early implementation of the ACC/AHA guidelines) Investigators: Sex differences in major bleeding with glycoprotein IIb/IIIa inhibitors: Results from the CRUSADE (Can Rapid risk stratification of Unstable angina patients Suppress Adverse outcomes with Early implementation of the ACC/AHA guidelines) initiative. Circulation 2006;114:1380-1387.
69. Alexander KP, Chen AY, Roe MT, et al; CRUSADE Investigators: Excess dosing of antiplatelet and antithrombin agents in the treatment of non-ST-segment elevation acute coronary syndromes. JAMA 2005;294:3108-3116.
70. Anderson JL, Adams CD, Antman EM, et al: ACC/AHA 2007 guidelines for the management of patients with unstable angina/non-ST-elevation myocardial infarction-executive summary. A report of the American College of Cardiology/American Heart Association Task Force on Practice Guidelines (Writing Committee to Revise the 2002 Guidelines for the Management of Patients With Unstable Angina/Non-ST-Elevation Myocardial Infarction) developed in Collaboration with the American College of Emergency Physicians, the Society for Cardiovascular Angiography and Interventions, and the Society of Thoracic Surgeons. Endorsed by the American Association of Cardiovascular and Pulmonary Rehabilitation and the Society for Academic Emergency Medicine. J Am Coll Cardiol 2007;50:652-726.
71. Peters RJ, Mehta SR, Fox KA, et al; Clopidogrel in Unstable angina to prevent Recurrent Events (CURE) Trial Investigators: Effects of aspirin dose when used alone or in combination with clopidogrel in patients with acute coronary syndromes: Observations from the Clopidogrel in Unstable angina to prevent Recurrent Events (CURE) study. Circulation 2003;108:1682-1687.
72. Mehta SR: A randomized comparison of a clopidogrel high loading and maintenance dose regimen versus standard dose, and high versus low dose aspirin in 25,000 patients with acute coronary syndromes: Results of the CURRENT-OASIS 7 Trial. European Society of Cardiology (ESC) 2009 Congress. August 30, 2009. Barcelona, Spain.
73. Campbell CL, Smyth S, Montalescot G, Steinhubl SR: Aspirin dose for the prevention of cardiovascular disease: A systematic review. JAMA 2007;297:2018-2024.
74. Fox KAA, Mehta SR, Peters R, et al: Benefits and risks of the combination of clopidogrel and aspirin in patients undergoing surgical revascularization for non–ST-elevation acute coronary syndrome: The Clopidogrel in Unstable angina to prevent Recurrent ischemic Events (CURE) trial. Circulation 2004;110:1202-1208.
75. Berger JS, Frye CB, Harshaw Q, et al: Impact of clopidogrel in patients with acute coronary syndromes requiring coronary artery bypass surgery: A multicenter analysis. J Am Coll Cardiol 2008;52:1693-1701.
76. Argatroban Injection [package insert]. Research Triangle Park, NC: GlaxoSmithKline, 2005.
77. Rao SV, Eikelboom JA, Granger CB, et al: Bleeding and blood transfusion issues in patients with non-ST-segment elevation acute coronary syndromes. Eur Heart J 2007;28:1193-1204.

第 30 章

不做血管重建治疗的顽固性心绞痛患者

Udho Thadani

不适合进行血管重建治疗的顽固性心绞痛患者逐年上升。这类患者中大部分已经做过 CABG 或 PCI 并不适合再次做 CABG 或 PCI。其他患者是由于冠状动脉病变弥漫或者由于合并症原因导致血管重建治疗风险非常高。

不适合进行血管重建治疗的顽固性心绞痛患者是指在 β- 受体阻滞剂、钙通道阻滞剂和不产生耐药性的长效硝酸酯类药物的最佳治疗前提下仍发作症状的患者 [1-9]。对于某些患者必须考虑下列情况：① β- 受体阻滞剂、钙通道阻滞剂和硝酸酯类药物的三联联合应用不一定优于两联用药 [10, 11]，②调整该类药物的剂量或改成另一种同类药物或减少一种药物可能有助于缓解心绞痛症状 [4, 7, 12, 13]。

还需要考虑到是否存在例如贫血、甲状腺功能亢进及其他能加重心绞痛和心肌缺血的合并症，如果存在，则应在诊断顽固性心绞痛前给予充分的治疗。

顽固性心绞痛患者除了服用抗心绞痛药物外，还必须戒烟并每日服用阿司匹林 [14]、降脂药（首选他汀类）[15, 16] 和 ACEI[17, 18]。这些药物可以减少冠心病患者的严重不良临床事件。这些药物是否能减少心绞痛发作频率或改善患者运动耐量还未得到充分研究。

顽固性心绞痛患者在轻微活动或静息时会发作心绞痛。许多 UA 患者由于多种原因住院，有时很难评估疼痛是由于缺血、非心脏原因或多种原因共同造成的。在这种情况下，当胸痛发作时进行灌注扫描有助于诊断。

许多治疗方法已被使用或建议作为标准抗心绞痛药物、阿司匹林、他汀和 ACEI 等缓解心绞痛并减少不良临床事件的附加治疗。提供心理支持、积极反馈、抑郁治疗和行为疗法的疼痛治疗以及心脏康复这些多学科治疗已经在多个欧洲中心成功应用 [19]。曲美他嗪是一种代谢调节剂，有抗缺血作用，加入抗心绞痛标准治疗后能让部分患者症状缓解 [20]。新型抗心绞痛药物例如雷诺嗪、尼可地尔和依伐布雷定仍未证实可用于治疗顽固性心绞痛。非有创治疗例如增强型体外反搏、经皮神经刺激疗法、有创治疗例如脊髓刺激疗法和微创心肌血管重建逐渐流行。经皮激光心肌血管重建无效。基因和细胞治疗和其他新的治疗方法仍处于试验阶段。对顽固性心绞痛患者使用这些治疗的研究不是基于设计良好的安慰剂对照试验。关于这些患者治疗所发表的资料或专家观点将在本章阐述。

治疗心绞痛的新老药物

苄普地尔

苄普地尔是一种非选择性钙通道阻滞剂，发挥强有力的抗心绞痛和抗缺血作用 [3, 6, 7, 21]。一项研究表明，对于稳定型心绞痛患者普萘洛尔联合苄普地尔优于单独使用普萘洛尔 [22]。另一项研究表明苄普地尔优于地尔硫卓 [23]。总之，发表的资料表明，与苄普地尔相比，其他钙通道阻滞剂更能让稳定型心绞痛患者增加运动耐量并减少心绞痛发作次数 [3, 7]。但是该药物延长 QT 间期并在 1% ~ 2% 的患者中引起尖端扭转型室速。主要问题是低钾患者与其他延长 QT 间期药物联合应用 [3]。目前没有关于苄普地尔针对最大药物治疗下仍有症状发作的顽固性心绞痛并不适合进行血管重建治疗患者的对照研究 [3]。但是在一些特定患者上的个人经验表明，当其他钙通道阻滞剂无效时它有效。苄普地尔仅适用于联合使用 β- 受体阻滞剂，其他钙通道阻滞剂和硝酸酯类药物的最佳优化药物治疗仍发作症状并且不适合做血管重建治疗的患者。

曲美他嗪

曲美他嗪是一种代谢调节剂，有抗缺血作用并能改善心绞痛患者的运动耐量 [20, 24-26]。它对心率和血压无明显影响，并在许多欧洲和亚洲国家得到许可应用于治疗心绞痛。试验性研究表明，它能通过抑制游离脂肪酸转变为葡萄糖过程中的氧化磷酸化和基质利用来改善心肌缺血 [27]。改善运动耐量和减少心绞痛发作次数得到证实后，曲美他嗪加入到治疗稳定型心绞痛患者的标准抗心绞痛药物行列中。许多患者既往做过 CABG 或 PCI。但是从发表的资料来看，患者是否真有顽固性心绞痛并不清楚。不过有一项针对顽固性心绞痛患者的曲美他嗪研究得到了证实。但在常规使用前，针对顽固性心绞痛患者应该进行证据充分的安慰剂对照研究。

雷诺嗪

雷诺嗪最近许可在美国和欧洲一些国家用于治疗心绞痛。其确切的作用机制尚不清楚，它能阻断迟钠通道电流并在心肌缺血时防止心肌细胞内钙聚集 [28]。无论作为单一用药或者作为 β- 受体阻滞剂、钙通道阻断剂、氨氯地平联合或不联合长效硝酸酯类的附加用药，它与安慰剂比较均能减少心绞痛发作次数[29-31]。它不会减慢心率或降低血压。该药延长 QT 间期但临床意义尚不清楚。在对 ACS 患者的大规模临床试验中，雷诺嗪较安慰剂未能降低死亡率和心肌梗死发生率，虽然延长 QT 间期但安全，它减少室性和房性心律失常发生[32, 33]。目前还没有雷诺嗪关于顽固性心绞痛患者的研究。但是许多医师包括原著作者已经将它用于顽固性心绞痛患者的附加治疗。许多患者说心绞痛次数减少了。该药物需要进行一项安慰剂对照研究，评价对于顽固性心绞痛患者的真实效果。

尼可地尔

尼可地尔是烟酰胺酯，一种钾通道开放剂，目前在许多欧洲国家和日本使用，替代长效硝酸酯类治疗稳定型心绞痛和 UA[34]。但一些研究质疑了它的抗心绞痛作用[35, 36]，并且在治疗顽固性心绞痛患者上的作用仍需研究[37]。

依伐布雷定

依伐布雷定通过抑制 I_f 通道，一种窦房结离子通道来降低静息和运动心率，但不影响血流动力学[38]。与安慰剂相比，它有显著的抗缺血和抗心绞痛作用，并与阿替洛尔相媲美[39-41]。如果联合阿替洛尔可进一步改善稳定型心绞痛患者的运动耐量并减少心绞痛发作次数[42]。在一项针对缺血性心力衰竭患者的大规模研究中，依伐布雷定没有减少死亡率，但在基线心率＞ 76 次 / 分的亚组人群中，该药物减少了不良临床事件[43, 44]。对于顽固性心绞痛患者的作用仍在进一步研究之中。

普通肝素、低分子肝素、抗血小板药物和溶栓药物

与普通肝素联合阿司匹林比较，皮下低分子肝素联合阿司匹林能减少 ACS 患者的复合不良临床事件（死亡、心肌梗死和顽固性心绞痛），尤其是对于药物治疗患者[45, 46]。然而对于稳定型心绞痛患者，普通肝素不能增加平板运动耐量[47]。其他研究表明，皮下低分子肝素治疗数周运动耐量和缺血诱发时间延长并减少心绞痛次数[48, 49]。

目前尚没有关于普通肝素或低分子肝素在顽固性心绞痛患者长期使用的安慰剂对照双盲的试验研究。

针对 ACS 患者（UA/NSTEMI）的 CURE 研究所发表的资料显示，与安慰剂联合阿司匹林比较，氯吡格雷联合阿司匹林可以减少最多 11 个月的死亡、心肌梗死和卒中的复合终点。与氯吡格雷相比，普拉格雷是更强的抗血小板药物。一项针对经 PCI 的 ACS 患者大规模临床试验结果表明，与氯吡格雷联合阿司匹林相比，普拉格雷联合阿司匹林可减少死亡、心肌梗死和急诊再次血管重建的复合终点[51]。但普拉格雷组严重出血事件增加。该药物最近在欧洲和美国批准用于需要 PCI 治疗罪犯冠状动脉病变的 ACS 患者，但同时也用黑框警示可能增加包括出血性卒中在内的严重甚至致死性出血。没有资料表明抗血小板药物包括阿司匹林、氯吡格雷和普拉格雷中哪一种能减少顽固性心绞痛患者的心绞痛发作次数或改善运动耐量。同时该资料不支持常规延长使用普通肝素或低分子肝素或抗血小板药物（除阿司匹林外）治疗顽固性心绞痛。

一些关于间歇延长尿激酶给药的开放试验表明顽固性心绞痛患者心绞痛得到缓解[52, 53]。但是这些研究不是安慰剂对照，并且尿激酶和其他溶栓药物会增加出血风险，所以不建议将这些药物应用于治疗顽固性心绞痛[54]。

未被证实的其他治疗

螯合疗法

乙二胺四乙酸钠螯合疗法已经营用于治疗外周血管疾病和已知冠心病的患者[54]。但是安慰剂对照研究没能证实螯合疗法能改善间歇性跛行和稳定型心绞痛患者的运动耐量[55-57]。没有资料支持螯合疗法能使顽固性心绞痛患者获益[54]。

增强型体外反搏治疗

增强型体外反搏治疗模仿了主动脉内气囊反搏术的原理，它在舒张期增加冠状动脉血流灌注，收缩期利于左心室排空[58-62]。销售到临床使用的强型体外反搏装置包括三对捆绑到下肢的充气袖带[62-66]。在舒张期袖带充气使外界压力达到 250 ～ 300mmHg[62]。这样可以增加心脏的静脉回流，并增加心输出量。主动脉内张力和压力的上升增加了舒张期冠状动脉血流[62]。袖带在收缩期同时去充气，减少了外周阻力和左心室负荷并利于左心室排空[62]。

增强型体外反搏装置已经应用多年，但早期装置复杂并且难以使用[62]。新型设备对于医务人员和患者均较为简便，已被美国食品和药物管理局器械委员会批准应用于临床。该装置的批准使它可广泛用于保守治疗的顽固性心绞痛患者或不适于再次血管重建治疗的患者[60, 65, 66]。由于针对这类患者缺乏设计充分的研究，所以这种治疗是否有效还有待进一步证实。

增强型体外反搏治疗的作用机制

尽管对于增强型体外反搏治疗稳定型心绞痛患者提出了多种未被证实的机制，例如增加缺血心肌的侧支循环血流[61]，改善舒张期充盈[67]和缺血部位新生血管化（血管再生），但其确切机制尚不清楚[59, 60, 65]（见框 30-1）。

增强型体外反搏治疗的临床研究

每次治疗 1 小时，每周 5 次，共 35 次[60, 62, 65]。虽然增强型体外反搏无创，但是价格昂贵。早前增强型体外反搏研究室非对照的小样本研究显示，与基线相比，平板运

框30-1 增强型体外反搏 (EECP)

可能的作用机制

- 模拟主动脉内气囊反搏术的作用机制改善急性期的血流动力学；增加舒张期冠状动脉的血流，改善收缩期左心室的排空及增加心输出量（但是，该作用在每日的治疗中只持续1h）
- 增加侧支循环的血流（未经证实）
- 增加新生血管生成（未经证实）
- 增加内皮细胞生成一氧化氮和前列环素（未经证实）

动耐量提高并在负荷灌注显像得到改善[61]，与治疗前相比，运动时血流动力学得到改善（见表 30-1）[67]。一项 50 例患者的单中心开放研究显示，75% 的患者通过治疗负荷灌注显像得到改善[61]。其中一项研究发现，低有效率是那些有多种疾病和没有近端通畅血管（包括自体血管和桥血管）的患者[58, 59]。这些非对照研究显示，增强型体外反搏治疗的患者可以持续改善心肌灌注和心绞痛次数长达 5 年[64]。

评估增强型体外反搏的唯一一项对照研究是 MUST-EECP 研究[62]。该试验比较了开启与不开启增强型体外反搏患者的运动诱导 ECG 心肌缺血、运动总时间和心绞痛发作次数。只有 CCS Ⅰ～Ⅲ级的稳定劳力型心绞痛患者参与了该研究。除外的患者包括 UA、近期发作 ACS、近 3 个月内发作心肌梗死或进行 CABG、心力衰竭病史、LVEF ＜ 30%、血压＞ 180/100mmHg、静脉炎或严重外周血管疾病、华法林治疗期间、心房颤动和频发室性早搏。总共筛选了 500 例患者，139 例随机分组。所有患者均有平板试验的心肌缺血 ECG 改变（ST 段压低）证据与运动相关心绞痛。年龄 21 ～ 81 岁。开启增强型体外反搏组患者充气压力达到 300mmHg，不开启增强型体外反搏的充气压力为 75mmHg（并非真正不开启）。

139 例患者随机分组，只有 115 例患者的资料可用。开启组 14 例患者未完成该研究，未开启组 4 例未完成，结果未能证明增强型体外反搏能改善平板运动耐量[62]。

表30-1 增强型体外反搏治疗的临床研究和结果

研究设计*	结果
开放的基线对照研究[58, 61, 62]	增加运动耐量 改善负荷铊灌注显像 减少心绞痛加拿大分级1～2个等级 合并其他疾病和血管条件差的患者效果不佳
对稳定型心绞痛患者的MUST-EECP安慰剂对照研究[62]	没有改善运动耐量 运动诱导的心电图心肌缺血（ST段压低）时间增加 减少心绞痛频率但不减少硝酸酯类消耗
针对采用常规治疗的极可能为顽固性心绞痛患者的基线对照注册研究数据[62, 65]	改善CCS分级1～2个等级 局部并发症发生率4% 对于心力衰竭患者是安全的

* 针对顽固性心绞痛且不适合做血管重建治疗患者的双盲安慰剂对照研究尚未进行。

开启增强型体外反搏组运动时间增加了 42±11 秒，未开启增强型体外反搏组增加了 26±12 秒（P ＞ 0.3）。然而负荷诱导的心肌缺血（ST 段压低 1mm）在开启组显著增加 [(37 ± 11 秒 vs (−4 ± 12) 秒，P=0.01)] 并能减少心绞痛发作频率并改善心绞痛分级，但是舌下含服硝酸甘油数量两组间无差别。

该研究关于评估心绞痛发作次数的缺点是整个研究中没有要求患者写心绞痛日记或活动日记。只是让患者回忆在每次治疗前的 24 小时中是否有心绞痛发作[62]。开启增强型体外反搏组的不良事件发生率较高（55% vs 26%，P ＜ 0.001）。器械相关的不良事件开启组为 33%，未开启组为 15%。感觉异常（2% vs 1%）、腿部水肿（2% vs 0%）、皮肤磨损、擦伤与水泡（13% vs 2%）和背部或腿部疼痛（20% vs 7%）为开启或不开启组的副作用。该研究小组针对 71 例患者治疗 12 个月后的生存治疗进行了评估[63]，发现在完成增强型体外反搏治疗后生存质量的改善最多可以维持 12 个月[63]。

基于对稳定型心绞痛患者的单中心研究，增强型体外反搏获批准使用。批准的适应征不仅包括稳定型心绞痛，还有常规治疗无效的 UA。注册研究还在前瞻性收集该装置的其他适应证。

国际 EECT 患者注册研究[65] 入选了 548 例心力衰竭史的增强型体外反搏治疗患者[66]。6 个月随访发现，与无心力衰竭史的患者比较，有心力衰竭史患者更容易耐受。虽然 68% 的患者生活质量提高，心绞痛级别改善，但是完成增强型体外反搏疗程的心力衰竭患者很少，并且心力衰竭加重较为频繁[66]。6 个月时充血性心力衰竭患者的心绞痛发作次数减少，但是更容易发生严重不良心脏事件（死亡、心肌梗死和血管重建）。

1996 年的一项增强型体外反搏研究连续入选了 2289 例患者，证明增强型体外反搏安全并且耐受良好，不良事件发生率为 4.0%[60]。74% 的严重心绞痛（CCS Ⅲ～Ⅳ级）患者心绞痛等级得到改善，基础状况最差的患者改善最显著，39.5% 的 CCS Ⅲ和Ⅳ级患者改善了 1 ～ 2 个等级[60]。有趣的是 CCS Ⅰ和Ⅱ级也入选到该注册研究中，并且比较了 2 组的结果。

2002 年的 ACC 年会上发表了注册研究资料（见图 30-1），结果显示大多数患者经过一段时间心功能分级可以明显提高。现已证明增强型体外反搏对社会心理功能也有益处[68]。

国际注册研究证实了在 1458 例顽固性心绞痛患者使用增强型体外反搏可以获益[69]。112 例 CCS Ⅱ 级患者完成增强型体外反搏治疗后心绞痛发作较基线水平减少长达 2 年（2.4 ± 4.2 vs 6.7 ± 10.2 次），1346 例 CCS Ⅲ～Ⅳ级也得到改善（每周心绞痛发作 4.1 ± 8.7 vs 12.2 ± 13.8 次）。非常吃惊，尽管有 2 年的顽固性心绞痛史，但是有接近 20% 的患者接受了 CABG 或 PCI。

另一项研究连续入选了 86 例顽固性心绞痛并且 CCS

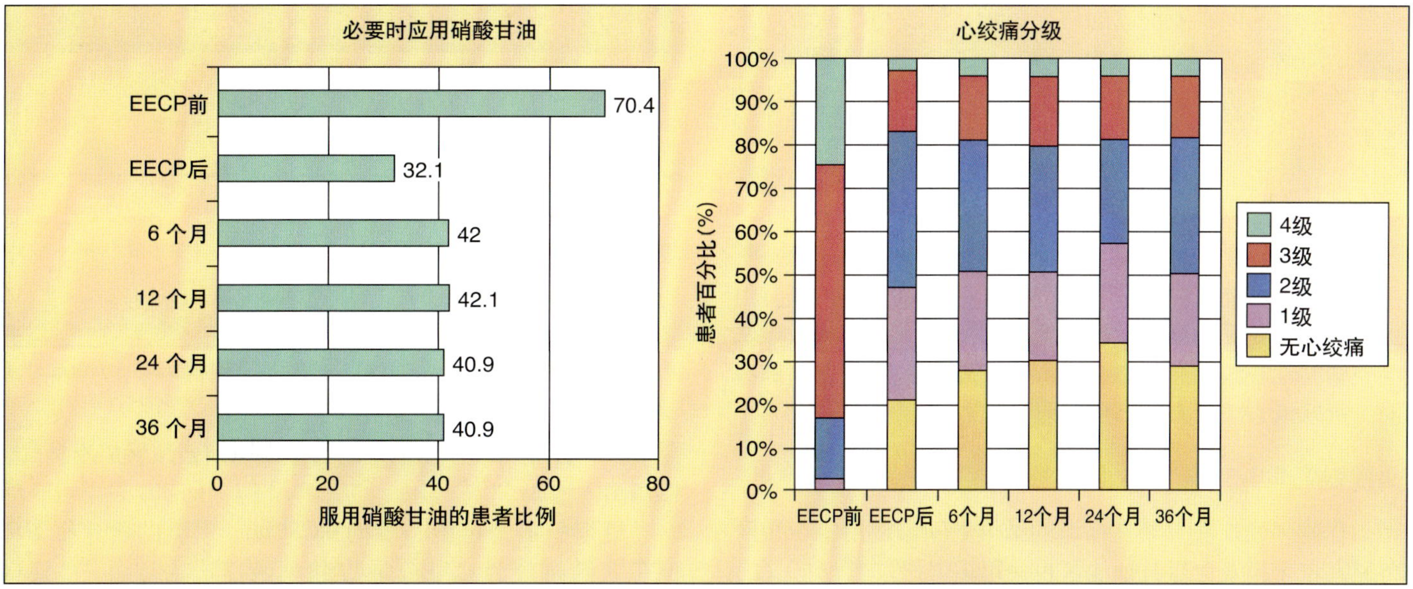

图30-1 EECP治疗一段时间后对CCS心绞痛分级和硝酸甘油使用的变化。观察性数据包括治疗前和治疗后6个月、12个月、24个月及36个月的情况。数据反映了完成预定计划治疗疗程且能够一直随访的患者。数据来自国际EECP患者注册研究（IEPR）；数据库在2002年2月5日冻结。
From the IEPR Newsletter, March 2002; volume 4, issue 2.

分级Ⅲ～Ⅳ级的患者，79% 的患者体验到初步改善，24 个月时 29% 的患者认为持续改善 [70]。

尚不清楚这些发表的注册研究资料的患者是否均给予最强的药物治疗并且是否适合血管重建治疗。采用增强型体外反搏治疗的原因多种多样，包括药物和手术治疗无效的顽固性心绞痛，患者或医师的倾向性和由于缺乏桥血管或手术风险高而不适合手术。在该研究中只有 0.2% 的患者恶化了一个 CCS 等级 [65]。应用增强型体外反搏后无论心绞痛等级改善（1531 例或 73.4%）或等级不变（554 例或 26.5%），大多数患者（CCS Ⅱ～Ⅳ级）会由于心绞痛而活动受限。治疗前 48.5% 心绞痛等级Ⅳ级和 34.9% Ⅲ级的患者治疗后改善至少 2 个等级。入选该注册研究的患者是否包括 ACS 不是很明确。先前试验排除了 UA 和 ACS 患者。

回顾公开发表的资料产生这样一个疑问：增强型体外反搏治疗是否可作为不适合血管重建治疗的顽固性心绞痛的常规治疗？对于这类患者没有针对性的资料发表，也没有进行对照临床研究。唯一一项安慰剂对照临床试验是在稳定型心绞痛患者进行的，并且该研究没能显示出运动耐量的客观改善，但是缺血阈值提升和心绞痛次数减少。注册研究是观察性非安慰剂对照的研究。由于心绞痛患者安慰剂反应性较高，所以对于最大药物治疗仍有顽固性心绞痛并且不适合血管重建治疗的患者应用增强型体外反搏是否有效，还有待证实。

因此增强型体外反搏可能不能常规建议应用于最大药物治疗效果不佳并且不适合血管重建治疗顽固性心绞痛患者。如果患者非常对症，可以尝试该疗法，但是应当注意心绞痛的缓解或减轻可能是增强型体外反搏治疗后的安慰剂作用。如果没有其他的选择，这种方法可能是合理的。但是在将其应用于不适合进行血管重建治疗的顽固性心绞痛患者的常规治疗时，需要进行足够样本量的安慰剂对照研究，评估其治疗心绞痛、运动耐量和死亡或心肌梗死发生率的效果。

神经调节疗法（脊髓刺激疗法和其他基于神经学的疗法）

目前有多种方法，一些方法由于并发症率高而遭淘汰。

针　灸

针灸已用来治疗顽固性疼痛包括顽固性心绞痛 [71]。但没有公开的对照研究并且这种方法在西方没有得到广泛使用。

胸段硬膜外麻醉

麻醉科医师使用胸段硬膜外麻醉来控制疼痛 [71]。虽然取得了成功，但是该方法只能暂时缓解疼痛且需要重复注射局部麻醉剂，因此该方法没有广泛使用。

星状神经节阻断疗法

左侧星状神经节短暂阻断可以缓解心绞痛。有关应用于缓解顽固性心绞痛的左侧星状神经节永久破坏，目前已有报道 [72]。但是没有发表对照研究。

经皮神经刺激疗法

经皮神经刺激疗法是将电极板置于胸部，一个置于疼痛最重的皮肤表面，另一个置于对侧皮肤表面 [73, 74]。刺激强度调节到低于患者疼痛阈值。经皮神经刺激疗法通过对较粗的非伤害性 A 型有髓神经纤维的高频刺激，抑制较细的 C 型无髓神经纤维，从而减少对中枢疼痛受体的刺激。斯堪的纳维亚国家的研究显示，经皮神经刺激疗法改善运动耐量并减少运动或步行时 ECG 显示的心肌缺血，并且减少步行诱发缺血过程中乳酸的产生 [73-78]。交感神经放电也减少了 [76]。虽然 2002 年 ACC 年会上主要研究者阐述了它可能的安慰剂作用，但是目前没有报道过安慰剂对照研究 [75]。

经皮神经刺激疗法已成功用于治疗顽固性心绞痛，资料表明该疗法能减少心肌梗死并推迟心绞痛症状出现。但是由于设备相关的局部皮肤并发症并且经皮神经刺激疗法用于顽固性心绞痛患者减少心绞痛发作频率仅来自病例报告，所以该方法没有得到广泛应用 [77-81]。

脊髓刺激疗法

脊髓刺激疗法主要在斯堪的纳维亚国家应用，少数欧洲国家和美国及世界其他地区也使用该方法 [82-95]。

操作与作用机制 对脊髓的低电压电刺激可以抑制疼痛（见框 30-2）。对刺激的感觉被认为是感觉异常。打开硬膜外间隙，将一个电极置于 T_4 和 T_5 椎体水平，另一个置于 T_1 和 T_2 水平 [83-85]。治疗过程中注意到清醒患者会产生感觉异常区域，这应该位于疼痛相关区域。连接电极的刺激设备可以植入腹部或左下胸部的皮下，患者皮肤上会留下小块伤疤。使用电压 2 ～ 7V，频率 30 ～ 90Hz，脉冲范围 210 ～ 450μJEK。患者拥有简单的控制器，可以控制设备开关，可根据疼痛严重程度增加或减少电压强度。疼痛减轻的机制可能是一直疼痛刺激的感觉传导通路或减轻心肌缺血 [95]。

临床研究 许多研究表明，脊髓刺激疗法较对照组可以改善运动耐量和延迟 ST 段压低和减少总缺血负担（见表 30-2）[83-86]。脊髓刺激疗法可减少步行诱发心绞痛的乳酸产生。但是由于刺激会产生感觉异常，难以进行安慰剂对照研究。值得注意，脊髓刺激疗法相关的疼痛消失可能导致不被患者知晓的心肌缺血并延长无知觉缺血时间并引发心肌梗死。受控心率条件下的研究显示，疼痛阈值能降低但不能消除 [91, 95]，更快的心率会诱发心绞痛 [91, 95]。运动诱发的心率增加的条件下，虽然进行了脊髓刺激疗法，心率加快也会感到心绞痛 [95]。

入选 19 例患者的 Holter 监测研究显示，与脊髓刺激疗法前基线水平比较，脊髓刺激疗法可以显著减少缺血事件和缓解症状 [89]。脊髓刺激疗法不会引发心室异位起搏 [89]。研究也显示脊髓刺激疗法发挥抗心绞痛作用并能减少心肌

框30-2 脊髓刺激疗法 (SCS)

作用机制

- 牵涉痛觉区的感觉异常
- 直接抑制感觉传入通路的痛觉刺激
- 减少心肌缺血
- 增加疼痛阈值
- 减少交感神经活动
- 减少心肌细胞氧耗

表30-2 脊髓刺激治疗（SCS）的临床研究

研究*	结果
开放研究[78-96]	显著减少心绞痛频率，改善运动耐受
与基线相比的Holter监测[89]	减少缺血事件和心绞痛次数
SCS与CABG在CCS Ⅲ～Ⅳ级心绞痛患者的比较[94]	心绞痛次数的减少相似 CABG患者最大工作负荷增加更多，运动诱导的缺血更少 CABG组死亡率更高

* 对于不适合血管重建治疗的顽固性心绞痛患者还没有双盲安慰剂对照研究。

需氧量。脊髓刺激疗法治疗过程中心肌缺血减轻但不消失，疼痛阈值增加 [89, 91, 95]。

最近一项稳定型心绞痛 CCS Ⅲ ～ Ⅳ级的研究将 104 例患者随机分为 CABG 或脊髓刺激疗法治疗组。CABG 组 80% 的患者症状得到缓解，脊髓刺激疗法组为 84% [94]。两组心绞痛发作频率显著减少。CABG 组较脊髓刺激疗法组最大工作耐量增加更为显著，更能耐受快心率，更少的 ST 段压低 [94]。CABG 组的死亡率更高（7 例 vs 1 例），两组非致死性心肌梗死相似（7 例 vs 7 例）。

一项脊髓刺激疗法治疗的回顾性分析显示，517 例患者中的 103 例在 23 个月内死亡减少了心绞痛次数。该观察性研究是非对照研究，因此应该慎重解读结果。

一项针对顽固性心绞痛患者的脊髓刺激疗法对比经皮心肌血管重建治疗的开放单中心随机研究显示，运动时间的主要终点或心绞痛等级的次要终点两组间无显著差异 [96]。但有个问题是脊髓刺激疗法与经皮心肌血管重建治疗治疗顽固性心绞痛和安慰剂疗法相比未见有效 [97]。

发表的资料可以得出下面的结论。脊髓刺激疗法疗法对于有经验的医师是安全的并能缓解心绞痛。但只有相对较少的患者可以用脊髓刺激疗法治疗。目前没有安慰剂对照试验，也没有证明脊髓刺激疗法是否有效，因为患者所记录的心绞痛明显为安慰剂作用。根据做脊髓刺激疗法较多中心试验，很少使用脊髓刺激疗法治疗顽固性心绞痛的原因是手术由神经科医师完成，然而顽固性心绞痛患者的治疗由心脏科医师进行，后者不能从手术中得到经济利益。

该手术的安全性是令人欣慰的。即使该手术是安慰剂产生的益处，脊髓刺激疗法仍可适用于最大药物治疗不能缓解的顽固性心绞痛并且不适宜血管重建治疗的患者。

交感神经切除术

对于顽固性心绞痛患者已成功尝试交感神经切除术，但是手术并发症和死亡率较高。由于这些原因，该手术基本被淘汰 [91, 94]。

经心肌激光血管重建术

建立经心肌隧道来增加心肌血流和氧气供给的概念可以追溯至在爬行动物上的观察性研究，这种动物心肌内的

网络通道直接与心室腔相通。人类并没有心室腔和心肌相通的交通支。通过心室 - 冠状动脉吻合提高心肌灌注的概念在 1933 年由 Wearn 等提出[98]。后来于 1986 年，在动物身上采用直接心肌穿刺和人类身上激光穿刺均成功建立了交通隧道[99]。

两种类型的激光装置可以用来建立心肌隧道：二氧化碳激光和钬：钇铝石榴石激光。现已表明，二氧化碳激光较钬：钇铝石榴石激光隧道的保持时间更长，两种手术的损伤在组织学上也有差异。

在不停搏或体外循环下，通过胸部侧切口，直视下在左心室内建立 10 ~ 50（平均 24）条激光隧道。心外膜的开口可自行愈合或通过激光直接关闭。

作用机制

假说认为经皮心肌血管重建治疗后心肌隧道可以持续存在并导致血管新生（见框 30-3）[100]。但是大多数隧道在手术后都关闭了，只有很少的客观资料能支持新生血管增多[101, 102]。一项尸检研究显示，在经心肌激光血管重建术隧道周围有微梗死，还有局部纤维化和心脏去神经化[102]。虽然心脏去神经化是可能的机制，但是经心肌激光血管重建术缓解心绞痛的确切机制仍是推测的[102, 103]。

临床研究

经心肌激光血管重建术仅在不适合血管重建治疗并且有存活缺血心肌的患者上实施过。美国食品和药物管理局的器械委员会批准在无其他治疗选择的患者（例如不适合血管重建治疗或由于合并症处于高危的患者）进行经心肌激光血管重建术，该手术使用二氧化碳激光和钬：钇铝石榴石激光。

最初对于顽固性心绞痛患者的开放非对照试验显示，> 75% 的患者相比基线水平可以改善心绞痛症状和铊心肌灌注显像长达 12 个月（见表 30-3）[100, 103-107]。非对照开放研究已经证实这种益处可以长达 3 ~ 5 年[100, 103-107]。但是这些研究是观察性非随机非安慰剂对照的研究[103]。由于缺乏重复性序列研究，早期研究显示的心肌灌注改善值得怀疑[108]。

Schofield 等比较了应用二氧化碳激光的经心肌激光血管重建术联合持续药物治疗与单独药物治疗在 188 例 CCS Ⅲ或Ⅳ级患者的效果[109]。患者随机分为两组。该研究没有显示出 12 个月时运动耐量或 12 分钟步行距离的统计学差异。经心肌激光血管重建术组死亡率较高（5%），但两组 12 个月时死亡率相似。就症状而言，经心肌激光血管重建术组 CCS 分级显著改善，心绞痛药物需求显著减少，再次住院也更少。该研究没有显示出主要终点—运动耐量的客观改善[109]。

一项挪威的随机研究比较了 100 例 NYHA 心绞痛分级Ⅲ ~ Ⅳ级的患者经心肌激光血管重建术二氧化碳激光联合优化药物治疗与单纯优化药物治疗的差异[110, 111]。经心肌激光血管重建术组 12 个月时心绞痛分级得到改善[110]，并能持续 3 ~ 5 年[111]。3 ~ 5 年内因 UA 再次入院减少 55%。虽然经心肌激光血管重建术术后心力衰竭发生较高，但两组在死亡率或心肌梗死发生率无统计学差异[111]。

Frazier 等将 182 例大多为 CCS Ⅳ 级（69%）的患者随机分组为药物治疗联合二氧化碳激光光经心肌激光血管重建术或单纯药物治疗组[112]。12 个月时心绞痛等级、生活质量和铊 SPECT 显像得到显著改善。经心肌激光血管重建术组因 UA 再次住院也显著减少（2% vs 59%）。但是 12 个月生存率相似。经心肌激光血管重建术组围术期死亡率为 3%。两组患者结果的重叠区域很大。

另一项研究在 275 例顽固性心绞痛患者比较了经心肌激光血管重建术联合持续药物治疗与单纯药物治疗的差异。结果显示，经心肌激光血管重建术组 CCS 心绞痛分级显著改善，无心脏事件生存率更高，心脏相关住院率下降，治疗无效的比例更低[113]。经心肌激光血管重建术联合持续药物治疗组尽管生活质量改善了，但铊心肌灌注显像两组间无显著差异。两组患者结果的重叠区域很大。

表30-3　TMLR的临床研究

试验*	结果
开放非对照研究	改善心绞痛症状 多于75%的患者改善心肌灌注。
CO_2 激光联合药物治疗比 药物治疗[83]	12分钟步行试验或运动耐力无改善。 显著减少心绞痛频率 围手术期期望率5% 12个月时死亡率无差异
CO_2 激光联合药物治疗比 药物治疗[112, 113]	CCS心绞痛分级和生活质量评分改善 铊灌注扫描改善 围手术期死亡率3%。 12个月时死亡率无差异 与药物治疗组的效果重叠很大
CO_2 激光联合药物治疗比 药物治疗[110]	NYHA分级改善。3～5年随访因UA住院减少55%。 增加心力衰竭发生率；3～5年随访死亡或心肌梗死发生率无差异。
Ho: YAG 激光联合药物治疗	两组患者12个月时心肌灌注或射血分数或死亡率无差异[113] 运动耐量和心绞痛分级显著改善

* 对于不适合行血管重建治疗的顽固性心绞痛患者没有TMLR的安慰剂对照研究。

框30-3　经皮激光心肌血运重建

可能的作用机制

- 确切机制未知
- 增加通过激光孔道的心肌血流供应（大多数的孔道随着时间自行闭合）
- 新生血管形成（血管生成）（未经证实）
- 心脏去神经支配（可能的机制）

一项研究比较了182例CCS Ⅲ～Ⅳ级患者采用钬：钇铝石榴石激光联合药物治疗与药物治疗的差异[114]。采用超声心动图和双嘧达莫铊扫描显像均未发现两组在心肌灌注和LVEF存在差异。12个月时两组死亡率相似。经心肌激光血管重建术治疗后运动耐量和心绞痛等级显著改善。

当证明经心肌激光血管重建术手术较药物治疗可以改善CCS心绞痛分级后，作为一种治疗手段经心肌激光血管重建术得到许可。目前还没有进行安慰剂对照研究。

回顾二氧化碳激光和钬：钇铝石榴石激光经心肌激光血管重建术，发表资料显示了彼此矛盾的结果。一些研究发现心肌灌注可以得到改善而另一些却没有。不同经心肌激光血管重建术研究在运动耐量上也得到矛盾的结论。所有研究唯一一致的结论是CCS心绞痛分级可以改善1～2个等级。没有研究显示死亡率的改善。许多文献讨论了这些矛盾的结论[103, 107-109]。围术期致残率和致死率认识主要关注的焦点[115]。

因此在解释资料时应当谨慎，尤其是没有对照组的情况下。在安慰剂药物对照研究[7, 19]和经皮经心肌激光血管重建术的介入安慰剂对照研究[116]中显示了症状改善和心绞痛等级改善显著。

Vineberg手术（将内乳动脉直接植入心肌）在20世纪60年代初流行起来，但后来证明是无效并被淘汰。因此，由于经心肌激光血管重建术围手术早期致残率和致死率较高，对于不适合行血管重建治疗的顽固性心绞痛患者不建议常规进行经心肌激光血管重建术[103, 114]。为了证明经心肌激光血管重建术优于持续药物治疗，还需要进行安慰剂对照研究。

有人认为经心肌激光血管重建术进行安慰剂对照试验不符合伦理学，因为该手术需要胸部切开，这对于患者、外科医师或美国食品和药物管理局均难以接受。因此对于最大药物治疗仍存在严重症状的患者即便该手术是安慰剂的作用，经心肌激光血管重建术仍可能是一种选择，毕竟发表的研究表明心绞痛CCS分级改善了。但是必须意识到，这些顽固性心绞痛患者症状随时间而改善，也同时在接受合理的药物治疗[117]。因此对于不适合血管重建治疗的顽固性心绞痛，在经心肌激光血管重建术作为常规治疗之前，需要进行安慰剂对照研究。

经皮经心肌激光血管重建治疗

对于无治疗选择的心绞痛患者采用经心肌激光血管重建术治疗的接受导致该装置的广泛使用[104-106]。但是经心肌激光血管重建术需要专业技能而且围术期致残率和致死率较高[115]。为了避免围术期并发症出现了经皮导管治疗方法，通过逆行经股动脉途径在左心室腔内建立激光心肌隧道，激光心肌血管重建治疗变得易于实施[118]。

临床研究

两项较早的开放研究显示良好的结果（见表30-4）[118, 119]。在心肌内隧道对于心绞痛改善潜力（PACIFIC）研究中，在221例CCS心绞痛Ⅲ～Ⅳ级的药物治疗无效并且不适宜血管重建治疗的患者，随机进行经皮激光心肌血管重建联合药物治疗或单纯药物治疗[120]。12个月时整体运动时间增加、心绞痛等级评分和生活治疗得到改善，但是两组死亡率相似。该研究没有评价心肌梗死发生率。另一项入选330名CCS Ⅲ～Ⅳ级顽固性心绞痛患者的研究中，经皮激光心肌血管重建联合药物治疗可以提高运动耐量，改善心绞痛分级和生活质量[120]。两组在死亡率也没有差异。

这些研究是非安慰剂对照研究。由于知道心绞痛患者的安慰剂作用，Leon等[116]进行了安慰剂对照研究。这项名为通过心肌内隧道再生的直接心肌血管重建治疗（DIRECT）的双盲随机对照研究将298例患者随机进行经皮激光心肌血管重建（建立20～25个隧道），低度经皮激光心肌血管重建（建立10～15个隧道）或安慰剂手术（无激光隧道建立）（见图30-2）。由于3组平板运动试验结果相似，该试验在6个月时提前终止。另外，3组负荷诱发ECG缺血时间（ST段压低1mm）和心绞痛出现时间也相似。3组CCS心绞痛等级降低和生活质量改善相似。死亡和心肌梗死也相似。

该项安慰剂对照研究与先前发表的为对照开放研究和随机研究的结论完全相反。该研究没能发现经皮激光心肌血管重建组有客观或主观的改善。DIRECT研究强调了安慰剂治疗组在评估经皮激光心肌血管重建或其他器械或手术的价值，该研究清楚显示了在症状严重冠心病患者中安慰剂的作用。

另一项随机单盲研究在由于单支或多支闭塞冠状动

表30-4　经皮经心肌激光血管重建治疗（PTMLR）的研究结果

试验	结果
开放非对照研究[117, 118]	心绞痛次数减少
对于CCS心绞痛Ⅲ～Ⅳ级患者比较PTMLR联合药物治疗比药物治疗[119]	12个月时运动耐量显著提高，CCS心绞痛分级和生活质量得到改善 两组死亡率相似
对于CCS心绞痛Ⅲ～Ⅳ级患者比较PTMLR联合药物治疗比药物治疗[120]	运动耐量提高，心绞痛分级得到改善 12个月时两组死亡率相似
对于顽固性心绞痛和冠状动脉闭塞的级患者比较PTMLR联合药物治疗比药物治疗[121]	6个月时心绞痛分级和运动耐量相似 死亡率和心肌梗死发生率无差异
PTMLR联合药物治疗比安慰剂手术联合药物治疗[115]	研究在6个月时提前终止：死亡、运动耐量、CCS心绞痛分级、生活质量、缺血阈值、死亡和心肌梗死发生率无统计学差异
PTMLR联合药物治疗比安慰剂手术联合药物治疗[122]	298例随访12个月的研究 死亡率、运动耐量、CCS心绞痛分级、生活质量、缺血阈值、死亡率和心肌梗死发生率无差异

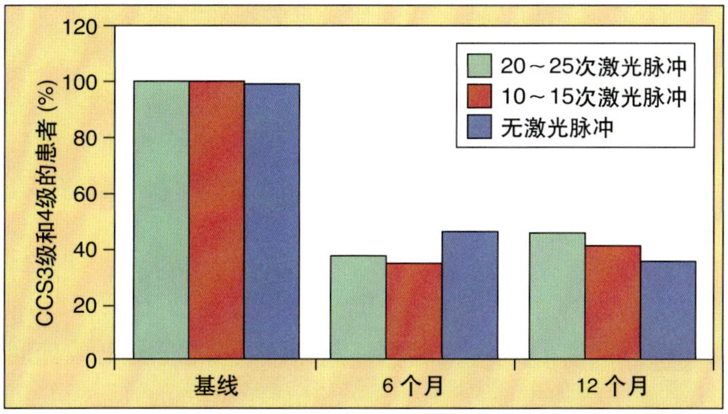

图30-2 CCS心绞痛PTMLR和安慰剂手术在CCS心绞痛分级的比较。每个治疗组CCS心绞痛分级均降低但PTMLR和安慰剂组屋差异。

From Leon MB, Kornowski R, Down WE, et al: A blinded, randomized, placebo-controlled trial of percutaneous laser myocardial revascularization to improve angina symptoms in patients with severe coronary disease. JACC 2005;46:1812-1819.

脉的顽固性心绞痛患者中比较二氧化碳激光与钬：钇铝石榴石激光的经皮激光心肌血管重建联合最大药物治疗（71例）和单用最大药物治疗（70例）的差异[121]。所有患者均尝试行PCI，但均未成功。患者被深度镇静，并不清楚是否进行了经皮激光心肌血管重建治疗。6个月时经皮激光心肌血管重建组中49%的患者心绞痛等级改善了至少2个等级，最大药物治疗组为37%（P=0.33）。较基线运动时间增加值的中位数经皮激光心肌血管重建为64秒，最大药物治疗组为52秒（P=0.73）。两组死亡（8.6% vs 8.8%）、心肌梗死和任何形式的血管重建治疗在两组中均无统计学差异。另一项由Leon等进行的研究没能显示出两组运动耐量的改善和生活质量的提升[122]。这些观察研究证实了药物研究在稳定型心绞痛患者上的作用，这些试验均显示安慰剂疗法可以带来运动耐量的客观改善和心绞痛次数的减少。经皮激光心肌血管重建仍然处于研究阶段，并未得到美国食品和药物管理局批准应用于临床。

DIRECT[116, 122]研究和一项单盲经皮激光心肌血管重建研究[121]使得前面所述无安慰剂对照研究的经心肌激光血管重建术手术[109-114]被广泛接受的结果得到极大关注。

最近美国国立卫生研究院英国临床优秀报告得出结论，经皮激光血管重建治疗对于顽固性心绞痛无效，并且增加致残率和导致不可接受的安全风险[123]。因此，不应使用这项手术。

主动脉内气囊反搏术

主动脉内气囊反搏术可以在舒张期增加冠状动脉血流并改善左心室收缩期排空。该技术对于顽固性UA患者控制心绞痛和减少心肌缺血有效。这种方法用于血流动力学不稳定的患者在CABG前或导管室行PCI时的过渡治疗。但是该设备会增加局部并发症和长期使用的下肢缺血风险[124]。因此对于不适合血管重建治疗的顽固性心绞痛患者，

主动脉内气囊反搏术也不适用。因为患者难以从主动脉内气囊反搏术脱机，这会导致需要局部血管外科治疗甚至腿部截肢的严重局部缺血并发症[124]。

新型、有前景但未证实的治疗

膳食补充精氨酸疗法

一份2000年关于CCS Ⅱ～Ⅲ级稳定型心绞痛患者的报告发现，富含D-精氨酸与其他营养物质的饮食搭配可以增加总运动时间和改善生活质量，但是对缺血ECG表现没有影响。精氨酸也可以导致血流介导的肱动脉舒张的改善。这些观察确认了在稳定型冠心病患者中L-精氨酸对运动耐量和内皮功能有益的限期研究[126, 127]。

这些研究充满兴趣，为了观察精氨酸和其他营养品的补充能否减少顽固性心绞痛患者的心绞痛发作还需要进行安慰剂对照研究。

雌激素与睾酮

尽管有血管活性，但没有研究这些药物应用于顽固性心绞痛患者的作用。由于长期使用不良反应的报道和潜在的致癌风险，所以不太可能评估这些药物。

血管新生基因治疗

冠心病患者在冠状动脉造影时通常可以看到侧支循环，这些血管的开放时对慢性心肌缺血的反应。但是对于顽固性心绞痛患者侧支循环不能满足心肌需求，尤其是在心肌需氧量增加时。新生血管刺激疗法是有吸引力并且可作为治疗冠心病的补充或替代方法[128]。心肌缺血的动物模型中，在左冠状动脉连续注射成纤维细胞生长因子基因、互补脱氧核糖核酸腺病毒介导的基因和血管内皮生长因子[129-131]。血管内皮生长因子和成纤维细胞生长因子的一期和试点研究结果满意（见表30-5）[132-139]。

冠状动脉造影证实CABG术中心肌内直接注射成纤维细胞生长因子蛋白可以增加侧支循环的形成[136, 138]。

一项随机双盲对比低剂量、高剂量重组血管内皮生长因子与安慰剂的研究入选了178例不适合血管重建治疗的稳定型心绞痛患者[139]。该研究主要终点60天时血管内皮生长因子组的运动耐量均增加。心绞痛功能也得到改善，但是心肌灌注两组间无差异。120天时血管内皮生长因子组心绞痛功能分级更好但运动耐量没有改善。

另一项随机双盲研究比较了单一冠状动脉内注射成纤维细胞生长因子-2与安慰剂的差异，该研究入选了337例患者[140]。该研究主要终点90天时两组运动耐量均增加但无统计学差异。成纤维细胞生长因子-2也没有改善心肌灌注。注射成纤维细胞生长因子-2改善心绞痛功能分级维持了90天，但没达到180天。

这些双盲安慰剂对照研究没能显示出血管内皮生长因子和成纤维细胞生长因子-2静脉或冠状动脉内注射的益

表30-5 血管新生基因和细胞疗法的研究结果

研究	结果
基因治疗	
VEGF和成纤维细胞生长因子的直接注射	刺激侧支形成；心肌角度得到满意的结果[136, 138]
静脉注射VEGF和安慰剂[139, 143]	运动耐量无差异
PGF-2 比 安慰剂[143]	运动耐量无差异 亚组分析显示高剂量组相比低剂量组有改善；需要更充足样本的研究
ad5-FGF4的开放研究[144]	心绞痛次数改善
ad5-FGF4对比安慰剂[144, 145]	ad5-FGF4注射后未见运动耐量提高和缺血性可逆灌注缺损减低
细胞疗法	
细胞疗法研究[147, 148]	研究初期似乎MACE减少，CCS心绞痛分级和缺血性可逆灌注缺损减低

处。这些研究与早期开放研究中有益的结果相矛盾[141, 142]。

另一项比较血管内皮生长因子和安慰剂的研究入选了178例顽固性心绞痛患者，治疗120天后没有发现总体获益[143]。亚组分析显示相比安慰剂，高剂量组心绞痛分级改善，而低剂量组没有。目前仍需要有充足样本量的研究来证明上述结果。

有人认为基因治疗由于蛋白治疗，因为血管内皮或心肌包括基因，允许新生血管蛋白的持续产生。人类的开放研究表明其有益的效果[144]。但是这些研究都不是安慰剂对照研究[144]。2001年一项研究入选了79例CCS分级Ⅱ～Ⅲ级有运动诱发的慢性稳定型心绞痛患者，观察了冠状动脉内注射不同剂量载有人类成纤维细胞生长因子-4编码的腺病毒-5的作用。基因治疗组总运动时间增加1.3分钟，安慰剂组增加0.7分钟，但无差异。该研究不足以评估剂量相关作用。亚组分析显示基础运动时间最多10分钟的患者运动时间显著增加。但是这一发现仍值得怀疑。另一项冠状动脉内注射人类成纤维细胞生长因子-4编码的腺病毒-5研究入选52例顽固性心绞痛患者，结果没有显示出相比安慰剂的可逆灌注缺损的改善[145]。但是作者指出，注射人类成纤维细胞生长因子-4编码的腺病毒-5后相比基线值缺血缺失面积显著减少（4.2%，$P < 0.001$），而安慰剂组无变化（1.6%，$P=0.32$）。这些替代终点结果的意义仍然值得怀疑。

对于不适合行血管重建治疗的顽固性心绞痛患者不适合进行大规模安慰剂对照研究，并期待着对这些患者正在进行研究的结果。基因治疗后粥样硬化的恶化和新发肿瘤的可能仍然值得关注[130, 142]

因此，由于顽固性心绞痛患者的安慰剂对照研究仍不充足，基因治疗仍处于试验阶段。

细胞治疗

2期临床研究中，在顽固性心绞痛患者心肌内注射自体CD34⁺干细胞。这种方法显示是安全的并有改善严重不良心脏事件的趋势（对照组25% vs 低剂量组12.7% vs 高剂量组14.3%，$P=0.194$），每周心绞痛发作没有减少[146]。

另一项26例患者的研究通过经皮逆向冠状窦技术进行非选择的自体骨髓单核细胞移植，该方法显示是安全的[147]。只是发表了其中12例患者的资料。平均随访21天时自体骨髓单核细胞移植可以显著缓解心绞痛症状并改善心绞痛等级。SPECT显示这与缺血心肌的显著减少有关。

这些与其他研究使细胞疗法作为治疗顽固性心绞痛的方法之一成为可能[148-151]。但是在该结论成立前还需要进行大规模随机安慰剂对照研究。

冠状窦减容支架术

15例顽固性心绞痛患者的试验性研究中，经皮将冠状窦减容支架置入冠状静脉窦，3年随访发现CCS心绞痛分级改善[152]。在常规使用该方法治疗顽固性心绞痛前还需要进行安慰剂对照研究。

运动训练疗法

运动训练疗法会增加稳定型心绞痛患者的无心绞痛运动时间[153]。反复运动至心绞痛发作是安全的，较PCI甚至可能减少稳定型心绞痛患者严重不良临床事件[154]。顽固性心绞痛患者运动至心绞痛发作保证安全。对于左心室收缩功能减低的缺血性心力衰竭患者，运动训练疗法安全并且能改善生活质量[155]。因此，应鼓励顽固性心绞痛患者每日走路。应进行充分设计的大规模预后试验，评估运动训练疗法对于顽固性心绞痛患者症状和主要心脏不良事件的长期作用。

阿片类药物

对于严重顽固性心绞痛患者使用口服或透皮吸收的阿片类药物缓解心绞痛和改善生活质量应该慎重考虑。硬膜内注射阿片类后进行硬膜外注射可能可以获益。但是阿片类依赖是主要问题。高度建议评估在医师指导下长期使用阿片类药的风险获益比和生活质量，让这些患者活得更久[123]。

完全闭塞病变的PCI（支架）治疗

过去对于缺血区域供血血管为完全慢性闭塞病变的顽固性心绞痛患者建议不适合行PCI。美国食品和药物管理局迄今尚未批准完全闭塞病变的冠状动脉支架治疗。系列研究显示，完全闭塞病变支架治疗可行并能缓解心绞痛[156]。这些结果令人鼓舞，但是在建议这种昂贵的手术来治疗顽固性心绞痛并且完全闭塞病变与心肌缺血和心绞痛有关的患者前，需要进行安慰剂对照研究。

经皮冠状静脉动脉化

经皮冠状静脉动脉化将动脉血从闭塞的冠状动脉转流至相邻的静脉，从而将静脉动脉化并逆向灌注缺血心肌[157-159]。一项关于 CCS Ⅳ级患者进行经皮冠状静脉动脉化的独立报告显示，心绞痛完全缓解，缺血区灌注增加，无心绞痛步行延长。该患者术前药物治疗无效并不适合进行 CABG 或 PCI[157]。

在该手术用于治疗顽固性心绞痛患者前还需进行安慰剂对照试验。

终极治疗手段

对于持续的顽固性心绞痛患者如果所有方法均无效，心脏移植可能是一个可以考虑的选择，只要没有合并脑血管病或其他可以缩短生存期的合并性疾病。部分患者在移植后有较长的无症状生存期。心脏供体十分稀少，心脏移植通常只提供给没有其他合并症的顽固性心绞痛年轻患者。然而移植心脏的冠状动脉粥样硬化加速仍是一个问题。

顽固性心绞痛患者治疗的最佳选择

不适合行血管重建治疗的患者越来越多[160, 161]。这些患者必须优化抗心绞痛治疗并使用强效降脂治疗。必须建议这些患者戒烟。

许多患者在优化药物治疗下得到改善。只要没有禁忌证并且患者知道尖端扭转型室速的可能风险，苄普地尔替代替其他钙通道阻滞剂的研究合理。新型抗心绞痛药物曲美他嗪和雷诺嗪可尝试作为症状缓解的附属用药，但是对于顽固性心绞痛患者使用这些药物还缺乏足够的研究[162]。

对于顽固性心绞痛患者还没有关于增强型体外反搏、脊髓刺激疗法和经心肌激光血管重建术的安慰剂对照研究。安慰剂对照研究显示，经皮激光心肌血管重建和血管内皮生长因子与成纤维细胞生长因子 -2 蛋白治疗并不优于安慰剂组。这样的结果令非对照的经心肌激光血管重建术研究可接受的结果成为主要关注焦点。有症状的患者进行强型体外反搏治疗合理，即便其效果一部分是安慰剂的作用。脊髓刺激疗法有更多令人信服的生理作用和临床获益，可以考虑作为顽固性心绞痛患者的一个选择。细胞水平治疗仍然是目前热点研究的领域。

（李文铮　颜红兵）

参考文献

1. Thadani U: Assessment of "optimal" beta-blockade in treating patients with angina pectoris. Acta Med Scand Suppl 1985;694:179-187.
2. Task Force of the European Society of Cardiology: Management of stable angina pectoris: Recommendations of the Task Force of the European Society of Cardiology. Eur Heart J 1997;18:394-413.
3. Asirvathan S, Sebastian C, Thadani U: Choosing the most appropriate treatment for stable angina safety: Safety considerations. Drug Safety 1998;19:23-44.
4. Thadani U: Treatment of stable angina. Curr Opin Cardiol 1999;14:349-358.
5. ACC/AHA/ACP-ASIM Guidelines for the management of patients with chronic stable angina: Executive summary and recommendations. Circulation 1999;99:2829-2848.
6. Opie LH: First line drugs in chronic stable angina: The case for newer, long-lasting calcium channel blocking agents. J Am Coll Cardiol 2000;36:1967-1971.
7. Thadani U: Selective L-type, T-type, and nonspecific calcium channel blockers for stable angina pectoris [Editorial]. Am Heart J 2002;144:8-10.
8. Thadani U: Nitrate tolerance, rebound and their clinical relevance in stable angina pectoris, unstable angina and heart failure. Cardiovasc Drugs Ther 1997;10:735-742.
9. Heidenreich PA, McDonald KM, Hastie T, et al: Meta-analysis of trials comparing beta-blockers, calcium antagonists, and nitrates for stable angina. JAMA 1999;281:1927-1936.
10. Tolins M, Weir EK, Chesler E, Pierpont GL: Maximal drug therapy is not necessarily optimal in chronic angina pectoris. J Am Coll Cardiol 1984;3:1051-1057.
11. Thadani U: Combination therapy. American College of Cardiology Current Journal Review 1997;6:24-25.
12. Dunselman PH, van Kempen LH, Bouwens LH, et al: Value of the addition of amlodipine to atenolol in patients with angina pectoris despite adequate beta blockade. Am J Cardiol 1998;81:128-132.
13. Knight CJ, Fox KM; on behalf of the centralized European studies in angina research (CESAR) investigators: Amlodipine versus diltiazem as additional antianginal treatment to atenolol. Am J Cardiol 1998;81:133-136.
14. Fuster V, Dyken ML, Vokonas PS, Hennekens C: Aspirin as a therapeutic agent in cardiovascular disease. Circulation 1993;87:659-675.
15. Pitt B, Waters D, Brown WV, et al: Aggressive lipid-lowering therapy compared with angioplasty in stable coronary artery disease. N Engl J Med 1999;341:70-76.
16. Vaughan CJ, Gotto AM, Basson CT: The evolving role of statins in the management of atherosclerosis. J Am Coll Cardiol 2000;35:1-10.
17. Pepine C: Rationale for ACE inhibition as anti-ischaemic therapy. Eur Heart J 1998;19:G34-G40.
18. Yusuf S, Sleight P, Pogue J, et al; for The Heart Outcomes Prevention Evaluation Study Investigators: Effects of an angiotensin-converting-enzyme inhibitor, ramipril, on cardiovascular events in high-risk patients. N Engl J Med 2000;342:145-153.
19. Chester MR (ed): Chronic Refractory Angina, Edition IV, 2004. Refractory Angina Center: Royal Liverpool and Broad Green University Hospital NHS Trust United Kingdom. Available at http://www.angina.org.
20. Thadani U: Modified-release formulation of Trimetazidine for exceptional control of angina pectoris: Fact or fiction. Am J Cardiovasc Drugs 2005;5:331-334.
21. Shapiro W, Dibianco R, Thadani U: Comparative efficacy of 200, 300, and 400 mg of bepridil for chronic stable angina pectoris. Am J Cardiol 1985;55:36C-42C.
22. Frishman WH, Crawford MW, Dibianco R, et al: Combination propranolol-bepridil therapy in stable angina pectoris. Am J Cardiol 1985;55:43C-49C.
23. Singh BN: Comparative efficacy and safety of bepridil and diltiazem in chronic stable angina pectoris refractory to diltiazem. The Bepridil Collaborative Study Group. Am J Cardiol 1991;68:306-312.
24. Szwed H, Sadowski Z, Elikowski W, et al: Combination treatment in stable effort angina using trimetazidine and metoprolol. Eur Heart J 2001;22:2267-2274.
25. Sellier P, Broustet JP: Assessment of anti-ischemic and antianginal effect at tough plasma concentration and safety of trimetazidine MR 35 mg in patients with stable angina pectoris: A multicenter, double-blind, placebo-controlled study. Am J Cardiovasc Drugs 2003;3:361-369.
26. Gupta R, Sawhney JPS, Narain VS: Treatment of stable angina with trimetazidine modified release in Indian primary care practice. Am J Cardiovasc Drugs 2005;5:325-329.

27. Lopaschuk GD, Barr R, Thomas PD, Dyck JR: Beneficial effects of trimetazidine in ex vivo working ischemic hearts are due to a stimulation of glucose oxidation secondary to inhibition of long-chain 3-ketoacyl coenzyme a thiolase. Circ Res 2003;93: e33-37.
28. Belardinelli L, Shryock JC, Fraser HL: The mechanism of ranolazine action to reduce ischemia-induced diastolic dysfunction. Eur Heart J 2006;8(suppl A):A10-A13.
29. Chaitman BR, Skettino SL, Parker JO, et al: Anti-ischemic and long term survival during ranolazine monotherapy in patients with chronic severe angina: The monotherapy assessment of ranolazine in stable angina (MARISA) Investigators. J Am Coll Cardiol 2004;43:1375-1382.
30. Chaitman BR, Pepine J, Parker JO, et al; for The CARISA Study Group: Effects of ranolazine with atenolol, amlodipine or diltiazem on exercise tolerance and angina frequency in patients with severe chronic angina: A randomized controlled trial. JAMA 2004;291:309-316.
31. Stone PH, Gratsiansky NA, Blokhin A, et al: Antianginal efficacy of ranolazine when added to treatment with amlodipine: The ERICA (Efficacy of Ranolazine in Chronic Angina) trial. J Am Coll Cardiol 2006;48:566-575.
32. Morrow DA, Scirica BM, Karwatowska-Prokopczuk E, et al: Effects of ranolazine on recurrent cardiovascular events in patients with non-ST-elevation acute coronary syndromes: The MERLIN-TIMI 36 randomized trial. JAMA 2007;297:1775-1783.
33. Scirica BM, Morrow DA, Hod H, et al.: Effect of ranolazine, an antianginal agent with novel electrophysiological properties, on the incidence of arrhythmias in patients with non ST-segment elevation acute coronary syndrome: Results from the Metabolic Efficiency With Ranolazine for Less ischemia in Non ST-Elevation Acute Coronary Syndrome Thrombolysis in Myocardial Infarction 36 (MERLIN-TIMI 36) randomized controlled trial. Circulation 2007;116:1647-1652.
34. The IONA study group: Effect of nicorandil on coronary events in patients with stable angina: The impact of nicorandil in angina (IONA) randomized trial. Lancet 2002;359:1269-1275.
35. Thadani U, et al: Evaluation of antianginal and anti-ischemic efficacy of nicorandil: Results of a multicenter study. J Am Coll Cardiol 1994;23:267A.
36. Rajaratnam R, et al: Attenuation of anti-ischemic efficacy during chronic therapy with nicorandil in patients with stable angina pectoris. Am J Cardiol 1999;83:1120-1124.
37. Thadani U: Can nicorandil treat angina pectoris effectively? Nature Clin Pract Cardiovasc Med 2005;2:2-3.
38. DiFrancesco D: Funny channels in the control of cardiac rhythm and mode of action of selective blockers. Pharmacol Res 2006;53:399-406.
39. Borer JS, Fox K, Jaillon P, Lerebours G: Antianginal and antiischemic effects of ivabradine, an I(f) inhibitor, in stable angina: A randomized, double-blind, multicentered, placebo-controlled trial. Circulation 2003;107:817-823.
40. Tardif J-C, Ford I, Bourassa MG, Fox K; INITIATIVE Investigators: Efficacy of ivabradine, a new selective I(f) inhibitor, compared with atenolol in patients with chronic stable angina. Eur Heart J 2005;26:2529-2536.
41. Ruzyllo W, Tendera M, Ford I, Fox KM: Antianginal efficacy and safety of ivabradine compared with amlodipine in patients with stable effort angina pectoris: A 3-month randomised, double-blind, multicentre, noninferiority trial. Drugs 2007:67:393-405.
42. Tardif JC, Ponikowski P, Khahan T; and the ASSOCIATE Study Investigators: Efficacy of the I(f) current inhibitor ivabradine in patients with chronic stable angina receiving beta-blocker therapy: A 4-month, randomized, placebo-controlled trial. Eur Heart J 2009;30:540-548.
43. Fox K, Ford I, Steg PG, et al; on behalf of the BEAUTIFUL Investigators: Ivabradine for patients with stable coronary artery disease and left-ventricular systolic dysfunction (BEAUTIFUL): A randomized, double-blind, placebo-controlled trial. Lancet 2008:372:807-816.
44. Fox K, Ford I, Steg PG, et al; on behalf of the BEAUTIFUL Investigators: Heart rate as a prognostic risk factor in patients with coronary artery disease and left-ventricular systolic dysfunction (BEAUTIFUL): A subgroup analysis of a randomised controlled trial. Lancet 2008;372:817-821.
45. Cohen M, Demers C, Gurfinkel EP, et al; for the ESSENCE investigators: A comparison of low molecular-weight heparin with unfractionated heparin for unstable coronary artery disease. N Engl J Med 1997;337:447-452.
46. The FRISC II Investigators: Invasive compared with non-invasive treatment in unstable coronary artery disease. FRISC II prospective randomized multicenter study fragmin and fast revascularization during instability in coronary artery disease investigators. Lancet 1999;354:708-715.
47. Fragasso G, Piatti PM, Monti L, et al: Acute effects of heparin administration on the ischemic threshold of patients with coronary artery disease: Evaluation of the protective role of the metabolic modulator trimetazidine. J Am Coll Cardiol 2002;39:413-419.
48. Melandri G, Semprini F, Cervi V, et al: Benefit of adding low molecular weight heparin to the conventional treatment of stable angina pectoris: A double-blind randomized, placebo-controlled trial. Circulation 1993;88:2517-2523.
49. Quyyami AA, Diodati JG, Lakatos E, et al: Angiogenic effects of low molecular weight heparin in patients with stable coronary artery disease: A pilot study. J Am Coll Cardiol 1993;22:635-641.
50. The Clopidogrel in Unstable Angina to Prevent Recurrent Events Trial Investigators: Effects of clopidogrel in addition to aspirin in patients with acute coronary syndromes without ST-segment elevation. N Engl J Med 2001;345:494-502.
51. Wiviott SD, Braunwald E, McCabe CH, et al; for the TRITON-TIMI 38 Investigators: Prasugrel versus clopidogrel in patients with acute coronary syndromes. N Engl J Med 2007;357:2001-2015.
52. Schoebel FC, Leschke M, Jax TX, et al: Chronic-intermittent urokinase therapy in patients with end-stage coronary artery disease and refractory angina pectoris: A pilot study. Clin Cardiol 1996;19:115-120.
53. Leschke M, Schoebel FC, Mecklenbeck W, et al: Long-term intermittent urokinase therapy in patients with end-stage coronary artery disease and refractory angina pectoris: A randomized dose-response trial. J Am Coll Cardiol 1996;27:575-584.
54. Kim MC, Kini A, Sharma SK: Refractory angina pectoris: Mechanism and therapeutic options. J Am Coll Cardiol 2002;39:923-934.
55. Ernst E: Chelation therapy for coronary heart disease: An overview of all clinical investigations. Am Heart J 2000;140:139-141.
56. Knudson ML, Wyse DG, Gailbraith PD, et al: Chelation therapy for ischemic heart disease: A randomized controlled trial. JAMA 2002;287:481-486.
57. American Heart Association: AHA statement on chelation therapy. In: Heart and Stroke A-Z Guide. Dallas, American Heart Association, 2000. Available at http://www.americanheart.org/presenter.jhtml?identifier=4493.
58. Lawson WE, Hui JC, Soroff HS, et al: Efficacy of enhanced external counterpulsation in the treatment of angina pectoris. Am J Cardiol 1992;70:859-862.
59. Lawson WE, Hui JC, Zheng ZS, et al: Improved exercise tolerance following enhanced external counterpulsation: Cardiac or peripheral effect? Cardiology 1996;87:271-275.
60. Lawson WE, Hui JC, Lang G: Treatment benefit in the enhanced external counterpulsation consortium. Cardiology 2000;94:31-35.
61. Masuda D, Nohara R, Hirai T, et al: Enhanced external counterpulsation improved myocardial perfusion and coronary flow reserve in patients with chronic stable angina; Evaluation by (13) N-ammonia positron emission tomography. Eur Heart J 2001;22:1451-1458.
62. Arora R, Chou T, Jain D, et al: The Multicenter Study of Enhanced External CounterPulsation (MUST-EECP): Effect of EECP on exercise-induced myocardial ischemia and anginal episodes. J Am Coll Cardiol 1999;33:1833-1840.
63. Arora R, Chou T, Jain D, et al: Effects of external counter pulsation on health-related quality of life continue 12 months after treatment. A substudy of multicenter study of enhanced external counter pulsation. J Investig Med 2002;50:25-32.
64. Lawson WE, Hui JC, Cohn PF: Long-term prognosis of patients with angina treatment with enhanced external counterpulsation: Five-year follow-up study. Clin Cardiol 2000;23:254-258.
65. Barsness G, Feldman AM, Holmes DR, et al: The International EECP Patient Registry (IEPR): Design, methods, baseline characteristics, and acute results. Clin Cardiol 2001;24:435-442.
66. Lawson WE, Kennaed ED, Holubkou R, et al: Benefit and safety of enhanced external counter pulsation in treating coronary artery disease patients with history of congestive heart failure. Cardiology 2001;96:78-84.
67. Urano H, Ikeda H, Ueno T, et al: Enhanced external counterpulsation

improves exercise tolerance, reduces exercise-induced myocardial ischemia and improves left ventricular diastolic filling in patients with coronary artery disease. J Am Coll Cardiol 2001;37:93-99.
68. Springer S, Fife A, Lawson W, et al: Psychosocial effects of enhanced external counterpulsation in the angina patient: A second study. Psychosomatics 2001;42:124-132.
69. Lawson WE, Hui JCK, Kennard ED, et al; for the International Enhanced External Counterpulsation patient registry (IEPR) Investigators: Two-year outcomes in patients with mild refractory angina treated with enhanced external counterpulsation. Clin Cardiol 2006;29:69-73.
70. Erdling A, Bondesson S, Petterson T, Edvinsson L: Enhanced external counter pulsation in treatment of refractory angina pectoris: Two year outcome and baseline factors associated with treatment failure. BMC Cardiovasc Disord 2008; 8:30.
71. Bueno EA, Mamtani R, Frishman WH: Alternative approaches to the medical management of angina pectoris. Acupuncture, electrical nerve stimulation, and spinal cord stimulation. Heart Dis 2001;3:236-241.
72. Chester M, Hammond C, Leach A: Long-term benefits of stellate ganglion block in severe chronic refractory angina. Pain 2000;87:103-105.
73. Mannheimer C, Carlsson CA, Ericson K, et al: Transcutaneous electrical stimulation in severe angina pectoris. Eur Heart J 1982;3:297-302.
74. Mannheimer C, Carlsson CA, Emanuelsson H, et al: The effects of transcutaneous electric nerve stimulation in patients with severe angina pectoris. Circulation 1985;71:308-316.
75. Mannheimer C, Carlsson CA, Vedin A, Wilhelmsson C: Transcutaneous electrical nerve stimulation (TENS) in angina pectoris. Pain 1986;26:291-300.
76. Emanuelsson H, Mannheimer C, Waagstein F, Wilhelmsson C: Catecholamine metabolism during pacing-induced angina pectoris and the effect of transcutaneous electrical nerve stimulation. Am Heart J 1987;114:1360-1366.
77. Mannheimer C, Emanuelsson H, Waagstein F, Wilhemsson C: Influence of naloxone on the effects of high frequency transcutaneous electrical nerve stimulation in angina pectoris induced by atrial pacing. Br Heart J 1989;62:36-42.
78. Magarian GJ, Leikam B, Palac R: Transcutaneous electrical nerve stimulation (TENS) for treatment of severe angina pectoris refractory to maximal medical and surgical management—a case report. Angiology 1990;41;408-411.
79. West PD, Colquhoun DM: TENS in refractory angina pectoris. Three case reports. Med J Aust 1993;158:488-489.
80. Borjesson M, Eriksson P, Dellborg M, et al: Transcutaneous electrical nerve stimulation in unstable angina pectoris. Coron Artery Dis 1997;8:543-550.
81. Borjesson M: Visceral chest pain in unstable angina pectoris and effects of transcutaneous electrical nerve stimulation. (TENS.) A review. Herz 1999;24:114-125.
82. Murphy DF, Giles KE: Dorsal column stimulation for pain relief from intractable angina pectoris. Pain 1987;28:365-368.
83. Mannheimer C, Augustinsson LE, Carlsson CA, et al: Epidural spinal electrical stimulation in severe angina pectoris. Br Heart J 1988;59:56-61.
84. Sanderson JE, Brooksby P, Waterhouse D, et al: Epidural spinal electrical stimulation for severe angina: A study of its effects on symptoms, exercise tolerance and degree of ischaemia. Eur Heart J 1992;13:628-633.
85. Harke H, Ladleif HU, Rethage B, Grosser KD: [Epidural spinal cord stimulation in therapy-resistant angina pectoris.] Anaesthetist 1993;42:557-563.
86. Mannheimer C, Augustinsson LE, Eliasson T: [Spinal cord stimulation in severe angina pectoris. Reduced ischemia and increased quality of life.] Lakartidningen 1994;91:3257-3261.
87. Jacques L, Napoleon Martinez S, Gagnon RM, et al: [Epidural stimulation in the treatment of refractory angina.] Ann Chir 1994;48:764-767.
88. Hautvast RW, DeJongste MJ, Staal MJ, et al: Spinal cord stimulation in chronic intractable angina pectoris: A randomized, controlled efficacy study. Am Heart J 1998;136:1114-1120.
89. Hautvast RW, Brouwer J, DeJongste MJ, Lie KI: Effect of spinal cord stimulation on heart rate variability and myocardial ischemia in patients with chronic intractable angina pectoris: A prospective ambulatory electrocardiographic study. Clin Cardiol 1998;21:33-38.

90. Greco S, Auriti A, Fiume D, et al: Spinal cord stimulation for the treatment of refractory angina pectoris: A two-year follow up. Pacing Clin Electrophysiol 1999;22:26-32.
91. Norrsell H, Eliasson T, Augustinsson LE, Mannheimer C: [Spinal cord stimulation in angina pectoris—what is the current situation?] Lakartidningen 1999;96:1430-1432, 1435-1437.
92. Barolat G, Sharan AD: Future trends in spinal cord stimulation. Neurol Res 2000;22:279-284.
93. Latif OA, Nedeljkovic SS, Stevenson LW: Spinal cord stimulation for chronic intractable angina pectoris: A unified theory on its mechanism. Clin Cardiol 2001;24:533-541.
94. Mannheimer C, Eliasson T, Augustinsson LE, et al: Electrical stimulation versus coronary artery bypass surgery in severe angina pectoris: The ESBY study. Circulation 1998;97:1157-1163.
95. Murray S, Collins PD, James MA: Neurostimulation treatment for angina pectoris. Heart 2000;83:217-220.
96. McNab D, Khan SN, Sharples LD, et al: An open label, single-centre, randomized trial of spinal cord stimulation vs percutaneous myocardial laser revascularization in patients with refractory angina pectoris: the SPiRiT trial. Eur Heart J 2006;27:1048-1053.
97. Dobias M, Stritesky M, Fricova J, Demes R: Treatment of refractory angina pectoris: Eur J Anaesthesiol 2007:24:5.
98. Wearn JT, Mettier SR, Klumpp TG, et al: The nature of the vascular communications between the coronary arteries and the chambers of the heart. Am Heart J 1933;9:143-164.
99. Okada M, Ikuta H, Shimizu K, et al: Alternative method of myocardial revascularization by laser: Experimental and clinical study. Kobe J Med Sci 1986;32:151-161.
100. Horvath KA, Cohn LH, Cooley DA, et al: Transmyocardial laser revascularization: Results of a multicenter trial with transmyocardial laser revascularization used as sole therapy for end-stage coronary artery disease. J Thorac Cardiovasc Surg 1997;113:645-654.
101. Cherian SM, Bobryshev YV, Liang H, et al: Ultrastructural and immunohistochemical analysis of early myocardial changes following transmyocardial laser revascularization. J Card Surg 2000;15:341-346.
102. Al-Sheikh T, Allen KB, Straka SP, et al: Cardiac sympathetic denervation after transmyocardial laser revascularization. Circulation 1999;13;100:135-140.
103. Lange RA, Hillis LD: Transmyocardial laser revascularization. N Engl J Med 1999;341:1075-1076.
104. Burns SM, Sharples LD, Tait S, et al: The transmyocardial laser revascularization international registry report. Eur Heart J 1999;20:31-37.
105. Nagele H, Stubbe H, Nienaber C, Rodiger W: Results of transmyocardial laser revascularization in non-revascularizable coronary artery disease after 3 years follow up. Eur Heart J 1998;19:1525-1530.
106. Horvath KA, Aranki SF, Cohn LH, et al: Sustained angina relief 5 years after transmyocardial laser revascularization with a CO_2 laser. Circulation 2001(12 Suppl 1);104:181-184.
107. Bridges CR: Myocardial laser revascularization: The controversy and the data. Ann Thorac Surg 2000;69:655-662.
108. Burkhoff D, Jones JW, Becker LC: Variability of myocardial perfusion defects assessed by thallium-201 scintigraphy in patients with coronary artery disease not amenable to angioplasty or bypass surgery. J Am Coll Cardiol 2001;38:1033-1039.
109. Schofield PM, Sharples LD, Caine N, et al: Transmyocardial laser revascularization in patients with refractory angina: A randomized controlled trial. Lancet 1999;353:519-524.
110. Aaberge L, Nordstrand K, Dragsund M, et al: Transmyocardial revascularization with CO_2 laser refractory angina pectoris: Clinical results from the Norwegian Randomized trial. J Am Coll Cardiol 2000;35:1170-1177.
111. Aaberge L, Rootwelt K, Blomhoff S, et al: Continued symptomatic improvement three to five years after transmyocardial revascularization with CO_2 laser. J Am Coll Cardiol 2002;39:1588-1593.
112. Frazier OH, March RJ, Horvath KA: Transmyocardial revascularization with a carbon dioxide laser in patients with end-stage coronary artery disease. N Engl J Med 1999;341:1021-1028.
113. Allen KB, Dowling RD, Fudge TL, et al: Comparison of transmyocardial revascularization with medical therapy in patients with

refractory angina. N Engl J Med 1999;341:1029-1036.
114. Burkoff D, Schmidt S, Schulman SP, et al; The Angina Treatments—Lasers and Normal Therapies In Comparison Investigators (ATLANTIC): Transmyocardial laser revascularization compared with continued medical therapy for treatment of refractory angina pectoris: A prospective randomized trial. Lancet 1999;354: 885-890.
115. Hughes GC, Landolfo KP, Lowe JE, et al: Perioperative morbidity and mortality after transmyocardial laser revascularization: Incidence and risk factors for adverse events. J Am Coll Cardiol 1999;33:1021-1026.
116. Leon MB, Bain DS, Moses JW, et al: Direct laser myocardial revascularization with Biosense LV electromechanical mapping in patients with refractory myocardial ischemia: Final results of a blind randomized clinical trial. Presented at Late-Breaking Clinical Trials Sessions at ACC 2001. J Am Coll Cardiol 2001;38:595-596.
117. Grambow DW, Topol EJ: Effect of maximal medical therapy on refractoriness of unstable angina pectoris. Am J Cardiol 1992;70:577-581.
118. Kornowski R, Bhargava B, Leon MB: Percutaneous transmyocardial laser revascularization: An overview. Catheter Cardiovasc Interv 1999;47:354-359.
119. Lauer B, Junghans U, Stahl F, et al: Catheter-based percutaneous myocardial revascularization in patients with end-stage coronary artery disease. J Am Coll Cardiol 1999;34:1663-1670.
120. Oesterle SN, Sanborn TA, Ali N, et al: Percutaneous transmyocardial laser revascularisation for severe angina: The Potential Class Improvement From Intramyocardial Channels (PACIFIC) randomized trial. Lancet 2000;356:1705-1710.
121. Stone GW, Teirstein PS, Rubensteinet R, et al: A prospective, multicenter randomized trial of percutaneous transmyocardial laser revascularization in patients with nonrecanalizable chronic total occlusions. J Am Coll Cardiol 2002;39:1581-1587.
122. Leon MB, Kornowski R, Down WE, et al: A blinded, randomized, placebo-controlled trial of percutaneous laser myocardial revascularization to improve angina symptoms in patients with severe coronary disease. JACC 2005;46:1812-1819.
123. National Institute for Health and Clinical Evidence. Percutaneous laser revascularisation for refractory angina pectoris, 2009. Available at http://www.nice.org.uk/nicemedia/pdf/IPG302Guidance.pdf.
124. Makhoul RG, Cole CW, McCann RL: Vascular complications of the intra-aortic balloon pump. An analysis of 436 patients. Am Surg 1993;59:564-569.
125. Blum A, Hathaway L, Mincemoyer R, et al: Oral L-arginine in patients with coronary artery disease on medical management. Circulation 2000;101:2160-2164.
126. Ceremuzynski L, Chamiec T, Herbaczynska-Cedro K: Effect of supplemental oral L-arginine on exercise capacity in patients with stable angina pectoris. Am J Cardiol 1997;80:331-333.
127. Lerman A, Burnett JC Jr, Higano ST, et al: Long-term L-arginine supplementation improves small-vessel coronary endothelial function in humans. Circulation 1998;97:2123-2128.
128. Takeshita S, Zheng LP, Brogi E, et al: Therapeutic angiogenesis. A single intraarterial bolus of vascular endothelial growth factor augments revascularization in a rabbit ischemic hind limb model. J Clin Invest 1994;93:662-670.
129. Sato K, Latham RJ, Pearlman JD, et al: Efficacy of intracoronary versus intravenous FGF-2 in a pig model of chronic myocardial ischemia. Ann Thorac Surg 2000;70:2113-2118.
130. Kontos CD, Annex BH: Angiogenesis. Curr Atheroscler Rep 1999;1:165-171.
131. Losordo DW, Vale PR, Symes JF, et al: Gene therapy for myocardial angiogenesis: Initial clinical results with direct myocardial injection of phVEGF165 as sole therapy for myocardial ischemia. Circulation 1998;98:2800-2804.
132. Schumacher B, Pecher P, von Specht BU, et al: Induction of neoangiogenesis in ischemic myocardium by human growth factors: First clinical results of a new treatment of coronary heart disease. Circulation 1998;97:645-650.
133. Rosengart TK, Lee LY, Patel SR, et al: Angiogenesis gene therapy: Phase I assessment of direct intramyocardial administration of an adenovirus vector expressing VEGF121 cDNA to individuals with clinically significant severe coronary artery disease. Circulation 1999;100:468-474.
134. Thadani U. Recurrent and refractory angina following revascularization procedures in patients with stable angina. Coron Artery Dis 2004;15: S1-S4.
135. Rosengart TK, Lee LY, Patel SR, et al: Six-month assessment of a phase I trial of angiogenic gene therapy for the treatment of coronary artery disease using direct intramyocardial administration of an adenovirus vector expressing the VEGF121 cDNA. Ann Surg 1999;230:466-470.
136. Laham RJ, Selke FW, Edelman ER, et al: Local perivascular delivery of basic fibroblast growth factor in patients undergoing coronary bypass surgery: Results of a phase I randomized, double-blind, placebo-controlled trial. Circulation 1999;100:1865-1871.
137. Udelson JE, Dilsizian J, Laham RJ, et al: Therapeutic angiogenesis with recombinant fibroblast growth factor-2 improves stress and rest myocardial perfusion abnormalities in patients with severe symptomatic chronic coronary artery disease. Circulation 2000;102:1605-1610.
138. Rosengart TK, Lee LY, Patel SR, et al: Six-month assessment of a phase I trial of angiogenic gene therapy for the treatment of coronary artery disease using direct intramyocardial administration of an adenovirus vector expressing the VEGF121 cDNA. Ann Surg 1999;230:466-470.
139. Henry TD, Annex, BH, Azrin MA, et al: Final results of the VIVA trial of rhVEGF for human therapeutic angiogenesis. Circulation 1999;100(Suppl I):476 (abstract).
140. Simons M, Annex BH, Laham RJ, et al: Pharmacologist treatment of coronary artery disease with recombinant fibroblast growth factor-2: Double-blind, randomized controlled clinical trial. Circulation 2002;105:788-793.
141. Henry TD, Rocha-Singh K, Isner JM, et al: Intracoronary administration of recombinant human vascular endothelial growth factor to patients with coronary artery disease. Am Heart J 2001;142:872-880.
142. Epstein SE, Kornowski R, Fuchs S, Dvorak HF: Angiogenesis therapy. Amidst the hype, the reflected potential for serious side effects. Circulation 2001;104:115-119.
143. Henry TD, Annex BH, McKendall GR, et al, VIVA Investigators. The VIVA Trial: Vascular endothelial growth factor in ischemia for vascular angio-genesis. Circulation 2003;107:1359-1365.
144. Grines CL, Watkins MW, Helmer G, et al: Angiogenic gene therapy (AGENT) trial in patients with stable angina pectoris. Circulation 2002;105:1291-1297.
145. Grines CL, Watkins MW, Mahmarian JJ, et al: Angiogene GENe Therapy (AGENT-2) Study Group. A randomized, double-blind, placebo-controlled trial of Ad5FGF-4 gene therapy and its effect on myocardial perfusion in patients with stable angina. J Am Coll Cardiol 2003;42:1339-1347.
146. Losordo DW: Randomized, double-blind placebo controlled phase 2 study of intramyocardial injection of autologous CD34+ cells for treatment of refractory angina. Presented at the annual meeting of ACC, March, 2009.
147. Tuma-Mubarak J, Fernández-Viña R, Carrasco-Yalán A, et al: Refractory angina treatment by percutaneous retrograde sinus technique transplantation of unselected autologous bone marrow mononuclear cells: long-term follow-up. Cardiovascular Revascularization Medicine 2007;8:153-154.
148. Losordo DW, Dimmeler S: Therapeutic angiogenesis and vasculogenesis for ischemic disease. Part I: Angiogenic cytokines. Circulation 2004;109:2487-2491.
149. Yousef M, Schannwell CM, Kostering M, et al: The BALANCE Study. Clinical benefit and long-term outcome after intracoronary autologous bone marrow cell transplantation in patients with acute myocardial infarction. J Am Coll Cardiol 2009;53: 2262-2269.
150. Fuchs S, Satler LF, Kornowski R, et al: Catheter-based autologous bone marrow myocardial injection in no-option patients with advanced coronary artery disease: A feasibility study. J Am Coll Cardiol 2003;41:1721-1724.
151. Fam NP, Verma S, Kutryk M, Stewart DJ. Clinician guide to angiogenesis. Circulation 2003;108:2613-2618.
152. Banai S, Ben Muvhar S, Parikh KH, et al: Coronary sinus reducer stent for the treatment of chronic refractory angina pectoris: A prospective, open-label, multicenter, safety feasibility first-in-man study. J Am Coll Cardiol 2007;49:1783-1789.
153. Ornish D, Scherwitz LW, Billing JH, et al: Intensive lifestyle changes for reversal of coronary heart disease. JAMA 1998;280:2001-2007.
154. Hambrecht R, Walther C, Mobius-Winkler S, et al: Percutaneous coronary angioplasty compared with exercise training in patients

with stable coronary artery disease: A randomized trial. Circulation 2004;109:1371-1378.

155. O'Connor CM, Whellan DJ, Lee KL, et al; for the HF-ACTION Investigators: Efficacy and safety of exercise training in patients with chronic heart failure: HF-ACTION randomized controlled trial. JAMA 2009; 301:1439-1450.

156. Grantham JA, Marso SP, Spertus J, et al: Chronic total occlusion angioplasty in the United States. JACC Cardiovasc Interv 2009;2:479-486.

157. Kay EB, Suzuki A: Coronary venous retroperfusion for myocardial revascularization. Ann Thorac Surg 1975;19:327-330.

158. Oesterle SN, Reifart N, Hauptmann E, et al: Percutaneous in situ coronary venous arterialization: Report of the first human catheter-based coronary artery bypass. Circulation 2001;103:2539-2543.

159. Fitzgerald PJ, Hayase M, Yeung AC, et al: New approaches and conduits: In situ venous arterialization and coronary artery bypass. Curr Interv Cardiol Rep 1999;1:127-137.

160. Mukherjee D, Bhatt D, Roe MT, et al: Direct myocardial revascularization and angiogenesis: How many patients might be eligible? Am J Cardiol 1999;84:598-600.

161. Manheimer C, Camici P, Chester MR, et al.: The problem of refractory angina: A report from the ESC joint study group on the treatment of refractory angina. Eur Heart J 2002;23:355-370.

162. Thadani U: Current management of chronic stable angina. J Cardiovasc Pharmacol Ther 2004;9(Suppl 1):S11-S29.

第 31 章

心脏监护病房和二级预防中的饮食干预

Michel de Lorgeril 和 Patricia Salen

患者首次出现冠心病的临床表现即应开始冠心病的二级预防。对于急性冠状动脉综合征（ACS）患者，二级预防开始于心脏监护病房（CCU）。在这些患者中，预防的核心在于减少心脏事件复发和死亡。这些患者心源性死亡的两个主要原因是心源性猝死和慢性心力衰竭，通常是由新的冠状动脉事件发生所致。心脏事件复发的机制是动脉粥样硬化斑块的破裂或溃疡导致心肌缺血，这一过程与新发的脂质斑块的炎症反应相关，这些新发脂质斑块中含有更多的饱和脂肪酸和不饱和脂肪酸，而不是胆固醇（见第 6 章和第 7 章）。

二级预防的侧重点与一级预防不同，主要针对传统的危险因素（例如吸烟、血脂异常、糖尿病、超重或肥胖和高血压）和替代性指标。在 ACS 发生后这些指标需要进行严格控制，另外还要注意预防恶性心律失常、心源性猝死和其他与左心室功能不全相关的死亡。心源性猝死在心源性死亡的患者中占 50% 以上 [1]，通常不可预测，并且大多数发生在医院外，无法得到及时的医疗救治。

本章涵盖二级预防的各个方面，其中更多关注临床预后，也包括替代性指标。其实，对于任何的预防计划，营养评估和个性化的指导意见、运动锻炼和行为干预，例如支持戒烟和药物治疗，都起到关键作用。饮食预防计划通常开始于第一次冠心病事件的住院期间，因为住院时间的缩短，患者在入院后 48 小时内即开始接受教育，直到心脏预防中心。这些计划最好在专业营养师的指导下进行，并与该患者的心血管医师和初级保健医师密切合作，保证患者在出院后仍能继续进行和坚持。

本章最后将建议一系列简单的日常饮食建议，当患者和家属认识到这些饮食建议只是一小部分，并不能代替系统完整的计划，会发现正规、严格的再教育计划其实有一定困难。

地中海饮食：理论基础和获益证据

现在建议地中海饮食模式作为冠心病二级预防的措施已经达成共识，其他类型的饮食在 ACS 患者的试验中没有取得成功。与旨在降低 LDL 胆固醇水平的标准饮食相比，地中海饮食能够改善患者生存率，减少冠心病和包括肿瘤在内的其他各种慢性疾病的死亡。而且地中海饮食能有效减轻冠状动脉粥样硬化，减少动脉粥样硬化的致死性并发症，例如猝死和充血性心力衰竭的发生风险。与药物治疗不同，饮食治疗模式没有任何有害的副作用。

前瞻性的流行病学研究表明，能够根据不同饮食习惯分类的不同种族冠心病的死亡率有明显差异 [2-4]。例如地中海民族，与之相关饮食的习惯对于冠心病和某些特定的肿瘤具有保护作用 [3, 4]。

但是流行病学研究只能提供临床终点和危险因素的相关性，而不是因果关系，这种相关可能是许多因素的混杂作用，包括经济条件和广泛的社会救助。显然，只有通过随机试验的方法才能证明特定的饮食模式是对抗冠心病并发症的显著保护性因素。

有一些针对冠心病一级预防和二级预防的饮食试评估明能够显著降低冠心病的风险，尤其是相关的死亡率 [4-8]，而有的试验则不能 [5]。成功的试验一般具备相同的特征，即总脂肪酸、饱和脂肪酸和 ω-6 多不饱和脂肪酸的摄入量低 [6, 7]，ω-3 脂肪酸的摄入量较高 [6-8]，不以降低血胆固醇水平为首要目标。其中两项试验 [6, 7] 还包括了较多的摄入新鲜水果和蔬菜、豆类、谷类，富含大量的纤维素、抗氧化剂、矿物质、植物蛋白和维生素 B。一些侧重于植物和海产品 ω-3 脂肪酸的 [6-9] 食物试验也显示出保护性作用，因此进一步加强了以上试验的可信性 [8-17]。

里昂饮食心脏研究是一项随机单盲的二级预防试验，旨在评估试验性地中海饮食是否能够降低首次心肌梗死后缺血性事件的复发风险。结果表明，它显著降低了心血管并发症的发生率 [7, 18, 19, 20]。另外，该试验还表明地中海饮食能预防肿瘤 [21]。尽管肿瘤方面的资料需要进一步的研究确认，但有一些研究表明饮食因素是肿瘤发生和预防的重要因素，在这方面其结果一致 [22-28]。

新近一项在美国的大规模观察性研究提供了有力证据，表明坚持地中海饮食模式能够降低全因死亡率，其中包括心血管病和肿瘤 [29]。其结论也支持之前的非美国的流行病学研究报道的地中海饮食的死亡率资料 [30, 31]。另一项 74 886 名美国妇女随访 20 年的研究表明，地中海饮食与冠心病并发症和卒中的发生率降低相关 [32]。

以上这些流行病学试验都评估了里昂饮食心脏研究的结果 [33]。有趣的是里昂心脏研究中各组之间的传统危险因素，例如血胆固醇和血压水平没有明显差异，即表明饮食的保护性作用独立于传统危险因素。

各个流行病学研究中[29-32]用来衡量与地中海饮食模式一致程度的饮食评分一般难以实际应用，并且与传统意义上的地中海饮食不完全相同。医师和患者应该了解地中海饮食的一些基本要素：

(1) 大量生的、有时也可以是加工过的全年时鲜蔬菜，通常配合大量的洋葱、咖喱、西芹、迷迭香、牛至、百里香和其他芳香的草本植物。

(2) 全年新鲜或干的水果（夏天时为冬天储备，例如杏和桃子）。

(3) 各种坚果（杏仁和榛子），尤其是富含 a 亚油酸的核桃，a 亚油酸是主要的植物性 ω-3 脂肪酸，也是传统地中海饮食的特征[4]。在地中海饮食中还有许多其他 a 亚油酸的来源，包括马齿苋等各种类型的色拉和用亚麻籽等富含 a 亚油酸食物喂养的动物（兔子、鸡蛋）和乳制品。

(4) 谷物，最好是完整的，特别是由天然酵母发酵、有时用富含 a 亚油酸的亚麻籽做调味剂制作成面包形式的小麦。传统地中海食物中的小麦（像蔬菜和水果一样）不含杀虫剂，因为它们不是工业化生产出的农产品。

(5) 鱼类，包括凤尾鱼、沙丁鱼、鳕鱼、加吉鱼和金枪鱼，都富含长链（海产品）ω-3 脂肪酸。另一不可缺少的海产品 ω-3 脂肪酸来源是用亚麻籽喂养的鸡的鸡蛋。适当饮白酒可能与吃鱼有相似的效果[35]。

(6) 橄榄油是地中海附近主要的食用油，饱和脂肪酸含量低而单不饱和脂肪酸含量高。然而，流行病学家试验用的单不饱和脂肪酸与饱和脂肪酸的比例没有按照地中海饮食的脂质特点设计，实际上应该是 ω-6 脂肪酸含量低而 ω-3 脂肪酸含量高。ω-6 与 ω-3 的比例被认为是健康饮食的重要组成部分[36]。

(7) 与许多专家的认识不同，地中海居民习惯食用由山羊奶或绵羊奶制成的乳制品，而不用牛奶。重要的是乳制品是经过发酵制成奶酪及酸奶形式，而不是以牛奶、黄油或奶油的形式。

(8) 地中海居民不是素食主义者，吃富含 a 亚油酸的鸡蛋和少量肉类，主要是瘦肉，例如兔肉、鸡肉和鸭肉。在地中海北部地区牛肉和猪肉也在人们的食用范围内，但南部的人更喜欢在节日时吃羊肉。另外，很重要的一点是在地中海的每个区域，饮食都包含有大量富含植物蛋白的豆类。

(9) 适当的酒精摄入，尤其在进餐时饮酒，是地中海饮食的一个主要特征。主要的酒精饮料是葡萄酒，尤其是红葡萄酒，它们是各种多酚类的主要来源（葡萄酒实际是乙醇和多酚类的混合物）。在地中海南部地区有益的多酚类主要来源于发酵的黑茶（一种水和多酚类的混合物）而不是葡萄酒。大多数地中海居民多酚类的摄入量很大，而多酚的促进健康作用[37]可能仍被科学家和医学家们所低估；流行病学专家做的试验中饮食评分未包括多酚类。

相应的问题产生了，即适度饮酒有多少益处，饮用多大的量时心脏病专家可以告诉患者会有死亡风险。

医学和科学文献显示适度饮酒（女性每天饮酒 1 ~ 2 次，男性 2 ~ 4 次）通常认为可以延长总人群寿命，即使是冠心病患者也一样[38-41]。因为缺少临床对照试验，这种试验在技术上和伦理上都不可行，因此对医师来说，适度饮酒与冠心病并发症是否存在负相关的因果关系仍然是一个疑问。有些人认为大部分报道酒精具有保护性作用的试验存在偏倚，主要是“因病退出偏倚”，即因为患病的非饮酒者（在大多数试验中作为参照组）和饮酒者退出试验，导致所谓的非饮酒者与适度饮酒者相比风险升高。但之前的前瞻性研究以轻度饮酒者（而不是非饮酒者）作为参照，不支持这种偏倚，新近的一项研究分别考虑到既往饮酒者和长期戒酒者，均支持适度饮酒与长期戒酒相比具有可靠的保护性作用[41]。这些试验的局限性包括样本量较小，既往饮酒者及心脏事件较少，随访时间较短，因此与其他大规模试验及荟萃分析所显示的适度饮酒可以减少 30% 心源性死亡和 20% 全因死亡率[38]相比，其保护性作用较弱。总之，这些研究都有力地证明了适度饮酒与改善生存之间存在因果关系。与既往观察的药物预防相比，这些资料对公共健康的影响相当可观。

在缺少临床试验和明确的流行病学证据时，在一定程度上可以依赖生物学特性。众所周知，酒精除了对高密度脂蛋白胆固醇、止血（通过降低血小板功能和纤维蛋白原水平）和胰岛素抵抗发挥作用外，新近的资料表明，适度饮酒对缺血性心肌病具有直接的保护作用[42]，而且在二级预防中与 ω-3 脂肪酸[35]有互相促进作用，尤其可以对抗心源性猝死[9]。

心脏病专家在治疗 STEMI 后有高危因素的患者时，应将适度饮酒作为预防猝死的重要指标，与戒烟、规律锻炼、地中海饮食（饮酒是其中一项主要特征）、预防性药物治疗、血管重建和 ICD 作为同等重要措施。酒精摄取与积极减低胆固醇可能具有相同作用[38-41]，但是还未明确证实他汀类药物对心源性猝死的作用。

需要进一步研究饮酒与他汀类在病理生理学方面的多种不同作用。酒精作用于血小板和凝血而影响血栓形成，作用于白细胞而影响炎症反应过程，对恶性室性心律失常产生影响，在 ACS 和心源性猝死的病理生理机制中发挥作用[43]。在年轻和重度饮酒者中存在不安全性行为、暴力、意外事件等灾难，是主要的酒精相关死亡原因，但这对于中年和老年冠心病患者却不是问题。最后，心脏病专家应记住适度饮酒是社会的润滑剂，生活方式中的一个主要特征，在欧洲南部饮酒作为一种生活的乐趣，也是地中海饮食文化的源泉。

对患者的建议如下：①对于现在和既往严重饮酒的患者进行检测，告诫其饮酒可以有益，也可以有害，戒酒比饮酒过度好；②对于存在错误观念认为饮酒有害健康的非饮酒者，向其解释适度饮酒，尤其是符合传统地中海饮食的葡萄酒，是有效的防止冠心病致死性和非致死性并发症的方法[39]。这种方法在过去也适用于北欧[46]。需要有进一步的研究来明确其保护机制。

还不明确葡萄酒在预防动脉粥样硬化并发症方面的作用是否优于其他酒精饮料，但是观察试验资料和荟萃分析表明葡萄酒的保护作用优于啤酒和烈性酒[47]。

心源性猝死的饮食预防

心源性猝死通常定义为由于心脏方面的原因在出现症状的 1 小时内发生的死亡[48]。心源性猝死目前归因于心律失常，但是根据临床情况进行分类有时是错误的。该问题值得关注是因为心源性猝死是一个很常见的现象，经常作为冠心病的首要表现，在发达国家中占心血管死亡率的 50% 以上[1, 48]。大部分情况下，心源性猝死没有前驱症状并且发生于院外。因为 80% 以上心源性猝死患者存在冠心病[49]，所以心源性猝死在流行病学和潜在的预防措施方面，理论上应该与冠心病平行。换言之，任何以减少冠心病为目标的治疗也是预防心源性猝死的方法。

鱼类、n-3 脂肪酸与心源性猝死

吃鱼可以预防心源性猝死的理论来源于一项二级预防临床试验，即 DART 研究，该研究表明每周至少两餐吃鱼的患者其总死亡率和心血管死亡率可以减少 30%[8]。认为鱼的保护性作用可以解释为能够防止心室颤动的发生，而非致死性的事件不受影响。该理论与实验室研究的结果相一致，即在制造的各种心肌缺血和再灌注的动物模型中，给予 n-3 不饱和脂肪酸这一鱼油和鱼脂肪中主要的脂肪酸，可以防止心室颤动发生[50, 51]。Billman 等[52]用狗作为心源性猝死体内试验的模型，证实静脉给予提纯的 n-3 不饱和脂肪酸可以显著减少心室颤动发生，其中提纯的 n-3 不饱和脂肪酸包括鱼油中的长链脂肪酸和某些菜油中的 a 亚油酸。把这种保护作用的电生理机制解释为游离的 n-3 不饱和脂肪酸部分插入肌纤维膜的磷脂层，而不是以共价键结合在细胞膜表面的成分上[53]。Nair 等[53]揭示，在正常心肌内有一个非常重要的游离非酯化脂肪酸池，通过补充 n-3 不饱和脂肪酸的饮食可以增加其中的 n-3 不饱和脂肪酸含量。缺血可以使磷脂酶和脂肪酶迅速释放，从而促进磷脂释放出新的脂肪酸，其中大部分为 n-3 脂肪酸[53]，故进一步增加了抗心律失常的游离 n-3 脂肪酸池。需要记住，当 n-3 不饱和脂肪酸消耗时，脂蛋白酯酶的活性增加[54]。一项假说把这些抗心律失常的机制解释为，当心肌缺血发生时[55]，细胞膜表面离子通道，包括抑制性作用的快速钠通道、INa[56] 和 L 型钙通道，ICaL[57] 发生了改变。

但是新近的试验表明，在具有心室颤动高风险、安装有 ICD 的缺血性和非缺血性心脏病患者中，预防心源性猝死有效的资料却与此前资料相冲突[58-60]。因此仅对没有安装 ICD 的患者建议 ω-3 脂肪酸饮食，而不是常规对所有 ICD 患者建议。

n-3 不饱和脂肪酸使心源性猝死患者获益的另一个可能的机制是参与类花生酸的形成，类花生酸是一系列结构多样、具有生物学活性脂类（包括花生四烯酸、前列腺素和血栓烷）的前体物质，在心肌缺血和再灌注中发挥重要作用[62, 63]，从而诱导减少心率的变化程度[64, 65]。临床研究已经提供了 n-3 不饱和脂肪酸在冠心病有效的结果。

在一项同种族人群的病例对照研究中，Siscovick 等[66]观察了与同年龄和性别的对照组相比，在初发的心脏骤停患者中应用 n-3 不饱和脂肪酸的作用。结果显示，每月摄入 5 ~ 6g n-3 不饱和脂肪酸（相当于每周吃 1 ~ 2 次鱼的含量）可以使心脏骤停风险下降 50%。通过测定红细胞膜表面的 n-3 不饱和脂肪酸水平使该结果更具说服力，该研究结果与许多队列研究的结果一致，但是并不是所有的队列研究[67, 68]。然而，大多数研究未报道心源性猝死的特殊研究终点。

在一项 20 000 人参加、随访时间为 11 年的大规模前瞻性试验中，Albert 等[13]评估了饮食摄入鱼类具有抗心率失常和预防心源性猝死的作用。该研究中，每周至少吃一次鱼的男性与每月吃鱼不到一次者相比，心源性猝死的风险下降 50%。吃鱼和非突发性心源性死亡无相关性，这表明鱼（或 n-3 不饱和脂肪酸）的保护性作用主要在于抗心律失常方面。此研究结果与 DART 研究[8]结果一致。但是 Chicago Western Electric 研究结果却不同，认为吃鱼和非突发性心源性死亡呈负相关，而与心源性猝死无关[14]。一些方法学的因素可以解释二者结果的差异，例如后者在定义死亡的标准方面有所不同。总之这些观察性试验都具有局限性，因此需要随机的试验来明确阐释因果关系。

GISSI-Prevenzione 试验旨在说明富含 n-3 不饱和脂肪酸和维生素 E 的食物对健康有益，入选了 11 324 例 STEMI 后生存期 > 3 个月的患者进行研究。建议所有患者遵循地中海饮食的模式，并随机分为 2 × 2 因素设计的 4 个试验组，即补充 n-3 不饱和脂肪酸组（每天 0.8g）、补充维生素 E 组（每天 300mg）、二者均补充组和二者均不补充组，随访时间为 3.5 年。次要研究分析包括总死亡率、心血管死亡率和心源性猝死。接受 n-3 不饱和脂肪酸治疗的患者其主要研究终点包括死亡、非致死性 STEMI 或卒中的风险下降 15%。总死亡率、心血管死亡率和心源性猝死分别下降了 20%、30% 和 45%，其中心源性猝死的下降是主要研究终点中获益最明显的指标。各治疗组中非致死性事件无明显差别，这与 DART 研究的结果一致[13]。总之，随机的 GISSI 研究、之前的对照研究[6-8]、大规模的观察性研究[13, 66, 67]和实验室资料均支持 n-3 不饱和脂肪酸能够减少冠心病患者的心源性猝死。患者中越接近地中海饮食的亚组，n-3 不饱和脂肪酸这种保护性作用越明显[9, 38]，在地中海饮食中的某些成分，特点如 n-6 不饱和脂肪酸并不丰富，饱和脂肪酸低，富含植物性油酸、各种抗氧化剂和纤维，适度饮酒等可能与 n-3 不饱和脂肪酸有内在的相互促进作用[35]。

但是新近的一些试验针对 STEMI 后或结构性心脏病

存在左心室功能不全并装有ICD的患者补充鱼油，给予GISSI-Prevenzione试验中相近的剂量却未见到获益[58-60]。一种可能的解释是入组该试验的患者可能并不缺乏n-3不饱和脂肪酸这一心源性猝死的主要危险因子。需要进行新的试验来研究n-3不饱和脂肪酸在特定患者中的作用以及何种亚组患者能够获益。

总之，现有的证据表明每天摄入大约1g n-3不饱和脂肪酸，可以是添加剂形式也可以是每周至少吃两次鱼（约200g），均有助于在二级预防中防止心源性猝死的发生。目前还没有理由建议n-3不饱和脂肪酸的每日摄入量超过1～2g。对于高危患者和既往发生过心源性猝死患者二级预防的建议剂量还需要进一步研究。

饱和脂肪酸、油酸、反式脂肪酸和n-6脂肪酸

对于其他食用脂肪酸，动物试验显示，富含饱和脂肪酸的饮食能够增加缺血和再灌注心率失常的发生，而不饱和脂肪酸，无论是n-6还是n-3都能降低风险[50-52]。大部分但不是所有流行病学研究都揭示了摄入饱和脂肪酸与冠心病死亡率之间的关系[69]。心源性猝死一般不是这些试验记录的研究终点。为明确食用饱与脂肪酸和心源性猝死是否存在必然关系需要组织随机的临床试验，但这种试验违背医学伦理。因此除了饱和脂肪酸能够影响血胆固醇水平，其增加冠心病死亡率的机制还不清楚。如果实验室资料能够证明不饱和脂肪酸在人体中具有促进心律失常的作用，那治疗措施中首先要大幅减低不饱和脂肪的摄入量。这一点已经有随机饮食试验研究，与预期的结果一致，试验组中心源性猝死的发生率有所下降[5-7]。但是获益原因不全是由于不饱和脂肪的减少，因为试验其他潜在的抗心律失常因素，包括n-3不饱和脂肪酸在内都做了调整。

迄今与n-3不饱和脂肪酸相比，n-6不饱和脂肪酸对心源性猝死风险影响的研究较少。Roberts等报道，脂肪组织（一种长期营养摄入的指标）中亚油酸（食物中主要的n-6不饱和脂肪酸）的含量与心源性猝死风险呈负相关[70]，即饮食中摄入n-6不饱和脂肪酸，尤其是亚油酸，与n-3不饱和脂肪酸一样可以使具有心源性猝死风险的患者获益，但是在大部分实验室研究中获益程度较小[50-52]。另外，富含n-6不饱和脂肪酸的食物增加亚油酸含量，使脂蛋白更容易发生氧化，这与理论上认为的情况相反，理论上推测脂质氧化在与动脉粥样硬化斑块破裂和心源性猝死相关的炎症反应中起作用[75-78]。实际上，大部分富含n-6不饱和脂肪酸的食物不能改善冠心病患者的总生存[5]。在洛杉矶饮食研究这个包括一级预防和二级预防的试验中，以n-6不饱和脂肪酸代替饱和脂肪酸能够减少心源性猝死发生（18例vs 27例），但是这部分获益被更高的总死亡率所抵消，尤其是肿瘤引起的死亡（85例vs 71例）[79]。对于n-3不饱和脂肪酸没有类似副作用的报道。因此，尽管理论上n-6不饱和脂肪酸在长期看来能降低动脉粥样硬化的发生从而减少心源性猝死，n-6不饱和脂肪酸对脂蛋白水平的影响有益，但不建议超过目前西方的平均饮食摄入量补充n-6不饱和脂肪酸，即总量仅保证必需的n-6不饱和脂肪酸和亚油酸（大约占总能量摄入的4%～6%）不至缺乏。饱和脂肪酸的一种良好替代品是蔬菜的多不饱和脂肪酸（油酸）。地中海饮食模式通过抗心律失常、抗氧化、低脂饮食联合摄取优质脂肪酸达到预防心源性猝死的作用[4,80]。

最后，Roberts等报道脂肪组织中油酸和亚油酸的反式异构体与心源性猝死风险没有明显关系[81]，而Lemaitre等发现细胞膜表面亚油酸的反式异构体，而非油酸，能极大增加心脏骤停的风险[82]。

因此，尽管没有专门的资料说明饱和脂肪酸对于心源性猝死的影响，但是一些试验显示，在冠心病的二级预防中应减少饱和脂肪酸的摄入（至少减少血小板的活性）。尽管增加n-6不饱和脂肪酸摄入可能使心源性猝死风险下降，但在临床实际工作中对于冠心病患者不予建议。饮食中低摄入饱和脂肪酸（和亚油酸的反式异构体）、n-6不饱和脂肪酸（但要提供基本需要量），高摄入n-3不饱和脂肪酸和亚油酸（地中海饮食模式），对于预防心源性猝死和非致死性STEMI复发是最好的选择[4-7]。

酒精与心源性猝死

关于酒精对心血管疾病的影响一直是近年讨论的问题（见前述章节）。目前一致认为，适度饮酒与降低心血管死亡率相关，但是还不清楚具体的机制和酒精的保护机制。然而，长期大量饮酒被认为是房性及室性心律失常的罪魁。“假期心脏”效应是因为大量饮酒与假期的大吃大喝相关，尤其是在周末。动物试验表明所用动物种类、实验室模型和酒精量不同，酒精对于心律和传导的影响也不相同，甚至结果相反。对于严格禁酒的动物，乙醇甚至可能有抗心律失常的作用。在人体上很少有试验研究酒精对心源性猝死的作用。人体中因大量饮酒导致肾上腺激素高水平和酒精的戒断，可能是酒精引起心律失常的主要机制。在英国地区性心脏研究中，大量饮酒者（每天＞6次）的心源性猝死风险是偶尔饮酒或轻度饮酒者的2倍[83]。但是大量饮酒对心源性猝死的影响，与既往患冠心病者相比，在既往无冠心病的男性中作用更明显。火奴鲁鲁心脏计划研究[84]显示，中年健康男性的心源性猝死风险与血压、血清胆固醇、吸烟和心室性高血压呈正相关，而与酒精摄入呈负相关。医师健康研究发现，既往无冠心病的不饮酒者和适度饮酒者心源性猝死风险下降[43]。在控制多种共同影响因素下，每周饮酒2～4次或5～6次的男性与从不饮酒者相比心源性猝死风险明显降低（下降约60%～80%）。进一步分析，排除那些随访前4年内死亡者的目的是排除某些人因为心脏病的早期症状而戒酒的可能；排除那些以7年后的标准评估酒精摄入量者的目的是减少因基线水平变化导致的误分类[43]。在以上基础上仍能证实适度饮酒对心源性猝死具有潜在的保护作用。该试验尽管存在各种局限性（人群的选择性、研究组均为男

31

性、没有记录饮料的类型和饮酒方式），但仍能证明适度饮酒在预防心源性猝死方面的心脏保护性作用。需要进一步的研究明确适度饮酒对于预防室性心律失常和心源性猝死的可能作用机制。

在实际应用中，目前普遍的观点支持建议每日饮酒 1 ~ 2 次，最好是晚餐时饮葡萄酒，决不可在开车或从事危险性工作时饮酒。

饮食与急性心肌梗死后心力衰竭的风险

慢性心力衰竭是心脏疾病终末期的一种最常见表现，现在大多数国家慢性心力衰竭的主要原因是冠心病，尽管在治疗急性和慢性冠心病方面取得相当大的进步（也可能因为这个原因），许多国家慢性心力衰竭发生率逐渐上升[85]。大多数有关慢性心力衰竭的研究集中在药物治疗方面，很少关注非药物治疗。但是未被认识的因素可能导致了慢性心力衰竭的发病增加，这些因素应尽可能被识别出来并加以改正。目前认为慢性心力衰竭是一种由于内分泌和免疫系统紊乱导致的代谢性问题，其中内分泌和免疫紊乱潜在导致疾病进展[86, 87]。

营养和慢性心力衰竭

高盐饮食因能增加容量负荷有害健康，但针对慢性心力衰竭的其他饮食方面，例如一般性饮食和维生素、矿物质等微量元素的作用却知之甚少。首先需要关注慢性心力衰竭的诊断和治疗，找出和去除传统冠心病的危险因素也很重要，例如高血压、糖尿病、营养不良和特殊的微量元素缺乏都会使疾病进展。

微量元素对于健康的重要性现在得到充分的认可。它们可以是直接的抗氧化剂（例如锌），也可以是抗氧化酶（例如超氧化物歧化酶或谷胱甘肽氧化酶的组成成分）[88]。目前普遍认为（但未被证实），富含抗氧化物质的饮食在慢性心力衰竭的发展中起重要（预防性）作用。例如，临床和实验室研究都表明慢性心力衰竭可能与自由基的增多[89]和抗氧化物的减少[90]相关，并且维生素 C 能改善慢性心力衰竭患者的内皮功能[91]。新近研究显示，接受各种抗氧化剂治疗后慢性心力衰竭患者的生活质量和左心室功能都有所改善[92]。尽管不能得到证实，但是通过以上资料说明抗氧化剂能帮助 STEMI 后患者预防慢性心力衰竭。

慢性心力衰竭可因微量元素或常量元素的缺乏引起，例如缺硒，慢性心力衰竭本身就与影响进食的症状例如乏力、气短，胃肠道不适如恶心、食欲下降、早饱等有关。药物治疗和过多尿量丢失同样也可引起元素缺乏。

有超过 50% 的慢性心力衰竭患者存在一定程度营养不良[93]。经常出现体重下降，原因各种各样，例如静息状态下的高代谢率、类固醇合成导致胰岛素抵抗增加分解代谢和废用性肌肉萎缩等[94, 95]。认为是恶病质素的肿瘤坏死因子 -α 水平升高，也导致许多慢性心力衰竭患者体重下降[86, 95]。有趣的是，肿瘤坏死因子 -α 与心力衰竭时的氧化应激标志物相关，表明在慢性心力衰竭中肿瘤坏死因子 -α 与抗氧化防御有关。最后，随着症状的加重会发展为心源性恶病质，也是临近死亡主要预测指标。目前尚不清楚恶病质的病理生理学机制，除了治疗基础疾病和关注异常生物学变化外没有特异性的治疗手段。

特定微量元素的缺乏

特定微量元素的缺乏应当引起医师的关注，因为它可能引起慢性心力衰竭，至少会加重慢性心力衰竭。仍然不清楚慢性心力衰竭和心肌梗死后的患者中有多少存在特定微量元素的缺乏和是否针对性的治疗可改善预后。合并微量元素的缺乏有害，尤其对于老年人。许多人认为，目前的证据支持在慢性心力衰竭患者中进行大规模的补充微量元素的临床试验[98]。

下面介绍一些有关慢性心力衰竭的资料：

(1) 血清锌水平低，尿锌水平高[99]，可能由应用利尿剂引起，但目前没有补充锌这方面资料。

(2) 与对照组相比，慢性心力衰竭患者摄入铜与锌的量无明显差异，但其血浆中铜含量稍高、锌含量较低[90]，是否说明它是导致慢性心力衰竭发展的因素，或仅仅是慢性心力衰竭过程中慢性炎症反应的表现[86, 95]，目前需要进一步研究。

(3) 在一些非缺血性慢性心力衰竭综合征中，缺硒被认为是一种病因，尤其在土壤中硒含量较低的地区，例如中国东部和非洲西部[100]。

(4) 缺硒是围生期心肌病的危险因素。

(5) 在西方国家，充血性心肌病的发生与抗氧化物质（维生素和微量元素）的缺乏相关，尤其是人免疫缺陷病毒感染的营养不良患者和慢性肠道疾病患者[101]。

(6) 在中国有一种叫克山病的地方性心肌病，该病与缺硒有直接的关系。硒缺乏导致心力衰竭的确切机制还不清楚；新近的资料表明硒可能参与骨骼肌和心肌的重构，进而引起慢性心力衰竭相关的疲乏和运动耐力下降[90]。在克山地区，硒的水平与慢性心力衰竭症状的严重度和超声心动图评价的左室功能不全程度相关，并且与前者关系更大。将该地区居民的硒水平提升到非地方病区域的水平后可以显著减低死亡率，但是对于经心脏超声发现的潜在病例的发病率没有影响[100]。从对克山病的研究和其他研究[90]发现，轻度缺硒可能影响疾病的严重程度。这些资料有力的支持了进一步研究，测定自然的抗氧化剂对慢性心力衰竭临床严重程度有何影响。同时，医师对于运动耐力下降与心功能不全程度不相符的患者，应考虑测定硒的水平。

(7) 最后，维生素 B_1 水平降低见于慢性心力衰竭给予袢利尿剂的患者、大量饮酒者和住院的老年患者；补充硫胺素能够明显改善心脏功能和症状[93]。

(8) 心力衰竭时发生的轻度全身炎症反应以细胞因子

和细胞因子受体的增加为表现，可能在饮食与心力衰竭之间起关联作用 [86, 95]。在严重心力衰竭患者中给予各种抗细胞因子制剂和免疫调节剂可能改善心功能及其临床症状分级 [102, 103]，因此存在饮食干预的可能。已经证实给予补充 n-3 脂肪酸（富含 n-3 脂肪酸的鱼油或植物油）能降低健康受试者的细胞因子产物 [104, 105]。白细胞 n-3 脂肪酸的含量与细胞因子产物存在相反的指数关系，仅适度补充 n-3 脂肪酸即可使细胞膜的二十碳五烯酸降至 1% 以下，从而降低细胞因子产物 [105]。新近的一项随机研究表明，每天＜ 1g 的小剂量海产品 n-3 不饱和脂肪酸可能与略好的预后相关 [106]。需要进一步的研究评估高剂量是否能通过抗炎症反应影响慢性心力衰竭的临床发展。

饮食与斑块炎症、侵蚀和破裂

几十年来，冠心病一级预防和二级预防都注重降低传统的危险因素，例如吸烟、高血压和高脂血症，旨在阻止病变进展和促使动脉粥样硬化斑块恢复正常。预防措施的有效性首先表现在预防临床事件及其并发症的发生，例如心源性猝死和慢性心力衰竭，其次是减缓动脉粥样硬化的发展过程，抵消发生在血栓性闭塞前的斑块炎症、侵蚀和破裂。新近关于动脉粥样硬化的细胞和生化研究机制方面的进展证实了上述预防斑块炎症和破裂的作用（见第 26 章）。

冠心病是一种炎症性疾病吗？

炎症促进因子（包括吸烟产生的自由基）、高半胱氨酸血症、糖尿病、脂质过氧化和高血压等都损伤血管内皮，改变其抗动脉粥样硬化和抗血小板的特性。富含脂质和白细胞的不稳定斑块与少脂质、无细胞的稳定纤维斑块在易破裂方面存在根本性的差异，这些差异与管腔闭塞的程度无密切关系。

Virchow、Ross[107] 和 Libby[108] 先前的工作都强调炎症反应和白细胞在存进急性缺血性事件中发挥的作用 [109]。现在普遍认为，急性冠心病并发症的发生机制是动脉粥样硬化病变的侵蚀或（和）破裂，导致血栓性并发症及大大增加恶性心律失常的风险 [77, 78]。临床和实验室试验中，也认为白细胞在心律失常的发生过程中起作用 [110, 111]，并存在缺血和再灌注过程中的心肌损伤 [110]。临床和病理研究揭示了炎症细胞核免疫调节剂在急性冠心病事件中的重要作用，前瞻性的流行病学试验表明，急性冠心病与全身炎症反应标志物存在密切而一致的关系 [113, 114]。

炎症与动脉粥样硬化：诸多疑问

尽管认为脂质氧化和血管的炎症在冠心病中发挥重要作用 [115-118]，但在随机临床试验中没有一种抗氧化剂和抗炎症反应的治疗有效 [119-122]。同样，尽管巨噬细胞和活化的淋巴细胞在动脉粥样硬化病变中发挥作用 [72]，但迄今没有任何抗炎症药物有校（见第 25 章）。

非甾体抗炎药和糖皮质激素无效，而且关节炎患者应用这些药物与不使用者相比冠心病并发症更多 [123]。可能的解释是糖皮质激素容易导致胰岛素抵抗和代谢综合征，它们都是冠心病的主要危险因素 [124]。在冠心病患者中，大剂量地塞米松释放支架不能减少支架内的内膜增生和再狭窄，即加速人冠状动脉粥样硬化发生的实验室模型 [125]。非甾体类抗炎药干扰前列环素和血栓烷 A_2 之间的平衡和其他机制，因此可能有害健康 [126, 127]。适合大部分人的所有资料和动态平衡非常复杂，动脉粥样硬化的病理和冠心病并发症因其存在许多病理生理学机制及其相互作用，故也非常神秘 [126]。本章关注的问题是环境因素，包括饮食和必需的多不饱和脂肪酸作为炎症反应调节剂对冠心病发展的影响。

炎症、动脉粥样硬化和必需脂肪酸

导致动脉粥样硬化的所有过程均存在动脉血管壁中炎症细胞、细胞因子和炎症性类花生酸之间的动态相互作用 [72, 115, 127]。目前大部分理论都认为传统的冠心病危险因素，包括氧化 LDL、吸烟、高血糖和高血压有害，它们引起和促进动脉血管壁发生与动脉粥样硬化相关炎症反应。动脉粥样硬化中能被发现的早期细胞变化是内皮细胞功能失调，导致单核细胞的聚集和黏附于内皮细胞，然后迁移到内皮下区域。内皮细胞表面的表达的白细胞衍生性黏附分子促进这一炎症反应的发生。此过程被认为是由促炎性反应因子、趋化因子和细胞因子驱动的。氧化 LDL 促进了单核 - 巨噬细胞进入内皮下层并形成泡沫细胞 [72]。泡沫细胞是脂质条纹的一个标志，处在动脉粥样硬化的第一个（也是可逆性）可见性阶段。炎症反应的主要阶段以纤维化为特征，纤维化作为动脉粥样硬化的主要特点 [72]，是由从动脉壁肌层迁移到内皮下层的平滑肌细胞，在各种有丝分裂和生长因子，例如血小板生长因子的作用下增生引起 [72]。纤维化是不可逆性动脉硬化和阻塞的一种修复过程，并不属于血栓的并发症，因为纤维化是在理论上讲是一种斑块稳定性因素。

尽管动脉粥样硬化的炎症理论有很好的出发点，但是因为抗氧化剂和抗炎症治疗 [119, 120] 在预防冠心病并发症上没有取得成功 [119]，因此它还处在纯理论阶段。该理论还需要进一步改进。

现在食物脂肪酸对于免疫指标和炎症过程影响的研究备受关注。像 ω-3 不饱和脂肪酸一样 [130, 131]，长链 ω-6 不饱和脂肪酸亚油酸和花生四烯酸也可能抑制淋巴细胞功能 [128, 129]。可能是通过部分对抗炎症物质发挥作用 [132]。其他非必需的食物脂肪酸，例如 ω-9 家族，可能也参与炎症反应过程。

实际上，目前认为 ω-6 不饱和脂肪酸促进炎症反应，而 ω-3 不饱和脂肪酸对抗炎症反应 [132]。花生四烯酸这一炎症细胞中主要的 ω-6 不饱和脂肪酸，是合成类花生酸的主要底物，而花生四烯酸可能是冠心病相关的主要促炎症

反应介质[72, 127]。在环氧化酶抑制剂-1水平阻断花生四烯酸合成的起始步骤，可抑制血小板的功能。大部分但不是所有研究表明，小剂量阿司匹林与较大剂量抗炎症物质在预防冠心病并发症方面同样有效[133]，因此表明从抗血小板方面获得的益处比抗氧化作用大[134]。然而阿司匹林在减少冠心病并发症方面的最佳剂量还处于争论当中。可能不同种族人群的最适合剂量也不相同。新近的资料显示小剂量阿司匹林在一级预防和特殊患者中，例如无症状性血管病变的糖尿病患者和心脏移植患者，不能从中明显获益[135, 136]。

因缺乏大剂量非甾体类抗炎药取得更好疗效的资料，引发对于动脉粥样硬化炎症理论的质疑，主要考虑到血小板通过与内皮细胞的相互作用调节炎症反应过程，而没有充分考虑它对止血和血栓的作用[137]。强调动脉血栓的形成是疾病进展的起始点，通过血栓症把炎症、血栓形成和动脉粥样硬化联系起来[137]。除了特殊情况下，例如心脏移植后冠状动脉粥样硬化的发生加快[138, 139]以外，有能力支持动脉血栓理论的总结性资料很有限。

第二点质疑是在血管炎症和冠心病中炎症性类花生酸（各种来源的）的相关作用。为何阻断花生四烯酸的代谢、炎症性类花生酸的保护性作用和强大的抗炎症作用（如非甾体类抗炎药）对冠心病并发症没有效果[121, 122]仍无定论。

第三个重要问题是不饱和脂肪酸不同家族成员（ω-6、ω-9和ω-3）之间的代谢竞争性对非甾体类抗炎药的血管和抗炎症作用有何影响意义。环氧化酶抑制剂对于饮食中ω-9，ω-6和ω-3脂肪酸摄入量不同的患者是否起相同的临床作用也需操作。

鉴于以上问题的复杂性，这里仅对必需不饱和脂肪酸在冠心病中促进或抑制炎症反应的明确的特性进行讨论。

新近有许多关于必需不饱和脂肪酸在生物学和代谢方面的综述[140, 141]。必需不饱和脂肪酸是含有两个及以上双键的脂肪酸；命名根据双键的数量和从酯链的甲基端开始数的第一个双键的位置。因此，一个18碳脂肪酸如果酯链中具有2个双键，并且第一个双键在从甲基端开始的第6号位置，则被命名为18：2 ω-6（或18：2 n-6），这种脂肪酸的通用名称是亚油酸，是不饱和脂肪酸ω-6家族中最简单的成员。亚油酸可以通过在3号碳和4号碳之间插入一个双键的形式进一步去饱和，从而形成a亚油酸（18：3ω-3或18：3 n-3），脂肪酸ω-3家族中最简单的成员[141]。植物内含有合成亚油酸和a亚油酸的去饱和酶，而动物没有。因此亚油酸和a亚油酸是“必需的”，也就是必须通过饮食摄入才能满足自身需要量（见图31-1）。在西方饮食中，亚油酸的主要来源是玉米、向日葵和大豆的植物种子油（以及人造黄油）。在西方和地中海饮食中，a亚油酸的主要来源是坚果、芥花油和绿叶蔬菜[141]。根据不同种族的研究，亚油酸是西方饮食中最重要的不饱和脂肪酸，每日平均摄入量为12 ~ 20g，亚油酸与a亚油酸的比例为20或25 ∶ 1。为预防心血管疾病，a亚油酸的最低摄入量为每日2g，而且最好亚油酸与a亚油酸的比例为4或者更小[141]。但是在许多国家中a亚油酸的摄入量低于每日1g。亚油酸和a亚油酸是西方和地中海饮食中主要的不饱和脂肪酸，更长链不饱和脂肪酸（20碳或更多）的消耗量很小：花生四烯酸（20：4n-6）的消耗量为每天50mg（经常）到500mg（很少）。长链ω-3不饱和脂肪酸多见于鱼类、二十碳五烯酸（20：5n-3）和二十碳六烯酸（22：6n-3）。理论上哺乳动物能从a亚油酸合成鱼油不饱和脂肪酸和二十二碳六烯酸[141]。实际上，具有心血管疾病并发症高危因素的患者摄入大量a亚油酸会导致血液和组织中鱼油不饱和脂肪酸水平明显升高，而二十二碳六烯酸水平低或升高不明显[4, 6, 19]。因此，认为鱼油不饱和脂肪酸是同亚油酸和a亚油酸一样必需，在日常饮食中最好每天至少需摄入二十二碳六烯酸200 ~ 500mg，根据相关的a亚油酸和鱼油不饱和脂肪酸的水平而定。与a亚油酸（鱼油不饱和脂肪酸的前体物）不同，油酸（18：1n-9）在典型的西方饮食中摄入量多，它不是必需脂肪酸。油酸是二十碳三烯酸（20：3n-9）的前体物质，是在炎症反应中与花生四烯酸（和鱼油不饱和脂肪酸）在环氧化酶和脂质氧化酶水平进行竞争的主要ω-9不饱和脂肪酸。但是细胞膜表面的二十碳三烯酸含量很少，可能因为与饮食中亚油酸和a亚油酸激烈竞争相关的去饱和酶与延长酶导致[142]。二十碳三烯酸通过部分对白三烯A_4水解的直接作用，减少白三烯B_4这一主要的炎症调节剂的和合成（见图31-2）。二十碳三烯酸也是5-脂质氧化酶的底物，可能在白三烯A_4的形成上与花生四烯酸竞争，尤其当严重花生四烯酸缺乏导致二十碳三烯酸浓度升高时[142]。有意义的是与富含亚油酸的西方饮食相比，地中海饮食亚油酸含量低而油酸含量高，也就是二十碳三烯酸浓度相对较高。无论什么饮食模式（严格限制亚油酸或地中海饮食），与鱼油不饱和脂肪酸类似，二十碳三烯酸浓度升高也能改变白细胞产生类花生酸的平衡，使潜在的炎症性物质减少[142]。尽管二十碳三烯酸被认为能抑制内皮细胞（前列腺素I_2）产物，但二十碳三烯酸对环氧化酶的影响不十分清楚，对5-脂质氧化酶的影响比较明确[143]。至少在理论上这能增加血栓形成的风险。因此，传统的地中海饮食从蔬菜和海产品中摄入丰富的油酸和ω-3不饱和脂肪酸，低摄入饱和脂肪酸和亚油酸，能最好的降低炎症和血栓形成的风险。这一点在临床试验中得以证实[7, 19, 144, 145]。该领域的几个主要试验进一步证实，在任何情况下，以ω-6不饱和脂肪酸饮食基础上增加ω-9和（或）ω-3不饱和脂肪酸可以起到治疗和促进健康的作用[132, 141, 142]。不饱和脂肪酸与炎症的联系在于类花生酸这一类炎症反应调节剂家族是由细胞膜的磷脂释放出20碳不饱和脂肪酸产生的（见图31-2）。炎症细胞被认为含有较高比例的ω-6花生四烯酸，ω-3鱼油不饱和脂肪酸含量较低。实际上花生四烯酸与鱼油不饱和脂肪酸的比例主要取决于不同种族的饮食习惯[7, 142, 146]。在西方饮食模式的人群中（花生四烯酸与鱼油不饱和脂肪酸比例非常高），花生四烯酸是类花生酸合成的主要底物。

而地中海饮食模式的人群，食物中 ω-6 不饱和脂肪酸较少（ω-9 油酸和 ω-3 不饱和脂肪酸丰富），相关的花生四烯酸和由花生四烯酸合成的类花生酸减少。类花生酸包括前列腺素、血栓烷、白三烯和许多其他研究较少的物质（见图 31-2）。花生四烯酸在磷脂酶的作用下从细胞膜表面释放出来并成为类花生酸合成酶的底物。花生四烯酸经过环氧化酶代谢产生前列腺素和血栓烷两个系列的物质。但是当鱼油不饱和脂肪酸代替花生四烯酸作为环氧化酶的底物时，产生的类花生酸是三个系列的产物，其特征与之前的两个系列完全不同（炎症反应性、促血管收缩性和促血栓性均较弱）[132]。目前还不清楚由二十碳三烯酸来源的底物的特点和生理学作用。

环氧化酶有两种异构体：环氧化酶 -1 是一种合成性酶，环氧化酶 -2 是由炎症细胞受到刺激诱导产生的（例如活化的白细胞产生细胞因子），占活化细胞中类花生酸产物明显上升的主要成分。前列腺素的产生具有细胞特异性（见图 31-2）。例如单核细胞（巨噬细胞）产生大量的前列腺素 E_2 和前列腺素 F_2，中性粒细胞产生中量的前列腺素 E_2，肥大细胞产生前列腺素 D_2。亚油酸通过 5- 脂质氧化酶途径代谢产生羟基、过氧羟基衍生物和 4 个系列的白三烯。二十碳五烯酸（鱼油不饱和脂肪酸）通过 5- 脂质氧化酶途径代谢产生 5 个系列的白三烯，较四个系列的白三烯炎症反应性低。

由花生四烯酸产生的 2 个系列前列腺素中主要的一个是前列腺素 E_2。它的促炎症效应包括发热、增加血管通透

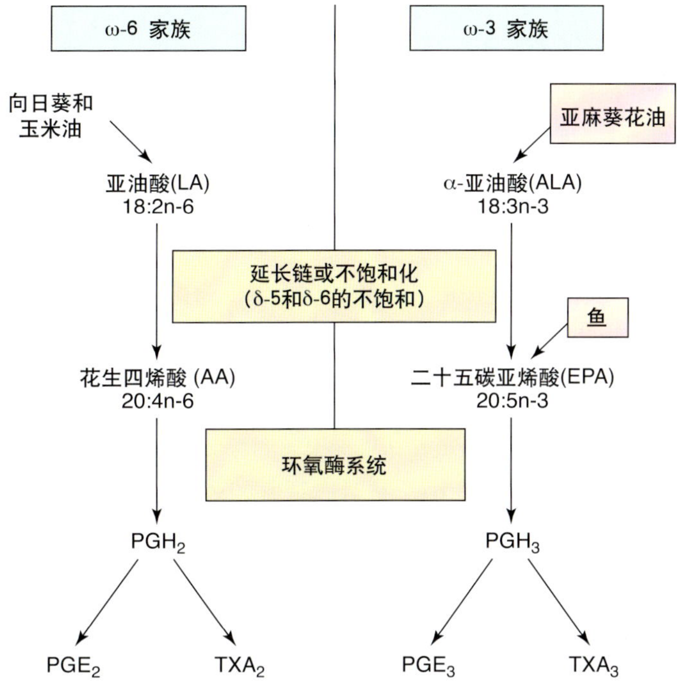

图31-1 图示18碳脂肪酸向更长链脂肪酸转化的过程，以及此后类花生酸在COX作用下的代谢过程。体内大部分花生四烯酸来源于亚油酸（通过内生性的生物合成作用），而EPA大部分来自鱼类食物的摄入。二十碳五烯酸（EPA可以进一步代谢产生DHA（见文中）。花生四烯酸和EPA的另一条代谢途径是LOX系统（见文中）。

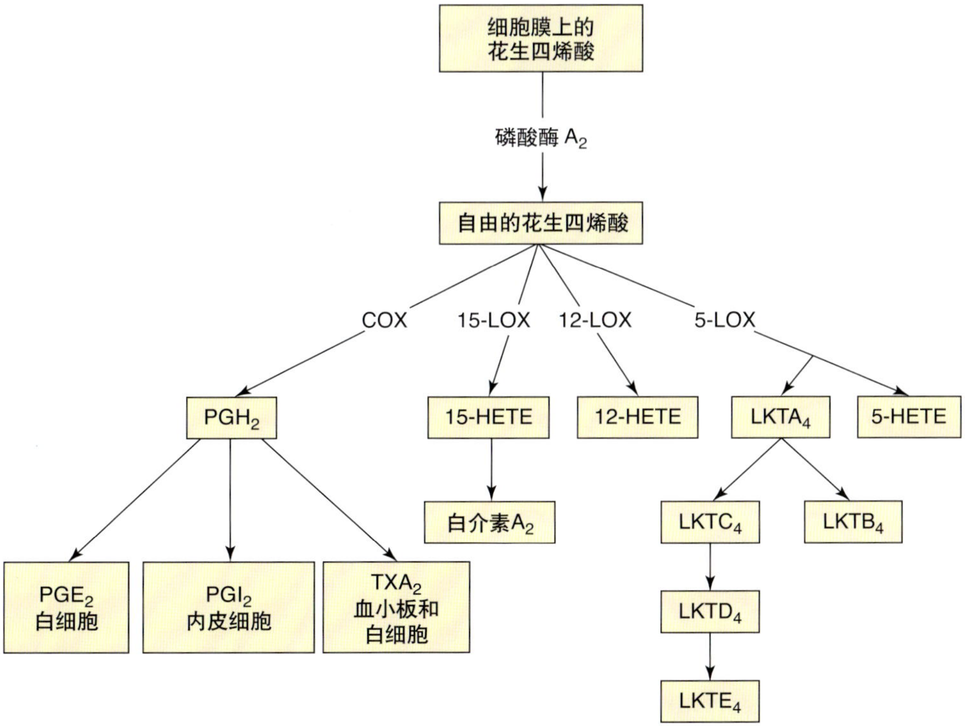

图31-2 各种细胞中花生四烯酸的代谢。二十碳五烯酸（EPA）能代替花生四烯酸作为COX和LOX系统的底物。与花生四烯酸代谢产物相比，由此产生的混合物（TXA_3和$LKTB_5$代替TXA_2和$LKTB_4$）活性普通较低。PGI_3是一个例外，它作为抗血小板和血管扩张物质，与PGI_2的活性相当。HETE，羟基二十碳四烯酸。

性、扩张血管、增加疼痛和水肿。前列腺素 E_2 诱导环氧化酶 -2，使白细胞自身产生更多环氧化酶 -2，并诱导产生其他调节性的炎症细胞因子（肿瘤坏死因子和白介素），从而聚集新的白细胞进一步增加诱导环氧化酶 -2。但是发现前列腺素 E_2 也能抑制 5- 脂质氧化酶，降低 4 个系列的白三烯产生，诱导 15- 脂质氧化酶促进脂氧素形成 [147]。脂氧素具有强大的抗炎症作用 [148, 149]。这说明同样是前列腺素 E_2 既有促进炎症作用又有抗炎症作用，而由鱼油不饱和脂肪酸转化成的前列腺素 E_3 比前列腺素 E_2 活性低 [130-132]。因此可以解释在一些炎症过程中前列腺素 E_2 可以获益的奇特资料，尤其当 4 个系列的白三烯产生危害时 [150]。实际上，花生四烯酸衍生的类花生酸炎症物质，4 个系列的白三烯中主要的是白三烯 B_4，它对白细胞的强大活性物质，增加血管通透性、促进活性氧物质和炎性细胞因子的产生。新近证明在具有某些特定多态性（5- 脂质氧化酶的不同基因型）患者中，白三烯 B_4 在其动脉粥样硬化过程中（以内膜 - 中膜厚度作为动脉粥样硬化的替代指标）发挥重要作用 [151]。有趣的是这个试验评估 ω-3 不饱和脂肪酸具有保护性作用，而 ω-6 不饱和脂肪酸有害，这与大规模随机试验中鱼油不饱和脂肪酸加二十二碳六烯酸可能只对于心律失常具有保护作用的结果相反 [7-9]，长链 ω-3 不饱和脂肪酸也可能延缓动脉粥样硬化的疾病进程 [152]。另外，新近试验显示，斑块中鱼油不饱和脂肪酸和二十二碳六烯酸的联合可能具有稳定性（抗炎）作用，从而预防急性缺血性事件发生 [152]。鱼油不饱和脂肪酸加二十二碳六烯酸可能抑制金属蛋白酶的产物以及参与斑块破裂和溃疡形成的复合物，进而抑制血栓性并发症。显然，需要进一步的研究来支持该假说。

前列腺素 E_2 和 4 个系列的白三烯说明了类花生酸对于健康影响作用的复杂性，并且需要用药治疗时应该慎重。例如应用抗环氧化酶 -2 制剂（昔布类）的最终疗效并不比先前预期的好，反而增加了冠心病并发症的风险 [121, 122]。

由鱼油不饱和脂肪酸衍生的 3 个系列的前列腺素和 5 个系列的白三烯比来源于花生四烯酸者炎症反应性弱 [130-132]。随着花生四烯酸的消耗，增加 ω-3 不饱和脂肪酸摄入可使 ω-3 不饱和脂肪酸的比例升高，尤其是炎症细胞脂质中的鱼油不饱和脂肪酸。这导致炎症细胞产生的前列腺素 E_2、血栓烷 B_2 和白三烯 B_4 减少，同时前列腺素 E_3、血栓烷 B_3 和白三烯 B_5 增加。来源于鱼油不饱和脂肪酸的调节性物质比来源于花生四烯酸者活性低。但是说来源于鱼油不饱和脂肪酸的类花生酸具有抗炎症作用则属夸大事实。应该说它们的促进炎症反应作用较来源于花生四烯酸的类花生酸弱。

最后，新近的研究发现部分调节性物质的亚组，当通过环氧化酶 -2 由鱼油不饱和脂肪酸转化时叫做 E 系列溶解素（产物相互作用的消退期），通过环氧化酶 -2 由二十二碳六烯酸转化时叫做 D 系列溶解素（或甘二烷三烯、神经保护素），可能具有抗炎症作用，尤其是炎症反应的消退期 [155]。这一特异性针对血管炎症反应的抗炎活性与动脉粥样硬化的相关性还需进一步明确 [156]。

因此，ω-3 不饱和脂肪酸对抗主要炎症性不饱和脂肪酸即花生四烯酸的活性可能是 ω-3 不饱和脂肪酸关键的抗炎症作用（见框 31-1）。另一问题是类花生酸产物变化后 ω-3 不饱和脂肪酸是否还具有抗炎症作用。

ω-3 不饱和脂肪酸与炎症

ω-3 不饱和脂肪酸可能的抗炎作用机制见框 31-1。此外，在多不饱合脂肪酸的各级代谢产物中，与 ω-6 不饱和脂肪酸相竞争，鱼油不饱和脂肪酸和二十二碳六烯酸在体内外都能抑制白细胞或其他炎症细胞产生细胞因子 [157]。临床试验显示，鱼油不饱和脂肪酸联合补充富含二十二碳六烯酸的鱼油可降低白细胞产生的肿瘤坏死因子和白介素 [158]。富含 a 亚油酸的饮食与降低血管炎症和内皮细胞活性相关 [159]。还不清楚哪些生物活性物质（a 亚油酸本身还是它的代谢产物鱼油不饱和脂肪酸，或二者都有）抑制了内皮细胞活性。实际上，de Caterina 等证明二十二碳六烯酸和鱼油不饱和脂肪酸显著减低内皮细胞产生的细胞因子诱导的黏附分子的表达 [160]。这对抑制白细胞的聚集发挥作用，而白细胞聚集是血管炎症和动脉粥样硬化的关键性步骤 [72, 115]。有趣的是油酸（ω -9 不饱和脂肪酸二十碳三烯酸的前体物质）也有抑制内皮细胞活性的作用，橄榄油（地中海附近典型用油）在中年人群中有类似的作用 [162]。

ω-3 不饱和脂肪酸的抗炎症效应可部分归于基因表达水平。尽管在人体中的作用程度还不明确，但动物实验显示 ω-3 不饱和脂肪酸对一系列炎症基因的表达具有显著影响。例如，在培养的软骨细胞或人软骨移植物中 ω-3 不饱和脂肪酸能减低细胞因子诱导的环氧化酶 -2、肿瘤坏死因

框31-1　ω-3 多不饱和脂肪酸的抗炎症作用

1. 18碳ω-3 a亚油酸（18:3n-3）通过竞争性作用降低由ω-6 亚油酸（18:2n-6）向促炎症性花生四烯酸的合成，因为它们具有相同的碳链延长和去饱和的转化通路（见图31-1）
2. 20碳ω-3不饱和脂肪酸即EPA（20:5n-3）减低炎症细胞中花生四烯酸的水平。EPA替代细胞膜磷脂分子内的花生四烯酸（见图31-2）
3. 通过减低细胞膜上花生四烯酸的释放和在竞争COX和LOX酶系统，EPA降低来源于花生四烯酸的炎症性类花生酸产物
4. EPA产生一系列类花生酸家族调节剂，与来源于花生四烯酸的类花生酸产物类似（见图31-2），但通常活性较低（炎症反应性低）
5. ω-3 不饱和脂肪酸通过抑制TXA_2和$LKTB_4$的产生（见文中），减低炎症反应过程中白细胞和其他细胞产生的炎症性细胞因子（包括肿瘤坏死因子和白介素
6. ω-3 不饱和脂肪酸促进由EPA转化的抗炎症性E溶解素和DHA转化的D溶解素的生成（见文中）
7. ω-3 不饱和脂肪酸 EPA和DHA通过抑制非特异性转录因子NF-κB，改变炎症基因的表达（见文中）

子 -α 和各种白介素的表达[132]。对于二十二碳六烯酸和血管内皮细胞也有相似的资料报道[160]。这种对基因表达的影响不依赖其对类花生酸的作用，新发现 ω-3 不饱和脂肪酸可能直接作用于细胞内的信号传导通路，这一通路使核因子 κB 等转录因子活化[132]。例如，ω-3 不饱和脂肪酸能通过肿瘤坏死因子 -α 阻止核因子 κB 的活化，并降低白细胞产生的内毒素诱导的核因子 κB 活性[161, 163]。因此，除直接降低炎症性类花生酸的产物和细胞因子外，ω-3 不饱和脂肪酸还能改变炎症性基因的表达。

一旦从细胞膜磷脂中动员出来，20 碳不饱和脂肪酸（花生四烯酸或鱼油不饱和脂肪酸）即沿各种通路，例如环氧化酶、脂质氧化酶、P-450 环氧化酶和（非酶类）异前列烷，被氧化为类花生酸。另外，游离不饱和脂肪酸能直接作用于细胞膜表面受体和离子通道（例如在缺血性心肌病中发挥抗心律失常作用）[164]。

如前所述，花生四烯酸或鱼油不饱和脂肪酸的结局和分布取决于产生它们的细胞的类型。例如白细胞、动脉血管内皮细胞和平滑肌细胞以及血小板表达前列腺素 E 合成酶，因此能合成促炎症作用的前列腺素 E。血小板表达血栓烷 A 合成酶并加工促血栓性的和血管收缩性的血栓烷 A_2。内皮细胞表达前列环素合成酶，并合成抗血栓的和血管扩张性的前列腺素 I_2。除特异性的细胞合成外，类花生酸的生物学效应还取决于细胞特异性受体依赖的信号通路。加强药物发展一直集中在药物抑制类花生酸合成上，从阿司匹林到非甾体类抗炎药和特异性昔布类。非甾体类抗炎药具有退热、镇痛和抗炎特性，但这些作用的程度在不同化合物中差别很大。非甾体类抗炎药都有相同的副作用，即胃肠道溃疡和肾功能损伤。

认识到阿司匹林具有通过抑制血栓烷进而抑制血小板功能的作用，这类药物的抗血小板作用被着重用于治疗方面。因为内皮性前列腺素 I_2 也有抗血小板作用，故非选择性环氧化酶抑制剂能减弱阿司匹林的抗血小板作用。考虑到阿司匹林对血小板的血栓烷形成具有不可逆的抑制作用，以及血小板和内皮性环氧化酶的半衰期不同，极低剂量的阿司匹林即可提供最佳的抗血栓活性以预防血栓性心血管疾病并发症[135, 136]。最后，认识到环氧化酶具有两种不同类型，其中花生酸的有害性促进炎症作用特异性的归于环氧化酶 -2，选择性环氧化酶 -2 抑制剂（昔布类）能发挥解热镇痛和抗炎作用（包括抗动脉粥样硬化斑块）而不发生胃肠道副作用，环氧化酶 -1 抑制剂引起胃肠道副作用而对血小板和内皮细胞无影响作用[136]。但是，环氧化酶明确的不同作用机制被过于简单化[121]。实际上环氧化酶 -2 抑制剂与前列环素的合成（来源于鱼油不饱和脂肪酸的前列腺素 I_3 和来源于花生四烯酸的前列腺素 I_2）受到抑制相关联[165]。动脉生理学中不同物质间相互作用的复杂性表现为抑制环氧化酶 -2 可导致花生四烯酸向脂质氧化酶旁路的转化增加，从而具有其他潜在的炎症效应。这可能对于动脉粥样硬化斑块的炎症反应非常重要，Dwyer 等研究白三烯在斑块进展中的作用也说明了这一点[151]。

观察性试验和随机试验中报道昔布类环氧化酶 -2 抑制剂的不良心血管作用可能并不奇怪[121, 122, 166, 167]。重要的是注意到那些被观察人群是冠心病并发症的低危患者，并且用药为非选择性非甾体类抗炎药[168]，这表明看上去增加的心血管疾病并发症风险不是由药物的不良反应导致，而是抑制炎症反应过程本身的结果。

环氧化酶 -2 和昔布类研究除在实际应用中作为关节炎等疼痛性炎性疾病的长期治疗手段外，还引发了炎症性动脉粥样硬化理论的几个重要问题。其中主要的问题是很难相信血管炎症是疾病发展中的突出特征，因为各种抗炎症药物在预防心血管疾病并发症风险方面的随机试验以失败告终（见第 25 章）。时间问题对认识的炎症在动脉粥样硬化和心血管疾病并发症中的作用提出质疑。例如，纤维化形成实际上可能是病变稳定地一个关键因素，为什么抗炎症治疗对于纤维形成的调节反而负性影响后期愈合并增加斑块溃疡和缺血性事件再发的风险。

面临这些困难，ω-3 不饱和脂肪酸在血管炎症中的潜在作用和在心血管疾病中的重要作用可能帮助开辟新的道路。从生物学角度看（见框 31-1），ω-3 不饱和脂肪酸的抗炎症可能使其成为减低血管炎症和预防动脉粥样硬化的优先之选。但是大规模临床试试验表明，ω-3 不饱和脂肪酸对动脉粥样硬化没有很大的影响，对减低心源性猝死和室性心律失常风险方面有直接作用，与动脉粥样硬化过程无关[8, 9]。因此在这些试验中，与非甾体类抗炎药和昔布类在降低心血管疾病并发症风险方面的失败一样，抗炎症的 ω-3 不饱和脂肪酸对动脉粥样硬化没有明显作用。因为这些试验中 ω-3 不饱和脂肪酸一般给予＜每日 1g 的低剂量，那么是否因为剂量低影响其抗炎症作用的发挥，给予更大剂量是否有效仍是一个问题。

一项试验报道，增加 ω-9 和 ω-3 脂肪酸摄入而降低 ω-6 不饱和脂肪酸的地中海饮食[7, 19]明显降低心血管疾病的致死性和非致死性并发症，揭示了除减低室性心律失常风险外的对动脉粥样硬化过程的重大影响。这一保护作用的机制有待进一步阐明。但在新近的一些随机试验中，传统的地中海饮食显示与显著的抗炎症作用、较少的内皮功能损伤和涉及动脉粥样硬化的血管生长因子减少相关[144, 145]。还不清楚这些抗炎症作用是否足以预防血管炎症而不影响修复性纤维化过程以及稳定动脉粥样硬化斑块，但应该作为一种可能的假说。总之，资料显示血管炎症是一个复杂的多步骤的过程，动脉粥样硬化是一个由大量影响因子参与的多因素疾病。如果仅从饮食的脂质方面看，显然包括 ω-6 和 ω-3 家族在内的必需不饱和脂肪酸，饱和脂肪酸和 ω-9 脂肪酸都参与其中。因此，为保证有效和安全，所有动脉粥样硬化和冠心病的抗炎症方法都应慎重、非药物性、多因素和以饮食为主。这与普遍接受的观念一致，即冠心病是一种生活方式的疾病，预防首先要改变生活方式（尤其是饮食）。

减少传统危险因素的饮食方法

血胆固醇

31 胆固醇水平与冠心病死亡率的关系确定，但并非是在所有人群[69, 169]。血胆固醇水平是部分受饮食调节的。七国研究观察到冠心病死亡率、饮食习惯和胆固醇分布在不同族群存在显著差异[69, 169]。由于其他传统危险因素之间的差异不如饮食习惯重要[170]，所以胆固醇假说用来解释冠心病死亡率种群间的差异。这规定了最初与饮食有关的无数试验的基础，然后随着日益强大的降脂治疗，他汀类走在了前列。显然，LDL 胆固醇不是唯一的因素。因此，七国研究显示，在北欧大约 6mmol/L 胆固醇水平的冠心病死亡率是欧洲地中海的 3 倍（18% vs 6%），表明在疾病中除了胆固醇以外的其他因素也非常重要。一个新的“饮食心脏假说”重点不仅包括胆固醇水平，而且还包括不患冠心病人群（例如素食者、亚洲人和地中海人）传统饮食的其他特征，虽然这些特征也影响胆固醇水平，但是还没有真正对其进行评估过[170]。地中海饮食还有另一个障碍，被误认为是高脂肪饮食。然而，地中海饮食的主要特点是少量饱和和多不饱和脂肪及相对较高的单不饱和脂肪[171-173]。其他特征是大量影响脂质代谢的纤维。现在有一个共识，少量饱和和多不饱和脂肪但富含油酸的饮食导致全部和 LDL 胆固醇显著减少，甘油三酯、小型和中型或高密度脂蛋白胆固醇几乎无影响[171-173]。证明这样的饮食建议用在二级预防，特别是在心肌梗死后防止有害心肌缺血事件有效[4, 7, 19]。精致的西方饮食的降脂效果相似，表明降低胆固醇对心脏具有独立的保护益处。

血　压

高血压是一种许多西方国家的共同问题，是一项重大的心血管危险因素。血压与冠心病的关联持续，不是诊断高血压后心血管风险才增高[174]。因此，预防工作不仅应当针对某一患者血压的具体数字，而且还应当针对该患者的风险。另一个重要特点是即使是很小降低血压也可以对预后产生影响。例如，舒张压降低 5mmHg 可以减少 35% ～ 40% 的卒中风险[176]。大多数心肌梗死后的患者会按照标准治疗口服降压药物，但是许多人会因为药物的副作用而停止口服[175]。但是很显然，长期生活方式改变的非药物疗法可能是一个有效的替代治疗。

来自七国研究的资料提供了关于饮食的在预防高血压和冠心病并发症的作用的重要资料[177]。研究表明，在每个收缩压或舒张压水平在不同人群中冠心病死亡率都存在变异。舒张压在 90mmHg 的压力水平，地中海人的冠心病死亡率比美国和北欧的人低 3 倍，再次提示了地中海饮食的保护作用。同样的道理可能适用于亚洲（日本）饮食。另一个问题是饮食因素是否影响血压。高钠摄入量和无节制饮酒过量肯定会升高血压[178]。

新近的调查评估地中海饮食模式对血压的影响[179-181]。可以预测，膳食结构与几个主要的血管舒张因子的产生及释放有关，其中包括一氧化氮[182]，导致血压的下降并减少高血压比率[179-182]。

相对于单一限制钠的摄入，摄取足够的几类矿物质（钠、钾、镁和钙），也可能是一种解释[183]。n-3 脂肪酸的摄入可以降低血压[184]，在高血压受试者发现，血压降低的程度与磷脂中 n-3 脂肪酸成比例。但是 n-6 脂肪酸却没有这样的效果，表明 n-3 家族的特异性。这些资料表明，n-3 脂肪酸在调节（内皮）因子从而调节血压方面有益处。

DASH 研究比较了富含水果和蔬菜的饮食以及富含水果、蔬菜、低脂乳制品、低饱和脂肪和总脂肪的“结合”饮食对血压的影响[185]。虽然不是典型的，但“结合”饮食最接近地中海饮食。DASH 一期研究显示，没有改变钠摄入量，“结合”饮食在血压正常的受试者的收缩压减少了 5 ～ 6 mmHg，在轻度高血压患者则是这个数值的两倍。这些降低与口服降压药物的结果相匹配，并且不需任何费用，无副作用。DASH 研究证实了以前的观察到的荟萃分析的结果，饮食因素比钠更能显著影响血压[183]。

而其 DASH 研究加入了不同水平的饮食中的钠含量[186]。血压再次大幅度的下降，与对照组相比，无论哪个水平的钠摄入量，“联合”DASH 饮食组血压都下降更明显[186]。联合 DASH 饮食和减少钠的摄入量至 100 mmol/d，比单独应用血压降低更明显，显示了联合治疗的加强作用。这些饮食的改变是否可以减少冠心病的风险，还有待证实。

内皮功能障碍

内皮功能障碍可能是高血压和冠心病的关联的一种机制。血管内皮细胞是所有的血管最内层，在决定底层平滑肌的收缩状态至关重要[187]。血管内皮细胞通过释放一系列物质调节若干功能，其中包括血小板聚集、白细胞黏附、迁移和平滑肌细胞增殖及脂质过氧化，所有这些都导致动脉粥样硬化。血管内皮功能障碍一词是指血管内皮调节功能的一系列异常。已经有报道在很多情况下均有血管内皮功能障碍，例如高血压、糖尿病和高同型半胱氨酸血症。例如，在高血压患者中，存在促动脉粥样硬化（内皮素 -1）和抗动脉粥样硬化（一氧化氮）[188]的血管内皮因子的生物活性不平衡，这也许可以解释为什么高血压是冠心病的危险因素，无论内皮功能障碍时高血压的原因或结果。冠状动脉血管内皮功能障碍本身证明对冠心病患者的预后意义[189]。越来越多的证据表明内源性一氧化氮在组织灌注调节中有重要作用：在冠心病患者或冠心病的危险因素例如高胆固醇血症和高同型半胱氨酸的患者的冠状动脉中，一氧化氮依赖的血管舒张和可利用的一氧化氮受损。有趣的是，叶酸治疗无论是慢性口服补充或急性动脉内应用叶酸的活性形式（5- 甲基四氢叶酸），即使在有冠心病危险因素但血清叶酸和同型半胱氨酸水平正常的患者，受损的内皮功能也可以得到恢复[190, 191]。但是应用叶酸没有临床获益[191a, 191b]。一氧化氮合成酶的辅因子-四氢生物嘌呤（BH4）的缺乏，也可以导致人类内皮依赖的血管舒张动能硬化[192]。这种缺乏削弱了L-精氨酸-一氧化氮途径，从而提高了氧自由基的生成。动脉内或冠状动脉内灌注BH4可以改善有各种临床表现的内皮功能障碍患者[192, 193]。叶酸的活性形式参与BH4的内源性再生，精氨酸-一氧化氮合成酶途径和叶酸之间存在相互作用。

在传统的冠心病危险因素（包括高血压及胰岛素抵抗）的范畴内，另一种血管内皮功能障碍的原因是不对称二甲基精氨酸的升高，这也抑制一氧化氮的生成[194]。而血液中的不对称二甲基精氨酸水平受膳食脂肪的影响，需要进一步的研究阐明的饮食因素（叶酸和抗氧化剂）在调节一氧化氮合酶和不对称二甲基精氨酸的代谢中的作用。

富含蔬菜和水果的饮食及传统的地中海饮食提供了大量丰富的叶酸。豆类的摄入（干豆、豌豆、花生、花生酱和扁豆）是另一种典型的地中海习惯，证明可以减少冠心病的风险[195]。坚果，例如核桃和榛子，也是素食和地中海饮食正常成分。大部分坚果也富含精氨酸，这是一氧化氮合成的氨基酸底物。由于一氧化氮在心血管疾病中的重要性，过去10年使用精氨酸预防和治疗心血管疾病的越来越多[196]。有力证据表明，精氨酸的肠内或肠外应用逆转与冠心病主要危险因素有关的血管内皮功能障碍的方式，与已经观察到的叶酸和BH4的非常相似。内皮精氨酸来自血浆，以瓜氨酸为前体，通过细胞内合成，并从细胞内蛋白质网降解。不过，食物是精氨酸对身体的最终来源。据估计，一个成年人膳食的精氨酸摄入量（在西方，主要来源是动物产品），大约有5g/d[196]。由于肠道中精氨酸酶的活性和精氨酸结合蛋白的消化率有限，故假设膳食中的精氨酸只有50%进入全身血液循环。每天所需的足够的精氨酸的量难以估计，是否存在冠心病危险因素会有所差异，这往往与内源性一氧化氮合成酶抑制剂的存在有关。饮食中叶酸的量也会导致差异，因为叶酸的活性形式对于BH4的再生不可缺少。在典型的西方饮食中存在的精氨酸的量仅够满足一个健康人的日常需要。此外，对于存在冠心病的危险因素或明确的冠心病，精氨酸摄入量会减少。因为患者会减少动物性食物的摄入，因为认为其虽然富含蛋白质，但是“对心脏不利”。这些患者的具体要求量仍有待确定，但以往的研究表明逆转血管内皮功能需要6～9g以上的膳食供应量。其他因素，例如肠道吸收障碍，与其他氨基酸的细胞运输（特别是赖氨酸）的竞争，以及饮食中的叶酸量，还没有计算进去。无论临床情况怎样，坚果是一个方便的精氨酸天然来源，这不仅是因为在大多数坚果的精氨酸浓度高，也因为叶酸和维生素B_6含量高，是同型半胱氨酸分解代谢或循环利用所需的主要辅因子。虽然评估L-精氨酸补充效果的对照试验规模很小，但迄今的结果已经相当令人失望[197]。

2型糖尿病

1型糖尿病患者一旦正确应用胰岛素治疗，那就无需采用超出常规的糖尿病饮食的方案来控制血糖。相反，2型糖尿病或胰岛素抵抗患者的数量增长很快，需要心脏病学家每天关注。

2型糖尿病导致冠心病的发病率增高3～4倍[198]。大部分西方人群中，由于危险因素的减少，冠心病的死亡率已有很大程度下降，但在糖尿病患者中这种下降并不明显，尤其是女性。除了限制热量的摄入，2型糖尿病患者的饮食结构仍有争议。目前的重点是在减少饱和脂肪酸。减轻体重是一个首要问题，同时建议减少总脂肪摄入量。一个高单不饱和脂肪的饮食方案比低脂肪、高碳水化合物的方案更有助于改善代谢，应该成为首选[200]。荟萃分析结果表明，高单不饱和脂肪的饮食方案改善脂蛋白和血糖值，并降低血压[200]。这种饮食方案也可以减少LDL的氧化，减少潜在的动脉粥样硬化发生。此外，只要能量摄入量控制，该方案不会引起体重增加。因此，从理论上讲，低饱和脂肪酸同时富含单不饱和脂肪的饮食（地中海饮食的两大主要特点）有助于预防糖尿病患者的冠心病的发生。事实上，一些研究已经成功地证实地中海饮食对胰岛素抵抗、代谢综合征、糖尿病及其心血管并发症产生积极影响[201-204]。

来自UKPDS研究和近期临床试验的重要信息是，在2型糖尿病患者中预防冠心病的发生，只注意单一的危险因素不明智，应同时解决所有已知的危险因素，包括高血糖和高血压。另外，由于糖尿病患者猝死的高风险，与非糖尿病患者一样，也应给予预防猝死的具体建议（见前述讨论）。经典危险因素不能解释印第安人与欧洲人相比的剩余冠心病发病率，但是印第安人的高糖尿病发病率可能起到一定作用[206]。在探讨印度糖尿病患者的膳食中脂肪酸的作用时，发现磷脂脂肪酸的差异大，尤其是n-3脂肪酸含量显著低[207]，导致冠心病死亡率升高。

综上所述，糖尿病的最佳饮食可能是低热量的地中海饮食。不仅因为这种饮食方案保护心脏、降低血压，而且地中海饮食的某些成分（蔬菜和豆类中的n-3脂肪酸）可以改善糖耐量，明显延缓糖尿病的发生[208]。这些人类的资料证实了动物实验的结果，在各种实验模型中均发现n-3脂肪酸对胰岛素的重要性[209]。因此，虽然需要进一步研究，特别是有关食物的物理结构如何调节糖代谢和胰岛素抵抗[210]，但是糖尿病患者应该进食地中海饮食是基本原则。

最起码的临床优先膳食方案

尽管越来越多的证据显示，饮食预防对STEMI后的患者很关键。但是由于缺乏必要的知识传播，很多医师和患者对于营养治疗有利于降低心脏病死亡率、新发冠心病并发症的风险和降低再住院率的事实，仍然知之甚少[211]。

为此，提出了一个最小的饮食方案，每一例冠心病患者，不论其医疗、家庭和社会环境如何，都应该知道和遵守。最起码的地中海饮食方案包括：

(1) 减少动物饱和脂肪的摄入（例如，通过在每日的饮食完全去除黄油和奶油并大幅少肥肉的摄入）和增加 n-3 脂肪酸的摄入（通过增加富含脂肪的鱼类的摄入，约 200g，一周 2 次）。不能吃鱼的患者（无论任何原因），最好的选择是每天口服两粒 n-3 脂肪酸的胶囊（例如，α- 亚麻酸和长链 n-3 脂肪酸的混合物）。鱼的烹调方式很重要。这意味着应该避免盐及用过度的饱和或多元不饱和脂肪炸鱼。还应该知道，如果在本章一直讨论的膳食习惯的调整中加入 n-3 脂肪酸，那么 n-3 脂肪酸的保护作用会增加。

(2) 增加抗炎脂肪酸的摄入（油酸和 n-3 脂肪酸）和减少促炎脂肪酸（n-6 脂肪酸）的摄入。最好的办法是做饭和做沙拉酱时只用橄榄油和菜籽油，用菜籽油加工的人造黄油替代黄油、多不饱和油和人造黄油[212, 213]。患者应该有计划地拒绝脂肪加工成的方便食品，因为这些脂肪富含饱和、多不饱和脂肪酸和反式脂肪酸。

(3) 通过增加新鲜水果、蔬菜和坚果的摄入，增加天然抗氧化剂（维生素和微量元素）的摄入量[214]。

(4) 适度饮用含酒精饮品（每天 1 或 2 杯）最好是葡萄酒并最好是在晚餐时，但不要在驾驶或危险操作前饮酒。

(5) 目前已知减少钠的摄入（低于 100 mmol/d，如果可能的话）非常困难。许多天然食品（包括典型的地中海饮食中的橄榄和奶酪等食品）和方便食品都含高钠。

总之，患者（和医师）应该记住，一个最佳（和个体化）的饮食预防方案应该在一位在该领域熟知最新科学进展方向的专业营养师的指导下进行。

（伏　蕊　颜红兵）

参考文献

1. Zheng ZJ, Croft JB, Giles WH, Mensah GA: Sudden cardiac death in the United States, 1989 to 1998. Circulation 2001;104:2158-2163.
2. Sans S, Kesteloot H, Kromhout D: Dynamics of cardiovascular and all-cause mortality in Western and Eastern Europe between 1970 and 2000. Eur Heart J 2006;27:107-113.
3. Willett WC, Sacks F, Trichopoulou A, et al: Mediterranean diet pyramid: A cultural model for healthy eating. Am J Clin Nutr 1995;61(suppl):1402S-1406S.
4. De Lorgeril M, Salen P: Modified Cretan Mediterranean diet in the prevention of coronary heart disease and cancer: An update. World Rev Nutr Diet 2007;97:1-32.
5. De Lorgeril M, Salen P, Monjaud I, Delaye J: The diet heart hypothesis in secondary prevention of coronary heart disease. Eur Heart J 1997;18:14-18.
6. Hjermann I, Holme I, Leren P: Oslo Study Diet and Antismoking Trial. Results after 102 months. Am J Med 1986;80:7-11.
7. De Lorgeril M, Renaud S, Mamelle N, et al: Mediterranean alpha-linolenic acid-rich diet in secondary prevention of coronary heart disease. Lancet 1994;343:1454-1459.
8. Burr ML, Fehily AM, Gilbert JF, et al: Effects of changes in fat, fish, and fibre intakes on death and myocardial reinfarction: Diet and reinfarction trial. Lancet 1989;334:757-761.
9. GISSI-Prevenzione Investigators: Dietary supplementation with n-3 polyunsaturated fatty acids and vitamin E after myocardial infarction: Results of the GISSI-Prevenzione trial. Lancet 1999;354:447-455.
10. Gilman MW, Cupples LA, Gagnon D, et al: Protective effect of fruits and vegetables on development of stroke in men. JAMA 1995;273:1113-1117.
11. Rimm EB, Ascherio A, Giovannucci E, et al: Vegetable, fruit and cereal fiber intake and risk of coronary heart disease among men. JAMA 1996;275:447-451.
12. Key TJ, Thorogood M, Appleby PN, Burr ML: Dietary habits and mortality in 11,000 vegetarians and health conscious people: Results of a 17-year follow-up. BMJ 1996;313:775-779.
13. Albert CM, Hennekens CH, O'Donnell CJ, et al: Fish consumption and risk of sudden death. JAMA 1998;279:23-28.
14. Daviglus ML, Stamler J, Orencia AJ, et al: Fish consumption and the 30-year risk of fatal myocardial infarction. N Engl J Med 1997;336:1046-1053.
15. Robinson K, Arheart K, Refsum H, et al: Low circulating folate and vitamin B6 concentrations: Risk factors for stroke, peripheral vascular disease and coronary heart disease. Circulation 1998;97:437-443.
16. Stampfer MJ, Rimm EB: Folate and cardiovascular disease: Why we need a trial now. JAMA 1996;275:1929-1930.
17. Wever RM, Lüscher TF, Cosentino F, Rabelink TJ: Atherosclerosis and the two faces of endothelial nitric oxide synthase. Circulation 1998;97:108-112.
18. De Lorgeril M, Salen P, Martin JL, et al: Effect of a Mediterranean-type of diet on the rate of cardiovascular complications in coronary patients. Insights into the cardioprotective effect of certain nutriments. J Am Coll Cardiol 1996;28:1103-1108.
19. De Lorgeril M, Salen P, Martin JL, et al: Mediterranean diet, traditional risk factors and the rate of cardiovascular complications after myocardial infarction. Final report of the Lyon Diet Heart Study. Circulation 1999;99:779-785.
20. De Lorgeril M, Salen P, Caillat-Vallet E, et al: Control of bias in dietary trial to prevent coronary recurrences. The Lyon Diet Heart Study. Eur J Clin Nutr 1997;51:116-122.
21. De Lorgeril M, Salen P, Martin JL: Mediterranean dietary pattern in a randomized trial: Prolonged survival and possible reduced cancer rate. Arch Intern Med 1998;158:1181-1187.
22. Cummings JH, Bingham SA: Diet and the prevention of cancer. BMJ 1998;317:1636-1640.
23. The Women's Healthy Eating and Living (WHEL) randomized trial. Influence of a diet very high in vegetables, fruit, and fiber and low in fat on prognosis following treatment for breast cancer. JAMA 2007;298:289-298.
24. Clark LC, Combs GF, Turnbull BW, et al: Effects of selenium supplementation for cancer prevention in patients with carcinoma of the skin: A randomized trial. JAMA 1996;276:1957-1963.
25. Menendez JA, et al: A genomic explanation connecting "Mediterranean diet," olive oil and cancer: oleic acid, the main monounsaturated fatty acid of olive oil, induces formation of inhibitory "PEA3 transcription factor-PEA3 DNA binding site" complexes at the Her-2/neu (erbB-2) oncogene promoter in breast, ovarian and stomach cancer cells. Eur J Cancer 2006;42:2425-2432.
26. Hashim YZ, Eng M, Gill CI, et al: Components of olive oil and chemoprevention of colorectal cancer. Nutr Rev 2005;63:374-386.
27. MacLean CH, Newberry SJ, Mojica WA, et al: Effects of omega-3 fatty acids on cancer risk. A systematic review. JAMA 2006;295:403-415.
28. Larsson SC, Kumlin M, Ingelman-Sundberg M, et al: Dietary long-chain n-3 fatty acids for the prevention of cancer: A review of potential mechanisms. Am J Clin Nutr 2004;79:935-945.
29. Mitrou PN, Kipnis V, Thiebaut AC, et al: Mediterranean dietary pattern and prediction of all-cause mortality in a US population. Arch Intern Med 2007;167:2461-2468.
30. Trichopoulou A, Costacou T, Barnia C, Trichopoulos D: Adherence to a Mediterranean diet and survival in a Greek population. N Engl J Med 2003;348:2599-2608.
31. Knoops KT, de Groot L, Kromhout D, et al: Mediterranean diet, lifestyle factors, and 10-year mortality in elderly European men and women. The HALE Project. JAMA 2004;292:1433-1439.
32. Fung TT, Rexrode KM, Mantzoros CS, et al: Mediterranean diet and incidence of and mortality from coronary heart disease and stroke in women. Circulation 2009;119:1093-1100.

33. Kris-Etherton P, Eckel RH, Howard BV, et al: AHA Science Advisory: Lyon Diet Heart Study. Benefits of a Mediterranean-style, National Cholesterol Education Program/American Heart Association Step I Dietary Pattern on Cardiovascular Disease. Circulation 2001;103:1823-1825.
34. Zeghichi S, Kallithraka S, Simopoulos AP, Kypriotakis Z: Nutritional composition of selected wild plants in the diet of Crete. World Rev Nutr Diet 2003;91:22-40.
35. De Lorgeril M, Salen P, Martin JL, et al: Interactions of wine drinking with omega-3 fatty acids in coronary heart disease patients. A fish-like effect of moderate wine drinking. Am Heart J 2008;155:175-181.
36. Simopoulos A: Importance of the ratio of omega-6/omega-3 essential fatty acids: Evolutionary aspects. World Rev Nutr Diet 2003;92:1-22.
37. Toufektsian MC, de Lorgeril M, Nagy N, et al: Chronic dietary intake of plant-derived anthocyanins protects the rat heart against ischemia-reperfusion injury. J Nutr 2008;138:747-752.
38. Di Castelnuovo A, Costanzo S, Bagnardi V, et al: Alcohol dosing and total mortality in men and women. An updated meta-analysis of 34 prospective studies. Arch Intern Med 2006;166:2437-2445.
39. De Lorgeril M, Salen P, Martin JL, et al: Wine drinking and risks of cardiovascular complications after recent acute myocardial infarction. Circulation 2002;106:1465-1469.
40. Mukamal KJ, Maclure M, Muller JE, et al: Prior alcohol consumption and mortality following acute myocardial infarction. JAMA 2001;285:1965-1970.
41. Janszky I, Ljung R, Ahnve S, et al: Alcohol and long-term prognosis after acute myocardial infarction. The SHEEP study. Eur Heart J 2008;29:45-53.
42. Guiraud A, de Lorgeril M, Boucher F, et al: Cardioprotective effect of chronic low dose ethanol drinking: Insights into the concept of ethanol preconditioning. J Mol Cell Cardiol 2004;36:561-566.
43. Reference deleted in pages.
44. Reference deleted in pages.
45. Reference deleted in pages.
46. Strandberg TE, Strandberg AY, Salomaa VV, et al: Alcoholic beverage preference, 29-year mortality, and quality of life in men in old age. J Gerontol 2007;62:213-218.
47. Di Castelnuovo A, Rotondo S, Iacoviello L, et al: Meta-analysis of wine and beer consumption in relation to vascular risk. Circulation 2002;105:2836-2844.
48. Zipes DP, Wellens HJ: Sudden cardiac death. Circulation 1998;98:2234-2251.
49. De Lorgeril M, Salen P, Defaye P, et al: Dietary prevention of sudden cardiac death. Eur Heart J 2002;23:277-285.
50. McLennan PL, Abeywardena MY, Charnock JS: Reversal of arrhythmogenic effects of long term saturated fatty acid intake by dietary n-3 and n-6 fatty acids. Am J Clin Nutr 1990;51:53-58.
51. McLennan PL, Abeywardena MY, Charnock JS: Dietary fish oil prevents ventricular fibrillation following coronary occlusion and reperfusion. Am Heart J 1988;16:709-716.
52. Billman GE, Kang JX, Leaf A: Prevention of sudden cardiac death by dietary pure omega-3 polyunsaturated fatty acids in dogs. Circulation 1999;99:2452-2457.
53. Nair SD, Leitch J, Falconer J, et al: Cardiac (n-3) non-esterified fatty acids are selectively increased in fish oil-fed pigs following myocardial ischemia. J Nutr 1999;129: 1518-1523.
54. Harris SW, Lu G, Rambjor GS et al: Influence of (n-3) fatty acid supplementation on the endogenous activities of plasma lipases. Am J Clin Nutr 1997;66:254-260.
55. Kang JX, Xiao YF, Leaf A: Free, long-chain, polyunsaturated fatty acids reduce membrane electrical excitability in neonatal rat cardiomyocytes. Proc Natl Acad Sci USA 1995;92:3997-4001.
56. Xiao YF, Kang JX, Morgan JP, et al: Blocking effects of polyunsaturated fatty acids on Na channels of neonatal rat ventricular myocytes. Proc Natl Acad Sci USA 1995;92:1100-1104.
57. Xiao YF, Gomez AM, Morgan JP, et al: Suppression of L-type Ca currents by polyunsaturated fatty acids in neonatal and adult cardiac myocytes. Proc Natl Acad Sci USA 1997;94:4182-4187.
58. Raitt MH, Connor WE, Morris C, et al: Fish oil supplementation and risk of ventricular tachycardia and ventricular fibrillation in patients with implantable defibrillators. A randomized controlled trial. JAMA 2005;593:2884-2891.
59. Leaf A, Albert CM, Josephson M, et al; for the Fatty Acid Antiarrhythmia Trial Investigators: Prevention of fatal arrhythmias in high-risk subjects by fish oil n-3 fatty acid intake. Circulation 2005;112:2762-2768.
60. Brouwer IA, Zock PL, Camm AJ, et al; SOFA Study Group: Effect of fish oil on ventricular tachyarrhythmia and death in patients with implantable cardioverter defibrillators: the Study on Omega-3 Fatty Acids and Ventricular Arrhythmia (SOFA) randomized trial. JAMA 2006;295:2613-2619.
61. De Lorgeril M, Salen P: Fish and n-3 fatty acids for the prevention and treatment of coronary heart disease. Nutrition is not pharmacology. Am J Med 2002;112:316-319.
62. Corr PB, Saffitz JE, Sobel BE: What is the contribution of altered lipid metabolism to arrhythmogenesis in the ischemic heart? In Hearse DJ, Manning AS, Janse MJ (eds): Life Threatening Arrhythmias during Ischemia and Infarction. New York, Raven Press, 1987, pp 91-114.
63. Parratt JR, Coker SJ, Wainwright CL: Eicosanoids and susceptibility to ventricular arrhythmias during myocardial ischemia and reperfusion. J Mol Cell Cardiol 1987;19(Suppl 5):55-66.
64. Christensen JH, Gustenhoff P, Korup E, et al: Effect of fish oil on heart rate variability in survivors of myocardial infarction: A double blind randomised controlled trial. BMJ 1996;312:677-678.
65. Christensen JH, Christensen MS, Dyerberg J, et al: Heart rate variability and fatty acid content of blood cell membranes: A dose-response study with n-3 fatty acids. Am J Clin Nutr 1999;70:331-337.
66. Siscovick DS, Raghunathan TE, King I, et al: Dietary intake and cell membrane levels of long-chain n-3 polyunsaturated fatty acids and the risk of primary cardiac arrest. JAMA 1995;274:1363-1367.
67. Kromhout D, Bosschieter EB, de Lezenne Coulander C: The inverse relation between fish consumption and 20-year mortality from coronary heart disease. N Engl J Med 1985;312:1205-1209.
68. Shekelle RB, Missel L, Paul O, et al: Fish consumption and mortality from coronary heart disease. N Engl J Med 1985;313:820-824.
69. Keys A, et al: Seven countries. A multivariate analysis of death and coronary heart disease. A Commonwealth Fund Book. Cambridge, Mass./London: Harvard Univ. Press, 1980, pp 1-381.
70. Roberts TL, Wood DA, Riemersma RA, et al: Linoleic acid and risk of sudden cardiac death. Br Heart J 1993;70:524-529.
71. Louheranta AM, Porkkala-Sarataho EK, Nyyssönen MK, et al: Linoleic acid intake and susceptibility of low-density lipoproteins to oxidation in men. Am J Clin Nutr 1996;63:698-703.
72. Ross R: Atherosclerosis: An inflammatory disease. N Engl J Med 1999;340:115-126.
73. Holvoet P, Vanhaecke J, Janssens S, et al: Oxidized LDL and malondialdehyde-modified LDL in patients with acute coronary syndromes and stable coronary disease. Circulation 1998;98:1487-1494.
74. Juul K, Nielsen LB, Munkholm K, et al: Oxidation of plasma low-density lipoprotein accelerates its accumulation in the arterial wall in vivo. Circulation 1996;94:1698-1704.
75. Moreno PR, Falk E, Palacios JF, et al: Macrophage infiltration in acute coronary syndromes. Implications for plaque rupture. Circulation 1994;90:775-778.
76. Van der Wal AC, Becker EC, Van der Loos DS, et al: Site of intimal rupture or erosion of thrombosed coronary atherosclerotic plaques is characterized by an inflammatory process irrespective of the dominant plaque morphology. Circulation 1994;89:36-44.
77. Farb A, Burk AP, Tang AL, et al: Coronary plaque erosion without rupture into a lipid core. A frequent cause of coronary thrombosis in sudden coronary death. Circulation 1996;93:1354-1363.
78. Davies MJ, Thomas A: Thrombosis and acute coronary-artery lesions in sudden cardiac ischemic death. N Engl J Med 1984;310:1137-1140.
79. Dayton S, Pearce ML, Hashimoto S, et al: A controlled trial of a diet high in unsaturated fat in preventing complications of atherosclerosis. Circulation 1969;34(Suppl II):1-63.
80. Simopoulos AP, Sidossis LS: What is so special about the traditional diet of Greece. The scientific evidence. World Rev Nutr Diet 2000;87:24-42.
81. Roberts TL, Wood DA, Riemersma RA, et al: Trans isomers of oleic and linoleic acids in adipose tissue and sudden cardiac death. Lancet 1995;345:278-282.
82. Lemaitre RN, King IB, Raghunathan TE, et al: Cell membrane trans-fatty acids and the risk of primary cardiac arrest. Circulation 2002;105:697-701.
83. Wannamethee G, Shaper AG: Alcohol and sudden cardiac death. Br

Heart J 1992;68:443-448.
84. Kagan A, Yano K, Reed DM, et al: Predictors of sudden cardiac death among Hawaiian-Japanese men. Am J Epidemiol 1989;130:268-277.
85. Cowie MR, Mostred A, Wood DA, et al: The epidemiology of heart failure. Eur Heart J 1997;18:208-225.
86. Levine B, Kalman J, Mayer L, et al: Elevated circulating levels of tumor necrosis factor in severe chronic heart failure. N Engl J Med 1990;323:236-241.
87. Swan JW, Anker SD, Walton C, et al: Insulin resistance in chronic heart failure: Relation to severity and etiology of heart failure. J Am Coll Cardiol 1997;30:527-532.
88. Evans P, Halliwell B: Micronutrients: Oxidant/antioxidant status. Br J Nutr 2001;85:S67-S74.
89. Dhalla AK, Hill M, Singal PK: Role of oxidative stress in transition of hypertrophy to heart failure. J Am Coll Cardiol 1996;28:506-514.
90. De Lorgeril M, Salen P, Accominotti M, et al: Dietary antioxidants in patients with chronic heart failure. Insights into the importance of selenium in heart failure. Eur J Heart Fail 2001;3:661-669.
91. Hornig B, Arakawa N, Kohler C, Drexler H: Vitamin C improves endothelial function of conduit arteries in patients with chronic heart failure. Circulation 1998;97:363-368.
92. Witte KK, Nikitin NP, Parker AC, et al: The effect of micronutrient supplementation on quality-of-life and left ventricular function in elderly patients with heart failure. Eur Heart J 2005;26:2238-2244.
93. Jacobson A, Pihl-Lindgren E, Fridlund B: Malnutrition in patients suffering from chronic heart failure; the nurse's care. Eur J Heart Fail 2001;3:449-456.
94. Pittman JG, Cohen P: The pathogenesis of cardiac cachexia. N Engl J Med 1964;271:453-460.
95. Anker SD, Clark AL, Kemp M, et al: Tumor necrosis factor and steroid metabolism in chronic heart failure: Possible relation to muscle wasting. J Am Coll Cardiol 1997;30:997-1001.
96. Tsutamoto T, Atsuyuki W, et al: Relationship between tumor necrosis factor-alpha and oxidative stress in the failing hearts of patients with dilated cardiomyopathy. J Am Coll Cardiol 2001;37:2086-2092.
97. Anker SD, Ponikowski P, Varney S, et al: Wasting as independent risk factor for mortality in chronic heart failure. Lancet 1997;349:1050-1053.
98. Witte KK, Clark AL, Cleland JG: Chronic heart failure and micronutrients. J Am Coll Cardiol 2001;37:1765-1774.
99. Golik A, Cohen N, Ramot Y, et al: Type II diabetes mellitus, congestive cardiac failure and zinc metabolism. Biol Trace Elem Res 1993;39:171-175.
100. Ge K, Yang G: The epidemiology of selenium deficiency in the etiological study of endemic diseases in China. Am J Clin Nutr (Suppl) 1993;57:259S-263S.
101. Chariot P, Perchet H, Monnet I: Dilated cardiomyopathy in HIV-infected patients. N Engl J Med 1999;340:732.
102. Gullestad L, Aukrust P, Ueland T, et al: Effect of high- versus low-dose angiotensin converting enzyme inhibition on cytokine levels in chronic heart failure. J Am Coll Cardiol 1999;34:2061-2067.
103. Bozkurt B, Torre-Amione G, Warren MS, et al: Results of targeted anti-tumor necrosis factor therapy with etanercept (ENBREL) in patients with heart failure. Circulation 2001;103:1044-1046.
104. Endres S, Ghorbani R, Kelley VE, et al: The effect of dietary supplementation with n-3 polyunsaturated fatty acids on the synthesis of interleukin-1 and tumor necrosis factor by mononuclear cells. N Engl J Med 1989;320:265-271.
105. Caughey GE, Mantzioris E, Gibson RA: The effect on human tumor necrosis factor and interleukin-1 production of diets enriched in n-3 fatty acids from vegetable oil or fish oil. Am J Clin Nutr 1996;63:116-122.
106. Tavazzi L, Maggioni AP, Marchioli R, et al; GISSI-HF Investigators: Effect of n-3 polyunsaturated fatty acids in patients with chronic heart failure (the GISSI-HF trial): a randomised, double-blind, placebo-controlled trial. Lancet 2008;372:1223-1230.
107. Ross R: Atherosclerosis–an inflammatory disease. N Engl J Med 1999;340:115-126.
108. Libby P, Theroux P: Pathophysiology of coronary artery disease. Circulation 2005;111:3481-3488.
109. De Lorgeril M, Latour JG: Leukocytes, thrombosis and unstable angina. N Engl J Med 1987;316:1161.
110. De Lorgeril M, Basmadjian A, Lavallée M, et al: Influence of leukopenia on collateral flow, reperfusion flow, reflow ventricular fibrillation, and infarct size in dogs. Am Heart J 1989;117:523-532.
111. Kuzuya T, Hoshida S, Suzuki K, et al: Polymorphonuclear leukocyte activity and ventricular arrhythmia in acute myocardial infarction. Am J Cardiol 1988;62:868-872.
112. Liuzzo G, Biasucci LM, Gallimore JR, et al: The prognostic value of C-reactive protein and serum amyloid A protein in severe unstable angina. N Engl J Med 1994;331:417-424.
113. Ernst E, Hammerschmidt DE, Bagge U, et al: Leukocytes and the risk of ischemic heart diseases. JAMA 1987;257:2318-2324.
114. Kruskal JB, Commerford PJ, Franks JJ, Kirsch RE: Fibrin and fibrinogen-related antigens in patients with stable and unstable coronary artery disease. N Engl J Med 1987;317:1361-1365.
115. Willerson JT, Ridker PM: Inflammation as a cardiovascular risk factor. Circulation 2004;109(suppl II): II-2-II-10.
116. Steinberg D, Parthasarathy S, Carew TE, et al: Beyond cholesterol: Modification of low-density lipoprotein that increases its atherogenicity. N Engl J Med 1989;320:915-924.
117. Palinski W, Rosenfeld ME, Ylä-Herttuala S, et al: Low density lipoprotein undergoes oxidative modification in vivo. Proc Natl Acad Sci U S A 1989;86:1372-1376.
118. Ylä-Herttuala S, Palinski W, Rosenfeld ME, et al: Evidence for the presence of oxidatively modified low density lipoprotein in atherosclerotic lesions of rabbit and man. J Clin Invest 1989;84:1086-1095.
119. Clarke R, Armitage J: Antioxidant vitamins and risk of cardiovascular disease. Review of large-scale randomised trials. Cardiovasc Drugs Ther 2002;16:411-415.
120. Asplund K: Antioxidant vitamins in the prevention of cardiovascular disease: A systematic review. J Intern Med 2002;251:372-392.
121. Antman EM, DeMets D, Loscalzo J: Cyclooxygenase inhibition and cardiovascular risk. Circulation 2005;112:759-770.
122. Hippisley-Cox J, Coupland C: Risk of myocardial infarction in patients taking cyclo-oxygenase-2 inhibitors or conventional non-steroidal anti-inflammatory drugs: Population based nested case-control analysis. BMJ 2005;352:1366-1372.
123. Del Rincon I, O'Leary DH, Haas RW, Escalante A: Effect of glucocorticoids on the arteries in rheumatoid arthritis. Arthritis Rheum 2004;50:3813-3822.
124. Brindley DN: Role of glucocorticoids and fatty acids in the impairment of lipid metabolism observed in the metabolic syndrome. Int J Obes Relat Metab Disord 1995;19(Suppl 1):S69-S75.
125. Hoffmann R, Langenberg R, Radke P, et al: Evaluation of high-dose dexamethasone-eluting stent. Am J Cardiol 2004;15:193-195.
126. Cipollone F, Fazia M, Mezzetti A: Novel determinants of plaque instability. J Thromb Haemost 2005;3:1962-1975.
127. De Caterina R, Zampolli A: From asthma to atherosclerosis: 5-Lipoxygenase, leukotrienes, and inflammation. N Engl J Med 2004;350:4-7.
128. Offner H, Clausen J: Inhibition of lymphocyte response to stimulants induced by unsaturated fatty acids and prostaglandins in multiple sclerosis. Lancet 1974;2:1204-1205.
129. Weyman S, Belin J, Smith AD, Thompson RH: Linoleic acid as an immunosuppressive agent. Lancet 1975;2:33.
130. Santoli D, Phillips PD, Colt TL, et al: Suppression of interleukin-2-dependent human T lymphocyte growth in vitro by prostaglandin E and their precursor fatty acids. J Clin Invest 1990;85:424-432.
131. Purasiri P, McKechnie A, Heys SD, et al: Modulation in vitro of human natural cytotoxicity lymphocyte proliferative response to mitogens and cytokine production by essential fatty acids. Immunology 1997;92:166-172.
132. Calder PC: Polyunsaturated fatty acids and inflammation. Biochem Soc Trans 2005;33:423-427.
133. Catella-Lawson F, Reilly MP, Kapoor SC, et al: Cyclo-oxygenase inhibitors and the anti-platelet effects of aspirin. N Engl J Med 2001;345:1809-1817.
134. Patrono C, Garcia-Rodriguez LA, Landolfi R: Low dose aspirin for the prevention of atherothrombosis. N Engl J Med 2005;353:49-59.
135. Evangelista V, de Berardis G, Totani L, et al: Persistent platelet activation in patients with type 2 diabetes treated with low dose aspirin. J Thromb Haemost 2007;5:2197-2220.
136. de Lorgeril M, Dureau G, Boissonnat P, et al: Increased platelet aggregation after heart transplantation: Knfluence of aspirin. J Heart

Lung Transplant 1991;10:600-603.
137. Gawaz M, Langer H, May AE: Platelets in inflammation and atherogenesis. J Clin Invest 2005;115:3378-3384.
138. De Lorgeril M, Loire R, Guidollet J, et al: Accelerated coronary disease after transplantation: The role of enhanced platelet aggregation and thrombosis. J Intern Med 1993 233:343-350.
139. De Lorgeril M, Boissonnat P, Mamelle N, et al: Platelet aggregation and HDL cholesterol are predictive of acute coronary events in heart transplant recipients. Circulation 1994;89:2590-2594.
140. De Lorgeril M: Essential polyunsaturated fatty acids, inflammation, atherosclerosis and cardiovascular diseases. Subcell Biochem 2007;42:283-297.
141. De Lorgeril M, Salen P: Alpha-linolenic acid and coronary heart disease. Nutr Metab Cardiovasc Dis 2004;14:162-169.
142. James MJ, Gibson RA, Cleland LG: Dietary polyunsaturated fatty acids and inflammation mediator production. Am J Clin Nutr 2000;71(suppl):343S-348S.
143. Lerner R, Lindstrom P, Berg A, et al: Development and characterisation of essential fatty acid deficiency in human endothelial cells. Proc Natl Acad Sci USA 1995;92:1147-1151.
144. Esposito K, Marfella R, Ciotola M, et al: Effect of a Mediterranean-style diet on endothelial dysfunction and markers of vascular inflammation in the metabolic syndrome. A randomized trial. JAMA 2004;292:1440-1446.
145. Ambring A, Johansson M, et al: Mediterranean-inspired diet lowers the ratio of serum phospholipids n-6 to n-3 fatty acids, the number of leukocytes and platelets, and vascular endothelial growth factor in healthy subjects. Am J Clin Nutr 2006;83:575-581.
146. Lands WE: Impact of daily food choices on health promotion and disease prevention. World Rev Nutr Diet 2001;88:1-5.
147. Levy BD, Clish CB, Schmidt B, et al: Lipid mediator class switching during acute inflammation: Signals in resolution. Nat Immunol 2001;7:612-619.
148. Serhan CN, Jain A, Marleau S, et al: Reduced inflammation and tissue damage in transgenic rabbits overexpressing 15-lipoxygenase and endogenous anti-inflammatory lipid mediators. J Immunol 2003;171:6856-6865.
149. Bannenberg G, Moussignac RL, Gronert K, et al: Lipoxins and novel 15-epi-lipoxin analogs display potent anti-inflammatory actions after oral administration. Br J Pharmacol 2004;143:43-52.
150. Vancheri C, Mastruzzo C, Sortino MA, Crimi N: The lung as a privileged site for the beneficial actions of PGE2. Trends Immunol 2004;25:40-46.
151. Dwyer JH, Allayee H, Dwyer K, et al: Arachidonate 5-lipoxygenase promoter genotype, dietary arachidonic acid and atherosclerosis. N Engl J Med 2004;350:29-37.
152. Thies F, Garry JM, Yaqoob P, et al: Association of n-3 polyunsaturated fatty acids with stability of atherosclerotic plaques: A randomised controlled trial. Lancet 2003;361:477-485.
153. Kim HH, Shin CM, Park CH, et al: Eicosapentaenoic acid inhibits UV-induced MMP-1 expression in human dermal fibroblasts. J Lipid Res 2005;46:1712-1720.
154. Suzuki I, Iigo M, Ishikawa C, et al: Inhibitory effect of oleic acid and docosahexaenoic acids on lung metastasis by colon-carcinoma-26 cells are associated with reduced matrix metalloproteinases-2 and -9 activities. Int J Cancer 1997;73:607-612.
155. Serhan CN: Novel eicosanoid and docosanoid mediators: Resolvins, docosatrienes, and neuroprotectins. Curr Opin Clin Nutr Metab Care 2005;8:115-121.
156. Merched AJ, Ko K, Gotlinger KH, et al: Atherosclerosis: Evidence for impairment of resolution of vascular inflammation governed by specific lipid mediators. FASEB J 2008;22:3595-3606.
157. De Caterina R, Madonna R, Massaro M: Effects of omega-3 fatty acids on cytokines and adhesion molecules. Curr Atheroscler Rep 2004;6:485-491.
158. Ferrucci L, Cherubini A, Bandinelli S, et al: Relationship of plasma polyunsaturated fatty acids to circulating inflammatory markers. J Clin Endocrinol Metab 2006;2:439-446.
159. Zhao G, Etherton TD, Martin KR, et al: Dietary alpha-linolenic acid reduces inflammatory and lipid cardiovascular risk factors in hypercholesterolemic men and women. J Nutr 2004;134:2991-2997.
160. De Caterina R, Liao JK, Libby P: Fatty acid modulation of endothelial activation. Am J Clin Nutr 2000;71(suppl 1):213S-223S.
161. Carluccio MA, Massaro M, Bonfrate C, et al: Oleic acid inhibits endothelial activation: A direct vascular antiatherogenic mechanism of a nutritional component in the Mediterranean diet. Arterioscl Thromb Vasc Biol 1999;19:220-228.
162. Yaqoob P, Knapper JA, Webb DH, et al: Effect of olive oil on immune function in middle-aged men. Am J Clin Nutr 1998;67:129-135.
163. Novak TE, Babcock TA, Jho DH, et al: NF-kappa B inhibition by omega-3 fatty acids modulates LPS-stimulated macrophage TNF-alpha transcription. Am J Physiol Lung Cell Mol Physiol 2003;284:L84-L89.
164. Leaf A, Kang JX, Xiao YF, et al: Clinical prevention of sudden cardiac death by n-3 polyunsaturated fatty acids and mechanism of prevention of arrhythmias by n-3 fish oils. Circulation 2003;107:2646-2652.
165. McAdam BF, Catella-Lawson F, Mardini IA, et al: Systemic biosynthesis of prostacyclin by cyclooxygenase (COX)-2: The human pharmacology of selective inhibitors of COX-2. Proc Natl Acad Sci USA 1999;96:272-277.
166. Bresalier RS, Sandler RS, Quan H, et al: Cardiovascular events associated with rofecoxib in a colorectal adenoma chemoprevention trial. N Engl J Med 2005;352:1092-1102.
167. Solomon SD, McMurray JJ, Pfeffer MA, et al: Cardiovascular risk associated with celecoxib in a clinical trial for colorectal adenoma prevention. N Engl J Med 2005;352:1071-1080.
168. Graham DJ, Campen D, Hui R, et al: Risk of acute myocardial infarction and sudden cardiac death in patients treated with cyclo-oxygenase 2 selective and non-selective non-steroidal anti-inflammatory drugs: Nested case-control study. Lancet 2005;365: 475-481.
169. Kromhout D: On the waves of the Seven Countries Study. A public health perspective on cholesterol. Eur Heart J 1999;20:796-802.
170. Kromhout D, Keys A, Aravanis C, et al: Food consumption patterns in the 1960s in seven countries. Am J Clin Nutr 1989;49:889-894.
171. Renaud S, de Lorgeril M: Dietary lipids and their relation to ischaemic heart disease: From epidemiology to prevention. J Intern Med 1989;225(Suppl 1):39-46.
172. Grundy SM, Denke MA: Dietary influences on serum lipids and lipoproteins. J Lipid Res 1990;31:1149-1172.
173. Clarke R, Frost C, Collins R, et al: Dietary lipids and blood cholesterol: Quantitative meta-analysis of metabolic ward studies. BMJ 1997;314:112-117.
174. Macmahon S: Blood pressure and the risk of cardiovascular disease. N Engl J Med 2000;342:50-52.
175. EUROASPIRE: A European Society of Cardiology survey of secondary prevention of coronary heart disease. Principal results. Eur Heart J 1997;18:1569-1582.
176. Guidelines Subcommittee, 1999 World Health Organisation-International Society of Hypertension: Guidelines for the management of hypertension. J Hypertens 1999;17:151-183.
177. Van den Hoogen PC, Feskens EJ, Nagelkerke NJ, et al: The relation between blood pressure and mortality due to coronary disease among men in different parts of the world. N Engl J Med 2000;342:1-8.
178. INTERSALT Cooperative Research Group: Intersalt: An international study of electrolyte excretion and blood pressure. Results for 24-hour urinary sodium and potassium excretion. BMJ 1988;297:319-328.
179. Núñez-Córdoba JM, Valencia-Serrano F, Toledo E, et al: The Mediterranean diet and incidence of hypertension: The Seguimiento Universidad de Navarra (SUN) Study. Am J Epidemiol 2009;169:339-346.
180. Esposito K, Marfella R, Ciotola M, et al: Effect of a Mediterranean-style diet on endothelial dysfunction and markers of vascular inflammation. A randomized trial. JAMA 2004;292:1440-1446.
181. Psaltopoulou T, Naska A, Orfanos T, et al: Olive oil, the Mediterranean diet and blood pressure: The Greek EPIC study. Am J Clin Nutr 2004;80:1012-1018.
182. Fuentes F, Lopez-Miranda J, Sanchez E, et al: Mediterranean and low-fat diets improve endothelial function in hypercholesterolemic men. Ann Intern Med 2001;134:1115-1119.
183. McCarron DA: Diet and blood pressure—The paradigm shift. Science 1998;281:933-934.
184. Bonaa KH, Bjerve KS, Straume B, et al: Effect of eicosapentaenoic and docosahexaenoic acids on blood pressure in hypertension. N Engl J Med 1990;322:795-801.
185. Appel LJ, Moore TJ, Obarzanek E, et al; for the DASH Collaborative Research Group: A clinical trial of the effects of dietary patterns on

blood pressure. N Engl J Med 1997;336:1117-1124.

186. Sacks FM, Svetkey LP, Vollmer WM, et al: Effects on blood pressure of reduced dietary sodium and the dietary approaches to stop hypertension (DASH) diet. N Engl J Med 2001;344:3-10.

187. Sacks FM, Svetkey LP, Vollmer WM, et al: Effects on blood pressure of reduced dietary sodium and the dietary approaches to stop hypertension (DASH) diet. N Engl J Med 2001;344:3-10.

188. Furchgott RF, Zawadski JV: The obligatory role of endothelial cells in the relaxation of arterial smooth muscle by acetylcholine. Nature 1980;288:373-376.

189. Panza JA, Quyyumi AA, Brush JE, Epstein SE: Abnormal endothelium-dependent vascular relaxation in patients with essential hypertension. N Engl J Med 1990;323:22-27.

190. Schachinger V, Britten MB, Zeiher AM: Prognostic impact of coronary vasodilator dysfunction on adverse long-term outcome of coronary heart disease. Circulation 2000;101:1899-1906.

191. Verhaar MC, Wever RM, Kastelein JJ, et al: 5-Methyltetrahydrofolate, the active form of folic acid, restores endothelial function in familial hypercholesterolemia. Circulation 1998;97:237-241.

191a. Armitage JM, Bowman L, Clarke RJ, et al. Effects of homocysteine-lowering with folic acid plus vitamin B12 vs placebo on mortality and major morbidity in myocardial infarction survivors: a randomized trial. Study of the effectiveness of additional reductions in cholesterol and homocysteine (SEARCH) Collaborative Group. JAMA 2010;303:2486-2494.

191b. Lonn E, Yusuf S, Arnold MJ, et al. Homocysteine lowering with folic acid and B vitamins in vascular disease. N Engl J Med 2006;354:1567-1577.

192. Verhaar MC, Wever RM, Kastelein JJ, et al: Effects of oral folic acid supplementation on endothelial function in hypercholesterolemia. A placebo-controlled trial. Circulation 1999;100:335-338.

193. Stroes E, Kastelein J, Cosentino F, et al: Tetrahydrobiopterin restores endothelial function in hypercholesterolemia. J Clin Invest 1997;99:41-46.

194. Setoguchi S, Mohri M, Shimokawa H, Takeshita A: Tetrahydrobiopterin improves endothelial dysfunction in coronary microcirculation in patients without epicardial coronary heart disease. J Am Coll Cardiol 2001;38:493-498.

195. Nash DT: Insulin resistance, ADMA levels, and cardiovascular disease. JAMA 2002;287:1451-1452.

196. Bazzano L, He J, Ogden LG, et al: Legume consumption and risk of coronary heart disease in US men and women. Arch Intern Med 2001;161:2573-2578.

197. Sun T, Zhou WB, Luo XP, et al: Oral L-arginine supplementation in acute myocardial infarction therapy. A meta-analysis of randomized controlled trials. Clin Cardiol 2009;32:649-652.

198. Kannel WB, McGee DL: Diabetes and glucose tolerance as risk factors for cardiovascular diseases. The Framingham Study. Diabetes Care 1979;2:120-126.

199. Haffner SM, Lehto S, Rönnemaa T, et al: Mortality from coronary heart disease in subjects with type 2 diabetes and in nondiabetic subjects with and without prior myocardial infarction. N Engl J Med 1998;339:229-234.

200. Garg A: High-monounsaturated-fat diets for patients with diabetes mellitus: A meta-analysis. Am J Clin Nutr 1998;67(suppl):577S-582S.

201. Urquiaga I, Echeverría G, Polic G, et al: Mediterranean food and diets, global resource for the control of metabolic syndrome and chronic diseases. World Rev Nutr Diet 2008;98:150-173.

202. Esposito K, Ciotola M, Giugliano D: Mediterranean diet and the metabolic syndrome. Mol Nutr Food Res 2007;51:1268-1274.

203. Panagiotakos DB, Pitsavos C, Chrysohoou C, et al: Impact of lifestyle habits on the prevalence of the metabolic syndrome among Greek adults from the ATTICA study. Am Heart J 2004;147:106-112.

204. Salas-Salvadó J, Fernández-Ballart J, Ros E, et al; PREDIMED Study Investigators: Effect of a Mediterranean diet supplemented with nuts on metabolic syndrome status: One-year results of the PREDIMED randomized trial. Arch Intern Med 2008;168: 2449-2458.

205. Laakso M: Benefits of strict glucose and blood pressure control in type 2 diabetes. Lessons from the UK Prospective Diabetes Study. Circulation 1999;99:461-462.

206. McKeigue PM, Shah B, Marmot MG: Relation of central obesity and insulin resistance with high diabetes prevalence and cardiovascular risk in South Asians. Lancet 1991;337:382-386.

207. Peterson DB, Fisher K, Carter RD, Mann J: Fatty acid composition of erythrocytes and plasma triglyceride and cardiovascular risk in Asian diabetic patients. Lancet 1994;343:1528-1530.

208. Toft I, Bonaa KH, Ingebretsen OC, et al: Effects of n-3 fatty acids on glucose homeostasis and blood pressure in essential hypertension. Ann Intern Med 1995;123:911-918.

209. Storlien LH, Kraegen EW, Chisholm DJ, et al: Fish oil prevents insulin resistance induced by high-fat feeding in rats. Science 1987;237:885-888.

210. Riccardi G, Rivellese AA: Diabetes: Nutrition in prevention and management. Nutr Metab Cardiovasc Dis 1999;9(Suppl to No.4):33-36.

211. Guagnano MT, Merlitti D, Pace-Palitti V, et al: Clinical nutrition: Inadequate teaching in medical schools. Nutr Metab Cardiovasc Dis 2001;11:104-107.

212. Kris-Etherton P: Monounsaturated fatty acids and the risk of cardiovascular disease. Circulation 1999;100:1253-1258.

213. De Lorgeril M, Salen P, Laporte F, et al: Rapeseed oil and rapeseed oil-based margarine in the prevention and treatment of coronary heart disease. Eur J Lipid Sci Technol 2001;103:490-495.

214. De Lorgeril M, Salen P, Laporte F, de Leiris J: Potential use of nuts for the prevention and treatment of coronary heart disease: From natural to functional foods. Nutr Metab Cardiovasc Dis 2001;11:362-371.

第 32 章

急性冠状动脉综合征之后的运动训练

Anil Nigam 和 Martin Juneau

临床获益

大量的文献已经证实心肌梗死或 CABG 术后患者进行心脏康复的益处。大多数已发表的研究结果显示死亡率并没有显著性降低，因此许多荟萃分析来回应这个问题。新近的 3 项荟萃分析 [1-3] 证实了 20 世纪 80 年代末发表的几项早期综述的结果 [4, 5]。

Clark 等 [1] 回顾分析了包括 21 295 例患者的 63 项随机试验。其中 40 项试验（共 16 142 例患者）发表了全因死亡率，2 年的全因死亡率减少了 47%。平均随访 12 个月的再次心肌梗死风险减少了 17%。其中 7 项试验发表了至少 5 年的随访结果，全因死亡率减少了 23%，证实心脏康复持续的长期益处。尽管干预措施不同，即单纯锻炼或锻炼联合全面降低危险因素方式，但是结果并没有差别。

Taylor 等 [2] 荟萃分析了包括 8940 例患者的 48 项试验。结果显示，心脏康复使全因死亡率减少了 20%，心源性死亡率减少了 26%（见图 32-1）。但是，复发非致死性心肌梗死的发生率并没有显著降低。

循证医学协作网于 2001 年发表并于 2005 年 [3] 修订的一项系统综述分析了包括 8440 例患者的 51 项试验，结果显示全因死亡率减少了 27%，心源性死亡率减少了 31%。联合事件（非致死性心肌梗死、CABG 术和 PCI）发生率减少了 19%。但是，复发非致死性心肌梗死的发生率并没有显著降低。

心脏康复的成本效益

2005 年 Papadakis 等发表了关于心脏康复对经济影响的 15 项研究的系统综述 [6]。结果显示，获取每生命年的花费为 2193 ～ 28 193 美元，质量校正的获取每生命年的花费为 668 ～ 16 118 美元。

Ades 等 [7] 研究了心肌梗死后心脏康复的成本效益。结果显示，1980 年末挽救每生命年的花费是 2130 美元，而 1995 年的花费是 4950 美元。另外，与溶栓治疗、CABG 术和降胆固醇治疗相比，心脏康复的成本效益比更低，但比戒烟更高。

Fidan 等 [8] 在英格兰和威尔士地区进行的一项关于降低冠心病死亡率治疗的经济分析显示，心脏康复是成本效益最低的措施。其中，心脏康复的获取每生命年的花费为 1957 英镑，ACEI 为 3398 英镑，而他汀类为 4246 英镑。

一项由加拿大政府 [9] 发起的研究显示，心脏康复的获取每生命年的花费为 4950 加拿大元。

心脏康复的应用不足

尽管已经证实心脏康复可以获益，但是在北美洲和欧洲的应用仍不完全。新近，Suaya 等 [10] 研究 267 427 例有医疗保险的患者中心脏康复的应用情况，结果显示，13% 的心肌梗死后患者和 31% 的 CABG 术后患者进行了心脏康复。校正心脏康复应用率变化很大（9 倍），从爱达荷州的 6.6% 到内布拉斯加州的 53.5% 不等。这项研究和其他研究中 [11] 的心脏康复应用不足的原因与老年、女性、非白种人群、严重的合并症和距离心脏康复项目中心远等因素有关。

运动训练的心脏保护机制

ACS 和稳定性冠心病的患者运动训练的心脏保护机制是多因素的，可能与内皮功能改善、炎症、心血管自主调节、危险因素的控制和潜在抗栓作用和缺血预适应作用等因素有关（见框 32-1）。

内　皮

研究显示通过增加剪切力诱导的血流介导动脉舒张机制，急性和慢性的运动训练都可以改善内皮功能 [12, 13]。运动时动脉管壁剪切力的增加可以加快内皮细胞产生和释放一氧化氮 [14]。新近的一项实验表明，一次剧烈运动可以改善小鼠的内皮功能，坚持 6 周的规律训练可以进一步改善内皮功能 [12]。Hambrecht 等进行的一项随机对照试验入选了 19 例稳定性冠心病患者，结果显示住院期间 4 周的强化有氧训练可以改善冠状动脉内皮功能和冠状动脉血流 [15]。该组患者的随访研究评估了 5 个月的家庭运动训练效果，结果显示家庭运动训练（尽管运动强度和频率都更低）足以部分地维持最初 4 周的住院期间运动训练计划改善内皮功能的效果，提示内皮功能的改善呈运动量依赖性 [16]。在另一项包括 18 例稳定性冠心病患者为期 12 周的随机对照试验，Edwards 等发现心脏康复的有氧运动训

研究	治疗组 n/N	对照组 n/N	OR (95% CI 修正后)	OR (95% CI 修正后)
01 总死亡率				
Anderson 81	4/46	3/42		1.24[0.26,5.89]
Barr Taylor 91	13/293	10/292		1.31[0.56,3.04]
Bell 99	8/102	8/102		1.00[0.36,2.78]
Bengtsson 83	10/81	6/80		1.74[0.60,5.03]
Bertie 92	0/57	3/53		0.13[0.01,2.49]
Bethell 90	18/113	12/116		1.43[0.64,3.18]
Carlsson 97	2/118	2/117		0.99[0.14,7.16]
Carson 82	12/151	21/152		0.54[0.25,1.14]
Engblom 85	12/119	13/109		0.83[0.36,1.90]
Erdman 86	4/40	0/40		9.99[0.52,191.92]
Fletcher 94	3/44	4/47		0.79[0.17,3.73]
Fridlund 91	1/86	3/41		0.15[0.02,1.48]
Heller 93	6/213	3/237		2.26[0.56,9.15]
Holmback 94	1/34	1/35		1.03[0.06,17.16]
Kellio 79	41/188	56/177		0.60[0.38,0.96]
Kentala 72	5/152	8/146		0.59[0.19,1.84]
Lisepera 99	0/46	1/41		0.29[0.01,7.33]
Manchanda 00	0/21	0/21		不可估计
Miller 84	0/127	4/148		0.13[0.01,2.36]
NEDHP 81	15/322	24/332		0.63[0.32,1.22]
Oldridge 91	3/99	4/102		0.77[0.17,3.51]
Ornish 90	2/53	1/40		1.53[0.13,17.46]
PRECOR 91	0/60	4/61		0.11[0.01,2.01]
SCRIP 94	3/145	3/155		1.07[0.21,5.39]
Schuler 92	5/43	6/53		0.74[0.22,2.45]
Sivarajan 82	3/88	2/84		1.45[0.24,8.88]
Sivarajan 82ii	3/86	1/84		3.00[0.31,29.44]
Speccia 96	5/125	12/131		0.41[0.14,1.21]
Stern 83	0/42	1/29		0.22[0.01,5.68]
Vecchio 81	0/25	2/25		0.18[0.01,4.04]
Vermuelen 83	2/47	5/24		0.17[0.03,0.95]
WHO 83	116/868	117/811		0.91[0.69,1.21]
Wilhelmson 75	28/158	35/157		0.75[0.43,1.31]
Yu 03	3/103	4/53		0.37[0.08,1.71]
亚组的总死亡数 (95%CI)	381/4295	361/4137		0.80[0.68,0.93]
方差齐性检验 = 31.53 df = 32 P = 0.49				
总体效应检验 – 2.83 P = 0.005				
02 心脏死亡率				
Anderson 81	4/48	3/42		1.24[0.26,5.89]
Belardinelli 01	0/59	0/59		不可估计
Bethell 90	13/113	12/116		1.13[0.49,2.59]
Carson 82	12/151	21/152		0.54[0.25,1.14]
Kallio 79	35/188	55/187		0.55[0.34,0.89]
Kentela 72	5/152	7/146		0.68[0.21,2.18]
Manchanda 00	0/21	0/21		不可估计
Miller 84	0/127	4/144		0.12[0.01,2.30]
NEDHP 81	14/323	20/326		0.70[0.35,1.41]
Ornish 90	2/53	1/40		1.53[0.13,17.48]
SCRIP 94	1/145	0/155		3.23[0.13,79.89]
Schuler 92	5/56	2/57		2.70[0.50,14.52]
Sivarajan 82	3/86	1/84		3.00[0.31,29.44]
Sivarajan 82ii	3/88	1/84		2.93[0.30,28.74]
Speccia 96	5/125	13/131		0.38[0.13,1.09]
Vermuelen 83	2/47	5/51		0.41[0.08,2.22]
WHO 1983	84/768	89/711		0.86[0.62,1.18]
Wilhelmson 75	23/158	33/157		0.64[0.36,1.15]
亚组的总死亡数 (95%CI)	211/2706	267/2665		0.74[0.61,0.90]
方差齐性检验 = 14.39 df = 15 P = 0.5				
总体效应检验 = −3.05 P = 0.002				

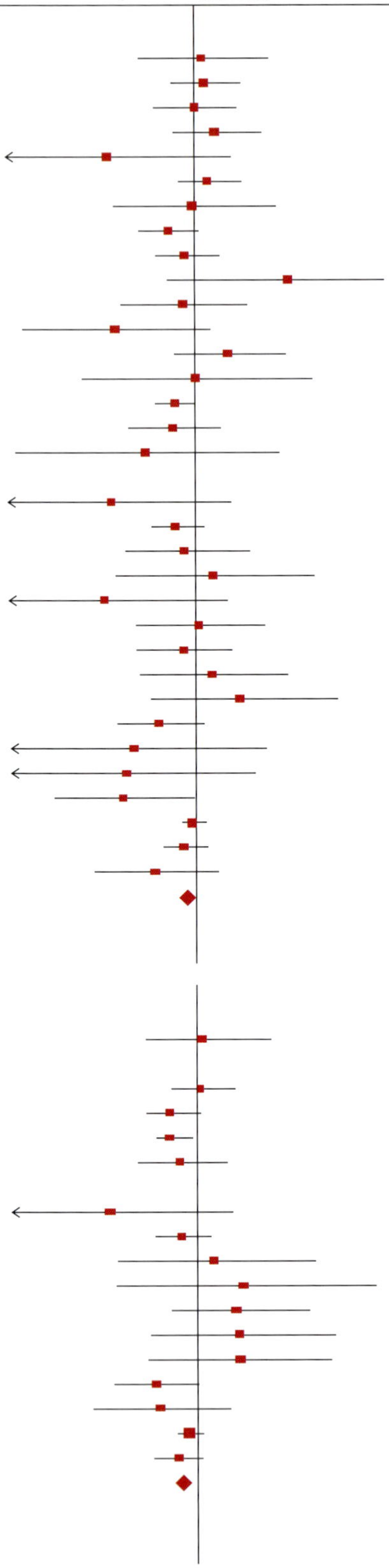

图32-1 运动训练对冠心病患者总体和心源性死亡率的影响小结。

With permission from Taylor RS, Brown A, Ebrahim S, et al. Exercise-based rehabilitation for patients with coronary heart disease: Systematic review and meta-analysis of randomized controlled trials. Am J Med 2004;116:682-692.

框32-1 运动训练的心脏保护机制

1. 改善内皮功能和动脉粥样硬化斑块的钝化
2. 减少全身炎症反应
3. 心血管系统的自主调节功能的益处
4. 控制危险因素
   - 增加HDL胆固醇脂的水平
   - 降低甘油三酯的水平
   - 降低血压
   - 减轻体重
   - 减少胰岛素抵抗和改善葡萄糖代谢
5. 潜在的抗栓和抗血小板作用
6. 内源性机制
   - 缺血预适应减轻长时间缺血时的心肌损伤
   - 预防再灌注性心律失常

练可以改善周围动脉内皮功能，这一变化被肱动脉超声证实[17]。同样，一项58例稳定性冠心病患者的病例对照研究显示，为期10周的以下肢运动为主的监护训练（平板和固定式自行车）可以改善下肢血管内皮功能，而对照的非运动训练组的内皮功能无变化[18]。Walsh等进行的一项随机对照的横断面研究显示10例稳定性冠心病患者在为期8周的联合有氧和抵抗运动训练后，血管内皮功能得以改善，提示运动对内皮功能的作用不仅作用于单支血管，而且还影响全身血管[19]。两项试验特别评估了ACS患者中运动训练对内皮功能的作用。首先，Hosokawa等观察了41例近期心肌梗死患者，研究发现和非运动患者相比规律运动训练患者可以改善6个月时的冠状动脉内皮功能[20]。其次，Vona等进行的一项随机对照试验发现，52例无并发症的首次心肌梗死患者在为期3个月的中等强度有氧运动训练后，肱动脉内皮功能得到了改善，而非训练患者的血管功能恶化[21]。

目前有许多机制用以解释慢性运动对内皮功能的有益作用，即重新确立了一氧化氮产生和降解的平衡。首先，Hambrecht等的研究显示，多支病变的冠心病患者在接受CABG术后进行为期4周的在院有氧训练，与非训练组相比，可以增加剪切力诱导的内皮细胞一氧化氮合酶Akt依赖性磷酸化作用和左乳内动脉内皮细胞一氧化氮合酶表达[22]。运动训练也可以通过下调血管紧张素Ⅱ I型受体的表达减少氧化应激来减少一氧化氮的降解，减少活性氧还原型烟酰胺腺嘌呤二核苷酸磷酸氧化衍生物的产生，预防血管紧张素Ⅱ诱导的动脉血管收缩[23]。其次，有氧运动可能会通过刺激骨髓生成和释放内皮祖细胞来改善内皮功能，修复受损的血管内皮。Adams等研究显示在运动诱导缺血的冠心病患者中单次运动即足以增加血中内皮祖细胞的水平，而无缺血的冠心病患者和健康志愿者的内皮祖细胞水平没有变化[24]。该组研究人员的另一项试验显示，有症状的外周血管疾病患者进行为期4周的运动训练后血中内皮祖细胞水平显著性增高，而在行再次血管重建的患者及运动量低于缺血阈值的冠心病患者中内皮祖细胞水平没有变化[25]。以上研究显示，缺血可能增加血管内皮生长因子水平，在促进内皮祖细胞的生成和释放中发挥着重要作用。最后，在20例冠心病和（或）心血管危险因素患者中进行的为期12周的跑步训练显示，循环中的内皮祖细胞水平显著升高，这与内皮功能的改善一致[26]。但目前没有研究评价运动训练对ACS患者内皮祖细胞水平的作用。

动脉粥样硬化的进展/逆转

已有3项研究评价了运动训练合并生活方式干预对造影证实的冠心病患者的影响。Schuler等将113例稳定性心绞痛患者随机分为常规治疗组或干预组，干预组包括每日运动训练（每周大约4小时）合并低脂饮食[27]。12个月的治疗后，干预组的动脉粥样硬化进展显著地低于对照组。斯坦福冠状动脉风险干预计划显示，将造影证实冠状动脉粥样硬化的259例男性和41例女性人群随机分为常规治疗组或多危险因素降低组，后者包括低脂饮食、运动训练、戒烟、减肥和降脂药物等治疗[20]。4年的随访发现，多危险因素降低组的动脉粥样硬化进展减少了47%（$P < 0.02$），因心脏事件住院率减少了39%（$P=0.05$）。最后一项生活方式心脏试验将48例中到重度的冠心病患者随机分为常规治疗组或强化生活方式干预组（包括低脂纤维素饮食、常规有氧运动、戒烟、缓解压力和群体精神治疗），并对这些患者进行了5年随访[21]。随访结束时，干预组的平均管腔直径狭窄百分比减少了8%，而常规治疗组则增加了28%（组间$P=0.001$）。重要的是常规治疗组的心脏事件危害比干预组高2.5倍。这些研究强调了包括常规有氧运动的多危险因素降低治疗计划可以显著地降低心脏事件，但是造影证实的动脉粥样硬化斑块负荷只有轻微的变化。Hambrecht等刚刚发表的一项研究将101例心绞痛Ⅰ～Ⅲ级并且经证实一支冠状动脉有≥75%直径狭窄的患者随机分为为期1年的有氧运动训练组或PCI组[28]。结果显示，运动训练组的无事件生存率要显著高于PCI组（88% vs 70%，$P=0.023$），并且1年时的患者主观功能量更高。早期研究显示，尽管运动训练只能轻微降低斑块负荷，但是可以显著地减少临床事件，这一巨大变化归因于内皮功能的改善和动脉粥样硬化斑块的逆转[29-32]。没有研究评价运动训练对ACS患者斑块进展或逆转的作用。

炎 症

炎症在动脉粥样硬化和冠心病的病理生理过程中发挥着主要作用[33]。一种相当敏感并且是目前冠心病患者中研究最热的炎症标志物是急性时相C反应蛋白[34]。C反应蛋白水平升高与健康男性或者女性更高的发病率和死亡率相关[35, 36]。新近的一项荟萃分析评价了健康男性和女性运动训练与C反应蛋白的关系，结果显示，常规运动训练可以产生抗炎作用并与更低的C反应蛋白水平相关[37]。稳定性冠心病患者12周的有氧运动训练可以显著降低包括C反应蛋白在内的多种炎症因子水平[35]。同样，32例冠心病和（或）合并心血管危险因素的患者进行为期 12 周的有氧运动训练可以降低炎症趋化因子、白介素 -8、单核细胞趋化因子蛋白 -1 和基质金属蛋白酶 -9 的水平 [38]。另一项研究将 39 例患者随机分为对照组和运动训练组，运动训练组包括 1 个月的高强度有氧运动训练（每天 90 分钟）和后续家庭中度运动训练（每天 30 分钟），结果显示，高强度训练组可以显著降低多种促炎细胞黏附分子，而中度训练组 5 个月时没有显著的变化 [39]。以上的研究显示，慢性运动对炎症的影响呈运动量依赖。最终，将 101 例有症状的男性冠心病患者随机分为运动训练组或 PCI 组并随访 2 年，运动训练组的 C 反应蛋白和白介素 -6 水平显著降低，而 PCI 组的炎症因子水平则没有显著变化 [24]。没有研究评价运动训练对 ACS 患者炎症因子水平的作用。

自主神经系统

心血管自主调节功能和心脏迷走神经反应功能的测定，包括心率变异性和压力反射敏感性，已经证实是心肌梗死患者后强有力的独立的预测因素 [40]。心率变异性和压力反射敏感性降低预示着交感迷走功能失衡，这与心肌梗死后室性心律失常和猝死风险增高相关 [41]。迄今共有 9 项研究观察了慢性运动训练（3 ~ 6 个月）对心肌梗死患者心脏自主神经调节的影响，其中多数研究显示静息心率下降和交感迷走功能的改善 [42-51]。运动诱导的心脏迷走张力的放大机制还需要进一步阐明，已有的研究表明外周和中心的一氧化氮（中性粒细胞内的）在孤束核压力感受器反射传入介导活性中发挥着易化作用，并增加了中央和外周的迷走神经反应性 [42]。

控制危险因素

控制血脂

新近的一篇综述回顾了运动训练对非冠心病患者血脂水平的影响，其结果表明运动训练主要影响 HDL 胆固醇和甘油三酯的水平，而对总胆固醇和 LDL 胆固醇的影响较小或者影响复杂 [52]。横断面和回顾性研究显示以快走或慢跑的形式每周进行 15 ~ 20mile（24 ~ 32km）的运动训练可以消耗 1200 ~ 2200cal 的能量，HDL 胆固醇水平可增加 2 ~ 8mg/dl，甘油三酯水平可降低 8 ~ 20mg/dl。升高 HDL 胆固醇需要消耗的能量阈为 900cal，超过此值后呈剂量依赖性增加 [52, 53]。一项荟萃分析研究了数个随机试验，有氧运动训练可以增加心血管患者 9% 的 HDL 胆固醇（3.7 ± 1.3 mg/dl），降低 11%（19.3 ± 5.4 mg/dl）的甘油三酯水平，而总胆固醇和 LDL 胆固醇水平没有显著性变化 [54]。

控制血压

一项包括 54 项随机试验的荟萃分析显示，高血压和非高血压人群进行 2 周以上的有氧运动训练可以降低收缩压 3 ~ 4mmHg，舒张压 2 ~ 3mmHg，并且高血压患者的降压效果更明显 [55]。尽管并不完善，仍有研究显示抵抗训练可以降低舒张压 3 ~ 4mmHg[56]。同样，新近的一项系统综述显示进行 4 周或更久的规律步行锻炼可以显著地降低舒张压 2 ~ 3mmHg，但收缩压没有变化 [57]。最终，一项关于包括陈旧性心肌梗死的冠心病患者的运动训练心脏康复计划的研究综述表明，运动训练（中位时间为 3 个月）可以显著地降低收缩压 3.2mmHg（P=0.005），但是舒张压没有显著降低 [2]。

减　肥

许多的系统综述评价了超重和肥胖人群中有氧运动训练对减肥的作用 [58-60]。所有的研究均显示进行 12 周 ~ 1 年的训练可以减掉 2 ~ 11kg 的体重。运动训练的同时进行饮食干预则减肥效果会更好。但是，两项研究显示肥胖人群中进行为期 3 个月的运动心脏康复体重没有减轻或者只有轻微的减轻（2%）[61, 62]。新近的研究显示，长期（≥ 6 个月）的运行训练的减肥效果很小，但是在合并代谢综合征的冠心病患者中体重有显著地减轻 [63]。

胰岛素抵抗综合征

大量的文献显示，运动训练对胰岛素抵抗综合征患者（包括代谢综合征和 2 型糖尿病）有益。该文内容已经超出了这本书讨论的范筹，详请阅相关的专业文献。一项 29 例冠心病患者的随机试验显示，12 周监督下的运动训练并没有减轻体重也没有增加胰岛素的敏感性 [64]。早期文献显示，长期运动训练可以减少与肥胖相关的参数，包括体重、体重指数和胰岛素抵抗（见图 32-2）[63]。

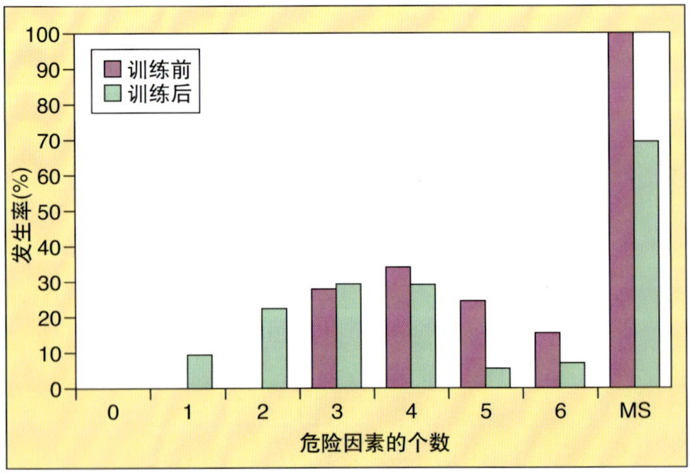

图32-2　CHD患者在长期（6个月）运动训练计划前后代谢综合征危险因素（ATP Ⅲ标准）分布的频率变化。
Adapted with permission from Gayda M, Brun C, Juneau M, et al. Long-term cardiac rehabilitation and exercise training programs improve metabolic parameters in metabolic syndrome patients with and without coronary heart disease. Nutr Metab Cardiovasc Dis 2008;18:142-151.

抗栓作用

运动训练对止血和凝血系统的作用仍不清楚。矛盾的是急性剧烈的运动可以激活凝血系统、加速纤溶和对血小板产生影响，而中等强度的训练仅仅激活纤溶系统[65, 66]。这些发现是否有临床意义，仍不清楚。有关慢性运动训练影响的结论不完全并且相互矛盾，可能与研究对象、训练周期、强度和分析方法的差异性有关[65, 66]。同样，急性运动可以增加血小板活性，而慢性运动对血小板功能的影响则不清楚[65]。需要进一步的研究来评价有氧和阻抗训练对冠心病患者止血和血小板功能的影响。

运动的心脏保护作用：内源性机制

缺血预适应是指在长期缺血前进行数次短暂的缺血处置，可以延缓再灌注后的心肌损伤和缩小梗死面积[67, 68]。这一现象最初于1978年在大鼠模型中发现，并被其他的动物实验所证实，但是其确切的潜在机制并不清楚[69, 70]。许多证据表明人体也存在该现象，例如梗死前心绞痛的患者心肌梗死面积较小，充血性心力衰竭发生率较低，死亡率更低[71, 72]。PCI术中连续的球囊扩张可以减少ST段抬高[73]。最后，温醒心绞痛现象，即运动开始时有心绞痛而重新运动时则消失，也是缺血预适应的一种表现形式[74]，该现象从理论上可以减少长时间缺血例如心肌梗死对心脏的损伤。

小　结

ACS患者进行运动心脏康复的获益与多种心脏保护机制有关，包括对内皮功能的影响、自主神经张力和炎症及控制危险因素。减少危险的最终共同通路可能通过改善内皮功能、钝化斑块来实现，因此可以减少反复缺血事件的风险，同时对心脏功能自主调控的影响可以减少心源性猝死的风险。需要进一步研究，特别是目前仍不清楚的关于运动训练潜在的抗栓作用，增加对运动训练的认识。

运动处方

运动处方的内容主要包括运动模式、强度、频率和时程（见表32-1）。确立个体化的运动训练计划需要进行全面的风险分层。由于本书的其他章节讨论了ACS后的风险分层，因此此处只列出运动前风险分层的主要内容。该内容在已发表的指南里有详细叙述[75, 76]。

评估运动耐力必须进行症状限制性运动试验[77]、自感用力度（Borg评分）、血压、反应心率以及存在或没有运动诱发的心绞痛、缺血和心律失常。由于运动试验可提供更好的运动能力估计值并且更适用于运动能力差的老年患者，因此建议采用个体化的Ramp方案（运动平板或自行车）[78]。超声心动图应当用于评价左室功能、瓣膜异常和血栓等。

表32-1　CHD患者的运动处方

有氧运动	
强度*	• 心率：65%～85%的最大HR**或40%～60%的储备HR［储备HR=（最大心率–静息心率）+静息心率］ • 换气指标：40%～60%的最大VO2 • 自感用力度：Borg评分12～14
频率	3～5次/周
时长	20～45分钟/次
阻抗训练	
强度	30%～40%的上肢训练1-RM，40%～60%的下肢训练1-RM
重复性	10～15次
项目数量	8～10项
频率	2～3次/周

HR，心率；1-RM，身体可被举起一次的最大体重。
* 症状限制性测试的测量值。
** 如果运动测试时出现缺血时参见文本。

建议进行有氧（能耐受的）和阻抗训练[76]。对于有氧训练，大的肌肉群训练例如步行、慢跑、快跑、游泳和自行车都是合适的。

强　度

通常，运动训练的强度应当是中度。多种方法可以用于评价运动时的靶心率。最简单方法是采用症状限制性运动测试中所达到的最大心率的65%～85%，患者应用包括β-受体阻滞剂的常规药物。第二种方法是采用储备心率（最大心率–静息心率）的40%～60%加上静息心率。例如，最大心率160次/分并且静息心率60次/分的患者其靶心率为100～120次/分（160–60×40%–60%+60）。

第三种方法更复杂，是做心肺运动试验测量换气指标时，采用最大耗氧量（Vo_2）的百分比（通常是40%～60%）。

最后，训练强度也可以采用Borg评分测量的主观劳累度。这一评分是在运动试验前评估，用于界定运动训练时的主观劳累度，研究显示该方法用于确定准确的运动强度时优于心率测量[79]。采用该方法患者还可以进行预设强度的运动训练，特别是当心率测量方法不可行时（游泳、滑雪和航海等）。当采用主观劳累度来决定运动强度时应当注意患者的症状和预警体征（胸痛、心悸和呼吸困难等），而不仅仅依靠靶心率。最初的评分分为15级，从6分（非常轻微）到20分（最大），建议训练时的靶水平为12～14分。主观劳累Borg评分为14分时通常和通气阈值相符合，即运动氧耗最大时并不增加血中乳酸水平[79]。在冠心病患者中不建议应用这一阈值，因此冠心病患者运动训练的主观劳累度Borg评分应当限定在14分[76]。

运动诱导的缺血，即ECG表现为ST段水平或下斜型压低≥1mm，是运动训练处方强度的特殊的挑战。目前建议，当运动诱导的缺血时，运动训练时的最大心率应当比ST段水平或下斜型压低≥1mm时心率至少小10次/分[80]。但是，患者的缺血阈值相对较低时，以上的建议不能够达到足够的训练刺激[81, 82]。缺血阈值相对较低的冠心病患者运动量是否应当高于该值存在争议，并且需要在医疗监护下进行。自从 1991 年以来，蒙特利尔心脏研究所心血管预防中心对冠心病患者（不论其存在与否运动诱导的缺血）一直处方以最大心率 65% ~ 85% 的靶心率的运动训练量。2002 年以图表的形式汇总了 605 例确诊的冠心病患者进行为期 3 个月 ~ 10 年总训练时间达 295 000 患者训练时的运动训练的资料[81]。这项回顾性的分析显示，无运动诱导的缺血患者中，超过缺血阈值的运动训练并没有增加其确定的运动相关的冠状动脉事件。两类患者的事件发生率分别是 1/55 000 患者训练时和 1/50 000 患者训练时。为评价超过缺血阈值的训练量对心肌损伤的可能性，在分成 2 组 20 例稳定性冠心病患者中（一组高于缺血阈值，另一组低于缺血阈值）测量肌钙蛋白 T 水平，结果显示运动训练并没有导致心肌损伤[83]。

建议运动频率为每周 3 ~ 5 次，每次 20 ~ 45 分钟连续的或间断的运动。每次运动开始前应该进行 5 分钟预热，运动结束前进行同样时间的冷却。

阻抗训练

由于已经证实阻抗训练的健康获益和安全性，因此已成为稳定性冠心病和 ACS 患者[85]心脏康复运动训练[76, 84]的一部分。阻抗训练可以增加肌肉力量、耐力和质量，而且对减少大多数的心血管危险因素有益。阻抗训练的处方依据完成一次重复训练的最大体重（1-RM）。通常处方量为 30% ~ 40% 的上肢训练 1-RM 和 40% ~ 60% 的下肢训练 1-RM。每项训练重复进行 10 ~ 15 次，共包括 8 ~ 10 项训练。阻抗训练每周重复 2 ~ 3 次[86]。

运动相关的主要心脏事件风险

多项研究关注了运动训练心脏康复的心脏事件风险。已报道的医疗监护下的主要心脏事件发生率从 1/120 000 ~ 1/50 000 患者运动时[80]。新近发表的一项前瞻性注册研究中，Pavy 等[87]发表了法国 25 420 例患者的 65 项心脏康复的结果，显示 1 年的主要心脏事件发生率为 1/49 565 患者训练时，心脏骤停的发生率为 1/130 万患者训练时。1 年时没有死亡发生。Franklin 等[88]报道的单中心 16 年心脏康复的经验显示，共发生了 2 例心脏骤停和 3 例非致死性心肌梗死。因此，心脏骤停总的发生率为 1/146 127 患者运动时，STEMI 患者为 1/97 418 患者运动时。作者认为，心脏康复主要心血管事件风险非常低，目前患者风险分层对识别运动相关心血管事件的风险很有意义。

监督级别的风险分层

在第 18 章已经讨论了 ACS 的风险分层。建议对健康人群和心脏病患者进行运动训练的风险分层[12]。A 级代表明显的健康人群。目前 ACS 的患者可归为低危（B 级）或中到高危（C 级）。总之，B 级患者具有以下的特点：

- NYHA 或 CCS 1 ~ 2 级。
- 运动能力≥ 6 个代谢当量。
- 无临床心力衰竭症状。
- 无心绞痛或缺血< 6 个代谢当量。
- LVEF > 30%。

C 级患者有以下特点：

- NYHA 或 CCS 3 ~ 4 级。
- 运动能力< 6 个代谢当量。
- 心绞痛或缺血< 6 个代谢当量。
- 非持续性室性心动过速。
- LVEF < 30%。

低危患者（B 级）可安全进行运动训练，不需要直接的医疗监督。在运动评估和指导后如果患者能够通过主观劳累度或心率自行监测运动强度，则可进行家庭训练。

中到高危患者（C 级）应当在必须的医疗人员和设备的监督下进行运动训练。医疗人员必须掌握高级生命支持和除颤的知识。

空气污染和运动时的心脏事件风险

大量的流行病学资料和试验研究证实了空气污染与心血管事件之间的关系[89]。Miller 等接触空气颗粒（< 2.5μm 空气动力直径）对美国 36 个城市 65 893 名既往无心血管疾患的绝经后女性影响进行了长达 6 年的随访。结果显示，空气中颗粒每立方米增加 10μg，心血管风险则增加 24%，而心血管相关的死亡风险则增加 76%[90]。短期的空气颗粒暴露也可显著增加心血管发病率和死亡率，特别是高危人群[91-93]。Peter 等发现短暂接触汽车尾气可导致高危人群心肌梗死的发生[94]。对于生活的城市空气质量很差的患者来说更为关键。新近的一项关于既往心肌梗死患者运动时接触柴油机油烟的研究中，Mills 等[95]发现柴油机油烟可以增加心肌缺血的发生并且可以抑制内源性的纤溶活性。以上的研究显示，在污染的环境中锻炼可能会增加急性冠状动脉事件的发生，因此为了使锻炼的“风险 - 获益比最优化”，多数作者建议避免在交通繁忙地带进行运动锻炼[96]。空气质量差促发 ACS 的潜在机制可能包括血管收缩激发的心肌耗氧增加和一氧化氮增加导致的携氧能力下降。污染环境中具有促炎作用和促血栓作用的小颗粒物质可能参与了暂时性血栓形成[97]。

结　论

ACS 后运动训练是降低发病率和死亡率以及提高生活质量非常有效的非药物干预措施。其临床获益的原因可能有多种心脏保护机制，包括对内皮功能影响、自主神经张力、炎症和加强危险因素控制，但是这一治疗方法并没有得到广泛应用。

（周　鹏　颜红兵）

参考文献

1. Clark AM, Hartling L, Vandermeer B, McAlister FA: Meta-analysis: Secondary prevention programs for patients with coronary artery disease. Ann Intern Med 2005;143:659-672.
2. Taylor RS, Brown A, Ebrahim S, et al: Exercise-based rehabilitation for patients with coronary heart disease: Systematic review and meta-analysis of randomized controlled trials. Am J Med 2004;116:682-692.
3. Jolliffe JA, Rees K, Taylor RS, et al: Exercise-based rehabilitation for coronary heart disease. Cochrane Database Syst Rev (1):CD001800, 2001.
4. Oldridge NB, Guyatt GH, Fischer ME, Rimm AA: Cardiac rehabilitation after myocardial infarction. Combined experience of randomized clinical trials. JAMA 1988;260:945-950.
5. O'Connor GT, Buring JE, Yusuf S, et al: An overview of randomized trials of rehabilitation with exercise after myocardial infarction. Circulation 1989;80:234-244.
6. Papadakis S, Oldridge NB, Coyle D, et al: Economic evaluation of cardiac rehabilitation: A systematic review. Eur J Cardiovasc Prev Rehabil 2005;12:513-520.
7. Ades PA, Pashkow FJ, Nestor JR: Cost-effectiveness of cardiac rehabilitation after myocardial infarction. J Cardiopulm Rehabil 1997;17:222-231.
8. Fidan D, Unal B, Critchley J, Capewell S: Economic analysis of treatments reducing coronary heart disease mortality in England and Wales, 2000-2010. QJM 2007;100:277-289.
9. Canadian Coordinating Office for Health and Technology Assessment: A clinical and economic review of exercise-based cardiac rehabilitation for coronary disease. Ottawa, Canada, Brown A, Noorani H, Taylor R, et al, 2003.
10. Suaya JA, Shepard DS, Normand SL, et al: Use of cardiac rehabilitation by Medicare beneficiaries after myocardial infarction or coronary bypass surgery. Circulation 2007;116:1653-1662.
11. Ades PA: Cardiac rehabilitation and secondary prevention of coronary heart disease. N Engl J Med 2001;345:892-902.
12. Haram PM, Adams V, Kemi OJ, et al: Time-course of endothelial adaptation following acute and regular exercise. Eur J Cardiovasc Prev Rehabil 2006;13:585-591.
13. Walther C, Gielen S, Hambrecht R: The effect of exercise training on endothelial function in cardiovascular disease in humans. Exerc Sport Sci Rev 2004;32:129-134.
14. Shen W, Zhang X, Zhao G, et al: Nitric oxide production and NO synthase gene expression contribute to vascular regulation during exercise. Med Sci Sports Exerc 1995;27:1125-1134.
15. Hambrecht R, Wolf A, Gielen S, et al: Effect of exercise on coronary endothelial function in patients with coronary artery disease. N Engl J Med 2000;342:454-460.
16. Gielen S, Erbs S, Linke A, et al: Home-based versus hospital-based exercise programs in patients with coronary artery disease: Effects on coronary vasomotion. Am Heart J 2003;145:E3.
17. Edwards DG, Schofield RS, Lennon SL, et al: Effect of exercise training on endothelial function in men with coronary artery disease. Am J Cardiol 2004;93:617-620.
18. Gokce N, Vita JA, Bader DS, et al: Effect of exercise on upper and lower extremity endothelial function in patients with coronary artery disease. Am J Cardiol 2002;90:124-127.
19. Walsh JH, Bilsborough W, Maiorana A, et al: Exercise training improves conduit vessel function in patients with coronary artery disease. J Appl Physiol 2003;95:20-25.
20. Hosokawa S, Hiasa Y, Takahashi T, Itoh S: Effect of regular exercise on coronary endothelial function in patients with recent myocardial infarction. Circ J 2003;67:221-224.
21. Vona M, Rossi A, Capodaglio P, et al: Impact of physical training and detraining on endothelium-dependent vasodilation in patients with recent acute myocardial infarction. Am Heart J 2004;147:1039-1046.
22. Hambrecht R, Adams V, Erbs S, et al: Regular physical activity improves endothelial function in patients with coronary artery disease by increasing phosphorylation of endothelial nitric oxide synthase. Circulation 2003;107:3152-3158.
23. Linke A, Erbs S, Hambrecht R: Exercise and the coronary circulation—alterations and adaptations in coronary artery disease. Prog Cardiovasc Dis 2006;48:270-284.
24. Adams V, Lenk K, Linke A, et al: Increase of circulating endothelial progenitor cells in patients with coronary artery disease after exercise-induced ischemia. Arterioscler Thromb Vasc Biol 2004;24:684-690.
25. Sandri M, Adams V, Gielen S, et al: Effects of exercise and ischemia on mobilization and functional activation of blood-derived progenitor cells in patients with ischemic syndromes: Results of 3 randomized studies. Circulation 2005;111:3391-3399.
26. Steiner S, Niessner A, Ziegler S, et al: Endurance training increases the number of endothelial progenitor cells in patients with cardiovascular risk and coronary artery disease. Atherosclerosis 2005;181:305-310.
27. Schuler G, Hambrecht R, Schlierf G, et al: Regular physical exercise and low-fat diet. Effects on progression of coronary artery disease. Circulation 1992;86:1-11.
28. Hambrecht R, Walther C, Mobius-Winkler S, et al: Percutaneous coronary angioplasty compared with exercise training in patients with stable coronary artery disease: A randomized trial. Circulation 2004;109:1371-1378.
29. Franklin BA, Kahn JK: Delayed progression or regression of coronary atherosclerosis with intensive risk factor modification. Effects of diet, drugs, and exercise. Sports Med 1996;22:306-320.
30. Gould KL: New concepts and paradigms in cardiovascular medicine: The noninvasive management of coronary artery disease. Am J Med 1998;104:2S-17S.
31. LaFontaine T: The role of lipid management by diet and exercise in the progression, stabilization, and regression of coronary artery atherosclerosis. J Cardiopulm Rehabil 1995;15:262-268.
32. Schell WD, Myers JN: Regression of atherosclerosis: A review. Prog Cardiovasc Dis 1997;39:483-496.
33. Libby P, Ridker PM, Maseri A: Inflammation and atherosclerosis. Circulation 2002;105:1135-1143.
34. Gabay C, Kushner I: Acute-phase proteins and other systemic responses to inflammation. N Engl J Med 1999;340:448-454.
35. Goldhammer E, Tanchilevitch A, Maor I: Exercise training modulates cytokines activity in coronary heart disease patients. Int J Cardiol 2005;100:93-99.
36. Ridker PM, Buring JE, Cook NR, Rifai N: C-reactive protein, the metabolic syndrome, and risk of incident cardiovascular events: An 8-year follow-up of 14,719 initially healthy American women. Circulation 2003;107:391-397.
37. Kasapis C, Thompson PD: The effects of physical activity on serum C-reactive protein and inflammatory markers: A systematic review. J Am Coll Cardiol 2005;45:1563-1569.
38. Niessner A, Richter B, Penka M, Steiner S, et al: Endurance training reduces circulating inflammatory markers in persons at risk of coronary events: Impact on plaque stabilization? Atherosclerosis 2006;186:160-165.
39. Peschel T, Sixt S, Beitz F, et al: High, but not moderate frequency and duration of exercise training induces downregulation of the expression of inflammatory and atherogenic adhesion molecules. Eur J Cardiovasc Prev Rehabil 2007;14:476-482.
40. Schwartz PJ: The autonomic nervous system and sudden death. Eur Heart J 1998;19(Suppl F):F72-F80.
41. La Rovere MT, Bigger JT Jr, Marcus FI, et al: Baroreflex sensitivity and heart-rate variability in prediction of total cardiac mortality after myocardial infarction. ATRAMI (Autonomic Tone and Reflexes After Myocardial Infarction) Investigators. Lancet 1998;351:478-484.
42. Buch AN, Coote JH, Townend JN: Mortality, cardiac vagal control and physical training—what's the link? Exp Physiol 2002;87:423-435.
43. Duru F, Candinas R, Dziekan G, et al: Effect of exercise training on heart rate variability in patients with new-onset left ventricular dysfunction after myocardial infarction. Am Heart J 2000;140:157-161.
44. Malfatto G, Facchini M, Bragato R, et al: Short and long term effects of exercise training on the tonic autonomic modulation of heart rate variability after myocardial infarction. Eur Heart J 1996;17:532-538.
45. Mazzuero G, Lanfranchi P, Colombo R, et al: Long-term adaptation of 24-h heart rate variability after myocardial infarction. The EAMI Study Group. Exercise Training in Anterior Myocardial Infarction. Chest 1992;101(5 Suppl):304S-308S.
46. Mimura J, Yuasa F, Yuyama R, et al: The effect of residential exercise training on baroreflex control of heart rate and sympathetic nerve activity in patients with acute myocardial infarction. Chest 2005;127:1108-1115.
47. Oya M, Itoh H, Kato K, et al: Effects of exercise training on the recovery of the autonomic nervous system and exercise capacity after acute myocardial infarction. Jpn Circ J 1999;63:843-848.

48. Pardo Y, Merz CN, Velasquez I, et al: Exercise conditioning and heart rate variability: Evidence of a threshold effect. Clin Cardiol 2000;23:615-620.
49. Stahle A, Nordlander R, Bergfeldt L: Aerobic group training improves exercise capacity and heart rate variability in elderly patients with a recent coronary event. A randomized controlled study. Eur Heart J 1999;20:1638-1646.
50. Tygesen H, Wettervik C, Wennerblom B: Intensive home-based exercise training in cardiac rehabilitation increases exercise capacity and heart rate variability. Int J Cardiol 2001;79:175-182.
51. Leonetti G: Short and long term effects of exercise training on the tonic autonomic modulation of heart rate variability after myocardial infarction. Eur Heart J 1996; 17:532-538.
52. Durstine JL, Grandjean PW, Davis PG, et al: Blood lipid and lipoprotein adaptations to exercise: A quantitative analysis. Sports Med 2001;31:1033-1162.
53. Kodama S, Tanaka S, Saito K, et al: Effect of aerobic exercise training on serum levels of high-density lipoprotein cholesterol: A meta-analysis. Arch Intern Med 2007;167:999-1008.
54. Kelley GA, Kelley KS, Franklin B: Aerobic exercise and lipids and lipoproteins in patients with cardiovascular disease: A meta-analysis of randomized controlled trials. J Cardiopulm Rehabil 2006;26:131-139; quiz 140-141, discussion 142-144.
55. Whelton SP, Chin A, Xin X, He J: Effect of aerobic exercise on blood pressure: A meta-analysis of randomized, controlled trials. Ann Intern Med 2002;136:493-503.
56. Fagard RH, Cornelissen VA: Effect of exercise on blood pressure control in hypertensive patients. Eur J Cardiovasc Prev Rehabil 2007;14:12-17.
57. Murphy MH, Nevill AM, Murtagh EM, Holder RL: The effect of walking on fitness, fatness and resting blood pressure: A meta-analysis of randomised, controlled trials. Prev Med 2007;44:377-385.
58. Curioni CC, Lourenco PM: Long-term weight loss after diet and exercise: A systematic review. Int J Obes (Lond) 2005;29:1168-1174.
59. Miller WC, Koceja DM, Hamilton EJ: A meta-analysis of the past 25 years of weight loss research using diet, exercise or diet plus exercise intervention. Int J Obes Relat Metab Disord 1997;21:941-947.
60. Shaw K, Gennat H, O'Rourke P, Del Mar C: Exercise for overweight or obesity. Cochrane Database Syst Rev (8):CD003817, 2006.
61. Lavie CJ, Milani RV: Effects of cardiac rehabilitation, exercise training, and weight reduction on exercise capacity, coronary risk factors, behavioral characteristics, and quality of life in obese coronary patients. Am J Cardiol 1997;79:397-401.
62. Brochu M, Poehlman ET, Savage P, et al: Modest effects of exercise training alone on coronary risk factors and body composition in coronary patients. J Cardiopulm Rehabil 2000;20:180-188.
63. Gayda M, Brun C, Juneau M, et al: Long-term cardiac rehabilitation and exercise training programs improve metabolic parameters in metabolic syndrome patients with and without coronary heart disease. Nutr Metab Cardiovasc Dis 2008;18:142-151.
64. Suskin NG, Heigenhauser G, Afzal R, et al: The effects of exercise training on insulin resistance in patients with coronary artery disease. Eur J Cardiovasc Prev Rehabil 2007;14:803-808.
65. El-Sayed MS, Sale C, Jones PG, Chester M: Blood hemostasis in exercise and training. Med Sci Sports Exerc 2000;32:918-925.
66. Koller A: Exercise-induced increases in cardiac troponins and prothrombotic markers. Med Sci Sports Exerc 2003;35:444-448.
67. Domenech RJ: Preconditioning: A new concept about the benefit of exercise. Circulation 2006;113:e1-e3.
68. Yellon DM, Downey JM: Preconditioning the myocardium: From cellular physiology to clinical cardiology. Physiol Rev 2003;83:1113-1151.
69. McElroy CL, Gissen SA, Fishbein MC: Exercise-induced reduction in myocardial infarct size after coronary artery occlusion in the rat. Circulation 1978;57:958-962.
70. Starnes JW, Taylor RP: Exercise-induced cardioprotection: Endogenous mechanisms. Med Sci Sports Exerc 2007;39:1537-1543.
71. Kloner RA, Shook T, Antman EM, et al: Prospective temporal analysis of the onset of preinfarction angina versus outcome: An ancillary study in TIMI-9B. Circulation 1998;97:1042-1045.
72. Kloner RA, Shook T, Przyklenk K, et al: Previous angina alters in-hospital outcome in TIMI 4. A clinical correlate to preconditioning? Circulation 1995;91:37-45.
73. Cribier A, Korsatz L, Koning R, et al: Improved myocardial ischemic response and enhanced collateral circulation with long repetitive coronary occlusion during angioplasty: A prospective study. J Am Coll Cardiol 1992;20:578-586.
74. Edwards RJ, Redwood SR, Lambiase PD, et al: Antiarrhythmic and anti-ischaemic effects of angina in patients with and without coronary collaterals. Heart 2002;88:604-610.
75. Thompson PD, Buchner D, Pina IL, et al: Exercise and physical activity in the prevention and treatment of atherosclerotic cardiovascular disease: A statement from the Council on Clinical Cardiology (Subcommittee on Exercise, Rehabilitation, and Prevention) and the Council on Nutrition, Physical Activity, and Metabolism (Subcommittee on Physical Activity). Circulation 2003;107:3109-3116.
76. Fletcher GF, Balady GJ, Amsterdam EA, et al: Exercise standards for testing and training: A statement for healthcare professionals from the American Heart Association. Circulation 2001;104:1694-1740.
77. Juneau M, Colles P, Theroux P, et al: Symptom-limited versus low level exercise testing before hospital discharge after myocardial infarction. J Am Coll Cardiol 1992;20:927-933.
78. Myers J, Buchanan N, Walsh D, et al: Comparison of the ramp versus standard exercise protocols. J Am Coll Cardiol 1991;17:1334-1342.
79. Tabet JY, Meurin P, Teboul F, et al: Determination of exercise training level in coronary artery disease patients on beta blockers. Eur J Cardiovasc Prev Rehabil 2008;15:67-72.
80. Thompson PD, Franklin BA, Balady GJ, et al: Exercise and acute cardiovascular events placing the risks into perspective: A scientific statement from the American Heart Association Council on Nutrition, Physical Activity, and Metabolism and the Council on Clinical Cardiology. Circulation 2007;115:2358-2368.
81. Juneau M: Exercise training above the ischemic threshold in stable coronary patients. In Jobin J, Maltais F, Poirier P, et al, (eds): Advancing the Frontiers of Cardiopulmonary Rehabilitation. Champaign, IL, Human Kinetics, 2002, pp 225-227.
82. Dressendorfer RH, Franklin BA, Smith JL, et al: Rapid cardiac deconditioning in joggers restricted to walking: Training heart rate and ischemic threshold. Chest 1997;112:1107-1111.
83. Juneau M, Roy N, Nigam A: Exercise above the ischemic threshold and serum markers of myocardial injury. Can J Cardiol 2009;25:e338-e341.
84. Balady GJ, Williams MA, Ades PA, et al: Core components of cardiac rehabilitation/secondary prevention programs: 2007 update: A scientific statement from the American Heart Association Exercise, Cardiac Rehabilitation, and Prevention Committee, the Council on Clinical Cardiology; the Councils on Cardiovascular Nursing, Epidemiology and Prevention, and Nutrition, Physical Activity, and Metabolism; and the American Association of Cardiovascular and Pulmonary Rehabilitation. Circulation 2007;115:2675-2682.
85. Adams J, Cline MJ, Hubbard M, et al: A new paradigm for post-cardiac event resistance exercise guidelines. Am J Cardiol 2006;97:281-286.
86. Williams MA, Haskell WL, Ades PA, et al: Resistance exercise in individuals with and without cardiovascular disease: 2007 update: A scientific statement from the American Heart Association Council on Clinical Cardiology and Council on Nutrition, Physical Activity, and Metabolism. Circulation 2007;116:572-584.
87. Pavy B, Iliou MC, Meurin P, et al: Safety of exercise training for cardiac patients: Results of the French registry of complications during cardiac rehabilitation. Arch Intern Med 2006;166:2329-2334.
88. Franklin BA, Bonzheim K, Gordon S, Timmis GC: Safety of medically supervised outpatient cardiac rehabilitation exercise therapy: A 16-year follow-up. Chest 1998;114:902-906.
89. Brook RD, Franklin B, Cascio W, et al: Air pollution and cardiovascular disease: A statement for healthcare professionals from the Expert Panel on Population and Prevention Science of the American Heart Association. Circulation 2004;109:2655-2671.
90. Miller KA, Siscovick DS, Sheppard L, et al: Long-term exposure to air pollution and incidence of cardiovascular events in women. N Engl J Med 2007;356:447-458.
91. Peters A, Dockery DW, Muller JE, Mittleman MA: Increased particulate air pollution and the triggering of myocardial infarction. Circulation 2001;103:2810-2815.
92. Pope CA 3rd, Thun MJ, Namboodiri MM, et al: Particulate air pollution as a predictor of mortality in a prospective study of U.S. adults. Am J Respir Crit Care Med 1995;151 (3 Pt 1):669-674.
93. Hoek G, Brunekreef B, Goldbohm S: Association between mortality and indicators of traffic-related air pollution in the Netherlands: A cohort study. Lancet 2002;360:1203-1209.

94. Peters A, von Klot S, Heier M, et al: Exposure to traffic and the onset of myocardial infarction. N Engl J Med 2004;351:1721-1730.
95. Mills NL, Tornqvist H, Gonzalez MC, et al: Ischemic and thrombotic effects of dilute diesel-exhaust inhalation in men with coronary heart disease. N Engl J Med 2007;357:1075-1082.
96. Mittleman MA: Air pollution, exercise, and cardiovascular risk. N Engl J Med 2007;357:1147-1149.
97. Stone PH: Triggering myocardial infarction. N Engl J Med 2004;351:1716-1718.

第 5 篇

现代心脏监护病房与治疗指南

第 33 章

非 ST 段抬高急性冠状动脉综合征的诊断与治疗：ESC 指南

Jean-Pierre Bassand 和 Christian W. Hamm

2007 年 6 月，ESC 发表了非 ST 段抬高急性冠脉综合征（UA/NSTEMI）患者的新治疗指南 [1]。这是关于该类疾病的第 3 版治疗指南，第一版于 2000 年发表，第 2 版于 2003 年发表。上一版指南发表 4 年后才有该新版指南，因为应用于完全修改 UA/NSTEMI 指南的新进展非常少。因此，2007 版指南并不仅仅是更新，而是一个全新的指南，旨在找到该类疾病的新治疗途径。工作组包括 11 名成员，其中 10 名来自欧洲，1 名来自美国。工作组根据在心血管疾病领域的专长选择专家，尤其是在 ACS 领域。其中一名成员因其在方法学、统计学和荟萃分析方面极其专业而入选。

ESC 工作组的基本理念是提供依据患者的实用的指南，可供临床医师在日常的临床实践中应用。

工作组决定在撰写该医疗准则时坚持一些新的基本原则。这种态度可以解释为什么欧洲指南与 AHA/ACC 2 个月后发布的美国指南在有些方面有所不同 [2]。尤其是欧洲工作组决定优先考虑应用当代治疗的临床试验，这些治疗考虑了所处的药理学环境，例如包括阿司匹林、氯吡格雷和糖蛋白Ⅱb/Ⅲa 受体阻滞剂的应用，同时也包括血管重建策略。不鼓励行介入治疗，或不能应用当代的药理和介入（例如支架）治疗的 UA/NSTEMI 领域的旧研究或荟萃分析所占的比重较小。

再者，工作组考虑到临床研究所用的方法学质量，首先考虑样本量是否足够，不考虑终点事件信服力少的研究，并定义复合终点（将弱的变量例如需要血管重建或其他替代标志物等合并）。其次，双盲研究同样优于开放式研究。

最后，工作组专门强调以前指南中未被指出的重要实际问题，例如出血、输血和特殊人群（老年、女性、慢性肾脏疾病或糖尿病患者）的问题。在缺乏证据的领域，指南尝试提供有实用价值的建议，例如评估对抗血小板治疗的抵抗、维生素 K 拮抗剂和双重抗血小板治疗的关系等。

指南通常不提到成本问题。因此，以每个治疗或操作需治疗多少患者能预防 1 例死亡或心肌梗死的方式体现，是一条新颖的途径。这能给临床医师风险获益比的明确概念。反过来也一样，需要伤害的人数提供了付出的成本，例如出血并发症。

本文是对 ESC 正式指南的总结，为了简洁，仅列出了不同药物疗效和治疗 UA/NSTEMI 过程的极少细节。

心血管疾病

目前，心血管疾病是工业化国家的主要死因。预期到 2020 年，在新兴国家也会如此。在这些疾病中，冠心病最普遍，发病率和死亡率较高。缺血性心脏病的临床表现包括无症状心肌缺血、稳定型心绞痛、不稳定性心绞痛（UA）、心肌梗死、心力衰竭和猝死。在欧洲，急性住院的患者中胸痛患者占很大比例。从这个大比例可疑心源性疼痛的患者群中区分 ACS 患者是一个挑战，尤其是对无明确症状或无 ECG 特征表现的患者。虽然有目前的治疗，但是，ACS 患者的死亡率、心肌梗死率和再住院率仍然很高。

已明确证实，不同临床表现的 ACS 在病理生理学基础方面极为相同。病理学、血管内镜和生物标志物检查已经证明粥样硬化斑块破裂和侵蚀，伴随不同程度的血栓叠加和远端栓塞，导致心肌低灌注，代表了大多数 ACS 的病理生理学机制。

动脉粥样硬化血栓形成性疾病危及生命，已经有了风险分层标准，使临床医师能及时做出符合个体化治疗的药物治疗决定和血管重建策略选择。指导诊断和治疗的主要临床表现是胸痛，但是，对于患者的分类主要是依据 ECG。可能会遇到 2 种类型的患者：急性胸痛伴随 ST 段持续抬高的患者和急性胸痛但无 ST 段持续抬高的患者。

典型急性胸痛和 ST 段持续（>20 分钟）抬高的患者

这属于 ST 段抬高型 ACS，一般反映冠状动脉急性闭塞。大部分该类患者最终发展为 STEMI。治疗的目标是通过直接 PCI 或溶栓治疗获得快速、完全和持续的再灌注。

急性胸痛但无 ST 段持续抬高的患者

无 ST 段持续抬高的患者表现为持续或短暂 ST 段压低、T 波倒置、T 波低平、T 波假性正常化或 ECG 无改变。对于这部分患者的首要治疗是缓解缺血和症状，持续心电监测和重复检测心肌坏死标志物。依据肌钙蛋白的监测，症状发作时对于 UA/NSTEMI 的诊断将会进一步分为 NSTEMI 或 UA。随后将排除一定数量的患者，这些患者的症状并非由冠心病导致。最后的诊断将指导如何治疗。

流行病学和自然史

诊断 UA/NSTEMI 比诊断 STEMI 困难，因此很难评估其发病率。另外，近几年，新的心肌梗死定义的引入考虑应用更加敏感而且更加特异的心肌坏死标志物[3, 4]。调查表明，因 UA/NSTEMI 入院的年发病率是 3/1000。这一发病率在欧洲差异很大，中部和东部较西部高。随着时间发展，UA/NSTEMI 发病率逐渐增加，而 STEMI 发病率降低。现在，UA/NSTEMI 住院比例高于 STEMI。

同样，调查表明 UA/NSTEMI 患者的预后也有很大不同。30 天死亡率低于 STEMI，但是，1 年时死亡率相同。

对治疗的提示如下：

- UA/NSTEMI 患者发病率高于 STEMI 患者。
- STEMI 患者大多数事件在症状开始之前或之后的很短时间内发生，而 UA/NSTEMI 患者的这些事件在数天或数周内发生。
- 6 个月后 STEMI 和 UA/NSTEMI 患者的死亡率相当。

这表明对 UA/NSTEMI 患者的治疗策略需要强调急性期和长期的治疗。

病理生理学

动脉粥样硬化是中等和大动脉的血管慢性、多病灶、免疫炎症性和纤维增生性疾病，主要由脂质沉积驱动[5]。可导致症状发生的冠状动脉病变包含不稳定的慢性动脉粥样硬化斑块和急性血栓组成的混合物。因为具体患者病变混合物的准确成分不清楚，所以通常应用动脉粥样硬化血栓形成来描述。一般，动脉粥样硬化占主导的病变导致慢性稳定型心绞痛，而血栓形成是导致 ACS 罪犯病变的关键成分[6, 7]。

ACS 代表动脉粥样硬化危及生命的临床表现，通常由斑块破裂和侵蚀导致急性血栓形成所致，伴随或不伴随血管收缩，导致突然和严重的血流减少。在斑块破裂的复杂过程中，炎症是一个关键的病理生理学基础。在少数患者中，ACS 可能由非动脉粥样硬化原因导致，例如动脉炎、创伤、夹层、血栓栓塞、先天异常、滥用可卡因和心导管介入手术并发症等。

易损斑块

动脉粥样硬化过程并不是连续线性发展，而是稳定期和不稳定期交替进展。斑块破裂和侵蚀是 ACS 主要的 2 种机制。与稳定性斑块相比，倾向于不稳定和破裂的易损斑块有大的脂质核、较少的平滑肌细胞、聚集大量炎症细胞和脂质核表面的纤维帽较薄。

冠状动脉血栓形成

ACS 患者冠状动脉血栓通常形成在易损的破裂或侵蚀的斑块部位。STEMI 患者的血栓富含纤维蛋白并完全堵塞血管，而 UA/NSTEMI 患者的血栓富含血小板并且部分或间歇堵塞血管。斑块破裂部位的富含血小板的血栓可能破碎为小的血栓，将堵塞下游血管，可能会堵塞小动脉和毛细血管。这些血小板性血栓可能导致小范围的心肌坏死。

易损患者

已经证明，对于 ACS 患者中，多部位斑块破裂伴随或不伴随冠状动脉内血栓形成，各种全身炎症标志物水平升高，以及血栓形成和凝血系统激活。有报道称高胆固醇血症、吸烟和纤维蛋白水平增高导致这些患者不稳定，导致血栓性并发症。

内皮细胞舒张功能障碍

冠状动脉的轻微改变可能显著影响心肌血供，进而导致静息或运动时供血不足。血管痉挛最经常发生在动脉粥样硬化斑块部位，这些部位有血小板和冠状动脉内血栓释放的缩血管物质如 5- 羟色胺、血栓烷 A_2 和凝血酶等。冠状动脉动态性狭窄导致 ACS 的原型是 Prinzmetal 提出的变异型心绞痛，此时冠状动脉痉挛是导致血流突然下降的主要决定因素。这通常发生于关键或稍次要的狭窄部位。

次要机制

一些心外机制能导致心肌耗氧严重增加而超过供氧极限，例如发热、心动过速、甲状腺功能亢进、高肾上腺素水平、突然的情绪应激和左心室后负荷增加（高血压和主动脉缩窄）。

心肌损伤

心肌可能正常或者有不同程度的受损。局灶性心肌坏死周围有炎症区域。在临床实践中，这些微小的损害可能仅能通过 cTnT 或 cTnI 水平升高检测出，而根据 ESC、AHA、ACC 的共识将诊断为心肌梗死。这个观念对临床很重要，因为就短期预后和治疗药物选择而言，它有着重要的实际意义。

诊断和风险评估

诊断及风险分层和 ACS 紧密相关。UA/NSTEMI 患者发生心肌梗死、再次梗死或死亡的风险较高。不应将风险看成两方面，患者风险从极高危到低危是连续的。

临床表现和病史

UA/NSTEMI 患者的临床表现包括各种各样的症状。通常有多个临床表现：

- 静息状态下心绞痛持续时间＞ 20 分钟。
- 新发（原发）的严重的心绞痛（CCS 分级达Ⅲ级）。
- 原为稳定型心绞痛，新近不稳定，CCS 最少达Ⅲ级（劳力恶化型心绞痛）。
- 心肌梗死后心绞痛。

80% 的患者是心绞痛时间延长，而仅有 20% 是原发或恶化型心绞痛。

症状间歇发作的患者，首次事件发生前症状发作次数增加同样可能影响预后。同时伴随心动过速、低血压或心力衰竭意味着预后差，需要立即诊断和处理。重要的是要认识到可导致 UA/NSTEMI 恶化或突发的临床情况，例如贫血、感染、炎症、发热和代谢或内分泌失调（尤其是甲状腺功能失调）。

诊断工具

体格检查　体格检查通常正常。医师必须对心力衰竭或血流动力学不稳定的情况立即做出诊断并治疗。体格检查的重要目的是排除非心源性胸痛和非缺血性心脏病。

ECG　静息状态 12 导联 ECG 是评估可疑 UA/NSTEMI 患者的一线诊断工具。应当在患者到急诊科就诊的 10 分钟内进行该检查并由有资质的医师做出解释。结果包括正常 ECG（5% 的 UA/NSTEMI 患者可观察到）、T 波倒置或 ST 段压低。ST 段压低的导联个数和幅度对预测预后意义重大 [8]。T 波倒置的预后意义弱于 ST 段压低。

持续 ST 段监测　在线持续 12 导联 ST 段监测对诊断很有意义。多个研究显示 15% ～ 30% 的 UA/NSTEMI 患者有短暂的 ST 段改变，主要是 ST 段压低。ST 段监测提供独立于静息 ECG、肌钙蛋白和其他临床参数的预后信息。

运动或其他负荷试验　在典型静息缺血性胸痛持续发作的患者，不应当实施负荷试验。但是，负荷试验有预测价值，因此，对于没有胸痛、没有心力衰竭症状和心肌标志物正常（重复检测），而且 ECG 不能诊断的患者是有用的。

生物标志物

近几年已研究了多个生物标志物，用来诊断和风险分层。它们反映了 UA/NSTEMI 不同病理生理学方面，例如心肌细胞微小损伤、炎症、血小板激活或神经激素激活。左室功能、肾功能不全或糖尿病在长期预后中同样有重要作用。

心肌损伤标志物　cTnT 和 cTnI 是首选的心肌损伤标志物，因为它们比传统的心肌酶，例如 CK 或 CK-MB，更加特异而且更加敏感。它们反映了由远端栓塞导致的不可逆心肌细胞坏死，这些栓子来自斑块破裂或侵蚀部位形成的富含血小板的血栓。肌钙蛋白是预测短期和长期心肌梗死和死亡结果的最优生物标志物 [9, 10]。它们对选择合适的治疗 UA/NSTEMI 方案同样有用。3 ～ 4 小时后外周血肌钙蛋白开始升高。因为坏死心肌的蛋白水解导致肌钙蛋白水平可能持续升高达 2 周。轻度或中度的肌钙蛋白水平升高的 UA/NSTEMI 患者似乎早期风险最高。

刚就诊的患者单次阴性的肌钙蛋白检验结果不够排除标准，因为许多患者的肌钙蛋白只能在随后的几个小时才能检测到。为了证明或排除心肌损伤，入院 6 ～ 12 小时后应重复采血检验，并且在任何严重胸痛发作后复查。在没有其他可疑的发现时可能忽略第二次化验，仅在患者最后一次胸痛发作超过 12 小时而且肌钙蛋白升高之前。肌钙蛋白升高可见于许多临床情况，但是在没有缺血和冠状动脉堵塞导致的临床症状的情况下，并不真实反映心肌梗死。鉴别诊断可能很困难。在其他地方已经总结了导致肌钙蛋白释放的临床情况 [4]。简言之，肌钙蛋白可在以下情况下升高：①严重充血性心力衰竭；②主动脉夹层；③心脏挫伤（消融和起搏）；④心肌炎、心内膜炎或心包炎；⑤高血压危象；⑥快速室性心律失常或缓慢型心律失常；⑦肺栓塞；⑧心尖球囊样综合征；⑨慢性或急性肾功能不全；⑩急性神经性疾病，包括脑卒中或蛛网膜下腔出血；⑪药物毒性（例如阿霉素、氟尿嘧啶和郝塞汀）；⑫蛇毒液类；⑬烧伤面积超过皮肤表面 30%；⑭横纹肌溶解；⑮危重患者，尤其是呼吸衰竭患者或败血症患者。

这意味着对 UA/NSTEMI 的诊断不应只仅仅建立在心肌标志物的基础上，心肌标志物的升高可能由其他临床情况导致。

炎症活性标志物　过去 10 年，研究了无数的炎症标志物，其中，通过超敏检测法测定的 C 反应蛋白（高敏 C 反应蛋白）研究最广泛，与较高的不良事件发生率有关。有强烈的证据表明，即使在肌钙蛋白阴性的 UA/NSTEMI 患者，高敏 C 反应蛋白升高可预测长期死亡率（＞ 6 个月）[11]。

神经体液活性标志物　钠尿肽类似于脑钠肽或其激素原氨基末端，是检测左室功能不全非常敏感和非常特异的标志物。与脑钠肽或氨基末端 B 型脑钠肽前体水平低的患者相比，有强烈的回顾性资料表明，脑钠肽或氨基末端 B 型脑钠肽前体水平高的患者死亡率升高 3 ～ 5 倍 [12]。即使经年龄、Killip 分级和 LVEF 调整，其水平与死亡风险强烈相关。然而，它们是长期预后的标志，但是对起始的风险分层价值有限，因而对 UA/NSTEMI 患者的起始治疗价值有限。

肾功能标志物 肾功能受损是 ACS 患者长期死亡率的独立预测因素[13]。长期死亡率受肾功能水平的影响，因为它随肾小球滤过率 / 肌酐清除率降低呈指数级增长。与肾功能正常的患者相比，1 年时，肾功能轻度受损的患者发生死亡的风险比值比是 1.76，中度受损的患者为 2.72，而重度受损的患者达 6.18。

多标志物途径

目前，建议应用 cTnT 或 cTnI 对刚入院的患者进行急性期风险分层。同时或在随后几天，应用肾小球滤过率和脑钠肽 / 氨基末端 B 型脑钠肽前体评估肾功能或心功能不全，因其有对治疗和长期预后的内在影响[14]。目前，只有高敏 C 反应蛋白能常规检测潜在的炎症反应活性，而这影响长期死亡率。

超声心动检查和无创心肌影像检查

超声心动检查是定量评估左心室功能和排除鉴别诊断的重要工具。同样目的的其他无创检查手段也有用。超声心动检查可排除主动脉狭窄、主动脉夹层、肺栓塞或其他可导致类似 ACS 的临床情况。MRI 是可替代超声心动检查的有价值的检查。

冠状动脉解剖影像 金标准仍然是传统的有创冠状动脉造影检查。

多支病变患者发生严重心脏事件的风险最高，左主干病变也一样。如果考虑血管重建策略，有必要应用冠状动脉造影评估罪犯病变特征和部位以及其他病变。就目前的发展，不能建议冠状动脉 CT 作为 UA/NSTEMI 患者的冠状动脉成像检查，因为其诊断的准确性欠佳。

MRI 检查不是确定的冠状动脉成像手段。它仅用于定量分析住院患者的心肌受损或排除心肌炎。但是，CT 或 MRI 能用来进行鉴别诊断，例如肺栓塞或主动脉夹层。

鉴别诊断

多个心源性或非心源性情况的临床表现类似于 UA/NSTEMI。有些是心源性的、血管性的或与肺相关的情况，例如心肌炎、心包炎、心肌心包炎、心肌病、心尖球囊样综合征、肺栓塞、肺梗死、肺炎、气胸、主动脉夹层、主动脉瘤和主动脉缩窄。其他情况的临床表现也可类似于 ACS，例如胃肠道原因导致的，包括食管痉挛、急性食管炎、消化性溃疡、胰腺炎和胆囊炎；或矫形外科 / 外伤原因导致的，包括如颈椎病、肋骨骨折、肌肉损伤 / 炎症和肋软骨炎；或血液病原因导致的，例如链状细胞贫血症。

风险评分

已经建立了多个风险分层评分体系，并且经大样本患者群评估。临床实践中，只有简单的风险评分方法才有用。

GRACE 风险评分[15]是依据大规模未经选择的患者的国际注册研究，包括整个 ACS 疾病谱。危险因素从在院和出院后 6 个月时死亡的独立预测效度的危险因素中获得。依据直接的对比结果，在日常临床实践中建议 GRACE 风险评分优先作为用于入院和出院的风险分层方法，还有其他风险评分（如 TIMI 和 PURSUIT 风险评分）。

对诊断和风险分层的建议

- 对 UA/NSTEMI 患者的诊断和短期风险分层应当依据结合病史、症状、ECG、生物标志物和风险评分结果（Ⅰ-B）。
- 对于具体患者危险的评估是一个动态过程，应随时根据临床情况的进展更新。
  - 首次就诊后 10 分钟内获得 12 导联 ECG 并由有经验的医师判读（Ⅰ-C）。应当记录其他导联（V_{3R}、V_{4R} 和 V_7 ～ V_9）。症状复发、发病后 6 小时、24 小时和出院前应当复查 ECG（Ⅰ-C）。
  - 应当迅速取血检测 cTnT 或 cTnI，并且在 60 分钟内报告结果（Ⅰ-C）。如果初次检查结果是阴性，6 ～ 12 个小时应当重复检测（Ⅰ-A）。
  - 在初次和随后的风险评估中应当应用 GRACE 这样的风险评分方法（Ⅰ-B）。
  - 建议将 ECG 应用于鉴别诊断（Ⅰ-C）。
  - 没有胸痛、ECG 正常和肌钙蛋白阴性的患者，建议在出院前施行无创的负荷试验，诱发心肌缺血（Ⅰ-A）。
- 风险分层时应考虑以下预测长期死亡或心肌梗死的因素（Ⅰ-B）：
  - 临床情况：年龄、心率、血压、Killip 分级、糖尿病、既往心肌梗死病史、冠心病。
  - ECG 标志：ST 段压低。
  - 实验室检查：肌钙蛋白、肾小球滤过率 / 肌酐清除率 / 胱氨酸 C、脑钠肽 / 氨基末端 B 型脑钠肽前体、高敏 C 反应蛋白。
  - 影像学发现：低 EF、左主干病变、三支病变。
  - 风险评分结果。

治　疗

本节介绍的治疗观点依据大量的临床研究或荟萃分析所得。

讨论四种急性治疗：抗缺血药物、抗凝药物、抗血小板药物和冠状动脉血管重建。总体来说，治疗方法依据患者是否仅接受药物治疗，或加血管造影和血管重建。许多治疗观点曾在 20 多年前评估过或仅在特定患者群中检验过。该指南将这些情况考虑在内。

抗缺血药物

抗缺血药物能降低心肌耗氧（降低心率、降低血压或抑制左室收缩功能）和（或）引起血管扩张。

β- 受体阻滞剂

一项荟萃分析指出，应用 β- 受体阻滞剂治疗使进展为 STEMI 的风险相对降低 13%。虽然这些小样本研究证明其对 UA/NSTEMI 患者的死亡率无显著影响，但是，将促进进行大规模随机研究评估在非选择心肌梗死患者应用 β- 受体阻滞剂的疗效。

硝酸酯类

在 UA 患者应用硝酸酯类的研究是小样本和观察性的。在需要住院治疗的 UA/NSTEMI 患者，可以考虑在无禁忌证的情况下静脉应用硝酸酯类药物。应该从小剂量开始，逐渐上调，直到症状缓解 [心绞痛和（或）呼吸困难]，除非发生副作用（特别是头痛或低血压）。

钙通道阻滞剂

荟萃分析表明，应用钙通道阻滞剂对死亡和非致死性心肌梗死无显著影响。相反，观察性研究证明短效硝苯地平对冠心病患者有不利作用，呈剂量依赖性。有证据表明地尔硫卓可能对 NSTEMI 患者有益。钙通道阻滞剂，尤其是二氢吡啶类，可供选择治疗血管痉挛性心绞痛。

新药物

近几年已经研究了新型的通过不同机制发挥作用的抗心绞痛药物。雷诺嗪通过代谢机制发挥抗心绞痛作用，仅在大规模 ACS 患者中得到研究，但是，在降低主要心血管事件方面效果欠佳。

对抗缺血药物的建议

- 建议在没有禁忌证的患者中应用 β- 受体阻滞剂，尤其是伴随高血压或心动过速患者（Ⅰ-B）。
- 在心绞痛发作的急性期，静脉或口服应用硝酸酯类缓解症状有效（Ⅰ-C）。
- 在已经接受硝酸酯类和 β- 受体阻滞剂治疗的患者，钙通道阻滞剂可缓解症状；在有 β- 受体阻滞剂禁忌证的患者和血管痉挛性心绞痛患者应用钙通道阻滞剂有效（Ⅰ-B）。
- 不应使用硝苯地平或其他二氢吡啶类药物，除非结合 β- 受体阻滞剂治疗（Ⅲ-B）。

抗凝药物

应用抗凝药物治疗 UA/NSTEMI 患者，抑制凝血酶生成、凝血酶活性，或同时抑制两者，减少血栓相关的事件发生。有明确的证据表明抗凝药物配合抗血小板药物治疗有效，并且两者结合比单用任何一种药物更有效[16]。所有抗凝药物均可导致出血风险增加。导致出血的危险因素已非常明确。已经在 UA/NSTEMI 患者中研究了在不同的凝血过程中发挥作用的多个抗凝药物。

- 静脉应用普通肝素。
- 皮下注射低分子肝素。
- 每日皮下注射磺达肝癸钠。
- 静脉应用直接凝血酶抑制剂。
- 口服维生素 K 拮抗剂。

普通肝素

全面分析 6 项比较短期应用普通肝素与安慰剂或未接受治疗对照组的研究显示，普通肝素使死亡和心肌梗死风险显著降低 33%（比值比 0.67，95% 置信区间 0.45 ～ 0.99，P=0.045）[18]。实际上，心肌梗死的风险降低是所有获益效应的主要原因。FRISC 研究是对比低分子肝素和安慰剂疗效的研究，如果将其结果纳入分析，危险降低会更大。在 UA/NSTEMI 患者，普通肝素联合阿司匹林治疗对比单用阿司匹林治疗的研究结果表明，在普通肝素联合阿司匹林治疗患者组有获益倾向，但是代价是出血风险增加。中断普通肝素治疗导致事件复发，这可解释为什么获益不能随时间维持，除非患者在中断普通肝素治疗前接受了血管重建治疗[18, 19]。

低分子肝素[18, 19]

有多种低分子肝素可供选择治疗 UA/NSTEMI 患者。在接受阿司匹林治疗的患者，达肝素和那曲肝素的有效性和安全性相同。有多个研究对比依诺肝素和普通肝素的疗效。对共 21 946 例患者的这些研究进行荟萃分析表明，两种药物的 30 天死亡率无显著差异，但是与普通肝素相比，死亡和心肌梗死的联合终点发生率在依诺肝素组患者显著降低（10.1% vs 11.0%，比值比 0.91，95% 置信区间 0.83 ～ 0.99）。在这个分析中，2 组患者出血和输血的发生率无显著差异。SYNERGY 研究是最新的对比依诺肝素和普通肝素疗效的研究[20]。入选 10 027 例计划行早期有创评估和血管重建治疗的高危患者。这个研究应用当代治疗，包括广泛应用支架、糖蛋白Ⅱ b/ Ⅲ a 受体阻滞剂和氯吡格雷。研究中几乎一半的患者接受了 PCI 或其他形式的血管重建治疗。2 组患者 30 天死亡和心肌梗死方面无显著差异，但是依诺肝素组患者出血事件增多，其中 TIMI 定义的严重出血事件增多在统计学上有显著差异（9.1% vs 7.6%），然而 GUSTO 定义的严重出血和输血事件增多在统计学上无显著差异。

低分子肝素，尤其是依诺肝素，在与阿司匹林、噻吩吡啶或糖蛋白Ⅱ b/ Ⅲa 受体阻滞剂联合应用时无需考虑安全性问题。

Xa 因子抑制剂（磺达肝癸钠）

唯一能应用于临床的选择性 Xa 因子抑制剂是磺达肝

癸钠。它是一种人工合成的戊糖，通过抗凝血酶介导选择性抑制Xa因子发挥作用，它剂量依赖性抑制凝血酶生成而对凝血酶本身无抑制作用。

大规模OASIS-5研究入选20 078例UA/NSTEMI患者，对比磺达肝癸钠和依诺肝素的疗效[21]。磺达肝癸钠2.5mg/d皮下注射，对比依诺肝素1mg/kg，每天2次皮下注射，时间最长达8天。9天时，2组患者主要终点事件（死亡、心肌梗死或再发缺血）发生率无显著差异，但是磺达肝癸钠组患者严重出血事件发生率显著降低48%。1个月时，磺达肝癸钠组患者死亡率显著降低，12个月时这一获益相同。进一步的分析表明，死亡风险降低的获益大部分与出血风险降低有关。与依诺肝素组患者相比，PCI时磺达肝癸钠组导管血栓发生率增加（0.9% vs 0.4%，P=0.001）。但是，研究过程中通过单次静脉弹丸式推注普通肝素去除了导管血栓，而不增加出血风险。

直接凝血酶抑制剂

直接凝血酶抑制剂直接与凝血酶（Ⅱa因子）结合，因此抑制凝血酶导致的纤维蛋白原转变成纤维蛋白单体。没有观察到显著的获益，但是对于直接凝血酶抑制剂的早期研究的荟萃分析表明其出血发生率较高。最新的开放式设计ACUITY研究评估了比伐卢定的疗效，将13 819例准备接受介入手术的中危到高危的UA/NSTEMI患者随机分为3组（传统抗凝药物加糖蛋白Ⅱb/Ⅲa受体抑制剂组、比伐卢定加糖蛋白Ⅱb/Ⅲa受体抑制剂组和单用比伐卢定组）。主要终点是缺血事件和出血并发症的复合终点。传统抗凝药物加糖蛋白Ⅱb/Ⅲa受体抑制剂组和比伐卢定加糖蛋白Ⅱb/Ⅲa受体抑制剂组在安全性和有效性方面无显著差异。与传统抗凝药物加糖蛋白Ⅱb/Ⅲa受体抑制剂组相比，单用比伐卢定组患者出血风险降低，并且缺血事件增加无显著差异。ACUITY研究中出血风险降低并未转化为30天和6个月的死亡风险降低。3组患者治疗效果一致，除了在之前未接受氯吡格雷治疗而接受PCI的患者。自从该研究发表后引起了一些评论，因为研究设计应用了非常自由的非劣效性检验。

维生素K拮抗剂

在目前联合应用阿司匹林和氯吡格雷治疗UA/NSTEMI患者的时代，维生素K拮抗剂经常用于有其他抗凝适应证的患者，例如心房颤动或置入机械性心脏瓣。

依据临床实践的经验，似乎在老年患者如果能严密控制INR，联合应用抗血小板和维生素K拮抗剂治疗仅导致出血风险轻度增加。若在ACS患者采取积极的维生素K拮抗剂治疗，如果不知道INR，建议在急性期避免起始应用抗凝药物（普通肝素、低分子肝素、磺达肝癸钠或比伐卢定）治疗，而且不应在INR＜2.0之前开始。不建议应用维生素K逆转抗凝，除非有出血并发症。

UA/NSTEMI患者PCI期间的抗凝药物

应用阿司匹林抑制血小板和应用普通肝素抑制抗凝系统在一开始就是接受PCI患者的标准治疗。依据经验，目前的建议是如果给予了糖蛋白Ⅱb/Ⅲa受体抑制剂治疗，以静脉弹丸式推注普通肝素100IU/kg或50～60IU/kg。普通肝素的疗效通过激活的ACT监测。但是，ACT和临床事件发生率之间的关系和ACT监测的实际应用仍有争议。

对比普通肝素/低分子肝素或比伐卢定配合糖蛋白Ⅱb/Ⅲa受体抑制剂疗效的ACUITY研究已经检验了PCI期间应用比伐卢定的疗效。已经提到，与普通肝素/低分子肝素或比伐卢定加糖蛋白Ⅱb/Ⅲa受体抑制剂相比，单用比伐卢定发生出血的风险显著降低，但是之前未接受氯吡格雷治疗的患者缺血事件发生率显著增加。

SYNERGY研究对比依诺肝素（1mg/kg，2次/天）和普通肝素在UA/NSTEMI患者接受PCI治疗时的疗效。在导管室PCI期间或之后应用2种药物（普通肝素或依诺肝素）的结果无差异。但是，与普通肝素相比，依诺肝素组患者有严重出血倾向（非CABG相关的TIMI定义的严重出血），可能由随机后抗凝药物转换导致。新近的STEEPLE研究入选3258例接受择期PCI的患者，结果表明较低剂量的依诺肝素出血发生率较低[23]。

OASIS-5研究对比依诺肝素和磺达肝癸钠在6239例接受PCI治疗的患者中的疗效[21]。与依诺肝素相比，磺达肝癸钠组患者血管穿刺部位并发症发生率较低，同时围术期并发症（死亡、心肌梗死、卒中和严重出血）发生率也较低。磺达肝癸钠组患者导管血栓形成较多。在没有新证据的情况下，如果PCI术前已开始磺达肝癸钠治疗，PCI时需要应用标准剂量普通肝素（50～100IU/kg弹丸式推注）。

应用抗凝药物的建议

- 除抗血小板治疗外，建议在所有患者应用抗凝药物（Ⅰ-A）。
- 应根据出血和缺血事件发生率选择应用抗凝药物（Ⅰ-B）。
- 可选择的抗凝药物包括普通肝素、低分子肝素、磺达肝癸钠或比伐卢定。根据初始治疗策略，具体选择药物（Ⅰ-B）。
- 采取急诊介入手术策略时，应立即开始普通肝素（Ⅰ-C）、依诺肝素（Ⅱa-B）或比伐卢定（Ⅰ-B）治疗。
- 在非急诊情况下，尚未决定采取早期有创或保守治疗策略时：
  - 建议应用有效性和安全性最高的磺达肝癸钠（Ⅰ-A）。
  - 仅在出血风险低的患者应用有效性和安全性较磺达肝癸钠低的依诺肝素（Ⅱa-B）。

- 因为低分子肝素（除了依诺肝素）或普通肝素相对于磺达肝癸钠在有效性和安全性方面尚不清楚，不建议这些抗凝药物优于磺达肝癸钠应用（Ⅱa-B）。

抗血小板药物

血小板激活在UA/NSTEMI患者病理生理学方面有关键作用[24]。3种相关但是互补的策略能有效抗血小板：环氧化酶-1抑制剂（阿司匹林）、ADP介导的血小板聚集抑制剂（噻吩吡啶类药物：噻氯吡啶和氯吡格雷）和糖蛋白Ⅱb/Ⅲa受体抑制剂（替罗非班、依替巴肽和阿昔单抗）。

乙酰水杨酸（阿司匹林）

一项荟萃分析表明，阿司匹林使UA/NSTEMI患者血管事件发生率降低46%[24]。没有发现有效性在剂量方面有差异。75～150mg阿司匹林剂量范围的有效性与更高剂量的有效性相同，但是出血并发症发生率较低。

噻吩吡啶

噻氯吡啶和氯吡格雷都是ADP受体拮抗剂，特异性阻断嘌呤型G蛋白偶联P2Y12ADP受体而阻断ADP介导的血小板激活。噻氯吡啶显著降低UA/NSTEMI患者6个月时的死亡和心肌梗死风险。但是，氯吡格雷因更好的耐受性而比噻氯吡啶应用广泛。CURE研究证明，氯吡格雷降低20%心血管原因导致的死亡、非致死性心肌梗死和卒中的复合终点事件发生率（9.3% vs 11.4%，相对风险0.80，95%置信区间0.72～0.90，P＜0.001），但是，代价是有较高的出血风险（3.7% vs 2.7%，相对风险1.38，95%置信区间1.13～1.67，P=0.001）。但是，有危及生命和致命性出血事件的发生率没有显著增加[25]。CURE研究中，不考虑开始的风险，氯吡格雷的有效性在所有组一致。在接受CABG治疗前停用氯吡格雷不足5天的患者中，有出血事件发生的倾向较高。

对口服抗血小板药物的建议

- 建议在所有无禁忌证的UA/NSTEMI患者应用负荷量阿司匹林160～325mg为起始量（Ⅰ-A），然后以75～100mg长期维持（Ⅰ-A）。
- 对于所有患者，建议立即给予氯吡格雷300mg负荷量，然后以75mg/d维持（Ⅰ-A）。氯吡格雷应当维持治疗12个月，除非有极高的出血风险（Ⅰ-A）。
- 对于所有有阿司匹林禁忌证的患者，应当以氯吡格雷替代治疗（Ⅰ-B）。
- 对于考虑行PCI的患者，可予600mg负荷量氯吡格雷以更快抑制血小板功能（Ⅱa-B）。
- 对于已接受氯吡格雷治疗而需要CABG的患者，若临床情况允许，应当术前停用氯吡格雷5天。

糖蛋白Ⅱb/Ⅲa受体抑制剂

3种糖蛋白Ⅱb/Ⅲa受体抑制剂已批准在临床应用，分别是阿昔单抗、依替巴肽和替罗非班。它们通过结合纤维蛋白原和在高切应力状态下结合vW因子而阻断血小板激活最后的共同通路，进而阻断激活的血小板之间的桥接。阿昔单抗是一种单克隆抗体片段，依替巴肽是一种环肽，而替罗非班是一种肽类抑制剂。口服糖蛋白Ⅱb/Ⅲa受体抑制剂的临床研究已被停止，因为其导致缺血事件增加或出血事件增加或两者同时增加。根据是否与保守或介入手术相关，应用糖蛋白Ⅱb/Ⅲa受体抑制剂的研究结果各不相同[26]。

保守治疗策略中应用糖蛋白Ⅱb/Ⅲa受体抑制剂

对包括31 402例在临床研究中接受糖蛋白Ⅱb/Ⅲa受体抑制剂治疗的UA/NSTEMI患者的荟萃分析表明，糖蛋白Ⅱb/Ⅲa受体抑制剂显著降低30天死亡和心肌梗死风险9%（11.8% vs 10.8%，比值比0.91，95%置信区间0.84～0.98，P=0.015）[26]。糖蛋白Ⅱb/Ⅲa受体抑制剂与严重出血并发症相关。在糖尿病患者、ST段压低的患者和肌钙蛋白阳性的患者尤其有效。

阿昔单抗　GUSTO-4-ACS研究[27]表明，与对照组相比，阿昔单抗没有表现出任何的优势。

依替巴肽　PURSUIT研究入选10 948例患者，结果证明依替巴肽显著降低30天死亡或非致死性心肌梗死复合终点事件发生率（依替巴肽 vs 安慰剂：14.2% vs 15.7%，P=0.04），但是，发生TIMI定义严重出血的风险增加（10.6% vs 9.1%，P=0.02）。然而，颅内出血发生率没有增加。

替罗非班　有2个关于替罗非班的研究[29, 30]。PRISM研究结果表明，替罗非班组患者48小时和30天死亡、心肌梗死或顽固性心肌缺血的复合终点事件发生率显著降低，但是未能长期获益。PRISM-PLUS研究显示，与单用普通肝素组患者相比，替罗非班加普通肝素治疗组患者7天死亡、心肌梗死和顽固性心绞痛的复合终点事件发生率显著降低，该获益在30天和6个月时仍可维持。虽然替罗非班组患者严重出血（TIMI标准）发生率有增加趋势（1.4% vs 0.8%，P=0.23），但是无统计学差异。

糖蛋白Ⅱb/Ⅲa受体抑制剂在介入手术策略中的应用

有3个不同的荟萃分析探讨糖蛋白Ⅱb/Ⅲa受体抑制剂应用在PCI情况下的疗效，其结论一致。其中2个荟萃分析表明，在PCI术前及术中应用糖蛋白Ⅱb/Ⅲa受体抑制剂可显著降低30天的死亡和心肌梗死发生率[31]。Kong等报道在20 186例患者中，糖蛋白Ⅱb/Ⅲa受体抑制剂显著降低30天的死亡风险（0.9% vs 1.3%，比值比0.73，95%置信区间0.55～0.96，P=0.024）。重要的是在这些研究中并未常规应用噻吩吡啶和支架治疗。

阿昔单抗 最新的研究阿昔单抗的是 ISAR-REACT2 研究，入选 2022 例高危 UA/NSTEMI 患者，将其随机分为双联抗血小板治疗（阿司匹林和氯吡格雷）或三联抗血小板治疗（阿昔单抗、阿司匹林和氯吡格雷）[32]。应用阿昔单抗治疗组的患者 30 天死亡、心肌梗死和急诊靶血管重建的发生率显著低于安慰剂治疗组（8.9% vs 11.9%，相对风险 0.75，95% 置信区间 0.58 ～ 0.97，P=0.03）。三联抗血小板治疗仅在肌钙蛋白阳性的患者有效。

依替巴肽 ESPRIT 研究表明依替巴肽疗效优于安慰剂[33]。该研究证明，应用依替巴肽治疗组的患者 48 小时死亡、心肌梗死、急诊靶血管重建和急救用糖蛋白Ⅱb/Ⅲa 受体抑制剂发生的风险显著降低（6.6% vs 10.5%，相对风险 0.63，95% 置信区间 0.47 ～ 0.84，P=0.0015），并且在 30 天和 6 个月时仍维持该获益。

替罗非班 TARGET 研究[34]表明替罗非班疗效次于阿昔单抗，这可能与剂量不足有关。新的但规模较小的研究应用较高剂量阿昔单抗弹丸式注入，结果表明其抗血小板效果更加有效。

辅助治疗

已经有多个研究证明低分子肝素，尤其是依诺肝素，与糖蛋白Ⅱb/Ⅲa 受体抑制剂联合应用安全，而且其有效性不会降低。值得注意，大多数应用糖蛋白Ⅱb/Ⅲa 受体抑制剂的研究实施时尚不能应用氯吡格雷。但是，ISAR-REACT2 研究表明，接受 PCI 的高危 UA/NSTEMI 患者应用三联抗血小板（阿司匹林、氯吡格雷和阿昔单抗）治疗的效果较好[32]。

比伐卢定和普通肝素 / 低分子肝素分别与三联抗血小板治疗合用的安全性和有效性相等，包括 ACUITY 研究中应用的糖蛋白Ⅱb/Ⅲa 受体抑制剂。但是，与联合应用任何一种糖蛋白Ⅱb/Ⅲa 受体抑制剂相比，单用比伐卢定出血风险较低[22]。

对应用糖蛋白Ⅱb/Ⅲa 受体抑制剂的建议

- 对于中到高危患者，尤其是伴随肌钙蛋白升高、ST 段压低或糖尿病的患者，建议应用依替巴肽或替罗非班配合口服抗血小板药物作为初始治疗（Ⅱa-A）。
- 选择联合应用抗血小板和抗凝药物应当考虑缺血和出血风险（Ⅰ-B）。
- 冠状动脉造影之前应用依替巴肽或替罗非班初始治疗的患者应当在 PCI 之时或之后继续同一种药物治疗（Ⅱa-B）。
- 未接受糖蛋白Ⅱb/Ⅲa 受体抑制剂治疗并且准备 PCI 的高危患者，建议在冠状动脉造影之后立即应用阿昔单抗治疗（Ⅰ-A）。这种情况下应用依替巴肽或替罗非班的证据尚不充分（Ⅱa-B）。
- 糖蛋白Ⅱb/Ⅲa 受体抑制剂必须联合应用一种抗凝药物（Ⅰ-A）。
- 比伐卢定可替代糖蛋白Ⅱb/Ⅲa 受体抑制剂配合普通肝素 / 低分子肝素治疗（Ⅱa-B）。
- 24 小时内知道冠状动脉病变并且准备行 PCI 和糖蛋白Ⅱb/Ⅲa 受体抑制剂治疗时，最安全的证据来自于阿昔单抗（Ⅱa-B）。

对抗血小板药物抵抗或药物相互作用

对抗血小板药物抵抗是一种抗血小板药物部分或完全未达到预期的血小板功能抑制效果，因而表现为低反应性更好。它指在接受治疗的患者群体外测定的血小板聚集抑制率程度的差异性。真正对抗血小板药物抵抗的具体大小尚未明确规定。没有简易检测评估抗栓治疗过程中使用的任何一种抗血小板药物血小板功能抑制水平[35]。对抗血小板药物抵抗将导致缺血事件发生风险增加。药物间的相互作用也可能降低一些 UA/NSTEMI 患者应用的药物的安全性和有效性。

HOPE 研究的一项亚组分析显示对阿司匹林抵抗的情况，在这个研究中，不同的 TXA_2 抑制程度和不同的事件发生率相关[36]。观察到的对氯吡格雷反应的差异性很可能和肝脏在将前体药物氯吡格雷代谢为其活性形式的两个不同过程的差异性相关。有人试图通过增加氯吡格雷的剂量克服该问题。新型的 ADP 受体拮抗剂目前正处于临床研究阶段。

已经证明非甾体类抗炎药与阿司匹林有负性的相互作用。在接受非甾体类抗炎药治疗的发生 UA/NSTEMI 后的患者有较高的事件发生率。其和氯吡格雷间的相互作用没有正式描述。但是，不建议氯吡格雷和维生素 K 拮抗剂联合应用，因为可能增加出血风险。

对抗血小板药物抵抗或药物相互作用的建议

- 不建议在接受阿司匹林和（或）氯吡格雷治疗的患者常规评估血小板聚集抑制率（Ⅱb-C）。
- 不建议在应用阿司匹林或氯吡格雷治疗的患者联合应用非甾体类抗炎药（选择性环化酶 -2 抑制剂和非选择性非甾体类抗炎药）（Ⅲ-C）。
- 氯吡格雷可以与所有他汀类药物联合应用（Ⅰ-B）。
- 仅在有强制性适应证的情况下才能联合应用阿司匹林、氯吡格雷和维生素 K 拮抗剂，并且应使 INR 控制在最低的有效值和最短的三联用药时间（Ⅱa-C）。

停用抗血小板治疗

在 UA/NSTEMI 急性期后短时间内即停用双联抗血小板治疗将会使患者处于事件复发高危风险，尤其是在置入支架后。如果因例如严重出血或需急诊手术等原因必须停用抗血小板药物，没有可替代的治疗。不建议暂时停用双联抗血小板治疗。在计划置入支架时必须强调注意事项。建议避免在短期内需要急诊手术的患者置入药物洗脱支架。

对停用抗血小板治疗的建议

- 不建议在首次事件发生后 12 个月内暂时停用双联抗血小板治疗（阿司匹林和氯吡格雷）（Ⅰ-C）。
- 因严重或危及生命的出血或外科操作中即使轻微出血也能导致严重后果（脑或脊髓手术）而暂时停用双联抗血小板治疗是强制性的（Ⅱa-C）。
- 不建议延长或永久停用阿司匹林或氯吡格雷或二者，除非有临床指征。应当考虑缺血事件复发的风险，而这依赖于（在其他因素中）起始的风险、是否置入支架及类型、计划停用双联抗血小板和首次事件发生和（或）血管重建之间的时间窗（Ⅰ-C）。

冠状动脉重建

在 UA/NSTEMI 患者行血管重建是为缓解心绞痛、正在发生的心肌缺血和预防其进展为心肌梗死或死亡。冠状动脉重建的适应证和首选方式（PCI 或 CABG）依据冠状动脉造影显示的病变范围和严重程度、患者状态和合并疾病。

冠状动脉造影

有创的冠状动脉造影仍然是决定适合介入或外科血管重建的主要方法。在血流动力学不稳定（肺水肿、低血压和严重危及生命的心律失常）的患者，建议在置入主动脉内球囊反搏装置之后行该项检查，建议限制冠状动脉内对比剂用量，不建议行左心室造影。

有创的治疗策略对比保守的治疗策略

已经实施了多个依据所有对比有创和保守治疗策略在 UA/NSTEMI 患者中的疗效的研究的荟萃分析。受不同的研究终点定义的限制而且许多研究不是同时期的（没有支架、没有糖蛋白Ⅱb/Ⅲa 受体抑制剂和没有氯吡格雷），这些荟萃分析均一致表明，介入手术策略和随后血管重建导致第一个月事件发生率增加，但是从长期角度看，死亡和死亡/心肌梗死发生风险降低。另外，FRISC-2 和 RITA-3 长期随访研究确定血管重建患者能获得显著的改善获益[37, 38]。这种情况下，ICTUS 研究未能证明介入手术和保守治疗有显著差异[39]。但是，在这个研究中，2 组患者血管重建率非常相似。

不是所有研究一致证明对 UA/NSTEMI 患者极早期 PCI 有较好结果，除了 ISAR-COOL 研究[40]。如前所述，早期风险可能与早期介入相关。

因此，根据目前的证据，不建议在目前药物控制稳定的 UA/NSTEMI 患者立即行冠状动脉造影。同样，将稳定的患者从无导管条件的医院转运至有条件的医院的常规做法不是强制性的，但是应在 72 小时内实施。

PCI

随着冠状动脉内支架的应用和目前的抗栓和抗血小板治疗，接受 PCI 的 UA/NSTEMI 患者结果有了显著改善。虽然在多数 PCI 研究中 UA/NSTEMI 患者比例占了 50%，但是 UA/NSTEMI 患者应用药物洗脱支架的安全性和有效性还未在前瞻性研究中得到证实。考虑到潜在的急性或亚急性支架内血栓的严重后果，建议在计划置入支架后 1 年内行需要中断氯吡格雷治疗的心外介入或手术的患者，应用金属裸支架。只要对于药物洗脱支架的长期安全性考虑没有减轻并且该情况未完全澄清，就应当依据对风险获益比的个体化评估来选择药物洗脱支架或金属裸支架[41]。

CABG

UA/NSTEMI 患者在首次住院即接受 CABG 的比例大约是 10%。在接受 CABG 治疗的患者，若起始积极应用抗血小板治疗，那么考虑出血并发症发生风险是重要的。总体来讲，应当将预先应用三联或双重抗血小板治疗看做早期 CABG 的相对禁忌证，但是，确实需要特殊的外科手段以使出血和输注血小板风险最小化。

PCI 和 CABG 的适应证

除了急诊手术，UA/NSTEMI 患者血管重建方式选择和择期血管重建相同。对比多支血管病变应用 PCI 和 CABG 治疗疗效的随机对照研究表明，临床表现为 UA/NSTEMI、治疗策略和治疗结果间无相互作用。

对有创评估和血管重建的建议：

- 建议对顽固性心绞痛或反复发作心绞痛伴随 ST 段动态改变、心力衰竭、危及生命的心律失常或血流动力学不稳定的患者，行急诊（< 120 分钟）冠状动脉造影（Ⅰ-C）。
- 建议对中到高危患者行早期（< 72 小时）冠状动脉造影，随后通过 PCI 或 CABG 行血管重建（Ⅰ-A）。
- 不建议在低危患者常规行有创评估（Ⅲ-C），但是建议无创评估可诱导的缺血（Ⅰ-C）。
- 不建议对无显著狭窄的病变行 PCI 治疗（Ⅲ-C）。
- 在进行决定性的风险获益比评估后，依据已知的合并疾病和可能短期或中期行需要暂时停止双联抗血小板治疗的非心脏手术（例如计划的介入手术或其他情况），应当考虑选择将要置入支架的种类（金属裸支架或药物洗脱支架）（Ⅰ-C）。

长期治疗

UA/NSTEMI 患者在初发期后有较高的缺血事件复发风险。因此，积极的二级预防是长期治疗的必要措施。临床研究、观察性研究和注册研究均已经证明，在 UA/NSTEMI 后的患者有多种措施和治疗降低事件复发风险是有效的。但是，多个注册研究表明这些生活方式治疗措施和药物方案应用不够。医师的作用是保证 UA/NSTEMI 患者接受合适的治疗和提供生活方式咨询，改善长期结果。对所有二级预防中应用的措施和治疗进行具体的综述不包括在本文中，但是，应强调最重要的治疗。对二级预防具体的建议已经在其他指南中广泛阐述[42-45]。

所有患者二级预防中应干预生活方式、降低体重、控制血压和血糖。

调节脂蛋白，尤其是LDL、HDL、胆固醇和甘油三酯，在长期治疗中很重要。

新近的指南建议联合饮食干预和他汀类药物治疗降低LDL胆固醇，目标是＜2.6mmol/L[42-45]。UA/NSTEMI患者急性期早期应用他汀类药物治疗对结果有影响。新近，已证明降低LDL胆固醇水平结果较好。PROVE IT研究应用积极的降脂治疗方案进一步降低LDL胆固醇至中度水平（62mg/dl，1.6mmol/L）使首要复合终点事件发生率进一步降低。因而，ACS后强化降脂治疗（降低LDL胆固醇水平至＜70mg/dl（1.81mmol/L）或降低高敏C反应蛋白至＜2mg/L）改善预后。其他降脂药物（如氯贝特、依折麦布和烟酸）未证明改善预后。

抗血小板药物和β-受体阻滞剂是必须的长期治疗。1年后应当停用氯吡格雷。ACEI适用于左心功能不全或心力衰竭的患者，也适用于无这些临床表现的患者，因为荟萃分析表明，在无左心功能不全或心力衰竭的患者，ACEI能降低4年的死亡率14%[46-48]。如果有ACEI禁忌证或不能耐受，应当考虑应用ARB。已接受ACEI和β-受体阻滞剂治疗的心肌梗死后患者、LVEF低的患者、糖尿病或心力衰竭患者并且无显著的肾功能障碍或高钾血症时，应当考虑应用醛固酮受体拮抗剂。

康复和恢复体力活动是二级预防措施的一部分。

对应用降脂药治疗的建议

- 建议在无禁忌证的所有UA/NSTEMI患者应用他汀药治疗，而不考虑血脂水平。住院后尽早开始（1～4天内），目标是使LDL-C水平＜100mg/dl（＜2.6mmol/L）（Ⅰ-B）。
- 建议住院10天内开始应用强化降脂治疗方案，目标是使LDL-C水平＜70mg/dl（＜1.81mmol/L）（Ⅱa-B）。

对应用β-受体阻滞剂的建议

- 所有左心功能降低的患者都应接受β-受体阻滞剂治疗（Ⅰ-A）。

对应用ACEI的建议

- 所有LVEF≤40%、糖尿病、高血压或慢性肾脏疾病的患者都应长期接受ACEI治疗，除非有禁忌证（Ⅰ-A）。
- 其他所有患者都应考虑应用ACEI治疗，预防缺血事件再发（Ⅱa-B）。建议应用已证明有效的药物和剂量（Ⅱa-C）。

对应用ARB的建议

- 在不能耐受ACEI和（或）有心力衰竭或心肌梗死伴随LVEF＜40%的患者，应当考虑应用ARB（Ⅰ-B）。

对应用醛固酮受体拮抗剂治疗的建议

- 已接受ACEI和β-受体阻滞剂治疗的心肌梗死后患者、LVEF＜40%、糖尿病或心力衰竭患者且无显著的肾功能障碍或高钾血症时，应当考虑应用醛固酮受体拮抗剂（Ⅰ-B）。

对康复期和恢复体力活动的建议

- 建议UA/NSTEMI后评估功能状态（Ⅰ-C）。
- 每一个经历UA/NSTEMI后的患者出院4-7周后都应接受运动ECG检查（如果技术上可行），或接受同等的评估缺血的无创检查（Ⅱa-C）。
- 依据心血管状态和体格功能状态的评估结果，应当通知患者恢复的时间和建议的体力活动水平，包括休闲、工作和性活动（Ⅰ-C）。

并发症及其治疗

出血并发症

新近，出血并发症成为许多临床情况预后差的主要预测因素，包括UA/NSTEMI。严重出血发生率在2%～8%之间。高龄、女性、出血史、采用介入手术策略、肾功能不全史和应用糖蛋白Ⅱb/Ⅲa受体抑制剂是预测出血的最有效因素。另外，女性、老年和肾衰患者通常应用剂量过大，增加了出血风险。肾功能不全起着关键作用，随肌酐清除率降低，出血风险呈指数增加[49]。

出血对预后有强烈影响。文献报道，与未发生出血的患者相比，在急性期发生出血的患者30天和长期发生死亡的风险增加了3～5倍。不考虑出血原因（操作相关或非操作相关），出血对预后的影响一样。再者，出血对再发心肌梗死和卒中发生风险有坏的影响。

许多因素导致坏的结果并且与出血相关。需要停用抗血小板和抗凝药物治疗确定起着主要作用。同样重要的是要认识到导致出血的危险因素实际上与导致以后的缺血事件发生的风险因素一样。对UA/NSTEMI患者进行风险评估，需要强调同时评估血栓和出血并发症发生风险。

预防出血并发症包括选择更安全的药物、选择合适的剂量（考虑年龄、性别和CrCl）、减少抗栓治疗时间和根据适应证联合应用抗栓和抗血小板治疗药物，同时，如果考虑PCI治疗，桡动脉途径优于股动脉途径。

在发生严重出血并发症情况下，可能必须中和抗凝和抗血小板药物。这需要特殊的干预，因为并非所有抗凝药物都有拮抗剂，而且阿司匹林和氯吡格雷都不可逆转。在经过选择的患者，可能必须根据应用的药物和临床情况，输注血小板、应用冷沉淀，或重组Ⅶ因子。

输血的影响

可能需要输血控制贫血和血流动力学不稳定。但是，在 UA/NSTEMI 情况下，对于输血真正的安全性和有效性仍处于不断的争议中。已经证明输血与死亡、心肌梗死和顽固性心绞痛发生率增加相关 [50]。

尚不明确的是为什么输血可能与不良结果相关。已经提出，红细胞改变、库存血一氧化氮生物学反应和 2,3- 二磷酸甘油酸效率低导致血红蛋白氧高亲和力，导致释放至组织的氧气减少，炎症介质增加也是一个原因。

总之，关于输血的适应证和有效性需要用批判的眼光看待。在轻到中度贫血（血细胞比容＞ 25% 或血红蛋白水平＞ 8g/dl），输血可能与 30 天死亡发生风险增加相关，而且在血流动力学稳定的贫血，应该避免输血。在低于这个血细胞比容 / 血红蛋白水平时应当给予输血 [50]。

对出血并发症的建议

- 在决策确定过程中，对出血风险的评估是非常重要的组成部分。出血的风险随使用高或超高剂量的抗栓药物、长时间使用、联合使用几种抗栓药物、不同抗栓药物间互相交替，以及年龄增加、肾功能减退、低体重、女性、基础血红蛋白含量低和有创手术等而增加（Ⅰ-B）。
- 决定治疗方案时需要考虑出血风险。对出血高危的患者，应建议采用药物、联合使用药物和非药物性操作（血管入路）等出血风险低的方案。
- 轻微的出血不影响治疗（Ⅰ-C）。
- 严重出血需要停用和（或）中和抗凝和抗血小板治疗，除非可通过特殊的止血方法控制出血（Ⅰ-C）。
- 输血对预后有不良的影响，因此需要个体化决定，但不应用于血流动力学稳定且血球压积＞ 25%或血红蛋白＞ 8g/L 的患者（Ⅰ-C）。

血小板减少

在治疗 UA/NSTEMI 期间发生血小板减少症可能是肝素诱导的血小板减少症，或糖蛋白Ⅱb/ Ⅲa 受体抑制剂导致的血小板减少症。不太可能区分两者，因此，建议同时停用肝素和糖蛋白Ⅱb/ Ⅲa 受体抑制剂。如果需要维持抗凝，在没有发生 HIT 风险证据时可能需要抗凝。为了预防出血，糖蛋白Ⅱb/ Ⅲa 受体抑制剂导致的严重血小板减少症需要输注血小板治疗，用或不用补充纤维蛋白原和新鲜冷冻血浆或冷沉淀。

对血小板减少症的建议

- 应用糖蛋白Ⅱb/ Ⅲa 受体抑制剂和（或）低分子肝素或普通肝素治疗期间发生严重血小板减少（＜ 100 000U/L，或血小板计数下降＞ 50%），需要立即停止所有药物（Ⅰ-C）。
- 糖蛋白Ⅱb/ Ⅲa 受体抑制剂导致的严重血小板减少症（＜ 10 000U/L）需要输注血小板，用或不用补充纤维蛋白原和新鲜冷冻血浆或冷沉淀。
- 在有明确或可疑 HIT 的情况下停用普通肝素或低分子肝素是正确的。为了预防发生血栓并发症，可以应用直接凝血酶抑制剂抗凝（Ⅰ-C）。
- 应用无 HIT 发生风险证据的抗凝药物，例如磺达肝癸钠或比伐卢定，可以达到预防 HIT 的目的。还可以短暂应用普通肝素或低分子肝素（Ⅰ-B）。

特殊人群和情况

治疗 UA/NSTEMI 时需要给予特殊人群额外考虑。以下患者群本质上有发生心血管不良事件的风险或需要可替代的有优势的治疗策略。虽然分开讨论，但是，各亚组间有大的重叠，例如许多老年患者是女性，伴或不伴肾功能不全、糖尿病或贫血。本节将给这些患者提供一些考虑。在其他地方也有深入的叙述。

老年患者

世界范围内老年冠心病患者显著增加。虽然没有统一的老年定义，但是年龄＞ 65 岁或年龄＞ 75 岁是最普遍的定义。尽管这样的两个切点总体来说有用，但是，应该认识到年龄超过 50 岁后每 10 年死亡风险增加呈连续性曲线。因而，心血管不良事件例如死亡、卒中、心肌梗死和心脏衰竭等在超过 75 岁的老年冠心病患者很重要 [51]。

老年患者因缺乏症状经常推迟 UA/NSTEMI 的诊断。死亡和心肌梗死的风险随年龄而增加。另外，老年患者出血风险较高，通常合并相关的疾病，尤其是慢性肾脏疾病。在老年患者应严格平衡风险和获益之间的关系。

对于老年患者的建议

- 老年患者（＞ 75 岁）通常症状不典型，相对于年轻患者（＜ 75 岁）而言，应该在较低的疑似水平时就进行 UA/NSTEMI 的主动筛查（Ⅰ-C）。
- 老年患者的治疗方案应该根据估计的患者生存期、患者的意愿和合并疾病决定，尽可能减小这个脆弱的高危人群的风险和改善发病率和死亡率结果（Ⅰ-C）。
- 老年患者应在仔细衡量其固有的手术相关并发症（尤其是 CABG 期间）发生风险增高的情况后，考虑进行常规的早期有创方案（Ⅰ-B）。

性　别

目前对 UA/NSTEMI 患者的建议治疗在女性患者是否能得到和男性同样的获益仍然处于不断的争论中，尤其是血管重建治疗受到质疑，因为有些研究未能证明早期血管重建在女性患者有显著获益。但是很明显，女性UA/NSTEMI患者一般不太可能接受依据循证的治疗策略，包括诊断操作。就血管重建而言，新近的荟萃分析表明这种治疗在女性和男性同样有效[52]。

对女性患者的建议

- 女性患者的评估和处理方法和男性患者相同，但需特别注意女性的合并症较多（Ⅰ-B）。

糖尿病

与非糖尿病患者相比，糖尿病是UA/NSTEMI患者较高死亡率的独立预测因素。糖尿病患者合并更多疾病，包括肾功能受损、心力衰竭、卒中和全身血管疾病。与非糖尿病患者相比，对糖尿病患者通常治疗力度不够，因为这些患者与非糖尿病患者从治疗中得到同样的获益程度[53]。

建议糖尿病患者应用标准药物治疗和血管重建，包括应用糖蛋白Ⅱb/Ⅲa受体抑制剂，良好控制血糖。

同样强烈建议综合应用一级和二级预防，尤其是血脂水平、血压和血糖控制。

对糖尿病患者的建议

- 对所有在急性阶段的合并糖尿病的UA/NSTEMI患者，应该尽早严格将血糖控制到正常范围（Ⅰ-C）。
- 对入院时血糖高的UA/NSTEMI患者，可能需要静脉应用胰岛素以将血糖控制到正常（Ⅱa-C）。
- 建议对合并糖尿病的UA/NSTEMI患者采用早期有创方案（Ⅰ-A）。
- 合并糖尿病的UA/NSTEMI患者应当接受静脉糖蛋白Ⅱb/Ⅲa抑制剂作为开始治疗的一部分，并持续至PCI术的完成（Ⅱa-B）。

慢性肾脏疾病

和其他类型冠心病一样，经常在UA/NSTEMI患者中发现肾功能不全[54]。OASIS-5研究中，49.3%的患者CrCl＜71ml/min（CrCl的二分位上限），即中度肾功能不全；2.6%的患者CrCl＜30ml/min。肾功能不全和有明显动脉粥样硬化临床证据（包括UA/NSTEMI、STEMI和PCI）的患者不良预后相关，在糖尿病患者中也一样。另外，肾功能不全是ACS患者出血风险的有效独立预测因素；肾功能不全越严重，出血风险越高。

合并肾功能不全将使UA/NSTEMI患者的治疗变得复杂，因为很多药物，尤其是抗凝药物，都是部分或全部通过肾脏途径代谢。药物超量和其导致出血风险的本质在肾衰竭患者中非常普遍。而且，临床医师应当特别注意发生对比剂肾病的风险，积极预防肾功能进一步恶化，应用水化治疗、限制对比剂用量、在造影和血管成形过程中应用低渗或等渗对比剂。

与糖尿病患者一样，慢性肾脏疾病患者通常治疗力度不够，尤其是这些患者较无肾功能衰竭的患者风险高，较少接受血管重建治疗。

对慢性肾脏疾病患者的建议

- 应对所有的因UA/NSTEMI住院患者计算CrCl和（或）GFR（Ⅰ-B），老年患者、女性和低体重患者需要特别关注，因为即使正常的血清肌酐水平也可能伴有低于预想的CrCl和GFR水平（Ⅰ-B）。
- 无禁忌证的情况下，慢性肾脏疾病患者应得到和其他患者相同的一线治疗。
- 应该小心调节抗凝药物的剂量。在CrCl＜30ml/min或GFR＜30ml/（min·1.73m^2）的患者，比伐卢定应减少剂量，而禁忌应用磺达肝癸钠、依诺肝素和其他低分子肝素（Ⅰ-B）。
- CrCl＜30ml/min或GFR＜30ml/（min·1.73m^2）时建议使用普通肝素，根据aPTT调节剂量。
- 肾功能衰竭者可以使用糖蛋白Ⅱb/Ⅲa受体抑制剂，依替巴肽和替罗非班需要调节剂量。使用阿昔单抗时需要仔细评估出血风险（Ⅰ-B）。
- CrCl＜60ml/min的慢性肾脏疾病患者有将来发生缺血事件的高危风险，因此应尽可能进行有创评估和血管重建术（Ⅱa-B）。
- 建议采用适当的措施降低对比剂肾病的风险（Ⅰ-B）。

贫　血

已证明贫血和预后差相关，尤其是在多种情况下有较高死亡率，包括心力衰竭、肾功能衰竭、各种外科手术和肿瘤，但是也同样在整个冠心病疾病谱中有较高死亡率，包括STEMI、UA/NSTEMI、PCI和CABG[55]。

基线血红蛋白水平同样是出血风险的独立预测因素。基线血红蛋白水平越低，出血风险越高，包括操作相关和非操作相关的出血。因此，由于UA/NSTEMI的现代治疗策略增加出血风险可导致贫血加重，所以，在决定治疗策略时应特别关注基线血红蛋白水平。

对贫血患者的建议

- 血红蛋白的降低是发生30天缺血和出血事件危险性的独立指标。应在初期的危险性评估时加以考虑（Ⅰ-B）。
- 应该在初步的治疗过程中采取一切方法避免因出血而导致贫血加重（Ⅰ-B）。
- 基础状态下耐受良好的UA/NSTEMI的贫血患者不应接受输血治疗，只有在血流动力学不稳定的情况下才考虑输血（Ⅰ-C）。

冠状动脉正常

有相当一部分UA/NSTEMI患者冠状动脉正常或仅有轻微异常。UA/NSTEMI的病理生理学机制不是一成不变的，可能的机制包括：①冠状动脉痉挛（变异型心绞痛）；②斑块壁内急性血栓性并发症随后再通；③冠状动脉血栓；④ X 综合征；⑤心尖气球样变 [56]。

治疗策略

UA/NSTEMI 包括一系列不同疾病谱的患者，这些患者在死亡、心肌梗死或再发心肌梗死方面的风险水平各不相同。在下面的章节制订了分步的治疗策略，该策略依据以上包括具体细节的可用的科学资料分析，这应该能适应于大多数可疑的 UA/NSTEMI 患者。应当认识到，对个体患者特殊的发现可能使建议的治疗策略发生适当的改变。医师必须对每一个患者制订个体化治疗，应考虑到患者的病史（合并疾病和年龄等）、临床状况、首次接触初步评估时的发现和可用的药物或非药物治疗选择。

第一步：初始评估

胸痛或胸部不适应是导致患者寻求医疗或住院的症状。怀疑 UA/NSTEMI 的患者必须在医院评估并立即由有资质的医师查看。专科的胸痛治疗机构提供最好的和最迅速的护理。

第一步是立刻对患者进行有效的诊断，该诊断是治疗策略的基础。标准包括：

- 胸痛的性质和症状导向的体格检查。
- 冠心病可能性的评估（例如年龄、危险因素、既往心肌梗死病史、PCI 史和 CABG 史）。
- ECG（ST 段改变或其他 ECG 异常）。

依据以上发现（应当在首次医疗接触 10 分钟内得到），可有效将患者分为以下 3 种主要诊断中的一种：

- 需要立即行再灌注治疗的 STEMI。
- UA/NSTEMI。
- （高度）不太可能的 ACS。

在各自的指南中均有 STEMI 患者的治疗。将患者归为“不太可能的 ACS”时必须谨慎，并且仅在有其他明显的解释时（如创伤）。应当标记额外的 ECG 导联（V_3R、V_4R 和 V_7 ~ V_9），尤其是在持续性胸痛的患者。

患者到达医院后必须抽血化验并应在 60 分钟内获得结果，这将用于第二步治疗策略中。初始的血液检查至少包括 cTnT 或 I、CK-MB、CK、血红蛋白和白细胞计数。

将患者诊为 UA/NSTEMI 将实施第二步治疗策略。

第二步：确定诊断和风险分层

确定诊断

将患者诊为 UA/NSTEMI 后，应开始静脉和口服药物治疗。

一线治疗药物应当至少包括硝酸酯类、β- 受体阻滞剂、阿司匹林、氯吡格雷和抗凝药物，其中抗凝药物种类依赖于治疗策略：紧急有创、早期有创或保守治疗（见第三步）。

一般，所有患者的抗凝药物应当选择磺达肝癸钠，除了那些需要紧急介入手术策略的患者（入院后＜ 2 小时），因为这些患者在 PCI 的情况下需要普通肝素。所有其他患者可以磺达肝癸钠起始治疗。

所有患者应当给予阿司匹林和氯吡格雷治疗。

糖蛋白Ⅱb/Ⅲa 适应于采用紧急或早期介入手术策略的患者，但是不适用于保守策略治疗的患者。

进一步的治疗应依据以下额外的信息和资料：

- 常规临床化验，尤其是肌钙蛋白（症状发作时和 6 ~ 12 小时后）和能有效诊断的其他生物标志物（例如 D- 二聚体、脑钠肽和氨基末端 B 型脑钠肽前体）。
- 重复（持续更好）ST 段监测（如果可用）。
- 超声心动图、MRI、CT 或核素显像用于鉴别诊断（例如主动脉夹层和肺栓塞）。
- 对抗凝治疗的反应性。
- 风险评分评估。
- 出血风险评估。

在本过程中，其他诊断可能确定或排除，包括急性贫血、肺栓塞和主动脉瘤。

风险评估

患者的个体化治疗应根据随后发生事件的风险具体制订，该风险应该在症状初期评估，并且根据症状持续或反复发生和临床化验或影响检查结果反复进行。

风险评估是决定治疗方案过程的重要组成部分，并且应该不断反复重新评估。它包括对缺血和出血风险的评估。导致出血事件和缺血事件的危险因素有相当大部分的重叠，发生缺血事件高危的患者同样处于出血并发症高危风险。因此，药物种类选择（双联或三联抗血小板治疗和抗凝治疗）和剂量选择非常关键。另外，如果需要介入手术，血管途径的选择非常重要，因为与股动脉途径相比，桡动脉途径降低出血并发症发生风险。本章中给予肾功能不全特别的关注，肾功能不全经常合并在老年患者和糖尿病患者。

本过程中，应该决定患者是否应接受心脏 PCI。

第三步：介入手术策略

建议 PCI 预防早期并发症和（或）改善长期预后（见图 33-1）。因此，是否需要介入手术策略和其时机选择应根据风险的急性程度具体分为 3 组：保守治疗、紧急介入手术或早期介入手术。

保守治疗策略

满足以下所有标准的患者应当考虑为低危风险，不应当接受早期有创评估。药物治疗包括阿司匹林、氯吡格雷、磺达肝癸钠和 β- 受体阻滞剂。这些患者有以下特征：

- 未再发生胸痛。

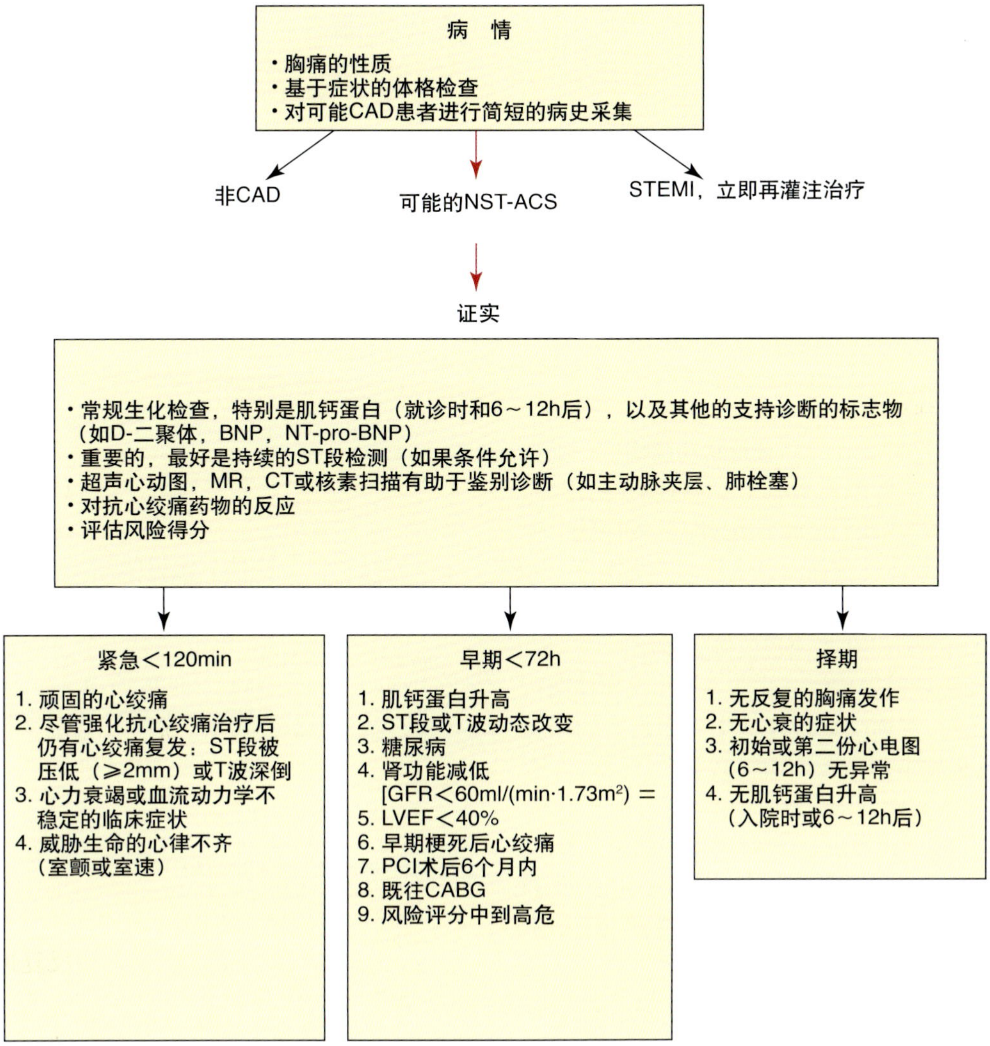

图33-1 NSTE-ACS患者处理流程。

- 无心力衰竭表现。
- 首次和再次（6 ～ 12 小时）ECG 无异常。
- 无肌钙蛋白升高（到达医院和 6 ～ 12 小时）。

通过风险评分（见风险分层章节）评估患者为低危将支持决定保守策略。这些患者进一步的治疗是根据稳定型冠心病的评估。在出院前，负荷试验诱导缺血检查对进一步的治疗决定有用。

通过以上标准未能排除的患者应当接受心导管检查。

急诊介入手术策略

早期即可进展为大范围心肌坏死而 ECG 未检测出（例如回旋支闭塞）的患者或评估为进展为血管完全闭塞的高危患者，应接受紧急介入手术（< 120 分钟）。这些患者的特征包括：

- 顽固性心绞痛（例如进展为心肌梗死而没有 ST 段异常）。
- 虽然强化抗心绞痛治疗，仍反复发作心绞痛，伴随 ST 段压低（≥ 2mm）或深的倒置 T 波。
- 心力衰竭症状或血流动力学不稳定（“休克”）。
- 危及生命的心律失常（心室颤动或室性心动过速）。

一般，这些患者应当接受阿司匹林、氯吡格雷和糖蛋白Ⅱb/ Ⅲa 受体抑制剂（替罗非班和依替巴肽）治疗。这种情况下不建议选择磺达肝癸钠作为抗凝药物，因为如果给予这些患者实施 PCI 治疗将需要应用普通肝素。这些患者必须在 2 小时内进入心脏导管室。

早期有创策略

有些患者起初对抗心绞痛治疗有反应，但是风险增加，需要早期冠状动脉造影。间隔时间依赖于周围的情况，但是应当在 72 小时内实施。

以下特征指示患者应当接受常规早期冠状动脉造影：

- 肌钙蛋白水平升高。
- ST 段动态改变或 T 波改变（有症状或无症状）（≥ 0.5mm）。
- 糖尿病。
- 肾功能降低 [GFR < 60ml/（min·1.73m^2）]。
- LVEF < 40%。
- 早期心肌梗死后心绞痛。

- 6 个月内曾行 PCI。
- 有 CABG 史。
- 风险评分中到高危。

在肌钙蛋白升高、ST 段 /T 波动态改变或糖尿病患者，如果没有严重出血风险，行心导管检查前应当接受阿司匹林、氯吡格雷、磺达肝癸钠和糖蛋白Ⅱb/Ⅲa 受体抑制剂治疗。

根据临床进展和新的临床发现，对心导管检查时机的决定必须不断反复评估和修改。

第四步：血管重建方式

如果患者冠状动脉造影发现无严重冠状动脉病变，则应接受药物治疗。应该重新考虑对患者 UA/NSTEMI 的诊断，并且在出院前应当特别关注其他可能导致该症状的原因。但是，如果临床表现支持缺血性胸痛而且生物标志物阳性，那么没有严重冠状动脉病变并不能排除该诊断。在这种情况下，患者应当根据 UA/NSTEMI 指南建议接受治疗。

对 UA/NSTEMI 患者血管重建方式选择的建议和择期行血管重建的患者类似。首选支架处理单支病变患者的罪犯病变。多支病变患者选择 PCI 或 CABG 必须个体化。在有些患者，先 PCI 治疗罪犯病变随后择期行 CABG 可能有益。

PCI 时抗凝药物的选择不变。之前应用磺达肝癸钠治疗的患者，必须在 PCI 前加用普通肝素。之前应用替罗非班或依替巴肽治疗的患者介入过程中应继续滴注。之前未接受糖蛋白Ⅱb/Ⅲa 受体抑制剂治疗的患者 PCI 前接受阿昔单抗治疗较好。很少有在这种情况下应用依替巴肽或替罗非班的证据。

如果计划 CABG，在临床状况和冠状动脉造影结果允许时，应当在术前停用氯吡格雷 5 天。

如果冠状动脉造影结果表明没有可选的血管重建方式，因为病变程度和（或）血管远端条件差，应当通过强化药物治疗方案达到去除静息心绞痛的目的，并且应当制订二级预防方案。

第五步：出院和出院后治疗

虽然 UA/NSTEMI 患者多数不良事件发生在早期阶段，但是，发生心肌梗死或死亡的风险在数月后仍升高。接受早期血管重建治疗的患者发生危及生命的心律失常的风险较低（~ 2.5%），约 80% 发生在症状开始后的 12 小时内。因此，不赞成监测患者超过 24 ~ 48 小时。

根据临床和造影结果决定出院。UA/NSTEMI 患者应当在对罪犯病变行支架治疗成功后至少住院 24 小时。

所有诊断 UA/NSTEMI 的患者强化控制危险因素是正确的。

（刘　臣　颜红兵）

参考文献

1. Bassand JP, Hamm CW, Ardissino D, et al: Guidelines for the diagnosis and treatment of non-ST-segment elevation acute coronary syndromes. The Task Force for the Diagnosis and Treatment of Non-ST-Segment Elevation Acute Coronary Syndromes of the European Society of Cardiology. Eur Heart J 2007;28:1598-1660.
2. Anderson JL, Adams CD, Antman EM, et al: ACC/AHA 2007 Guidelines for the management of patients with unstable angina/non-ST-elevation myocardial infarction-executive summary. A Report of the American College of Cardiology/American Heart Association task force on practice guidelines (writing committee to revise the 2002 guidelines for the management of patients with unstable angina/non-St-elevation myocardial infarction) Developed in collaboration with the American College of Emergency Physicians, the Society for Cardiovascular Angiography and Interventions, and the Society of Thoracic Surgeons Endorsed by the American Association of Cardiovascular and Pulmonary Rehabilitation and the Society for Academic Emergency Medicine. J Am Coll Cardiol 2007;50:652-726.
3. Alpert JS, Thygesen K, Antman EM, Bassand JP: Myocardial infarction redefined—a consensus document of the Joint European Society of Cardiology/American College of Cardiology Committee for the redefinition of myocardial infarction. Eur Heart J 2000; 21:1502-1513.
4. Thygesen K, Alpert JS, White HD: Universal definition of myocardial infarction. Eur Heart J 2007;28:2525-2538.
5. Hamm C, Heeschen C, Falk E, Fox KA: Acute coronary syndromes: Pathophysiology, diagnosis and risk stratification. In Camm AJ, Luescher TF, Serruys PW (eds): The ESC Textbook of Cardiovascular Medicine. Blackwell Publishing, Oxford, UK, 2006, pp 333-366.
6. Davies MJ: The pathophysiology of acute coronary syndromes. Heart 2000;83:361-366.
7. Libby P: Current concepts of the pathogenesis of the acute coronary syndromes. Circulation 2001;104:365-372.
8. Savonitto S, Ardissino D, Granger CB, et al: Prognostic value of the admission electrocardiogram in acute coronary syndromes. JAMA 1999;281:707-713.
9. Antman EM, Tanasijevic MJ, Thompson B, et al: Cardiac-specific troponin I levels to predict the risk of mortality in patients with acute coronary syndromes. N Engl J Med 1996;335:1342-1349.
10. Hamm CW, Ravkilde J, Gerhardt W, et al: The prognostic value of serum troponin T in unstable angina. N Engl J Med 1992;327:146-150.
11. Liuzzo G, Biasucci LM, Gallimore JR, et al: The prognostic value of C-reactive protein and serum amyloid A protein in severe unstable angina. N Engl J Med 1994;331:417-424.
12. de Lemos JA, Morrow DA, Bentley JH, et al: The prognostic value of B-type natriuretic peptide in patients with acute coronary syndromes. N Engl J Med 2001;345:1014-1021.
13. Al Suwaidi J, Reddan DN, Williams K, et al: Prognostic implications of abnormalities in renal function in patients with acute coronary syndromes. Circulation 2002;106:974-980.
14. Morrow DA, Rifai N, Antman EM, et al: C-reactive protein is a potent predictor of mortality independently of and in combination with troponin T in acute coronary syndromes: A TIMI 11A substudy. Thrombolysis in Myocardial Infarction. J Am Coll Cardiol 1998;31:1460-1465.
15. Fox KA, Dabbous OH, Goldberg RJ, et al: Prediction of risk of death and myocardial infarction in the six months after presentation with acute coronary syndrome: Prospective multinational observational study (GRACE). BMJ 2006;333:1091. epub 2006 Oct 10.
16. Harrington RA, Becker RC, Ezekowitz M, et al: Antithrombotic therapy for coronary artery disease: The Seventh ACCP Conference on Antithrombotic and Thrombolytic Therapy. Chest 2004;126(3 Suppl):513S-548S.
17. Hirsh J, Guyatt G, Albers GW, Schunemann HJ (eds): The Seventh ACCP Conference on Antithrombotic and Thrombolytic Therapy, Evidence-Based Guidelines. Chest 2004;126:172S-696S.
18. Eikelboom JW, Anand SS, Malmberg K, et al: Unfractionated heparin and low-molecular-weight heparin in acute coronary syndrome without ST elevation: A meta-analysis. Lancet 2000;355:1936-1942.
19. Collins R, MacMahon S, Flather M, et al: Clinical effects of anticoagulant therapy in suspected acute myocardial infarction: Systematic overview of randomised trials. BMJ 1996;313:652-659.
20. Ferguson JJ, Califf RM, Antman EM, et al: Enoxaparin vs unfractionated

heparin in high-risk patients with non-ST-segment elevation acute coronary syndromes managed with an intended early invasive strategy: Primary results of the SYNERGY randomized trial. JAMA 2004;292:45-54.

21. Yusuf S, Mehta SR, Chrolavicius S, et al: Efficacy and safety of fondaparinux compared to enoxaparin in 20,078 patients with acute coronary syndromes without ST segment elevation. The OASIS (Organization to Assess Strategies in Acute Ischemic Syndromes)-5 Investigators. N Engl J Med 2006;354:1464-1476.
22. Stone GW, McLaurin BT, Cox DA, et al: Bivalirudin for patients with acute coronary syndromes. N Engl J Med 2006;355:2203-2216.
23. Montalescot G, White HD, Gallo R, et al. Enoxaparin versus unfractionated heparin in elective percutaneous coronary intervention. N Engl J Med 2006;355:1006-1017.
24. Antithrombotic Trialists Collaboration: Collaborative meta-analysis of randomised trials of antiplatelet therapy for prevention of death, myocardial infarction, and stroke in high risk patients. BMJ 2002;324:71-86.
25. Yusuf S, Zhao F, Mehta SR, et al: Effects of clopidogrel in addition to aspirin in patients with acute coronary syndromes without ST-segment elevation. N Engl J Med 2001;345:494-502.
26. Boersma E, Harrington RA, Moliterno DJ, et al: Platelet glycoprotein IIb/IIIa inhibitors in acute coronary syndromes: A meta-analysis of all major randomised clinical trials. Lancet 2002;359:189-198.
27. Simoons ML: Effect of glycoprotein IIb/IIIa receptor blocker abciximab on outcome in patients with acute coronary syndromes without early coronary revascularisation: The GUSTO IV-ACS randomised trial. Lancet 2001;357:1915-1924.
28. PURSUIT Investigators: Inhibition of platelet glycoprotein IIb/IIIa with eptifibatide in patients with acute coronary syndromes. The PURSUIT Trial Investigators. Platelet Glycoprotein IIb/IIIa in Unstable Angina: Receptor Suppression Using Integrilin Therapy. N Engl J Med 1998;339:436-443.
29. PRISM Investigators: A comparison of aspirin plus tirofiban with aspirin plus heparin for unstable angina. Platelet Receptor Inhibition in Ischemic Syndrome Management (PRISM) Study Investigators. N Engl J Med 1998;338:1498-1505.
30. PRISM PLUS Investigators: Inhibition of the platelet glycoprotein IIb/IIIa receptor with tirofiban in unstable angina and non-Q-wave myocardial infarction. Platelet Receptor Inhibition in Ischemic Syndrome Management in Patients Limited by Unstable Signs and Symptoms (PRISM-PLUS) Study Investigators. N Engl J Med 1998;338:1488-1497.
31. Boersma E, Akkerhuis KM, Theroux P, et al: Platelet glycoprotein IIb/IIIa receptor inhibition in non-ST-elevation acute coronary syndromes: Early benefit during medical treatment only, with additional protection during percutaneous coronary intervention. Circulation 1999;100:2045-2048.
32. Kastrati A, Mehilli J, Neumann FJ, et al: Abciximab in patients with acute coronary syndromes undergoing percutaneous coronary intervention after clopidogrel pretreatment: The ISAR-REACT 2 randomized trial. JAMA 2006;295:1531-1538.
33. ESPRIT Investigators: Novel dosing regimen of eptifibatide in planned coronary stent implantation (ESPRIT): A randomised, placebo-controlled trial. Lancet 2000;356:2037-2044.
34. Topol EJ, Moliterno DJ, Herrmann HC, et al: Comparison of two platelet glycoprotein IIb/IIIa inhibitors, tirofiban and abciximab, for the prevention of ischemic events with percutaneous coronary revascularization. N Engl J Med 2001;344:1888-1894.
35. Patrono C: Aspirin resistance: Definition, mechanisms and clinical read-outs. J Thromb Haemost 2003;1:1710-1713.
36. Eikelboom JW, Hirsh J, Weitz JI, et al: Aspirin-resistant thromboxane biosynthesis and the risk of myocardial infarction, stroke, or cardiovascular death in patients at high risk for cardiovascular events. Circulation 2002;105:1650-1655.
37. Fox KA, Poole-Wilson P, Clayton TC, et al: 5-year outcome of an interventional strategy in non-ST-elevation acute coronary syndrome: The British Heart Foundation RITA 3 randomised trial. Lancet 2005;366:914-920.
38. Lagerqvist B, Husted S, Kontny F, et al: 5-year outcomes in the FRISC-II randomised trial of an invasive versus a non-invasive strategy in non-ST-elevation acute coronary syndrome: A follow-up study. Lancet 2006;368:998-1004.
39. de Winter RJ, Windhausen F, Cornel JH, et al: Early invasive versus selectively invasive management for acute coronary syndromes. N Engl J Med 2005;353:1095-1104.
40. Neumann FJ, Kastrati A, Pogatsa-Murray G, et al: Evaluation of prolonged antithrombotic pretreatment ("cooling-off" strategy) before intervention in patients with unstable coronary syndromes: A randomized controlled trial. JAMA 2003;290:1593-1599.
41. Eisenstein EL, Anstrom KJ, Kong DF, et al: Clopidogrel use and long-term clinical outcomes after drug-eluting stent implantation. JAMA 2007;297:159-168.
42. De Backer G, Ambrosioni E, Borch-Johnsen K, et al: European guidelines on cardiovascular disease prevention in clinical practice. Third Joint Task Force of European and Other Societies on Cardiovascular Disease Prevention in Clinical Practice. Eur Heart J 2003;24:1601-1610.
43. Graham I, Atar D, Borch-Johnsen K, et al: European guidelines on cardiovascular disease prevention in clinical practice: Full text. Fourth Joint Task Force of the European Society of Cardiology and other societies on cardiovascular disease prevention in clinical practice (constituted by representatives of nine societies and by invited experts). Eur J Cardiovasc Prev Rehabil 2007;14 Suppl 2:S1-113.
44. Smith SC Jr., Allen J, Blair SN, et al: AHA/ACC guidelines for secondary prevention for patients with coronary and other atherosclerotic vascular disease: 2006 update: Endorsed by the National Heart, Lung, and Blood Institute. Circulation 2006;113:2363-2372.
45. Smith SC Jr, Blair SN, Bonow RO, et al: AHA/ACC Guidelines for Preventing Heart Attack and Death in Patients With Atherosclerotic Cardiovascular Disease: 2001 update. A statement for healthcare professionals from the American Heart Association and the American College of Cardiology. J Am Coll Cardiol 2001;38:1581-1583.
46. Dagenais GR, Pogue J, Fox K, et al: Angiotensin-converting-enzyme inhibitors in stable vascular disease without left ventricular systolic dysfunction or heart failure: A combined analysis of three trials. Lancet 2006;368:581-588.
47. Danchin N, Cucherat M, Thuillez C, et al: Angiotensin-converting enzyme inhibitors in patients with coronary artery disease and absence of heart failure or left ventricular systolic dysfunction: An overview of long-term randomized controlled trials. Arch Intern Med 2006;166:787-796.
48. Yusuf S, Pogue J: ACE inhibition in stable coronary artery disease. N Engl J Med 2005;352:937-939; author reply 937-939.
49. Eikelboom JW, Mehta SR, Anand SS, et al: Adverse impact of bleeding on prognosis in patients with acute coronary syndromes. Circulation 2006;114:774-782.
50. Rao SV, Jollis JG, Harrington RA, et al: Relationship of blood transfusion and clinical outcomes in patients with acute coronary syndromes. JAMA 2004;292:1555-1562.
51. Alexander KP, Newby LK, Cannon CP, et al: Acute coronary care in the elderly, part I: Non-ST-segment-elevation acute coronary syndromes: A scientific statement for healthcare professionals from the American Heart Association Council on Clinical Cardiology: In collaboration with the Society of Geriatric Cardiology. Circulation 2007;115:2549-2569.
52. Hoenig MR, Doust JA, Aroney CN, Scott IA: Early invasive versus conservative strategies for unstable angina & non-ST-elevation myocardial infarction in the stent era. Cochrane Database Syst Rev 2006;3:CD004815.
53. Ryden L, Standl E, Bartnik M, et al: Guidelines on diabetes, pre-diabetes, and cardiovascular diseases: Executive summary: The Task Force on Diabetes and Cardiovascular Diseases of the European Society of Cardiology (ESC) and of the European Association for the Study of Diabetes (EASD). Eur Heart J 2007;28:88-136.
54. Anavekar NS, McMurray JJ, Velazquez EJ, et al: Relation between renal dysfunction and cardiovascular outcomes after myocardial infarction. N Engl J Med 2004;351:1285-1295.
55. Sabatine MS, Morrow DA, Giugliano RP, et al: Association of hemoglobin levels with clinical outcomes in acute coronary syndromes. Circulation 2005;111:2042-2049.
56. Antman E, Muller J, Goldberg S, et al: Nifedipine therapy for coronary-artery spasm. Experience in 127 patients. N Engl J Med 1980;302:1269-1273.

第 34 章

ACC/AHA 2007 年不稳定型心绞痛和非 ST 段抬高心肌梗死指南概要

Jeffrey L. Anderson

在美国，冠心病已经成为首位致死性病因。不稳定型心绞痛非 ST 段抬高急性心肌梗死（UA）和表现相近的 NSTEMI 是这一疾病的常见表现形式。冠心病的病理生理机制、诊断方法、处理策略和预防措施一直在进步。因此，2007 年 ACC/AHA 组织了专门委员会修订和更新了 2000 年发表的指南。

变革历程

编写委员会参考了 2002 年以来发表的研究证据及重要临床试验结论起草了修订建议 [1, 2]。2007 年修订版中更加强调更早医疗评估的重要性。新的影像学方法（冠状动脉 CT 血管成像和心脏 MRI）可有选择地应用于患者的诊断 [3]。强调肌钙蛋白是心脏坏死的主要生物标志物。将脑钠肽列为风险分层有效的潜在标志物 [4]。补充 ECG V_7 ~ V_9 后壁导联评价回旋支闭塞所致的 STEMI 是合理的诊断手段 [5]。

全部的临床试验结果仍支持对于高危或临床情况不稳定的 UA/NSTEMI 患者实施初始有创策略 [6]。然而，其他研究（ICTUS）结果也支持对于稳定的患者实施初始保守策略 [7]，目前大量的证据表明，对于低危急性冠状动脉综合征（ACS）患者特别适用保守策略，尤其是低危的女性患者 [8-10]。

对于 β- 受体阻滞剂的建议平衡了其潜在的风险（COMMIT）[11]，特别是在存在心力衰竭或心源性休克风险的患者中静脉使用时。UA/NSTEMI 患者应尽量避免使用除阿司匹林以外的非甾体抗炎药，因为后者对于心脏有潜在的危害 [12, 13]。

已经完成了两种新型抗凝药物磺达肝癸钠 [14] 和比伐卢定 [15] 的临床试验，建议可以在特定的 UA/NSTEMI 患者中替代普通肝素和低分子肝素使用。噻吩并吡啶类应用的新证据（2007 年主要是氯吡格雷）一直在增加，包括更高的负荷量 [16]，更早（上游）应用，更长时间的应用（特别是置入药物洗脱支架后）[17]。证据仍支持在更高危的 ACS 患者中应用血小板糖蛋白Ⅱ b/ Ⅲ a 受体抑制剂，以获得更大的益处 [18]。特别强调根据肌酐清除率调整药物剂量（例如抗凝药和抗血小板药），尤其是在高龄、女性和基础肾功能不全的患者，避免剂量错误而增加出血风险 [19]。指南还整合了目前一级和二级预防的更新证据 [20]。更多的篇幅提及在特定的患者中实施特定的诊断和治疗，强调治疗过程对于患者短期和长期预后的重要性。

几乎同时，ESC 发表了 UA/NSTEMI 的诊断和治疗指南 [21]。建议将该指南作为评价和处理这类情况时的额外参考。

证据分类

建议证据的级别和分类与 ACC/AHA 的前几版指南保持一致，简短归纳如下：

Ⅰ类：证据和（或）通常经验认为操作或治疗有用和有效（操作或治疗应完成或实施）。

Ⅱ类：证据和（或）意见在判断操作或治疗有用和有效上存在冲突。

Ⅱ a 类：证据 / 意见倾向于有用 / 有效（有理由完成操作或实施治疗）。

Ⅱ b 类：证据 / 意见不足以说明有用 / 有效（可能考虑完成操作或实施治疗）。

Ⅲ类：证据和（或）通常经验认为操作或治疗是无用和有害的（操作或治疗不应当完成或实施）。

建议级别为 A 类证据，级别最高，即有来自足够大样本和不同危险层次人群的多中心随机试验或荟萃分析的充分证据；建议级别为 B 类证据，级别中等，即证据来自于有限样本和有限危险层次人群的单中心随机试验或非随机试验；建议级别为 C 类证据，级别最低，即专家意见、病例报道或治疗手段。

ACS 概要

ACS 是重要的健康疾患。美国国家健康统计中心 2007 年的报告显示，2004 年因原发或继发于 ACS 的住院患者为 1 565 000 人次，UA 为 669 000 人次，心肌梗死为 896 000 人次 [22]。ACS 的疾病谱中，UA/NSTEMI 定义为 ECG ST 段压低或显著的 T 波倒置和（或）心肌坏死标志物（如肌钙蛋白）阳性而没有 ST 段抬高并有相应的临床表现（即胸部不适或心绞痛）。强调综合征的重要性是因为每年大约有 3/4（124 万）的 ACS 住院患者诊断为 UA/NSTEMI，1/4（33 万）的患者诊断为 STEMI[22]。UA/NSTEMI 通常是但并非总是冠心病所导致的显著性心肌供氧减少和心肌梗死及心源性死亡风险增加的并发症。

初始评估和处理

对 UA/NSTEMI 症状的识别和到医疗系统就诊的延迟仍然是对最优化治疗的挑战。仍需要加强及早认识和就诊，可以减少发病率和死亡率。目前，症状发生后延迟的平均时间大约为 2 小时[23]。延迟的原因包括错误的匹配期望和实际症状，认为症状是自限性的，或认为症状是其他原因引起的。同样，ACS 可能无症状而误诊，或表现为胸部不适以外的症状（例如呼吸困难），这些患者占到病例的 1/3 到 1/2[24, 25]。老年、女性和糖尿病患者最容易出现无症状或不典型症状。

初次接诊时，医务人员应当告知拟诊 ACS 的患者仅仅通过电话询问不能评估病情，应当特别关注已知的冠心病或等危症。应当指导患者如何口服阿司匹林。症状中重度或持续性（例如＞ 20 分钟）时，对 1 个剂量的硝酸甘油无反应（如果可以并给予）或拟诊心肌梗死，应当告知患者马上拨打急救电话求助急救系统，并由救护车转运至医院。达到医院后，高度监护这类患者并通过预定诊治流程进行评估（见图 34-1）。强调两类特殊问题：症状是 ACS 的可能性和发生不良临床预后的可能性。

早期风险分层

估测患者的风险有助于选择初始医疗处理和初始药物或 PCI。风险评估主要综合病史、体格检查、ECG（目标是到达急诊室 10 分钟内完成）、肾功能和心肌标志物的特点。近几年，定量风险评分的应用得到了发展（例如 TIMI、GRACE 和 PURSUIT 风险评分），旨在辅助评估短期和长期风险（见表 34-1）[26]。总之，就诊初时的风险最高，之后逐渐降低，但是至少在急性期后 1 ～ 3 个月时仍然高于基线值。

应当注意，到急诊科就诊并且拟诊 ACS 的患者中有 3/4 最终证实并没有急性缺血，需要进一步评估和鉴别，并且根据潜在的症状和病情变化决定后续治疗[27]。

心肌坏死标志物 cTnI 和 cTnT 的敏感性和特异性决定其成为诊断和重新定义 STEMI[28] 的生物标志物。肌钙蛋白可以明确哪些是可以从积极地药物和 PCI 获益的高危患者。目前心肌坏死定义为肌钙蛋白增高超过正常参考值上限的 99%，心肌梗死定义为缺血相关的心肌坏死。STEMI 的诊断必须依据心肌肌钙蛋白增高以及其他的临床和实验室指标变化，因为应用此种新型高敏感性的检测方法后由于其他疾病引起的肌钙蛋白增高也可被检测到[28]。

症状发作后 2 ～ 4 小时血中可检测到肌钙蛋白，但是 8 ～ 12 小时后才有增高。其初始增高的时间和 CK-MB 相似，但持续时间更久，通常 5 ～ 14 天（见图 34-2）。由于 CK-MB 的半衰期短适合于检测再次增高，是诊断早期梗死范围（再次梗死）和围术期心肌梗死的有效手段。新型方法旨在通过检测缩短的时间间隔（2 小时）内血清标志物的变化（变化值），发现更早期的心肌梗死而在这一时间段内生物标志物在正常或非诊断范围内[29]。

其他生物标志物 目前正在研究 ACS 病理生理机制相关的其他生物标志物和多种标志物的联合检测手段。越来越多的研究表明，脑钠肽在评价 STEMI 和 UA/NSTEMI 患者预后中的价值，并且应用于风险分层的辅助手段。

初始分诊和紧急处理 依据初始风险分层，患者可分为 4 类并且可以进行相应处理：非心源性胸痛、稳定性心绞痛、可能的 ACS 和明确的 ACS，后者根据初始 ECG 可进一步分为 UA/NSTEMI 和 STEMI（见图 34-1）。目前认为，急诊胸痛评估单元是避免不必要的住院和出院的有效手段[30]。低危 ACS 患者（见图 34-1，表 F1）可考虑门诊行运动试验或冠状动脉 CT 检查。这类患者可选择出院药物治疗或 72 小时后行运动试验。明确或可能的 ACS 患者，包括有持续缺血症状、心肌标志物阳性、新发 ST 段改变、新发 T 波倒置、血流动力学异常或运动试验阳性，应当住院进一步治疗。

初始评估和处理的建议

A．临床评估

Ⅰ类

1. 有明确 ACS 症状的患者（胸部不适伴或不伴向手臂、后背、颈部、下颌、上腹部放射；气短；乏力；出汗；恶心；轻度头痛），应当拨打 911 并应由救护车而不是亲朋好友转运至医院（证据级别 B）。
2. 除非有禁忌证或已口服阿司匹林，否则院前急救人员应给拟诊 ACS 的胸痛患者嚼服 162 ～ 325mg 阿司匹林。尽管有试验使用阿司匹林肠溶片，但是非肠溶剂型口腔吸收更迅速（证据级别 C）。
3. 医护人员应当指导拟诊 ACS 并且已处方硝酸甘油的患者舌下含服不超过 1 片硝酸甘油，观察对胸部不适的反应。如果口服 1 片硝酸甘油后 5 分钟胸部不适或胸痛不缓解或加重，建议患者家属、朋友或救助者再口服另外剂量的硝酸甘油前立即拨打 911 求助急救系统。对于慢性稳定性心绞痛患者如果口服 1 片硝酸甘油后症状显著改善，建议患者家属、朋友或救助者可以每隔 5 分钟重复给予 1 片硝酸甘油（最多 3 片），如果症状没有完全缓解应当立即拨打 911（证据级别 C）。
4. 当拟诊 ACS 的患者出现静息时胸部不适或其他的缺血症状持续超过 20 分钟，血流动力学不稳定，或近期有晕厥或晕厥前期时，应当立即到急诊科就诊。拟诊 ACS 的患者，当临床症状不严重或缺乏上述任何

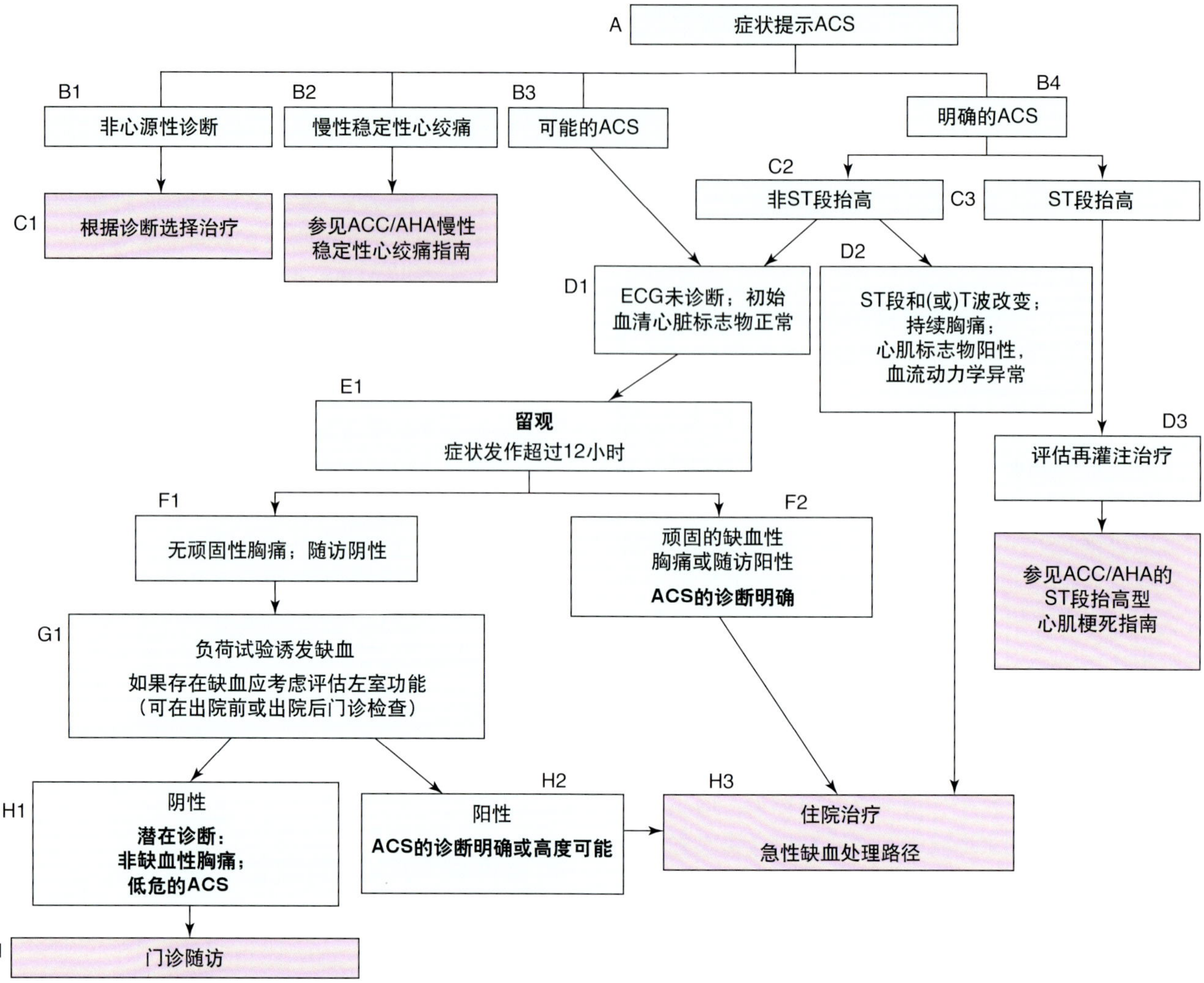

图34-1 怀疑ACS患者的评估和处理流程图。

From Anderson JL, Adams CD, Antman EM, et al: ACC/AHA 2007 guidelines for the management of patients with unstable angina/non-ST-elevation myocardial infarction: A report of the American College of Cardiology/American Heart Association Task Force on Practice Guidelines. Circulation 2007;116:e148-e304.

一项高危表现，包括对硝酸甘油有反应，可以初始在急诊科治疗或在易于获得急性救助的情况下于院外治疗（证据级别 C）。

B. 早期风险分层

Ⅰ类

1. 对于所有胸部不适或其他症状拟诊 ACS 的患者，应当迅速决定闭塞性冠心病的风险等级（高危、中危或低危）以及患者的处理（证据级别 C）。
2. 对于所有胸部不适（或心绞痛的等危症）或其他症状拟诊 ACS 的患者应当在到达急诊科后尽快行 12 导联 ECG 检查（目标时间是 10 分钟内），并由经验丰富的急诊科医师评估（证据级别 B）。
3. 如果情况允许，对于所有符合 ACS 的胸部不适患者，应当进行心肌特异性肌钙蛋白检查，并且是最优选的心肌标志物。也可选择但不首选 CK-MB 检测（证据级别 B）。
4. 症状符合 ACS 并且发病 6 小时内、心肌标志物阴性的患者，应当在发病 8 ~ 12 小时时间窗内完成心肌标志物的检查（证据级别 B）。

Ⅱa 类

1. 风险分层模式，例如 TIMI 评分、GRACE 评分或 PURSUIT 评分等，对于帮助拟诊 ACS 的患者决定治疗措施有用（证据级别 B）。
2. 对于初始 ECG 不能排除左回旋支闭塞所致心肌梗死的患者，可以行 V_7 ~ V_9 导联检查（证据级别 B）。

Ⅱb 类

1. 对于发病 6 小时内的症状考虑 ACS 的患者，可以考虑每隔 2 小时联合检测 CK-MB 和肌钙蛋白（证据级别 B）。
2. 可以考虑对拟诊 ACS 的患者行脑钠肽和 NT-BNP 检查，辅助评估全面风险（证据级别 B）。

表34-1 不稳定心绞痛/非ST抬高心肌梗死的TIMI危险评分	
TIMI危险评分	全因死亡率，新发或再发心肌梗死，或者严重的再发缺血需要紧急血管重建直到随机后14天
0～1	4.7%
2	8.3%
3	13.2%
4	19.9%
5	26.2%
6～7	40.9%

TIMI评分通过计算初诊时的7项指标的总分得出；每一项是1分：

- 年龄大于等于65岁
- 至少3个CAD的危险因素
- 已证实的冠状动脉至少50%的狭窄*
- 就诊时ST段变化
- 24小时内心绞痛至少发作2次
- 服用阿司匹林7天
- 血清心肌标志物升高

* 指标对于遗漏的信息仍然是相对不灵敏的，并且仍然是事件的显著预测因素，TIMI风险工具可在www.timi.org获取。

From Anderson JL, Adams CD, Antman EM, et al: ACC/AHA 2007 guidelines for the management of patients with unstable angina/non-ST-elevation myocardial infarction: A report of the American College of Cardiology/American Heart Association Task Force on Practice Guidelines. Circulation 2007;116:e148-e304.

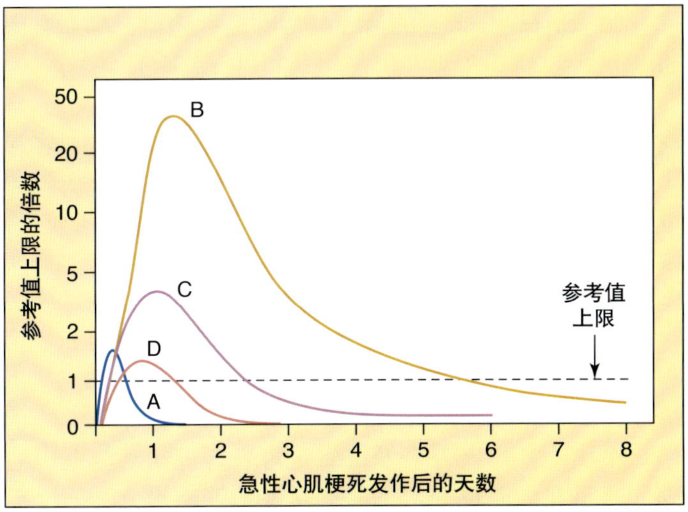

图34-2 急性心肌梗死后的心肌标志物动力学变化。

From Anderson JL, Adams CD, Antman EM, et al: ACC/AHA 2007 guidelines for the management of patients with unstable angina/non-ST-elevation myocardial infarction: A report of the American College of Cardiology/American Heart Association Task Force on Practice Guidelines. Circulation 2007;116:e148-e304.

C．即刻处理

Ⅰ类

1. 应当综合病史、体格检查、12 导联 ECG 和初始心肌标志物检查，将胸痛患者分为四类：非心源性胸痛、慢性稳定性心绞痛、可能的 ACS 和明确的 ACS（证据级别 C）。
2. 对于存在或可疑存在缺血性心脏病并且拟诊 ACS 的患者，如果后续 12 导联 ECG 和心肌标志物正常，应当在急诊科、胸痛中心或允许的时间窗内（72 小时内）在门诊行负荷试验（运动负荷或药物负荷）激发心肌缺血或行无创冠状动脉影像学检查，这些都可以作为住院治疗可供选择的方法。对于低危并且诊断性测试阴性的患者，可以在门诊处理（证据级别 C）。
3. 对于明确的 ACS 患者如果持续有缺血症状、心肌标志物阳性、新发 ST 段改变、新发 T 波倒置、血流动力学异常或运动试验阳性，应当住院进一步治疗。有持续心肌缺血或损伤并有血流动力学或心电不稳定的患者，建议入住重症监护病房。另外，也可以入住有心电遥测的病房（证据级别 C）。

Ⅱ a 类

1. 对于拟诊 ACS 且有低、中度冠心病可能性的患者，如果后续 12 导联 ECG 和心肌标志物正常，可以应用无创冠状动脉影像学检查（例如冠状动脉 CT 血管显像）替代负荷试验（证据级别 C）。

早期住院治疗：一般治疗及抗缺血治疗

明确的或拟诊 UA/NSTEMI 患者应当住院治疗。高危患者包括持续胸部不适和（或）血流动力学不稳定，应当初始在重症监护病房治疗。住院后的标准药物治疗应该是缓解缺血和预防严重不良事件。除非有禁忌证，UA/NSTEMI 的一般治疗应包括阿司匹林、β- 受体阻滞剂（首选口服、逐渐加 / 减剂量）、抗凝治疗，糖蛋白Ⅱ b/ Ⅲ a 受体拮抗剂和噻吩并吡啶类（初始应用可能因决定血管重建策略而延迟）。硝酸甘油可以应用于持续性缺血、心力衰竭或高血压的患者。吸氧可缓解或预防血氧饱和低。选择有创或初始保守治疗是早期关键的决策，并且影响选择抗栓和其他治疗。

抗缺血和止痛治疗的建议

Ⅰ类

1. 对所有患者在入院早期在床旁 / 座椅上连续行心电监测（证据级别 C）。
2. 指端脉氧饱和度＜ 90%、呼吸性窘迫或有其他低氧血症高危特征的 UA/NSTEMI 患者应吸氧，脉搏血氧定量仪有助于连续监测 SaO_2（证据级别 B）。
3. 对于有进行性缺血性胸部不适者，若没有禁忌证则应舌下硝酸甘油（0.4mg）每 5 分钟 1 次共 3 次，然后评估是否需要静脉内应用硝酸甘油（证据级别 C）。
4. 发病后前 48 小时，有指征应用静脉内硝酸甘油治疗持续性缺血、心力衰竭或高血压。决定使用静脉内硝酸甘油和所用剂量不应影响其他已经证明能够降低死亡率的治疗（例如 β- 受体阻滞剂或 ACEI）（证据级别 B)。

5. 应在前 24 小时开始口服 β- 受体阻滞剂治疗，除非有：①心力衰竭体征；②低心排状态证据；③发生心源性休克的风险增加*；④其他应用 β- 受体阻滞剂的相对禁忌证（PR 间期＞0.24 秒、Ⅱ°或Ⅲ°心脏传导阻滞、活动性哮喘或反应性气道疾病）（证据级别 B）。
6. 对于持续性或频繁反复发作心肌缺血者和禁忌使用 β- 受体阻滞剂者，若没有临床严重的左心室功能不全或其他禁忌证，应应用非二氢吡啶钙通道阻滞剂（维拉帕米或地尔硫卓）作为初始治疗（证据级别 B）。
7. 对于肺充血或 LVEF ≤ 0.40 的 UA/NSTEMI 患者，若没有低血压（收缩压＜ 100mmHg 或较基线值低 30mmHg）或有用药禁忌证，前 24 小时内应口服 ACEI（证据级别 A）。
8. 对于不能耐受 ACEI 和有临床或心力衰竭放射学证据或 LVEF ≤ 0.40 者，应使用 ARB（证据级别 A）。
9. 由于使用非类固醇类抗炎药物（阿司匹林除外）与死亡率、再次梗死、高血压、心力衰竭和心肌破裂的风险增高有关，应停用非选择性或环氧化酶 -2– 选择性药物（证据级别 C）。

Ⅱ a 类

1. 对于所有发病 6 小时内可给氧（证据级别 C）。
2. 对于应用硝酸甘油后不能控制缺血性胸部不适者，若没有禁忌证，在应用其他抗缺血治疗的基础上可静脉应用硫酸吗啡（证据级别 B）。
3. 在合并高血压的患者可以静脉使用 β- 受体阻滞剂治疗，除非有：①心力衰竭体征；②低心排状态证据；③发生心源性休克的风险增加；④其他应用 β- 受体阻滞剂的相对禁忌证（PR 间期＞ 0.24 秒、Ⅱ°或Ⅲ°心脏传导阻滞、活动性哮喘或反应性气道疾病）（证据级别 B）。
4. 若已经全量应用 β- 受体阻滞剂和硝酸盐类之后没有禁忌证，可口服长效非二氢吡啶钙拮抗剂（证据级别 C）。
5. 对于没有肺充血或 LVEF ≤ 0.40 者，若没有低血压（收缩压＜ 100mmHg 或较基线值低 30mmHg）或有用药禁忌证，前 24 小时内口服 ACEI 有益（证据级别 B）。
6. 对于强化药物治疗后仍有持续性或频繁发作严重缺、冠状动脉造影之前或之后血流动力学不稳定和有心肌梗死机械性并发症者，可应用主动脉气囊反搏术（证据级别 C）。

*年龄超过70岁，收缩压低于120mmHg，心率高于110或低于60的，UA/STEMI症状开始后时间延长。

Ⅲ类

1. 在收缩压＜ 90mmHg 或较基线值减低≥ 30mmHg、有严重心动过缓（＜ 50 次 / 分）、没有心力衰竭症状的心动过速（＞ 100 次 / 分）或右心室梗死者，不应使用硝酸盐类（证据级别 C）。
2. 在已经使用磷酸二酯酶抑制剂（使用西地那非 24 小时或他达那非 48 小时之内）治疗勃起功能障碍者，不应使用硝酸甘油或其他硝酸盐类。还没确定使用伐地那非后应用硝酸盐类的最佳时间（证据级别 C）。
3. 没有使用 β- 受体阻滞剂时不应使用速效二氢吡啶钙拮抗剂（证据级别 A）。
4. 在有使用 β- 受体阻滞剂禁忌证、心力衰竭体征或低心排状态或其他发生心源性休克危险因素者，静脉内 β- 受体阻滞剂可能有害（证据级别 A）。
5. 由于使用非类固醇类的抗炎药物（阿司匹林除外）与死亡率、再次梗死、高血压、心力衰竭和心肌破裂的风险增高有关，住院期间不应使用非选择性或环氧化酶 -2- 选择性药物（证据级别 C）。

策略的选择：早期保守治疗对比早期介入手术

UA/NSTEMI 患者的治疗通常有两种途径：早期有创策略（见图 34-3）和早期保守策略（见图 34-4）。

早期保守治疗策略（也称为“择期介入手术”）只是对那些药物治疗失败者或发现有顽固的、潜在的缺血客观证据的患者采用有创评估[31]。对于稳定的患者，出院前或出院后短期内行无创的负荷试验（平板、超声或核素）或冠状动脉影像学检查（多排冠状动脉 CTA）估计残余风险是低危、中危或高危，决定是否有必要行冠状动脉造影（见图 34-4）。由于缺乏汇总的可比性资料，应当首先依据患者的特征、医师决策、当地医疗条件的可行性和专家意见选择做检查。

相反，早期介入手术策略是常规行冠状动脉造影检查，通常在入院早期。早期介入手术策略可分为两个亚组：一类是初始治疗未能稳定病情并且因持续缺血 / 血流动力学 / 心律不稳定需要紧急冠状动脉造影 / 血管重建治疗的患者，另一类是初始病情稳定但是可以从“早期”（通常在 4 ～ 24 小时内）但非紧急冠状动脉造影 /PCI 获益的患者。对于第二类患者，研究比较了两种策略：更早期或更晚期造影（即就诊 12 ～ 48 小时内或后）。ISAR-COOL 研究在 410 例 ACS 患者施行强化药物治疗后随机进行即刻血管造影（平均 2.4 小时）或延迟造影（在造影前平均延长“冷却”86 小时）。即刻血管造影患者的 30 天死亡或心肌梗死明显减少（5.9% vs 11.6%，P=0.04）[32]。然而，需要额外的资料评价进行血管造影的时机。

既往的荟萃分析显示，高危患者中常规介入手术的长期临床预后要更好[33]。与此结果相反，一项新的试

34

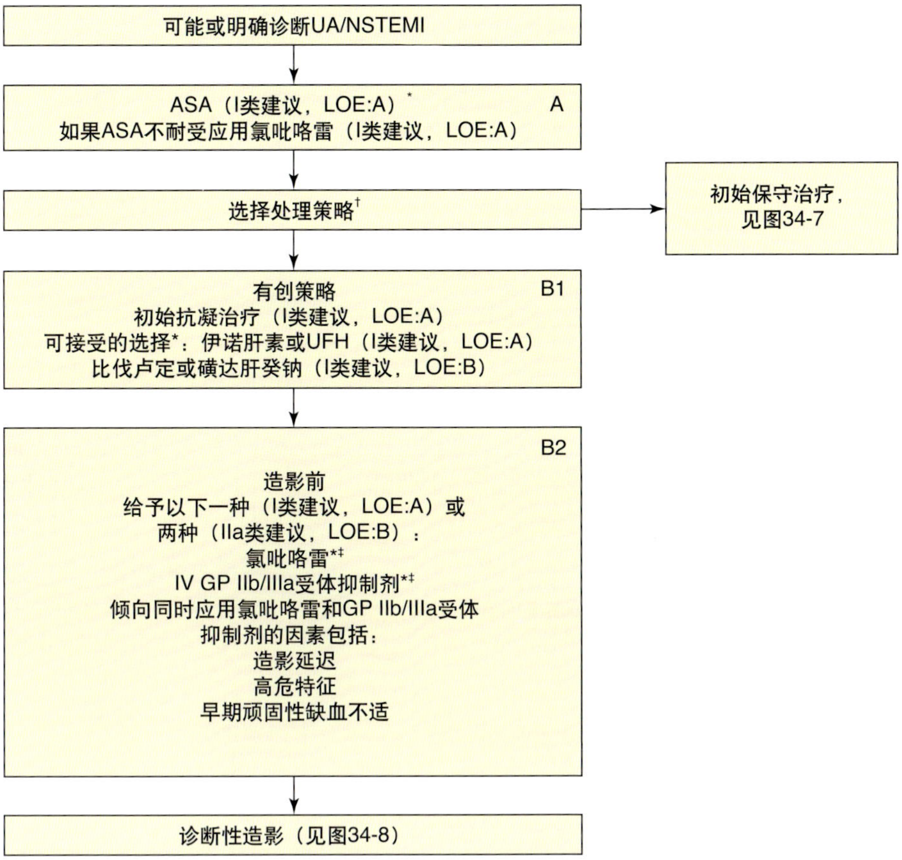

图34-3　UA/NSTEMI患者初始（早期）有创策略的处理流程。ASA，阿司匹林；GP，糖蛋白；LOE，证据级别；UFH，普通肝素。From Anderson JL, Adams CD, Antman EM, et al: ACC/AHA 2007 guidelines for the management of patients with unstable angina/non-ST-elevation myocardial infarction: A report of the American College of Cardiology/American Heart Association Task Force on Practice Guidelines. Circulation 2007;116:e148-e304.

验 ICTUS 研究显示肌钙蛋白阳性的稳定患者 [7, 31] 中，择期介入手术策略的预后相同（标志物阳性的心肌梗死更少）。该研究结果的可能解释包括与既往研究相比，药物治疗更积极（他汀类和氯吡格雷），择期介入手术组的再次血管重建率更高（47%），低事件发生率低，以及将少数肌钙蛋白增高但临床可疑的患者定义为再次心肌梗死。与 ICTUS 研究同时发表的另外两项更大规模的随机试验 RITA-3[34] 和 FRISC- Ⅱ [35] 显示，介入手术组以死亡、非致死性心肌梗死为终点的长期（5 年）预后更好。同时期包括 ICTUS 研究的 7 项随机试验的荟萃分析也表明早期介入手术的长期获益，全因死亡率的相对风险为 0.75（95% 置信区间 0.63 ～ 0.90），反复非致死性心肌梗死的相对风险为 0.83（95% 置信区间 0.72 ～ 0.96）[6]。无论如何，本指南建议，对于依据医师判断和患者病情诊断稳定的 UA/NSTEMI 患者，初始保守治疗（包括择期介入手术）策略可以作为备选方案（Ⅱ b 类建议，证据级别 B）[7]。

与高危患者的结果相比，目前的综合证据表明更低危特别是更低危女性患者更倾向于初始保守策略。例如 TACTICS TIMI-18 研究显示，接受早期介入手术的 TIMI 评分中危（3 ～ 4 分）或高危（5 ～ 7 分）女性患者死亡、非致死性心肌梗死和因 UA 再次住院的联合风险和男性相似。相反，TIMI 评分低危的女性患者介入手术和保守治疗相比，事件风险增加（比值比 1.59，95% 置信区间 0.69 ～ 3.67），而低危男性患者两种策略的结果相似。同样，肌钙蛋白 T 增高的女性患者施行介入手术可以获益（校正比值比 0.47，95% 置信区间 0.26 ～ 0.83），而肌钙蛋白阴性的行介入手术的女性患者（非男性）主要终点事件显著增多（比值比 1.46，95% 置信区间 0.78 ～ 2.72）。FRISC- Ⅱ [35] 和 RITA-3[9, 34] 等随机研究显示，只有在男性患者中介入手术可以改善临床预后，但是大部分的女性患者为低危，并且这些研究并没有根据风险等级或肌钙蛋白情况评估预后。更近发表的一项荟萃分析也建议低危女性倾向于保守策略 [36]。

表 34-2 总结了选择有创或保守策略的标准。

节选建议：早期保守与早期有创

Ⅰ类

1. 有顽固性心绞痛或血流动力学或电活动不稳定时（没有严重的合并症或早期有创策略的禁忌证），有指征采用早期有创策略（即诊断性血管造影并拟行血管重建治疗）（证据级别 B）。

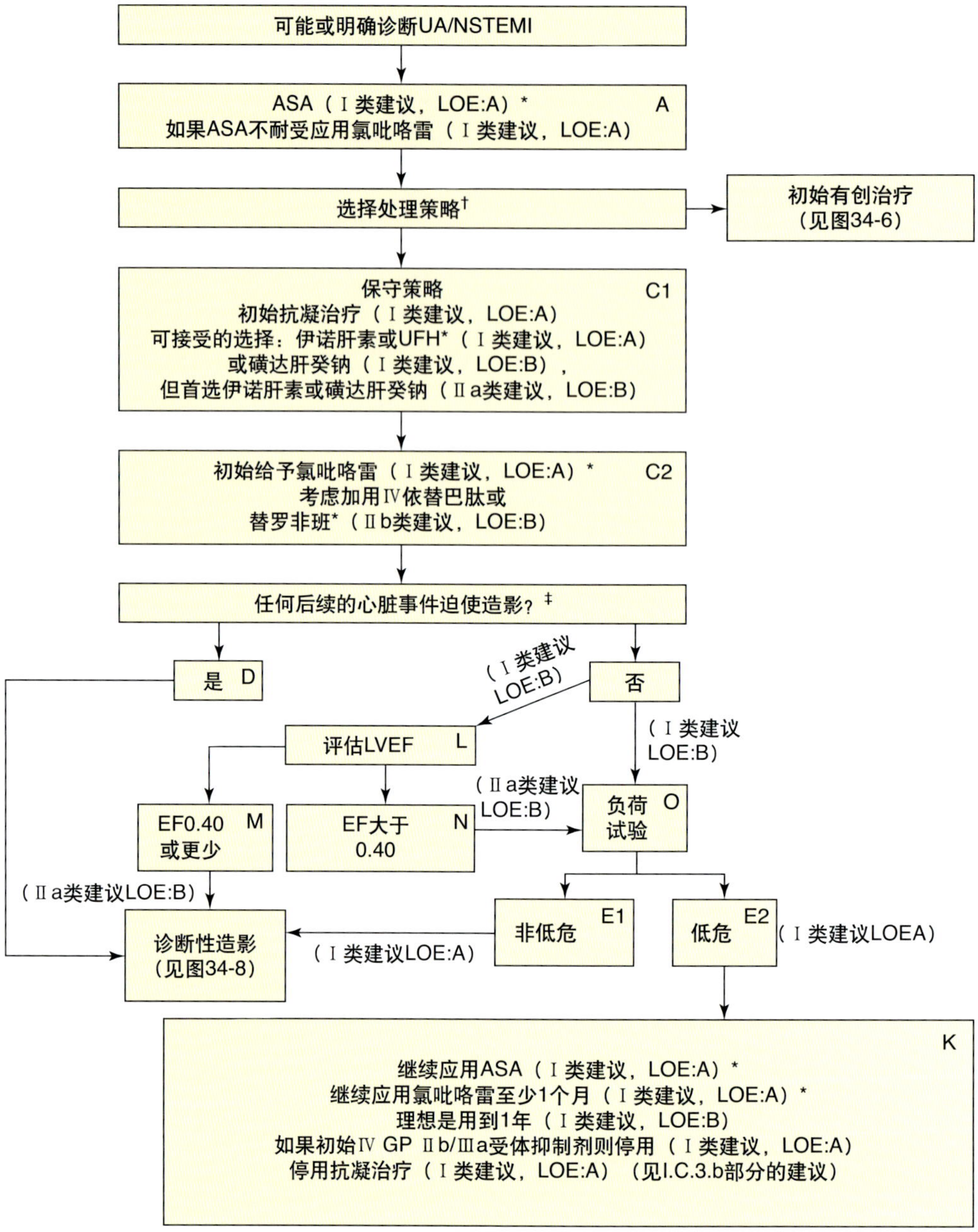

图34-4 UA/NSTEMI患者初始保守策略的处理流程。ASA，阿司匹林；GP，糖蛋白；LOE，证据级别；LVEF，左室射血分数；UFH，普通肝素。

From Anderson JL, Adams CD, Antman EM, et al: ACC/AHA 2007 guidelines for the management of patients with unstable angina/non-ST-elevation myocardial infarction: A report of the American College of Cardiology/American Heart Association Task Force on Practice Guidelines. Circulation 2007;116:e148-e304.

2. 初始稳定者（没有严重的合并症或早期有创策略的禁忌证）但临床事件风险增加时，有指征采用早期有创策略（即诊断性血管造影并拟行血管重建治疗）（证据级别A）。
3. 低危的女性患者建议保守策略（证据级别B）。
4. 由于存在许多解剖的不确定性可能引起顽固性缺血，CABG术后的UA/NSTEMI患者应当行冠状动脉造影（证据级别C）。

Ⅱb类

1. 在开始稳定者，可考虑早期保守（即选择性有创）策略作为患者但临床事件风险增加（包括肌钙蛋白阳性）时的一种治疗策略（证据级别B）。在这些患者可根据医师和患者的选择，实施早期保守（与早期有创比较）策略（证据级别C）。
2. 在慢性肾功能不全患者可考虑有创策略（证据级别C）。

Ⅲ类

1. 在急性胸痛但ACS可能性小者，不建议施行早期有创策略（即诊断性血管造影并拟行血管重建治疗）（证据级别C）。

表 34-2	早期治疗策略的选择：有创策略比保守策略
首选策略	患者特征
有创*	再发心绞痛或静息缺血或尽管强化药物治疗活动耐量仍在低水平
	心肌标志物升高(TnT 或 TnI)
	新发或推测为新发的ST段压低
	心衰的体征或症状或者新发或恶化的二尖瓣反流
	无创检查发现高危的情况
	血流动力学不稳定
	持续室性心动过速
	6个月内曾接受PCI
	既往CABG史
	高危评分(例如TIMI, GRACE)
	左室功能降低(LVEF＜40%)
保守	低危评分(例如TIMI, GRACE)
	无高危征象时患者或医师的选择

* 欧洲指南[21]也认可糖尿病和肾功能不全。

GRACE，急性冠脉事件的全球注册研究；TIMI，心肌梗死溶栓；TnI，肌钙蛋白I；TnT，肌钙蛋白T。

Anderson JL, Adams CD, Antman EM, et al: ACC/AHA 2007 guidelines for the management of patients with unstable angina/non-ST-elevation myocardial infarction: A report of the American College of Cardiology/American Heart Association Task Force on Practice Guidelines. Circulation 2007;116:e148-e304.

抗血小板治疗

血小板在斑块破裂血栓形成导致 ACS 的病理过程中发挥着重要作用，抑制血小板聚集是 UA/NSTEMI 的关键治疗。

阿司匹林

阿司匹林通过抑制血小板内环氧化酶 -1 防止 TXA_2 形成的途径阻断血小板聚集。阿司匹林在 UA/NSTEMI 中应用的早期临床试验一致认为获益，并将阿司匹林作为初始和长期的标准治疗。初始治疗应当给予更高剂量的阿司匹林，支架置入后应当以低剂量长期维持。

血小板糖蛋白Ⅱ b/ Ⅲ a 受体抑制剂

多种机制激活血小板使得血小板表面糖蛋白Ⅱ b/ Ⅲ a 受体表达增加，使其获得对纤维蛋白原强的亲和力。糖蛋白Ⅱ b/ Ⅲ a 受体抑制剂通过阻断受体、防止纤维蛋白原结合和防止血小板聚集等机制减少血栓增长。目前已应用的 3 种糖蛋白Ⅱ b/ Ⅲ a 受体抑制剂有不同的特性。阿昔单抗是人鼠嵌合型 Fab 抗体片段，与受体的亲和力强，血浆半衰期短但药效作用时间长（1 ～ 2 天）。依替巴肽是环状七肽，替罗非班是非肽类的纤维蛋白原模仿物，二者受体特异性高，半衰期短（2 ～ 3 小时）并且抗血小板时程短（4 ～ 8 小时）。

多项临床试验证实糖蛋白Ⅱ b/ Ⅲ a 受体抑制剂可以有效预防 PCI 相关的并发症。3 项与 UA/NSTEMI 最直接相关的试验是 CAPTURE（阿昔单抗）[37] 研究、PRISM-PLUS（替罗非班）[38] 研究和 PURSUIT（依替巴肽）[39] 研究。每项试验均表明糖蛋白Ⅱ b/ Ⅲ a 受体抑制剂在 PCI 前可以显著地减少心肌梗死和死亡发生率，并且明显增加 PCI 术后的获益（介入手术为Ⅰ类建议）。相反，没有常规接受冠状动脉重建治疗的 UA/NSTEMI 患者，应用替罗非班或依替巴肽 [40] 的获益轻微（肌钙蛋白增高或 ECG 变化的患者获益更显著），其建议为Ⅱ b 类。在行保守（非有创的）治疗的 UA/NSTEMI 患者中，阿昔单抗（GUSTO- Ⅳ）[41] 没有显示获益，甚至可能有害，其建议为Ⅲ类（禁忌证）。

ADP 受体拮抗剂

噻氯匹定和氯吡格雷是目前批准应用于抗血小板治疗的 ADP 嘌呤型 G 蛋白偶联 P2Y12 受体拮抗剂。其抗血小板作用不可逆，但需要数小时到数天才能达到最大的治疗效果，并且取决于是否给药和负荷剂量的多少。因为更安全，首选氯吡格雷。

CURE 研究将 12 562 例 UA/NSTEMI 患者随机分为氯吡格雷组（先给 300mg 负荷剂量后 75mg/d）或安慰剂组（加用阿司匹林），然后随访 3 ～ 12 个月 [42]。结果氯吡格雷组心血管死亡、心肌梗死或卒中发生率为 9.3%，安慰剂组为 11.5%（相对风险 0.80，$P < 0.01$）。所有亚组均有获益并且在最初的几小时内就有获益。少数患者存在出血，停用氯吡格雷 5 天之内接受 CABG 的患者出血风险增加。CURE 研究中共有 2658 例患者接受 PCI 治疗（PCI-CURE 亚组研究）[43]，PCI 术后 30 天心血管死亡、心肌梗死和紧急靶血管重建发生率降低了 30%（$P=0.03$），心血管死亡和心肌梗死的发生率降低了 31%（$P=0.002$）。因此，氯吡格雷可应用于接受保守治疗或介入手术的 UA/NSTEMI 患者。

抗血小板治疗的联合应用和时机

如何联合应用 20 世纪 90 年代开始研究的糖蛋白Ⅱ b/ Ⅲ a 受体抑制剂、近期研究的氯吡格雷和新型抗凝药是目前指南的一大挑战。ISAR-REACT-2 试验在接受 PCI 并且术前至少 2 小时给予 600mg 氯吡格雷的患者研究了冠状动脉造影时给予糖蛋白Ⅱ b/ Ⅲ a 受体抑制剂阿昔单抗能否带来额外的获益。这项研究入选了 2022 例 UA/NSTEMI 患者，随机分为阿昔单抗组或安慰剂组。主要终点从 11.9% 降至 8.9%（相对风险 0.75，95% 置信区间 0.58 ～ 0.97，$P=0.03$）。获益仅限于肌钙蛋白增高的患者。因此，糖蛋白Ⅱ b/ Ⅲ a 受体抑制剂所带给噻吩并吡啶类药物的额外获益主要集中于行介入手术的高危患者。

行介入手术的患者氯吡格雷和糖蛋白Ⅱ b/ Ⅲ a 受体抑制剂的初始应用时机目前仍存在争议。支持造影前“上游”应用者认为，糖蛋白Ⅱ b/ Ⅲ a 受体抑制剂可能会增加获益，早期应用可带来最优的获益。支持直到造影前才延迟应用氯吡格雷者认为，需要行 CABG 的严重冠心病患者早期手术的出血风险高，必须停用抗血小板药 5 ~ 7 天消除抗血小板作用，静脉应用糖蛋白 Ⅱ b/ Ⅲ a 受体抑制剂直到早期造影前都可以有效发挥作用，氯吡格雷口服后数小时才能发挥作用。临床试验并没有明确的指出哪种策略的利益 - 危害比更好，目前的指南认为两种策略都可行并且临床都已经广泛应用。短效、迅速可逆和静脉应用的 ADP 受体拮抗剂（例如坎格雷洛）或许在将来可以解决这个矛盾。另外一种新型的口服 ADP 受体拮抗剂普拉格雷已经在 UA/NSTEMI 患者中完成了与氯吡格雷对比的Ⅲ期临床试验，在不远的将来或许可以写进治疗指南[44]。

目前的指南建议冠状动脉造影前至少应用一种（Ⅰ类建议，证据级别 A）或两种（Ⅱ a 类建议，证据级别 B）抗血小板药物，在行介入手术的患者中如果出现造影延迟、高危表现和早期顽固的缺血发作的情况，建议上游应用糖蛋白 Ⅱ b/ Ⅲ a 受体抑制剂和氯吡格雷（见图 34-3）。在行保守治疗的患者，建议早期应用氯吡格雷（Ⅰ类建议，证据级别 B），高危患者（例如肌钙蛋白增高、ECG 变化和顽固性缺血）可以考虑加用依替巴肽或替罗非班（Ⅱ b 类建议，证据级别 B）（见图 34-4）。

选择性建议：早期抗血小板治疗

Ⅰ类

1. 患者到达医院后应尽快给予阿司匹林，并持续应用（证据级别 A）（见图 34-3 和图 34-4，框 A）。
2. 对于高敏或严重胃肠不适者，应使用氯吡格雷（负荷剂量后每日维持剂量）*（证据级别 A）（见图 34-3 和图 34-4，框 A）。
3. 在有胃肠出血病史者，单独或联合应用阿司匹林和氯吡格雷时应同时应用能够最大程度减少胃肠出血复发的药物（例如质子泵抑制剂）（证据级别 B）。
4. 对于选择早期有创策略者，在施行诊断性冠状动脉造影之前（上游），应开始阿司匹林 + 其他抗血小板治疗：使用氯吡格雷（负荷剂量后每日维持剂量）或静脉内糖蛋白 Ⅱ b/ Ⅲ a 受体抑制剂（证据级别 A）。只有在血管造影无明显延迟并可能施行 PCI 时，阿昔单抗是上游糖蛋白 Ⅱ b/ Ⅲ a 受体抑制剂治疗的选择药物，否则静脉内依替巴肽或替罗非班是首先选择的糖蛋白 Ⅱ b/ Ⅲ a 受体抑制剂（证据级别 B）。
5. 对于选择早期保守策略者，入院后尽快在阿司匹林和抗凝治疗基础上加用氯吡格雷（负荷剂量后每日维持剂量*），并至少 1 个月（证据级别 A），理想的是 1 年（证据级别 B）（见图 34-4，框 C2）。
6. 对于选择早期保守策略者，若反复出现症状 / 缺血、心力衰竭或严重心律失常，应施行诊断性血管造影（证据级别 A）（见图 34-4；框 D）。在诊断性血管造影（上游）之前，除了阿司匹林和抗凝治疗之外，还应加用静脉内糖蛋白 Ⅱ b/ Ⅲ a 抑制剂（依替巴肽或替罗非班，证据级别 A）或氯吡格雷（负荷剂量后每日维持剂量，证据级别 A）*（证据级别 C）。

Ⅱ a 类

1. 对于选择早期保守策略者并应用氯吡格雷、阿司匹林和抗凝治疗后仍然有复发性缺血性胸痛，在诊断性血管造影之前可使用糖蛋白 Ⅱ b/ Ⅲ a 受体抑制剂（证据级别 C）。
2. 对于选择早期有创策略者，可首先使用氯吡格雷（负荷剂量后每日维持剂量）*和静脉内糖蛋白 Ⅱ b/ Ⅲ a 受体抑制剂进行抗血小板治疗（证据级别 B）†。只有在血管造影无明显延迟并可能施行 PCI 时，阿昔单抗是上游糖蛋白 Ⅱ b/ Ⅲ a 受体抑制剂治疗的选择药物，否则静脉内依替巴肽或替罗非班是首先选择的糖蛋白 Ⅱ b/ Ⅲ a 受体抑制剂（证据级别 B）。
3. 对于选择早期有创策略者，在施行诊断性血管造影前，若选择比伐卢定抗凝并在计划做心导管检查或 PCI 前 6 小时使用氯吡格雷至少 300mg，则可不用静脉内糖蛋白 Ⅱ b/ Ⅲ a 受体抑制剂进行上游治疗（证据级别 B）。

Ⅱ b 类

对于选择早期保守策略者，可加用依替巴肽或替罗非班进行抗凝口服抗血小板治疗（证据级别 B）（见图 34-4，框 C2）。

Ⅲ类

阿昔单抗不应当用于不准备做 PCI 者（证据级别 A）。

抗凝治疗

抗凝治疗是 ACS 的关键治疗。联合抗凝和阿司匹林及其他的抗血小板药物被认为是最有效的治疗方案。两类新型的抗凝药物比伐卢定和磺达肝癸钠已经写进指南，并且已经和普通肝素和低分子肝素一样应用于目前的治疗中（见图 34-3 和图 34-4）。

普通肝素

普通肝素活化循环中的抗凝血酶，后者可灭活凝血酶、Ⅸa 因子和 Xa 因子，防止血栓生成。既往小规模的随机试验表明 UA/NSTEMI 患者中应用普通肝素的获益[45]。这些研究显示普通肝素在短期内减少早期缺血性事件，但是停药后可以激活血栓形成（“反弹”）。普通肝素的优点包括临床适应证广，迅速可逆，几乎非肾脏代谢，并容易

*随机试验表明，氯吡格雷300mg负荷量和75mg每日一次维持量有效，但也有出血风险。更高的负荷量例如600mg或900mg的氯吡格雷可能更快地抑制血小板聚集并能达到更高的血小板抑制水平，但是更高负荷剂量的氯吡格雷并没有显示出额外的有效性和安全性。

†倾向于同时应用氯吡格雷和糖蛋白 Ⅱ b/Ⅲa受体抑制剂的因素包括造影延迟、高危特征和早期顽固性缺血性不适。

根据 aPTT 调整治疗强度。

低分子肝素

低分子肝素是浓缩的< 18 个戊多糖链单元，可以灭活 Xa 因子和凝血酶。由于与普通肝素相比，其抗 Xa 因子活性更强而抗凝血酶活性更弱，因此血浆蛋白结合率和内皮细胞结合率低，不依赖剂量清除而半衰期更长。由于低分子肝素更容易监测和维持，可以 1 或 2 次 / 日皮下注射而不需要监测实验室指标。3 种低分子肝素的区别在于每一种的治疗群体不同。达肝素和那曲肝素的研究证明，与普通肝素相比，死亡、非致死性心肌梗死的发生率相似，而依诺肝素的 6 项研究中有 5 项证明优于普通肝素，主要体现在降低非致死性心肌梗死。两项最大规模比较无创治疗的 UA/NSTEMI 患者中应用依诺肝素和普通肝素的荟萃分析显示，死亡、缺血事件发生率相对降低 20%[46]。然而，对于早期介入手术的患者普通肝素和低分子肝素的效果相似[47]。多项研究表明，低分子肝素（依诺肝素）联合糖蛋白Ⅱ b/ Ⅲ a 受体抑制剂可以改善 ACS 患者的预后[47, 48]。依据以上证据，本指南建议在初始保守治疗的患者中依诺肝素（或磺达肝癸钠）优于普通肝素（Ⅱa 类建议），除非 24 小时内行 CABG 术。

直接凝血酶抑制剂

水蛭素是直接凝血酶抑制剂的原型，已经得到广泛的研究，但结论并不一致，包括大剂量增加出血发生。新近一种水蛭素的合成类似物—比伐卢定可以逆结合凝血酶并且能够抑制血栓结合的凝血酶，已进行了比伐卢定相关的研究和试验。ACUITY 试验[15]入选 13 819 例行介入手术的 UA/NSTEMI 患者，采用随机开放标签 2 × 2 析因设计，比较比伐卢定与普通肝素或依诺肝素联合或不联合上游糖蛋白Ⅱ b/ Ⅲ a 受体抑制剂的结果。比伐卢定 30 天复合终点缺血（7.7% vs 7.3%）、严重出血（5.3% vs 5.7%）和净临床结果（11.8% vs 11.7%）并不劣于肝素。对于血管造影和（或）PCI 前接受噻吩并吡啶类药物（主要是氯吡格雷）的亚组患者，未联合糖蛋白 Ⅱ b/ Ⅲ a 受体抑制剂的比伐卢定组的复合缺血终点与肝素联合糖蛋白Ⅱ b/ Ⅲ a 受体抑制剂组相似（7.0% vs 7.3%），但是出血发生率更低。相反，在血管造影前至少 6 小时没有口服至少 300mg 氯吡格雷的患者，比伐卢定组要劣于普通肝素组（9.1% vs 7.1%，相对风险 1.29，95% 置信区间 1.03 ～ 1.63，P = 0.054）（见图 34-5）。因此，指南建议比伐卢定抗凝适用于行介入手术并且联合应用糖蛋白Ⅱ b/ Ⅲ a 受体抑制剂或氯吡格雷的 UA/NSTEMI 患者，要求造影前至少 6 小时使用。由于比伐卢定经过肾脏代谢，因此在肾功能不全患者需要调整剂量。

Xa 因子抑制剂

Xa 因子抑制剂作用于凝血瀑布的上游，通过抑制下游反应的多重效应减少凝血酶的生成。Xa 因子抑制剂不作用于已形成的凝血酶。已有研究评估戊多糖 Xa 因子抑制剂磺达肝癸钠在 ACS 患者抗凝中的作用。磺达肝癸钠不依赖肾脏代谢，可以固定剂量一天一次皮下注射，不需要监测实验室指标。随机双盲试验 OASIS-5 研究比较了 20 078 例 UA/NSTEMI 患者应用磺达肝癸钠（2.5mg，皮下注射，每日 1 次）与依诺肝素（1mg/kg，皮下注射，每日 2 次）。9 天死亡、心肌梗死或顽固性缺血的主要终点发生率相似（5.8% vs 5.7%），严重出血发生率更低（2.2% vs 4.1%，P<0.001）（见图 34-6）。更长时间的随访结果也显示磺达肝癸钠组更好，6 个月死亡率（5.8% vs 6.5%）和死亡、心肌梗死和卒中发生率更低（11.3% vs 12.5%）。

OASIS-5 研究的早期观察结果显示，磺达肝癸钠组导管相关的血栓发生率增加，这使得随后的有关冠状动脉造影的试验流程修正为术中根据术者的决定开放标签使用普通肝素。另外，OASIS-6 研究[49]显示，STEMI 患者行急诊 PCI 时应用磺达肝癸钠的效果更差，这就使得更多关注在介入手术时应用磺达肝癸钠。因此，对于行冠状动脉造影 /PCI 并且选用磺达肝癸钠作为抗凝药的患者，建议术中应用抗凝血酶（例如普通肝素 50 ～ 60U/kg 静脉注射）。

与其介入手术时的不良结果不同，磺达肝癸钠更适用于行无创治疗的高出血风险患者，指南为 I 类建议（证据级别 B）。指南也建议在行初始保守治疗的患者中，除非 24 小时内行 CABG 术，否则建议使用磺达肝癸钠（或依诺肝素）而不是普通肝素，Ⅱa 类建议（证据级别 B）。

选择性建议：抗凝治疗

Ⅰ类

一旦就诊，应尽可能在抗血小板治疗基础上加用抗凝治疗。

1. 对于选择有创策略者，应用证明有效的证据级别 A 的方案（包括依诺肝素和普通肝素）（见图 34-3；框 B1）和证明有效的证据级别 B 的方案（包括比伐卢定和磺达肝癸钠）（见图 34-3；框 B1）。
2. 对于选择保守治疗策略者，应用依诺肝素或普通肝素（证据级别 A）或磺达肝癸钠（证据级别 B）这些已经证有效的方案（见图 34-4；框 C1）†。参阅下述Ⅱ a 类建议。
3. 对于选择保守治疗策略并有出血风险增高者，优先选择磺达肝癸钠（证据级别 B）（见图 34-4；框 C1）。

Ⅱ a 类

对于选择早期保守治疗策略者，与普通肝素比较，优先选择依诺肝素†或磺达肝癸钠进行抗凝治疗，除非计划

†UA/NSTEMI患者应用其他的低分子肝素（例如达肝素）的证据有限。

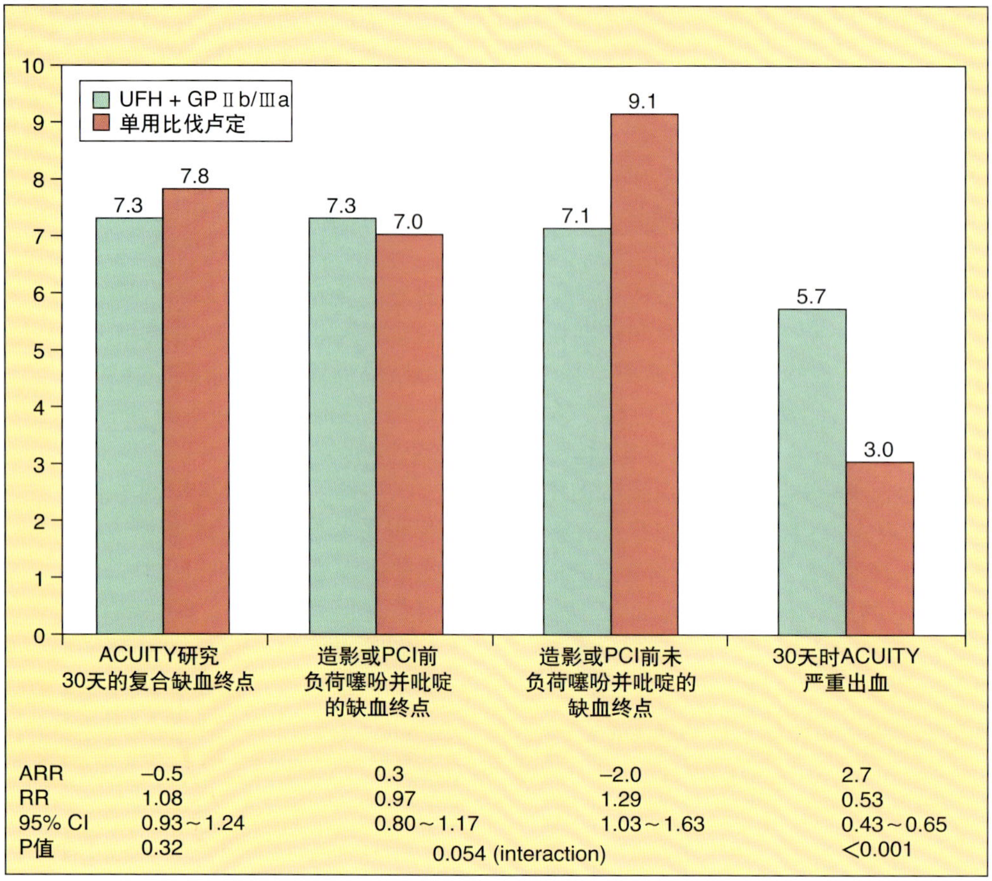

图34-5　ACUITY研究30天缺血和出血复合发生率。

From Anderson JL, Adams CD, Antman EM, et al: ACC/AHA 2007 guidelines for the management of patients with unstable angina/non-ST-elevation myocardial infarction: A report of the American College of Cardiology/American Heart Association Task Force on Practice Guidelines. Circulation 2007;116:e148-e304.

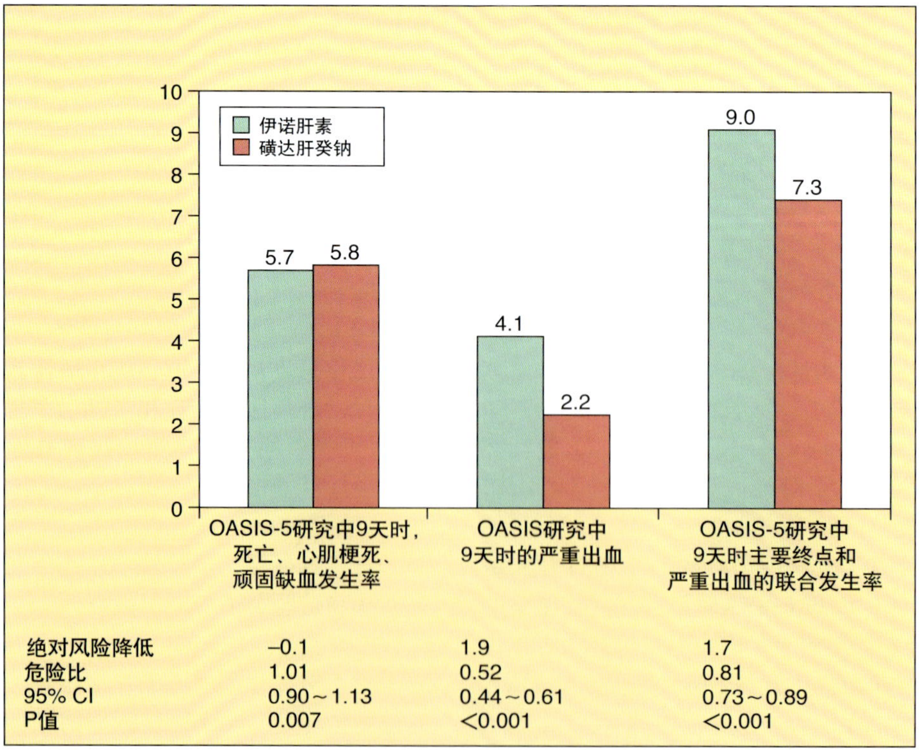

图34-6　OASIS-5研究9天累积缺血和出血风险。

From Anderson JL, Adams CD, Antman EM, et al: ACC/AHA 2007 guidelines for the management of patients with unstable angina/non-ST-elevation myocardial infarction: A report of the American College of Cardiology/American Heart Association Task Force on Practice Guidelines. Circulation 2007;116:e148-e304.

在 24 小时内施行 CABG（证据级别 B）。

冠状动脉重建治疗

选择 PCI 或 CABG 行冠状动脉重建旨在改善预后，缓解症状，防止缺血并发症和增加社会功能。UA/NSTEMI 患者选择何种冠状动脉重建策略，PCI 还是 CABG，与慢性稳定性心绞痛 PCI 指南中详述的建议一致，二者新近都已更新[50, 51]。

近年来，随着支架的应用，特别是药物洗脱支架的应用，以及器械、抗血小板抗凝治疗的进步，PCI 的预后得到了改善。外科手术的器械和预后也同样得到了改善。文献显示，UA/NSTEMI 患者两种策略模式的成功率都很高。一项关于 20 世纪 90 年代行冠状动脉重建患者的纽约注册研究显示，在 5 类解剖复杂的亚组中，CABG 比 PCI 的校正长期死亡率低。新近的随机试验比较了 PCI 和 CABG[52]，并显示出相似的生存率（例如 AWESOME 和 ARTS 研究）[53, 54]。一项荟萃分析汇集了 4 项 1995—2000 年比较多支血管病变患者中 CABG 与金属裸支架 PCI 效果的随机试验，结果显示死亡、心肌梗死和卒中发生率或单独的死亡发生率都相似[55]。

PCI 和 CABG 在过去的数年里已发生了巨大变化，但是没有发表的试验充分反映现有的 PCI 技术。药物洗脱支架轻度增加晚期支架内血栓发生率，但是对全部缺血事件并没有产生负面影响[56]。考虑至今的临床经验，认为 CABG 是 3 支病变患者特别是左前降支近段病变、多支血管病变合并糖尿病或左室功能不全的患者的首选血管重建策略（见图 34-7）。然而，由于正在进行的临床试验的结果未发表，否定当前的 PCI 在上述人群中某些患者（例如糖尿病合并非严重冠心病）应用是不明智的。

选择性建议：冠状动脉重建治疗

A：PCI

Ⅰ类

1. 对于没有严重合并性疾病和冠状动脉病变适合 PCI 并有相关高危特征者，有指征施行早期 PCI 策略（证据级别 B）。
2. 对于 1 支或 2 支冠心病、合并或不合并左前降支近段严重病变、但无创检查显示有大面积存活心肌并有高危特征者，建议施行 PCI（或 CABG）（证据级别 B）。
3. 对于多支冠状动脉病变、冠状动脉解剖适合、左心室功能和没有糖尿病者，建议施行 PCI（或 CABG）（证据级别 A）。
4. 对于 PCI 者，一般建议使用静脉内血小板糖蛋白Ⅱ b/Ⅲ a 受体抑制剂（证据级别 A）（见图 34-3 和图 34-4）。

Ⅱ a 类

1. 在大隐静脉桥局限性病变或多处狭窄、正在进行药物治疗并不适合再次外科手术者，可施行 PCI（证据级别 C）。
2. 对于 1 支或 2 支冠心病、合并或不合并左前降支近段严重病变、但无创检查显示有中等面积存活心肌并有缺血者，可施行 PCI（或 CABG）（证据级别 B）。
3. 对于 1 支冠心病合并左前降支近段严重病变者，施行 PCI（或 CABG）较药物治疗受益大（证据级别 B）。
4. 对于严重左主干冠心病（狭窄直径>50%）、适合血管重建治疗但不适合 CABG 或需要在血管造影时施行急诊 PCI 处理血流动力学不稳定者，可施行 PCI（证据级别 B）。

Ⅱ b 类

1. 对于 1 支或多支血管冠心病并正在接受药物治疗者和 1 处或多处病变扩张成功可能性小者，没有相关高危特征时，可考虑施行 PCI（证据级别 B）。
2. 对于正在接受药物治疗、2 支或 3 支血管病变、左前降支近段严重病变和受治糖尿病或左心室功能异常，血管解剖适合经导管 PCI 的患者，可考虑施行 PCI（证据级别 B）。

Ⅲ类

1. 对于 1 支或 2 支冠心病、没有左前降支近段严重病变、没有症状复发或症状不太可能是心肌缺血所致并无创检查没有显示缺血者，不建议施行 PCI（或 CABG）（证据级别 C）。
2. 对于 1 支或多支血管冠心病和非药物治疗试验或有下述 1 项或多项者，没有相关高危特征时，不建议施行 PCI。
   (1) 仅小面积心肌濒危（证据级别 C）。
   (2) 形态学显示 PCI 成功可能性低的所有病变或罪犯病变（证据级别 C）。
   (3) 有与手术相关的致残率或死亡率的高危风险（证据级别 C）。
   (4) 非严重病变（冠状动脉狭窄＜50%）（证据级别 C）。
   (5) 严重左主干冠心病并适合 CABG（证据级别 B）。
3. NSTEMI 之后梗死相关动脉长期闭塞的稳定患者，没有指征施行 PCI（证据级别 B）。

B：CABG

Ⅰ类

1. 对于严重左主干冠心病（狭窄＞50%）者，建议做 CABG（证据级别 A）。
2. 对于 3 支血管病变者，建议做 CABG；左心室功能异常（LVEF＜50%）患者的存活受益更大（证据级别 A）。
3. 对于 2 支血管病变合并左前降支近段严重狭窄和左心室功能异常（LVEF＜50%）或无创检查显示缺血

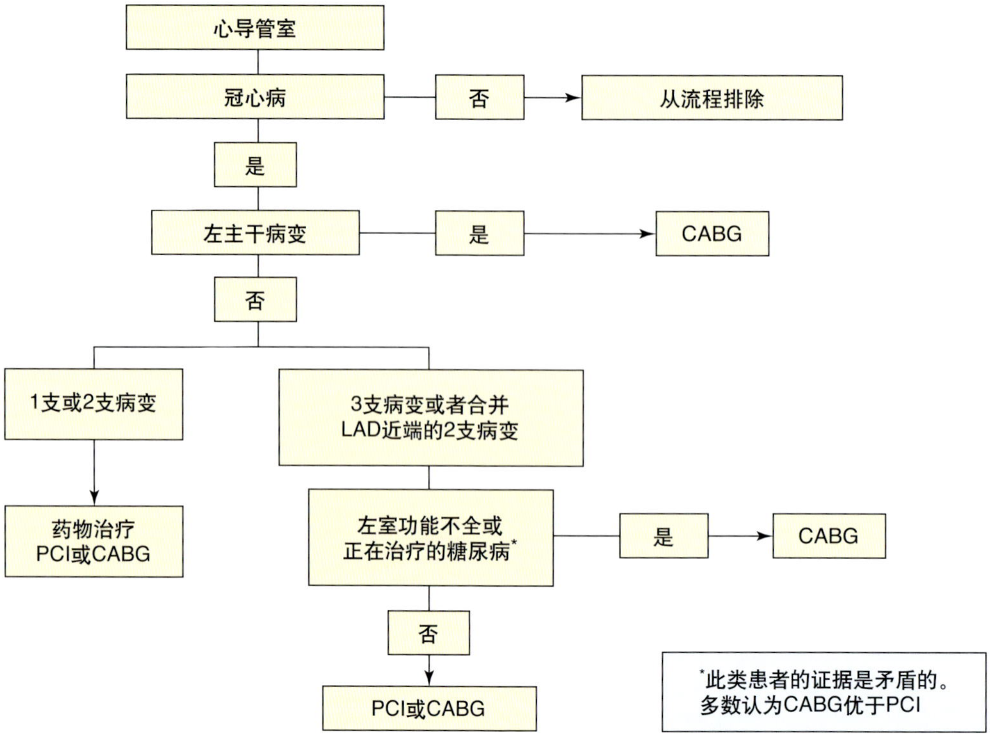

图34-7　UA/NSTEMI患者血管重建治疗策略的选择。

From Anderson JL, Adams CD, Antman EM, et al: ACC/AHA 2007 guidelines for the management of patients with unstable angina/non-ST-elevation myocardial infarction: A report of the American College of Cardiology/American Heart Association Task Force on Practice Guidelines. Circulation 2007;116:e148-e304.

者，建议施行 CABG（证据级别 A）。

4. 对于 PCI 效果不好或强化药物治疗后仍有缺血者，建议施行 CABG（证据级别 B）。
5. 对于 1 支或 2 支冠心病、合并或不合并左前降支近段严重病变、但无创检查显示有大面积存活心肌并有高危特征者，建议施行 CABG（或 PCI）（证据级别 B）。
6. 对于多支冠状动脉病变、冠状动脉解剖适合、左心室功能正常和没有糖尿病者，建议施行 CABG（或 PCI）（证据级别 A）。

Ⅱ a 类

1. 对于合并多支血管病变者，采用乳内动脉施行 CABG 在受治糖尿病患者的受益大于 PCI（证据级别 B）。
2. 对于多支血管病变和受治糖尿病者，可采用乳内动脉施行 CABG（证据级别 B）。
3. 对于多处大隐静脉桥狭窄（尤其是供血于左前降支的桥血管严重狭窄）者，可再次施行 CABG（证据级别 C）。
4. 对于 1 支或 2 支冠心病、合并或不合并左前降支近段严重病变、但无创检查显示有中等面积存活心肌并有缺血者，可施行 CABG（或 PCI）（证据级别 B）。
5. 对于 1 支冠心病合并左前降支近段严重病变者，施行 CABG（或 PCI）较药物治疗受益大（证据级别 B）。
6. 对于多支血管病变和有症状性心肌缺血患者，可施行 CABG（或支架术）（证据级别 B）。

Ⅱ b 类

对于 1 支或 2 支血管病变没有累及前降支近段、有中等面积心肌缺血者，PCI 结果不好时，可考虑 CABG（若有大面积存活心肌并无创检查显示高危时，该建议升为 Ⅰ 类）（证据级别 B）。

Ⅲ类

对于 1 支或 2 支冠心病、没有左前降支近段严重病变、没有症状复发或症状不太可能是心肌缺血所致并无创检查没有显示缺血者，不建议施行 CABG（或 PCI）（证据级别 C）。

晚期住院治疗、出院和出院后治疗

一般原则和治疗目标

出院必须达到的两项主要目标：①使患者尽可能恢复到正常的活动状态；②用急性心脏事件教育患者合理生活方式改善和减少危险因素的重要性。多学科的医疗团队是完成这些目标的理想模式。在出院后通常要继续应用住院非强化期的口服抗缺血、抗血小板和二级预防药物治疗（见图 34-8 及表 34-3）。患者教育应当着重关注 LDL-C、HDL-C、血压、糖尿病和体重管理的知晓和达标[20, 57]。

口服抗血小板治疗

对于所有 UA/NSTEMI 患者没有阿司匹林禁忌证，都应当给予维持剂量（75 ~ 162 mg 每日 1 次）。PCI 支架置入术后建议应用更高的剂量（162 ~ 365mg 每日 1 次），置入金属裸支架患者应用 1 个月，药物洗脱支架患者应用 3 ~ 6 个月。ADP 受体拮抗剂在减少 UA/NSTEMI 患者药物治疗后的支架内血栓和缺血事件发生率中发挥着关键作用，在之前抗血小板治疗的章节已有总结。对晚期支架内血栓（> 3 ~ 6 个月）认识的增加，与药物洗脱支架内皮化延迟相关，并有研究发现提前停药增加了血栓事件的风险[17]，这就修改了氯吡格雷的建议治疗时间（见图 34-8）。单纯药物治疗或置入金属裸支架后建议至少口服氯吡格雷（75mg/d）1 个月，最理想口服到 1 年，置入药物洗脱支架后至少口服 1 年。很少有研究关于华法林和抗血小板药物合用，目前指南的建议依据有限的观察性研究结论和专家意见（见图 34-8）。

生活方式改善和二级预防

大量的研究证据显示，降低升高的 LDL-C 可以减少冠心病患者血管事件发生率。的确有相当数量的研究表明，无论基线的 LDL-C 水平如何，他汀类治疗都可获益并且安全[58, 59]。因此，指南将出院前他汀治疗列为 Ⅰ 类建议，详述如下：① 根据 LDL-C 水平和靶目标值（< 100mg/dl 靶目标，Ⅰ 类建议，A 级证据；< 70mg/dl，Ⅱ a 类建议，A 级证据）指导初始治疗（见表 34-3）；② 无论 UA/NSTEMI 患者基线 LDL-C 水平如何均应当应用他汀类。

ACEI 或 ARB 适用于心力衰竭、左室功能减低的患者，对于稳定性冠心病并且无左室功能不全的患者应用此类药物还存在争议。这一冲突可解释为冠心病不同疾病谱的获益与其风险成比正比，最低风险患者获益最少，

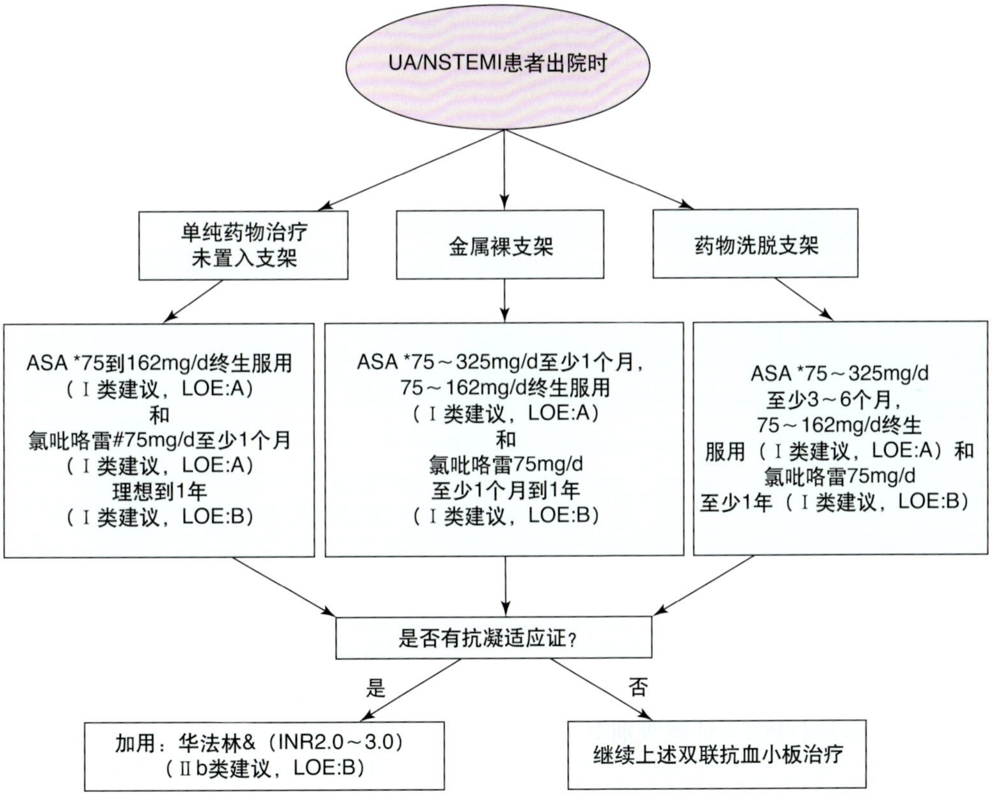

* 对于阿司匹林（ASA）过敏的患者，单用氯吡咯雷（不确定的），或者尝试行阿司匹林脱敏。
† 对氯吡咯雷过敏的患者，应用噻氯吡啶250mg PO bid。
‡ 置入金属裸支架患者出院服用1个月的氯吡咯雷，西罗莫司支架3个月，紫杉醇支架6个月，华法林和两种抗血小板药物合用会潜在增加出血的风险。ASA继续使用尚不确定，出现以下特殊情况时：例如心房颤动，左室血栓，脑、静脉或者肺栓塞，应当长期应用华法林。
¶INR应当严格控制在2.0～3.0之间，但是当合并使用ASA或者氯吡咯雷时应当降得更低，特别是老年患者或者合并其他出血危险因素的患者。
d，天数；INR，国际标准化值。

图34-8　UANSTEMI后的长期抗栓治疗。

From Anderson JL, Adams CD, Antman EM, et al: ACC/AHA 2007 guidelines for the management of patients with unstable angina/non-ST-elevation myocardial infarction: A report of the American College of Cardiology/American Heart Association Task Force on Practice Guidelines. Circulation 2007;116:e148-e304.

表34-3 稳定UA/NSTEMI患者稳定病情的用药方法

抗缺血和抗栓/抗血小板药物	药物作用	分类/证据级别
阿司匹林	抗血小板	Ⅰ/A
氯吡格雷[*]或噻氯匹定	阿司匹林禁忌时抗血小板	Ⅰ/A
β-受体阻滞剂	抗缺血	Ⅰ/B
ACEI	EF＜0.40 或心衰EF＞0.40	Ⅰ/A Ⅱa/A
硝酸酯类药物	抗心绞痛	Ⅰ/C对于缺血症状
钙拮抗剂(应避免应用短效二氢吡啶类钙拮抗剂)	抗心绞痛	Ⅰ 对于缺血症状；当β-受体阻滞剂无效(B)或禁忌，或者导致难以接受的副作用时(C)
双嘧达莫	抗血小板	Ⅲ/A
二级预防和其他适应证的药物	**危险因素**	**分类/证据级别**
HMG-CoA还原酶抑制剂	LDL胆固醇＞100mg/dl LDL胆固醇＞70mg/dl	Ⅰ/A Ⅰa/A
贝特类	HDL胆固醇＜40mg/dl	Ⅱa/B
烟酸	HDL胆固醇＜40mg/dl	Ⅱa/B
烟酸或贝特类	甘油三酯200mg/dl	Ⅱa/B
抗抑郁药	抑郁治疗	Ⅱb/B
高血压治疗	血压高于140/90mmHg或如果存在肾脏疾病或糖尿病血压高于130/80mmHg	Ⅰ/A
激素治疗(起始阶段)	绝经后状态	Ⅲ/A
糖尿病治疗	HbA1C大于7%	Ⅰ/B
激素治疗(起始阶段)	绝经后状态	Ⅲ/B
COX-2抑制剂或非甾体类抗炎药	慢性疼痛	Ⅱa/C Ⅱb/C 或Ⅲ/C
维生素C，维生素E，β-胡萝卜素；叶酸，维生素B_6，维生素B_{12}	抗氧化作用；降低高半胱氨酸	Ⅲ/A

[*] 首选噻氯匹定。
[†] 为了减小冠心病的风险。
ACEI，血管紧张素转换酶抑制剂；CHF，充血性心力衰竭；HMG-CoA，羟甲基戊二酰辅酶A；INR，国际标准化比值。
From Anderson JL, Adams CD, Antman EM, et al: ACC/AHA 2007 guidelines for the management of patients with unstable angina/non-ST-elevation myocardial infarction:
A report of the American College of Cardiology/American Heart Association Task Force on Practice Guidelines. Circulation 2007;116:e148-e304.

而最高风险患者获益最多[60]。目前认为，心力衰竭及心肌梗死后LVEF低的患者在ACEI基础上加用醛固酮受体拮抗剂可以增加获益，除非有禁忌证，否则建议在上述人群中长期应用[61]。应当教育高血压患者并使血压降至正常。糖尿病和慢性肾脏疾病患者的降压靶值应当更低。戒烟是改善吸烟患者预后的重要的潜在因素，额外的辅助戒烟治疗无效[62]。应当指导超重患者减轻体重，强调规律运动和长期节食以达到和维持理想体重指数的重要性。应当最小限制UA/NSTEMI患者应用除阿司匹林以外的非甾体抗炎药和选择性环氧化酶-2抑制剂，因为此类药物可以增加心血管事件风险[12, 64]。临床试验未显示应用叶酸/B族维生素和抗氧化维生素（C和E）的额外获益，不建议二级预防中应用此类药物[57]。同样，由于有潜在的风险，因此不建议UA/NSTEMI女性患者应用雌激素和（或）孕激素[57]。

UA/NSTEMI患者血管重建术后1～2周内可以开始规律的运动锻炼（有残余缺血的患者应当限制应用），应立即开始每日步行。心脏康复可以提高运动耐力并且对预后有好的作用。在7～10天内可以恢复性生活，1周之内可以驾车，2周之内可以乘飞机旅行。对于有合并症的心肌梗死患者，驾车应当在症状消失后延迟2～3周进行，而对于低危的血管重建患者，恢复工作、驾驶、飞行和其他正常活动可以加快进行（通常在数天之内）。恢复工作取决于除心脏功能状态之外的其他多重因素。然而对低危患者可以安全建议2周恢复工作[65]。

选择性建议：晚期住院治疗，出院和出院后治疗

A. 治疗方案和药物的应用

Ⅰ类

1. 在所有UA/NSTEMI患者发病后均应舌下或口喷硝酸甘油并告知应用方法（证据级别C）。
2. 若心绞痛症状的表现形式或严重程度发生变化，提示心肌缺血症状加重（即胸痛更频繁或严重或稍一活动就诱发或静息时即可发生），则患者应立即预期医师联系，确定是否需要进一步的治疗或检查（证据级别C）。

B. 长期药物治疗和二级预防

抗血小板治疗（见图34-8）

Ⅰ类

1. 对于药物治疗没有置入支架者，应长期使用阿司匹林*（75～162mg/d）（证据级别A）；应使用氯吡格雷*（75mg/d）至少1个月（证据级别A），理想的是1年（证据级别B）。
2. 对于置入金属裸支架者，应使用阿司匹林*（162～325mg/d）至少1个月（证据级别B），然后长期使用75～162mg/d（证据级别A）；应使用氯吡格雷（75mg/d）至少1个月，理想的是1年（除非患者出血风险增加；对这类患者至少给药2周）（证据级别B）。
3. 对于置入药物洗脱支架者，置入西罗莫司洗脱支架后应使用阿司匹林（162～325mg/d）至少3个月，置入紫杉醇洗脱支架后应使用至少6个月（证据级别B），然后长期使用75～162mg/d（证据级别A）。在所有置入药物洗脱支架者，应使用氯吡格雷（75mg/d）至少12个月（证据级别B）。
4. 患者若禁忌使用阿司匹林或由于过敏或严重胃肠不适（可加用胃肠保护剂，例如质子泵抑制剂），则应给予氯吡格雷（75mg/d）（优先选择）或噻氯匹啶（没有禁忌证时）（证据级别A）。

β-受体阻滞剂

Ⅰ类

1. β-受体阻滞剂适用于所有患者，除非有禁忌证（低危患者参见Ⅱa类建议）。若没有在发病后急性期给药，则应在事件发生后数天内给药，并应长期应用（证据级别B）。
2. 患者有中等或严重左心室功能不全时，应接受β-受体阻滞剂治疗，并逐渐增加剂量（证据级别B）。

Ⅱa类

低危患者（即左心室功能正常、已经施行血管重建治疗和没有高危特征）没有绝对禁忌证时，可给予β-受体阻滞剂（证据级别B）。

ACEI

Ⅰ类

1. 患者有心力衰竭、左心室功能不全（LVEF < 0.40）、高血压或糖尿病，应长期使用ACEI，除非有禁忌证（证据级别A）。
2. 不能耐受ACEI并有心力衰竭临床或X线表现和LVEF < 0.40者，出院时应使用醛固酮受体阻断剂（证据级别A）。
3. 没有严重肾功能不全（估测肌酐清除率应＞30ml/min）或低钾血症（血清钾应≤ 5mEq/L）、已经接受治疗剂量的ACEI、LVEF＜0.40并有心力衰竭症状或糖尿病，应长期使用醛固酮受体阻断剂（证据级别A）。

Ⅱa类

1. 无左心室功能不全、高血压或糖尿病者可使用ACEI，除非有禁忌证（证据级别A）。
2. 有心力衰竭和LVEF＞0.40者可使用ACEI（证据级别A）。
3. 若有心力衰竭临床或X线表现和LVEF＜0.40，则可使用醛固酮受体阻断剂替代ACEI进行长期治疗。（证据级别B）。

硝酸甘油

Ⅰ类

1. 建议使用硝酸甘油治疗缺血症状（证据级别C）。

钙通道阻滞剂

Ⅰ类

1. β-受体阻滞剂治疗无效时，建议应用钙通道阻断剂*控制缺血症状（证据级别B）。
2. β-受体阻滞剂是禁忌或导致严重副作用时，建议应用钙通道阻断剂*控制缺血症状（证据级别C）。

控制血脂

Ⅰ类

1. 下列有关血脂的建议有益
   (1) 所有患者（包括血管重建治疗后者），若没有禁忌证，无论基线LDL-C和饮食改善情况如何，均应个给予羟甲基戊二酰辅酶A还原酶抑制剂（他汀类药物）（证据级别A）。
   (2) 对于住院患者，出院前就应开始使用降脂药物（证据级别A）。
   (3) 对于LDL-C（≥ 100mg/dl）升高的UA/NSTEMI患者，应开始降低胆固醇治疗或强化达标至LDL-C ＜100mg/dl（证据级别A）。可进一步降低至＜70mg/dl（Ⅱa类，证据级别A）。
   (4) 建议降低非HDL-C，包括强化降低LDL-C的治疗（证据级别B）。
   (5) 所有患者的饮食治疗应包括减少饱和脂肪（占整

*应当避免使用短效的二氢吡啶类钙通道阻滞剂。

个热量＜7%)、胆固醇（＜200mg/d）和转运脂肪（占整个能量＜1%）的摄入（证据级别 B）。

(6) 建议加强体力活动并控制体重（证据级别 B）。

Ⅱ b 类

可鼓励使用 ω-3 脂肪酸（鱼油或胶 1g/d）降低风险。治疗甘油三酯时可使用大剂量（2~4g/d）降低风险（证据级别 B）。

控制血压

Ⅰ类

建议根据相关指南控制血压（即血压＜ 140/90mmHg，有糖尿病或慢性肾脏疾病时＜ 130/80mmHg）（证据级别 A）。

糖尿病

Ⅰ类

糖尿病的治疗应包括生活方式或药物治疗措施，使 HbA1c 水平＜7%（证据级别 B）。糖尿病的治疗还应包括下述各项：

(1) 应开始或继续改善其他危险因素（即建议的体力活动、控制体重、控制血压和胆固醇处理）（证据级别 B）。

(2) 与患者的社区医师或内分泌专科医师沟通患者的糖尿病治疗问题更为有益（证据级别 C）。

戒　烟

Ⅰ类

进一步的策略旨在戒烟。"5A" 行动包括询问（ask）、劝告（advise）、评估（assess）、帮助（assist）和安排（arrange）（证据级别 B）。建议戒烟并避免在工作中和回家后接触有烟环境。随访、参与特殊活动或药物治疗（包括尼古丁替代品）均有帮助，但要循序渐进。

控制体重

Ⅰ类

每次就诊时应根据体重指数和（或）腰围来评估体重。建议体重指数为 18.5~24.9 kg/m^2，腰围（在髂前上棘水平测量）为男性＜40in，女性＜35in（1in=2.54cm）（证据级别 B）。

体力活动

Ⅰ类

1. 应根据住院确定风险的结果来评估患者发病后的风险。过去体力活动的情况或运动试验可帮助制订开始的方案（证据级别 B）。

精神抑郁

Ⅱ a 类

可考虑筛查有否精神抑郁，必要时进行治疗（证据级别 B）。

心脏康复

Ⅰ类

建议患者参与心脏康复 / 二级预防计划，尤其是那些有多项可改变的危险因素者和（或）那些中毒危险至高危者（尤其要保证有监护的运动训练）（证据级别 B）。

特殊人群

目前指南对 11 类 UA/NSTEMI 亚组人群有特殊的诊断和治疗建议。具体细节已超出了本章范畴，但是有关关键的五类人群详述如下。

女　性

女性患者和男性相比年龄更大，症状更不典型，但是占 UA/NSTEMI 患者相当大的比例。当校正过年龄、体重指数和合并症之后，目前的证据表明性别并不是不良预后的独立危险因素。无论性别，处理方式通常一致。与男性相比，女性应用阿司匹林、氯吡格雷、抗凝药、β- 受体阻滞剂、ACEI 和他汀类药物的获益相似。然而，女性用药剂量错误的发生率更高，抗血小板和抗凝药引起的出血发生率更高[66]。建议药根据肌酐清除率（Cockroft-Gault 公式）、体重和年龄调整合适的药物剂量，可以减少上述风险。校正的 PCI 和 CABG 的预后已经得到改善并正在接近男性患者。高危的 UA/NSTEMI 女性患者（例如肌钙蛋白或 TIMI 评分）从早期介入手术的获益与男性一样。相反，低危女性从介入手术和强化药物治疗不能获益甚至有害，而对于低危男性，介入手术和初始保守治疗的结果相似[9, 10, 40]。这与女性患者阻塞性冠心病的发生率更高并且强化药物治疗和介入手术并发症的发生率更高有关。因此，低危女性患者首选初始保守治疗。

糖尿病

糖尿病约占 UA/NSTEMI 患者的 1/4，糖尿病患者因冠心病死亡者占 3/4。另外，糖尿病患者冠心病更加严重和弥漫，血管并发症更多，并且死亡、心肌梗死和顽固性缺血的风险更高。然而，由于糖尿病自主神经病变使冠心病的诊断变得困难，通常是无症状或"隐匿"。BARI[67] 和 CABRI 研究显示，糖尿病患者中 CABG 优于 PCI，但是同时期的注册研究[68] 并没有得出类似的结论，这些研究中由术者决定行 PCI 治疗。然而，支架特别是药物洗脱支架和糖蛋白Ⅱ b/ Ⅲ a 受体抑制剂的应用改善了糖尿病患者行 PCI 治疗的预后。的确，糖蛋白Ⅱ b/ Ⅲ a 受体抑制剂可以增加糖尿病患者的获益。尽管 CABG 仍然是糖尿病合并其他多种疾病（见图 34-7）患者首选的血管重建策略，可以预料的是正在进行的研究可能为糖尿患者群中比较 PCI 和 CABG 治疗的优劣提供重要的证据。

住院高血糖和低血糖一样都会增加风险。仍需要进一步确立最初 2 天理想的血糖目标，但是通常建议病情稳定后餐前血糖靶值＜110mg/dl，最高血糖靶值＜180mg/dl。慢性血糖管理的目标应当参考美国糖尿病协会的建议。

CABG 术后患者

约有 20% 的 UA/NSTEMI 患者既往做过 CABG 手术，并且随访 7.5 年时大约 20% 的 CABG 术后患者发生 UA/NSTEMI。与其他患者相比，CABG 后发生 UA/NSTEMI 者，通常冠心病更严重，心肌梗死发生率更高，左心室功能不全更显著，糖尿病更多以及合并症的风险更大。考虑到 CABG 患者的病变更复杂并且多支血管解剖的因素可能和术后顽固性缺血相关，因此这类患者行冠状动脉造影检查的指征应当更宽。可以考虑行再次开胸搭桥或 PCI 治疗（优选支架）。如果可能，原位血管的 PCI 要优于大隐静脉桥血管的 PCI，因为桥血管易脆增加了 PCI 相关的并发症的风险。

老年患者

老年患者通常指年龄≥ 75 岁的患者。老年患者占 UA/NSTEMI 患者的 1/3 以上，并且提出了特别的挑战。通常老年患者的症状不典型（例如呼吸困难），心血管生理改变，肾功能减退，合并症增加，并且疾病风险和治疗风险更大。幸运的是对于大多数的治疗，老年患者和年轻患者的获益相似。然而，社区注册研究显示，老年 UA/NSTEMI 患者药物超量的发生率更高，普通肝素占 38%，低分子肝素占 17%，糖蛋白Ⅱb/Ⅲa 受体抑制剂占 65%[69]，15% 的出血发生归咎于药物超量 [66]。老年患者行 PCI 成功，尽管手术合并症和死亡率更高，但是近几年得到了改善。TACTICS TIMI-18 研究中行早期有创策略的老年患者缺血事件大大降低（10.8% vs 21.6%），但是严重出血发生率却增加了（16.6% vs 6.5%）[70]。因此，老年患者的早期介入手术和强化辅助药物治疗应当根据临床特点和个体化评估。然而，年龄本身不应该是介入手术的阻碍。

慢性肾脏疾病

慢性肾脏疾病是心血管疾病的潜在危险因素，是冠心病的等危症，是包括 NSTEMI 的心肌梗死后不良预后的主要危险因素。合并慢性肾脏疾病的 UA/NSTEMI 患者的最佳治疗措施仍很少，是因为现有的随机对照试验中该类人群代表性不足或被排除在外 [71]。有限的证据显示，在适当的监测下，通常建议的药物治疗和策略可以安全应用于慢性肾脏疾病患者。然而，慢性肾脏疾病患者出血风险更高，部分因为内源性血小板功能不全或剂量错误 [19]。ACEI 使慢性肾脏疾病患者高钾血症的风险增高并且使其肾功能恶化，冠状动脉造影检查增加了对比剂肾病的风险。PCI 也增加了早期和晚期并发症的发生率 [71]。因此，高危患者中，积极施行 PCI 的价值并不肯定，需要进一步研究。

由于多数心血管药物通过肾脏代谢（例如低分子肝素、比伐卢定、磺达肝癸钠和短效糖蛋白Ⅱb/Ⅲa 受体抑制剂等），因此肾功能的评估对于 UA/NSTEMI 患者选择合适的药物至关重要。

应当根据估计肌酐清除率调整药物剂量。首选 Cockroft-Gault 公式计算估计肌酐清除率，是因为大多数的临床试验应用该公式并且药品标签建议此公式。

对行冠状动脉造影检查的慢性肾脏疾病患者，依据至今的研究证据，2007 年指南建议首选等渗对比剂。随后的一项随机双盲试验 CARE 研究比较了 414 例行冠状动脉造影或 PCI 的对比剂肾病高危患者（肾小球滤过率 20 ~ 59 ml/min）应用低渗对比剂碘帕醇与等渗对比剂碘克沙醇的结果 [72]。结果显示，4.4% 的应用碘帕醇的患者和 6.7% 的应用碘克沙醇的患者血清肌酐增加 0.5mg/dl（P=0.39）；9.8% 的应用碘帕醇的患者和 12.4% 的应用碘克沙醇的患者血清肌酐增加≥ 25%（P=0.44）。平均血清肌酐增加值碘帕醇更少（0.07 vs 0.12 mg/dl，P=0.03）。CARE 研究表明，行冠状动脉造影或 PCI 的慢性肾脏疾病患者可以考虑应用低渗对比剂（例如碘帕醇）或等渗对比剂。

选择性建议：特殊人群

A. 女性

Ⅰ类

1. 住院期间和二级预防时女性患者的药物治疗与男性类同，同时根据体重和肾功能调节抗血小板和抗凝药物的剂量，并根据估测肌酐清除率来应用经肾脏代谢药物的剂量（证据级别 B）。
2. 建议对女性患者采用保守治疗策略（证据级别 B）。

B. 糖尿病

Ⅰ类

1. 糖尿病患者与非糖尿病患者急性期的药物治疗和有关负荷试验、血管造影和血管重建治疗的决定应类似（证据级别 A）。
2. 对糖尿病患者使用静脉血小板糖蛋白Ⅱb/Ⅲa 受体抑制剂，应按照对所有建议施行（证据级别 A）。这种受益在糖尿病患者可增强（证据级别 B）。

Ⅱa 类

1. 对于合并多支血管病变者，在糖尿病受治患者采用乳内动脉施行 CABG 的受益大于 PCI（证据级别 B）。

C. CABG 后的患者

Ⅰ类

1. CABG 后患者的药物治疗必须遵循与非 CABG 后患者的原则（证据级别 C）。
2. 由于许多与心肌缺血反复发作有关的解剖因素，因此应放宽 CABG 后患者做冠状动脉造影的限制（证据级别 C）。

D．老年患者

Ⅰ类

1. 应像对待年轻患者一样，评估老年患者的即刻和长期治疗干预（证据级别 A）。
2. 应注意合理调整老年患者所用药物的剂量（即根据体重和估测肌酐清除率来调整），因为老年患者的药代动力学［由于肌重减轻、肾和（或）肝功能紊乱和分布容量减少］和药效动力学（发生低血压和出血的风险增加）已经发生改变（证据级别 B）。

E．慢性肾脏疾病

Ⅰ类

在慢性肾脏疾病并且没有长期透析的患者，可以选择等渗对比剂（证据级别 A）或低分子对比剂，但除外碘克沙醇或碘海醇（证据级别 B）。

（周　鹏　颜红兵）

参考文献

1. Anderson JL, Adams CD, Antman EM, et al: ACC/AHA 2007 guidelines for the management of patients with unstable angina/non-ST-elevation myocardial infarction: A report of the American College of Cardiology/American Heart Association Task Force on Practice Guidelines. Circulation 2007;116:e148-e304.
2. Anderson JL, Adams CD, Antman EM, et al: ACC/AHA 2007 guidelines for the management of patients with unstable angina/non-ST-elevation myocardial infarction: Executive summary. Circulation 2007;116:803-877.
3. Hendel RC, Patel MR, Kramer CM, et al: ACCF/ACR/SCCT/SCMR/ASNC/NASCI/SCAI/SIR 2006 appropriateness criteria for cardiac computed tomography and cardiac magnetic resonance imaging. J Am Coll Cardiol 2006;48:1475-1497.
4. Galvani M, Ottani F, Oltrona L, et al: N-terminal pro-brain natriuretic peptide on admission has prognostic value across the whole spectrum of acute coronary syndromes. Circulation 2004;110:128-134.
5. Matetzky S, Freimark D, Feinberg MS, et al: Acute myocardial infarction with isolated ST-segment elevation in posterior chest leads V7-9: "Hidden" ST-segment elevations revealing acute posterior infarction. J Am Coll Cardiol 1999;34:748-753.
6. Bavry AA, Kumbhani DJ, Rassi AN, et al: Benefit of early invasive therapy in acute coronary syndromes: A meta-analysis of contemporary randomized clinical trials. J Am Coll Cardiol 2006;48:1319-1325.
7. Hirsch A, Windhausen F, Tijssen JG, et al: Long-term outcome after an early invasive versus selective invasive treatment strategy in patients with non-ST-elevation acute coronary syndrome and elevated cardiac troponin T (the ICTUS trial): A follow-up study. Lancet 2007;369:827-835.
8. Bavry AA, Kumbhani DJ, Quiroz R, et al: Invasive therapy along with glycoprotein IIb/IIIa inhibitors and intracoronary stents improves survival in non-ST-segment elevation acute coronary syndromes: A meta-analysis and review of the literature. Am J Cardiol 2004;93:830-835.
9. Clayton TC, Pocock SJ, Henderson RA, et al: Do men benefit more than women from an interventional strategy in patients with unstable angina or non-ST-elevation myocardial infarction: The impact of gender in the RITA 3 trial. Eur Heart J 2004;25:1641-1650.
10. Glaser R, Herrmann HC, Murphy SA, et al: Benefit of an early invasive management strategy in women with acute coronary syndromes. JAMA 2002;288:3124-3129.
11. Chen ZM, Pan HC, Chen YP, et al: Early intravenous then oral metoprolol in 45,852 patients with acute myocardial infarction: randomised placebo-controlled trial. Lancet 2005;366:1622-1632.
12. Gislason GH, Jacobsen S, Rasmussen JN, et al: Risk of death or reinfarction associated with use of selective cyclooxygenase-2 inhibitors and nonselective nonsteroidal antiinflammatory drugs after acute myocardial infarction. Circulation 2006;113:2906-2913.
13. Gibson CM, Braunwald E: Association of treatment with non-steroidal anti-inflammatory agents (NSAIDs) on study entry with 30 day adverse outcomes among ST elevation MI (STEMI) patients treated with fibrinolytic agents. An EXTRACT-TIMI 25 analysis (Abstr). Circulation 2006;114(Suppl II):II-697.
14. Yusuf S, Mehta SR, Chrolavicius S, et al; for the Fifth Organization to Assess Strategies in Acute Ischemic Syndromes Investigators: Comparison of fondaparinux and enoxaparin in acute coronary syndromes. N Engl J Med 2006;354:1464-1476.
15. Stone GW, McLaurin BT, Cox DA, et al: Bivalirudin for patients with acute coronary syndromes. N Engl J Med 2006;355:2203-2216.
16. Patti G, Colonna G, Pasceri V, et al: Randomized trial of high loading dose of clopidogrel for reduction of periprocedural myocardial infarction in patients undergoing coronary intervention: Results from the ARMYDA-2 (Antiplatelet therapy for Reduction of MYocardial Damage during Angioplasty) study. Circulation 2005;111:2099-2106.
17. Grines C, Bonow RO, Casey DE Jr, et al: Prevention of premature discontinuation of dual antiplatelet therapy in patients with coronary artery stents. A science advisory from the American Heart Association, American College of Cardiology, Society for Cardiovascular Angiography and Interventions, American College of Surgeons, and American Dental Association, with representation from the American College of Physicians. Circulation 2007;115:813-818.
18. Kastrati A, Mehilli J, Neumann FJ, et al: Abciximab in patients with acute coronary syndromes undergoing percutaneous coronary intervention after clopidogrel pretreatment: The ISAR-REACT 2 randomized trial. JAMA 2006;295:1531-1538.
19. Alexander KP, Chen AY, Roe MT, et al: Excess dosing of antiplatelet and antithrombin agents in the treatment of non-ST-segment elevation acute coronary syndromes. JAMA 2005;294:3108-3116.
20. Smith SC Jr, Allen J, Blair SN, et al: AHA/ACC guidelines for secondary prevention for patients with coronary and other atherosclerotic vascular disease: 2006 update endorsed by the National Heart, Lung, and Blood Institute. J Am Coll Cardiol 2006;47:2130-2139.
21. Bassand JP, Hamm CW, Ardissino D, et al; for The Task Force for the Diagnosis and Treatment of Non-ST-Segment Elevation Acute Coronary Syndromes of the European Society of Cardiology: Guidelines for the diagnosis and treatment of non-ST-segment elevation acute coronary syndromes. Eur Heart J 2007;28:1598-1660.
22. Rosamond W, Flegal K, Friday G, et al: Heart disease and stroke statistics—2007 update: A report from the American Heart Association Statistics Committee and Stroke Statistics Subcommittee. Circulation 2007;115:e69-e171.
23. Goff DC Jr, Feldman HA, McGovern PG, et al: Prehospital delay in patients hospitalized with heart attack symptoms in the United States: The REACT trial. Rapid Early Action for Coronary Treatment (REACT) Study Group. Am Heart J 1999;138:1046-1057.
24. Canto JG, Shlipak MG, Rogers WJ, et al: Prevalence, clinical characteristics, and mortality among patients with myocardial infarction presenting without chest pain. JAMA 2000;283:3223-3229.
25. Abidov A, Rozanski A, Hachamovitch R, et al: Prognostic significance of dyspnea in patient referred for cardiac stress testing. N Engl J Med 2005;353:1889-1898.
26. Antman EM, Cohen M, Bernink PJ, et al: The TIMI risk score for unstable angina/non-ST elevation MI: A method for prognostication and therapeutic decision making. JAMA 2000;284:835-842.
27. Selker HP, Beshansky JR, Griffith JL, et al: Use of the acute cardiac ischemia time-insensitive predictive instrument (ACI-TIPI) to assist with triage of patients with chest pain or other symptoms suggestive of acute cardiac ischemia: A multicenter, controlled clinical trial. Ann Intern Med 1998;129:845-855.
28. Thygesen K, Alpert JS, White HD, et al: Universal definition of myocardial infarction. Circulation 2007;116:2634-2653.
29. Fesmire FM, Hughes AD, Fody EP, et al: The Erlanger chest pain evaluation protocol: A one-year experience with serial 12-lead ECG monitoring, two-hour delta serum marker measurements, and selective nuclear stress testing to identify and exclude acute coronary syndromes. Ann Emerg Med 2002;40:584-594.
30. Gibler WB, Runyon JP, Levy RC, et al: A rapid diagnostic and treatment center for patients with chest pain in the emergency department. Ann

Emerg Med 1995;25:1-8.
31. De Winter RJ, Windhausen F, Cornel JH, et al: Early invasive versus selectively invasive management for acute coronary syndromes. N Engl J Med 2005;353:1095-1104.
32. Neumann FJ, Kastrati A, Pogatsa-Murray G, et al: Evaluation of prolonged antithrombotic pretreatment ("cooling-off" strategy) before intervention in patients with unstable coronary syndromes: A randomized controlled trial. JAMA 2003;290:1593-1599.
33. Mehta SR, Cannon CP, Fox KA, et al: Routine vs selective invasive strategies in patients with acute coronary syndromes: A collaborative meta-analysis of randomized trials. JAMA 2005;293:2908-2917.
34. Fox KA, Poole-Wilson P, Clayton TC, et al: 5-Year outcome of an interventional strategy in non-ST-elevation acute coronary syndrome: The British Heart Foundation RITA 3 randomised trial. Lancet 2005;366:914-920.
35. Lagerqvist B, Husted S, Kontny F, et al: 5-year outcomes in the FRISC-II randomised trial of an invasive versus a non-invasive strategy in non-ST elevation acute coronary syndrome: A follow-up study. Lancet 2006;368:998-1004.
36. O'Donoghue M, Boden WE, Braunwald E, et al: Early invasive vs conservative treatment strategies in women and men with unstable angina and non-ST-elevation myocardial infarction: A meta-analysis. JAMA 2008;300:71-80.
37. CAPTURE Study Investigators: Randomised placebo-controlled trial of abciximab before and during coronary intervention in refractory unstable angina: The CAPTURE Study. Lancet 1997;349:1429-1435.
38. PRISM-PLUS Study Investigators: Inhibition of the platelet glycoprotein IIb/IIIa receptor with tirofiban in unstable angina and non-Q-wave myocardial infarction. N Engl J Med 1998;338:1488-1497.
39. The PURSUIT Trial Investigators: Inhibition of platelet glycoprotein IIb/IIIa with eptifibatide in patients with acute coronary syndromes. Platelet Glycoprotein IIb/IIIa in Unstable Angina: Receptor Suppression Using Integrilin Therapy. N Engl J Med 1998;339:436-443.
40. Boersma E, Harrington RA, Moliterno DJ, et al: Platelet glycoprotein IIb/IIIa inhibitors in acute coronary syndromes: A meta-analysis of all major randomised clinical trials. Lancet 2002;359:189-198.
41. Simoons ML; the GUSTO investigators: Effect of glycoprotein IIb/IIIa receptor blocker abciximab on outcome in patients with acute coronary syndromes without early coronary revascularisation: the GUSTO IV-ACS randomised trial. Lancet 2001;357:1915-1924.
42. Yusuf S, Zhao F, Mehta SR, et al: Effects of clopidogrel in addition to aspirin in patients with acute coronary syndromes without ST-segment elevation. N Engl J Med 2001;345:494-502.
43. Mehta SR, Yusuf S, Peters RJ, et al: Effects of pretreatment with clopidogrel and aspirin followed by long-term therapy in patients undergoing percutaneous coronary interventions: The PCI-CURE study. Lancet 2001;358:527-533.
44. Wiviott SD, Braunwald E, McCabe CH, et al: Prasugrel versus clopidogrel in patients with acute coronary syndromes. N Engl J Med 2007;357:2001-2015.
45. Oler A, Whooley MA, Oler J, Grady D: Adding heparin to aspirin reduces the incidence of myocardial infarction and death in patients with unstable angina. A meta-analysis. JAMA 1996;276:811-815.
46. Antman EM, Cohen M, Radley D, et al: Assessment of the treatment effect of enoxaparin for unstable angina/non-Q-wave myocardial infarction. TIMI 11B-ESSENCE meta-analysis. Circulation 1999;100:1602-1608.
47. Ferguson JJ, Califf RM, Antman EM, et al: Enoxaparin vs unfractionated heparin in high-risk patients with non-ST-segment elevation acute coronary syndromes managed with an intended early invasive strategy: Primary results of the SYNERGY randomized trial. JAMA 2004;292:45-54.
48. Blazing MA, de Lemos JA, White HD, et al: Safety and efficacy of enoxaparin vs unfractionated heparin in patients with non-ST-segment elevation acute coronary syndromes who receive tirofiban and aspirin: A randomized controlled trial. JAMA 2004;292:55-64.
49. Yusuf S, Mehta SR, Chrolavicius S, et al: Effects of fondaparinux on mortality and reinfarction in patients with acute ST-segment elevation myocardial infarction: The OASIS-6 randomized trial. JAMA 2006;295:1519-1530.
50. Fraker TD Jr, Fihn SD, Gibbons RJ, et al: 2007 Chronic Angina Focused Update of the ACC/AHA 2002 Guidelines for the Management of Patients with Chronic Stable Angina: A report of the ACC/AHA Task Force on Practice Guidelines Writing Group. Circulation 2007;116:2762-2772.
51. King SB 3rd, Smith SC Jr, Hirshfeld JW Jr, et al: 2007 Focused Update of the ACC/AHA/SCAI 2005 guidelines update for PCI: A report of the ACC/AHA Task Force on Practice Guidelines. Circulation 2008;117:261-295.
52. Hannan EL, Racz MJ, Walford G, et al: Long-term outcomes of coronary-artery bypass grafting versus stent implantation. N Engl J Med 2005;352:2174-2183.
53. Morrison DA, Sethi G, Sacks J, et al: Percutaneous coronary intervention versus coronary artery bypass graft surgery for patients with medically refractory myocardial ischemia and risk factors for adverse outcomes with bypass: A multicenter, randomized trial (AWESOME). J Am Coll Cardiol 2001;38:143-149.
54. Serruys PW, Unger F, Sousa JE, et al: Comparison of coronary-artery bypass surgery and stenting for the treatment of multivessel disease. N Engl J Med 2001;344:1117-1124.
55. Mercado N, Wijns W, Serruys PW, et al: One-year outcomes of coronary artery bypass graft surgery versus percutaneous coronary intervention with multiple stenting for multisystem disease: A meta-analysis of individual patient data from randomized clinical trials. J Thorac Cardiovasc Surg 2005;130:512-519.
56. Malenka DJ, Kaplan AV, Lucas FL, et al: Outcomes following coronary stenting in the era of bare-metal versus the era of drug-eluting stents. JAMA 2008;299:2868-2876.
57. Mosca L, Banka CL, Benjamin EJ, et al: Evidence-based guidelines for cardiovascular disease prevention in women: 2007 update. J Am Coll Cardiol 2007;49:1230-1250.
58. Heart Protection Study Collaborative Group: MRC/BHF Heart Protection Study of cholesterol lowering with simvastatin in 20,536 high-risk individuals: A randomised placebo-controlled trial. Lancet 2002;360:7-22.
59. Cannon CP, Braunwald E, McCabe CH, et al: Intensive versus moderate lipid lowering with statins after acute coronary syndromes. N Engl J Med 2004;350:1495-1504.
60. Dagenais GR, Pague J, Fox K, et al: Angiotensin-converting-enzyme inhibitors in stable vascular disease without left ventricular systolic dysfunction or heart failure: A combined analysis of three trials. Lancet 2006;368:581-588.
61. Pitt B, Remme WJ, Zannad F, et al: Eplerenone, a selective aldosterone blocker, in patients with left ventricular dysfunction after myocardial infarction. N Engl J Med 2003;348:1309-1321.
62. Gonzales D, Rennard SI, Nides M, et al: Varenicline, an alpha4beta2 nicotinic acetylcholine receptor partial agonist, vs sustained-release bupropion and placebo for smoking cessation: A randomized controlled trial. JAMA 2006;296:47-55.
63. Shai I, Schwarzfuchs D, Henkin Y, et al: Weight loss with a low-carbohydrate, Mediterranean, or low-fat diet. N Engl J Med 2008; 359:229-241.
64. Antman EM, Bennett JS, Daugherty A, et al: Use of nonsteroidal antiinflammatory drugs: An update for clinicians: A scientific statement from the American Heart Association. Circulation 2007;115:1634-1642.
65. Grines CL, Marsalese DL, Brodie B, et al: Safety and cost-effectiveness of early discharge after primary angioplasty in low risk patients with acute myocardial infarction. PAMI-II Investigators. J Am Coll Cardiol 1998;31:967-972.
66. Alexander KP, Chen AY, Roe MT, et al: Excess dosing of antiplatelet and antithrombin agents in the treatment of non-ST-segment elevation acute coronary syndromes. JAMA 2005;294:3108-3116.
67. Influence of diabetes on 5-year mortality and morbidity in a randomized trial comparing CABG and PTCA in patients with multivessel disease: the Bypass Angioplasty Revascularization Investigation (BARI). Circulation 1997;96:1761-1769.
68. Barsness GW, Peterson ED, Ohman EM, et al: Relationship between diabetes mellitus and long-term survival after coronary bypass and angioplasty. Circulation 1997;96:2551-2556.
69. Alexander KP, Roe MT, Chen AY, et al: Evolution in cardiovascular care in elderly patients with non-ST-segment elevation acute coronary syndromes: Results from the CRUSADE National Quality Improvement Initiative. J Am Coll Cardiol 2005;46:1479-1487.
70. Bach RG, Cannon CP, Weintraub WS, et al: The effect of routine, early invasive management on outcome for elderly patients with non-ST-segment elevation acute coronary syndromes. Ann Intern Med

2004;141:186-195.
71. Coca SG, Krumholz HM, Garg AX, Parikh CR: Underrepresentation of renal disease in randomized controlled trials of cardiovascular disease. JAMA 2006;296:1377-1384.
72. Solomon RJ, Natarajan MK, Doucet S, et al: Cardiac angiography in renally impaired patients (CARE) study: A randomized, double-blind trial of contrast-induced nephropathy in patients with chronic kidney disease. Circulation 2007;115:3189-3196.

第 35 章

现代心脏监护病房

Jonathan P. Piccini、Jason N. Katz、Christopher B. Granger 和 L. Kristin Newby

在很多方面，心脏监护病房必将成为一个汇集社会卫生保健相关人口趋势和经济趋势的中心。人们的寿命持续稳定地明显延长 [1]，但与疾病所致功能障碍发生率减少相比，这一延长仍显不足 [2]。急性心血管事件很大程度上是死亡和伤残的主要原因。因此，大量患者在发生急性心血管事件之前是健康者。同时，社会资金的投入已造成昂贵的生物工程学手段得以不断丰富：药物洗脱支架 [3]、ICD[4, 5] 和左室辅助装置 [6] 在临床领域的应用已经根深蒂固，并且，细胞替代治疗 [7] 将极大地影响到医疗费用和患者预期。随着越来越多近期无功能障碍的老年患者成为心脏监护病房患者的主体和技术能力的快速发展，成本效益问题、患者喜好问题将成为未来的主要问题。显而易见，将无法去承担为延长每个患者生命所做的所有努力，而且这也不是一个合适的，甚至是渴望得到的目标。因此，心脏监护病房最重要的事情是发展更加系统化的方案，从而为患者提供最有效的治疗，并使其从中获益。

心力衰竭患者的大量增加 [8] 已经超出心脏监护病房的容纳能力，并促使人们讨论是否在盛行的胸痛中心基础上增加专业化的心力衰竭病房。随着左室辅助装置的应用越来越广泛，心脏监护病房很可能成为越来越多的患者做决策的中心。这些患者尽管不适合心脏移植，但仍需决定是否采用费用昂贵的治疗（左室辅助装置）来延长生命。

与住院患者相比，出院后患者预后的判断要更加困难。迄今，院外发生的心脏停止仍是人们死亡的主要原因。而将以往仅在医院内应用的技术向院外推广，则可明显降低社区内的死亡率和致残率。ICD、社区心肺复苏术、现场 ECG 检查识别 STEMI、高危 UA/NSTEMI 和心脏骤停后开始低温治疗的技术，这些都是心脏监护病房开始向社区延伸的例子。仍需进一步努力将这些技术合并成一个全面的、以证据为基础的方案，从而应用这些新技术。在未来数年，这一努力将会极为关键。

从冠心病监护病房到现代心脏监护病房

过去 50 年，STEMI 的治疗方案已经发生了明显变化。在 STEMI 治疗方面，心脏监护病房的出现被视为是最重要进展之一，已对 STEMI 治疗可能带来最大和持续时间最长的影响。心脏监护病房已经成为心肌梗死治疗的基石，以致于已经很难想象没有这些专业化的重症监护病房该如何治疗高危患者。20 世纪 60 年代后期，心脏监护病房出现之前，除了吗啡镇痛以外，几乎缺乏特异性干预方法去治疗心肌梗死。当时，STEMI 的治疗依赖于卧床休息和“善意的漠视” [9]。在面对血栓性和电 - 机械性并发症时，临床医师因缺乏有效的干预手段而显得束手无策。开胸除颤和随后的胸外除颤、胸外按压的出现使得临床医师有能力去及时终止致命性心律失常、阻止晚期心脏停止 [10-12]。

1961 年，在英国胸科协会的一次报告中，Julian 首次正式提出了“系统化心脏监护病房”的概念 [13]，建议应对心肌梗死患者给予带有报警系统的持续心电监护，而且参与治疗的医护人员均应该接受心肺复苏培训。按照其倡议，心肌梗死患者应该收住在独立的病房单元。该病房的护士可以在没有医师在场的情况下独立处理患者发生的致命性问题。随后，多个中心报告了建立这样一个心脏监护病房单元的经验。Killip 和 Kimball 介绍了纽约医院 Cornell 医疗中心一个仅有 4 张床位的单独病房收治 250 例 STEMI 患者的情况。尽管其工作经常被人引用的是其提出的具有划时代意义的心肌梗死严重程度分级方法，但作者的结论却显示，心脏监护病房的成立可使心肌梗死住院期间的死亡率由 27% 降低至 6%。此外，该研究也证实，所有发生过心脏停止的患者在心脏监护病房接受治疗时的存活率更高 [14]。同样，Lown 等关于 Peter Bent Brigham 医院的经验显示，心脏监护病房中采用的包括重视抑制心律失常发生在内的心肌梗死积极治疗方案可降低重症监护病房死亡率（11.5%）和住院期间死亡率（16.9%） [15]。经证实的心脏监护病房早期成功在很大程度上与集中使用除颤和心肺复苏有关。移动性复苏工具（例如抢救车）的出现则将这些早期努力扩展到抢救发绀性心脏停搏患者。Day 在介绍密苏里州 Bethany 医院拥有 11 张床位的心肌梗死病房时，首次使用了“冠心病监护病房”这一名称，而且其在介绍急诊心肺复苏时也第一次提出“濒死状态”这一概念（见图 35-1） [16]。

辅助技术的出现改写了 STEMI 的治疗史，加速了心脏监护病房的发展。主动脉内球囊反搏、肺动脉导管和溶栓治疗为治疗和稳定 ACS 患者提供了新的选择，但是这些新技术同时也增加了心脏监护病房所提供的临床治疗和

现代CCU的发展历程
（引自Khush et al. Can J Cardiol 2005;21:1041-5及其他文献）

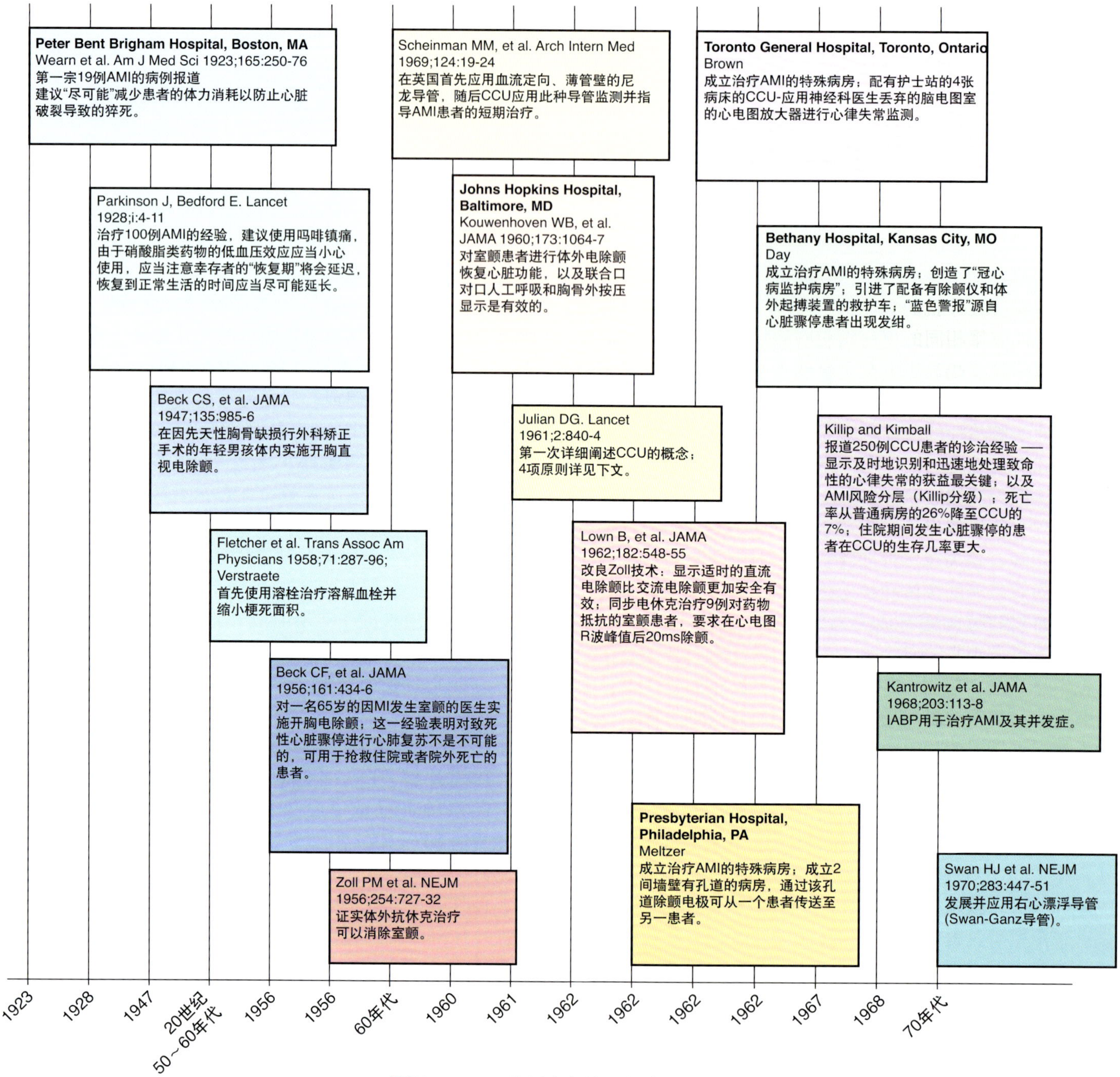

图35-1 CCU发展史上的里程碑事件。
Adapted from data in Khush KK, Rapaport E, Waters D: The history of the coronary care unit. Can J Cardiol 2005;21:1041-1045.

35

技术服务的复杂程度[17-19]。

新出现的治疗手段使心内科医师有能力去治疗进行性心肌缺血和泵衰竭，尽管患者的临床预后随之提高，但它们也导致了治疗费用不断上升[20]。在美国，心脏监护病房的出现使1968—1976年间的心血管死亡率下降了13.5%[20, 21]。然而，心脏监护病房对医疗资源的占用和带来的经济负担使现代心脏监护病房正受到越来越多的监察。心脏监护病房不仅增加了患者和医疗系统的经济负担，同时也对医疗保险支付者和整个社会造成了一定影响。1985—2000年期间，重症监护病房的费用增加已超过200%——这一数字就更好地说明这一点[22]。

随着心脏监护病房的发展，心脏监护病房已在当代心血管病治疗中承担着极其重要的作用，而心脏监护病房患者的特征也随之发生了明显的变化。非缺血性心脏病和非心血管重症疾病的患病率正逐渐增加[23]。现在，入住心脏监护病房的患者更多患有多种合并疾病，这些合并症本身就需要重症监护。合并症增加的原因很多，但肯定与肥胖、糖尿病、心力衰竭、慢性肾病发病率迅速增加、植入性心脏装置的并发症和人口老龄化这些因素有关。另外，包括连续性静脉 - 静脉血液透析，无创机械通气和低温治疗在内的非心血管病重症治疗手段的发展也使得心脏监护病房的环境更加复杂。所有这些变化所带来的最终结果就是现代心脏监护病房较以往任何时候都更类似于重症监护病房。

院前治疗

一直以来，心脏监护病房被认为是一个与嘈杂外界隔绝的“城堡”，内部有着完善的临床监护。但心脏监护病房向院前阶段延伸就需要转变这种观念。但与此相反，现在尽管知道应用相同的循证医学原则、利用临床研究和试验的结果可改变高危患者抵达医院之前的命运，而我们主要能影响到的却只是院内的高危阶段——急诊科。

急诊心脏治疗的首要基本原则是鼓励有症状患者尽可能快速和有效地进入医疗服务系统。大部分发生心肌缺血症状的患者无法快速获得外界的帮助。当这些患者获得帮助时，大部分患者也没有呼叫急救医疗服务。相反，这些患者是通过非医疗转运方式抵达了急诊科[24, 25]。尽管这些概述可简单地反映目前的现状，但也掩盖了急诊心脏治疗基本原则的潜在复杂性。首先，该原则的基础是假设公众了解或认识心肌缺血的症状和延误治疗的后果。如果这一假设不成立（患者不知道缺血症状和延误治疗的后果）时，处于危险中的患者将无法快速或有效地进入医疗服务系统。尽管延迟治疗的后果可相对容易地被人所了解，但症状的准确判断甚至对于接受过医学教育的个人而言都是极其困难的事情——这也就促使胸痛中心得以广泛建立。另外，尚不完全清楚的是，哪些因素可影响到患者甚至是有知识的患者在面对疑似的缺血症状时的最终决策。最后，各医疗急救系统之间存在着较大差异，不同患者的直觉也各不相同。因此，如何实现“患者快速进入医疗急救系统”这一基本原则就对院前心脏监护成功实施的一个重大挑战。

由美国国立心、肺、血液研究所资助的 REACT 研究[26]随机将公众分为两组，分别通过公共关系及大量公关努力或传统方法提高公众对心肌缺血可能症状的正确反应。研究显示，公关努力对治疗时机、适当诊断或结果改善方面没有影响，但可提高公众对医疗急救系统转运模式的使用。这些结果和既往研究的结果均表明，需要更多的靶向教育提高公众对心肌缺血的反应，并需要重新重视这些努力。患者延误（院前延误）是治疗延误的主要原因，而且这种状况在再灌注时代仍未得到明显改观[27, 28]。努力理解、明确造成延误的各种因素，并以高危、高回报人群为目标的定向教育最终可能是一个更好的方法，其效果要优于大众教育。

REACT 亚组研究[29]显示，患者决定利用医疗急救系统取决于患者个人对缺血症状的认识。单独生活的患者、认为症状严重需要口服硝酸甘油的患者和经他人督促快速就医的患者都会利用医疗急救系统前往医院就诊。而且，加入医疗急救系统预付方案的人群更倾向于利用医疗急救系统，明显多于需自付医疗急救系统口服费用的人群。

尽管存在上述困难，但是鉴于患者在心肌梗死最初的数小时之内发生致命性心律失常和死亡的风险更高[30]，因此尽早使用挽救生命的干预方法是社区心肌监护方案的重要组成部分。该技术包括：①将院内应用的干预方法应推广至院前，例如除颤器；② 12 导联 ECG；③急诊再灌注治疗；④其他治疗药物。

电复律的时机是决定心脏停止患者是否存活的一个关键因素。解决这一问题的根本办法是植入 ICD。ICD 植入可能无法满足猝死一级预防的需要，甚至是在采用广义的 MADIT-2 研究标准[4, 31]的条件下，这是因为患者必须发生过严重节律障碍或心肌梗死才能满足研究标准。另一个方法是全自动体外心脏复律除颤器（AECD）的应用普及。德国的一项初步试验显示，社区内引入 AECD 可使心脏停止患者的复苏成功率平均提高 3 倍[32]，拉斯维加斯赌场放置 AECD 也取得了阳性结果[33]。

鉴于已经明确血栓所致心肌梗死的病理生理机制和最终治疗，因此标准的 12 导联 ECG 成为构建心肌梗死患者现代急诊治疗环路的重要连接环节。医疗急救系统人员通常可在院前完成 12 导联 ECG 检查，后者对于存在 ACS 症状的患者可提供极其重要的诊断信息。更多的现代技术可将屏幕上的 ECG 无线传输至手持电脑的液晶显示器（LCD）上，从而有助于待命心脏科医师做出合理的分流决定[34]。一个最新研究显示，经受过培训的急救医务人员通过 ECG 诊断为 STEMI 的患者有 50%、经心脏科医师同意诊断为 STEMI 的患者中有 85% 在 PCI 期间经造影证实存在急性血栓性闭塞[35]。另外也有研究显示，有经验的心脏科医师对于纸质 ECG 和 LCD 上的 ECG 可做出相同的诊断和再灌注分流决定[36, 37]。临床试验证实，院前将 ECG 传输至心脏科医师可将入院 - 球囊扩张时间缩短 50 分钟[38, 39]。新近的一项入选了 12 000 患者的大型注册观察性研究也显示，院前 ECG 采集可增加接受再灌注治疗的患者比例，并可缩短再灌注时间[40]。

ST 段已经成为提供患者诊断和预后信息的重要 ECG 组成部分。然而，在预测最终 STEMI 面积、评价溶栓治疗有效性方面，缺血诱导的 QRS 终点偏移要优于 ST 段测量[41]。而且，T 波和梗死诱导 QRS 偏移的相对数量变化可增加症状持续时间对再灌注治疗后局限心肌梗死面积的预测价值[42]。

院前 ECG 提示急性冠状动脉血栓形成，并且临床情况合适的时候，早期再灌注治疗可由急救医务人员经静脉给予溶栓药物，也可在急诊科快速进行溶栓，或在导管室中采用 PCI 策略。有研究已显示，12 导联 ECG 电子传输至医院急诊科可使直接 PCI 再灌注时间缩短 50 分钟[38, 39, 43]。目前，多个临床试验已检验了屏幕 12 导联 ECG 引导下院前实地溶栓治疗的有效性。一个系统性综述显示，与院内溶栓治疗相比，院前治疗患者死亡率降低[44]。一项实地溶栓治疗的初步试验表明，院前实地溶栓治疗效果与直接PCI相当[45]。在美国，依据医疗责任和救护车上缺乏医师两方面的考虑，实地溶栓治疗通常被限制使用。但是，如法国等国家，医疗治疗系统支持急救医务人员所做的再灌注治疗努力；但在美国，除非急救人员将患者的临床、ECG信息与待命医师进行过直接交流，接受过合适培训的非内科专业急救人员是否能安全地给予院前溶栓治疗或其他药物治疗不能明确。如果这些人员可进行实地溶栓，ASSENT-Ⅲ研究（该研究入选的患者来自全球各地，接受了各种不同临床背景医务人员给予的院前溶栓治疗）结果应该有助于解决这方面的担忧。

在美国，在没有对医疗责任法规进行修改、非医师进行院前治疗的安全性没有得到肯定和接受之前，首要考虑的应该是确保所有医疗急救系统单位能够采集并传输患者的院前12导联ECG。然后，院前监护应关注的是将STEMI患者及时转运至可快速进行溶栓治疗或PCI术的地区医疗中心。然而，对于转运时间较长的乡村地区，如果非医师人员已取得相关资格，那么包括院前ECG经电子传输至待命医师在内的技术提高应该促使考虑进行院前治疗。发展可能更安全的“鸡尾酒”方案，以取代全剂量溶栓药物可能也是一种答案。不管怎样，除了应该对影响患者对症状反应、利用医疗急救系统的患者方面因素加深理解之外，院前监护治疗的加强还需要对医疗急救系统服务大量标准化、改善医疗急救系统与地区医院中心急诊心脏监护机构之间的合作。

研究已显示，对于在不适合急诊再灌注治疗的ACS患者，初始ECG上ST段压低的总和在早期风险分层中是一个有价值的指标[46]。与STEMI不同，UA/NSTEMI在给予有效治疗后难以表现出明显的时间依赖性效果。因此，难以评价院前给予药物治疗（阿司匹林和吸氧、硝酸酯类药物、吗啡等急诊治疗除外）所需辅助材料和培训方面的花费是否合理。然而，实地采集的ECG信息应该对患者抵达医院后分流有所帮助，并可提供患者是否需要早期介入干预策略的信息。这一信息也能提高患者到达后早期启动的循证治疗的可能性，并有助于识别符合临床试验的患者，尤其是在与接收医院待岗心脏服务的输入信息相结合时。

通过手持电脑利用实践指南和查看医学文献，这将使未来的ACS患者院前心脏监护得到加强。甚至是一个简单的革新可能都是有用的，例如一种新方法可将12导联ECG中的定量信息传输至待岗心脏科医师的手持电脑。目前，临床上已引入了一种新的ECG显示方式，它在额面或水平面围绕心脏简图钟表面上拥有24个视角[47]。通过显示急性ST段偏移的空间位置而更准确地定位的冠状动脉罪犯病变，它可能为心脏科医师在分析初始ECG时提供更多的决策支持。GUSTO Ⅰ和Ⅱ临床试验的亚组研究已证实了这种方法的价值[48]。

急诊科

尽管地理上的不同，但为了让患者能从门诊过渡到重症监护病房，急诊科，甚至是不同中心医院的急诊科都必须与心脏监护病房进行有效地协调合作。“心脏病发作警报计划”是成功进行急诊科-心脏科联合行动的例子，在20世纪90年代，它使得患者自到达急诊科至溶栓治疗的时间缩短了50%[49]。因为对急诊科和心脏监护病房的即刻需要不同，甚至在某些时候还存在矛盾，故为了给予患者最佳的急诊心脏监护，急诊科与心脏监护病房两组医师和护士长之间就需要定期地进行沟通交流。这两个科室应该建立通用的标准和诊治流程（如对于急性STEMI再灌注治疗）。定期召开医护人员代表参加的会议，在会议上通过回顾病例的方式去强调急诊和重症监护合作中所存在的问题和成功，从可形成一个持续提高科室合作水平的机制。

应该在急诊科就开始启动院内ACS处置方案。该方案应该包括首选初始评价的详细说明、急诊治疗方法和医院正在参与的临床试验。图35-2列举了杜克大学医学中心关于ACS的处置方案。对于没有全面心脏服务的医疗机构而言，另一个重要的问题是应该建立一个标准的转诊方案，决定哪些患者需要转诊至条件更好的机构和转诊时机。理想情况下，这一方案应该是一个区域性方案，从而有利于标准统一，同时便于明确参与机构的职责和作用（衔接医院-公众的医疗急救系统与医疗机构之间转运连接的职责和作用）。患者抵达急诊科后，这个系统允许尽可能早地决定是否需要转诊；利用中心协调、医疗急救系统的输入信息和院前实地12导联，这些方案可尽早地得到应用，从而避免了到达第一家医院急诊科后需要转院的可能性。

质量评价（后文详述）应该由急诊科和心脏监护病房两个科室的医务人员联合监查。例如，从获得初始ECG

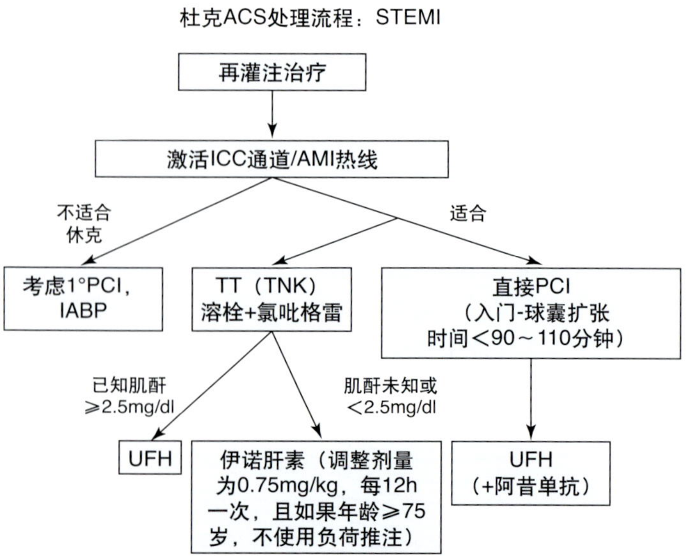

图35-2 杜克大学医学中心处理ST段抬高型心肌梗死的流程图。

到对疑难病例进行会诊的多个环节上都可能造成再灌注治疗时机的延迟。最终，因为从症状发作到再灌注的时间长短可直接影响 STEMI 时心肌保护和患者预后，所以了解并减少在医院系统内各阶段所发生的治疗延误是极为重要的事情。后者仅通过对治疗评价的结果进行联合审查和讨论即可实现。

及时再灌注治疗的首要地位与改善质量

正如在其他急诊条件下（例如创伤），及时干预是首要重要的事情。在创伤外科，地区性监护系统已证实可缩短反应时间和改善患者临床结果 [50]。在忽视心肌梗死监护的系统化和地区性方案之前，美国的心肌梗死死亡数量可超过创伤性死亡 1 ～ 3 倍 [51]。尽管在过去的 10 年中心脏监护病房监护已得到逐步发展，但给予 STEMI 患者及时再灌注治疗仍是急诊心脏监护的一个首要目的。然而，大量 STEMI 患者在首次就医后的 90 分钟之内未能给予机械再灌注治疗。虽然是多方面原因造成了这种局面，但主要原因却是医疗系统相关的障碍 [52]。及时给予再灌注治疗需要院内心脏监护病房以外科室、院外第三方医疗中心、邻近社区内医疗的联合协作，尤其是在无法开展直接 PCI 的医院更应如此。在北卡罗来纳州，已成功建立了 STEMI 再灌注治疗的地方性医疗系统。RACE 计划将北卡罗来纳州划分成 5 个区域，共涉及了 65 家医院及其附属医疗急救系统（其中 55 家医院不能开展 PCI，10 家可开展）[53]。

RACE 计划的主要目的是缩短患者就诊至再灌注实施（直接 PCI 或溶栓治疗）的时间。为了实现这个目标，RACE 计划规定了多个重要干预内容。首先，允许各中心给予在岗急诊医师启动再灌注治疗的权利，包括单向呼叫方式激活心脏导管室。其他的干预包括建立各中心特异性再灌注计划和方案、进行地方性医疗急救系统 ECG 诊断培训以确保原地诊断、避免静脉输液以便于院内转运。最后，如果条件允许，鼓励不能开展 PCI 的医院将患者放置于担架上。

19 个月后，RACE 干预可缩短平均再灌注时间，包括入院 - 器械时间从 85 分钟缩短至 74 分钟（$P < 0.001$）。在不能开展 PCI 的医院，入院 - 穿刺时间从 35 分钟缩短至 29 分钟（$P=0.02$）。在可开展 PCI 术的医院入院 - 手术结束的时间从 120 分钟缩短至 71 分钟（$P < 0.001$）。在可开展 PCI 术的中心，未接受再灌注治疗的患者比例从 23% 降至 11%[53]。在北卡罗来纳州的一个区域，杜克大学医学中心的心脏监护病房充当来自于边远中心再灌注治疗呼叫的联络中心。这种垂直式组织管理方式使得患者得到快速治疗，也使得单个电话后决定转运成为了可能。

AHA 使命 - 患者生命计划正式采用了 RACE 方法，它因地制宜地采用了地区特异性的最佳再灌注方案 [52]。关注于地区性治疗转运的州内计划应该着手制订未来质量计划。心脏监护病房作为协调中心和 STEMI 患者优先的接收单位，应该被整合于上述方法中。RACE 经验显示，心脏监护病房应积极参与再灌注治疗，这样做可增加患者与医疗急救系统接触后的获益。其他地区性医疗系统采用了院内 STEMI 患者从社区医院向 PCI 中心转运的标准方案，这已显示可明显改善再灌注时间 [54, 55]。另外，ACC 已发表了一个质量改善计划，目的是减少入院 - 球囊扩张时间（D2B）。在本文撰写的时候，已经有超过 1000 所医院加入了 D2B 的努力 [56]。

当代心脏监护病房

当代心脏监护病房面临的挑战是利用一套全面、复杂的药物 - 器械方案为病情复杂的心脏病患者提供有效的监护治疗。成功的关键包括有效的团队合作和交流、系统化处置方法和利用电脑技术提高工作效率。

对于一系列患者或病情的循证治疗，心脏病学协会的主要指南可提供一个详细的框架，但指南内容的复杂性和过长篇幅 [AHA/ACC 急性 STEMI 指南（2002 年）长达 91 页 [57]] 实质上妨碍了指南在繁忙工作环境中的应用。然而，指南可指导为医院或科室定制的系统化诊治方案用于患者治疗。例如，急诊科和心脏监护病房均应张贴介绍关于 ACS 患者早期抗栓和 PCI 系统化方法的流程图，目的是建立与指南和循证方法相结合的标准方案。流程图应包括 STEMI 患者再灌注治疗的策略、如何使用血小板糖蛋白Ⅱb/Ⅲa 受体拮抗剂以及 UA/NSTEMI 患者如何选择抗凝方案。对于参与临床试验的医疗机构，这样的流程图也能标明各项在研试验的患者入选标准。在不久的将来，应该是通过能与相关配套指南、文献、特殊用药指南和注意事项相连接的手持电脑让治疗团队获得这样的流程图。与内在质量可靠的数据收集一样，注册研究也是确定治疗方案是否在心脏急诊重症监护中得到有效应用的必要工具，例如 GRACE 研究 [58]、ACTION 注册研究 [40]（该研究与心肌梗死国家注册研究 [49] 合并）和 CRUSADE 研究 [59]。

在医学界的消极情绪形成数十年之后，标准化医嘱已获得业界的赞同，可作为减少医疗差错的有效策略的一部分。标准化入院医嘱可有助于确保常规的循证治疗（例如 ACS 患者使用阿司匹林）不被遗漏。关于普通肝素用药的标准指南要求按照患者体重采用个体化剂量、并按照系统性方案图示加以调整，这就使得治疗性肝素的使用得到了改进 [60]。同样，受规则驱动的钾、镁补充则让电解质水平得到了更准确、有效地纠正。ACC 发起的“指南应用于实践”计划显示，当医师使用标准化医嘱形式后，患者回家后接受与 ACC/AHA 指南相符的治疗的可能性增大 [61]。

心脏监护病房病例的混合性和复杂性

虽然很多人都熟悉 Killip 和 Kimball 所做的具有划时

代意义的研究，并知道关于 STEMI 时血流动力学严重性的 Killip 分级方法，但 Killip 等最初观察到的却是心脏监护病房治疗的优势，即与普通病房治疗相比，心脏监护病房治疗可明显提高患者生存率[14]。可能的原因是心脏监护病房能采用的单个最佳干预措施是对致命性心律失常给予及时的治疗。今天，及时治疗致命性心律失常的获益已延伸至门诊环境下，因为多个临床试验已显示，心肌梗死后合并严重左室功能不全的患者随机接受电复律治疗可减少患者心律失常和全因死亡率[62, 63]。有趣的是 ICD 的出现已经开始造成持续性室性心动过速流行病学上的改变。患者也可能是在院外发生心源性猝死，在室性心动过速孤立性偶发或难治性电风暴之后送至心脏监护病房。在心脏监护病房，ICD 在一级预防中的表现已导致致命性心律失常患者入住心脏监护病房的数量明显增加（见图 35-3）。如患者在 24 小时内发生 2 次 ICD 放电，此即为电风暴，对于临床治疗而言是一个特殊挑战[64-66]。此类患者死亡率极高，常需要大剂量 β- 受体阻滞剂强化治疗、抗交感神经和抗心律失常药物治疗，有时还需要气管插管和镇静处理[67, 68]。ICD 患者入院次数的增加对于大多数心脏监护病房而言需要有 24 小时 ICD 监测能力和电生理专家的支持。

35

介入心脏病学技术的进一步提高也导致心脏监护病房患者病情严重程度、复杂性的增加。目前，经皮瓣膜置换术仅限于治疗不适合外科手术的患者（也就是体弱患者），尽管还不是主流，但是它将会给心脏监护病房病房带来另外一种非常复杂的患者。同样，经皮心脏辅助装置的应用，例如 TandemHeart 和 Impella 装置，必将增加床旁仪器和技术的数量，这就要求心脏监护病房医务人员在使用和管理这些装置方面富有经验。这些仪器不仅对于多学科团队是一个新的培训挑战，而且也确保了一些合并终末期疾病的患者（以前认为不适合接受介入手术）能接受高危和高回报手术。

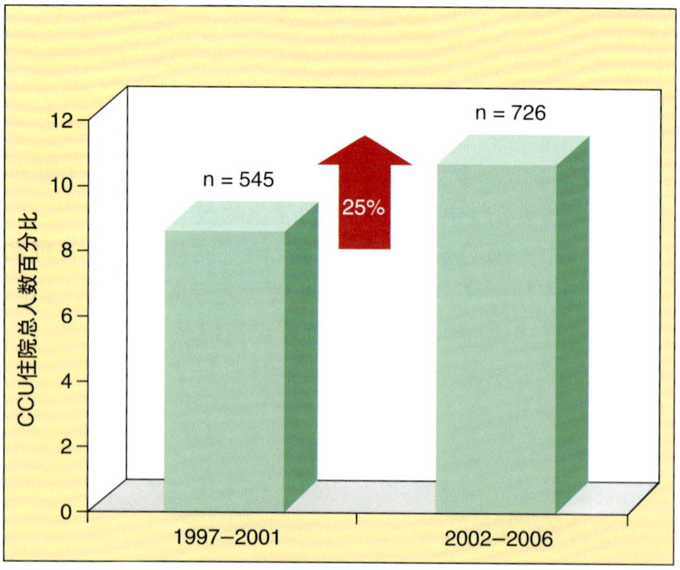

图35-3　在杜克大学医学中心因室性心动过速而入院的病例数进行性增加。
From Katz J: Duke University Medical Center, CCU Quality Control Data, 2007.

并发症

心脏监护病房患者年龄的增加、入住心脏监护病房患者合并症的数量和复杂程度也给医疗服务带来了很多挑战，它需要持续不断地进行临床技术培训，也需要心脏监护病房团队的能力。作为一个例子，在过去 20 年，杜克大学医疗中心心脏监护病房的入院合并症诊断已明显增加。在 1989—2006 年期间，感染性休克、急性肾功能不全和急性呼吸衰竭的患病率均稳步增加。相应的平均 Charlson 合并症指数增加（来自于 2008 年 12 月 J.N. Katz 个人咨询），这反过来也伴随着心脏监护病房住院期间和出院时医疗资源使用的不断增加。更多患者出院后进入有条件的康复护理机构，绝大部分患者需要更先进的门诊服务，例如家庭健康援助和康复服务。

呼吸机相关性肺炎

心脏监护病房住院患者发生医源性疾病、多种严重疾病相关性并发症的风险增加。因为心脏监护病房患者需要呼吸机支持的比例较高，所以发生呼吸机相关性肺炎的危险也随之增加。呼吸机相关性肺炎是一种潜在致命性并发症，治疗费用昂贵，在 5 个接受呼吸机治疗的心脏监护病房患者中大约有 1 例会发生这种并发症[69]。可减少呼吸机相关性肺炎风险的方法包括将床头抬高 30° ～ 45°、预防胃溃疡、镇静患者每日日光唤醒、深静脉血栓的预防[70]。这些方法常被合称为“呼吸机集束干预策略”，应该整合入心脏监护病房方案。重要干预方案与重症监护相结合的方法已证实对重症监护病房治疗产生了重要影响[71]。

肌酐清除率和剂量调整

急性肾功能不全的发生率和慢性肾脏疾病的患病率也使得严重心血管疾病患者的治疗变得复杂起来。心脏监护病房患者经常使用经肾脏清除的药物。计算估计肌酐清除率是心脏监护病房临床药物治疗中极为重要环节。Cockcroft-Gault 公式[72]和 MDRO 公式是得到广泛应用的两个肾小球滤过率估计公式。在许多医院，大多数药物治疗决定是依据 Cockcroft-Gault 公式计算出的肾小球滤过率。一个系统性综述对 CRUSADE 注册研究中的 46 942 例 UA/NSTEMI 患者研究发现，公式计算所得的肾小球滤过率与实际不符的患者比例达 20%。这种不符常引起抗栓药物剂量的明显改变。另外，从抗栓药物食品与药物管理局批准文件来看，大多数抗栓药物剂量研究采用的是 Cockcroft-Gault 公式。因此，建立在 Cockcroft-Gault 公式上的给药剂量应作为首选方案，尤其是对于低体重、女性或老年患者[74]。

ACS 相关性出血事件所致的患者死亡率和致残率均明

显增加[75]。但是，大剂量抗栓药物治疗已被证实是ACS出血并发症的重要原因之一。除了合并肾功能不全的患者，高龄、女性、低体重、糖尿病和充血性心力衰竭患者接受大剂量抗栓治疗后出血风险增加[76]。一般而言，心脏监护病房治疗期间应该特别注意上述这些危险因素和药物治疗剂量。避免出血不仅可提高患者预后，也可明显节约医疗成本[77]。

改善心脏停止后结果

包括改善神经系统后遗症的治疗措施在内的心肺复苏后治疗是心血管病重症监护病房治疗的重要部分。对于心脏停止后昏迷患者，低温治疗是一个重要的干预措施。在心室颤动复苏后建立自身循环的患者中，持续冷却（32 ~ 34℃）12 ~ 24 小时可明显改善患者神志状况[78, 79]。通过使用冰袋和强化冷却治疗，研究者已发现低温治疗可使患者出院的可能性增加（需要治疗数量为 4 例，相对风险降低 23%）[79]。依据上述试验和其他试验，国际复苏联络委员会起草的高级生命支持专家共识提倡，所有在院外发生心脏停止的意识丧失患者如送诊至医院时心律为心室颤动，均应给予低温（32 ~ 34℃）治疗 12 ~ 24 小时[80]。尽管尚需证实，但是低温治疗可能对于其他形式心脏停止（包括院内心脏停止）患者也是一种有益的治疗方法。

团队方法

为了使反映共识的医疗决策能在心脏监护病房系统内得到应用，保证高质量的医疗服务，因此临床医师在心脏监护病房内强势的领导地位是极其必要的。在很多临床工作中，将患者收住心脏监护病房的医师属于互不相同的临床专业小组，只有拥有一个裁决分歧的机制（最好是病区医疗主任）才可能保证治疗标准的系统应用。在每日的治疗过程中，多个病区可由一名主治医师负责心脏监护病房所有入院患者的治疗监护，这种形式更适合于重要的治疗决策。反之，其他病区则可由各自的医师负责每个没有正式治疗合作的患者。由于急诊心脏治疗监护日趋复杂，所以在心脏监护病房可使用的昂贵生物技术和药物治疗手段日趋丰富，同时需要心脏监护病房及其医师决定是否使用这些治疗手段的机会也日益增加—但在大多数现代心脏监护病房，这种情况不再是站得住脚了。

除了要关注高度专业化中心内部患者的治疗之外，对危重患者治疗方面具有丰富经验的心脏医师还应该直接处理重症监护病房的心脏病患者。不能提供这些服务的科室，应与转诊中心联系并制订合适的患者转诊方案。另外，对现代心脏监护病房医师要求应该需要更高的标准—心脏监护病房医师不仅需要有相应临床资格，而且应遵循实践指南。为了广泛实现这种医学模式转变，就需要强有力的心脏监护病房领导者能够跨越这样一个方案内在存在的政策禁区。只有这样，该方案才会和其本身所关注的一样，最终获得患者监护治疗的最佳利益。外部利益也有可能驱动这些组织。Leapfrog 集团是一个由全美卫生保健服务的支付组织所结成的联盟，其成员制订了针对患者治疗的全职重症监护医师和电脑化医嘱的质量入围标准[81]。

主治医师不能迅速到达现场时，可在家中或办公室内通过传真或网络获得患者 ECG（最好还有患者冠状动脉造影和超声心动图结果），并迅速做出分析。也可将职责委托给在场的任何临床医师。除了能进行标准有创重症监护病房的操作，在心脏监护病房工作的临床医师也应该有能力完成超声心动图检查，并能对检查结果做出合理的解释。这些医师也应该接受高级心脏生命支持培训。

护　理

能力强而富有同情心的护士是成功的心脏监护病房团队中最为重要的成员。依照设施的固定成本，有超过 80% 的心脏监护病房直接预算是用于护理人员方面。心脏监护病房工作的复杂性就要求心脏监护病房需要有一个由受过专业培训、相对独立医护人员所组成的团队。在许多医院，心脏监护病房护士是监护治疗标准的捍卫者。由于医师在心脏监护病房时间相对较少，护士可识别什么时候更改处方或手术是合理的，并可明确什么时候这些更改是违背监护治疗标准。护士是患者的监护者，从而保证患者在正确的时间做正确的事情。护士与医师领导者之间及时、有效的实时联系对于避免不同观点之间的冲突极为关键。

因为对心脏监护病房床位需求的变化常不为人所控制，所以最关键的事情是形成、维持人员编制灵活性的规章制度。它可通过维持“定编”护士人数这一核心来实现，其中“定编”护士的确定需依据对床位占有率和疾病严重趋势的分析。患者调查的转变可由其他心脏病房岗位轮替培训护士来处理，便于护士在需要的时候能在心脏监护病房和心脏科病房之间自由的调动。这样就可保持人员编制的灵活性，人员超编时可直接加以分流；同时也允许谨慎地利用非心脏监护病房患者占用空置床位。每个病房都必须形成一个属于自己的具体解决方法，但这些方法的共同点是需要护士接受强化、标准化的教育。

在一个大型心脏监护病房中，除了常规的护士管理和护理教师体系之外，关注患者家属和临床医师之间沟通的临床护士已成为并且仍是心脏监护病房的重要标志。临床护士在保持医疗改善方面的质量数据中发挥着重要的作用，同时可成为联络患者家属和医疗团队之间的桥梁。很多情况下，患者、家属、护士与医师之间的误解可完全避免，或由有经验的临床护士的外部监督加以解决。从引入注意的 SUPPORT 研究[82]结果得出这样的结论，大量资源必须提供至生命的终点和延长寿命。心脏监护病房的经验显示，临终的选择和决策常受种族、文化程度和精神状态的影响（R.W. Johnson 个人咨询，2008 年 12 月）。有经验的临床护士经常可帮助患者家属表达临终选择、处理疾病和提供情感支持。在一个用于生命支持撤除和临床关怀启动的多学科方案建立和坚持过程中，临床护士的作用极其关键。

药师的作用

临床药师是心脏监护病房诊疗过程中必要的参与者。药物差错导致患者受伤害的舆论宣传已强调了专家对药物应用的检查和建议的重要性。按照医学会提出的定义，药物差错即存在错误的药物治疗方案，或正确治疗方案执行过程中出现差错[83]，那么很多患者在心脏监护病房治疗期间都会面临至少一次药物差错。考虑到心脏监护病房患者人群的年龄和普遍存在合并疾病，包括不同的肾脏和肝脏功能，心脏监护病房患者明显在出血、心律失常、其他不良反应方面的风险较高。

药学支持应该强调三个方面：对医师和护士进行教育培训以保证常规药物使用和联合用药的安全性、建立安全和有效用药的指导体系以及心脏监护病房患者用药的个人审查。随着电子药房 - 实验室 - 医嘱系统越来越复杂，按用药指导体系程序设计的图示将能够用来发现潜在的问题。近期研究已经显示，溶栓治疗中给药剂量错误可引起患者灾难性后果[84]，但在给药之前，内置的电子检查和向医师发出的剂量反馈则可能避免这些后果。ACS 患者在治疗过程中，合适的药物剂量至关重要。CRUSADE 注册研究数据显示，临床中采用安全剂量的医院更容易实施循证治疗方案。毫不意外，不稳定患者接受大剂量抗栓治疗更为常见，因此发生出血并发症的风险也会增加[76, 85]。尤其值得重视的是经肾排泄药物的剂量调整。在治疗学教育和研究中心新近所做的一项研究中，接受正确剂量多非利特的患者比例不到 40%[86]。心脏监护病房和心脏病病房两者电子系统的整合可明显减少这类处方错误。然而，在这样系统广泛应用之前，针对患者个体临床状况和病情变化的处方受药师监督仍是重要的办法。

对于烦躁的患者给予有效的镇静剂治疗在重症监护条件下是一个特别的挑战。对于这一挑战可通过发展一个包括药师输入在内的系统化方法治疗这些烦躁患者而加以解决。更进一步的是因为介入手术、机械性假体和呼吸机在心脏监护病房中的使用持续增加，所以抗生素称为常规治疗，但是心脏病学家很难获得关于抗生素处方和过度使用的最新信息。这导致局部环境里细菌耐药风险明显增加。因此，一个有临床知识的药师至少每天都应检查所有心脏监护病房患者的药物处方，而且应特别注意经肾排泄药物、镇静剂和抗生素。

其他团队成员

理论上，整个治疗团队的成员参与临床方案的讨论和设计。呼吸科技师在优化呼吸机管理方面发挥着重要的作用，职业理疗师则可确保患者得到早期、稳定的康复。维持充分的营养支持、平衡代谢需求增加与肾脏或肝脏可能损害之间的矛盾对于重症患者恢复而言是极为重要的事情。在心脏监护病房中，对康复的 ACS 患者和其家人应给予健康宣教，让其了解饮食控制及其在冠心病、心力衰竭长期治疗中的作用。

在心脏监护体系中“旅馆功能”的重要性不能被低估。仪器和配件的保养、有效率的清洁病房和房间周转是很重要的事情。另外，心脏监护病房入院通常是没有事先安排，这就要求医院内和医院之间应努力保持更多的联系。在美国，转院和入院标准似乎是随着医院是否满床情况的变化而变化[87]。由于心血管疾病在老年人中日益流行，故跟随需求的速度建造医疗机构是不可能的事情。这一不可逆转的事实强调了地区性医疗系统的必要性。在不同医院的床位均空置时，该系统可确保患者不会在医院之间的选择上感到为难，或确保患者能得到合理转院。

与患者家属之间的交流

与小儿科医师需要和患儿父母交流一样，心脏监护病房医师和工作人员必须和重症患者家属进行有效的沟通，并努力去帮助患者家属。更多自由、灵活的探视时间常是患者家属所获得的最大帮助。患者家属密集的支持和咨询的一个特别重要的时间是生命晚期，包括终末期和不可逆疾病患者停止生命支持这个局面。需要进行大量医患交流时，一名有兴趣并且专长于重症监护和沟通、帮助家属的护士则成为治疗团队中不可或缺的人员。对于病情不严重的患者，相关的需要是患者和家属的教育。例如对于戒烟、饮食控制、改变生活方式、从即将开始的手术中期待的结果方面的教育，一个 STEMI 后恢复早期阶段的患者容易被说服而接受教育内容。为医院专门定制的患者教育手册是患者教育的一个重要补充手段。

质量评估

各种组织，尤其是医学会的关注使了解医疗服务质量成为可能。《人非圣贤，孰能无过》（*To Err Is Human*）[83] 和《跨越质量鸿沟》（*Crossing the Quality Chasm*）[88] 这两份医学会的原始报告提出了一种提供高质量医疗服务的方法，这种方法正成为医疗服务质量研究和量化的基础。

尝试建立一个质量循环（见图 35-4）是一种心血管内科通用的方法[89]，而且也适用于心脏监护病房。鉴于一个好的主意是建立在貌似合理的生物学假说基础之上，因此在最后Ⅲ期或Ⅳ期临床试验开始之前需要进行大量研究加以去评估。如果该试验或系列试验的质量可靠，那么试验结果就可用于临床实践指南的建立。在现代治疗方法为背景的相应临床条件下进行的、获得全面有力结果的临床试验具有更强的说服力，由此可提出 A 级（依据多个临床试验或大量试验）或 B 级（依据少量、有限的临床试验）证据级别的 I 类（证实有效）建议。最终的临床实践指南建议能转化为成绩指标，可评价执业医师、临床实践、医院和系统是否遵循了指南标准。多个成绩指标联合使用则可体现出临床工作的特色。

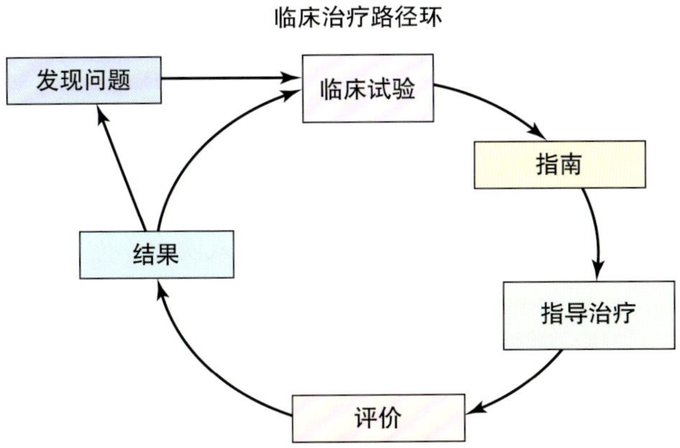

图35-4　质量融合于治疗发展循环的模型图。
From Califf RM, Peterson ED, Gibbons RJ, et al: Integrating quality into the cycle of therapeutic development. J Am Coll Cardiol 2002;40:1895-1901.

因为牵涉到大众健康，心脏监护病房是检测质量循环的理想场所之一，并且还是发展工作假说的重要场所。事实上，目前存在的很多治疗标准的基础是在急诊心脏监护所进行的临床试验

医疗服务团队的成员应定期开会提出心脏监护病房患者的最佳治疗方案。在 2004 年，联合委员会医疗保险和医疗补助服务中心通过了 STEMI 治疗的通用治疗服务标准。在这种情况下，JCORYX 核心标准和 CMS 治疗标准已成为评价标准，按照这些标准分别在医务工作者和医院水平对 ACS 治疗进行评价。这些标准包括药物溶栓或直接血管成形术的快速再灌注方案、到达时和出院后使用阿司匹林、出院时使用 β- 受体阻滞剂、左心室功能不全时使用 ACEI 或 ARB、戒烟辅导 [90]。

对于无脉的室性心律失常应确保快速应用心脏转复 / 电除颤。心脏监护病房的一个最重要作用是对能治疗的致命性心律失常给予强有效的干预。事实上，最初心脏监护病房概念的建立绝大部分是因为心脏监护病房的这个作用 [91]。电除颤每延迟 1 分钟，患者存活率随之也下降约 10%[92, 93]；因此，每个心脏监护病房应该建立各种情况室颤的治疗目标：在室颤发生 1 分钟之内给予电除颤治疗。为了达到这一目标，每个心脏监护病房必须建立一个心室颤动反应体系，并且应测试室颤发作到第一次电除颤所需的时间。框 35-1 列出了联合委员会采用的一组评价心肌梗死的成绩指标 [90]。目标是大幅度超越指南的标准。

框35-1　关于心肌梗死治疗的联合委员会核心执行指标

1. 到达时给予阿司匹林
2. 出院时给予阿司匹林治疗
3. LVEF＜40%的患者在出院时给予ACEI治疗
4. 成人戒烟建议/辅导
5. 出院时给予β-受体阻滞剂治疗
6. 到达时给予β-受体阻滞剂
7. 到达后开始溶栓所需的时间
8. 到达至PCI术开始所需的时间
9. 住院患者死亡率

对于 UA/NSTEMI，Peterson 等研究显示各医院在遵循 ACC/AHA 指南方面存在着巨大差异 [94]。更为重要的是在严格遵循指南建议的医院里，患者的死亡率最低 [94]。但尚需进一步明确的是这些更好的结果是否是直接获益于研究过的治疗方法，或是否是代表一个在多个临床医师之间组织复杂治疗方案的能力标志。

对心脏监护病房治疗评价的方法是利用现存的注册研究去建立符合成绩指标的标准。以前参与过以 STEMI 为背景的心肌梗死国家注册研究 [49]，并参与了以 UA/NSTEMI 为背景的 CRUSADE 注册研究 [59]。自 2007 年开始，这两个注册研究合并成 ACTION-GWTG 注册研究，由 AHA 和美国国立心血管病注册数据库共同组织管理。ACTION-GWTG 注册研究利用经网络输入的数据，会每一季度定期向各参与医院提供该阶段比较性结果。这些季度报告允许医院机构去发现医疗质量需改进的地方。除了参与国立注册研究之外，每月都在杜克大学召开发病率和死亡率讨论会，目的是检查医疗合作和联络所存在的问题。当一个患者发生重大医疗事故时，则考虑与医院质量体系共同对警讯事件进行分析。将来评价心脏监护病房质量的根本标准应该是社区发病率和死亡率。显而易见，这一标准需要心脏监护病房和医疗急救系统的合作。

心脏监护病房是一个研究平台

现代心脏监护病房的发展已经允许临床医师去治疗更加复杂心血管疾病的患者。技术创新、医疗转运模式的改善，以及心脏监护病房患者的病情更加严重、合并症更多均使专科化的心脏监护病房成为当代医疗体系的组成部分。同时，心脏监护病房的发展已创造了一个真正“肥沃”的、可进行最新临床研究的平台环境。现在，不仅能研究大量的 ACS 患者和严重失代偿性心力衰竭患者，而且也期待能更好地检验诸如循环支持治疗难治性心源性休克和败血症诱导的心肌功能障碍、心脏病时应用机械通气和镇静治疗、器官衰竭影响缺血后果等理念。现代心脏监护病房成为研究平台的潜力表面上看是无限的，心脏监护病房的研究结论通过标准化管理心脏重症监护转运、发展更加有效的运行模式、建立医师决定支持工具、改进临床医师和工作人员培训等方法应该可提高患者临床治疗质量。

将心脏监护病房用做有效研究的平台必须依靠多中心、多学科之间成功的协作，也需要临床医疗护理团队、研究团队、数据和信息技术支持基础设施之间的成功整合。这种整合包括发展统一的数据库用于数据抽象化、组建具有活跃资源可供利用的、稳定的研究网络以实现新颖的研究构想，而且它更大地是依靠从学会、政府、工业和慈善资源获取大量资助的能力。心脏监护病房为平台进行

研究的潜在领域包括心血管重症监护转运的经济学分析、心脏病患者重症监护易感性的基因组研究、远程医学和电子医学情报、多学科临床整合的影响、新式教育培训实践和终末期问题。

财　务

心脏监护病房是医院的一个主要的高成本单位，但它可也是患者周转的来源，可为医院增加可供的收入。没有足够的心脏监护病房支持，大部份经皮介入手术和心脏外科手术将无法进行。因此，对心脏监护病房服务、人员和供给进行有效的管理则会在维持医院财务稳定方面发挥着重要作用。因为心脏监护病房是与其他心血管病医疗部门结合在一起，所以查看心血管部门作为一个整体时的财政报告更为关键，而不应简单地把心脏监护病房评价为一个“自负盈亏”的部门。

心脏监护病房大多数成本可归因于设施、仪器和人员。仪器设备的管理需要对固定成本和非固定成本的准确理解，也需要能够评估出这些仪器设备拥有或没有的时候对临床结果和其他成本的影响。例如，鉴于购买心脏监护病房病床时的固定投资，快速利用心脏介入设备就成为一个决定病床是否将充分布满固定成本的一个决定性因素。已讨论过了护士人员的管理，但临床质量则更多地是依靠护士管理这一因素，而不是其他因素。新近的一个研究显示，每个护士额外增加一例患者时，30 天死亡率将会增加了 7%；同时，护士感到疲倦的风险增加了 23%，对工作不满意的几率也增加了 15%[95]。因此，护理部主任和心脏监护病房主任必须不间断地工作，以保证有足够的护士能配备到一流的患者护理工作中去，同时还要承担持财政稳定的责任。

最后，考虑到什么是可能的、有效治疗的成本，这两者之间存在逐步分离的可能性，心脏监护病房的命运必将依赖于心脏监护病房领导怎样为了更大利润而提出增加支出的理由。如果心脏监护病房能在医院内设立标准去利用高效率资源，那么这一倡议必将更加有效。参与研究事业是一个关键性因素，可用以识别哪一种方案能提供足够利润以证明成本是合理的，并确定哪一种方案应该避免[96]。

小　结

心脏监护病房是一个日益复杂的实体，它必须和一个大型的社区 - 医院方案结合在一起去预防和治疗心血管疾病。关注监护治疗标准，同时理性地进行成本安排以提供更大效益，这样就确保了将来的心脏监护病房能更好地为更多患者服务。为了满足这些需要，心脏监护病房必须由具有临床医学、经济学、管理学方面视野开阔的临床医师和护士一起领导。

（彭红玉　颜红兵）

参考文献

1. Murray CJ, Lopez AD: Global mortality, disability, and the contribution of risk factors: Global Burden of Disease Study. Lancet 1997;349:1436-1442.
2. Manton KG, Stallard E, Corder LS: The dynamics of dimensions of age-related disability 1982 to 1994 in the U.S. elderly population. J Gerontol Ser A-Biol Sci Med Sci 1998;53:B59-B70.
3. Morice MC, Serruys PW, Sousa JE, et al; for the RAVEL Study Group: A randomized comparison of a sirolimus-eluting stent with a standard stent for coronary revascularization. N Engl J Med 2002;346:1773-1780.
4. Moss AJ, Zareba W, Hall J, et al: Prophylactic implantation of a defibrillator in patients with myocardial infarction and reduced ejection fraction. N Engl J Med 2002;346:877-883.
5. Buxton AE, Lee KL, Fisher JD, et al: A randomized study of the prevention of sudden death in patients with coronary artery disease. N Engl J Med 1999;341:1882-1890.
6. Rose EA, Gelijns AC, Moskowitz AJ, et al: Long-term use of a left ventricular assist device for end-stage heart failure. N Engl J Med 2001;345:1435-1443.
7. Taylor DA, Hruban R, Rodriguez ER, et al: Cardiac chimerism as a mechanism for self-repair: Does it happen and if so to what degree? Circulation 2002;106:2-4.
8. Massie BM, Shah NB: Evolving trends in the epidemiologic factors of heart failure: Rationale for preventive strategies and comprehensive disease management. Am Heart J 1997;133:703-712.
9. Khush KK, Rapaport E, Waters D: The history of the coronary care unit. Can J Cardiol 2005;21:1041-1045.
10. Kouwenhoven WB, Jude JR, Knickerbocker GG: Closed-chest cardiac massage. JAMA 1960;173:1064-1067.
11. Lown B, Amarasingham R, Neuman J: New method for terminating cardiac arrhythmias. Use of synchronized capacitor discharge. JAMA 1962;182:548-555.
12. Zoll PM, Linenthal AJ, Gibson W, et al: Termination of ventricular fibrillation in man by externally applied electric countershock. N Engl J Med 1956;254:727-732.
13. Julian DG: Treatment of cardiac arrest in acute myocardial ischaemia and infarction. Lancet 1961;2:840-844.
14. Killip T 3rd, Kimball JT: Treatment of myocardial infarction in a coronary care unit. A two year experience with 250 patients. Am J Cardiol 1967;20:457-464.
15. Lown B, Fakhro AM, Hood WB Jr, et al: The coronary care unit. New perspectives and directions. JAMA 1967;199:188-198.
16. Day HW: History of coronary care units. Am J Cardiol 1972;30:405-407.
17. Kantrowitz A, Tjonneland S, Freed PS, et al: Intraaortic balloon pumping. JAMA 1968;203:988.
18. Koren G, Weiss AT, Hasin Y, et al: Prevention of myocardial damage in acute myocardial ischemia by early treatment with intravenous streptokinase. N Engl J Med 1985;313:1384-1389.
19. Swan HJ, Ganz W, Forrester J, et al: Catheterization of the heart in man with use of a flow-directed balloon-tipped catheter. N Engl J Med 1970;283:447-451.
20. Lee TH, Goldman L: The coronary care unit turns 25: Historical trends and future directions. Ann Intern Med 1988;108:887-894.
21. Fuster V: 50th anniversary historical article. Myocardial infarction and coronary care units. J Am Coll Cardiol 1999;34:1851-1853.
22. Halpern NA, Pastores SM, Greenstein RJ: Critical care medicine in the United States 1985-2000: An analysis of bed numbers, use, and costs. Crit Care Med 2004;32:1254-1259.
23. Katz JN, Turer AT, Becker RC: Cardiology and the critical care crisis: A perspective. J Am Coll Cardiol 2007;49:1279-1282.
24. Dracup K, Moser DK, Eisenberg M, et al: Causes of delay in seeking treatment for heart attack symptoms. Soc Sci Med 1995;40:379-392.
25. Dracup K, Alonzo AA, Atkins JM, et al. The physician's role in minimizing prehospital delay in patients at high risk for acute myocardial infarction: Recommendations from the National Heart Attack Alert Program. Working Group on Educational Strategies To Prevent Prehospital Delay in Patients at High Risk for Acute Myocardial Infarction. Ann Intern Med 1997;126:645-651.
26. Luepker RV, Raczynski JM, Osganian S, et al: Effect of a community intervention on patient delay and emergency medical service use in acute coronary heart disease: The Rapid Early Action for Coronary Treatment (REACT) Trial. JAMA 2000;284:60-67.

27. Alexander JH, Poku MB, Card TL, et al: Randomization in a clinical trial only modestly delays time to treatment in acute myocardial infarction patients undergoing thrombolysis: Results from the ASSENT-2 emergency department registry. Circulation 2002;102 (Suppl II):II-796. Abstract.
28. Gibler WB, Armstrong PW, Ohman EM, et al: Persistence of delays in presentation and treatment for patients with acute myocardial infarction: The GUSTO-I and -III experience. Ann Emerg Med 2002;39:123-130.
29. Brown AL, Mann NC, Daya M, et al: Demographic, belief, and situational factors influencing the decision to utilize emergency medical services among chest pain patients. Circulation 2000;102:173-178.
30. Newby LK, Hasselblad V, Armstrong PW, et al: Time-based risk assessment after myocardial infarction. Implications for timing of discharge and applications to medical decision-making. Eur Heart J 2003;24:182-189.
31. Lee KL, Hafley G, Fisher JD, et al: Effect of implantable defibrillators on arrhythmic events and mortality in the Multicenter UnSustained Tachycardia Trial. Circulation 2002;106:233-238.
32. Cummins RO, Eisenberg MS, Bergner L, et al: Automatic external defibrillation: Evaluations of its role in the home and in emergency medical services. Ann Emerg Med 1984;13(9 Pt 2):789-801.
33. Valenzuela TD, Roe DJ, Nichol G, et al: Outcomes of rapid defibrillation by security officers after cardiac arrest in casinos. N Engl J Med 2000;343:1206-1209.
34. Pettis KS, Kwong M, Wagner GS: Prehospital diagnosis and management of patients with acute myocardial infarction using remote transmission of electrocardiograms to palmtop computers. In Clements IP (ed): ECG in Acute Myocardial Infarction. Armonk, NY, Futura, 1998, pp 223-234.
35. Sejersten M, Young D, Clemmensen P, et al: Comparison of the ability of paramedics with that of cardiologists in diagnosing ST-segment elevation acute myocardial infarction in patients with acute chest pain. Am J Cardiol 2002;90:995-998.
36. Pettis KR, Savona MR, Leibrandt PN, et al: Evaluation of the efficacy of hand-held computer screens for cardiologists' interpretations of 12 lead electrocardiograms. Am Heart J 1999;138:765-770.
37. Leibrandt PN, Bell SJ, Savona MR, et al: Validation of cardiologist's decisions to initiate reperfusion therapy for acute myocardial infarction using ECGs on liquid crystal displays hand held computer as decision support regarding reperfusion therapy for acute myocardial infarction. Am Heart J 2000;140:747-752.
38. Adams GL, Campbell PT, Adams JM, et al: Effectiveness of prehospital wireless transmission of electrocardiograms to a cardiologist via hand-held device for patients with acute myocardial infarction (from the Timely Intervention in Myocardial Emergency, NorthEast Experience [TIME-NE]). Am J Cardiol 2006;98:1160-1164.
39. Strauss DG, Sprague PQ, Underhill K, et al: Paramedic transtelephonic communication to cardiologist of clinical and electrocardiographic assessment for rapid reperfusion of ST-elevation myocardial infarction. J Electrocardiol 2007;40:265-270.
40. Diercks DB, Kontos MC, Chen AY, et al; on behalf of the NCDR ACTION Registry Participants: Utilization and impact of pre-hospital electrocardiograms for patients with acute ST-segment elevation myocardial infarction: Data From the NCDR (National Cardiovascular Data Registry) ACTION (Acute Coronary Treatment and Intervention Outcomes Network) Registry. J Am Coll Cardiol 2009;53:161-166.
41. Birnbaum Y, Maynard C, Wolfe S, et al: Terminal QRS distortion on admission is better than ST segment measurements in predicting final infarct size and assessing the potential effect of thrombolytic therapy in anterior wall acute myocardial infarction. Am J Cardiol 1999;84:530-534.
42. Corey KE, Maynard C, Pahlm O, et al: Combined historical and electrocardiographic timing of anterior and inferior wall acute myocardial infarcts for prediction of reperfusion achievable size limitation. Am J Cardiol 1999;83:826-831.
43. Wall TC, Albright J, Jacobowitz S, et al: The TIME (Timely Intervention in Myocardial Emergency) Trial: Reducing time to primary PTCA with the use of prehospital ECGs for patients with acute MI. N C Med J 2000;61:104-108.
44. Morrison LJ, Verbeek PR, McDonald AC, et al: Mortality and prehospital thrombolysis for acute myocardial infarction: A meta-analysis. JAMA 2000;283:2686-2692.
45. Bonnefoy E, Lapostolle F, Leizorovicz A, et al: Primary angioplasty versus prehospital fibrinolysis in acute myocardial infarction: A randomised study. Lancet 2002;360:825-829.
46. Holmvang L, Clemmensen P, Wagner GS, et al: Admission standard ECG for early risk stratification in patients with unstable coronary artery disease not eligible for acute revascularization therapy: A TRIM substudy. Am Heart J 1999;137:24-33.
47. Pahlm-Webb U, Pahlm O, Sadanandan S, et al: A new method for using the direction of ST segment deviation to localize the site of acute coronary occlusion: The 24-view standard ECG. Am J Med 2002:113:75-78.
48. Sadanandan S, Hochman JS, Kolodziej A, et al: Clinical and angiographic characteristics of patients with combined anterior and inferior ST segment deviation on the initial ECG during acute MI. Am Heart J 2003;146:653-661.
49. Rogers WJ, Canto JG, Lambrew CT, et al: Temporal trends in the treatment of over 1.5 million patients with myocardial infarction in the US from 1990 through 1999: The National Registry of Myocardial Infarction 1, 2 and 3. J Am Coll Cardiol 2000;36:2056-2063.
50. Edlich RF, Wish JR, Britt LD, et al: An organized approach to trauma care: Legacy of R Adams Cowley. J Long Term Eff Med Implants 2004;14:481-511.
51. Miniño AM, Heron MP, Murphy SL, Kochanek KD: Deaths: Final data for 2004. Natl Vital Stat Rep 2007;55:1-119.
52. Jacobs AK, Antman EM, Faxon DP, et al: Development of systems of care for ST-elevation myocardial infarction patients: Executive summary. Circulation 2007;116:217-230.
53. Jollis JG, Roettig ML, Aluko AO, et al: Implementation of a statewide system for coronary reperfusion for ST-segment elevation myocardial infarction. JAMA 2007;298:2371-2380.
54. Henry TD, Sharkey SW, Burke MN, et al: A regional system to provide timely access to percutaneous coronary intervention for ST-elevation myocardial infarction. Circulation 2007;116:721-728.
55. Henry TD, Unger BT, Sharkey SW, et al: Design of a standardized system for transfer of patients with ST-elevation myocardial infarction for percutaneous coronary intervention. Am Heart J 2005;150:373-384.
56. The D2B Alliance. Available at http://www.d2balliance.org.
57. Ryan TJ, Antman EM, Brooks NH, et al: ACC/AHA guidelines for the management of patients with acute myocardial infarction: 1999 update. Available at http://www.acc.org/qualityandscience/clinical/guidelines/stemi/guideline1/appendix3.htm.
58. The GRACE Investigators: Rationale and design of the GRACE (Global Registry of Acute Coronary Events) Project: A multinational registry of patients hospitalized with acute coronary syndromes. Am Heart J 2001;141:190-199.
59. Roe MT, Staman KL, Pollack C, et al: A practical guide to understanding the 2002 ACC/AHA guidelines for the management of patients with non-ST-segment elevation acute coronary syndromes. Crit Pathways Cardiol 2002;1:129-149.
60. Cruickshank MK, Levine MN, Hirsh J, et al: A standard heparin nomogram for the management of heparin therapy. Arch Intern Med 1991;151:333-337.
61. Mehta RH, Montoye CK, Gallogly M, et al: Improving quality of care for acute myocardial infarction: The Guidelines Applied in Practice (GAP) initiative. JAMA 2002;287:1269-1276.
62. Buxton AE, Lee KL, Fisher JD, et al: A randomized study of the prevention of sudden death in patients with coronary artery disease. Multicenter Unsustained Tachycardia Trial Investigators. N Engl J Med 1999;341:1882-1890.
63. Moss AJ, Zareba W, Hall WJ, et al: Prophylactic implantation of a defibrillator in patients with myocardial infarction and reduced ejection fraction. N Engl J Med 2002;346:877-883.
64. Exner DV, Pinski SL, Wyse DG, et al: Electrical storm presages nonsudden death: The Antiarrhythmics Versus Implantable Defibrillators (AVID) Trial. Circulation 2001;103:2066-2071.
65. Sesselberg HW, Moss AJ, McNitt S, et al: Ventricular arrhythmia storms in postinfarction patients with implantable defibrillators for primary prevention indications: A MADIT-II substudy. Heart Rhythm 2007;4:1395-1402.
66. Credner SC, Klingenheben T, Mauss O, et al: Electrical storm in patients with transvenous implantable cardioverter-defibrillators: Incidence, management and prognostic implications. J Am Coll Cardiol 1998;32:1909-1915.
67. Nademanee K, Taylor R, Bailey WE, et al: Treating electrical storm: Sympathetic blockade versus advanced cardiac life support-guided therapy. Circulation 2000;102:742-747.

68. Israel CW, Barold SS: Electrical storm in patients with an implanted defibrillator: A matter of definition. Ann Noninvas Electrocardiol 2007;12:375-382.
69. Ensminger SA, Wright RS, Baddour LM, Afessa B: Suspected ventilator-associated pneumonia in cardiac patients admitted to the coronary care unit. Mayo Clin Proc 2006;81:32-35.
70. Tolentino-DelosReyes AF, Ruppert SD, Shiao SY: Evidence-based practice: use of the ventilator bundle to prevent ventilator-associated pneumonia. Am J Crit Care 2007;16:20-27.
71. Hales BM, Pronovost PJ: The checklist—a tool for error management and performance improvement. J Crit Care 2006;21:231-235.
72. Cockcroft DW, Gault MH: Prediction of creatinine clearance from serum creatinine. Nephron 1976;16:31-41.
73. Levey AS, Coresh J, Greene T, et al; for the Chronic Kidney Disease Epidemiology Collaboration: Using standardized serum creatinine values in the modification of diet in renal disease study equation for estimating glomerular filtration rate. Ann Intern Med 2006;145:247-254.
74. Melloni C, Peterson ED, Chen AY, et al: Cockcroft-Gault versus modification of diet in renal disease: Importance of glomerular filtration rate formula for classification of chronic kidney disease in patients with non-ST-segment elevation acute coronary syndromes. J Am Coll Cardiol 2008;51:991-996.
75. Rao SV, O'Grady K, Pieper KS, et al: Impact of bleeding severity on clinical outcomes among patients with acute coronary syndromes. Am J Cardiol 2005;96:1200-1206.
76. Alexander KP, Chen AY, Roe MT, et al; for the CRUSADE Investigators: Excess dosing of antiplatelet and antithrombin agents in the treatment of non-ST-segment elevation acute coronary syndromes. JAMA 2005;294:3108-3116.
77. Rao SV, Kaul PR, Liao L, et al: Association between bleeding, blood transfusion, and costs among patients with non-ST-segment elevation acute coronary syndromes. Am Heart J 2008;155:369-374.
78. The Hypothermia after Cardiac Arrest Study Group: Mild therapeutic hypothermia to improve the neurologic outcome after cardiac arrest. N Engl J Med 2002;346:549-456.
79. Bernard SA, Gray TW, Buist MD, et al: Treatment of comatose survivors of out-of-hospital cardiac arrest with induced hypothermia. N Engl J Med 2002;346:557-463.
80. Nolan JP, Morley PT, Hoek TL, Hickey RW; for the Advancement Life support Task Force of the International Liaison committee on Resuscitation: Therapeutic hypothermia after cardiac arrest. An advisory statement by the Advancement Life Support Task Force of the International Liaison Committee on Resuscitation. Resuscitation 2003;57:231-235.
81. The Leapfrog Group: Available at http://www.leapfroggroup.org.
82. The SUPPORT Principal Investigators: A controlled trial to improve care for seriously ill hospitalized patients: The Study to Understand Prognoses and Preferences for Outcomes and Risks of Treatments (SUPPORT). JAMA 1995;274:1591-1598.
83. Kohn LT, Corrigan JM, Donaldson MS (eds): To Err Is Human: Building a Safer Health System. Washington, DC, Institute of Medicine/National Academy Press, 2000, p 4.
84. Murphy SA, Gibson CM, Van de Werf F, et al: Comparison of errors in estimating weight and in dosing of single-bolus tenecteplase with tissue plasminogen activator (TIMI 10B and ASSENT I). Am J Cardiol 2002;90:51-54.
85. Alexander KP, Chen AY, Newby LK, et al; for the CRUSADE (Can Rapid risk stratification of Unstable angina patients Suppress ADverse outcomes with Early implementation of the ACC/AHA guidelines) Investigators: Sex differences in major bleeding with glycoprotein IIb/IIIa inhibitors: Results from the CRUSADE initiative. Circulation 2006;114:1380-1387.
86. Allen LaPointe NM, Kramer JM, Weinfurt K, et al: Practitioner acceptance of dofetilide risk-management program. Pharmacotherapy 2002;22:1041-1046.
87. Singer DE, Carr PL, Mulley AG, Thibault GE: Rationing intensive care—physician responses to a resource shortage. N Engl J Med 1983;309:1155-1160.
88. Committee on Quality of Health Care in America: Crossing the Quality Chasm: A New Health System for the 21st Century. Washington, DC, Institute of Medicine/National Academy Press, 2001.
89. Califf RM, Peterson ED, Gibbons RJ, et al: Integrating quality into the cycle of therapeutic development. J Am Coll Cardiol 2002;40:1895-1901.
90. Joint Commission: Core Measures. Available at http://www.jointcommission.org/PerformanceMeasurement/PerformanceMeasurement/default.htm.
91. Day HW: History of coronary care units. Am J Cardiol 1972;30:405-440.
92. Cummins RO, Hazinski MF, eds: Guidelines 2000 for cardiopulmonary resuscitation and emergency cardiovascular care: An international consensus on science. Circulation 2000;102(Suppl I):I-1. Abstract.
93. Capucci A, Aschieri D, Piepoli MF, et al: Tripling survival from sudden cardiac arrest via early defibrillation without traditional education in cardiopulmonary resuscitation. Circulation 2002;106:1065-1070.
94. Peterson ED, Pollack CV Jr, Roe MT, et al; for the NRMI-4 Investigators: Early use of glycoprotein IIb/IIIa inhibitors and outcomes in non-ST-elevation acute myocardial infarction: Observations from the National Registry of Myocardial Infarction 4 [Abstr]. J Am Coll Cardiol 2003;42:45-53.
95. Aiken LH, Clarke SP, Sloane DM, et al: Hospital nurse staffing and patient mortality, nurse burnout, and job dissatisfaction. JAMA 2002;288:1987-1993.
96. Califf RM, DeMets DL: Principles from clinical trials relevant to clinical practice. Parts 1 and 2. Circulation 2002;106:1015-1021 and 1172-1175.